Endovascular Surgical Neuroradiology
Theory and Clinical Practice

血管内神经放射外科学
理论与临床实践

主　编　[美] Charles J. Prestigiacomo

主　译　赵振伟　邓剑平

副主译　张　涛　于　嘉　耿　捷

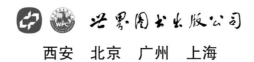

西安　北京　广州　上海

图书在版编目（CIP）数据

　　血管内神经放射外科学：理论与临床实践 /（美）查尔斯·J. 普雷斯蒂贾科莫主编；赵振伟，邓剑平主译 . —西安：世界图书出版西安有限公司，2021.6
　　书名原文：Endovascular Surgical Neuroradiology: Theory and Clinical Practice
　　ISBN 978-7-5192-6012-5

　　Ⅰ . ①血… Ⅱ . ①查… ②赵… ③邓… Ⅲ . ①血管外科学 ②神经外科学 ③介入神经放射学 Ⅳ . ① R654.3 ② R651 ③ R816.1

　　中国版本图书馆 CIP 数据核字（2021）第 075492 号

Copyright ©2015 of the original English language edition by Thieme Medical Publishers, Inc., New York, USA.
（由美国纽约 Thieme Medical 出版公司 2015 年英文原版授权）
Original title（原书名）: Endovascular Surgical Neuroradiology: Theory and Clinical Practice
By（原著者）Charles J. Prestigiacomo

封面图片引自原著正文第 11 章（P_{91}），第 12 章（P_{112}），第 32 章（P_{328}）

书　　名	血管内神经放射外科学：理论与临床实践	
	XUEGUANNEI SHENJING FANGSHE WAIKEXUE: LILUN YU LINCHUANG SHIJIAN	
主　　编	［美］Charles J. Prestigiacomo	
主　　译	赵振伟　邓剑平	
责任编辑	张　丹	
装帧设计	新纪元文化传播	
出版发行	**世界图书出版西安有限公司**	
地　　址	西安市高新区锦业路 1 号都市之门 C 座	
邮　　编	710065	
电　　话	029-87214941（市场营销部）	
	029-87234767（总编室）	
网　　址	http://www.wpcxa.com	
邮　　箱	xast@wpcxa.com	
经　　销	新华书店	
印　　刷	西安雁展印务有限公司	
开　　本	889mm×1194mm　　1/16	
印　　张	46.25	
字　　数	1100 千字	
版次印次	2021 年 6 月第 1 版　2021 年 6 月第 1 次印刷	
版权登记	25-2017-0097	
国际书号	ISBN 978-7-5192-6012-5	
定　　价	580.00 元	

医学投稿　xastyx@163.com　‖　029-87279745　87279675
☆如有印装错误，请寄回本公司更换☆
（版权所有　翻印必究）

Charles J. Prestigiacomo, MD, FAANS, FACS

Professor and Chairman

Department of Neurological Surgery

Professor of Radiology and Neurology and Neurosciences

Director of Cerebrovascular and Endovascular Surgery

Rutgers New Jersey Medical School

Newark, New Jersey

Contributing Editors

E. Jesús Duffis, MD

Neurointerventional Surgery

Department of Neurology

Baystate Medical Center

Springfield, Massachusetts

Chirag D. Gandhi, MD, FACS, FAANS

Associate Professor of Neurological Surgery, Neurology, and Neuroscience

Department of Neurosurgery

Rutgers New Jersey Medical School

Newark, New Jersey

Beverly Aagaard Kienitz, MD
Associate Professor of Radiology and Neurosurgery
Department of Radiology
University of Wisconsin–Madison
Madison, Wisconsin

Muhammad M. Abd-EI-Barr, MD, PhD
Brigham and Women's Hospital
Boston Children's Hospital
Harvard Medical School
Boston, Massachusetts

Felipe C. Albuquerque, MD
Assistant Director of Endovascular Neurosurgery
Department of Neurosurgery
The Barrow Neurological Institute
Phoenix, Arizona

Yazan J. Alderazi MB, BCh
Department of Neurological Surgery
Rutgers University
New Jersey Medical School
Newark, New Jersey

Michael J. Alexander, MD, FACS, FANNS
Professor and Vice-Chairman
Clinical Chief, Department of Neurosurgery
Director, Neurovascular Center
Cedars-Sinai Medical Center
Los Angeles, California

David Altschul, MD
Assistant Professor of Neurosurgery and
  Interventional Neuroradiology
Department of Neurosurgery
Montefiore Medical Center
Albert Einstein College of Medicine
Bronx, New York

Col. Rocco Anthony Armonda (Ret.), MD
United States Marine Corps
Director, Neuroendovascular Surgery
Co-Director, Neuro-ICU and Neurotrauma
Department of Neurosurgery
Georgetown University Hospital and Washington
  Hospital Center
Washington, DC

Issam A. Awad, MD, MSc, FACS, MA (Hon)
The John Harper Seeley Professor
Department of Surgery (Neurosurgery)
Neurology and the Cancer Center
Director of Neurovascular Surgery
University of Chicago Medicine and Biological
  Sciences
Chicago, Illinois

Anu Bansal, MD
Director of Neuroradiology
Jefferson Radiology
East Hartford, Connecticut

Stanley L. Barnwell, MD, PhD
Dotter Interventional Institute
Department of Neurological Surgery
Oregon Health and Science University
Portland, Oregon

H. Hunt Batjer, MD
Lois C. A. and Darwin E. Smith Distinguished Chair
  in Neurological Surgery
Department of Neurological Surgery
University of Texas Southwestern Medical Center
Dallas, Texas

Tibor Becske, MD
Clinical Assistant Professor
Departments of Radiology and Neurology
New York University Langone Medical Center
New York, New York

Randy S. Bell, MD
Director, Cerebrovascular Surgery and
   Interventional Neuroradiology
Walter Reed National Military Medical Center
Uniformed Services University of Health Sciences
Bethesda, Maryland

Jacqueline A. Bello, MD, FACR
Professor of Clinical Radiology and Neurosurgery
Director of Neuroradiology
Albert Einstein College of Medicine
Montefiore Medical Center
Bronx, New York

Bernard R. Bendok, MD, FACS
Professor of Neurological Surgery
Northwestern University Feinberg School of Medicine
Chicago, Illinois

Kristine Blackham, MD
Program Director, Neuroradiology
University Hospitals Case Medical Center
Assistant Professor
Department of Radiology
Case Western Reserve University School of Medicine
Cleveland, Ohio

Allan L. Brook, MD
Professor of Clinical Radiology and Neurosurgery
Department of Radiology
Albert Einstein College of Medicine
Bronx, New York

Louis P. Caragine Jr., MD, PhD, FAANS
Vascular, Endovascular and General Neurosurgery
Director, Cerebrovascular and Endovascular
   Neurosurgery
Saint Francis Medical Center
Cape Girardeau, Missouri

C. Michael Cawley, MD, FACS
Associate Professor
Departments of Neurosurgery and Radiology
Emory University School of Medicine
Atlanta, Georgia

Neeraj Chaudhary, MD, MRCS, FRCR
Assistant Professor, Neurointerventional Radiology
Departments of Radiology and Neurosurgery
University of Michigan Health System
Ann Arbor, Michigan

Michael Chen, MD
Associate Professor
Departments of Neurological Sciences and
   Neurosurgery
Rush University Medical Center
Chicago, Illinois

In Sup Choi, MD, FACR
Director, Interventional Neuroradiology
Lahey Hospital Medical Center
Burlington, Massachusetts
Professor of Radiology
Tufts University, School of Medicine
Boston, Massachusetts

Osamah Choudhry, MD
Department of Neurosurgery
New York University Langone Medical Center
New York, New York

Abhineet Chowdhary, MD
Director of Neurosurgery
Director of Neuro-Interventional Surgery
Overlake Hospital
Bellevue, Washington

Lana Christiano, MD
Neurosurgeon
Neurological Associates, Inc
Charleston, West Virginia

Kevin M. Cockroft, MD, MSc, FAANS, FACS, FAHA
Professor

Department of Neurosurgery, Radiology, and Public
Health Sciences
Penn State Hershey Medical Center
Hershey, Pennsylvania

Celina Crisman, MD
Rutgers New Jersey Medical School
Newark, New Jersey

Guilherme Dabus, MD
Director
NeuroInterventional Surgery Fellowship Program
Baptist Cardiac and Vascular Institute
Baptist Neuroscience Center
Associate Professor
Herbert Wertheim College of Medicine
Florida International University
Miami, Florida

Badih Daou, MD
Department of Neurosurgery
Thomas Jefferson University Hospital
Philadelphia, Pennsylvania

Colin P. Derdeyn, MD, FAHA, FACR
Professor of Radiology, Neurology, and Neurological
Surgery
Mallinckrodt Institute of Radiology
Director, Stroke and Cerebrovascular Center
Washington University School of Medicine/Barnes
Jewish Hospital
St. Louis, Missouri

Jacques E. Dion, MD, FRCP
Professor of Radiology and Neurosurgery
Departments of Radiology and Neurosurgery
Emory University Hospital
Atlanta, George

Aclan Dogan, MD
Assistant Professor
Head of the Skull Base and Cerebrovascular Surgery
Division
Department of Neurological Surgery
Oregon Health and Science University

Portland, Oregon

Gary R. Duckwiler, MD
Diagnostic Radiology, Neuroradiology, Vascular
and Interventional Radiology
Ronald Reagan UCLA Medical Center
Los Angeles, California

E. Jesús Dufiis, MD
Neurointerventional Surgery
Department of Neurology
Baystate Medical Center
Springfield, Massachusetts

Koji Ebersole, MD
Assistant Professor
Departments of Neurosurgery and Radiology
Director of Endovascular Neurosurgery
Kansas University Medical Center
Kansas City, Kansas

Robert D. Ecker, MD
Director of Cerebrovascular/Endovascular
Neurosurgery
Neuroscience Medical Director
Maine Medical Center
Portland, Maine
Associate Professor of Neurosurgery
Tufts University School of Medicine
Boston, Massachusetts

Augusto Elias, MD
Medical Director of Neurointerventional Surgery
CRSC/MMC
Clinical Assistant Professor of Radiology and
Neurosurgery
Southern Illinois University School of Medicine
Memorial Medical Center
Springfield, Illinois

Maria G. Farrow, MSN, ACNP-BC
Nurse Practitioner
Department of Neurological Surgery
New York–Presbyterian, Columbia University
Medical Center

New York, New York

Lei Feng, MS
Principal Statistical Analyst
MD Anderson Cancer Center
Houston, Texas

W. Christopher Fox, MD
Assistant Professor of Clinical Neurological Surgery
Columbia University College of Physicians and
    Surgeons
New York, New York

Justin F. Fraser, MD
Assistant Professor of Cerebrovascular,
    Endovascular, and Skull Base Surgery
Director, Cerebrovascular Surgery
Department of Neurological Surgery
University of Kentucky
Lexington, Kentucky

Chirag D. Gandhi, MD, FACS, FAANS
Associate Professor of Neurological Surgery,
    Neurology, and Neuroscience
Department of Neurosurgery
Rutgers New Jersey Medical School
Newark, New Jersey

Christopher C. Getch, MD (Deceased)
Department of Neurological Surgery
Northwestern University Feinberg School of
    Medicine
Chicago, Illinois

Joseph J. Gemmete, MD, FSIR, FACR
Associate Professor
Department of Radiology and Neurosurgery
University of Michigan Hospitals
Ann Arbor, Michigan

Dimitrios Giannakidis, MD
Department of Neurology and Neurosciences
Rutgers New Jersey Medical School
Newark, New Jersey

Y. Pierre Gobin, MD
Professor of Radiology in Neurosurgery and
    Neurology
Director of Interventional Neuroradiology
Department of Neurosurgery
Weill Cornell Medical College
New York, New York

Ira M. Goldstein, MD
Associate Professor of Neurological Surgery
Rutgers New Jersey Medical School
Director of Neurotrauma
The University Hospital
Newark, New Jersey

Charles A. Guidot, MD
Chief, Interventional Neuroradiology
MidMichigan Medical Center
Midland, Michigan

Gaurav Gupta, MD
Director
Cerebrovascular and Endovascular Neurosurgery
Rutgers University
Robert Wood Johnson Medical School and Hospital
New Brunswick, New Jersey

Vikas Gupta, MD
Associate Professor, Vascular and Interventional
    Neurology
Department of Neurology
University of Missouri
Columbia, Missouri

Elia Haddad, MD
Stroke Director
Assistant Professor
Department of Neurology
Loma Linda University School of Medicine
Loma Linda, California

Ziad A. Hage, MD
Department of Neurosurgery
University of Illinois at Chicago
Chicago, Illinois

Raqeeb M. Haque, MD
Associate Neurosurgeon
Cleveland Clinic Foundation
Cleveland, Ohio

Tomoki Hashimoto, MD
Professor
Department of Anesthesia and Perioperative Care
University of California, San Francisco
San Francisco, California

Gregory G. Heuer, MD, PhD
Assistant Professor of Neurosurgery
Division of Neurosurgery
Children's Hospital of Philadelphia
Philadelphia, Pennsylvania

Joshua A. Hirsch, MD, FACR, FSIR
Vice Chair and Service Line Chief, Interventional
   Radiology
Division Chief, NeuroInterventional Services
Chief, Minimally Invasive Spine Surgery
Department of Radiology
Massachusetts General Hospital
Harvard Medical School
Boston, Massachusetts

Robert Alex Hirschl, MD
Chairman and Medical Director
Department of Neurosurgery
Mercy Medical Center
Des Moines, Iowa

Brian L. Hoh, MD, FACS, FAANS, FAHA
James and Newton Eblen Professor
Department of Neurosurgery
University of Florida
Gainesville, Florida

L. Nelson Hopkins, MD, FACS
Distinguished Professor of Neurosurgery
Professor of Radiology
School of Medicine and Biomedical Sciences
University at Buffalo, SUNY
President

Gates Vascular Institute
Kaleida Health
Chief Executive Officer
Jacobs Institute
Buffalo, New York

Daniel P. Hsu, MD
Goodman Campbell Brain and Spine
Indianapolis, Indiana

Ferdinand K. Hui, MD
Cerebrovascular Center
Neurological Institute
Cleveland Clinic
Cleveland, Ohio

Michael Hurley, MD
Assistant Professor
Radiology and Neurological Surgery
Northwestern University Feinberg School of
   Medicine
Chicago, Illinois

Robert W. Hurst, MD
Professor of Radiology
Professor of Neurosurgery
Hospital of the University of Pennsylvania
Philadelphia, Pennsylvania

Muhammad Shazam Hussain, MD, FRCP (C)
Head
Cleveland Clinic Stroke Program
Associate Professor
Cleveland Clinic Lerner College of Medicine
Neurological Institute
Cleveland Clinic
Cleveland, Ohio

Rebecca Ichord, MD
Associate Professor
Departments of Neurology and Pediatrics
Children's Hospital of Philadelphia
Perelman School of Medicine at the University of
   Pennsylvania
Philadelphia, Pennsylvania

Pascal Jabbour, MD
Associate Professor
Department of Neurological Surgery
Chief, Division of Neurovascular Surgery and
  Endovascular Neurosurgery
Thomas Jefferson University Hospital
Philadelphia, Pennsylvania

Babak S. Jahromi, MD, PhD, FRCSC
Surgical Director
URMC Comprehensive Stroke Center
Departments of Neurosurgery, Neurology, and
  Imaging Sciences
University of Rochester
Rochester New York

Gaurav Jain, MD
Assistant Professor of Neurological Surgery
Thomas Jefferson University
Philadelphia, Pennsylvania

Nazli Janjua, MD
Director
Asia Pacific Comprehensive Stroke Network
Department of Interventional Neurology
Pomona Valley Hospital Medical Center
Pomona, California

Mary E. Jensen, MD
Director, Interventional Neuroradiology
Professor of Radiology, Neurology, and Neurological
  Surgery
Department of Radiology and Medical Imaging
University of Virginia Health System
Charlottesville, Virginia

Ruchira M. Jha, MD
University of Pittsburgh Medical Center
Department of Critical Care Medicine
Pittsburgh, Pennsylvania

Andrew Kelly Johnson, MD, MS
Department of Neurosurgery
Rush University Medical Center
Chicago, Illinois

David M. Johnson, MD
Associate Professor of Radiology and Neurosurgery
University of Vermont Medical Center
Burlington, Vermont

Reza J. Karimi, MD
Senior Endovascular Fellow
Department of Neurological Surgery
Rutgers New Jersey Medical School
Newark, New Jersey

Tareq Kass-Hout, MD
Department of Neurosurgery
Rutgers University
Newark, New Jersey

Christopher Paul Kellner, MD
Department of Neurological Surgery
Columbia University
New York, New York

Charles Kerber, MD
Professor Emeritus
Radiology and Neurosurgery
University of California–San Diego Medical Center
San Diego, California

Shah-Naz Hayat Khan, MD, FRCS(C), FAANS
Director, Endovascular Neurosurgery
Insight Institute of Neurosurgery and Neuroscience
Flint, Michigan

Paula Klurfan, MD
Associate Professor
Division of Neurosurgery
Department of Surgery
McMaster University
Hamilton, Ontario

Keith E. Kortman, MD
Department of Neuroradiology and Interventional
  Radiology
San Diego Imaging
San Diego, California

Theodore C. Larson III , MD
    Director of Neurointervention
    Centura Health Physician Group
    Neuroscience and Spine
    Lakewood, Colorado

Sean D. Lavine, MD
    Associate Professor of Neurological Surgery and
        Radiology
    Columbia University College of Physicians and
        Surgeons
    New York, New York

David S. Lee, MD
    Assistant Professor
    Interventional Neuroradiology
    Dotter Interventional Institute
    Interventional Cardiology
    Division of Cardiovascular Medicine
    Oregon Health and Science University
    Center for Health and Healing
    Portland, Oregon

Elad I. Levy, MD, MBA, FACS, FAHA
    Professor and Chair of Neurosurgery
    Professor of Radiology
    School of Medicine and Biomedical Sciences
    University at Buffalo, SUNY
    Medical Director of Neuroendovascular Services
    Gates Vascular Institute
    Kaleida Health
    Co-Director
    Toshiba Stroke and Vascular Research Center
    University at Buffalo, SUNY
    Buffalo, New York

Yince Loh, MD
    Associate Professor
    Neurology
    Uniformed Services University
    Bethesda, Maryland
    Radiology and Neurosurgery
    University of California, Los Angeles
    Los Angeles, California

Demetrius Lopes, MD
    Section Chief, Cerebrovascular Surgery
    Surgical Director, Rush Stroke Program
    Surgical Director, Rush Interventional Surgery
        Platform
    Department of Neurosurgery
    Rush University Medical Center
    Chicago, Illinois

Cormac O. Maher, MD
    Associate Professor
    Department of Neurosurgery
    University of Michigan
    Ann Arbor, Michigan

Sunil Manjila, MD
    Department of Neurological Surgery
    Neurological Institute
    University Hospitals Case Medical Center
    Cleveland, Ohio

Avi Mazumdar, MD
    Diagnostic Neuroradiology and Interventional
        Neuroradiology
    Central DuPage Hospital
    Winfield, Illinois

Kathleen McConnell, MD
    Winchester, Virginia

Cameron G. McDougall, MD
    Director of Endovascular Neurosurgery
    Department of Neurosurgery
    The Barrow Neurological Institute
    Phoenix, Arizona

Scott A. Meyer, MD
    Atlantic Neurosurgical Specialists
    Morristown, New Jersey

Philip M. Meyers, MD
    Professor
    Department of Radiology and Neurological Surgery
    Columbia University, College of Physicians &
        Surgeons

New York Presbyterian Hospitals and the
Neurological Institute of New York
New York, New York

David M. Mirsky, MD
Pediatric Neuroradiologist
Children's Hospital Colorado
Assistant Professor of Radiology
University of Colorado
Aurora, Colorado

J Mocco, MD, MS
Associate Professor
Department of Neurological Surgery
Vanderbilt University
Nashville, Tennessee

Peter K. Nelson, MD
Chief, Neurointerventional Service
Department of Radiology
New York University Langone Medical Center
New York, New York

Daniel A. Nguyen, BS
Rutgers New Jersey Medical School
Newark, New Jersey

Raul G. Nogueira, MD
Director, Neuroendovascular Division
Department of Neurology
Marcus Stroke and Neuroscience Center
Grady Memorial Hospital
Emory University School of Medicine
Atlanta, Georgia

Martin D. Ollenschleger, MD
Attending Interventional Neuroradiologist
Department of Radiology
Hartford Hospital
Hartford, Connecticut

Scott E. Olson, MD
Assistant Clinical Professor
Neurosurgery
University of California–San Diego

San Diego, California

Aditya S. Pandey, MD
Assistant Professor of Neurosurgery and Radiology
Director of the Comprehensive Stroke Center
Department of Neurosurgery and Radiology
University of Michigan
Ann Arbor, Michigan

Paritosh Pandey, MCh
Additional Professor
Department of Neurosurgery
NIMHANS
Bangalore, India

Min S. Park, MD
Assistant Professor
Department of Neurosurgery
University of Utah Medical Center
Salt Lake City, Utah

Athos Patsalides, MD, MPH
Assistant Professor of Radiology and Neurological
Surgery
Interventional Neuroradiology
Department of Neurological Surgery
Weill Cornell Medical College
New York, New York

Aman B. Patel, MD
Robert G. and Jean A. Ojemann Associate Professor
of Neurosurgery
Department of Neurosurgery
Massachusetts General Hospital
Harvard Medical School
Boston, Massachusetts

Neil V. Patel, MD
Interventional Neuroradiologist
Department of Radiology
Lehigh Valley Health Network
Allentown, Pennsylvania

Charles J. Prestigiacomo, MD, FAANS, FACS
Professor and Chairman

Department of Neurological Surgery
Professor of Radiology and Neurology and
  Neurosciences
Director of Cerebrovascular and Endovascular Surgery
Rutgers New Jersey Medical School
Newark, New Jersey

Mahmoud Rayes, MD
Department of Neurology
Wayne State University
Detroit, Michigan

Howard A. Riina, MD
Professor and Vice Chairman
Department of Neurosurgery
New York University School of Medicine
New York University Langone Medical Center
New York, New York

Andrew J. Ringer, MD
Professor
University of Cincinnati College of Medicine
Director of Cerebrovascular Surgery
University of Cincinnati Medical Center
Neurosurgeon
Mayfield Clinic
Cincinnati, Ohio

Ryan L. Roberts, MD
Department of Ophthalmology
Madigan Army Medical Center
Tacoma, Washington

Charles E. Romero, MD
Medical Director
Neuro Intensive Care
Department of Neurointerventional Radiology
University of Pittsburgh Medical Center–Hamot
Erie, Pennsylvania

Ravi Shah, BS, BA
Department of Neurosurgery
Rutgers New Jersey Medical School
Newark, New Jersey

Ali Shaibani, MD
Associate Professor
Departments of Radiology and Neurosurgery
Co-director, Neurointervention
Director, Pediatric Neurointervention
Northwestern University Feinberg School of
  Medicine
Chicago, Illinois

Maksim Shapiro, MD
Department of Radiology and Neurology
New York University School of Medicine
Bernard and Irene Schwartz Interventional
  Neuroradiology Center
New York, New York

Nakul Sheth, BA
Department of Neurological Surgery
Rutgers New Jersey Medical School
Newark, New Jersey

Michelle J. Smith, MD
Assistant Professor of Neurosurgery
Department of Neurosurgery
Hospital of the University of Pennsylvania
Philadelphia, Pennsylvania

Gabriela Spilberg, MD
University of Massachusetts
Worcester, Massachusetts

Michael F. Stiefel, MD, PhD
NeuroVascular Institute
Westchester Medical Center
Maria Fareri Children's Hospital
New York Medical College
Westchester, New York

Philip Stieg, MD, PhD
Professor, Chairman
Neurosurgeon-in-Chief
Department of Neurological Surgery
New York Presbyterian Hospital
Weill Cornell Medical Center
New York, New York

Jeffrey A. Stone, MD, FACR
Associate Professor
Department of Radiology
Mayo Clinic
Jacksonville, Florida

Phillip B. Storm, MD
Chief, Division of Neurosurgery
Leslie N. Sutton Chair of Neurosurgery
Perelman School of Medicine
University of Pennsylvania and Children's Hospital
    of Philadelphia
Philadelphia, Pennsylvania

Daniel L. Surdell, MD
Associate Professor
Department of Surgery, Neurological Surgery
University of Nebraska Medical Center
Omaha, Nebraska

Vivek H. Tank, MD
Rutgers New Jersey Medical School
Newark, New Jersey

Robert W. Tarr, MD
Section Head of Neuroradiology
Professor of Radiology, Neurology, and Neurosurgery
University Hospitals Case Medical Center
Case Western Reserve University
Cleveland, Ohio

Karel terBrugge, MD, FRCPC
The David Braley and Nancy Gordon Chair in
    Interventional Neuroradiology
Professor of Radiology and Surgery
Head
Division of Neuroradiology
University of Toronto
Toronto Western Hospital
Toronto, Ontario

B. Gregory Thompson, MD
Professor and Program Director
Department of Neurosurgery
University of Michigan

Ann Arbor, Michigan

Frank C. Tong, MD
Assistant Professor of Radiology and Neurosurgery
Emory University School of Medicine
Atlanta, Georgia

Roger E. Turbin, MD, FACS
Assistant Professor
Associate Director, Neuro-ophthalmology
Institute of Ophthalmology and Visual Science
Rutgers New Jersey Medical School
Newark, New Jersey
Chief of Neuro-opthalmology Service
Department of Veterans Affairs Medical Center
East Orange, New Jersey

Erol Veznedaroglu, MD, FAANS, FACS, FAHA
Director
Capital Institute for Neurosciences
Chair
Department of Neurosurgery
Stroke and Cerebrovascular Center of New Jersey
Pennington, New Jersey

Christine Villegas, MBS
Rutgers New Jersey Medical School
Newark, New Jersey

Ajay K. Wakhloo, MD, PhD, FAHA
Professor of Radiology, Neurology, and Neurosurgery
Division Chief
Neurointervention and Imaging
University of Massachusetts
Amherst, Massachusetts

John B. Weigele, MD, PhD (deceased)
Assistant Professor of Clinical Radiology
Department of Radiology
University of Pennsylvania Medical Center
Philadelphia, Pennsylvania

Jason Wilson, MD, MS
Assistant Professor
Department of Neurosurgery

Louisiana State University Health Science Center–
New Orleans
New Orleans, Louisiana

Joan C. Wojak, MD
Radiologist
Women's and Children's Hospital
Regional Medical Center of Acadiana
Lafayette, Louisiana

Andrew R. Xavier, MD
Director, Vascular and Interventional Neurology
Department of Neurology
Wayne State University School of Medicine
Detroit, Michigan

Wayne Yakes, MD
Director
Vascular Malformation Center
Interventional Neuroradiology and Interventional
Radiology
Swedish Medical Center
Colorado Neurological Institute

Englewood, Colorado

Albert J. Yoo, MD
Assistant Professor in Radiology
Department of Interventional Neuroradiology
Massachusetts General Hospital
Boston, Massachusetts

William L. Young, MD (deceased)
James P. Livingston Professor and Vice Chair for
Research
Department of Anesthesia and Perioperative Care
Professor of Neurological Surgery and Neurology
University of California–San Francisco
San Francisco, California

Y. Jonathan Zhang, MD, FAANS
Assistant Professor of Neurological Surgery
Department of Neurosurgery
Houston Methodist Neurological Institute
Weill Medical College of Cornell University
Houston, Texas

赵振伟（空军军医大学唐都医院神经外科）

邓剑平（空军军医大学唐都医院神经外科）

曲友直（西安交通大学第二附属医院神经外科）

张　涛（空军军医大学唐都医院神经外科）

于　嘉（空军军医大学唐都医院神经外科）

李　江（空军军医大学唐都医院神经外科）

陈　虎（空军军医大学唐都医院神经外科）

杨　震（渭南市中心医院）

张登文（中国人民解放军联勤保障部队第九七〇医院）

张嘉靖（空军特色医疗中心）

赵　英（空军军医大学唐都医院）

耿　捷（空军军医大学唐都医院）

薛　峰（空军军医大学唐都医院）

郑重声明

由于医学是不断更新并拓展的领域，因此相关实践操作、治疗方法及药物都有可能会改变，希望读者可审查书中提及的器械制造商所提供的信息资料及相关手术的适应证和禁忌证。作者、编辑、出版者或经销商不对书中的错误或疏漏以及应用其中信息产生的任何后果负责，关于出版物的内容不作任何明确或暗示的保证。作者、编辑、出版者和经销商不就由本出版物所造成的人身或财产损害承担任何责任。

自 1991 年电解可脱性弹簧圈（guglielmi detachable coil,GDC）诞生以后，现代神经介入进入快速发展期。近年来随着材料的发展和技术的进步，介入治疗在很多原来仅作为备选方法的领域（如颅内动脉瘤的治疗）逐渐成为首选方案，诊治的疾病范围也进一步扩大（如急性脑梗死的治疗），成为脑血管疾病领域必不可少的技术手段和方法。因此，神经外科、神经内科和外周血管介入科等多个领域的医护人员加入了神经介入的行列，从业人员大量增加。

本书的原著作者均为实践经验丰富的临床工作人员。书的内容非常全面，从神经介入的一般性原则到每个病种的细致分析，从术前规划到术中及术后处理，从基本的护理原则到重症患者术后管理，从围手术期的药物应用到出院后随访康复，从并发症的预防到并发症的判断和处置，从工作开展的每一个细节问题到整体疾病诊治的趋势，从最基础操作到最新进展，从传统的神经介入诊治的疾病到边缘交叉学科病种，均有阐述。初学者遵循本书中的具体描述便可以开展工作，从业多年的医生也能从本书中获得最新的知识，本书对于各个层次的读者均具有参考意义，这便是我们翻译本书的初衷。本书的翻译团队均为神经介入工作的一线人员，是神经介入手术的践行者。他们都具有丰富的临床经验和背景知识，保证了翻译的质量。希望这本书能够为中国神经介入工作的开展起到一定的推动作用。

很高兴也很荣幸能在 Charlie Prestigiacomo 医生的成长阶段和他一起共事，他是一个很特别的人。Charlie 具有全才的特质，面对任何难题都能提出科学的分析、解决问题的方法。无论是患者、同事、学生或伙伴，他都能给出人性化的治疗方案。他是一位真正的智者，与他共事使我感到很自豪。

这本关于神经介入放射手术学的书令人难以置信，它反映了 Charlie 思想的全面性，他在书中融入了我们的临床经验及学科基础知识，全面、实用且易于理解，例如关于内皮和止血的血管生理学。我们不断地尝试打开或闭合血管，但是没有任何专业培训讲授有关内皮和止血的基础，这是我们日常实践所需要的基本知识，也是我们领域未来发展所需要的基础知识。

该书涉及临床实践中影响基本治疗和工作流程的许多方面，同时也深入探讨了该领域的社会经济方面的问题。对于需要进一步研究相关主题的学者，本书具有参考价值。

该书的最大价值之一就是关于组织结构方面的内容比快速介绍最新技术更具有可读性，这对于一个不断变化的专业来说也是巨大挑战。

我要感谢 Charlie 以及其他令人印象深刻的奉献者，他们在这样一个不断变化的专业中耕耘，这将有助于不同阶段的医生更好地诊治患者。

Alejandro Berenstein, MD
Director
Hyman-Newman Institute for
Neurology and Neurosurgery
Mount Sinai St. Luke's-Roosevelt
and Mount Sinai Beth Israel
New York, New York

　　在医学领域，很少有学科像血管内神经放射手术学一样具有爆炸性增长且不断成熟的特点，该专业很多方面的独特性令其具有其他许多内科和手术专业的历史和传统。虽然有些人可能认为 20 世纪 60 年代 Luessenhop 和 Velasquez 在华盛顿进行的首次血管内栓塞是"血管内方法的诞生"，实际上，神经系统血管性疾病的血管内方法的概念早在 20 世纪 20 年代 Moniz 成功进行脑血管造影时就已经萌芽。

　　自那以后，随着技术和早期介入医生思想的进步，该领域发生了爆炸性的发展。以前不能手术的情况现在可以进行治疗，并且降低了发病率和死亡率。患者也从这种技术发展中获益。

　　在翻阅大量与神经介入相关的文献时，我认识到有必要开发一种资源，专注于我们使用的许多设备、技术和手术。这本书要做的就是如此：它聚焦于不断变化的专业领域内最前沿的方法。它呈现的是各自领域的专家筛选的信息，都是研究的精髓，即书的"理论"部分。

　　作为神经介入医生，我们都相信用于实践的理论才是最好的。本书的"临床实践"部分将理论整合并应用于工作中，通过聚焦于技术、强调并发症的预防和处理，使患者获益。这些收益不仅来自作者多年经验所总结的技术细节，也来源于基于文献数据所得出的结论和建议。

　　本书内容全面，而且简便、实用，它很好地融合了大量文献和治疗重症患者的临床实践。每个章节都列出了要点，以便于查询。这些关键信息的总结及并发症预防和处理方案能够帮助读者对每一章的重点内容一目了然。

　　这本书旨在成为神经介入医生的参考书。从早期住院医生到具有更高技巧的医生，再到成为神经介入专家，本书都具有参考意义。尽管各章节在内容上存在逻辑联系，但各章节间是相对独立的，方便读者阅读需要的主题。

　　例如，住院医师和住院总医师将学习更多内容，如动脉瘤治疗时"输送、放置和分离"的知识。年轻医生以及有经验的术者也将在并发症预防和处置部分看到细微的差别，这将帮助他们加强各自的实践。

　　部分章节涉及护理、危重症管理、培训以及该领域患者管理的法医鉴定，这对神经介入医生之外的医疗人员也具有吸引力。

一个领域的发展壮大能够确保相关技术存留并传承。血管内神经放射手术学领域通过发展新的技术和技巧,改善患者预后,从而持续产生爆炸性增长。本书介绍了领域内许多权威和新生力量所著的最先进的血管内神经放射手术学知识和技术。当你沉浸在本书的字里行间时,想想你将如何成为这个领域成长和成功不可分割的一部分,寻找出本书勾勒的神经介入的下一个前沿。最后,通过自我学习和自我提高改善患者预后,从而为行业的发展做出贡献。因为只有通过小团体内所有成员的付出和相互交流,未来的成功才会出现。

Charles J. Prestigiacomo, MD, FAANS, FACS

目 录
Contents

血管内治疗的一般原则

General Endovascular Tenets

第1章　内皮组织的血管生物学

Gaurav Gupta, Charles J.Prestigiacomo

历　史

"内皮组织"这个词源自希腊语中的"endon"（即内部）和"thele"（即乳头）。内皮组织是人体最大的内分泌器官，重量约110g；[1]在重为1200g人脑组织中，其体积仅为1mL。[2]血脑屏障的概念于1990年由Wax Lewandowsky（1876—1916年）提出，并称之为"bluthirnschranke"[1-2]。Paul Ehrlich（1854—1915年）是第一个观察到脑内皮细胞特殊屏障功能的人。1885年，Ehrlich发现将水溶性染料注入外周循环血液中后，脑组织和脑脊液（Cerebrospinal fluid,CSF）均未染色，而脉络丛却发生浓染；进一步试验发现，将同样的染料注入蛛网膜下腔后，脑组织和脑脊液都着色而外周组织未见染色。德国神经病理学家Hugo Spatz（1888—1969年）证实了内皮细胞的作用，并将之命名为"血脑屏障"功能。[3]而在1941年，Tore Broman证实了血管基膜在血脑屏障中的作用，作者观察到，脑内有两个屏障系统，分别为脉络丛的血脑脊液屏障和脑微血管的血脑屏障（Blood-brain Borrier, BBB）。[4]1952年，Niessing和Rollhuser证实了血管基膜的作用，同年，Tschirgi阐明了胶质细胞界膜（由星形胶质细胞足突形成）的作用。[5]1959年，Rollhuser阐释了外膜细胞独立形成有效血脑屏障的作用。关于血脑屏障究竟是星形胶质细胞终突，还是毛细血管内皮构成一直存在争议，直到电子显微镜的问世和辣根过氧化物酶、镧盐弥散的标志性文献出现。19世纪60年代后期，Reese、Karnovsky、[6]Brightman及其同事通过颅内注射研究发现，辣根过氧化物酶及镧盐的弥散被紧密连接阻止[7]。

内皮组织对维持高度选择性的神经元、星形胶质细胞和少突胶质细胞的离子平衡至关重要。内皮组织不但能够合成内分泌物质、生长因子、凋亡因子、细胞因子和（或）趋化因子、[8]氧自由基和凝血因子，[9]同时也是上述物质的受体。[10]1980年，内皮源性舒张因子（Endothelium-Derived Relaxing Factor, EDRF）被发现，此后，内皮组织不但具有物理屏障功能，而且具有自分泌和旁分泌功能的关键概念才开始形成。1987年，EDRF被证实为一氧化氮（Nitric Oxide, NO）。1992年，NO被《Science》杂志评为年度分子，NO协会成立，专门致力于NO研究的科学杂志创刊。[11-12]1998年，Ferid Murad、Robert F.Furchgott和Louis Ignarro因为发现了NO的信号传导特性，获得了诺贝尔生理学或医学奖。在EDRF被发现以前，前列环素（Prostacyclin, PGI_2）除了具有血小板凝聚抑制剂活性之外，是最广为人知的内皮血管舒张剂。内皮组织被认为在多种血管活性物质作用下，通过释放上述两种舒张因子调节血管舒缩。

胚胎学

大鼠和小鼠的血脑屏障，需要在出生后7~8周才能发育成熟，而猪、羊和灵长类动物的血脑屏障在出生时就已经发育成熟且和成年时期没有差别。通常，哺乳动物的血脑屏障在出生时或出生后2月内就已存在。[13] 在发育方面，中枢神经系统（Central Nervous System, CNS）毛细血管起源于内皮细胞固有条索，固有条索先形成裂隙样内腔，然后管径逐渐扩大。[14] 这些条索由基膜上邻接神经元分离而来，随着时间推移，被固有星形胶质细胞包绕。毛细血管内皮细胞的快速增殖，必须跟上CNS生长的代谢需求，而且必须与各个脑区固有的代谢活动及氧耗成正比。

内皮组织和内皮下基质

脑内毛细血管间距约为40μm，这意味着几乎每一个神经元都有其独立的血管供血，以满足其活跃的代谢需求（图1.1）。[2] 人脑微血管内皮细胞（Human Brain Microvascular Endothelial Cell, HBMEC）功能紊乱是大血管和微血管病变进展的关键风险因素。[15] 在生理条件下，内皮细胞对维持血管和循环血液之间的抗凝界面十分重要。内皮组织腔的内表面，覆有一层500nm厚的胶样的细胞被膜，这层被膜不但介导红细胞与血浆间的相互作用，而且起到了辅助白细胞微绒毛穿透内皮细胞的作用。[16] 内皮组织腔的基底面，直接与内皮下基质、平滑肌细胞或胶质细胞相联系。[17] 脑动脉不同于体循环动脉，脑动脉仅有内弹力层，而体循环动脉

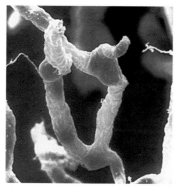

图1.1 脑毛细血管。毛细血管网为脑细胞提供营养，其血管壁连接紧密，使血液中的毒素以及许多潜在的有益药物无法进入脑组织［图片由D.Ferber提供（Ferber 2007）］

既有内弹力层又有外弹力层。这种差异是脑动脉瘤发生假说的机制之一，脑动脉瘤好发在颅内动脉的分叉处，约30%的动脉瘤分布于颈内动脉和大脑后动脉的分叉处，其余的则分布于更远端的分叉处，包括前交通动脉、大脑中动脉的第一个分叉处和基底动脉尖水平。

基底膜由胶原、层粘连蛋白、纤连蛋白III、IV和VII、内联蛋白、硫酸乙酰肝素多糖和硫酸软骨素蛋白聚糖构成。内皮细胞和周细胞有共同的毛细血管基底膜。周细胞是与毛细血管和毛细血管后小静脉密切相关的血管周围细胞，分布在血管的基底膜，其发出的长的胞质突起包绕毛细血管，形成所谓的"嵌合"连接。一个周细胞大约对应2~4个内皮细胞，并在内皮细胞的收缩性、活动性和炎症过程中发挥重要作用。内皮细胞胞质结构包括邻近胞核的高尔基体、线粒体和一个基质颗粒。胞质内含有多种酶类，如三磷酸腺苷酶（adenosine triphosphatase, ATPase）、脱氢酶（琥珀酸脱氢酶、乳酸脱氢酶、谷氨酸脱氢酶、葡萄糖脱氢酶）、烟酰胺腺嘌呤二核苷酸（nicotinamide adenine dinucleotide, NAD）、单胺氧化酶、酸性和碱性磷酸酶、多巴脱羧酶和γ-谷氨酰转移酶等。[13]

脑内皮细胞不同于其他部位血管床的内皮细胞，因为其细胞间有紧密连接，这也是血脑屏障的关键所在。除此之外，脑内皮细胞还有以下特征：胞饮活性差（由网格蛋白或质膜微囊介导）、线粒体数量多以及继发于离子和带电粒子细胞旁路流动减少，所引起的用于维持跨内皮高电阻（Trans-endothelial Eletrical Resistance, TEER）穿通缺失。

"外周组织毛细血管壁就像瑞士奶酪一样，而脑内毛细血管壁则像（英国产的）切达干酪一样。"

—William Pardridge[18]

中枢神经系统内皮组织的连续性，通过相

互嵌合的"紧密连接"而实现，脑、视网膜和脊髓均存在这种连接，其仅允许少量的细胞旁路扩散，且对跨内皮转运具有高选择性（表1.1）。[19]此外，脑内脉络丛有穿透性内皮组织，肝脏、脾脏和骨髓组织有非连续性内皮组织。但室周器官（如松果体、脉络丛、最后区、腺垂体、正中隆起、穹隆下器、终板血管器等）缺乏紧密连接，因此具有穿透性，允许分子和激素自由通过。内皮-紧密连接复合体由紧密连接、闭锁小带、黏附小带和桥粒构成。眼内血管化的内层视网膜，具有类似血脑屏障特性的血-视网膜屏障，但其通透性更强。

有别于冠状动脉或颈动脉那样的大血管，内皮组织控制局部血管收缩的能力在小管径血管里最强，因为这类血管的血管树含有大量内皮细胞。[8]与连续性毛细血管相比，通透性毛细血管缺乏磷脂双层结构，水、离子和较小溶质的通透性更强，但不允许更大的血浆蛋白通过，然而，其含有的硫酸乙酰肝素蛋白聚糖可以维持细胞内高负电位水平。[20]水和氧气、氮气、二氧化碳等小的脂溶性物质可以直接穿透细胞膜；那些大的、不溶于水的脂质分子则通过脂质双层进行侧向扩散；而阳离子（Na^+、K^+），阴离子（Cl^-、HCO_3^-）和氨基酸、葡萄糖等小分子溶质通过细胞间连接进行渗透。[21-23]现已证实内皮窗孔是动态的，而不是固定的结构，其直径和表面特性可因低氧、[24-26]癫痫、[27]腔内压力、[28]休克、[29]血管活性物质、药物、辐射、[30,31]毒素[32,33]和超声波[34]等因素发生改变。培养的内皮细胞在流动、静止或震动等条件下会发生形态变化。[35-37]在疾病状态下，通

表 1.1　血脑屏障紧密连接的作用

功能
1. 通过蛋白 G 和酪氨酸激酶调节跨膜紧密连接蛋白
2. 调节细胞内外钙和环磷酸腺苷（cAMP）水平
3. 通过蛋白酶和肿瘤坏死因子 α（TNF-α）调节细胞内代谢

过吸纳循环脂质并将其混合成斑块，大动脉的血管特性促成动脉粥样硬化斑块的发展，这导致了继发于内皮组织剥落的血栓聚集，其反过来又刺激促凝血组织因子的高表达。[38]

血脑屏障是动态的或"模块化的系统"，是内皮组织、星形胶质细胞、神经元、周细胞、小胶质细胞之间不断相互作用的结果（图1.2）。动脉的内皮细胞的生理反应与静脉及毛细血管的不同，内皮组织既合成促凝血物质，也合成抗凝血物质。主要的内皮组织源性促凝血物质有纤溶酶原激活物抑制因子（Plasminogen activator inhibitor, PAI）-1、von Willebrand 因子（vWF）、蛋白酶激活因子和组织因子；主要的抗凝血物质有组织因子途径抑制剂（tissue factor patnway inhibitor, TFPI）、肝素、内皮蛋白 C 受体（nolothelial proteinc receptor, EPCR）和组织型纤溶酶原激活物、ecto-ADPase、前列环素和 NO。动脉内皮细胞表达组织型纤溶酶酶原激活物（t-PA）、动脉内皮一氧化氮合酶（endothelial NO synthase, eNOS）和 EPCR。[39-41]静脉内皮细胞表达 EPCR 和 vWF。毛细血管内皮细胞表达 TFPI。除了存在紧密连接[6,7]和缺乏囊泡之外，包括碱性磷酸酶、γ-谷氨酰转移酶、Na^+-K^+-ATP 酶等一些酶类，在脑内皮组织中浓度比其他组织更高。[42]

与外周组织的内皮细胞相比，脑组织选择性表达一些特异性基因，如血管内皮生长因子（vascular endothelial growtw factor, VEGF）、成纤维细胞生长因子 2（FGF-2）和胰岛素样生长因子（insnlin like growth factor, IGF）结合蛋白、卵泡抑制（一种生成素蛋白）、整合素 β_5 和 α_1、转化生长因子（transforming growth factor, TGF）β_2。[28]其他重要基因仅在外周组织的内皮细胞表达，却不在脑组织表达，包括有血小板内皮细胞黏附因子（platelet endothelial cell adhesion molecule, PECAM-1）、黏附分子 ICAM-2，除此之外，还有一些基质金属蛋白

完整内皮的血管

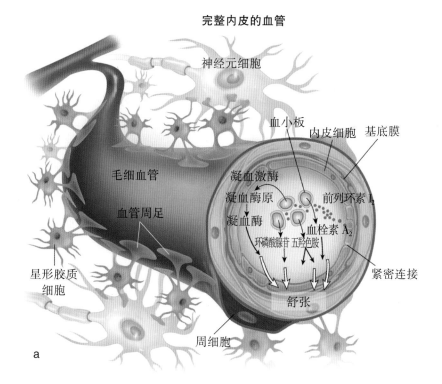

神经元细胞

血小板 内皮细胞 基底膜

毛细血管

凝血激酶
凝血酶原 前列环素 I
凝血酶
血栓素 A₂
环磷酸腺苷 五羟色胺
紧密连接

血管周足

星形胶质
细胞

舒张

周细胞

a

损伤内皮的血管

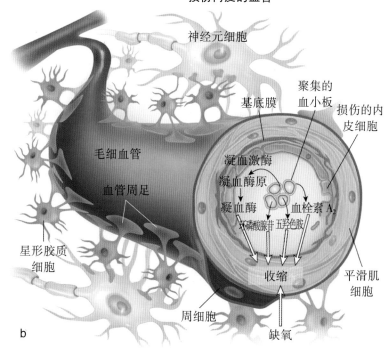

神经元细胞

聚集的
血小板

基底膜 损伤的内
皮细胞

毛细血管

血管周足

凝血激酶
凝血酶原
凝血酶 血栓素 A₂
环磷酸腺苷 五羟色胺

星形胶质
细胞

收缩

平滑肌
细胞

周细胞

缺氧

b

图 1.2 （a，b）血脑屏障—动态的模块化系统

酶。[43] 此外，脑细胞对一些具有神经保护作用的生长因子表达更高，如脑源性神经营养因子（brain-derived neurotrophic factor, BDNF）、干细胞因子（stem cell factor, SCF）、TGFβ₂、白细胞介素 6（IL-6）、单核细胞趋化因子蛋白（monocyte chemoattractant protein, MCP-1）（表 1.2）。[44]

如糖、氨基酸和其他有机酸分子的跨内皮转运速率取决于分子大小、脂溶性和特异性载体介导转运系统的存在。[13]CNS 以外的其他组织内，多种代谢物（氨基酸、K^+）的浓度可以频繁波动，但 CNS 必须严格控制细胞外脑组织液的成分，阻止血液内瞬时波动的镜像变化，

表 1.2　影响内皮细胞的化学物质

血管舒张剂	一氧化氮（NO），内皮源性超极化因子（EDHF），前列环素（PGI-2），前列腺素 E2（PGE-2）
血管收缩剂	内皮源性收缩因子（EDCF），超氧自由基，内皮素，[39-41]血栓素 A2，血管紧张素 II
血管发生	内皮素 1，血管紧张素 II
生长因子	血管内皮生长因子（VEGF），碱性成纤维生长因子（bFGF），转化生长因子 β（TGF-β）
其他生物活性蛋白	纤维蛋白原，vWF 因子，组织因子，血小板活化因子（PAF），组织型纤溶酶原激活物（t-PA），α 尿激酶，钠尿肽（B 和 C）

因为这些代谢物的突然变化会导致 CNS 功能紊乱。[45]跨内皮转运的主要机制包括小分子极性物质的载体介导的转运（如葡萄糖、氨基酸、甲状腺激素和水溶性维生素）、受体介导的跨细胞作用（如胰岛素、转铁蛋白、瘦蛋白、低密度脂蛋白、高密度脂蛋白）、主动外排转运（如低分子量代谢终产物和外源性化学物质）和吸收性内吞通路（如阳离子白蛋白）。[46,47]

血脑屏障功能丧失可能与缺血后脑损伤相关，但具体机制不明。目前已知，这种损伤早期产生并随时间调节，通过代谢物和离子失衡导致神经功能障碍。CT 和磁共振扫描可以看到特征性的造影剂渗出。缺血引起的血脑屏障（Blood-brain barrier, BBB）破坏使紧密连接出现"漏洞"，这与脑的内皮细胞基膜基质蛋白降解、胶质界膜变化、胞饮活性增加和囊泡转运相关。[48]缺血与缺氧、低血糖、血流中断（如剪切力）相关。[49]近期研究表明，缺血预处理可以在缺血 – 再灌注损伤中保护人脑微血管内皮细胞（HBMEC），[50]还有一些治疗靶点可以在脑缺血后的细胞凋亡损伤过程中保护脑血管内皮组织。[51]在脑内皮组织水平，BBB 渗漏可以在缺血在灌注损伤后 3h 出现，Na^+/K^+ 同向转运体上调导致钠离子内流至脑组织间液，引起脑水肿。此外，糖酵解通路的酶、内质网和细胞骨架结构的蛋白也发生上调。[52]内皮 BBB 功能障碍是离子源性和血管源性脑水肿的主要原因。神经血管单元 / 血脑屏障的整体概念，使之前卒中"以神经为中心"的观点转变为缺血后整体的脑组织反应，其预后则取决于受累细胞

和基质的相互作用。[8,53,54]

肿瘤坏死因子（tumor necrosis factor, TNF）的血管内皮细胞转运早期上调，并且伴随其受体 TNFR-1 和 TNFR-2 表达增加。[55]目前认为，脑血管 / 内皮组织受损可能引起 HIV 相关性痴呆的进展，因为脑微血管内皮细胞（brain micnovascular endothelial cell, BMEC）损伤或功能障碍可导致 BBB 破坏，从而导致 HIV-1 病毒加速进入 CNS。[56]

内皮细胞和肾上腺素 /Eph 系统的器官特异性差异，决定了动脉血管内皮和静脉血管内皮的本质不同，即使在同一器官（脑），内皮细胞的血管床也存在显著性差异。[57]这一点在动静脉畸形中更为重要，因为认为动静脉畸形恰好是这种结构的隔离和特异性缺失引起的。[58]

总　结

- 内皮细胞维持着血管内腔 / 血管内皮细胞侧的非黏附性和抗凝性，形成了血脑屏障和血脑脊液屏障的一个整体。

- 血管周围的星形胶质细胞分泌的细胞因子，有助于维持血脑屏障的功能或选择性通透特性，同时维持其模块特性。

- 应激、缺血或损伤发生时，引起选择性内皮缺血和（或）损伤，导致血管源性和细胞源性的级联反应激活，并最终引起正常血管生物学完整性受累，和血脑屏障的完整性破坏。

致 谢

作者感谢芝加哥大学病理学和神经病理学副教授，医学博士 Peter Pytel 给予的编辑帮助。

参考文献

[1] Pries AR, Kuebler WM. Normal endothelium. Handbook Exp Pharmacol, 2006,(176 Pt 1): 1–40

[2] Pardridge WM. Brain drug targeting and gene technologies. Jpn J Pharmacol, 2001, 87(2):97–103

[3] Spatz H. Die Bedeutung der vitalen Farbung fur die Lehre vom Stoffanstausch zwischen dem Zentralnervensystem und dem iibrigen Korper. Arch Psychiatr Nervenkr, 1934,101:267–358

[4] Broman T. The possibilities of the passage of substances from the blood to the central nervous system. Acta Psychiatr Neurol, 1941,16:1–25

[5] Niessing K, Rollhuser H. Uber den submikroskopischen Bau des Gmundhutchens der Himkapillaren. Z Zellfomsch, 1954,39:431

[6] Reese TS, Karnovsky MJ. Fine structural localization of a blood-brain barrier to exogenous peroxidase. J Cell Biol, 1967, 34(1): 207–217

[7] Brightman MW, Reese TS. Junctions between intimately apposed cell membranes in the vertebrate brain. J Cell Biol, 1969, 40(3): 648–677

[8] Eisert WG, Schlachetzki F. Vascular endothelium and the blood-brain barrier. Handb Clin Neurol, 2009,92:197–214

[9] Subileau EA, Rezaie P, Davies HA, et al. Expression of chemokines and their receptors by human brain endothelium: implications for multiple sclerosis. J Neuropathol Exp Neurol, 2009, 68(3): 227–240

[10] Gerritsen M. Physiologic functions of normal endothelial cells// Vascular Medicine. Boston: Little, Brown, 1992

[11] Furchgott RF. The 1996 Albert Lasker Medical Research Awards. The discovery of endothelium-derived relaxing factor and its importance in the identification of nitric oxide. JAMA, 1996, 276(14): 1186–1188

[12] Loscalzo J. Nitric oxide insufficiency, platelet activation, and arterial thrombosis. Circ Res, 2001, 88(8):756–762

[13] Pollay M, Roberts PA. Blood-brain barrier: a definition of normal and altered function. Neurosurgery, 1980,6(6):675–685

[14] Jacobson M. Histogenesis and morphogenesis of the central nervous system//Developmental Neurobiology. New York, NY: Plenum, 1978:57–114

[15] Rubanyi GM. The role of endothelium in cardiovascular homeostasis and diseases. J Cardiovasc Pharmacol, 1993, 22(Suppl 4):S1–S14

[16] Weinbaum S, Tarbell JM, Damiano ER. The structure and function of the endothelial glycocalyx layer. Annu Rev Biomed Eng, 2007, 9:121–167

[17] Félétou M, Busse R, Edwards G, et al. Communication between endothelial and smooth muscle cells [in French]. Med Sci (Paris), 2003, 19(12):1242–1250

[18] Ferber D. Bridging the blood-brain barrier: new methods improve the odds of getting drugs to the brain cells that need them. PLOS Biol, 2007,5(6):e169

[19] Ballabh P, Braun A, Nedergaard M. The blood-brain barrier: an overview: structure, regulation, and clinical implications. Neurobiol Dis, 2004,16(1):1–13

[20] Simionescu M, Simionescu N, Silbert JE, et al. Differentiated microdomains on the luminal surface of the capillary endothelium, II: Partial characterization of their anionic sites. J Cell Biol, 1981,90(3):614–621

[21] Scow RO, Blanchette-Mackie EJ, Smith LC. Role of capillary endothelium in the clearance of chylomicrons: a model for lipid transport from blood by lateral diffusion in cell membranes. Circ Res, 1976,39(2):149–162

[22] Loscalzo J, Creager MA, Dzau VJ. Vascular Medicine: A Textbook of Vascular Biology and Diseases. Boston, MA: Little, Brown, 1992

[23] Csanády L, Adam-Vizi V. Ca(2+)- and voltage-dependent gating of Ca(2+)- and ATP-sensitive cationic channels in brain capillary endothelium. Biophys J, 2003,85(1):313–327

[24] Frenzel H, Kremer B, Richter IE, et al. On the influence of hypoxia on the sinus endothelial cells of rat liver: a scanning and transmission electron microscopic investigation [in German]. Virchows Arch B Cell Pathol Incl Mol Pathol, 1976,(1):79–90

[25] Strasser A, Stanimirovic D, Kawai N, et al. Hypoxia modulates free radical formation in brain microvascu-lar endothelium. Acta Neurochir Suppl (Wien), 1997,70:8–11

[26] Witt KA, Mark KS, Huber J, et al. Hypoxia-inducible factor and nuclear factor kappa-B activation in blood-brain barrier endothelium under hypoxic/reoxygenation stress. J Neurochem, 2005,92(1):203–214

[27] Librizzi L, Regondi MC, Pastori C, et al. Expression of adhesion factors induced by epileptiform activity in the endothelium of the isolated guinea pig brain in vitro. Epilepsia, 2007,48(4):743–751

[28] Fraser R, Bowler LM, Day WA, et al. High perfusion pressure damages the sieving ability of sinusoidal endothelium in rat livers. Br J Exp Pathol, 1980,61(2):222–228

[29] Frenzel H, Lenz W, Kremer B. The fine structure of sinusoidal lining cells in rat liver in the early stage of endotoxic shock. A TEM and SEM study [in German]. Verh Dtsch Ges Pathol, 1978,62:269–274

[30] Frenzel H, Hücker H, Richter IE, et al. Ultrastructure of the liver sinus following lethal and therapeutic Roentgen irradiation [in German]. Verh Dtsch Ges Pathol, 1975,59:565

[31] Frenzel H, Hücker H, Kremer B. The liver sinusoids in rats following fractionated local telecobalt-irradiation: a transmission and scanning electron microscopic study [in German]. Virchows Arch A Pathol Anat Histol, 1977,375(1):37–51

[32] Doran KS, Liu GY, Nizet V. Group B streptococcal beta-hemolysin/cytolysin activates neutrophil signaling pathways in brain endothelium and contributes to development of meningitis. J Clin Invest, 2003,112(5):736–744

[33] van Sorge NM, Ebrahimi CM, McGillivray SM, et al. Anthrax toxins inhibit neutrophil signaling pathways in brain endothelium and contribute to the pathogenesis of meningitis. PLOS ONE, 2008,3(8):e2964

[34] Sheikov N, McDannold N, Sharma S, et al. Effect of focused ultrasound applied with an ultrasound contrast agent on the tight junctional integrity of the brain microvascular endothelium. Ultrasound Med Biol, 2008,34(7):1093–1104

[35] Dewey CF Jr, Bussolari SR, Gimbrone MA Jr, et al. The dynamic response of vascular endothelial cells to fluid shear stress. J Biomech Eng, 1981, 103(3):177–185

[36] Remuzzi A, Dewey CF Jr, Davies PF, et al. Orienta-tion of endothelial cells in shear fields in vitro. Biorheology, 1984,21(4): 617–630

[37] Davies PF, Remuzzi A, Gordon EJ, et al. Turbulent fluid shear stress induces vascular endothelial cell turnover in vitro. Proc Natl Acad Sci USA, 1986,83(7):2114–2117

[38] Caplan LR, Fisher M. The endothelium, platelets, and brain ischemia. Rev Neurol Dis, 2007,4(3):113–121

[39] Aird WC. Endothelium as a therapeutic target in sepsis. Curr Drug Targets, 2007,8(4):501–507

[40] Aird WC. Phenotypic heterogeneity of the endothelium: I. Structure, function, and mechanisms. Circ Res, 2007,100(2):158–173

[41] Aird WC. Phenotypic heterogeneity of the endothelium: II. Representative vascular beds. Circ Res, 2007,100(2): 174–190

[42] Bradbury MW. The structure and function of the blood-brain barrier. Fed Proc, 1984,43(2):186–190

[43] Kallmann BA, Wagner S, Hummel V, et al. Characteristic gene expression profile of primary human cerebral endothelial cells. FASEBJ, 2002,16(6):589–591

[44] Jüttler E, Tarabin V, Schwaninger M. Interleukin-6 (IL-6): a possible neuromodulator induced by neuronal activity. Neuroscientist, 2002,8(3):268–275

[45] Yang J, Aschner M. Developmental aspects of blood-brain barrier (BBB) and rat brain endothelial (RBE4) cells as in vitro model for studies on chlorpyrifos transport. Neurotoxicology, 2003,24(4-5):741–745

[46] Pardridge WM. Blood-brain barrier biology and methodology. J Neurovirol, 1999,5(6):556–569

[47] Pardridge WM. Drug and gene targeting to the brain with molecular Trojan horses. Nat Rev Drug Discov, 2002,1(2):131–139

[48] Sasaki S, Ferszt R, Cervós-Navarro J. Transendothelial vesicular transport of protein in brain edema induced by ultraviolet irradiation. Acta Neuropathol, 1977,40(3):207–212

[49] Krizanac-Bengez L, Kapural M, Parkinson F, et al. Effects of tran-sient loss of shear stress on blood-brain barrier endothelium: role of nitric oxide and IL-6. Brain Res, 2003,977(2):239–246

[50] Vlasov TD, Korzhevskiĭ DE, Poliakova EA. Ischemic adaptation of the rat brain as a method for protection of endothelium from ischemic reperfusion injury [in Russian]. Ross Fiziol Zh Im I M Sechenova, 2004,90(1):40–48

[51] Zhang Y, Park TS, GiddayJM. Hypoxic preconditioning protects human brain endothelium from ischemic apoptosis by Akt-dependent survivin activation. Am J Physiol Heart Circ Physiol, 2007,292(6):H2573–H2581

[52] Haseloff Rh Krause E, Bigl M, et al. Differential protein expression in brain capillary endothelial cells induced by hypoxia and posthypoxic reoxygenation. Proteomics, 2006, 6(6): 1803–1809

[53] Lo EH, Moskowitz MA, Jacobs TP. Exciting, radical, suicidal: how brain cells die after stroke. Stroke, 2005,36(2):189–192

[54] Nagaraja TN, Knight RA, Croxen RL, et al. Acute neurovascular unit protection by simvastatin in transient cerebral ischemia. Neurol Res, 2006,28(8):826–830

[55] Pan W, Ding Y, Yu Y, et al. Stroke upregulates TNFalpha transport across the blood-brain barrier. Exp Neurol, 2006,198(1):222–233

[56] Toborek M, Lee YW, Pu H, et al. HIV-Tat protein induces oxidative and inflammatory pathways in brain endothelium. J Neurochem, 2003,84(1):169–179

[57] Aird WC. Vascular bed-specific thrombosis. J Thromb Haemost, 2007,5(Suppl 1):283–291

[58] Hirashima M, Suda T. Differentiation of arterial and venous endothelial cells and vascular morphogenesis. Endothelium, 2006,13(2):137–145

第 2 章　凝　血

Ravi Shah, Tareq Kass-Hout, Charles J.Prestigiacomo

凝　血

　　凝血是血管损伤之后机体阻止血液流失以维持内环境稳定的机制。凝血可以分为两个阶段，即一期和二期。一期凝血是指损伤后立即发生的血小板激活，二期凝血是指凝血级联反应的启动、进展直到形成稳定的防渗血凝块。凝血和血栓形成有固定联系，但血小板聚集方法却各具特征。通常，在血管发生损伤的情况下，介导血小板聚集的主要糖蛋白——von Willebrand 因子（vWF）在高剪切力和高流速件下首先激活。[1]

　　机体必须维持促凝和抗凝机制之间的精密平衡，来防止凝血级联反应的病理性激活。该平衡维持在血小板凝集和纤维蛋白原聚合这一水平，临床上多种血栓形成倾向性疾病和血友病已证明，该平衡的细微破坏都是有害的。

　　值得注意的是极少数蛋白只有一种功能或只和一种酶与之发生相互作用。血管损伤后凝血从最初的血管痉挛、血管收缩开始，经过血小板血栓形成，直到纤维蛋白块形成，最终发生纤维蛋白溶解和血凝块溶解，完成凝血反应（图 2.1）。本章将阐述凝血的系统经过，分述其各组成成分，并阐述其特性和集成作用。

凝血栓子的形成

血管收缩

　　在剪切力、氧化损伤、感染、缺氧及其他刺激下，内皮组织对损伤的反应可分两个阶段。第一阶段的快速反应，是前列腺素、NO、内皮素、vWF 等细胞因子和血管活性因子平衡的变化。第二阶段的反应较慢，是为血管壁构筑改变而产生的内皮组织、基膜和细胞外基质(extracellular matrix, ECM) 的性能改变和重塑。[2] 快速反应引起血管收缩，主要是通过内皮素 -1 上调引起，而内皮素 -2 和内皮素 -3 上调不明显 [3]。内皮素 -1 可以与内皮素受体 A（ET_A）和受体 B（ET_B）结合，两者均为 G 蛋白偶联受体。内皮素 -1 与 ET_B 结合，可能通过一氧化碳 - 环磷酸鸟苷（NO-cGMP）通路、前列腺素产生和电压门控钾通道促进血管舒张反应。[4] ETA 通过激活蛋

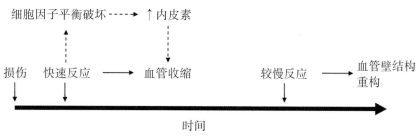

图 2.1　血管对损伤的反应

白激酶G途径,发挥内皮素-1的血管收缩功能。[5]

血小板激活

血小板激活与血管收缩同时发生,血小板通过血小板膜上的糖蛋白Ⅵ与血管损伤暴露出的胶原的甘-脯-羟脯氨酸(glycine-proline-hydroxyproline, GPO)结构域相互作用,在血管损伤部位发生激活。[6]血小板膜上的整合素 $\alpha_2\beta_1$ 也与新暴露的胶原纤维结合,进一步活化血小板,并启动 α 颗粒和致密颗粒的释放。血小板激活的直接化学介质包括二磷酸腺苷(adenosine diphosphate, ADP)、血栓烷 A_2(thromboxane A_2, TXA_2)和凝血酶。[7]损伤后ADP由致密颗粒和内皮细胞释放,而 TXA_2 合成发生上调,[7]凝血酶经由伴随的凝血级联反应进展形成(图2.2)。

胶原-结合整合素 $\alpha_2\beta_1$ 和纤维蛋白原-结合整合素 $\alpha\,II\,\beta_3$ 的表达,分别通过上述化学介质的正反馈调节发生上调。血小板激活触发的血小板细胞器钙释放与血浆钙内流并存,钙浓度增加是激活多种有效凝血途径的重要信号机制,这些途径包括血小板表面带负电荷磷脂的暴露(凝血因子激活的重要步骤)、肌动蛋白纤维聚合及其与收缩蛋白相互作用的诱导。[8,9]这些分子变化的结果就是血小板丝状伪足伸出,导致其构象变得不规则。

血小板黏附和聚集

在内环境稳定条件下,血小板能够穿过内皮细胞内衬的血管,而不是在血管壁发生黏附和聚集。[10]血小板在血管损伤部位的黏附和聚集是通过细胞外基质(extracellular matrix, ECM)和信号通路介导的,能够促进聚集的细胞外基质蛋白种类很多。这些蛋白包括胶原、纤维蛋白原、层粘连蛋白、血栓黏合素、纤维连接蛋白和vWF,以及其他功能尚未完全阐明的基质蛋白。上述蛋白中,vWF在高剪切力作用下发挥着至关重要的作用。血小板的凝集或者聚集,与最初的血小板黏附,对于血凝块形成同样重要,并涉及许多相同的受体和配体,

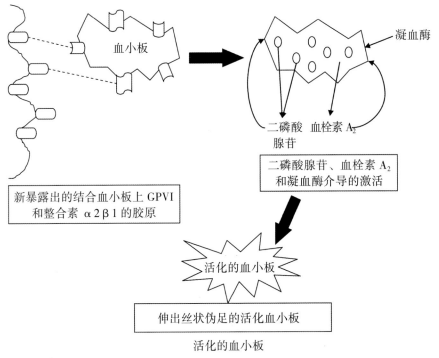

图2.2 血小板活化级联反应

如 vWF、纤维蛋白原、αⅡβ₃和 GPIbα。血小板和胶原之间结合的形成，始于血管组织存在 vWF 及其血小板受体，GPIbα。vWF 与血小板受体 GPIbα 结合，形成较大的 GPIb-IX-V 复合体的一部分，在高剪切率条件下，负责血小板与胶原的结合。[11]vWF 由内皮细胞与巨核细胞合成，并贮存在巨核细胞颗粒内，[12,13]并在内皮下膜沉积或释放入血浆。[14]通常来讲，胶原支持血小板黏附，其中 I~Ⅳ 型胶原在高剪切率条件下支持血小板黏附，而Ⅵ~Ⅷ型胶原具有流速依赖性，[15]V 型胶原仅在静态条件下支持黏附。尽管许多血小板受体具有与胶原结合的能力，但是 α₂β₁ 和 GPVI 在血小板黏附缺陷时发挥主要的病理生理作用，而另一种血小板黏附蛋白，GPIV 则发挥次要作用。[16-19]

虽然血小板必须黏附在内皮下膜才能发挥凝血功能，但其必须与纤维蛋白和纤维蛋白原结合以形成交联。[20]纤维蛋白和纤维蛋白原的血小板受体是 GPⅡb/Ⅲa（整合素 αⅡβ₃）。血小板内的 α 颗粒被 GPⅡb/Ⅲa 分子覆盖，在血小板激活时发生表面化，[7]其最先同纤维蛋白原结合，同时也对 vWF、表面分化抗原 40L（cluster of differentiation 40L，CD40L）和纤连蛋白具有亲和力。[21-23]伯-苏氏综合征（巨大血小板综合征）时，GPIb 缺乏，人们观察到血小板和纤维蛋白原结合能力受损，[24]这与高剪切率下血小板通过 GPIb 与 vWF 黏附，从而促进其和纤维蛋白原黏附的理论是一致的。[25]

纤连蛋白既是血浆蛋白也是 ECM 蛋白，在细胞黏附、迁移、分化方面广泛介导一系列相互作用，[26]其也在主要由整合素 αⅡβ₃ 和 α₅β₁ 介导的血小板黏附和聚集时发挥作用。[27-29]纤连蛋白缺乏时，人们观察到血栓形成延迟和血小板脱落。[30]血小板反应蛋白与层粘连蛋白在血小板黏附和聚集中也发挥作用，但其机制尚未被阐明，但其缺乏并不像胶原、纤维蛋白及纤连蛋白的缺乏那样明显。[31]

不溶性纤维蛋白凝块的形成

凝血级联反应最终导致不溶性纤维蛋白凝块的形成。级联反应即可以放大凝血酶原的初始激活，也可以在多个水平调控，从而避免不可逆激活。内源性和外源性凝血途径在凝血因子 X 的激活过程中存在交叉反应。外源性凝血途径由血管损伤后释放的组织因子（即血小板反应蛋白）启动；内源性凝血途径可以在接触内皮下胶原、高分子量激肽原和激肽释放酶时被激活。

血管壁的内皮下层、成纤维细胞、平滑肌细胞和内皮细胞在受到干扰时表达组织因子。内皮细胞主动地启动和加速促凝血反应。[32]血管壁损伤使组织因子与循环中的凝血因子Ⅶ形成一对一复合体，该过程需要钙离子和磷脂膜来激活凝血因子Ⅶ。[33,34]新形成的外源性凝血因子 X 酶复合物（分解凝血因子 X 的组织因子和凝血因子Ⅶa 复合物）能激活少量凝血因子 X。凝血因子 Xa 在放大过程中能快速并有倾向性地激活凝血因子Ⅶ。[35,36]外源性凝血因子 X 酶复合物也能在磷脂膜和钙离子存在的情况下，通过内源性凝血途径激活凝血因子Ⅸ。[37-39]

在钙离子和磷脂膜存在的情况下，凝血因子Ⅷa 与Ⅸa 结合形成内源性凝血因子 X 酶复合物，[40]并催化激活凝血因子 X 使过程明显增快，是外源性凝血因子 X 酶复合物的 50 倍。[39]

用于分解凝血酶原的凝血酶原酶复合物，由凝血因子 Xa、Va，钙离子和磷脂膜构成，是凝血酶的主要激动剂。[36,41]凝血因子 Va 缺乏时，阴离子膜表面上的凝血因子 Xa 开始分解凝血酶原，从而形成 α 凝血酶，而凝血因子 V 的激活由 α-凝血酶催化。凝血因子 V 一经被激活，凝血酶原酶开始形成，该反应进一步演变为生成 Meizothrombin（一种分解形成凝血酶过程中的中间代谢产物）。[36,42]凝血酶激活凝血因子Ⅷ，并被认为是真正的凝血因子 V 和Ⅷ的有效激动剂。[43,44]凝血酶原的分解同样依赖于钙离子和磷脂膜。[45]

凝血酶通过激活凝血因子XI对自身形成正反馈调节，进而分解凝血因子IX产生凝血因子IXa。[46]凝血因子IX也可以被凝血因子XIIa激活，但缺乏辅助因子时，凝血酶是凝血因子IX更有效的激动剂。[46]这种正反馈回路完成了凝血因子V和VIII的激活。[47,48]凝血因子VIII通过与vWF的非共价相互作用在血浆内转运，因为vWF在防止凝血因子VIII降解中起了一定作用。[49]下表将阐释这些功能。

vWF 和 vWF 凝血因子VIII复合体的功能 [50-57]

1. 稳定血浆中的凝血因子VIII，降低其不稳定性
2. 防止凝血因子VIII被蛋白 C 和 Xa 因子分解
3. 阻止凝血因子VIII过早与磷脂膜结合
4. 防止凝血因子VIII被脂蛋白受体相关蛋白（LRP）结合而降解
5. 阻止凝血因子VIII被树突状细胞内吞和继发的免疫应答
6. 阻止凝血因子IXa 与VIII结合，阻止其参与内源性凝血因子 X 酶复合物

纤维蛋白原通过凝血酶的而催化转化为纤维蛋白，形成不溶性的交联凝块。虽然其通常被描述为单一步骤，但是该转化过程需要三个独立的可逆步骤：凝血酶催化，纤维蛋白肽 A，纤维蛋白肽 B 的释放和纤维蛋白单体的形成。[58]凝血酶还能分解凝血因子XIII（纤维蛋白稳定因子），完成不溶性纤维蛋白凝块的形成。[59]

纤维蛋白的构造

纤维蛋白酶原是由两组三个特异多肽链（Aα、Bβ、γ）构成的二聚体。[60]在凝血酶的作用下分解释放出纤维蛋白肽 A（fibrinopeptide A, FpA），再进一步分解出纤维蛋白肽 B（fibrinopeptide B, FpB）。需要注意到 Aα 和 Bβ 多肽链的 α 和 β 段保持与纤维蛋白原分子的连接。[61]FpA 比 FpB 先被分解出，是因为凝血酶对 Aα 具有更高的特异性。[62]剩余的纤维蛋白单体在钙离子存在时聚合成交错的、

双链初原纤维。[63,64]初原纤维自发性纵向聚合，但需要凝血因子XIIIa来形成侧带。凝血因子XIII是谷氨酰胺转移酶家族的一种酶原转酰胺酶，增加纤维蛋白凝块的机械硬度。[65,66]在非活化状态时，凝血因子XIII是由两组特异多肽链（A$_2$B$_2$）形成的异二聚体。[67]两个 A 亚基发挥谷氨酰胺转移酶的催化作用，而两个 B 亚基作为抑制 /转运蛋白。虽然凝血因子XIII由凝血酶激活，但纤维蛋白的存在可使其激活速率显著提高。[59,68]凝血因子XIIIa 的交联作用对纤维蛋白凝块的完整性至关重要，因为凝血因子XIIIa 缺乏会导致出血性疾病。[69]凝血因子XIIIa 催化 α 和 γ 链段的形成。当肽链中存在大量谷氨酸和赖氨酸残基时，α 链发生交联，从而使纤维蛋白凝块变得高度复杂化。γ 链在第 406 位的赖氨酸残基和第 398 或 399 位的谷氨酸残基之间形成特异性交联。α 链比 γ 链的交联更坚固、稳定，对纤维蛋白凝块结构的稳定性发挥更大作用。[70]

维生素K

γ 羧基谷氨酸在凝血酶原中最早被发现，因为其肽链中含有谷氨酸残基，其电泳迁移率过高，而这一点无法用谷氨酸特性解释。这种改良的氨基酸对凝血酶原与钙离子的结合能力至关重要，而这是凝血酶原激活重要机制。[71,72]另一项里程碑式的研究发现，应用维生素 K 拮抗剂后，凝血酶原缺乏 γ 羧基谷氨酸残基将失去结合钙离子的能力。维生素 K 作为一种还原剂，在谷氨酸残基 γ 羧基化时被羧化酶氧化。凝血因子 II、VII、IX、X，蛋白 C 和蛋白 S 均具有维生素 K 依赖性。[73,74]维生素 K 可以通过环氧化物还原酶和维生素 K 还原酶恢复其还原状态。香豆素类（华法林）通过抑制维生素 K 环氧化物还原酶活性而降低血液凝固能力，因为血液中已存在的 γ 羧化的凝血因子，所以从给药到抗凝起效存在时间差。理论上因为蛋白 C 水平下降，凝血启动阶段血液的凝血能力反而

可以出现短暂性升高。蛋白 C 的半衰期较其他凝血因子短，导致其他凝血因子浓度相对升高。这一不平衡反应可以解释需要用肝素桥接，直到凝血因子水平降低的现象。[75,76]

纤维蛋白溶解

纤维蛋白凝块的溶解主要由纤溶酶调节。纤溶酶激活自纤溶酶原，受到严格调控，可以通过组织型纤溶酶原激活物（tissue plasminogen activator, tPA）或尿激酶纤溶酶原激活物（urokinase plosminogen activator, uPA）实现。tPA 介导的纤维蛋白溶解更多作用于血管系统，而 uPA 介导的纤维蛋白溶解被认为作用在肿瘤细胞。[77]

纤溶酶通过正反馈机制介导形成的，该机制有两种形式。第一种，纤维蛋白被纤溶酶分解，使纤维蛋白上生成更多的赖氨酸残基 C- 端，促进纤溶酶原和 tPA 的结合，并最终增加纤溶酶形成的效率和速度；第二种，依靠纤溶酶将谷氨酸 - 纤溶酶原的 N- 端分解变成赖氨酸 - 纤溶酶原。赖氨酸 - 纤溶酶原在部分分解的纤维蛋白分子与 tPA 结合时，不需要赖氨酸残基，是一种比谷氨酸 - 纤溶酶原更佳的 tPA 结合底物。[78]

tPA 及其重组体形式瑞替普酶，在临床上用于急性血栓栓塞事件患者的溶栓和急性血管再通治疗。这些疾病包括急性缺血性卒中、ST 段抬高型心肌梗死（STEMI）和肺栓塞。[79-81]

凝血和抗凝的平衡

凝血反应和纤溶反应之间的平衡对防止血栓形成和维持凝血功能都至关重要，这种平衡通过抗凝和纤维蛋白溶解抑制剂机制的相互作用实现。抗凝在纤维蛋白凝块，凝血启动和凝血级联过程中个别因子的调节水平中发挥作用。鉴于纤溶酶在纤维蛋白溶解中的重要作用，纤维蛋白溶解抑制剂通常调节纤溶酶活性。

抗　凝

如果没有凝血过程的修正能力，凝血级联和凝血血栓形成的功能将会受累（图 2.3，图 2.4）。凝血和血栓形成之间的区别一定程度上取决于抗凝机制。与纤维蛋白溶解不同，有许多酶具有阻止凝血级联和血小板血栓形成的功能（表 2.1，表 2.2）。

在正常血管内皮表面，前列环素（prostaglandin I_2, PGI_2）、一氧化氮（nitric oxide, NO）、前列腺素 E_2（prostaglandin E_2, PGE_2）和胞外核苷酸酶可以在结构上抑制血小板活化。PGI_2、NO、PGE_2 和腺苷也会引起血管舒张。[82]具有血小板反应蛋白基序 13 的解聚素和金属蛋白酶（ADAMTS13）分解 vWF 能够阻止血小板聚集。组织因子途径抑制物（Tissue factor pathway inhibitor, TFPI）可以在级联初始阶段调节凝血级联反应，而抗凝血酶 III 和蛋白 C 可以在凝血级联的某些阶段起调节作用[83]。

前列环素 I_2（PGI_2）、一氧化氮（NO）、前列腺素 E_2（PGE_2）

PGI_2 和 NO 是内皮组织分泌的抗血小板因子，通过抑制血小板活化而阻止血小板聚集。PGI_2 通过与血小板膜上的 PGI_2 表面受体或细胞内的 PPARB/δ 受体结合发挥作用。PGI_2 受体结合标志着腺苷酸环化酶的激活，继而血浆环磷酸腺苷（cyclic adenosine monophosphate, cAMP）水平升高，蛋白激酶 A 激活，该过程导致细胞内的钙离子浓度降低，血小板激活通路下调。[84]PGE_2 具有相似的作用方式和效能，其主要表达于小血管内皮组织中，而 PGI_2 主要表达与大血管内皮组织中。[82,85]

NO 通过上调血小板胞浆环磷酸鸟苷（cyclic guanosine monophosphate, cGMP）水平调节血小板同胶原的黏附。cGMP 水平的提高激活蛋白激酶 G 通道，并最终导致血小板激活反应的下调，[86]剪切力增加则引起 NO 生成增加。尽管一氧化氮

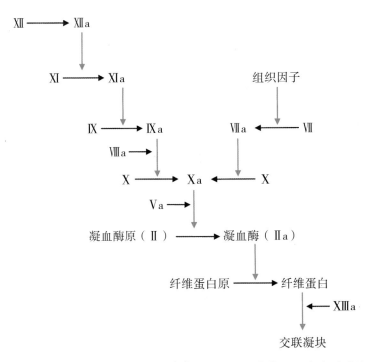

图 2.3 凝血级联反应。罗马数字表示凝血因子编号；a：凝血因子的活化状态

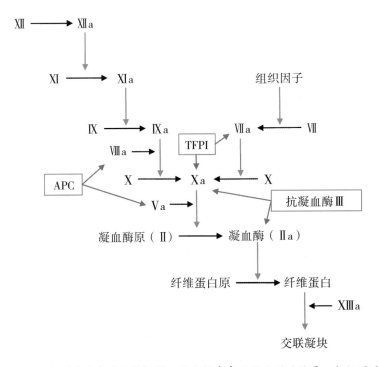

图 2.4 凝血级联反应中的抗凝机制。罗马数字表示凝血因子编号；组织因子途径抑制物（tissue factor pathway inhibitor, TFPI）是外源性凝血起始复合物（Ⅶa 和 Xa）主要抑制剂；APC：活化的蛋白 C（activated protein C），在蛋白 S 的辅助下抑制凝血因子 Va 和Ⅷa；a：凝血因子的活化状态

表 2.1 内源性抗凝因子及其功能

抗凝因子	功能
前列环素 / 前列腺素 E_2	抑制血小板活化，促进血管舒张
一氧化氮	抑制血小板活化，促进血管舒张
核酸内切酶	阻止血小板活化扩增
组织因子途径抑制物（TFPI）	抑制组织因子
抗凝血酶Ⅲ	抑制凝血因子 Xa 和凝血酶
激活的蛋白 C（APC）	分解凝血因子 Va 和Ⅷa
ADAMTS13（具有血小板反应蛋白基序 13 的解聚素和金属蛋白酶）	分解凝血因子 vWF

表 2.2 内源性凝血调节因子

内源性抗凝物质	内源性纤溶抑制物
前列环素 / 前列腺素 E_2	凝血酶激活的纤溶抑制物 (TAFI)
一氧化氮	纤溶酶原激活抑制物（PAI-1）
核酸内切酶	α_2- 抗纤溶酶
抗凝血酶Ⅲ	
组织因子途径抑制物（TFPI）	
激活的蛋白 C（APC）	
ADAMTS13（具有血小板反应蛋白基序 13 的解聚素和金属蛋白酶）	

合酶（nitric oxide synthase, NOS）组成性表达于内皮组织，但只有细胞受刺激后才被激活。生理性刺激引起细胞内的钙离子浓度增加，将最终导致 NOS 激活和 NO 的合成。细胞内钙离子浓度增加也可加速 PGI_2 生成，导致抗血小板因子和血管舒张因子同时释放。[83] 血小板活化最终依靠内皮细胞上的胞外核苷酶（CD39）完成，CD39 分解血小板释放的 ADP，使腺苷对血小板的激活作用被放大。

具有血小板反应蛋白基序 13 的解聚素和金属蛋白酶（ADAMTS13）

ADAMTS13 是一种金属蛋白酶，其作用机制最近才被阐明。ADAMTS13 能够分解 vWF 多聚体并有效阻止血小板与胶原结合，从而阻止稳定状态下血小板的偶然黏附。值得注意的是，由于 ADAMTS13 缺陷，患有血栓性血小板减少

性紫癜（Thrombotic Thromboly topenic purpura, TTP）的患者中，[87] 普遍存在血栓形成和血管内溶血的现象。

抗凝血酶 Ⅲ

抗凝血酶Ⅲ是一种 α_2- 球蛋白丝氨酸蛋白酶抑制剂，[88,89] 主要与凝血酶和凝血因子 Xa 结合，抑制其蛋白酶活性，其也可以和凝血因子 Ⅸa、Ⅺa、Ⅻa、tPA、尿激酶、胰蛋白酶、纤溶酶、激肽释放酶结合。[90-93] 抗凝血酶基本上以潜伏态参与循环，被肝素和肝素样黏多糖激活后，活性上升至其基础水平的近千倍。[94] 抗凝血酶与凝血酶结合，形成酶 – 抑制物复合体，然后与肝素结合，该复合体进一步稳定。[95] 相比之下，抗凝血酶同肝素的结合先于其抑制凝血因子 Xa。

组织因子通路抑制物（TFPI）

TFPI 是外源性起始复合物 TF- Ⅶa- Xa 的主要抑制物。[96]TFPI 并不阻止组织因子的释放，但去可以使Ⅶa 和 Xa 因子失活，阻止通路下游的激活。TFPI 与凝血因子 Xa 一样具有钙离子依赖性，来抑制 TF-Ⅶa 复合体。TFPI 必须先和凝血因子 X a 结合才能有效抑制 TF-Ⅶa。[97] 所有上述四种蛋白相互结合后，复合物则被胞饮后降解，TF 表达显著下调。TFPI 有全长态和截短态，但全长态的抑制水平最高。尽管 TFPI 可以通过截短态发挥作用，但其必须有一个完整的 C- 末端来与细胞表面蛋白结合，如硫酸乙酰肝素蛋白聚糖、低密度脂蛋白受体相关蛋白。[98] 循环中的 TFPI 通常与低密度脂蛋白结合，处于非活化状态。[99,100] 活化的 TFPI 主要表达于内皮表面，但可以被凝血酶和胶原激活后由血小板释放。[101,102]TFPI 也表达于血小板表面，但在 α 颗粒中尚未被发现。[103]

凝血酶调节蛋白、蛋白 C、蛋白 S

凝血酶调节蛋白是一种内皮跨膜蛋白，从前体被激活后则同凝血酶结合。[104] 凝血酶调节蛋白有六个表皮生长因子（epidermal growth factor, ECF）样结构域，能够启动和稳定其与配体的相互作用。该分子的中心片段 ECF4-6 主要与凝血酶结合，作为蛋白 C 激活的辅助因子。[105] ECF5-6 结构域与凝血酶的外位点 I（发挥凝血酶与其他凝血分子结合能力关键位点）相互作用，阻止凝血酶进一步的促凝血活性。[106] 凝血酶的外位点 I 与 ECF5-6 的相互作用，还具有异构性激活凝血酶调节蛋白分解蛋白 C 的能力。[105]

蛋白 C 是一种维生素 K 依赖性抗凝剂物，具有 γ- 羧基谷氨酸残基，与钙离子相互作用。[107] 尽管蛋白 C 也能与内皮组织上带负电荷的磷脂被动性结合，但其能通过内皮蛋白 C 受体（endothelial protein C receptor, EPCR）的 Gla 结构域与 EPCR 特异性结合。EPCR 联合蛋白 C 分解凝血酶 - 凝血酶调节蛋白结构域，催化蛋白 C 活性。[108] 蛋白 C 分解产生丝氨酸蛋白酶，即活化的蛋白 C（activated protein C, APC）。APC 在蛋白 S 存在下可以有效灭活凝血因子 Va。该复合体可以在三个位点分解凝血因子 Va，这依赖于辅助因子的补体和恰当的膜结构存在。APC 需要在蛋白 S 和凝血因子 V 的协同作用下，才能有效灭活凝血因子Ⅷa。

尽管蛋白 S 可以作为 APC 灭活凝血因子 Va 和Ⅷa 的辅助因子，但有证据表明其可以不依赖 APC 而单独发挥抗凝作用。蛋白 S 也被认为可以作为 TFPI 的辅助因子。[109] 蛋白 S 在肾病综合征中具有重要的临床意义，其随尿液的丢失可以导致血液的高凝状态。

纤溶抑制

凝血酶 - 激活的纤溶抑制物（TAFI）

凝血酶激活的纤溶抑制物（Thrombin Activatable Fibrinolysis Inhibitor, TAFI）作用于纤维蛋白凝块的纤溶酶降解界面（表 2.2），干扰纤溶酶原激活的正反馈环路，阻碍纤维蛋白凝块的降解。[110]TAFI 能从部分降解的纤维蛋白凝块上，分解纤维蛋白的 C- 末端赖氨酸残基（催化纤溶酶活化的关键位点）。TAFI 激活主要由凝血酶 - 凝血酶调节蛋白复合体介导，但也可以被胰蛋白酶、纤溶酶、凝血酶和 Meizothrombin 激活。[111]

纤溶酶原激活物抑制物

纤溶酶原激活抑制物 -1（plasminogen activator inhibitor-1, PAI-1）并非名副其实，其通过与 tPA 或 uPA 组成惰性的、非反应性共价复合物，抑制纤溶酶原激活及继发的纤溶。现已证实 4 种类型的 PAI：PAI-1、PAI-2、PAI-3 和蛋白酶连接素（Protease Nexin）。[112]PAI-1 和 PAI-2 在纤溶抑制中起主要作用。PAI-1

既可以与 tPA 结合，也可以与 uPA 结合，而 PAI-2 只能与 uPA 结合。[113]PAI-1 是一种丝氨酸蛋白酶抑制物，其一个结构域与丝氨酸蛋白酶底物呈对称关系。血浆中的 PAI-1 需要玻璃体连接蛋白才能维持稳定和活化状态。[114]玻璃体连接蛋白能够恢复对 tPA 突变体的抑制功能已证实，因此可以认为玻璃体连接蛋白结合的 PAI-1 才是 PAI-1 的活化状态。[115]鉴于 PAI 在 tPA 和 uPA 灭活中的直接作用，人血的纤溶能力在很大程度取决于 PAI 和 PA 的关系。

α_2- 抗纤溶酶

α_2- 抗纤溶酶（α_2 antiplasmin，α_2-AP）是继 TAFI 和 PAI-1 之后，第三重要的纤溶抑制物。α_2-AP 作用于纤维蛋白凝块水平和纤溶酶原激活的界面。α_2-AP 通过 3 种方式发挥作用：①通过与纤溶酶形成惰性复合体；②通过与纤维蛋白本身结合而限制纤溶酶原的结合；③通过与凝血因子XIIIa 结合而整合入纤维蛋白的结构中。[116]α_2-AP 具有特殊的 N- 末端和 C- 末端延长结构，使其能在多个水平阻止纤溶反应。C- 末端肽链含有多个赖氨酸残基，其中 Lys464 对 α_2-AP 与纤溶酶结合并阻止纤溶尤为重要。[117]N- 末端的 Gln2 残基是谷氨酰胺转氨酶凝血因子XIIIa 将 α_2-AP 共价整合入纤维蛋白凝块中的位点。[118]近期的研究提出，凝血因子XIIIa 也可在血浆中催化 α_2-AP 与纤维蛋白原结合，[119]α_2-AP 还可以通过与纤维蛋白原结合，减少纤溶酶原活化的有效催化表面。

血友病和高凝状态

由于凝血、抗凝和血小板聚集反应之间的复杂性和相互依赖性，势必会有一些与高凝和低凝综合征相关的疾病。血友病的低凝状态和高凝状态可能由基因缺陷、药物副作用以及疾病的后遗症引起。本节将简要回顾影响凝血的主要病理状态。

高凝状态

抗凝蛋白缺陷或促凝血因子增加都可以导致原发性高凝状态。[120]常见的抗凝蛋白基因缺陷包括：抗凝血酶缺陷、蛋白 C 缺陷和蛋白 S 缺陷。基因突变导致凝血因子降解减少和高凝状态，如凝血因子 V Leiden 突变，凝血酶原基因 G20210A 突变，凝血因子VII、XI、IX、VIII和 vWF 水平增加。

凝血因子 V Leiden 突变，也被称为活化的蛋白 C 抵抗，主要由 506 位突变成谷氨酸[121]引起。该突变阻碍活化的蛋白 C 分解与灭活凝血因子 Va，增加血栓形成的风险。[122]凝血酶原基因 G20210A 突变是由凝血酶原基因的鸟嘌呤核苷被腺嘌呤核苷替代引起的，导致凝血酶原高表达并维持在高水平。[120]

继发性高凝状态包括：肾病综合征、妊娠以及肝素诱导的血小板减少症等。肾病综合征定义为每天肾性蛋白丢失大于 $3.5g/1.73m^2$（体表面积）。[123]蛋白丢失常合并水钠潴留、水肿、高脂血症和高凝状态。高凝状态不是由单一因素引起的，而是一种由于蛋白尿导致的抗凝血蛋白（即凝血酶III和蛋白 S）丢失引起的多因素过程。[124]

妊娠过程中血液呈现为一种高凝状态，尽管其机制复杂且涉及纤溶和抗凝系统，但存在确切的生理变化使孕妇血栓形成风险增加。[125]有效凝血对降低孕产妇死亡率至关重要，因为有证据显示产后出血是导致发展中国家孕产妇死亡的首要原因。孕妇高凝状态的不利之处在于卒中、急性心肌梗死和静脉血栓的发病率增加，[126,127]凝血因子 I、II、VII、VIII、IX、X 以及 PAI-1 和 PAI-2 水平显著升高。同时蛋白 S、活化的蛋白 C、TPA 水平下降，导致平衡被破坏并向凝血倾斜。[128,129]尽管很多观点将原因归结于雌激素水平的增加，称其增加了肝脏凝血因子产物，但该观点尚存争议，因为相同机制下抗凝因子产物也可以发生上调。

肝素诱导的血小板减少症（heparin-induced thrombocytopenia, HIT）的临床表现通常为血栓栓塞，尽管该疾病的名称常使我们产生误会。在 HIT 中，免疫球蛋白 G（IgG）抗体（直接阻止肝素与血小板因子 4 结合）可以通过其 Fc 受体结合并激活血小板。内皮组织受累也可以同时触发凝血级联反应。[130] Ⅰ 型 HIT 多无症状，而 Ⅱ 型 HIT 可导致严重的临床症状，包括发烧、心动过速、颜面部潮红和头痛。[131] 血栓栓塞事件发生率并不确定，研究显示其发生率可以从17% 到 50% 以上，这取决于所观察的时间范围和实验条件。[132]

自身免疫病也能使凝血过程复杂化；系统性红斑狼疮（systemic lupus erythematosus, SLE）、抗磷脂综合征、皮肌炎、溃疡性结肠炎、免疫性血小板减少性紫癜及其他自身免疫病已经被证实能增加血栓形成的风险。[133] SLE 病理生理机制可能与持续炎症及炎症因子释放导致的持续高凝状态有关。炎症和凝血反应存在许多共同的信号通路，包括组织因子表达、纤溶抑制、蛋白 C 抑制。[134] 血栓与肿瘤及肿瘤治疗间的关系早已阐明，且基于相同的原理，内皮细胞壁破坏和细胞破裂引起的炎症因子释放导致高凝状态。[135] 罹患恶性肿瘤的患者，无论是否接受化疗治疗，其静脉血栓栓塞的风险都将增加 4~6 倍。[136]

血友病状态

血友病状态或低凝状态，既可遗传，也可后天获得。先天性血友病的发生是由于活化的凝血因子缺乏、血小板异常和 vWF 缺乏引起的。A 型血友病、B 型血友病、血管性血友病、巨型血小板综合征和血小板无力症（GT）是常见的出血性疾病。

任何一个凝血因子缺陷都会引起血友病并发症。A 型和 B 型血友病分别是 X 染色体上凝血因子Ⅷ和Ⅸ的编码基因缺陷引起的，是最常见的血友病类型。[137] 获得性血友病，是由于患者产生抗凝血因子的自身抗体，在自身免疫条件下，通常指产生抗凝血因子Ⅷ的自身抗体。[138] 血管性血友病的特征是 vWF 缺陷或功能异常，其不但影响血小板聚集和黏附，而且影响凝血因子Ⅷ水平，因为 vWF 具有辅助血小板与内皮下膜黏附、稳定血浆凝血因子Ⅷ的作用。[139]

遗传性血小板疾病包括巨型血小板综合征和血小板无力症。巨型血小板综合征是由于血小板上的 GPIb-Ⅸ-Ⅴ 受体复合体缺失或功能障碍引起的。GPIb-Ⅸ-Ⅴ 复合体识别 vWF，如果缺乏该复合体，血小板黏附和聚集则不会发生。[140,141] 血小板无力症是由于 GPⅡb-Ⅲa 复合体缺乏或功能障碍导致的血小板无效聚集引起的。[142] GPⅡb-Ⅲa 复合体负责血小板凝集，GPⅡb-Ⅲa 复合体功能障碍会妨碍 vWF 和纤维蛋白原与血小板充分结合，从而妨碍有效血凝块的形成。[143]

总　结

- 凝血级联反应对于控制血液丢失和血管损伤修复十分重要。另外，在特定病理（如糖尿病、心房颤动、动脉粥样硬化性疾病等）条件下，促凝血系统和促炎症系统的过度激活将导致血栓性血管疾病，必须给予抗凝和抗血小板治疗。
- 术中和围手术期凝血管理至关重要，尤其是在血管内治疗过程中，这样可以有效减少出血性和血栓栓塞性并发症。
- 随着对凝血系统的深入了解，技术的进步使凝血检测得以改进且更便于操作。这些检测包括血栓弹力测定、凝血酶增殖测定和床旁血小板聚集功能测定。
- 随着如重组因子、冷沉淀、新鲜血浆等更多凝血干预措施的完善，凝血功能障碍患者的管理中，准确且便于操作的凝血检测是必要的。

参考文献

[1] Reininger AJ. Function of von Willebrand factor in haemostasis and thrombosis. Haemophilia, 2008,14(Suppl 5):11–26

[2] Abraham D, Distler O. How does endothelial cell injury start? The role of endothelin in systemic sclerosis. Arthritis Res Ther, 2007,9(Suppl 2):S2

[3] Yanagisawa M, Kurihara H, Kimura S, et al. A novel potent vasoconstrictor peptide produced by vascular endothelial cells. Nature, 1988,332(6163):411–415

[4] Tirapelli CR, Casolari DA, Yogi A, et al. Functional characterization and expression of endothelin receptors in rat carotid artery: involvement of nitric oxide, a vasodilator prostanoid and the opening of K+ channels in ETB-induced relaxation. Br J Pharmacol, 2005,146(6):903–912

[5] Wynne BM, Chiao CW, Webb RC. Vascular smooth muscle cell signaling mechanisms for contraction to angiotensin 11 and endothelin-l. J Am Soc Hypertens, 2009,3(2):84–95

[6] Knight CG, Morton LF, Onley DJ, et al. Collagen-platelet interaction: Gly-Pro-Hyp is uniquely specific for platelet Gp VI and mediates platelet activation by collagen. Cardiovasc Res, 1999,41(2):450–457

[7] Joo SJ. Mechanisms of platelet activation and integrin $\alpha \rm{II} \beta_3$. Korean Circ J, 2012,42(5):295–301

[8] Arderiu G, Pérez-Pujol S, Escolar G, et al. External calcium facilitates signalling, contractile and secretory mechanisms induced after activation of platelets by collagen. Platelets, 2008, 19(3): 172–181

[9] Clemetson KJ. Platelets and primary haemostasis. Thromb Res, 2012,129(3):220–224

[10] WareJA, Heistad DD. Seminars in medicine of the Beth Israel Hospital, Boston. Platelet-endothelium interactions. N Engl J Med, 1993,328(9):628–635

[11] Andrews RK, Gardiner EE, Shen Y, et al. Glycoprotein Ib-IX-V. Iht J Biochem Cell Biol, 2003,35(8):1170–1174

[12] Sporn LA, Chavin SI, Marder VJ, et al. Biosynthesis of von Willebrand protein by human megakaryocytes. J Clin Invest, 1985,76(3): 1102–1106

[13] Jaffe EA, Hoyer LW, Nachman RL. Synthesis of von Willebrand factor by cultured human endothelial cells. Proc Natl Acad Sci USA, 1974,71(5):1906–1909

[14] Rand JH, Sussman II, Gordon RE, et al. Localiza-tion of factor-VIII-related antigen in human vascular suben-dothelium. Blood, 1980,55(5):752–756

[15] Sixma JJ, van Zanten GH, Huizinga EG, et al. Platelet adhesion to collagen: an update. Thromb Haemost, 1997,78(1):434–438

[16] Santoro SAS. Identification of a 160 000 dalton platelet membrane protein that mediates the initial divalent cation-dependent adhesion of platelets to collagen. Cell, 1986, 46(6): 913–920

[17] Kunicki TJ, Nugent DJ, Staats SJ, et al. The human fibroblast class II extracellular matrix receptor mediates platelet adhesion to collagen and is identical to the platelet glycoprotein I a-II a complex. J Biol Chem, 1988, 263(10):4516–4519

[18] Moroi M, Jung SM, Okuma M, et al. A patient with platelets deficient in glycoprotein VI that lack both collagen-induced aggregation and adhesion. J Clin Invest, 1989,84(5): 1440–1445

[19] Diaz-Ricart M, Tandon NN, Carretero M, et al. Platelets lacking functional CD36 (glycoprorein IV) show reduced adhesion to collagen in flowing whole blood. Blood, 1993,82(2):491–496

[20] Jen CJ, Lin JS. Direct observation of platelet adhesion to fibrinogenand fibrin-coated surfaces. Am J Physiol, 1991, 261(5 Pt 2):HI457–H1463

[21] André P, Prasad KS, Denis CV, et al. CD40L stabilizes arterial thrombi by a beta3 integrin-dependent mechanism. Nat Med, 2002, 8(3):247–252

[22] Coller BS, Peerschke El, Scudder LE, et al. A murine monoclonal antibody that completely blocks the binding of fibrinogen to platelets produces a thrombasthenic-like state in normal platelets and binds to glycoproteins II b and/or III a. J Clin Invest, 1983, 72(1):325–338

[23] Chada D, Mather T, Nollert MU. The synergy site of fibmnectin is required for strong interaction with the platelet integrin alpha II b beta 3. Ann Biomed Eng, 2006,34(10):1542–1552

[24] Endenburg SC, Hantgan RR, Sixma JJ, et al. Platelet adhesion to fibrin(ogen). Blood Coagul Fibrinolysis, 1993,4(1):139–142

[25] Hantgan RR, Hindriks G, Taylor RG, et al. Glycoprotein I b, von Willebrand factor, and glycoprotein II b: III a are all involved in platelet adhesion to fibrin in flowing whole blood. Blood, 1990, 76(2):345–353

[26] Pankov R, Yamada KM. Fibronectin at a glance. J Cell Sci, 2002,115(Pt 20):3861–3863

[27] Kauf AC, Hough SM, Bowditch RD. Recognition of fibronectin by the platelet integrin alpha II b: beta 3 involves an extended interface with multiple electrostatic interactions. Biochemistry, 2001, 40(31):9159–9166

[28] Bowditch RD, Halloran CE, Aota S, et al. Integrin alpha IIb beta 3 (platelet GP IIb-IIIa) recognizes multiple sites in fibronectin. J Biol Chem, 1991, 266(34):23323–23328

[29] Thurlow PJ, Kenneally DA, Connellan JM. The role of fibronectin in platelet aggregation. Br J Haematol, 1990,75(4):549–556

[30] Ni H, Yuen PS, Papalia JM, et al. Plasma fibronectin promotes thrombus growth and stability in injured arterioles. Proc Natl Acad Sci USA, 2003,100(5):2415–2419

[31] Ruggeri ZM. Platelet adhesion under flow. Microcirculation, 2009,16(1):58–83

[32] Stern D, Nawroth P, Handley D, et al. An endothelial cell-dependent pathway of coagulation. Proc Natl Acad Sci USA, 1985, 82(8):2523–2527

[33] Sakai T, Lund-Hansen T, Paborsky L, et al. Binding of human factors Ⅶ and Ⅶa to a human bladder carcinoma cell line (J82). Implications for the initiation of the extrinsic pathway of blood coagulation. J Biol Chem, 1989, 264 (17):9980–9988

[34] Bach R, Gentry R, Nemerson Y. Factor Ⅶ binding to tis-sue factor in reconstituted phospholipid vesicles: induction of cooperativity by phosphatidylserine. Biochemistry, 1986, 25(14): 4007–4020

[35] Rao LV, Rapaport SI. Activation of factor Ⅶ bound to tissue fac-tor: a key early step in the tissue factor pathway of blood coagu-lation. Proc Natl Acad Sci USA, 1988,85(18):6687–6691

[36] Krishnaswamy S, Church WR, Nesheim ME, et al. Activation of human prothrombin by human prothrombinase. Influence of factor Va on the reaction mechanism. J Biol Chem, 1987, 262(7): 3291–3299

[37] Lu G, Broze GJ Jr, Krishnaswamy S. Formation of factors Ⅸa and Ⅹa by the extrinsic pathway: differential regulation by tissue factor pathway inhibitor and antithrombin Ⅲ. J Biol Chem, 2004, 279(17): 17241–17249.

[38] Komiyama Y, Pedersen AH, Kisiel W. Proteolytic activation of human factors Ⅸ and Ⅹ by recombinant human factor Ⅶa: effects of calcium, phospholipids, and tissue factor. Biochemistry, 1990,29(40):9418–9425

[39] Lawson JH, Mann KG. Cooperative activation of human factor Ⅸ by the human extrinsic pathway of blood coagulation. J Biol Chem, 1991, 266(17):11317–11327

[40] van Dieijen G, Tans G, RosingJ, et al. The role of phospholipid and factor Ⅷa in the activation of bovine factor Ⅹ. J Biol Chem, 1981, 256(7):3433–3442

[41] Suttie JW, Jackson CM. Prothrombin structure, activation, and biosynthesis. Physiol Rev, 1977,57(1):1–70

[42] Orfeo T, Brufatto N, Nesheim ME, et al. The factor Ⅴ activation paradox. J Biol Chem, 2004, 279(19):19580–19591

[43] Ozge-Anwar AH, Connell GE, Mustard JF. The activation of factor 8 by thrombin. Blood, 1965,26(4):500–509

[44] Butenas S, van 't Veer C, Mann KG. Evaluation of the initiation phase of blood coagulation using ultrasensitive assays for serine proteases. J Biol Chem, 1997,272(34):21527–21533

[45] Nesheim ME, Taswell JB, Mann KG. The contribution of bovine factor Ⅴ and factor Ⅴa to the activity of prothrombinase. J Biol Chem, 1979,254(21):10952–10962

[46] Gailani D, Broze GJ Jr. Factor Ⅺ activation in a revised model of blood coagulation. Science, 1991, 253(5022):909–912

[47] Pieters J, Lindhout T, Hemker HC. In situ-generated thrombin is the only enzyme that effectively activates factor Ⅷ and factor Ⅴ in thromboplastin-activated plasma. Blood, 1989,74(3):1021–1024

[48] Butenas S, Mann KG. Blood coagulation. Biochemistry (Mosc), 2002,67(1):3–12

[49] Lenting PJ, Christophe OD, Guéguen P. The disappearing act of factor Ⅷ. Haemophilia, 2010, 16(102):6–15

[50] Lenting PJ, Neels JG, van den Berg BM, et al. The light chain of factor Ⅷ comprises a binding site for low density lipoprotein receptor-related protein. J Biol Chem, 1999, 274(34): 23734–23739

[51] Dasgupta S, Repessé Y, Bayry J, et al. VWF protects FⅧ from endocytosis by dendritic cells and subsequent presentation to immune effectors. Blood, 2007,109(2):610–612

[52] Lenting PJ, Donath MJ, van Mourik JA, et al. Identification of a binding site for blood coagulation factor Ⅸa on the light chain of human factor Ⅷ. J Biol Chem, 1994, 269(10): 7150–7155

[53] Fay PJ, Coumans JV, Walker FJ. von Willebrand factor medi-ates protection of factor Ⅷ from activated protein C-cata-lyzed inactivation. J Biol Chem, 1991, 266(4):2172–2177

[54] Koedam JA, Hamer RJ, Beeser-Visser NH, et al. The effect of von Willebrand factor on activation of factor Ⅷ by factor Ⅹa. Eur J Biochem, 1990,189(2):229–234

[55] Weiss HJ, Sussman Ⅱ, Hoyer LW. Stabilization of factor Ⅷ in plasma by the von Willebrand factor: studies on posttransfusion and dissociated factor Ⅷ and in patients with ron Wiillebrand's disease. J Clin Invest, 1977, 60(2):390–404

[56] Saenko EL, Scandella D. A mechanism for inhibition of factor Ⅷ binding to phospholipid by von Willebrand factor. J Biol Chem, 1995,270(23):13826–13833

[57] Nesheim M, Pittman DD, Giles AR, et al. The effect of plasma von Willebrand factor on the binding of human factor Ⅷ to thrombin-activated human platelets. J Biol Chem, 1991, 266(27): 17815–17820

[58] Donnelly TH, Laskowski M Jr, Scheraga HA, et al. The proteolytic action of thrombin on fibrinogen. J Biol Chem, 1956, 222(2): 815–821

[59] Lorand L, Konishi K. Activation of the fibrin stabilizing factor of plasma by thrombin. Arch Biochem Biophys, 1964,105(1):58–67

[60] Henschen A, Lottspeich F, Kehl M, et al. Covalent structure of fibrinogen. Ann N Y Acad Sci, 1983,408:28–43

[61] Hantgan RR, Hermans J. Assembly of fibrin. A light scattering

study. J Biol Chem, 1979, 254(22):11272–11281

[62] Mullin JL, Gorkun OV, Binnie CG, et al. Recombinant fibrinogen studies reveal that thrombin specificity dictates order of fibrinopeptide release. J Biol them, 2000,275(33): 25239–25246

[63] Ferry JD, Morrison PR. Preparation and properties of serum and plasma proteins; the conversion of human fibrinogen to fibrin under various conditions. J Am Chem Soc, 1947,69(2):388–400

[64] Everse SJ, Spraggon G, Veerapandian L, et al. Crystal structure of fragment double-D from human fibrin with two different bound ligands. Biochemistry, 1998,37(24):8637–8642

[65] Ryan EA, Mockros LF, Weisel J W, et al. Structural origins of fibrin clot rheology. Biophys J, 1999,77(5):2813–2826

[66] Lorand JB, Urayama T, Lorand L. Transglutaminase as a blood clotting enzyme. Biochem Biophys Res Commun, 1966, 23(6): 828–834

[67] Lorand L. Factor XIII: structure, activation, and interactions with fibrinogen and fibrin. Ann N Y Acad Sci, 2001,936:291–311

[68] Naski MC, Lorand L, Shafer JA. Characterization of the kinetic pathway for fibrin promotion of alpha-thrombin-catalyzed activation of plasma factor XIII. Biochemistry, 1991,30(4):934–941

[69] Lorand L. Sol Sherry Lecture in Thrombosis: research on clot stabilization provides clues for improving thrombolytic therapies. Arterioscler Thromb Vasc Biol, 2000,20(1):2–9

[70] Ariëns RA, Lai TS, Weisel JW, et al. Role of factor XIII in fibrin clot formation and effects of genetic polymorphisms. Blood, 2002, 100(3): 743–754

[71] Stenfio J, Fernlund P, Egan W, et al. Vitamin kdependent modifications of glutamic acid residues in prothrombin. Proc Natl Acad Sci USA, 1974,71(7):2730–2733

[72] Nelsestuen GL, Zytkovicz TH, Howard JB. The mode of action of vitamin K. Identification of gamma-carboxyglutamic acid as a component of prothrombin. J Biol Chem, 1974, 249(19):6347–6350

[73] Furie B, Bouchard BA, Furie BC. Vitamin K-dependent biosynthesis of γ-carboxyglutamic acid. Blood, 1999, 93(6): 1798–1808

[74] Cranenburg EC, Schurgers LJ, Vermeer C. Vitamin K: the coagulation vitamin that became omnipotent. Thromb Haemost, 2007,98(1):120–125

[75] Esmon CT, Vigano-D'Angelo S, D'Angelo A, et al. Anticoagulation proteins C and S. Adv Exp Med Biol, 1987,214:47–54

[76] Esmon CT. The protein C pathway. Chest, 2003,124(3, Suppl): 26S–32S

[77] Myöhänen H, Vaheri A. Regulation and interactions in the activation of cell-associated plasminogen. Cell Mol Life Sci, 2004, 61(22): 2840–2858

[78] Miles LA, Castellino FJ, Gong Y. Critical role for conversion of Glu-plasminogen to Lys-plasminogen for optimal stimulation of plasminogen activation on cell surfaces. Trends Cardiovasc Med, 2003,13(1):21–30

[79] Elijovich L, Chong JY. Current and future use of intravenous thrombolysis for acute iscbemic stroke. Curr Atheroscler Rep, 2010, 12(5):316–321

[80] Simpson D, Siddiqui MA, Scott LJ, et al. Reteplase: a review of its use in the management of thrombotic occlusive disorders. AmJ Cardiovasc Drugs, 2006,6(4):265–285

[81] Thomas MD, Chauhan A, More RS. Pulmonary embolisman update on thrombolytic therapy. QJM, 2000,93(5):261–267

[82] Williams TJ. Prostaglandin E_2, prostaglandin I_2 and the vascular changes of inflammation. Br J Pharmacol, 1979,65(3):517–524

[83] van Hinsbergh VW. Endothelium–role in regulation of coagulation and inflammation. Semin Immunopathol, 2012, 34(1): 93–106

[84] Mitchell JA, Ali F, Bailey L, et al. Role of nitric oxide and prostacyclin as vasoactive hormones released by the endothelium. Exp Physiol, 2008,93(1):141–147

[85] Gerritsen ME. Functional heterogeneity of vascular endothelial cells. Biochem Pharmacol, 1987,36(17):2701–2711

[86] Irwin C, Roberts W, Naseem KM. Nitric oxide inhibits platelet adhesion to collagen through cGMP-dependent and independent mechanisms: the potential role for S-nitrosylation. Platelets, 2009,20(7):478–486

[87] Lotta LA, Wu HM, Musallam KM, et al. The emerging concept of residual ADAMTS13 activity in ADAMTS13-deficient thrombotic thrombocytopenic purpura. Blood Rev, 2013, 27(2): 71–76

[88] Lyttleton JW. The antithrombin activity of human plasma. Biochem J, 1954,58(1):8–15

[89] Abildgaard U. Purification of two progressive antithrombins of human plasma. Scand J Olin Lab Invest, 1967,19(2):190–195

[90] Patnaik MM, Moll S. Inherited antithrombin deficiency: a review. Haemophilia, 2008,14(6):1229–1239

[91] Barratt JOJ. The anticoagulant action of antithrombin. Biochem J, 1929, 23(3):422–424

[92] Rosenberg JS, McKenna PW, Rosenberg RD. Inhibition of human factor IX a by human antithrombin. J Biol Chem, 1975, 250(23): 8883–8888

[93] Stead N, Kaplan AP, Rosenberg RD. Inhibition of activated factor XII by antithrombin-heparin cofactor. J Biol Chem, 1976, 251(21): 6481–6488

[94] Lyttleton JW. The antithrombin activity of heparin. Biochem J, 1954,58(1):15–23

[95] Machovich R, Arányi P. Effect of heparin on thrombin inactivation

by antithrombin-Ⅲ. Biochem J, 1978,173(3):869–875

[96] van't Veer C, Mann KG. Regulation of tissue factor initiated thrombin generation by the stoichiometric inhibitors tissue factor pathway inhibitor, antithrombin-Ⅲ, and heparincofactor-Ⅱ. J Biol Chem, 1997,272(7):4367–4377

[97] Baugh RJ, Broze GJ Jr, Krishnaswamy S. Regulation of extrinsic pathway factor Xa formation by tissue factor pathway inhibitor. J Biol Chem, 1998, 273(8):4378–4386

[98] Hamik A, Setiadi H, Bu G, et al. Down-regulation of monocyte tissue factor mediated by tissue factor pathway inhibitor and the low density lipopmtein receptor-related protein. J Biol Chem, 1999, 274(8):4962–4969

[99] Abumiya T, Enjyoji K, Kokawa T, et al. An antitissue factor pathway inhibitor (TFPI) monoclonal antibody recognized the third Kunitz domain (K3) of free-form TFPI but not lipoprotein-associated forms in plasma. J Biochem, 1995, 118(1):178–182

[100] Hansen JB, Huseby NE, Sandset PM, et al. Tissue-factor pathway inhibitor and lipoproteins. Evidence for association with and regulation by LDL in human plasma. Arterioscler Thromb, 1994, 14(2):223–229

[101] Maroney SA, Mast AE. Platelet tissue factor pathway inhibitor modulates intravascular coagulation. Thromb Res, 2012, 129(Suppl 2):S21–S22

[102] Lwaleed BA, Bass PS. Tissue factor pathway inhibitor: structure, biology and involvement in disease. J Pathol, 2006, 208(3):327–339

[103] Maroney SA, Haberichter SL, Friese P, et al. Active tissue factor pathway inhibitor is expressed on the surface of coated platelets. Blood, 2007, 109(5):1931–1937

[104] Esmon CT, Owen WG. Identification of an endothelial cell cofactor for thrombin-catalyzed activation of protein C. Proc Natl Acad Sci USA, 1981, 78(4):2249–2252

[105] Gomez K, McVey JH, Tuddenham E. Inhibition of coagulation by macromolecular complexes. Haematologica, 2005, 90(11):1570–1576

[106] Rezaie AR. Exosite-dependent regulation of the protein C anticoagulant pathway. Trends Cardiovasc Med, 2003, 13(1):8–15

[107] Furie B, Furie BC. Molecular basis of vitamin K-dependent gamma-carboxylation. Blood, 1990,75(9): 1753–1762

[108] Liaw PC, Neuenschwander PF, Smirnov MD, et al. Mechanisms by which soluble endothelial cell protein C receptor modulates protein C and activated protein C function. J Biol Chem, 2000, 275(8):5447–5452

[109] Peraramelli S, Rosing J, Hackeng TM. TFPI-dependent activities of protein S. Thromb Res, 2012,129(Suppl 2):S23–S26

[110] Mosnier LO, 8ouma BN. Regulation of fibrinolysis by throm-bin activatable fibrinolysis inhibitor, an unstable carboxy-peptidase B that unites the pathways of coagulation and fibrinolysJs. Arterioscler Thromb Vasc Biol, 2006, 26(11):2445–2453

[111] Bajzar L, Morser J, Nesheim M. TAFI, or plasma procarboxy-peptidase B, couples the coagulation and fibrinolytic cascades through the thrombin-thrombomodulin complex. J Biol Chem, 1996, 271(28):16603–16608

[112] Kruithof EKE. Plasminogen activator inhibitors–a review. Enzyme, 1988,40(2-3):113–121

[113] Agirbasli M. Pivotal role of plasminogen-activator inhibitor 1 in vascular disease. Int J Clin Pract, 2005,59(1):102–106

[114] Lindahl TL, Sigurdardottir O, Wiman B. Stability of plas-minogen activator inhibitor 1 (PAI-1). Thromb Haemost, 1989, 62(2):748–751

[115] Keijer J, Ehrlich HJ, Linders M, et al. Vitronectin governs the interaction between plasminogen activator inhibitor 1 and tissue-type plasminogen activator. J Biol Chem, 1991, 266(16):10700–10707

[116] Carpenter SL, Mathew P. Alpha2-antiplasmin and its deficiency: fibrinolysis out of balance. Haemophilia, 2008,14(6):1250–1254

[117] Lu BG, Sofian T, Law RH, et al. Contribu-tion of conserved lysine residues in the alpha2-antiplasmin C terminus to plasmin binding and inhibition. J Biol Chem, 2011, 286(28):24544–24552

[118] Lee KN, Lee CS, Tae WC, et al. Cross-linking of wild-type and mutant alpha 2-antiplasmins to fibrin by activated factor ⅩⅢ and by a tissue transglutaminase. J Biol Chem, 2000,275(48): 37382–37389

[119] Mosesson MW, Siebenlist KR, Hernandez I, et al. Evidence that alpha2-antiplasmin becomes covalently ligated to plasma fibrinogen in the circulation: a new role for plasma factor ⅩⅢ in fibrinolysis regulation. J Thromb Haemost, 2008, 6(9): 1565–1570

[120] Schafer AI, Levine MN, Konkle BA, et al. Thrombotic disorders: diagnosis and treatment. Hematology (Am Soc Hematol Educ Program), 2003,2003(1):520–539

[121] Zöller B, Svensson PJ, He X, et al. Identification of the same factor V gene mutation in 47 out of 50 thrombosis-prone families with inherited resistance to activated protein C. J Clin Invest, 1994, 94(6): 2521–2524

[122] Bertina RM, Koeleman BP, Koster T, et al. Mutation in blood coagulation factor V associated with resistance to activated protein C. Nature, 1994,369(6475):64–67

[123] Orth SR, Ritz E. The nephrotic syndrome. N Engl J Med, 1998,

338(17): 1202−1211

[124] Singhal R, Brimble KS. Thromboembolic complications in the nephrotic syndrome: pathophysiology and clinical manage-ment. Thromb Res, 2006,118(3):397−407

[125] Borrelli AL, De Lucia D, Bernacchi M, et al. Haemocoagulative modifications correlated with pregnancy [in Italian]. Minerva Ginecol, 2006,58(4):315−322

[126] James AH, Bushnell CD, Jamison MG, et al. Incidence and risk factors for stroke in pregnancy and the puerperium. Obstet Gynecol, 2005, 106(3):509−516

[127] James AH, Jamison MG, Biswas MS, et al. Acute myocardial infarction in pregnancy: a United States population-based study. Circulation, 2006, 113(12): 1564−1571

[128] Bremme KA. Haemostatic changes in pregnancy. Best Pract Res Clin Haematol, 2003,16(2):153−168

[129] Kjellberg U, Andersson NE, Rosém S, et al. APC resistance and other haemostatic variables during pregnancy and puerperium. Thromb Haemost, 1999,81(4): 527−531

[130] Brieger DB, Mak KH, Kottke-Marchant K, et al. Heparin-induced thrombocytopenia. J Am Coll Cardiol, 1998, 31(7): 1449−1459

[131] Chong BH. Heparin-induced thrombocytopenia. J Thromb Haemost, 2003, 1(7):1471−1478

[132] Warkentin TE, Kelton JG. Heparin-induced thrombocytopenia. Prog Hemost Thromb, 1991,10:1−34

[133] Romero-Díaz J, García-Sosa Ⅰ, Sánchez-Guerrero J. Thrombosis in systemic lupus erythematosus and other autoimmune di-seases of recent onset.] Rheumatol, 2009,36(1):68−75

[134] Zöller B, Li X, Sundquist J, et al. Autoimmune diseases and venous thmmboembolism: a review of the literature. Am J Cardiovasc Dis, 2012,2(3):171−183

[135] Blann AD, Dunmore S. Arterial and venous thrombosis in cancer patients. Cardiol Res Pract, 2011, 2011:394740

[136] Warkentin TE, Kelton JG. A 14-year study of heparin-induced thrombocytopenia. Am J Med, 1996,101(5):502−507

[137] Mannucci PM, Tuddenham EG. The hemophilias-from royal genes to gene therapy. N Engl J Med, 2001,344(23):1773−1779

[138] Collins PW. Management of acquired haemophilia A. J Thromb Haemost, 2011, 9(Suppl 1):226−235

[139] Nichols WL, Hultin MB, James AH, et al. von Willebrand disease (VWD): evidence-based diagnosis and manage-ment guidelines, the National Heart, Lung, and Blood Insti-tute (NHLBI) Expert Panel report (USA). Haemophilia, 2008, 14(2): 171−232

[140] Clemetson KJ, McGregor JL, James E, et al. Characterization of the platelet membrane glycoprotein abnormalities in Bernard-Soulier syndrome and compari-son with normal by surface-labeling techniques and high-resolution two-dimensional gel electrophoresis. J Clin Invest, 1982, 70(2): 304−311

[141] Pham A, Wang J. Bernard-Soulier syndrome: an inherited platelet disorder. Arch Pathol Lab Med, 2007, 131(12): 1834−1836

[142] George JN, Caen JP, Nurden AT. Glanzmann's thrombasthenia: the spectrum of clinical disease. Blood, 1990,75(7):1383-1395

[143] Simon D, Kunicki T, Nugent D. Platelet function defects. Hae-mophilia, 2008, 14(6): 1240−1249

第 3 章　并发症和不良预后的医学和法律

Celina Crisman,Christine Villegas, Charles J.Prestigiacomo, Chirag D.Gandhi

医疗事故赔偿是所有教育背景的医生们都十分关心的事情，没有其他职业的人比运用专业技术处理紧急情况的医生们更关注这些，神经介入医生就属于这类医生，由于工作性质的原因，他们面对医疗事故诉讼可能性最大。潜在的法律指控很多，最常见原因包括手术未达到预期效果、血管或神经损伤、术后感染以及手术干预指征不当。[1] 神经介入手术也反映出医疗器材日新月异的发展，因此必须意识到超说明书使用医疗器材的法律风险。本章主要介绍血管内治疗可能涉及的法律问题，因为医疗事业成功与对法律的关注是不可分割的。

普遍的医学法律思考

有报道显示，每年有 7.4% 的医生（不区分学科专业）会面对医疗事故诉讼。[2] 涉及医疗事故诉讼的医生比例，从精神病科的 2.6% 到神经外科的 19.1%。皮肤科、家庭医疗、儿科和精神病科被认为是低诉讼风险的专业（译者注：在我国儿科为高诉风险的专业）。与此同时，神经外科、心胸外科、骨科和整形科则属于是高诉讼风险的专业。令人震惊的是该数据显示，高诉讼风险专业的医生中，88% 的人在 45 岁前面临过医疗事故诉讼，而 99% 的人在 65 岁前涉及过医疗事故诉讼。低诉讼风险专业的医生情况较好，其 45 岁和 65 岁前第一次面临诉讼的比例分别是 36% 和 75%。

每年有大量的医疗事故诉讼案件，医生团体对诉讼的关注也在不断增加，与之对应，人们对涉及医疗事故的法律体系也更加关注。医疗事故诉讼隶属于法律侵权体系，该体系旨在补偿原告因过失行为受到的损失、阻止过失行为发生、并在过失行为案例中主持公正。法律上的过失行为被定义为没能提供标准化救治，但并不包括所有不良事件和系统错误。[3] 引申来看，医疗事故是指医生背离了已被接受的医疗行为标准，并且这种背离直接导致患者受到了伤害。因此理论上，只有当过失行为是患者受到伤害的直接原因时，医疗事故案件的判决才有利于原告，通常是指受害的患者或患者的财产。

大量研究显示，在所谓的医疗事故案例中真正的过失很少发生且罕见报道。[4] 一项研究显示，仅有 15% 的医疗事故被证实存在过失行为。[5] 此外，另一个会议报道显示，所有医疗事故案件中有 80% 被复核后并不存在过失行为。[6] 超过 60% 的医疗事故诉讼案件因为没有正当理由被撤销，最终只有不到 1% 的诉讼案件作出有利于原告的判决。[3,4]

尽管上述数据令人鼓舞，但这些并不能缓解医生对现实中普遍存在、基本公正的医疗事故诉讼的顾虑。回顾纽约医疗责任互助保险公司（Medical Liability Mutual Insurance Company, MLMIC）承保的纽约神经外科医生发现，58% 的医疗事故案例被终止或撤销诉讼，32% 的案例获得和解，仅有 7 例案件作出了有利于原告的判决。尽管如此，该保险公司支付了近6000万美元作为赔偿，这也是投保的神经外科医生支付高额保险费的原因。一项给"美国神经外科医师协会"拥有有效电子邮箱地址的全部美籍会员的电子问卷调查显示，71.3%的回复者强烈赞同或赞同"医疗责任会影响我决定在哪里从事神经外科工作"，同样的，71.2%的回复者赞同"医疗责任会影响我决定继续从事神经外科多长时间"。

医患关系

现在的神经介入医生不仅必须掌握解剖知识和不同手术方式，还必须建立一套应对当前医疗法规环境的策略。显而易见，最重要原则就是采取经常提及的希波克拉底宣言，并努力不对患者造成伤害，竭力避免医疗过失行为。因为担心被诉讼，许多医生有意或无意地采取了防御性医疗的现象，该现象在近期出现且相当普遍，尽管这种把每一名患者都当作潜在诉讼者，进行过度检查、分析和会诊来规避诉讼的做法，会直接导致医疗费用的增加，也可能引起了医患关系的恶化。

作为对医生面对法律问题关注的回应，全国各地医学院校已经展开技巧培训，旨在降低医疗事故诉讼或败诉的风险，还设计了一些加强医患沟通交流的方法。研究表明，以患者为中心来进行循证医学处置，无论是患者满意度，还是与之相关的患者依从性效果显著，诉讼率也显著降低。[7]保持适当的专业水准与建立和谐的医患关系同样重要，患者针对医生的抱怨在于"冷漠、傲慢、缺乏同情心、难以接近与难以沟通"，这些使医生被诉讼的可能性增加。[1]重要的是，提高专业素养和发扬人文精神（如承认错误、传达不好的消息、医患交流、团队协作、文化素养、自觉意识），不但便于更好的医疗照顾，而且可以建立更好的医患关系。特别需

要提出的是，对善解人意的患者和倾向法律诉讼的患者及时而恰当的承认医疗过错，结果可能完全不同。[1,8]

所有神经介入手术操作都存在固有的风险，尽管预后和并发症都难以预测，但是医生有必要能够及时出现在患者及其家人面前，[9]尤其是当患者想知道是否存在医疗过错，出了什么过错，为什么会出现过错的时候。向接受医疗照顾的住院患者提供关于医疗过失专业含义是有必要的。公开医疗过错方案的提出和执行，需要确保所有信息传递准确、恰当、且富有同情心。[10]当过错发生后，患方通常向医方（尤其是介入医生）寻求道歉。一项针对医疗诉讼案例中原告的调查显示，经济赔偿排在其他顾虑之后，是推动诉讼的次要因素，而首要因素其他顾虑包括是信息公开、希望获得道歉或解释，[3]所以一个考虑周全的道歉可能会让考虑诉讼的患者感到满意。最后，通常患者格外重视沟通的原因在于，医生和医疗机构从医疗过错中如何吸取教训，从而避免重复犯错。[1,3,11]这些努力能够缓和受到伤害的患者，并让他们感觉得到了合理的处置，从而不需要诉诸法律。

医疗文书和知情同意

规范的医疗文书在医疗实践中至关重要，尤其是在诉讼案件中。医疗文书应该包括会诊记录和其他重要的医患互动信息，如放射报告、其他医生关于该患者的书面回复等全部文书也要及时记录。医疗文书需要及时记录，在进行高风险的并发症或预后不良的手术操作时签署知情同意尤其重要。手术干预必须与患者充分沟通并被其接受，医生必须做好以下文书记录：患者同意提出的治疗计划，理解相关风险、潜在获益及可能并发症。手术记录必须及时完成。延迟的手术记录会被原告律师视为"利己的"和"定制的"。[3]术前和术后神经功能状态必需

在患者病历中明确记录，任何神经功能异常都应该及时记录，这些对神经介入手术操作尤其适用。[1]

值得注意的是，如今许多医疗事故案例中，神经介入医生被指控的问题是知情同意的获得存在问题。如果发现知情同意是无效的，理论上法律可能会抛开标准治疗的问题，而形成对医生不利的判决。[12] 通常，知情同意是医生与患者或患者家属（当患者未成年或不能行使知情同意权利时）对话记录的医疗文书，其包括以下内容：诊断、建议的治疗、治疗相关风险和获益、替代治疗方法、未经治疗时疾病的自然病程。[13] 医生有义务用通俗易懂的语言讲明重要风险，让处于原告地位的患者便于理解。[14] 所谓"重要"风险是指其能够影响理性的人决定是否接受手术操作。为了规避风险，最好阐明产生并发症的更多细节和可能机制，但实际上不可能预想到所有细节，庆幸的是这也不是法律所必需的。法律上，强调的是最终的并发症或伤害。例如在 Little 与波士顿科学公司的案例中，选择性动脉瘤栓塞过程中弹簧圈发生移位致使原告发生脑卒中。由于知情同意书并没特意提及"弹簧圈移位"，原告声称这是医疗事故并诉诸法律。法院认为知情同意是充分的，因为提及了"脑卒中"，这也是患者实际受到的伤害。"弹簧圈移位"是罕有发生非主要机制，而且不是常见的手术相关并发症。[14] 知情同意中适合提及的附加项目包括：术者对争议操作的个人经验。值得注意的是，仅仅展示患者病历中既往签字的知情同意书，并不能阻止在法庭上面临未充分知情同意的指控。尽管如此，已证明详尽的知情同意往往是胜诉的工具。

超说明书使用器材

超说明书使用器材尤其与神经介入医生相关，任何未被食品药品监督管理局（Food and Drug Administration, FDA）许可的使用方式都被认定为超说明书使用。然而，FDA 的许可旨在限制市场和营销，而非限制医疗使用。[13] 1997年执行的《食品、药品和化妆品法案》修正案中并没有提及，法案能"限制或干涉专业医生向何种状态或疾病的患者开具或使用合法市售器材的权威"。[13,15] 法庭上出现的超说明书使用器材的争议包括医生自身过失或违反标准规范操作。[16] 自身过失的概念本质上是指采取明确许可范围之外的方法使用器材而造成的过失。然而，这种争论通常很难被成功解决，因为被告会陈述原因，从而把超说明书使用说的适合临床计划。无论是否超说明书使用，法庭通常都会赞成医生根据合理的临床指征使用器材的观点。[17]

尽管医生可以根据病例的具体情况自由地超说明书使用器材，但是法律上禁止推广这种超说明书使用。尽管超说明书使用可以在同行评议的专业刊物和会议上进行讨论，但是必须明确指出为超说明书使用。这些刊物不能被制造商用来推广超说明书使用，或者寻求 FDA 对其认证[13]。医生在获得知情同意时应该明确而坦诚与患者讨论器材的超说明书使用，一些医疗机构在超说明书使用时需要单独或附加一份知情同意书。[16]

并发症的同行评议

像神经介入专业这样发展迅速的领域，在成功的同时发生着并发症。对致残率和致死率的正式讨论绝不能理想化，而是基于病例的实际情况，这在所有领域和医疗机构都是一样的。尽管这种讨论可能使医疗事故的原告感兴趣，但是存在同行评议特权的法律概念。这种特权保护同行评议委员会获得的信息不能被当作起诉依据。尽管联邦法律没有明确保证同行评议特权,但1986年通过的《医疗卫生质量改善法案》指出，"国家必须鼓励和保护医生参与有效的同行评议"。[18]该法案的提出旨在关注患者安全，并在很大程度上减轻医生对同行报告不安全操作的法律顾虑。这样做的目的（至少是部分目的）在于通过"有效而专业的同行评议"来"限制那些不称职的医生，在其过往糟糕或不称职业绩被披露或发现之前，从一个州迁到另一个州的能力"。[18]尽管如此，联邦法案保护的是参与者，而不是同行评议形成文件。赋予同行评议相关文件免予被披露特权的州法律很普遍，而且对通过公正的同行评议来改进医疗卫生状况的公众政策是支持的。除美国新泽西州外的其他各州，都颁布了赋予同行评议某种形式特权的法律，尽管如此，各州对保护的范围和条件存在很大差异。[19]虽然新泽西州没有关于医学同行评议特权的明确法律，但是法庭已经意识到，可以通过保护同行评议委员会程序的机密性，而实现医疗质量提高的民意，因此法庭保护医疗事故案件中某些同行评议文件不被披露。[20]尽管同行评议程序的保密性被宣传为公众法律的一个典范，但是受理诉讼的法庭必须依照程序与原告进行调解，通常法庭会仔细分析医疗同行评议特权，只能保护同行评议程序范围内独立存在得文件和讨论，而不能保护通过其他途径取得的事实。[21]

神经介入医生一直都在法律的顾虑中从事医疗实践工作，承受着来自固有的精细操作工作、急诊病例处理，以及该领域内快速而持续的技术发展的多重挑战。尽管如此，神经介入医生仍可以采取一些策略，在提高患者满意度和改善预后的同时，降低医疗事故发生风险。应当注意，超说明书使用医疗器材时必须小心谨慎，并在知情同意过程中向患者进行合理讲解和告知。这些策略最重要的是要保持最高水平的专业性、可依赖性和真诚的态度。这样才会形成良好的医患关系，并且已被许多研究证实是降低法律风险的最好方法。

总　结

- 神经介入医生面临着一种特殊的医疗法律环境，这是由手术固有的复杂性、高风险性，以及其提供的医疗服务领域内技术的快速进步造成的。
- 在术前及出现任何治疗并发症时，建立一种真诚而专业的医患关系，对降低法律风险十分重要。
- 知情同意不完善是许多法律诉讼原因。医生在获得知情同意时必须考虑周全，重点是常见的和重要的并发症，以及计划超说明书使用某种器材。
- 医生超说明书使用器材是受法律保护的，前提是这种超说明书使用在临床上有正当理由并且取得了合理的知情同意。
- 1986年的美国《医疗卫生质量改善法案》与绝大多数州法律，都是为了在并发症的同行评议过程中保护医生利益，旨在改善患者预后。

参考文献

[1] Rovit RL, Simon AS, Drew J, et al. Neurosurgical experience with malpractice litigation: an analysis of closed claims against neurosurgeons in New York State, 1999 through 2003. J Neurosurg, 2007,106(6):1108–1114

[2] Jena AB, Seabury S, Lakdawalla D, et al. Malpractice risk according to physician specialty. N Engl J Med, 2011, 365(7):629–636

[3] Sohn DH. Negligence, genuine error, and litigation. Int J Gen Med, 2013,6:49–56

[4] Weinstein SL. Medical liability reform crisis 2008. Clin Orthop Relat Res, 2009,467(2):392–401

[5] Weiler PC. A Measure of Malpractice: Medical Injury, Malpractice Litigation, and Patient Compensation. Cambridge, MA: Harvard University Press, 1993

[6] The perverse nature of the medical liability system//Committee JE. 2005. http://www.house.gove/jecfpublication/109/03–21–21–05.pdf

[7] Smith RC, Marshall-Dorsey AA, Osborn GG, et al. Evidence-based guidelines for teaching patient-centered interviewing. Patient Educ Couns, 2000,39(1):27–36

[8] Gallagher TH, Waterman AD, Ebers AG, et al. Patients' and physicians' attitudes regarding the disclosure of medical errors. JAMA, 2003, 289(8): 1001–1007

[9] Irving AV. Twenty strategies to reduce the risk of a malpractice claim. J Med Pract Manage, 1998,14(3):130–133

[10] Petronio S, Torke A, Bosslet G, et al. Disclosing medical mistakes: a communication management plan for physicians. Perm J, 2013, 17(2):73–79

[11] Gallagher TH, Waterman AD, Ebers AG, et ak. Patients' and physicians' attitudes regarding the disclosure of medical errors. JAMA, 2003,289(8): 1001–1007

[12] Rebecca Marie Waldt v University of Maryland Medical System Corporation, 2006 (MD Ct Spec App)

[13] Brown OW. Legal implications of pushing the endovascular envelope. J Vasc Surg, 2012,56(1):273–274

[14] Little v Boston Scientific Corporation, 2009 (LA Ct App 5th Cir

[15] SEC. 906 [21 USC sec396] practice of medicine

[16] Iacangelo v Georgetown University, 2006 (United States District Court, District of Columbia)

[17] Femrite v Abbott Northwestern Hospital, 1997 (MNCt App)

[18] Health Care Quality Improvement Act. 42 USC 11101 1986: U.S

[19] Modak-Truran A. A fifty-state survey of the medical peer review privilege. In Case Law

[20] Christy and Bates v. Helene Fuld Medical Center and Capital Health Systems, 2004 (NJ Super Ct)

[21] American Jurisprudence, Second Edition in American Jurisprudence 2013, Westlaw: Westlaw. p. 1–6

第4章 培训标准和质量控制

E.Jesús Duffis

微导管与介入器材技术的改进，大量的临床研究，以及对神经血管内专业技术的迫切需要，从根本上促进了血管内手术神经放射学（Endovascular Surgical Neuroradiology, ESNR）领域在过去20年的飞速发展。鉴于此，据估计美国从事神经介入医生工作的人数是10年前的4倍，照这样的速度发展，未来几年内其从业人数还会翻番。[1,2] 多种培训方式并存，而且该领域的执业人员拥有多种专业背景，包括神经病学、神经外科学和神经放射学等专业。在这种背景下，跨专业的标准化培训是一种极不寻常的挑战。尽管如此，作为一个共同体，我们必须接受这个挑战，因为在一个缺乏培训的从业者充斥的拥挤领域里，最受伤害的还是患者。本章旨在指出ESNR培训的现状和标准，探讨ESNR质量控制在未来的挑战。

血管内手术神经放射学培训的现状

截至本文撰写时为止，美国只有七个获得医学学位教育认证委员会（Accreditation Council for Graduate Medical Education, ACGME）认证的ESNR培训方案。[3] 目前存在的ESNR培训方案总数尚无数据，尽管如此，统计认定的所有毕业生人数为40~100人/年，而每个培训方案每年通常有1~2个毕业生，[2,4] 这意味着全国大概有40~50个运行中的ESNR培训方案，尽管有人估计这个数字接近于80。[2] 因此，绝大多数

培训方案都没有通过认证，一些学者甚至将培训现状描绘成学徒制，也就是说最少只需要一个老师和一个学员，而不管培训方案是否可提供足够的教育经验。[5]

ESNR培训方案激增的原因包括对神经介入医生迫切需要和人员不足。约10年前，由于比较动脉瘤性蛛网膜下腔出血（Subarachnoid Hemorrhage, SAH）患者栓塞和夹闭的国际蛛网膜下动脉瘤试验（International Subarachnoid Aneurysm Trial, ISAT）得出了压倒性的阳性结果，该领域的重要性才突显出来，结果使动脉瘤性蛛网膜下腔出血通过血管内治疗的数量增加。[6] 这无疑在很大程度上促使早期ESNR学员激增，过去10年间从事神经介入的医生数量的激增印证了这一点。据估计2002年美国从事ESNR的医生数量不超过300人，而目前该领域的从业者超过800人。[1,2]

近来，应用血管内技术治疗急性缺血性脑卒中（Acute Ischemic Stroke, AIS）的强烈热情使该领域持续发展。鉴于缺血性卒中对公共健康的巨大威胁和以导管为基础的心血管疾病再灌注的成功，就不难理解AIS神经血管内治疗势必导致对神经介入医生迫切需要。然而，预计的AIS血管内治疗的潜在患者数量被高估了，其数据主要是基于卒中总发病率，而忽略了绝大多数AIS患者并非血管内治疗的候选人这个现实。因此，个人认为，目前经过ESNR培训的从业医生数量并非不能满足目前或者将来AIS

患者治疗的需求。[4,7]

对所有从业人员而言，两个独立但相关的问题为：①新从业者所接受的培训质量；②正在从业的神经介入医生存在专业和关注点的差别。ESNR 与其他医学专业一样，该领域内每一位从业者都有其不同的关注点和专长，并非所有 ESNR 医生都必须关注、擅长或愿意尝试治疗卒中患者或蛛网膜下腔出血患者。因此，ESNR 从业医生的绝对数量并不能代表特定操作的"专家"数量。病例数在各医疗中心间分流，还有所谓病例数多的医疗中心间培训水平的差异，使这个问题更加复杂化。从培训的角度出发，要使见习 100 例动脉瘤栓塞手术但却从未实施过 1 例手术之间的差别是有限的。

最显而易见的是，为了该领域的利益和患者诊疗质量，该领域的现状不应该也不能继续，然而，其可行的解决方案及实施方法却尚不明确。一些人呼吁无限期推迟所有 ESNR 培训，[2] 这种解决方案不现实，尽管不是全部，但多数现存的培训方案都不愿放弃培训学员带来的可观利益。毫无疑问，解决方案远比排除掉所有培训学员复杂得多，其目的是要确保进入培训项目的学员得到充分的，最好是标准化的培训。

执行 ESNR 操作培训的现有标准

大量研究数据表明，术者的经验和执行 ESNR 操作的培训是患者预后的一个重要决定因素。为了确保病例质量，ACGME 颁布了对 ESNR 的培训要求。[8] 一些正在从事 ESNR 培训的机构，也发布了针对多种具体操作的类似和补充培训标准。[9,10] 下文将阐述 ACGME 制定的针对 ESNR 常规培训的认知、技术和项目要求。

认知要求和资质标准

如前所述，目前在美国进行 ESNR 培训的方式主要有三种。多数参训学员首先要完成神经病学、神经外科学或放射学中的一个 ACGME 认证计划。神经病学专业的学员，通常还需要完成 1~2 年的血管神经病学和（或）神经重症监护的培训，已通过放射学培训项目的学员，在参加 ESNR 培训前，需要完成至少 1 年的神经放射学培训，其中包括至少 6 个月的神经重症监护、血管神经病学和神经外科学临床培训。因此，不管采取何种方式，参训学员在进行 ESNR 培训之前，通常已经完成了 5~7 年的相关培训。这些资质标准的设置，旨在确保所有参训学员具备必要的血管解剖学和病理生理学知识，以及必要的救治患者的临床技能。

放射诊断学要求

ACGME 和多个神经科学学会都认识到 ESNR 培训中必须包含最低限度的诊断技术。[8-11] 所有受训医生都必须接受诊断性脑血管造影培训，在有资质的医生的指导下完成至少 100 例颈脑血管造影术，这种最低限度的要求，确保在最初的 100 例手术之后，并发症直线下降，而且透视时间缩短。[12] 通常在开始 ESNR 介入培训前要求具有 1 年的诊断经验，使总的培训时间至少为 2 年，最初的 1 年是考虑到学习介入技术必备技能的发展需要。这些技能概括如下表，包括熟练使用穿刺针、导管、导丝，熟悉放射安全基础知识、患者评估和治疗操作。ESNR 培训要求的基础技巧如下：

1. 熟练使用穿刺针、导丝和导管。

2. 放射安全基础知识，包括放射物理学、放射保护和放射造影剂药理学特性。

3. 基础的神经血管造影影像判读。

4. 熟练并适当运用相关实验室检查、辅助的无创性影像和监测。

5. 患者管理和治疗计划的临床问题。

6. 血管内治疗临床指征和风险。

7. 熟练使用 ESNR 相关药物，包括抗凝药、镇痛药和神经麻醉药。

项目要求

对具体机构和培训方案的实用性要求，旨在确保受训学员获得系统性和综合性的学习经验。因此，学员的主要目的应该是学习如何成为一名合格的 ESNR 从业医生，而不单是提供额外的医疗服务人力资源，令人遗憾的是，由于大多数培训方案缺乏监管，后者往往成了主流。

ACGME 标准描述的常规要求的第一条是 ESNR 培训应该在有益于临床或基础医学研究的条件下进行。[13] 除此以外，培训方案必须接受同一医疗中心内 ACGME 认证的神经病学、神经外科学和神经放射学培训方案的联合监督。培训方案必须有一名项目负责人，其主要责任是确保该项目完成教育目标，并遵循 ACGME 描述的课程指南。

这些课程指南概括如下[8]，培训方案必须大体满足九个方面的知识和经验要求：

1. 解剖学和生理学基础知识，包括脑、脊髓、头颈部的动脉和静脉的血管造影解剖基础知识。

2. 侧支循环和吻合，脑血流及其自身调节，以及脉管系统的药理学机制。

3. 导管、输送系统和栓塞物，以及脑、脊髓、头颈部栓塞的并发症。

4. 电生理过程、激发试验和无创性影像。

5. 药剂特性，包括造影剂、激发试验药物、抗凝剂、溶栓剂。

6. 凝血级联反应。

7. 脑动脉瘤、动静脉畸形、缺血性卒中和动静脉瘘的分类、临床表现、流行病学、自然史和替代治疗方案。

8. 头颈部、脊髓肿瘤。

9. 阻塞性病变的血运重建，包括球囊成形术、溶栓术和支架植入术。

10. 鼻出血及其他出血的栓塞。

11. 功能试验。

简而言之，ESNR 培训周期为连续的 12 个月，在此期间学员要接受培训和掌握血管内治疗指征的判别、治疗的缺陷及替代方案以及 ESNR 介入操作的技术要点。值得注意的是，ACGME 没有提及是否完成特定操作的最少病例数，一个机构才能获得认证资格。尽管如此，学员必须完成至少 100 例治疗性血管内操作才能达到获得认证资格的部分要求。缺少特定操作的最小病例数是一项特殊挑战，因为患者预后取决于病例数量。[14,15] 如果把特定操作的病例数量单独作为个别培训机构能否胜任 ESNR 培训的标准，那么只有少数美国医院能够通过认证。[16]

机构的硬件条件也是其能否获得 ACGME 认证的指标，毋庸置疑，进行 ESNR 培训操作的装备设施必须完备，还需具备能够进行高级神经影像以及患者急诊评估与治疗患者辅助设备。至于额外的专业项目要求，如学员评估、参与学术活动和工作时间，读者可以参考 ACGME 的网站。[13]

ESNR 的质量保证

除了确保参与 ESNR 培训的学员达到相应培训标准之外，机构质量改进（Quality Improvement, QI）和质量保证（Quality Assurance, QA）的主动性对提供高质量的医疗服务十分重要。神经学的多个专业学会已经意识到了 QI/QA 在 ESNR 中的重要性，并且发布了多个执行标准和指南。[10,17-19] 必须恪守这些标准，旨在确保合理筛选治疗患者，手术成功和并发症的预后在可接受的范围内。

未来挑战

如前所述，ESNR 领域正处于十字路口。以 ESNR 受训者现在的激增速度来看，如果没有适当监管，该领域将不能确保现在的所有从业医生都经过了良好培训并胜任其工作。毫无疑问，目前的状态是由于该领域相对较新且过度繁荣导致的。接下来一个显著问题就是我们作为一个共同体该如何确保医疗质量。第一步似乎应该是检查当前 ESNR 学员所接受培训和教育的质量，而不是鼓吹现有培训项目的总数量。逐渐增加 ACGME 授权项目的数量能够提供一个规范并可监督现有培训项目的机制。然而，只有像其他医学和外科的亚专业一样，形成一个该亚专业的检查和认证委员会，才能确保对从业者的质量和数量进行监管。该领域多学科的性质无疑不利于亚专业委员会的建立，尽管如此，目前仍有一些由不同培训背景的从业者组成的专业委员会范例。作为一个共同体，我们必须把这种挑战当作一次机遇，来积极地引导我们专业未来的发展道路，因为如果我们不这样做，那么其他人将会替我们做出决定。

总　结

- ESNR 培训的现状是充斥着不同教育经验的未受监管的培训方案。
- 为了确保患者诊疗质量，培训方案必须遵守不同神经科学学会和 ACGME 制定的标准和指南。
- 目前的培训标准由认知的和技术的先决条件构成以胜任从事 ESNR。
- 未来的挑战包括授权培训项目数量的增加，形成亚专业委员会监管，从而确保从业者的质量和数量受到监管，并达到目前的质量标准。

参考文献

[1] Cloft HJ, Tomsick TA, Kallmes DF, et al. Assessment of the interventional neuroradio[ogy workforce in the United States: a review of the existing data. AJNR Am J Neuroradiol, 2002, 23(10): 1700–1705

[2] Fiorella D, Hirsch JA, Woo HH, et al. Should neurointerventional fellowship training be suspended indefinitely? J Neurointerv Surg, 2012,4(5):315–318

[3] [10/'23/2013]; https://www.acgme.org/ads/public

[4] Zaidat OO, Lazzaro M, McGinley E, et al. Demand-supply of neurointerventionalists for endovascular ischemic stroke therapy. Neurology, 2012,79(13, Suppl 1):535–541

[5] Cloft HJ. The neurointerventional bubble. AJNR Am J Neuroradiol, 2010,31(7):1162–1164

[6] Qureshi AI, Vazquez G, Tariq N, et al. Impact of International Subarachnoid Aneurysm Trial results on treatment of ruptured intracranial aneurysms in the United States. Clinical article. J Neurosurg, 2011,114(3):834–841

[7] Cloft HJ, Rabinstein A, Lanzino G, et al. Intra-arterial stroke therapy: an assessment of demand and available work force. AJNR Ami Neuroradiol, 2009,30(3):453–458

[8] Higashida RT, Hopkins LN, Berenstein A, et al. Program requirements for residency/fellowship education in neuroendovascular surgery/ interventional neuroradiology: a special report on graduate medical education. AJNR Am J Neu-roradiol, 2000,21(6):1153–1159

[9] Connors JJ Ⅲ , Sacks D, Furlan AJ, et al; Neuro Vascular Coalition Writing Group; American Academy of Neurology; American Association of Neurological Surgeons; American Society of lnterventional and Therapeutic Neuroradiology; American Society of Neuroradiology; Congress of Neurological Surgeons; AANS/CNS Cerebrovascular Section; Society of lnterventional Radiology. Training, competency, and credentialing standards for diagnostic cervicocerebral angiography, carotid stenting, and cerebrovascular intervention: a joint statement from the American Academy of Neurology, the American Association of Neurological Surgeons, the American Society of lnterventional and Therapeutic Neuroradiology, the American Society of Neu-mradiology, the Congress of Neurological Surgeons, the AANS/ CNS Cerebrovascular Section, and the Society of Interventional Radiology, J Vasc Interv Radiol, 2004, 15(12):1347–1356

[10] Meyers PM, Schumacher HC, Alexander MJ, et al. Performance and training standards for endovascular acute ischemic stroke treatment. Neurology, 2012,79(13, Suppl 1):5234–5238

[11] Connors JJ III, Sacks D, Furlan AJ, et al. American Academy of Neurology; American Association of Neurological Surgeons; American Society oflnterventional and Therapeutic Neuroradiology; American Society of Neuroradiology; Congress of Neurological Surgeons; AANS/CNS Cerebrovascular Section; Society of lnterventional Radiology; NeuroVascular Coalition Writins Group. Training, competency, and credentialing standards for diagnostic cervicocerebral angiography, carotid stenting, and cerebrovascular intervention: a joint statement from the

American Academy of Neurology, the American Association of Neurological Surgeons, the American Society of Interventional and Therapeutic Neuroradiology, the American Society of Neuroradiology, the Congress of Neurological Surgeons, the AANS/CNS Cerebrovascular Section, and the Society of Interventional Radiology. Neurology, 2005,64(2):190–198

[12] Dion JE, Gates PC, Fox AJ, et al. Clinical events following neuroangiography: a prospective study. Stroke, 1987, 18(6):997–1004

[13] www.acgme.org/acgmeweb

[14] Gupta R, Horev A, Nguyen T, et al. Higher volume endovascular stroke centers have faster times to treatment, higher reperfusion rates and higher rates of good clinical outcomes. J Neurointerv Surg, 2013,5(4):294–297

[15] Hoh BL, Rabinov JD, Pryor JC, et al. In-hospital morbidity and mortality after endovascular treatment of unruptured intracranial aneurysms in the United States, 1996-2000: effect of hospital and physician volume. AJNR Am J Neuroradiol, 2003,24(7):1409–1420

[16] Grigoryan M, Chaudhry SA, Hassan AE, et al. Neurointerventional procedural volume per hospital Jn Unit-ed States: implications for comprehensive stroke center desig-nation, Stroke, 2012, 43(5): 1309–1314

[17] Duffis EJ, Gandhi CD, Prestigiacomo CJ, et al. Society for Neurointerventional Surgery. Head, neck, and brain tumor emboliza-tion guidelines. J Neurointerv Surg, 2012,4(4):251–255

[18] Hussain MS, FraserJF, Abruzzo T, et al. Society for Neurointerventional Surgery. Standard of practice: endovascular treatment of intracranial atherosclerosis. J Neurointerv Surg, 2012, 4(6): 397–406

[19] Patsalides A, Bulsara KR, Hsu DP, et al. Standard of practice: embolization of ruptured and unruptured intracranial aneurysms. J Neurointerv Surg, 2013,5(4):283–288

第 5 章　血管内治疗单元

Vivek H. Tank, E. Jesús Duffis, Charles J.Prestigiacomo

介入神经放射学领域的先驱—Egas Moniz 医生，1927 年在葡萄牙里斯本大学实施首例脑血管造影术。他也许没有意识到医学科学发展中的这一步，在 85 年后，成了最具发展前景的现代医学健康领域之一。毫无疑问，医学的未来在于微创治疗的发展进步，如介入神经放射学，其在多种神经疾病的诊断和治疗方面与开放性手术技术相比，具有感染率低、失血少和康复时间缩短的优势。

自 Moniz 医生时代以来，脑血管造影术取得了长足进步。如今，脑血管造影单元是一个高科技的手术室，整合了最新 X 线透视技术和能把原始数据转换成精美的 3D 图像的功能强大的计算机。随着技术发展，需要技术娴熟的医生、护士和技师协作完成脑血管造影术。

不同厂家 X 线透视系统的配置参数各不相同，尽管脑血管造影可以使用单平板透成像系统，但双平板透视成像系统操作效率更高，且对患者伤害实现了最小化。双平板透视成像设备主要厂家提供的手术室基本布局包括：多方向患者手术台，一排用于观察透视实况与其他信息的监视器，以及双平板结构的两个 C 型臂。本章重点讨论通用设备，而不讨论任何具体厂商的设备特性。

放射安全

安全是所有血管造影操作中最重要的。血管内治疗团队中所有人员应该穿戴铅制的裹身式防护装备，包括甲状腺和眼的防护装备。此外，应设置额外的防护铅板，加强对透视设备附近的血管内治疗团队成员的防护，还应该关注患者对射线的暴露。在可能的情况下，必须采取多种技术步骤使射线暴露最小化，包括利用视觉提示而非持续透视来调整透视机器位置；此外，新型机器可以根据早期影像创建虚拟路图，以减少多余的成像需要；另一个关键步骤是利用机器的用户定义预设功能"存储"特定患者的 C 臂位置，如颈动脉造影时的标准正位和侧位，由于这个位置在双侧造影时都会用到，此"功能"可以实现一键复位，避免患者不必要的射线暴露；另一种减少放射剂量的步骤是调整机器参数来降低帧频和脉频，厂家和供应商可以创建低剂量模式来限制射线暴露；平行光管的使用不仅能减少放射暴露的面积，而且能通过减少伪影来提高图像质量。

患者准备

任何介入操作都始于基本医学检查，包括病史、查体、完善的神经学检查，抽血检验、心电图（electrocardiography, ECG）和影像学检查。必须仔细观看术前影像学检查，包括计算机断层扫描（computed tomography, CT）、磁共振（magnetic resonance imaging, MRI）以及无创性血管成像，来确认血管解剖及可能影响血管造影操作的任何潜在异常结构。许多前来造影的患者合并其他疾病，见过许多专科医生，这些患者在介入操作前必须向其原来的医生和（或）心脏科医生咨询病情。患者一旦通过评估，医生应对手术操作进行详细而充分的解释，向患者和（或）其家属讲明适应证、手术风险、获益及替代方案。尽管风险很小，但是仍应向患者讲明常见或严重的并发症，包括过敏反应、肾损伤、感染、卒中、神经功能障碍、腹股沟区血肿、股神经或动脉损伤以及死亡。一项纳入了2899例患者的研究显示，神经功能障碍的总体风险为1.3%，共39例并发症，其中14例（0.5%）为永久性神经功能障碍。[1]20年前，另一项纳入了1517例患者的研究也得出类似结果，神经性并发症为2.6%，其中0.33%为永久性障碍。[2]2007年，Dawkins等报道了2924例行诊断性脑血管造影的患者，其神经学并发症发生率更低，仅为0.34%，且无永久性神经功能障碍。[3]如前所述，肾损伤可能是血管造影中注射造影剂的副作用，因此，术前应对患者肾功能进行严格的实验室检查，包括肌酐（creatinine, Cr）和尿素氮（blood urea nitrogen, BUN）。轻度肾功能不全（Cr 1.3~1.5）患者仍可行脑血管造影，但是必须合理使用造影剂，而且术前给予N-乙酰半胱氨酸可能对肾保护有益。注射造影剂的另一个隐患是对造影剂所含碘的过敏反应。对含碘造影剂过敏的高危患者包括造影剂过敏史、哮喘、肾功能不全和心脏疾病患者。[4]这类患者在接触造影剂前，应预先使用类固醇类药物和苯海拉明，并备好治疗急性过敏反应症状或体征的药物。服用二甲双胍或含二甲双胍降糖药物的患者，应该在操作前后48h内停用该药物，以降低二甲双胍相关乳酸中毒的风险。[4]

设备和设置

表5.1列出了进行诊断性血管造影所必需的器材。治疗单元包括一个手术室（图5.1）和一个控制室。所有需要的导管、血管鞘、弹簧圈、导丝和药物都应该放置在血管造影单元的墙柜中且便于取用。此外，麻醉师有能力使用安全、有效镇静所需的所有设备、耗材和药物，并且能够胜任任何手术所需的麻醉。

准 备

在患者进入手术室之前，手术准备就已经开始了。设备每天在使用前都应该进行检查和调试，以确保患者与术者的安全。此外，常用设备妥善存放并便于取用（图5.2），这一点可以通过坚持准确记录已用和低库存耗材清单做到。

仔细术前准备后，患者可以被带进手术室并放置在造影台上。所有手术的第一步是将患

表 5.1 诊断性脑血管造影设备设置范例

1% 利多卡因
止血钳
11 号手术刀片
2 件透明生物 – 隔离衣，如 Tegaderm（3M, St. Paul, MN）
18 号单壁穿刺针用于股动脉穿刺
0.035 "J" 形导丝
1 根 5F 血管鞘
2 个 1L 生理盐水袋（提前排除空气并按 4000~6000U/L 加入肝素）
1 包无菌巾
1 根诊断性导管（如 5F Vert 或 Terumo 导管等）
1 根亲水涂层导丝
1 枚导丝旋转装置
2 个三通阀门
1 根用于造影剂注射的静脉注射延长管
1 个短的延长管
1 个容纳造影剂的 250mL 容器
1 台自动造影剂注射机器
2 个颜色标记的静脉注射延长管
1 个容纳无菌生理盐水的大盆
1 个安全放置使用过的利器的针托
2 个 20mL 注射针筒
2 个 18 号（angiocath tips）静脉留置针
多个 10mL 注射针筒（用颜色标记区分盐水和造影剂）
1 把剪刀
1 枚蚊式钳

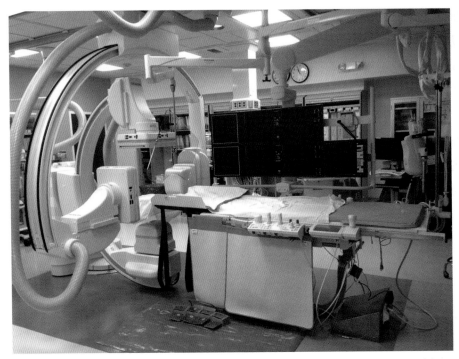

图5.1　手术室设置

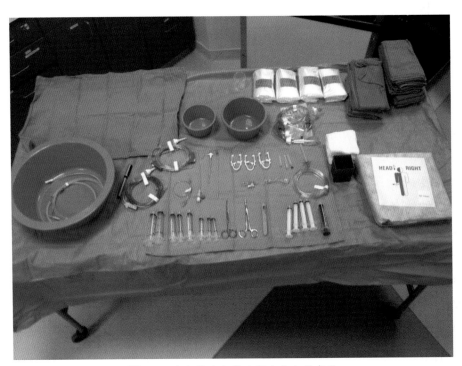

图5.2　诊断性脑血管造影准备台的布局

者放置于合适的位置，根据所使用的设备，血管造影有一些特殊的考虑因素：头部应舒适地放置于透射的头托内，确保头部活动最小化；头部与透视球管平行；手臂放置于手托上，避免其从造影台边缘掉落，影响球管移动；还可以在患者膝盖下方放置软垫，即保持舒适，又能避免膝盖过伸及可能导致的腓神经损伤。

将患者放置舒适位置后，进行穿刺点的准备并以无菌方式铺单：双侧腹股沟区备皮，碘附和氯己定依次消毒，然后沿无菌区边缘铺无菌巾以避免感染，腹股沟区开窗式双层无菌铺单。患者准备及铺单完成后，准备肝素盐水冲洗通路。诊断性血管造影需要两个通路：一路直接连接股动脉鞘，另一路连接导管系统。因此需要两个 1L 的盐水袋置于各自加压输液带内，并连接静脉输液器，必须格外注意使盐水缓慢流动以确保每个输液器内的气体排空。[5]加压输液应缓慢且持续滴注，防止导管系统内血凝块形成及系统内进入气泡。只有手动或自动注射造影剂成像时才关闭加压输液阀门；也可以手动冲洗导管替代上述的持续冲洗，要求大约每 90s 对导管全长冲洗 2 次。[5]上述持续冲洗系统可以使术者把注意力集中于所获取的图像和手术操作，仅在必要时看一下加压输液袋和冲洗管道，以确保整个系统保持持续冲洗。注射器针筒分别充满生理盐水、半量造影剂、全量造影剂，并适当标记。必须高度重视适当标记所有注射器针筒，旨在避免将危险药物错误的注射入中枢循环，如利多卡因和组织型纤溶酶原激活物（tissue plasminogen activator, tPA）。

介入操作注意事项

血管造影单元诊断性和治疗性操作时的患者体位是一致的，但患者准备稍有差异。操作前应确定是否需要镇静，诊断性脑血管造影操作可在患者配合的情况下简单、安全完成，只需简单给予芬太尼和（或）咪达唑仑轻度镇静，而不需要气管插管（表 5.2）。尽管如此，如果患者焦虑、紧张、精神异常无法配合或预期行介入治疗，插管和全身麻醉则更简单更安全。因此两种方式各有利弊，镇静还是插管很大程度取决于医生对两种方式的偏好。

表 5.2 介入手术可能需要额外装置

栓塞材料：弹簧圈、栓塞颗粒、氰基丙烯酸酯胶或 NBCA 胶、乙醇、Onyx 胶或其他
1 枚 Touhy-Borst Y 阀
多种型号微导管和微导丝系统
与诊断性血管造影相同的另一路肝素盐水加压冲洗通路匹配的弹簧圈解脱系统
1mL 注射器

动脉置管后，如果需要在后续操作中使用肝素，则应在血管造影单元内使用全血凝血监测响应系统（International Technidyne Corp ITC; Edison, NJ）确定活化凝血时间（activated coagulation time, ACT）的基线。ACT 目标值是基线值的 1.5~2 倍，或者 300~350s，[6,7]该目标值来自经验性推荐，或基于较小的心导管试验。[8,9]介入操作中肝素的使用尚存争论，虽然鲜有数据显示孰优孰劣，肝素仍通常被用于防止血栓栓塞并发症相关的不良事件，尤其适用于小血管内使用微导管、使用栓塞材料，或造影操作时间延长时。肝素化方案因不同机构和术者偏好而异。

患者插管或镇静并完成准备和铺单后，按诊断性操作所述建立静脉通路，不同的是需要三组加压输液通路。继续操作前，所有通路需要检查两次，以避免空气进入脑内形成气栓。诊断性血管造影部分描述过，一路加压输液通路直接与动脉鞘连接，连接导管的加压输液通路也同前一样，区别在于导管和三通阀之间连接 Touhy-Borst Y 阀（图 5.3）。

放置另一个操作台准备所有栓塞材料，该操作台要和放置所有诊断性操作材料的主操作台分开。所有的栓塞材料的准备工作必须在第二张操作台上完成，当人员使用完栓塞材料后，无论操作间隔中还是病变治疗结束后，栓塞材

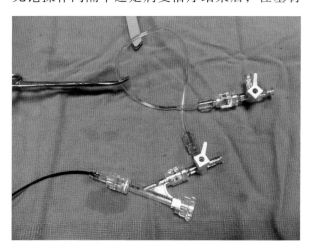

图 5.3 导管、Touhy-Borst Y 阀、三通阀门、延长管、第二枚三通阀门

料都必须放回这张操作台。采取这种严格的栓塞材料放置方法可以避免异常颗粒、胶或游离的材料被误注入脑脉管结构导致栓塞性卒中，此外保持栓塞材料单独放置，可以避免其暴露于血液等离子物质，这些物质能引起栓塞材料过早聚合，致使材料不能使用。动脉瘤或动静脉畸形栓塞的具体技术将在后面章节叙述。

栓塞操作需要的其他设备和材料包括：一个用于微导管塑形的蒸壶，一个用于 Onyx 液体栓塞材料使用前振动的振荡器；二甲基亚砜（dimethyl sulfoxide, DMSO）；配合 Onyx 胶使用的顺应性微导管（Echelon、Marathon 等）；注入 NBCA（N-butyl-2-cyanoacrylocte）胶前用于冲洗导管的 5% 无菌葡萄糖溶液，用于解脱弹簧圈的匹配的解脱器。

总 结

- 所有液体通路准备和使用栓塞材料时应一丝不苟。
- 空气是敌人，使其保持在液体通路之外。
- 频繁检查阀门和液体通路，保持肝素盐水持续缓慢冲洗通路或手动冲洗线路。谨慎、频繁冲洗防治系统内血凝块形成。
- 始终保持无菌。

参考文献

[1] Willinsky RA, Taylor SM, TerBrugge K, et al. Neurologic complications of cerebral angiog-raphy: prospective analysis of 2,899 procedures and review of the literature. Radiology, 2003, 227(2): 522–528

[2] Earnest F IV, Forbes G, Sandok BA, et al. Complications of cerebral angiography: prospective assessment of risk. AJR Am JRoentgenol, 1984,142(2):247–253

[3] Dawkins AA, Evans AL, Wattam J, et al. Complications of cerebral angiography: a prospective analysis of 2,924 consecutive procedures. Neuroradiology, 2007, 49(9):753–759

[4] Harrigan MR. Handbook of Cerebrovascular Disease and Neurointerventional Technique. 2nd ed. New York, NY: Humana Press, 2013:121–123

[5] Morris P. Practical Neul'oangiography. 2nd ed. Philadelphia, PA: Lippincott Williams & Wilkins, 1997:7–16

[6] Chew DP, Bhatt DL, Lincoff AM, et al. Defining the optimal activated clotting time during percutaneous coronary intervention: aggregate results from 6 randomized, controlled trials. Circulation, 2001,103(7):961–966

[7] Cipolle RJ, Seifert RD, Neilan BA, et al. Heparin kinetics: variables related to disposition and dosage. Clin Phar-macol Ther, 1981, 29(3): 387–393

[8] Narins CR, Hillegass WB Jr, Nelson CL, et al. Relation between activated clotting time during angioplasty and abrupt closure. Circulation, 1996,93(4): 667–671

[9] Ferguson JJ, Barasch E, Wilson JM, et al; Heparin Registry Investigators. The relation of clinical outconle to dissection and thrombus formation during coronary angioplasty. J hwasive Cardiol, 1995,7(1):2–10

围手术期护理

Perioperative Care

第6章 围手术期预案

Robert Alex Hirschl, Louis P. Caragine Jr.

所有介入治疗均需要合理的手术预案，这对手术成功至关重要，预判的诸多手术步骤和相关潜在风险，以及可能的解决方案，能够帮助介入医生将所有操作潜在的并发症发生风险降到最低。本章探讨围手术期预案：包括神经介入医生对常见病变的术前、术中及术后处置策略，并进一步仔细探讨颅内动脉瘤（破裂和未破裂）、动静脉畸形、硬脑膜瘘、颈动脉闭塞以及颈动脉和颅内动脉狭窄。

颅内动脉瘤（未破裂）

术前预案

未破裂动脉瘤通常是在非相关症状如头痛、眩晕的病情检查时偶然发现，未破裂动脉瘤也可表现为继发于占位效应的颅神经（脑神经）麻痹。通常，无创影像检查能清晰显示动脉瘤的解剖特性，并能据此制定最佳的治疗方案。[1]尽管如此，对于较小的动脉瘤，必须进行标准的血管造影才能更好描述其病理，一旦确认了动脉瘤的解剖特性和部位，就能与患者讨论治疗方案。方案包括随访观察、血管内治疗如弹簧圈栓塞或支架辅助弹簧圈栓塞，或开颅手术。

最佳治疗方案取决于很多因素，动脉瘤的大小、几何形态、部位，近端血管迂曲程度，以及患者总体健康状况和年龄，都能影响最佳治疗方案。根据文献报道，直径小于7mm的动脉瘤破裂率很低，对于这类小的动脉瘤的治疗方案更倾向于随访观察，相较而言，较大的动脉瘤破裂率更高。[2]动脉瘤具有适合的几何形态、部位和近端血管状态，导管或支架可以到达目标位置，至少存在选择血管内治疗的可能。高龄或健康状况差的患者，如果动脉瘤具有合适的几何形态、部位以及近端血管通路良好，应该采取血管内治疗。

一旦确定采取血管内治疗后，患者术前应接受药物治疗。动脉瘤未处理的患者，必须严格控制血压，必要时使用降压药将血压控制到正常水平。对于瘤体与瘤颈比合适，且无须支架辅助栓塞的动脉瘤，目前尚无文献支持术前必须进行药物治疗。尽管如此，经验认为，术前3～5d每天口服1片阿司匹林（81mg）来加强抗血小板效果。如果动脉瘤瘤体与瘤颈比不佳，需要考虑支架或球囊辅助，支架植入术前必须至少服用3d波立维（75mg，每天1次）（Bristol-Meyers Squibb, New York, NY）和阿司匹林（81mg，每天1次）。[3,4]

术中预案

对于血管内栓塞治疗的动脉瘤，推荐对患者进行全身麻醉并将头部固定在手术床上，避免术中患者头部活动造成路图改变，延长操作时间，增加操作困难，从而减少额外的射线照射。全身肝素化开始前，手术操作前应检测活化凝血时间（activated clotting time, ACT）基线或采取其他方法评估凝血状态。我们常规全程采取脑电图监测，尽管并非所有患者均需要，但仍推荐使用，因为其对操作最常见的并发症——脑皮层血栓栓塞事件高度敏感，而且针状电极产生的伪影很小，不会干扰术中影像。操作中所有推荐使用肝素生理盐水（2000U 肝素加入 1L 生理盐水）。导引导管置入前，应对患者进行抗凝并使其 ACT 达到基线 2 倍。麻醉医生应备好鱼精蛋白以防术中动脉瘤破裂。动脉瘤栓塞完全后应停用肝素，撤除导引导管前应进行低放大倍数的正位和侧位造影，查看远端血管状况，评估血栓事件。如果考虑使用血管闭合器，应使用鱼精蛋白中和肝素，肝素中和后，通常应进行最终的血管造影以确保动脉瘤完全栓塞，因为患者在完全抗凝的状态下会存在小的残留。

术后预案

术后处理取决于暴露的弹簧圈团块的大小以及是否植入支架。如果有较大的弹簧圈团块暴露于载瘤动脉内，应要求患者服用 81mg 阿司匹林 6 周，除非存在其他医学原因的禁忌，这有助于弹簧圈发生内皮化之前防止血小板聚集形成。

如果术中放置了支架，推荐口服波立维至少 6 周，阿司匹林 81mg 6 个月至终身服药。对年轻患者，术后 6 个月可停用阿司匹林，但对年龄超过 40 岁的患者仍应终身用药。

对少量弹簧圈团块正对载瘤动脉而未植入支架的动脉瘤，术后应避免所有抗炎药物，并推荐这类患者完成随访研究之前的术后 6 个月内不要服用阿司匹林、布洛芬或其他抗炎药物，从而利于其内皮化形成。

推荐术后 6 个月行血管造影随访，同时行磁共振血管成像（magnetic resonance angiographic, MRA），并两相对比。如果两者影像匹配良好，以后随访可采取无创性检查。推荐术后 1 年进行影像随访，此后每 4 年 1 次。

颅内动脉瘤破裂

术前预案

患者如表现为明确的动脉瘤破裂所致蛛网膜下腔出血（subarachnoid hemorrhage, SAH），应该进行神经系统检查，包括 Hunt&Hess 分级和 CT 血管成像（computed tomography angiographic, CTA）检查。多层面薄层 CTA 扫描对诊断破裂和未破裂动脉瘤，尤其是大于 4mm 动脉瘤十分可靠。[1,5,6] 如果 CTA 不能明确诊断，则建议行血管造影检查。SAH 分级通常决定了采取的措施和时间窗，因为最初的 24h 内再出血率接近 4%，所以大多数临床医生会尽量在这个时间窗内完成治疗。

动脉瘤尚未处置前，血压应当控制在正常范围内。对于高分级 SAH 或伴有颅内高压的患者，血管内治疗前应先行脑室穿刺外引流术。一些临床医生认为，所有 SAH 病例，无论 SAH 级别，均有必要采取该治疗；还有一些临床医生认为，对于高级别 SAH 患者，仅进行临床观察其能否在随后的几天内存活，才是合适的治疗方式，这些由采取治疗的临床医生决定。

术中预案

治疗患者应采取全身麻醉和持续性 EEG 监测，头部应进行固定避免术中活动，患者应保持正常血压直到动脉瘤处理后。此后，术中处理与未破裂动脉瘤一样，除了抗凝有所不同。导引导管及微导管到位之前，推荐给予半量肝素并使 ACT 大概为基线的 1.5 倍。术中应提前准备好预先决定使用的弹簧圈，同时备好直径略大和略小的弹簧圈各一枚。一旦部分弹簧圈到位，术者认为动脉瘤顶或破口得到了保护，应当给予患者全量肝素达到 ACT 基线水平的 2 倍。此后的术中处理与未破裂动脉瘤一致。

术后预案

术后患者应在 ICU 进行治疗和观察，应给予尼莫地平治疗 21d，有助于改善患者预后。[7] 有文献报道辛伐他汀有助于缓解血管痉挛，[8] 但尚处于研究阶段，还不是标准治疗。如果动脉瘤已被妥善处理，并且患者没有其他动脉瘤，血压应维持在 140 ~ 180mmHg。有文献报道在治疗前将收缩压提高到 220mmHg 并取得良好效果。[9] 尽管如此，依据颅内出血指南，推荐维持收缩压低于 180mmHg，除非患者已发生血管痉挛。

血管痉挛通常出现在出血后 3 ~ 21d，但最常见于出血后第 4~7d，因此必须监测患者血管痉挛情况。体格检查、经颅多普勒和 EEG 都有助于诊断血管痉挛。如果患者由于血管痉挛病情恶化，应该增加血管内容量（高血容量），同时升高血压、稀释血液使血细胞比容在 30% ~ 35%，这就是众所周知的 3H 疗法。如果患者 3H 治疗无效，可采取如球囊血管成形术或动脉内给药的血管内治疗方法。

造影及相应的 MRA 随访在术后 6 个月进行，如果二者影像匹配良好，以后仅用无创性技术进行随访。推荐术后 1 年进行影像随访，此后每 4 年 1 次。

动静脉畸形

术前预案

动静脉畸形（arteriovenous malformation，AVM）临床表现为颅内出血、癫痫或偶然发现。临床表现为癫痫的患者应给予抗癫痫药物，并根据神经学意见处理。临床表现为颅内出血的患者必须纠正可能存在的凝血功能紊乱。严重颅内血肿导致颅内压升高时，可行去骨瓣减压术或其他神经外科处理。大多数临床医生推荐出血后等待至少 6 周，直到水肿消退后再考虑

手术。MRA 和 CTA 均有助于诊断 AVM，尽管如此，通常需行血管造影明确所有供血动脉和引流静脉。MRI 则有助于 AVM 分级和手术方案制定。

治疗选择包括血管造影学治愈性栓塞或外科手术或立体定向放射治疗前的术前辅助性栓塞。笔者依据 Spetzler-Martin 等级评分与改良的 Ⅲ级评分来决定手术策略。

术中预案

患者应该采取全身麻醉和持续 EEG 监测并固定头部，原因如前文所述。术前、术中及术后应严格控制血压。手术开始前应检测 ACT 基线值，导引导管和微导管置入前，患者应充分抗凝。一些机构，但并非所有机构，建议对栓塞部位使用异戊巴比妥和利多卡因进行激发试验，从而确定栓塞物是否会导致神经功能障碍。AVM 栓塞且导管撤出后，应停用或中和肝素。

术后处置

为了防止再灌注出血或栓塞术前 AVM 本身的出血，术后维持血压稳定至关重要，应依据 Spetzler-Martin 分级、栓塞比例、AVM 大小和部位决定适当的治疗。如果 AVM 栓塞完全且在影像学上治愈，术后可以定期影像随访观察。如果 AVM 手术不可行，但体积足够小，应该考虑立体定向放射治疗。如果 AVM 未完全栓塞而手术可行，通常在栓塞后 48h 内行开颅手术。

硬脑膜动静脉瘘

硬脑膜动静脉瘘（dural arteriovenous fistulae，DAVF）是位于硬脑膜的动、静脉间的异常连接，累及硬脑膜窦或皮层静脉。[10]DAVF 占颅内动静脉短路的 10%~15%，横窦、乙状窦是 DAVF 最好发部位。

术前预案

DAVF 最重要的是患者症状和瘘的分级，DAVF 分级系统有很多，但都基于静脉引流。绝大多数情况下，低级别瘘具有正常顺行性静脉引流，且无皮层静脉引流；高级别瘘则有皮层静脉引流。这一点非常重要，原因在于高级别 DAVF 破裂率高且需要治疗。强烈建议确诊的高级别 DAVF 在住院期间同时完成治疗。此外，如果患者临床表现为梗死、出血或视力丧失应急诊治疗。

DAVF 有多种不同治疗方式，包括减压治疗、经动脉途径栓塞、经静脉途径栓塞、放射外科治疗和手术切除。本章仅讨论血管内治疗方式，即经动脉和经静脉途径栓塞治疗。

可用于经动脉和经静脉途径栓塞 DAVF 的栓塞物很多，包括液态栓塞胶，如氰基丙烯酸异丁酯（N-butylcyanoacrylate, NBCA）、Onyx 胶；酒精、三丙烯微球、聚乙烯醇（polyvinylalcohol, PVA），甚至丝线。

治愈 DAVF 必须闭塞瘘口，否则其复发将不可避免。单纯经动脉途径通常很难闭塞瘘口，因此，如果可行的话，可以选择经静脉途径栓塞。

经动脉途径栓塞通常作为其他治疗方式的辅助手段。[11] 该治疗最重要的术前预案在于学习病变血管解剖，并充分了解颅内外血管吻合情况。[11,12] 闭塞供血动脉近端只会导致侧支血管再通，因此应该避免这种情况[12]；此外，闭塞供血动脉近端还会妨碍将来治疗时进入病变的通路。[11]

考虑采取经静脉途径栓塞前，评估血管造影的静脉期至关重要。如果静脉窦开放且功能正常，那经静脉途径栓塞则不是一种好的选择，并可能导致静脉梗塞。如果静脉窦已充分动脉化且无生理功能，那么可选择经静脉途径治疗 DAVF。

患有低分级、低风险瘘的患者可无须治疗，进行随访观察，或经动脉途径栓塞姑息性治疗。这类患者应该避免服用抗血小板药物，如阿司匹林等，因其可能会阻碍瘘的自然闭合。[12]

术中处置

患者通常采取全身麻醉和持续 EEG 监测，头部固定。术前、术中、术后控制好血压。操作开始前应该检测 ACT 基线值。对于未破裂的 DAVF 患者，经动脉途径栓塞时全量抗凝，使其 ACT 达到正常值 2 倍；经静脉途径栓塞时则需部分量抗凝，使其 ACT 目标值达到基线值 1.5 倍。

经动脉途径栓塞前推荐使用利多卡因行选择性激发试验，以降低颅神经损害风险。[11,12] 如果患者在非全身麻醉状态下，要经硬脑膜动脉注入酒精，则应该给予利多卡因，因为经硬脑膜动脉注入酒精会使患者非常不适。

术后处置

患者栓塞术后应在重症监护室（intensive care unit, ICU）观察，维持正常血压，并建议密切进行神经功能检查。在 ICU 内观察 1d 后患者可转入病房，继而出院。对高级别瘘和既往出血的患者，建议术后 6 个月进行造影随访。

颈动脉闭塞

术前预案

对所有拟行颈动脉闭塞的病例，如巨大海绵窦段动脉瘤、创伤或颅底肿瘤等，术前均应行球囊闭塞试验（balloon test occlusion, BTO）；所有临床情况稳定的患者，颈动脉闭塞前应行球囊闭塞试验。

术中预案

术中患者应保持清醒并且持续 EEG 监测，肝素化前应检测 ACT 基线值，导引导管或标准球囊导管置入前，应抗凝并使 ACT 值达到基线值 2 倍。闭塞试验的 30min 过程中，如果患者无新发神经功能障碍，最后10min应诱导低血压，使其动脉压降至平均动脉压的2/3（BOT加强试验）。BOT加强试验是判断患者能否忍受颈动脉闭塞的一种安全而敏感的方法。[13]尽管如此，如果患者BTO试验阳性，还可以考虑其他的手术方式，如颅内、外血管搭桥术。

术后预案

通过BOT试验并行颈动脉闭塞后，患者应充分补液扩容，持续给予肝素过夜以防止残端血栓形成，卧床24h使其缓慢适应术后变化，此后48h床头逐渐抬高，端坐前检查其体位血压；如果患者出现任何新发神经学征象，应恢复仰卧位，并重复上述步骤。如患者没有其他手术计划，应每天给予阿司匹林81mg，持续6周。

颈动脉和颅内动脉狭窄

术前预案

狭窄程度70%~99%的重度狭窄患者，或狭窄程度50%~69%症状性患者，可能从介入手术获益。[14]颅内血管狭窄且药物难治的短暂性脑缺血发作（transient ischemic attack, TIA）或卒中患者，可能从严重狭窄血管的颅内球囊成形及支架植入手术获益。

所有拟行颈部或颅内支架的患者，术前应每天口服波立维75mg、阿司匹林81mg至少3d。

术中预案

这些操作可在患者清醒镇静状态下进行，尽管如此，考虑到患者舒适性及更清晰的颅内影像，首选全身麻醉。术中神经电生理医生给予持续EEG监测，并由神经科医生进行监测，肝素化前测定患者ACT基线值，导引导管和支架系统植入前，给予抗凝并使其ACT值至少达到基线值2倍以上。

术后预案

患者正常血流重建后即刻，以及拔管和转运至ICU全程中，应严格控制血压，从而防止灌注损伤。术后仍每天口服波立维75mg至少6周，阿司匹林（81mg）至少6个月。术后6个月进行无创性影像学随访。

总　结

- 术前影像评估对判断手术潜在风险、减少并发症至关重要。
- 手术操作前明确治疗目标，纵使发生不良事件或意外事件，亦能灵活应对，并修正手术计划。
- 预期并努力避免并发症。

参考文献

[1] Yoon DY, Lira KJ, Choi CS, et al. Detection and characterization of intracranial aneurysms with 16-channel multidetector row CT angiography: a prospective comparison of volume-rendered images and digital subtraction angiography. AJNR Am J Neuroradiol, 2007,28(1):60–67

[2] Wiebers DO, Whisnant JP, Huston J III, et al. International Study of Unruptured Intracranial Aneurysms Investigators. Unruptured intracranial aneurysms: natural history, clinical outcome, and risks of surgical and endovascular treatment. Lancet, 2003, 362(9378):103–1l0

[3] Lee TH, Kim DH, Lee B-H, et al. Preliminary results of endo-vascular stent-assisted angioplasty for symptomatic middle cerebral artery stenosis. AJNR Am J Neuroradiol, 2005,26(1):166–174

[4] Alfice K, Straube T, Dörner L, et al. Treatment of intracranial broad-neck aneurysms with a new self-expanding stent and coil embolization. AJNR AmJ Neuroradiol, 2004,25(4):584–591

[5] Colen TW, Wang LC, Ghodke BB, et al. Effectiveness of MDCT angiography for the de-tection of intracranial aneurysms in patients with nontraumatic subarachnoid hemorrhage. AJR Am J Roentgenol, 2007,189:898–903

[6] Westerlaan HE, Gravendeel J, Fiore D, et al. Multislice CT angio-graphy in the selection of patients with ruptured intracranial aneurysms suitable for clipping or coiling. Neuroradiology, 2007,

49(12):997–1007

[7] Barker FG II, Ogilvy CS. Efficacy of prophylactic nimodipine for delayed ischemic deficit after subarachnoid hemorrhage: a metaanalysis. J Neurosurg, 1996,84(3):405–414

[8] Lynch JR, Wang H, McGirt MJ, et al. Simvastatin reduces vasospasm after aneurysmal subarachnoid hemorrhage: results of a pilot randomized clinical trial. Stroke, 2005,36(9):2024–2026

[9] Lanzino G, Fraser K, Kanaan Y, et al. Treatment of ruptured intracranial aneurysms since the International Sub-arachnoid Aneurysm Trial: practice utilizing clip ligation and coil embolization as individual or complementary therapies. J Neurosurg, 2006, 104(3): 344–349

[10] Caragine LP, Halbach VV, Dowd CE Ng PP, et al. Parallel venous channel as the recipient pouch in transverse/sigmoid sinus dural fistulae. Neurosurgery, 2003,53(6):1261–1266, discussion 1266–1267

[11] Malek AM, Halbach VV, Higashida RT, et al. Treatment of dural arteriovenous malformations and fistulas. Neurosurg Clin N Am, 2000, 11(1): 147–166

[12] McDougall CG, Halbach VV, Higashida RT, et al. Treatment of dural arteriovenous fistulas. Neurosurg Q, 1997,7(2):110–134

[13] Standard SC, Ahuja A, Guterman LR, et al. Balloon test occlusion of the internal carotid artery with hypotensive challenge. AJNR Am J Neuroradiol, 1995;16(7):1453–1458

[14] Ferguson GG, Eliasziw M, Bart HW, et al. The North American Symptomatic Carotid Endarterectomy Trial: surgical results in 1415 patients. Stroke, 1999,30(9): 1751–1758

第 7 章　药物治疗

Guilherme Dabus, Raul G. Nogueira

神经血管内外科领域不断进展，本书的其他章节介绍了最新的影像和设备技术的发展，本章将回顾各种药物治疗策略与血管内治疗手术的配合，包括麻醉或清醒镇静的用药、术中和围手术期的抗凝和（或）抗血小板药物以及溶栓药物，简要提及未来可能实现的治疗。对于神经介入专家来讲，整体上了解药物的作用机理、药效学、药物动力学及其安全性是非常重要的。有些内容已经在其他章节中阐述，如抗凝和血小板激活系统、栓塞剂、动脉内化疗、硬化治疗、动脉内药物溶栓等，本节只简单涉及。

本节根据功能将药物分成几个部分，简单总结见表 7.1。

表 7.1　神经血管手术中的化疗

药物名称	药物分类	起效时间	作用机制（如果已知）	严重副作用	注意事项
镇静 / 镇痛					
米达唑仑	镇静	1~2min	强化 GABA	CNS 抑制、反常兴奋、咳嗽、气管痉挛、心动过缓、心律不齐、低血压、恶心、呕吐	最常用的苯二氮䓬类（BZP）
右旋美托咪啶	抗焦虑、镇痛、镇静	非常快（1min）	α–2 肾上腺受体激动剂	心肺抑制	使用受限
丙泊酚	镇静 / 催眠	非常快（少于1min）	累及 GABA 通道	心肺抑制和低血压	常常限于麻醉或重症监护
芬太尼	镇痛	2~5min	与 μ–1 和 μ–2 受体结合，产生脊髓上位镇痛效果	呼吸抑制	常常用于清醒镇静时的镇痛
抗血小板药物					
替罗非班	抗血小板	5min	GPⅡb/Ⅲa 受体抑制剂	出血并发症	N/A
阿司匹林	抗血小板	5min（最大效果 30~60min）	不可逆失活 COX-1	嗜中性粒细胞减少症、恶心、呕吐、耳鸣、听力丧失、低钠血症、血小板减少和低血糖	2%~40% 的患者效果较低
氯吡格雷	抗血小板	服用 75mg后 2h	和 ADP 血小板受体结合，抑制 GPⅡb/Ⅲa 的激活	出血、嗜中性粒细胞减少症、粒细胞缺乏症、GI 症状、皮疹、血栓形成血小板减少性紫癜	28%~52% 的患者反应低下；研究显示第三代口服噻吩并吡啶 – 普拉格雷效果优于氯吡格雷

续表

药物名称	药物分类	起效时间	作用机制（如果已知）	严重副作用	注意事项
阿昔单抗	抗血小板	10min	抑制 GPⅡb/Ⅲa 复合体（分离时间长）	出血性并发症、血小板减少，超敏	整体反应良好
依替巴肽	抗血小板	4~6h 稳定	可逆性结合 GPⅡb/Ⅲa 受体抑制血小板聚集	出血，罕见过敏反应	N/A
抗凝剂					
肝素	抗凝	立刻，最大活性 30min	通过活化血清丝氨酸金属酶抑制剂 AT 从而失活因子 Xa 和 Ⅱa	恶心、呕吐，腹泻，皮疹，荨麻疹，出血，血小板减少，过敏性反应（有低血压报告）	神经血管内专家武器库中最重要的药物之一
重组水蛭素	抗凝	30~60min	直接的凝血酶抑制剂	N/A	监测 PTT
比伐卢定	抗凝	团注后 4h 达到稳定状态	在两个不同位点和凝血酶结合	出血，背痛，恶心，呕吐，低血压，头痛	N/A
阿加曲班	抗凝	开始注射后 1~3h 达到稳定状态	可逆地结合凝血酶催化位点；通过肝通路代谢和排出	N/A	FDA 批准用于治疗 HIT，没有拮抗剂
口服抗凝药					
华法林	口服抗凝	可变化的	抗凝效果是通过抑制维生素 K 介导的取决于凝血因子 Ⅱ、Ⅶ、Ⅸ、Ⅹ 的伽马羧化作用	出血	INR 是保证合适抗凝状态的关键
溶栓药物					
重组组织纤溶蛋白酶原激活剂	溶栓	血浆半衰期 3.5min	启动局部纤溶	出血，水肿，神经毒性	
瑞替普酶	溶栓	血浆半衰期 18min	启动局部纤溶	出血，水肿	更低的纤维蛋白结合力，更易穿透血凝块

镇静和镇痛

清醒镇静是中等程度的镇静和（或）镇痛，患者形成药物诱导的意识抑制，对言语命令和轻度触觉刺激具有正确的反应，不用干预去维持呼吸道和心血管功能，自然同期已经足够。[1]

苯二氮䓬类（benzodiazepine, BZP）是常用的清醒镇静药物，其能增强中枢神经系统内源性主要的抑制类神经递质 γ-氨基丁酸（γ-aminobutyric acid, GABA）的受体活性，达到抗焦虑和镇静的效果，同时具有轻度的心血管和呼吸抑制。[2,3] 然而其没有镇痛作用，因此常和阿片类药物共同使用，产生协同作用，增加呼吸抑制的作用。[2]

咪达唑仑是最常用的 BZP 药物，[2] 其是短效制剂，作用是地西泮的 3~4 倍，因其起效快（1~2min）和药物作用时间短（大约 30min），在临床上广受欢迎，血浆半衰期 1~4h，短于劳拉西泮（10~20h）和地西泮（21~37h）。[2,3] 咪达唑仑主要通过肾脏排泄，慢性肾衰竭和充血性心力衰竭（简称心衰）时清除半衰期会延长，用法常是初始剂量超过 2~3min 静脉内给药 1~2mg（老年人 0.5~1.5mg），维持量为初始计量的 25%，健康成人最大剂量 0.15mg/kg。[3] 咪达唑仑的禁忌证是药物过敏和闭角型青光眼，其副作用包括中枢抑制、反常兴奋、咳嗽、支气管痉挛、心动过速、心律失常、低血压和恶心、呕吐等。[4] 当 BZP 过渡镇静时，可以静脉应用 BZP 竞争性抑制剂氟马西宁，每分钟 0.2mg，最大量 1mg，直到达到逆转的效果。值得注意的是氟马西尼的半衰期只有 1h，因此应用长效 BZP 时可能出现再次镇静的可能。[2]

阿片类药物常是清醒镇静时选择的镇痛药物，其和中枢神经系统内的 μ 受体结合，产生脊髓上位的镇痛效果（μ–1），常有一定的呼吸抑制和心动过缓（μ–2）。芬太尼是合成的阿片类药物，最常用于清醒镇静，[2] 可以和 μ–1 及 μ–2 受体结合，[2] 用后 2~5min 起效，持续 30~60min，其半衰期大约为 3~4h，常规负荷剂量是 1~2min 给予 25~100μg，每 30min 给予 25~50μg 维持镇痛效果。阿片类药物最主要的副作用是呼吸抑制，可以给予纳洛酮逆转，2~3min 给予 0.1~0.4mg。[3,4] 瑞芬太尼是合成类阿片药物，具有非常短的半衰期 6~14min，起效非常迅速，可以在手术全程中输入或者泵入。[2] 其他镇痛药物如吗啡和哌替啶也可以使用，但在意识清醒镇静的手术中不如芬太尼。[2]

异丙酚是起效快失效也快的镇静药和催眠药，没有镇痛作用，其作用机理尚不清楚，但似乎和 GABA 通道有关，其主要的副作用是心肺抑制和低血压，此外长期大剂量应用可以导致高甘油三酯血症、胰腺炎、丙泊酚注射综合征（横纹肌溶解、乳酸酸中毒和心律失常）。右美托咪定（盐酸右美托咪定，Hospira Inc. Lake Forest, IL）是选择性 α2 肾上腺受体激动剂，具有抗焦虑、镇痛和镇静作用，副作用包括低血压和心动过缓，快速注射甚至出现心脏停搏。通常来说，应用丙泊酚和右美托咪定的应该是麻醉师和重症监护室的人员。

抗血小板药物

抗血小板药物治疗是神经介入手术领域非常重要的内容，也在不断进展着。随着血管内植入装置的发展和使用增加，如支架和弹簧圈，以及治疗方式（血管成形术）可能损伤内膜，抗血小板治疗变得特别重要。

了解血小板黏附、活化和聚集的基本机制，对理解抗血小板药物如何起效是非常重要的。完整的内皮细胞会释放前列环素（PGI_2）和一氧化氮（NO）来抑制血小板的活性，[5] 当内膜损伤时（剪切力或血管成形），正常情况下内膜覆盖的内膜下基质和黏附糖蛋白暴露出来，血小板上有糖蛋白的受体，当这些受体激活之后，很快和糖蛋白结合而覆盖内膜缺损的位置，这个过程称为黏附，是受体如 GPⅠb/Ⅸ 复合体介导的。血小板黏附后被激活，分泌另外的激活物质，如 ADP、钙离子、5- 羟色胺和血栓素 A2，其同样在 GPⅡb/Ⅲa 位置经历了构象变化，而这种变化激活了受体，使其成为纤维蛋白原和血管性血友病因子的高亲和力的结合部位。纤维蛋白原和血管性血友病因子具有多个结合位点，能够和多个血小板结合，引起血小板和血小板之间以及血小板和基质之间的交叉连接的黏附反应，导致血小板在损伤部位聚集。[5,6] 有一点是明确的，作为对异体反应的血小板聚集是湍流、剪切压力和血管内环境动力性改变以及装置诱发的化学因素等综合作用的结果。[5]

阿司匹林

自 1960 年代以来阿司匹林的抗血小板效果就广为人知。[7] 阿司匹林不可逆地抑制环氧合酶（Cyclooxygenase-1, COX-1），抑制花生四烯酸转化为前列腺素 G_2 和 H_2，最终抑制血栓素 A2 的产生，其也抑制 PGI_2 的血管合成。[5,6,8,9] 阿司匹林起效快（口服后 5min 起效），最大效应 30~60min，其通过肝脏经酯酶代谢，半衰期为 15~20min，但作用持续 24h。阿司匹林的使用剂量一直是争论的话题，小剂量（最多 325mg）和大剂量相比，具有相似的血小板抑制水平，但是风险更小。[5,9-12] 一个严重的问题是 2% ~ 40% 的患者存在阿司匹林抵抗或者反应不明显。[5,13-15] 副作用包括血小板减少、中性粒细胞减少、恶心呕吐、消化道出血、皮疹、耳鸣、听力丧失、低血糖和低钠血症。[4]

氯吡格雷

氯吡格雷是一种噻吩并吡啶，和血小板 ADP 受体结合，抑制 GPⅡb/Ⅲa 复合体的激活，其需要肝脏转化以激活代谢。[3,5] 单次服用 75mg 后，2h 后可以看到血小板的抑制作用，持续使用 3~7d 达到稳定状态，停药后 5d 血小板活动达到服药前的水平。负荷量服用 300 ~ 600mg，2 ~ 5h 能够达到最大的抑制水平 40% ~ 50%。[3,16] 高达 31% 的患者存在氯吡格雷抵抗。[17] 副作用包括出血、中性粒细胞减少、粒细胞缺乏症、消化系统症状、皮疹、血小板减少性紫癜。[18]3 个最新的研究显示 28% ~ 52% 的患者对氯吡格雷存在低应答或抵抗。[13,14,19]Muller-Schunk 描述了 50 例患者行弓上支架治疗，其中 5 例发生了不良事件，阻抗法测试显示均是氯吡格雷抵抗，这种关联具有显著的统计学意义。[19]Prabhakaran 等发现年龄（>55 岁）和糖尿病负向影响血小板的抑制，[14] 另一研究发现体重高和疗效差之间存在关联。[13] 普拉格雷是三代噻吩并吡啶，是特异性的不可逆的 ADP 受体激动剂，临床前期和临床早期结果显示具有更强的血小板抑制作用，个体之间血小板反应的差异更小，比氯吡格雷起效更快。

尽管神经介入手术经常采用氯吡格雷联合阿司匹林的双抗策略，仍有相当数量的患者存在对氯吡格雷的无反应、低反应或过度反应，[20-22] 已经显示患者对氯吡格雷具有很宽泛的动态的反应差异。[22] 由于颅内血管内植入支架和血流导向装置的手术增加，用一定的方法定量测定血小板抑制的程度越来越得到普及。VerifyNow（Accumetrics, San Diego, California）是通过测定 P2Y12 受体抑制的程度来确定血小板功能的测试，[20-22] 其结果是通过报告 PRU（P2Y12 Reacttion Unit, PRU）值反映的，PRU 和血小板抑制反向关联（越高的 PRU 值血小板抑制率越低，越低 PRU 值血小板抑制率越高）。在临床上应用血小板测定程序仍然是有争议的，仍然在讨论中；然而应用血流导向装置的患者中，PRU 和血栓栓塞性事件或出血事件是具有关联性的。一项纳入 44 例患者接受 48 次血流导向装置置入手术的研究显示，PRU<60 和 PRU>240 是围手术期出血并发症（PRU<60）和血栓栓塞并发症（PRU>240）的独立风险因素。[20] 另一个研究显示 PRU>208 出现症状性血栓栓塞性并发症的风险值为 OR 11.32（95% CI 1.06 ~ 212.57），尽管结果没有统计学意义。[21]

因为大约 30% 的患者对氯吡格雷反应性低，这将增加血小板聚集的风险导致血栓栓塞性并发症，有些神经介入医生建议应用新型的口服抗血小板药物如普拉格雷或者替格瑞洛。[23-26,33]

普拉格雷和替格瑞洛

普拉格雷是新的三代噻吩并吡啶，能特异性地、不可逆地抑制 P2Y12 血小板受体，[23,27] 其可以迅速地代谢成活性成分，在血浆内半衰期为 4h，[24,28] 与氯吡格雷相比，其具有更强的抗血小板效果，对血小板反应的个体差异度更小，起效时间更快。[23] 一组有关心血管患者的病例序列研究，对比普拉格雷和氯吡格雷的效果，显示普拉格雷服用者的缺血事件和支架内血栓的概率更低，而严重出血的风险更高（2.4%）。[29] 普拉格雷已经用于脑血管病患者，但其安全性还不完全清楚。Lesile-Mazwi 报道了 1 例患者应用支架辅助栓塞存在氯吡格雷抵抗，紧急负荷量 60mg 普拉格雷，然后每天 10mg 维持剂量，患者经历了腹膜后血肿需要输血治疗。[23]Akbari 等对比了口服阿司匹林、氯吡格雷 与口服阿司匹林、普拉格雷的出血性并发症。[24]55 例患者手术是在服用阿司匹林和氯吡格雷下完成的，31 例是服用阿司匹林和普拉格雷下完成的（60mg 首剂，10mg 每日维持量），前者出血并发症率为 3.6%，后者出血并发症率为 19.4%（P=0.02）。作者得出结论，神经介入手术时，阿司匹林联用普拉格雷的出血风险高于联用氯吡格雷。另一研究中 16 例患者在服用阿司匹林和普拉格雷下完成的神经介入手术，没有出血性并发症[25]。尽管不清楚两个研究的结果为何有如此差别，可能的解释是后一个研究服用的剂量更小（40mg 首剂，10mg 或 5mg 的维持量）。

替格瑞洛是环戊基三唑嘧啶类强效 P2Y12 受体拮抗剂，其不需要代谢成为活性成分，快速地、不可逆和 P2Y12 受体结合，其吸收迅速，达到最大浓度的中位时间为 1.3~2h。替格瑞洛的药代动力学不会受到年龄、性别、是否进食以及先前是否服用氯吡格雷或者反应程度等因素的明显影响，其主要是通过细胞色素 P450 CYP3A4 酶代谢，其药效不受 CYP2C19 和 ABCB1 基因型的影响，[30] 与氯吡格雷相比具有更快更强的血小板抑制作用，且没有明显的副作用。[26,31,32] 和氯吡格雷和普拉格雷相比，替格瑞洛的缺点可能是每天服用 2 次，停药后血小板活性更快地恢复（这可能增加血栓栓塞的风险）。[26] 在 PLATO（PLATelet inhibition and patient Outcome）试验中，与氯吡格雷相比，替格瑞洛能够显著降低血管性和总体的死亡率，出血引起或者促成的死亡率在两组间没有差别。[33] 有关替格瑞洛在神经介入手术中的安全性和有效性的数据很少。Hanel 描述了 18 例对氯吡格雷抵抗的患者服用替格瑞洛，并接受介入手术，[26] 所有患者首剂为 180mg，每天 2 次 90mg 维持量，术中或术后均没有出现与药物相关的不良事件。[26]

噻氯匹定

噻氯匹定是另一个噻吩并吡啶类药物，曾经用于抗血小板治疗，其停用主要是由于严重的并发症（骨髓抑制和中性粒细胞减少症），以及快速抑制血小板的药物氯吡格雷的出现。[34,35]

双嘧达莫

双嘧达莫是吡啶 – 嘧啶衍生物，通过增加环磷酸腺苷和环磷酸鸟苷产生扩张冠状动脉（简称冠脉）微血管和抑制血小板的效果，[36] 其有血管扩张的作用，会引起冠脉盗血的现象。经典的临床用法是每天口服 2 次（200mg），联合应用低剂量的阿司匹林（25mg）。[5,36]

阿昔单抗

阿昔单抗是一种单克隆抗体（c7E3），和血小板 GPⅡb/Ⅲa 受体具有高亲和力，[5,6]血浆内半衰期为 10min，因为其能快速地和循环中的血小板结合，然而解离时间比较长，能够维持作用 12~14h。[5] 因而其起效时间很短，停药后作用逆转时间慢。在冠脉血管应用时常静脉首剂 0.25mg/kg，随后静脉输入 0.125mg/（kg·min）维持 12h，[5] 但是神经介入手术建议应用更低的剂量。不良反应包括出血性并发症，血小板减少症和超敏反应。[3] 有报道关于在动脉内超说明书使用，[37,38]Mounayer 等通过微导管注射阿昔单抗治疗 13 例颅内动脉瘤栓塞出现血栓形成并发症的患者，在 10~20min 给予 4~10mg 药物，取得良好的结果。[23] 类似的疗效其他学者也有报道。[24]

依替巴肽

依替巴肽是一种合成环肽，结构上和一种整合素一致，通过阻断黏附配体和 GPⅡb/Ⅲa 受体的结合而可逆地抑制血小板的聚集，[3,5]血浆半衰期为 2.5~2.5h，主要通过肾脏清除，[3,5,6] 按照冠脉建议的应用剂量 [首剂静脉应用 180μg/kg，随后 24h 静脉维持量 1~2μg/（kg·min）] 常常在 4~6h 后达到稳定的状态，停止静脉输药后 4~6h 血小板抑制和出血时间迅速下降。并发症包括出血和罕见的过敏反应。[3] 曾在动脉内应用 9mg 的依替巴肽治疗介入手术中血栓性并发症，如果必要，联合动脉一次性给药和静脉一次性给药，最大剂量达到 IA/IV 共 90μg/kg，随后静脉内 0.5~2μg/（kg·min）维持（http://www2.massgeneral.org/stopstroke/intergrillin.aspx）。

替罗非班

替罗非班是非肽类的酪氨酸衍生物，低分子量，模拟自然配体的结合序列的竞争性地结合 GPⅡb/Ⅲa 受体。[5,6] 应用的方法是静脉首剂给 10μg/kg，随后静脉维持量 0.15μg/（kg·min）共 12h，给药后 5min 和 2h 血小板抑制率分别达到 96% 和 100%。[5,39] 替罗非班半衰期为 1.6h，通过肾脏和非肾机制进行清除。[6,40]

抗血小板治疗方案

本院所有选择动脉瘤弹簧圈栓塞的患者（无论是否植入支架和球囊辅助）和所有血管成形和支架植入的患者均接受双抗药物治疗。通常患者在术前 10d 接受氯吡格雷 75mg 和阿司匹林 325mg，对于急诊手术，患者术前口服负荷量的 300~600mg 波立维和通常量的 325mg 阿司匹林，术后双抗持续 6~8 周。很少的情况，患者术前没有提前服药或者负荷量吃药，给以静脉注射依替巴肽并静脉维持。对于血栓性并发症，动脉内给以依替巴肽 3~9mg，随后如前描述的静脉内维持或不用维持用药。

抗凝药物

肝素及其衍生物

肝素是神经介入专家武器库里最重要的药物之一，其在 1935 年进入临床应用，预计有 30% 的住院患者接受过肝素治疗。[41] 肝素可在静脉内使用（静脉注射或者静脉持续注射），也可以在动脉内使用（和盐水混合通过连续冲洗系统冲洗导管或微导管）。尽管其有不可预测的药代动力学和变化多端的分子结构，仍然在临床广泛应用。[42] 肝素通过激活血浆丝氨酸蛋白酶抑制剂抗凝血酶（antithrombin, AT）而使因子 Xa 和 Ⅱa（凝血酶）失活，Xa 和 Ⅱa 最容易受到肝素抑制，人凝血酶比因子 Xa 对肝素 –AT 复合体的抑制作用的敏感性高 10%，肝素也抑制因子 Ⅸa、Ⅺa 和 Ⅻa，与血小板联合作用抑制血栓形成，对防止微血管内血栓具有直接效果。[42,43]

在分子水平，肝素和抗凝血酶的赖氨酸位点结合，在精氨酸位点诱导构象改变，将抗凝血酶从慢性的进展性凝血酶抑制剂变成快速的凝血酶和 Xa 抑制剂。通过失活凝血酶，肝素不仅能防止纤维蛋白的形成，同时也能抑制凝血酶诱导的因子 Ⅴ、因子 Ⅷ 和血小板的激活。肝素还能诱导血管内皮细胞分泌组织因子通道抑制剂，从而减少组织因子 Ⅶa 复合体的促凝血活性，这样促进了其抗血栓作用。[43]

肝素由肝脏的网状细胞清除，半衰期 60~90min，即刻起效，30min 达到最大活性。肝素的副作用包括恶心、呕吐、腹泻、超敏反应、皮疹、荨麻疹、出血（3%~8%）、血小板减少症和过敏反应，[3,4] 也有严重低血压的报道，需要应用血管活性药物。[44] 肝素抑制成骨细胞同时激活破骨细胞，促进骨流失形成骨质疏松，长期应用肝素抗凝会导致骨密度下降引起症状性骨折。[43] 另一个比较严重的是肝素诱发的血小板减少症（heparin induced thrombocytopenia, HIT），目前认识到有两种类型的 HIT，HIT Ⅰ 型为非免疫性的，多发生于应用肝素的前几天，典型的表现为良性病程且不伴有血栓事件（白色血栓综合征）。HIT Ⅱ 型是免疫介导的紊乱，体征是形成自身抗体拮抗肝素和血小板因子 4 复合体，导致血小板减少症，血小板聚集，可能形成动脉和静脉血栓（白色血栓形成）。在肝素治疗时（通常应用 5~12d），具有 HIT Ⅱ 型可能的患者会出现血小板计数低于 1×10^5，或比基础值下降 50% 以上。即使血小板计数正常，存在无法解释的血栓性事件就要考虑该病。使用普通肝素的患者 17% 会发生此病，而低分子肝素（low-molecular-weight heparin, LMWH）的发生率为 8%，然而只有 20% 的抗体携带者会形成血小板减少症，只有 0.03%~0.09% 的患者有 HIT 的临床表现。[41,45] 目前直接的凝血酶抑制剂（来匹卢定和阿加曲班）是 HIT 的主要治疗药物。[45]

普通肝素可以静脉内应用鱼精蛋白进行中和（每 10mg 鱼精蛋白中和 1000U 肝素，注射速度 ≤ 20mg/min，且 10min 内不得超过 50mg）。应用鱼精蛋白具有较低的过敏风险，特别是原来用过鱼精蛋白（糖尿病患者使用含有鱼精蛋白的胰岛素）和对鱼过敏的患者。

LMWH（如伊诺肝素、达肝素和亭扎肝素）和磺达肝素都是从肝素衍生出来的新型抗凝药，应用时只要皮下注射就可以，如要密切监控需要复杂的试验分析，不能被鱼精蛋白彻底中和，因此其不常用于神经介入手术。和普通肝素一样，LMWH 令因子 Xa 失活，但对凝血酶影响较小，因此不延长 aPTT。LMWH 被认为至少和普通肝素一样有效，并具有比后者更好的地方，其引起肝素诱导的血小板减少症概率更小，且更方便的应用方法利于院外患者使用。需要注意的是鱼精蛋白（1mg/100U 抗 Xa 活性 LMWH）不能完全中和低分子肝素抗 Xa 的活性。

磺达肝素（Arixtra, GlaxoSmithKline, Philadelphia, PA）是人工合成来源微小的肝素凝血酶的肝素结合区的五糖衍生物，该药和凝血酶结合，比普通肝素或 LMWH 的天然五糖具有更高的结合力。与其他血浆蛋白或细胞成分没有互相作用，如血小板或血小板因子，[4] 因此不会诱发血小板减少症和 HIT。皮下注射后的磺达肝素具有 100% 的生物活性，平均半衰期为 17h，因此每天 1 次。根据重量分级可以达到完全的抗凝（对于体重 <50kg、50~100kg 和 >100kg 的患者每天分别在皮下注射 5mg、7.5mg 和 10mg）。药物通过肾脏代谢，因此肾功能不全是使用禁忌。没有拮抗剂，鱼精蛋白不能令磺达肝素失活。即使应用治疗剂量，磺达肝素只是引起 aPTT 轻度延长，如果要求，可以通过测试抗因子 Xa 进行监测。

直接凝血酶抑制剂
来匹卢定

来匹卢定于 1998 年被 FDA 批准用于治疗 HIT，是第一个被 FDA 批准的凝血酶直接抑制剂。来匹卢定是水蛭素的一种重组形式（γ- 水蛭素），水蛭素是蚂蟥咽旁腺产生的抗凝剂（水蛭医学），[35,46] 其具有二价特征，能够和凝血酶的纤维蛋白原结合点及催化位点相结合。[41] 来匹卢定在 30~60min 达到治疗水平，平均半衰期为 80min，通过肾脏代谢，剂量首剂静脉注射 0.4mg/kg，然后持续维持量 0.15mg/(kg·min)，其抗凝效果可以通过 aPTT 来监测。[35,46] 来匹卢定抗凝后的难治性出血用重组因子Ⅶa 治疗。

比伐卢定

比伐卢定在心脏介入手术中应用越来越多。比伐卢定是水蛭素的寡肽类似物，具有二价特征，其不需要辅助因子就能在两个不同的位点和凝血酶短暂结合。[48] 比伐卢定在溶液中自行地或与纤维原结合后抑制凝血酶，具有最小的抗原性，半衰期为 25min，其经蛋白水解，很小的量从肾脏排除。[48] ACT 和 aPTT 可以用来监控器抗凝效果，FDA 批准的剂量是首剂静脉注射 0.75mg/kg，然后持续注射 1.75mg/(kg·min) 直到手术结束。[41] 比伐卢定的副作用包括出血、背痛、恶心、呕吐、低血压和头痛。[48]

阿加曲班

阿加曲班是 FDA 批准的用于治疗 HIT 的药物，其源于左旋多巴的单价合成的直接凝血酶抑制剂，能够和凝血酶的催化位点可逆地结合，其能抑制游离的，也能抑制和血块结合的凝血酶。[41,49] 阿加曲班是可逆性抑制剂，半衰期为 40~50min，通过肝胆系统代谢和排除。推荐的使用剂量为 2μg/(kg·min) 持续静脉注射，ACT 和 aPTT 被用来控制器抗凝效果。目前尚无拮抗剂。[41,46,48]

在本院进行脑血管造影和介入治疗时，只要患者确诊为 HIT 或者怀疑 HIT，均采用 1~2mg/(kg·min) 阿加曲班静脉注射治疗，这些病例静脉内或加压输液系统里不再用肝素。手术结束时通常停止注射阿加曲班，立即拔除动脉鞘。采用这个方案没有发现严重的出血并发症。

口服抗凝药

这类药物包括华法林和其他维生素 K 拮抗剂（如醋硝香豆醇、苯丙香豆素、氟茚二酮），其抗凝作用是通过抑制维生素 K 依赖的 γ-羧化凝集因子 Ⅱ、Ⅶ、Ⅸ 和 Ⅹ 来实现的，然而其也有潜在的致血栓效果，因为其也抑制维生素 K 依赖的 γ-羧化蛋白 C 和 B，后者通过抑制活化的因子 Ⅴ 和 Ⅶ 而具有抗凝作用。华法林的抗凝作用具有延迟作用，直到正常的凝血因子，特别是凝血酶原从循环中清除干净。因此应用华法林开始治疗血栓性疾病时，肝素和华法林需要重叠 4~5d。华法林的生物半衰期为 36~42h。口服华法林需要严密监控凝血酶原时间（prothrombin time, PT）和其国际正常比率（international normalized ratio, INR），因为其可以和其他很多药物相互作用，也受到饮食等因素影响，治疗的窗口特别窄。华法林的抗凝作用在应用维生素 K 后 12~24h 后中和，然而活动性出血或要求紧急中和的病例，需要积极使用新鲜冰冻血浆（10~20mL/kg）或无活性的凝血酶原浓缩剂（包含因此 Ⅱ、Ⅻ、Ⅸ 和 Ⅹ），同时严密监控凝血参数。

溶栓药

纤溶酶原激活剂

这些药物的作用是将无活性酶原（纤溶酶原）转化为有活性的酶（纤溶酶），纤溶酶消耗纤维蛋白，纤维蛋白单体和交联纤维蛋白（血栓中发现），变成纤维原降解产物。纤溶酶原激活剂在稳定性、半衰期和纤维原的选择性都有所不同，报道的用于 IAT 的溶栓药物包括尿激酶、阿替普酶、瑞替普酶、尿激酶原（prourokinase, pro-UK）和链激酶（streptokinase, SK）等。[50,51] 总体上，非纤维蛋白特异性药物（如 UK 和 SK）能导致系统性低纤维原血症，反之，纤维蛋白特异性药物（如 rtPA 和 r-pro-UK）在血栓形成的部位活性最强。

第一代药物

SK 是来源于 C 组 β-溶血性链球菌的蛋白衍生物，半衰期为 16~90min，有较低的纤维蛋白特异性。该药的治疗窗非常窄，具有严重的脑内出血和全身出血的风险；[52] 因而不再用于卒中 IAT。UK 是一种丝氨酸蛋白酶，血浆半衰期为 14min，也是低纤维蛋白特异性药物，在脑 IAT 治疗的剂量为 $0.02 \sim 2 \times 10^6 U$。

第二代药物

阿替普酶(alteplase, rtPA)是丝氨酸蛋白酶，血浆半衰期为 3.5min，具有很高亲和力和特异性。用于脑 IAT 的 rtPA 剂量为 20~60mg。[50] 理论上的缺点是相对短的半衰期，因为和血栓表面的纤维蛋白结合紧密而进入血栓基质的有限，这可能会导致延迟再通或再次闭塞的风险。此外 rtPA 具有一定程度的神经毒性特点，包括激活金属蛋白酶，增加血脑屏障的通透性，引起脑出血和水肿，通过 NMDA 受体增大钙流动，引起兴奋性中毒和神经元死亡。[39]r-pro-UK 是 UK 的酶原前体，血浆半衰期为 7min，高纤维蛋白特异性。尽管在 PROACT Ⅰ 和 Ⅱ 试验中 r-pro-UK 的结果令人满意，[54,55]FDA 没有批准其用于卒中的 IAT。

第三代药物

瑞替普酶是在阿替普酶结构上修改后形成的，具有较长的半衰期（15~18min），另外其不会与纤维蛋白高度结合，未结合的瑞替普酶从理论上讲能更好地穿透血凝块，并有可能提高体内纤溶活性。Qureshi 等报道了动脉内用低剂量瑞替普酶（总量 4U）联合机械溶栓，[51]19 例患者中有 16 例成功 TIMI2-3 再通，并且无症状性颅内出血。替奈普酶也是由 rt-PA 修改形成、具有较长的半衰期（17min），具有更强的纤维蛋白特异性及更强的抗 PAI-1 性。静脉内应用替奈普酶治疗急性缺血性卒中的早期临床数据显示是安全的，并有明确的效果。[56]

新一代的药物

去氨普酶是在吸血蝙蝠（吸血蝠）的唾液中发现的遗传工程合成的血栓溶解因子，与其他已知的纤溶酶原激活剂物相比，该药效果更好，对纤维蛋白结合的纤溶酶原具有更强的选择性。不像 rt-PA，去氨普酶不需要纤维蛋白原或 β-淀粉样蛋白激活，后者可能增加 ICH 风险。此外，去氨普酶能抑制 t-PA 诱导的对兴奋性毒性损伤的强化作用。DIAS，DEDAS，和 DIAS-2 试验中，卒中患者的 MRI 或 CTP 存在缺血不匹配，在症状发作 3~9h 后静脉使用去氨普酶，具有很好的安全性。[57-59]这些研究的知名度很高，因为是依靠最新的、先进的影像策略规划 IA 治疗，目前一个新的试验（DIAS-3）正在计划中。

对急性缺血性卒中的治疗，没有直接对比不同的溶栓药物的研究报道。回顾分析在笔者中心完成的 IAT 治疗急性卒中的研究，和动脉内不使用尿激酶而将 rt-PA 作为主要治疗的时期相比，动脉内使用尿激酶治疗的时期，患者具有更高的血管再通率和更好的临床结果。[60]相反地，在另一个回顾性研究中，Eckert 等发现 UK 和 rt-PA 在血管再通率上无显著不同。[61]

纤溶酶原激活物的替代品：其他溶栓药物

目前在市场上的溶栓药物主要是纤溶酶原激活剂，其疗效依赖于血栓中纤溶酶原的量，至少部分如此。对于不依赖于纤溶酶原的新药，目前正在评估其对于卒中治疗的效果。

直接纤溶剂

V10153（Vernalis,Winnersh UK）是人纤溶酶原经基因修改重组的变异体，由凝血酶激活变成纤溶酶，而不是内源性纤溶酶原激活酶 tPA 激活。因为凝血酶的活性主要位于新血栓形成的部位，给予 V10153 会引起选择性的在新血栓形成部位产生纤溶酶，相应地血栓可以在没有全身产生纤溶酶的状况下成功溶解，这样就可以减少出血的风险。V10153 有相对长的半衰期（3~4h），可以一次团注给药，且在循环中的持续存在防止早期血管再堵塞。V10153 急性卒中溶栓试验多中心研究（VASTT）已经到 2 期一个多中心研究，剂量在递增，卒中患者（5<NISS ≤ 20；ASPECTS ≥ 5）发病后 3~9h 内静脉给药。研究初步分析显示，在第一次给药的 3 个剂量组（1mg/kg，2.5mg/kg 和 5mg/kg）的 40 例患者中，有 16 例（40%）患者在第 90 天的 mRS ≤ 2。试验已经被停止，因为在 7.5mg/kg 组 9 例患者有 3 例发生严重的出血并发症，进一步的研究计划使用 5mg/kg 的剂量。

微质体（ThromboGenics NV, Heverlee, Belgium）是由纤溶酶的短链结构，其具有更强的对抗抗纤溶酶作用。给兔卒中模型静脉注射微质体，达到很高的血栓溶解率而没有增加 ICH 率，另外兔的行为评分数值也显著提高，提示其具有神经保护作用。[62]微质体静脉治疗缺血性卒中（Microplasmin In Treatment of Ischemic stroke-Intra Venous, MITI Ⅳ）的试验处于 2 期，这是一个多中心、随机、双盲、安慰剂对照、递增剂量的临床试验，对发病后 4~12h 的 40 例卒中患者静脉使用微质体治疗，评价其安全性和初步的疗效，目前没有证据显示微质体增加出血风险，与安慰组有 10% 患者发生再灌注比较，使用微质体治疗的患者中有 25% 发生再灌注。

阿非普酶（Nuvelo,Inc.,San Carlos,CA）是从南方的铜斑蛇毒液中分离出的链激酶的重组短链形式，是一种纤溶锌金属蛋白酶，其不依赖纤溶酶就具有溶栓性，可直接降解纤维蛋白。阿非普酶从输送的部位到血液循环后，会被 α2 巨球蛋白迅速灭活，因此其溶栓活性只存在于用药部位，这个性特质理论能够具有更快的血管再通能力和更低的出血转化风险。最初的有关阿非普酶的安全性和疗效的数据是非常显著，[49]但随后的 3 期试验有关该药在外周动脉疾病和导管阻塞性疾病中作用，没有达到血管再通的主要要求和关键的次要要求。Ⅱ期的多中心、开放的、剂量递增研究（CARNEROS-1）正在规划，其有关阿非普酶治疗发病 3~9h 内急性缺血性卒中。

降纤药物或溶解纤维蛋白原的药物

安克罗酶（Viprinex Neurobiological Technologies, Inc. Emeryville）是从马来西亚蝮蛇蛇毒中提纯的片段，其通过直接裂解和失活纤维蛋白原，从而间接促进抗凝，血液中纤维蛋白原减少也能降低血液黏稠度，提高受影响脑组织区域的血流。另外，安克罗酶能间接促进纤溶酶原 - 纤维蛋白溶酶途径活化。在安克罗酶治疗卒中试验中，500 例发病在 3h 内的卒中患者随机接受安克罗酶（n=245）或安慰剂（n=252）治疗。良好的结局（在 3 个月 Barthel 指数 ≥ 95~100）在两组中分别为 42.21% 和 34.4%（P=0.04）。死亡率方面两组没有显著差异，安克普酶组 sICH 似乎发生较多（5.2%vs.2%；P=0.06）。[64]ASP-Ⅱ试验开始录入患者，针对 NISS 评分为 5~25 的患者，要求症状出现 6h 内，分别应用安克普酶和安慰剂治疗。

造影剂

目前有几种不同的碘化造影剂，分属于不同的厂家，[65]其几乎可以用于身体的任何部位，如静脉、动脉、鞘内和腹内等多种通路使用。[66]目前可用的造影剂都是包含苯环的衍生物（苯是分子载体），在 2，4，6- 三碘苯环上进行化学修饰，[65,66]用作显影媒介的元素是碘，由于碘系高原子数元素，在所有诊断性 X 线能量下光电效应特别明显，能与周围软组织对比提供一个好的对照，其与苯分子能够牢固地结合且毒性低。[66]造影剂可分为离子型和非离子型，离子型实质分子溶液中能够分为带正电和带负电的粒子，这样能增加渗透压（每千克水中的分子数），非离子型没有这个特性，不需要伴随的阳离子，所以非离子的造影剂是低渗的。[65,66]目前虽然不是全部，大部分用于神经血管造影和神经介入手术的造影剂绝大多数是非离子型。非离子型的低渗性造影剂的例子包括：碘帕醇（Isovue, Bracco Diagnostics, Princeton NJ），碘海醇（Omnipaque, GE Healthcare, Princeton, NJ），碘佛醇（Optiray, Mallinckrodt, Hazelwood, MO）和碘普罗胺（Ultravist, Bayer Vital, Leverkusen, Gemany）。非离子型造影剂内碘的含量都写在标签上（如 Isovue-370 表示溶液浓度是 370mgI/mL，Ominipaque-300 表示溶液浓度是 300mgI/mL）。大部分非离子型造影剂，其渗透压取决于浓度，其渗透压可以从 Ominipaque-300 的 670mOsm/kg·H₂O 到 Ominipaque-350 的 884mOsm/kg，变动很大。[65,66]最近引入一个非离子型二聚体造影剂碘克沙醇（Visipaque, GE Healcare,Princeton, NJ），其渗透压相近于血渗透压（Visipaque-320，浓度是 320mgI/mL，渗透压为 290mOsm/kg·H₂O）。[65,66]造影剂应用后迅速在血浆和细胞外空间流动交换，但是不能通过完整的血脑屏障，其通过肾

小球滤过排泄，没有明显的肾小管分泌或者没有肾小管再吸收，在肾衰患者经肝脏排泄会增加。[65,67]

在应用任何药物中或者之后都可能出现不良反应，这也包括造影剂。非常重要的一点，任何人研究造影剂（在神经血管造影和神经介入手术）都应对其副反应比较熟悉，包括过敏反应和化学毒性反应，并了解其处置方法，本章的意图就是详细讨论副反应及其处理方法。过敏反应可分为轻度（荨麻疹、瘙痒、恶心）、中度（面部或喉头水肿、支气管痉挛、呼吸困难、快速或缓慢心律失常）或重度（严重的支气管痉挛、严重喉头水肿、低血压、肺水肿、死亡），需要急诊紧急处理。[66]需要提醒的是造影剂诱导的肾病（contrast-induced nephropathy，CIN），随着需要应用造影剂的手术数量的增加，CIN成为最常见的院内获得性急性肾衰竭的原因之一。[68]CIN是排除性诊断，是指在使用含碘造影剂后肾功能急剧下降（血肌酐相对上升>25%或绝对值从基线增加0.5mg/dl）。[69]造影剂主要毒理机制是其直接对肾小管细胞产生毒性及导致肾髓质缺血，普遍观点认为药物的渗透压与可能的肾毒性直接相关。[69]引起CIN的风险因素包括高龄、糖尿病、既往存在的肾脏病、手术或研究需使用大剂量造影剂，联合使用其他对肾功有损伤的药物。[68]几个研究对比离子型或非离子型低渗和等渗的碘克沙醇。最近的一个前瞻性的随机双盲对照研究，比较了碘克沙醇（非离子等渗）与碘普安（非离子型低渗）对存在慢性肾功能疾病患者心肾的安全性，结果显示在这个人群中，与碘普安相比，碘克沙醇导致CIN的发生率低。[70]2009年1月Heinrich及其同事发表了一篇针对随机对照试验研究的meta分析，对比等渗的碘克沙醇和非离子型低渗的造影剂的肾毒性，[71]得出的结论是，对肾功能不全的患者动脉内应用，碘克沙醇比碘海醇（非离子型低渗性）引起CIN的

风险低。[71]在本院对慢性肾疾病的患者，具有CIN风险的患者和可能要用大量造影剂的患者均使用碘克沙醇，同时也对这些患者采用肾功能保护措施（乙酰半胱氨酸，术前和术后静脉注射碳酸氢钠）。

并发症的处理

- 应用肝素时，鱼精蛋白要随时备用，要根据肝素使用的时间，按1mg/100U计算中和肝素的鱼精蛋白的量。
- 1-脱氨基-8-右旋-精氨酸加压素（20µg/kg）和血小板注射可用于逆转抗血小板药物的作用。

箴　言

- 当患者行清醒镇静时，应用合适的方法评估患者气道状况并严格监测非常重要。
- 术前应监测基线ACT以避免术中抗凝药物风险。
- 需要使用抗血小板药物时，术前应检测明确抗血小板水平是否已达到恰当的血小板抑制

总　结

- 术中镇静时联合使用镇痛药物会对患者产生协同作用。为达到此目标，咪达唑仑常联合芬太尼用于镇静和（或）镇痛。
- 适当的培训和资格认证是进行清醒镇静所必需的。
- 抗血小板药和抗凝药是神经介入术中的常用药，了解其各自的药理作用并预防其潜在的并发症很重要。
- 虽然常规使用肝素，仍然需要谨慎，密切注意其可能并发症。
- 造影剂诱导的肾病是导致医院获得性急性肾功能不全的病因之一。

参考文献

[1] American Society of Anesthesiologists Task Force on Sedation and Analgesia by Non-Anesthesiologists. Practice guidelines for sedation and analgesia by non-anesthesiologists. Anesthesiology, 2002, 96(4): 1004–1017

[2] Tuite CRE, Rosenberg EJ. Sedation and analgesia in interventional radiology. Semin Intervent Radiol, 2005,22(2):114–120

[3] Kandarpa K. Commonly used medications//Kandarpa K, Machan L. Handbook of Interventional Radiologic Pro-cedures. 3rd ed. Philadelphia, PA: Lippincott Williams and Wilkins, 2002:653–685

[4] Wojak JC. Pharmacology in interventional neuroradiology//Connors JJ Ⅲ, Wojak JC. Interventional Neuroradiology: Strategies and Techniques. 1st ed. Philadelphia: Saunders, 1999: 59–76

[5] Fiorella D, Thiabolt L, Albuquerque FC, et al. Antiplatelet therapy in neuroen-dovascular therapeutics. Neurosurg Clin N Am, 2005, 16(3):517–540, vi

[6] Stavropoulos SWS-GR, Shlansky-Goldberg RD. Use of anti-platelet inhibitors in peripheral vascular interventions. Semin Intervent Radiol, 2005,22(2):80–87

[7] Weiss HJ, Aledort LM. Impaired platelet-connective-tissue reaction in man after aspirin ingestion. Lancet, 1967,2(7514):495–497

[8] Schafer AI. Antiplatelet therapy. Am J Med, 1996,101(2):199–209

[9] Fitzgerald DJ, Maree A. Aspirin and clopidogrel resistance. Hematology (Am Soc Hematol Educ Program), 2007:114–120

[10] Awtry EH, Loscalzo J. Aspirin. Circulation, 2000,101(10):1206–1218

[11] Taylor DW, Barnett HJ, Haynes RB, et al. Low-dose and high-dose acetylsalicylic acid for patients undergoing carotid endarterectomy: a randomised controlled trial. ASA and Carotid Endarterectomy (ACE) Trial Collaborators. Lancet, 1999, 353(9171): 2179–2184

[12] Patrono C. Aspirin as an antiplatelet drug. N Engl J Med, 1994, 330(18):1287–1294

[13] Lee DH, Arat A, Morsi H, et al. Dual antiplatelet therapy monitoring for neurointerventional procedures using a point-of-care platelet function test:a single-center experience. AJNR Am J Neuroradiol, 2008,29(7):1389–1394

[14] Prabhakaran S, Wells KR, Lee VH, et al. Prevalence and risk factors for aspirin and clopidogrel resistance in cerebrovascular stenting. AJNR Am J Neuroradiol, 2008, 29(2):281–285

[15] Chen WH, Lee PY, Ng W, et al. Aspirin resistance is associated with a high incidence of myonecrosis after non-urgent percutaneous coronary intervention despite clopidogrel pre-treatment. J Am Coll Cardiol, 2004,43(6):1122–1126

[16] Savcic M, Hauert J, Bachmann F, et al. Clopidogrel loading dose regimens: kinetic profile of phar-macodynamic response in healthy subjects. Semin Thromb Hemost, 1999,25(Suppl 2):15–19

[17] Gurbel PA, Bliden KR, Hiatt BL, et al. Clopidogrel for coronary stenting: response variability, drug resistance, and the effect of pretreatment platelet reactivity. Circulation, 2003, 107(23):2908–2913

[18] CAPRIE Steering Committee. A randomised, blinded, trial of clopidogrel versus aspirin in patients at risk of ischaemic events (CAPRIE). Lancet, 1996,348(9038): 1329–1339

[19] Mtiller-Schunk S, Linn J, Peters N, et al. Monitoring of clopi-dogrel-related platelet inhibition: correlation of nonresponse with clinical outcome in supra-aortic stenting. AJNR Am J Neuroradiol, 2008,29(4):786–791

[20] Delgado Almandoz JE, Crandall BM, Scholz JM, et al. Pre-procedure P2Y12 reaction units value predicts perioperative thromboembolic and hemorrhagic complications in patients with cerebral aneurysms treated with the Pipeline Embolization Device. J Neurointerv Surg, 2013,5(Suppl 3):3–10

[21] Tan LA, Keigher KM, Munich SA, et al. Thromboembolic com-plications with Pipeline Embolization Device placement: impact of procedure time, number of stents and pre-procedure P2Y12 reaction unit (PRU) value. J Neurointerv Surg, 2014(Feb 19). doi: 10.1136/neurintsurg-2014–011111

[22] Delgado Almandoz JE, Kadkhodayan Y, Crandall BM, et al. Variability in initial response to standard clopidogrel therapy, delayed conversion to clopidogrel hyper-response, and as-sociated thromboembolic and hemorrhagic complications in patients undergoing endovascular treatment of unruptured cerebral aneurysms. J Neurointerv Surg, 2014(Jan 7). doi: 10.1136/neurintsurg-2013–010976

[23] Leslie-Mazwi TM, Chandra RV, Oh DC, et al. Novel use of prasugrel for intracranial stent thrombosis. J Neurointerv Surg, 2011, 3(4):358–360

[24] Akbari SH, Reynolds MR, Kadkhodayan Y, et al. Hemorrhagic complications after prasugrel (Effient) thera-py for vascular neurointerventional procedures. J Neurointerv Surg, 2013, 5(4): 337–343

[25] Stetler WR, Chaudhary N, Thompson BG, et al. Prasugrel is ef-fective and safe for neurointerventional procedures. J Neuro-interv Surg, 2013,5(4):332–336

[26] Hanel RA, Taussky P, Dixon T, et al. Safety and efficacy of ti-cagrelor for neuroendovascular procedures. A single center initial experience. J Neurointerv Surg, 2014,6(4):320–322

[27] Niitsu Y, Jakubowski JA, Sugidachi A, et al. Pharmacology of

CS-747 (prasugrel, LY640315), a novel, potent antiplatelet agent with in vivo P2Y12 receptor antagonist activity. Semin Thromb Hemost, 2005,31(2):184–194

[28] Dobesh PP. Pharmacokinetics and pharmacodynamics of prasugrel, a thienopyridine P2Y12 inhibitor. Pharmacotherapy, 2009, 29(9):1089–1102

[29] Wiviott SD, Braunwald E, McCabe CH, et al. Prasugrel versus clopidogrel in patients with acute coronary syndromes. N Engl J Med, 2007,357(20):2001–2015

[30] Teng R. Pharmacokinetic, pharmacodynamic and pharmacogenetic profile of the oral antiplatelet agent ticagrelor. Clin Pharmacokinet, 2012,51(5):305–318

[31] Wallentin L, Becker RC, Budaj A, et al. Ticagrelor versus clopidogrel in patients with acute coronary syndromes. N Engl J Med, 2009,361(11): 1045–1057

[32] Gurbel PA, Bliden KP, Butler K, et al. Randomized double-blind assessment of the ONSET and OFFSET of the antiplatelet effects of ticagrelor versus clopidogrel in patients with stable coronary artery disease: the ONSET/OFFSET study. Circulation, 2009, 120(25):2577–2585

[33] Varenhorst C, Alstr6m U, Braun OO, et al. Causes of mortality with ticagrelor compared with clopidogrel in acute coronary syndromes. Heart 2014 pii: heartjnl-2014–305619

[34] Gawaz M, Seyfarth M, Mtiller I, et al. Comparison of effects of clopidogrel versus ticlopidine on platelet function in pa-tients undergoing coronary stent placement. Am J Cardiol, 2001, 87(3):332–336, A9

[35] Quinn MJ, Fitzgerald DJ. Ticlopidine and clopidogrel. Circulation, 1999,100(15): 1667–1672

[36] Tran H, Anand SS. Oral antiplatelet therapy in cerebrovascular disease, coronary artery disease, and peripheral arterial disease. JAMA, 2004,292(15):1867–1874

[37] Mounayer C, Piotin M, Baldi S, et al. Intra-arterial administration of abciximab for thromboembolic events oc-curring during aneurysm coil placement. AJNR AmJ Neurora-diol, 2003, 24(10): 2039–2043

[38] Song JK, Niimi Y, Fernandez PM, et al. Thrombus formation during intracranial aneurysm coil placement: treatment with intra-arterial abciximab. AJNR Am J Neuroradiol, 2004, 25(7): 1147–1153

[39] The RESTORE Investigators. Effects of platelet glycoprotein llb/ llla blockade with tirofiban on adverse cardiac events in patients with unstable angina or acute myocardial infarction undergoing coronary angioplasty. Randomized Efficacy Study of Tirofiban for Outcomes and REstenosis. Circulation, 1997,96(5):1445–1453

[40] Herrmann HC. Tirofiban-an overview of the phase Ⅲ trials. J Invasive Cardiol, 1999;11 (Suppl C):7C–13C

[41] Mureebe L. Direct thrombin inhibitors: alternatives to hepatin. Vascular, 2007,15(6):372–375

[42] Resnick SBRS, Resnick SH, Weintraub JL, et al. Heparin in interventional radiology: a therapy in evolution. Semin Intervent Radiol, 2005,22(2):95–107

[43] Hirsh J, Warkentin TE, Shaughnessy SG, et al. Heparin and low-molecular-weight heparin: mechanisms of action, pharmacokinetics, dosing, monitoring, efficacy, and safety. Chest, 2001, 119(1, Suppl):64S–94S

[44] Jacka MJ, Clark AG. Intravenous heparin for cardiopulmonary bypass is an acute vasodilator. J Clin Anesth, 2002, 14(3):179–182

[45] Baldwin ZK, Spitzer AL, Ng VL, et al. Contemporary standards for the diagnosis and treatment of heparin-induced thrombocytopenia (HIT). Surgery, 2008, 143(3):305–312

[46] Greinacher A, Warkentin TE. The direct thrombin inhibitor hirudin. Thromb Haemost, 2008,99(5):819–829

[47] Oh JJ, Akers WS, Lewis D, et al. Recombinant factor VIIa for refractory bleeding after cardiac surgery secondary to anticoagulation with the direct thrombin inhibitor lepirudin. Pharmacotherapy, 2006, 26(4): 569–577

[48] Warkentin TE, Greinacher A, Koster A. Bivalirudin. Thromb Haemost, 2008,99(5):830–839

[49] Lewis BE, Wallis DE, Berkowitz SD, et al. ARG-911 Study Investigators. Argatroban anticoagulant therapy in patients with heparin-induced thrombocytopenia. Circulation, 2001, 103(14): 1838–1843

[50] Lisboa RC, Jovanovic BD, Alberts MJ. Analysis of the safety and efficacy of intra-arterial thrombolytic therapy in ischemic stroke. Stroke, 2002,33(12):2866–2871

[51] Qureshi Al, Siddiqui AM, Suri ME, et al. Aggressive mechanical clot disruption and low-dose intra-arterial third-generation thrombolytic agent for ischemic stroke: a prospective study. Neurosurgery, 2002,51(5):1319–1327, discussion 1327–1329

[52] Cornu C, Boutitie F, Candelise L, et al. Streptokinase in acute ischemic stroke: an individual patient data meta-analysis: The Thrombolysis in Acute Stroke Pooling Project. Stroke, 2000, 31(7): 1555–1560

[53] Kaur J, Zhao Z, Klein GM, et al. The neurotoxi-city of tissue plasminogen activator? J Cereb Blood Flow Metab, 2004, 24(9): 945–963

[54] del Zoppo GJ, Higashida RT, Furlan AJ, et al. PROACT: a phase II randomized trial of recombinant pro-urokinase by direct arterial delivery in acute middle cerebral artery stroke. PROACT Investigators.

Prolyse in Acute Cerebral Thromboembolism. Stroke, 1998, 29(1):4–11

[55] Furlan A, Higashida R, Wechsler L, et al. Intra-arterial prourokinase for acute ischemic stroke. The PROACT Il study: a randomized controlled trial. Prolyse in Acute Cerebral Thromboembolism. JAMA, 1999,282(21):2003–2011

[56] Haley ECJr, Lyden PD, Johnston KC, et al. TNK in Stroke Investigators. A pilot dose-escalation safety study oftenecteplase in acute ischemic stroke. Stroke, 2005,36(3):607–612

[57] Hacke W, Albers G, AI-Rawi Y, et al. DIAS Study Group. The Desmoteplase in Acute Ischemic Stroke Trial (DIAS): a phase Il MRI-based 9-hour window acute stroke thrombolysis trial with intravenous desmoteplase. Stroke, 2005,36(1):66–73

[58] Furlan AJ, Eyding D, Albers GW, et al. DEDAS Investigators. Dose Escalation of Desmoteplase for Acute lschemic Stroke (DEDAS): evidence of safety and efficacy 3 to 9 hours after stroke onset. Stroke, 2006,37(5):1227–1231

[59] Hacke W. Desmoteplase in Acute lschemic Stroke Trial-2 (DIAS-2)//16th European Stroke Conference; May 29-June 1, 2007; Glasgow, Scotland

[60] Hoh BLNR, O'Donnell J, Pryor JC, et al. Intra-arterial thrombolysis for acute stroke: comparison of era using urokinase versus era not using urokinase at a single center//Seventh Joint Meeting of the AANS/ CNS Section on Cerebrovascular Surgery and the American Society of lnterventional and Ther-apeutic Neuroradiology; February, 2004; San Diego, CA

[61] Eckert B, Kucinski T, Neumaier-Probst E, et al. Local intra-arterial fibrinolysis in acute hemi-spheric stroke: effect of occlusion type and fibrinolytic agent on recanalization success and neurological outcome. Cerebro-vasc Dis, 2003, 15(4):258–263

[62] Lapchak PA, Araujo DM, Pakola S, et al. Microplasmin: a novel thrombolytic that improves behavioral outcome after embolic strokes in rabbits. Stroke, 2002, 33(9): 2279–2284

[63] Deitcher SR, Toombs CE Non-clinical and clinical characterization of a novel acting thrombolytic: alfimeprase. Pathophysiol Haemost Thromb, 2005,34(4–5):215–220

[64] Sherman DG, Atkinson RP, Chippendale T, et al. Intravenous ancrod for treatment of acute ischemic stroke: the STAT study: a randomized controlled trial. Stroke Treatment with Ancrod Trial. JAMA, 2000,283(18):2395–2403

[65] Weissleder RW, Wittenberg J, Harisinghani MG. Contrast agents//Weissleder RW, Wittenberg J, Harisinghani MG. Primer of Diagnostic Imaging. Philadelphia, PA: Mosby, 2003:941–950

[66] Singh J, Daftary A. lodinated contrast media and their adverse mactions. J Nucl Med Technol, 2008,36(2):69-74, quiz 76–77

[67] Dawson P. Pharmacokinetics of water-soluble iodinated X-ray contrast agents//Dawson PC, Cosgrove DO, Grainger RG. Textbook of Contrast Media. San Francisco, CA: Isis Medi-cal Media, 1999:61–74

[68] Solomon R, Dumouchel W. Contrast media and nephropa-thy: findings from systematic analysis and Food and Drug Administration reports of adverse effects. Invest Radiol, 2006, 41(8):651–660

[69] Solomon R. The role of osmolality in the incidence of contrast-induced nephropathy: a systematic review of anglo-graphic contrast media in high risk patients. Kidney Int, 2005, 68(5): 2256–2263

[70] Nie B, Cheng WJ, Li YF, et al. A prospective, double-blind, randomized, controlled trial on the efficacy and cardiorenal safety of iodixanol vs. iopromide in patients with chronic kidney disease undergoing coronary angiography with or with-out percutaneous coronary intervention. Catheter Cardiovasc Interv, 2008, 72(7):958–965

[71] Heinrich MC, Häberle L, Müller V, et al. Nephrotoxicity of iso-osmolar iodixanol compared with nonionic low-osmolar contrast media: meta-analysis of randomized controlled trials. Radiology, 2009,250(1):68–86

第 8 章　重症监护管理

Nazli Janjua, Elia Haddad

接受神经介入治疗患者在重症监护室（intensive care unit, ICU）的围手术期管理是决定患者预后的关键因素，尤其是对于突发的急诊病例。神经重症监护（neurocritical care, NCC）领域正和血管内手术神经放射学（endovascular surgical neuroradiology, ESNR）同步发展，这两种专业的相互作用已经对脑血管疾病的诊疗产生了重要的影响。在 ICU 接受治疗的患者可以接受普适的管理方案，包括统一的适用于各种疾病亚型的多个方面的重症监护管理，也包括针对特殊疾病的治疗方案。

神经重症监护管理总论

床旁临床神经学评估

一直以来，床旁行临床神经学检查和记录与管理颅内压（intra cranial pressure, ICP）及其改变，这两项内容是 NCC 标志性的特征。

在神经系统检查中发现的异常可能是神经功能障碍的第一个指征，同时进行进一步的诊断检测和特殊治疗。几种床边的测试可以很快被辅助人员掌握并记录在护理流程记录中（表8.1）。格拉斯哥昏迷评分（Glasgow Coma Scale, GCS）[1] 的评分范围从 3 分到 15 分，在眼睛睁开程度上为 1~4 分，语言反应上为 1~5 分，动作反应上为 1~6 分。NIHSS 评分 [2] 从 0~42 分（分数越高指示异常越大），评分基于意识、语言、运动、感觉和其他体征。这些量表在评分

者间有高度的依赖性，并容易将神经学检查中的改变进行量化。Hunt Hess 评分 [3] 或 WFNS 评分 [4] 常常用于描述蛛网膜下腔出血（subarachnoid hemorrhage, SAH）患者的情况，这些应在描述患者的首发症状时记录，随后的分数可以作为客观对比，确认神经功能是恶化或改善。由于 NCCU 的工作繁忙而无法频繁地进行细致的神经评分，那么至少患者的意识水平、运动功能和瞳孔大小应该做到频繁记录，瞳孔受到镇静的影响比较小，[5] 具有特别的重要性，能够提示占位的发展和脑疝综合征，这情况可能出现在恶性半球脑梗死或脑出血（intracranial hemorrhage, ICH）时。

镇静管理

通常在 ICU 中为了消除呼吸机导致的不适和焦虑持续给予静脉镇静，对较差的意识状态具有不利的影响，而且会掩盖神经系统查体。为了临床评估，镇静药应该每天给予最小的剂量，除非病情不允许这样处理（如呼吸窘迫）。除了有利于神经功能的评估，中断镇静已经被证明能够减少 ICU 停留时间，并减少机械通气的气管插管时间。[6]

在 NCCU 中常用的镇静剂包括异丙酚（Diprivan, AstraZeneca Pharmaceuticals LP, Wilmington, DE），是一种脂溶性的药剂，作用机制不明，可能依赖 GABA 受体增强作用。芬太尼，一种强效阿片类镇痛药，咪达唑仑（Versed, Roche

表 8.1　NCCU 使用的临床评分 续表

Glasgow 昏迷评分	范围 1~15，15 分最好
运动	1 无运动
	2 去脑强直
	3 去脑屈曲
	4 刺痛回缩
	5 刺痛定位
	6 自发 / 遵嘱运动
言语	1 无反应
	2 可发音
	3 可说出单字
	4 可应答，有时答非所问
	5 说话有条理
睁眼反应	1 不睁眼
	2 疼痛刺激睁眼
	3 呼唤睁眼
	4 自主睁眼

SAH Hunt-Hess 分级	范围 0~5，0 分最好
0 级	偶然发现未破裂动脉瘤
Ⅰ 级	轻度头痛
Ⅱ 级	严重头痛或脑神经麻痹
Ⅲ 级	意识改变，轻瘫
Ⅳ 级	木僵
Ⅴ 级	深度昏迷

NIHSS	范围 0~42；42 分最差
1a 意识水平（LOC）	0 清醒
	1 嗜睡
	2 木僵
	3 昏迷
1b LOC 问题	0 两个回答正确
	1 一个回答正确
	2 两个回答错误
1c LOC 指令	0 两个服从正确
	1 一个服从正确
	2 两个都不正确
2 最佳凝视	0 正确凝视
	1 部分凝视麻痹
	2 被动分离
3 视野	0 无视野缺损
	1 部分偏盲
	2 完全偏盲
	3 双侧偏盲
4 面瘫	0 运动正常
	1 细微轻瘫
	2 部分轻瘫
	3 完全瘫痪

5~8 右 / 左 臂 / 腿运动	0 无漂移
	1 漂移
	2 努力能够对抗重力
	3 没有力量对抗重力
	4 无运动
	X 无法检查
9 肢体共济失调	0 没有共济失调
	1 单肢共济失调
	2 两肢或更多共济失调
	X 无法检查
10 感觉	0 正常
	1 部分感觉缺失
	2 完全感觉缺失
11 最佳语言	0 无失语
	1 轻到中度失语
	2 严重失语
	3 无言语
12 发音障碍	0 正常发音
	1 轻到中度发音障碍
	2 无法发音或静默
	X 无法检查
13 忽视 / 无法注意	0 没有忽视
	1 部分忽视
	2 完全忽视

世界神经外科医生联合会的 SAH 分级；1 分最好

GCS 评分	运动症状	得分
15	无	1
13~14	无	2
13~14	有	3
7~12	无或有	4
3~6	无或有	5

Pharmaceuticals, Herfordshire, UK），一种苯二氮䓬类药物，这些都是主要在肝脏代谢。这些药中，芬太尼可能对血压的影响最小。[7] 神经监护更倾向于使用异丙酚因为其起效快速且作用时间较短，但是在实际应用中，在大脑受损的背景条件下，其可能会对神经系统功能产生数个小时的影响。[8] 当准备撤除机械通气时，需要特别关注患者的意识。一种新型中枢 a2 受体激动剂右美托咪定（Precedex, Hospira, Inc. Lake Forest, IL）已经用于在预计 24h 内撤除呼吸机的阶段，并被证实是 NCCU 内前景较好的一种镇静剂，因为其能够减少药物引起的神经损害和缩短呼

吸机时间。[9] 右美托咪定在 NCCU 同样是处理中毒或戒断状态下（比如酗酒）的激惹症状的较好选择，并且可以应对其他神经系统疾病引起的交感活动增加。右旋美托咪啶主要的不良反应是严重低血压，这是不希望在神经重症监护患者身上看到的不良反应。此外，由于其没有镇痛的作用，不能被单独用于术后主要表现为疼痛不适的患者上。但同时使用可以给予更低剂量的镇痛剂，这可能允许更精确的神经测试。

通气支持

尽管关于呼吸机管理可以在其他书籍上找到，并且是在这章范围外的内容，但是涉及 NCCU 的某些方面在这里要讨论一下。

典型的 NCCU 的患者不会发生肺部广泛的病症，因此呼吸机通气的一般指征是维持呼吸并预防意识受损时的误吸。这个事实可能对于神经科学之外的医生不太重要，因为他们主要关心血中含氧量。当患者意识改变的时候，呼出的 CO_2 应该被监测，患者 CO_2 中毒的风险大于缺氧。气管插管患者，持续 CO_2 监测可以协助拔管前的准备。而且，由于过度换气在突发 ICP 升高的情况下可能是一种救命的措施，并可逆转急性的脑疝，在线读出 CO_2 被证明至关重要。应该避免患者在很长的治疗期间出现过度换气和呼吸性碱中毒，因为这会使血管收缩并导致局部缺血和癫痫发作。在 NCCU 中，动脉 CO_2 分压（$PaCO_2$）的目标是波动在 30~40mmHg，动脉氧分压（PaO_2）的目标是波动在 90~100mmHg。

许多重症医生倾向于使用最小的呼吸末正压（positive end-expiratory pressure, PEEP），目的是为了避免 ICP 增高（可能是增加胸腔压力减少静脉回流的原因）。但在大多情况下，生理的 PEEP 在 5~8mmHg 不仅不会影响 ICP 反而是有利于 ICP。[10] 对于伴发肺部疾病的患者

增加 PEEP 是必要可行的，并且应该根据患者其他的生理参数实现个体化。尽管在 NCCU 内伴有心功能不全的患者有发展为肺水肿的高风险因素（特别是为了增加脑灌注压而采用高容量治疗），某些疾病可诱发额外的肺部病变，如 SAH，在没有心脏功能不全时，仍能导致神经源性肺水肿。[11,12] 诊断可通过胸部 X 线片表现出的肺水肿确定，且中心静脉压（central venous pressure, CVP）或肺毛细血管边缘压力（pulmonary capillary wedge pressure, PCWP）低于可能由于心脏原因引起的肺水肿的 CVP，治疗包括利尿，补充氧气量和通气支持。

只有当气体交换足够维持生理稳态时可以考虑尝试自由通气，没有证据显示过多的机械通气支持是必要的，这可以很容易的通过快速浅呼吸指数判断。呼吸频率（respiratory rate, RR）和潮气量（单位 L）（tidal volume, TV）的比值容易被记录，[13] 如果数值大于 100，应该排除拔管，反之，如果小于 40，提示能够成功拔管。除了这些，对于 NCCU 患者，拔管前意识水平符合要求是很重要的。[14] 评估时应当考虑其他可能存在的局部神经损伤，如一个患者伴有优势半球的病变可能处于清醒状态，尽管失语，这种情况下不可能遵嘱活动但是可能产生自主呼吸。因此，评价准备拔管患者的神经功能标准应该根据疾病的情况而定。检查咽反射和咳嗽反应是很重要的，因为这些关键机制可预防拔管后的小误吸。

保持肺部洁净的其他有效的床边辅助手段包括床边胸腔物理治疗、气管深部吸痰和刺激肺活量，这能防止肺不张。早期让患者从床上到椅子上，也有助于改善自发的肺吸入并最小化肺不张的可能。

控制血压

严格控制血压（blood pressure, BP）在期望的范围内是神经重症监护的重要部分，并与监

测ICP密切相关。在这个重症监护管理的领域中，可能比其他任何领域，普通重症医生和神经重症医生间存在很多分歧，然而，在NCCU经常看到收缩压高于200mmHg，这是可以接受的，实际上对栓塞后SAH患者应是如此，但是如果破裂动脉瘤未处理的情况下，血压控制的目标截然相反。

控制并降低血压的理想药物的作用是神经功能状态突然变化时，能够实现快速滴定从而保证快速的血流动力学干预。β受体阻滞剂像拉贝洛尔可保护心脏功能，这对很快实行全身麻醉接受血管内治疗的患者是额外的收益，但是对于那些可能表现库欣综合征和心动过缓引起的颅内压过高的患者这种药物要慎用。同样的，钙通道阻断剂，如尼卡地平，虽然易于滴定，但也有影响心律的副作用。这些药物在应用尼莫地平的SAH患者身上慎用，因为药物的结合作用可能使窦房结及房室结传导被抑制。肼屈嗪和血管紧张素转换酶抑制剂如卡托普利可以静脉使用，且不会对心律产生影响，尽管肼屈嗪不适合连续注射。硝酸甘油和硝普钠都是强的降压药，普遍用于需要血压急剧下降的心脏科重症监护，但其是非特异的血管舒张药，同样可引起静脉扩张，因此有升高颅内压的潜在风险。

在休克和病理性低血压的情况下需要升高血压，在其他情况下如增加脑灌注压（cerebral perfusion pressure，CPP）也是需要的，如SAH后出现血管痉挛时（参考下面的讨论）。去氧肾上腺素，一种直接收缩动脉的药物，尽管其可能引起反射性心动过缓，在NCCU内作为升压的一线治疗药物，在处理具有库欣相关的心动过缓的患者时需格外小心。去甲肾上腺素，一种β和α受体激动剂；多巴胺，一种多巴胺受体激动剂，同样普遍用于升高血压。对于接受治疗的、诱导升压的患者，需要每天至少监测一次心肌酶谱和心电图。

水、电解质平衡和营养支持

体液平衡的管理和电解质内稳态很大程度上依照其他重症监护室使用的参数，但需要说明的是在某些疾病情况下的高镁血症需要治疗（参照后面SAH的讨论）。营养支持需要尽早开始，当患者接受经口进食不安全的时候可能需要鼻胃管。吞咽30mL稀流食后不会引发咳嗽或异常胃肠发声是患者能够经口进食的可靠指标。[15,16]在所有患者中，要考虑防止误吸，可以采取适当的方法避免误吸，如在喂食的过程中升床30°或更高，使用食用增稠剂，喂食物期间给予帮助和监测。在NCCU的患者服用质子酸抑制剂和H$_2$受体阻滞剂对防止库欣溃疡的发生很重要。[17]

对于长期经口进食不安全的患者，胃造瘘术置管是有必要的，并且对于需要脑室腹腔分流的患者，每个手术的时机应该进行详细讨论。

深静脉血栓预防

另一个在NCCU讨论的话题为对于不能活动的颅内出血患者中采取必要措施预防深静脉血栓的最佳时间。许多因动脉瘤破裂急性发病的患者在未来的24~48h将急诊处理动脉瘤，可以安全地接受下肢气动压迫治疗，直到动脉瘤处理完毕。[18]对于动脉瘤栓塞后的患者，或者因为其他原因需要延期栓塞的患者，应该在48h内考虑皮下注射肝素。在脑出血的患者中，48h后皮下注射肝素没有发现与血肿增大有关联性。

血红蛋白、血细胞比容和贫血

血液稀释曾经被认为是针对蛛网膜下腔出血诱发的血管痉挛的主要治疗策略，现在已经被摒弃。而血红蛋白和血细胞比容下降一般是长期住院的效应，尤其在重症监护室，频繁的抽血和大量的静脉输液十分普遍。患有心脏病时，大多数NCCU患者是这样的，维持循环中血红蛋白超过10~11g/dL可能改善预后。[19]涉及特殊疾病治疗的红细胞计数的进一步管理在下面的章节讨论。

穿刺部位的并发症和腹膜后血肿的处理

警惕腹股沟血肿和腹膜后出血（retroperitoneal hemorrhage, RPH）的发生对所有接受血管内治疗的患者都至关重要，这可能导致非常严重的后果，尤其是正使用多种抗凝剂或抗血小板药物（如阿司匹林和氯吡格雷）的患者，因为其也可能在术中接受大剂量的肝素治疗或者系统动脉溶栓。[20] 仔细标记压迫后即刻出现的穿刺部位肿胀，能够保证可以迅速发现和处理任何后续的肿胀扩大。股动脉压迫装置，如 Femo Stop（Radi Medical Systems AB, Uppsala, Sweden）可能具有一定限制血肿扩大的作用，但其不能替代更明确干预措施，对于那些需要确保止血的患者。对于非常消瘦和年老的患者，皮下组织、脂肪以及肌肉都十分菲薄疏松，大量的出血出现在大腿的后侧面，腹股沟区中间那层皮下的脂肪和肌肉层，这是很危险的并且不容易被发现。[20] 穿刺部位应在术后的前 1~4h 内每隔 15~30min 检查一次，然后至少每个小时检测直到确保稳定。难治性和严重性低血压有或无腹股沟血肿的患者应该提示考虑腹膜后血肿，应该及时用如去氧肾上腺素升高血压，紧急平扫腹部或盆腔 CT，在明确（手术）血管止血之前进行人工按压。在紧急或不稳定情况下，用鱼精蛋白中和肝素（对抗每 100U 肝素注射 1mg，从最后一次肝素剂量的长时间间隔后减少所需剂量），[21] 冷沉淀用于对抗溶栓药的纤溶作用，[22] 可选的药剂有拮抗溶栓作用的包括氨基己酸和Ⅶa 激活因子。[23]

除了穿刺部位出血，意外的血管损伤引起的动脉闭塞应该也予以监测。针对股动脉穿刺可以利用手或多普勒超声检测足背动脉搏动，对于桡尺动脉穿刺，应该通过检查双侧持续对称的脉搏血氧和桡动脉脉搏以发现穿刺部位血肿。如果有双侧脉搏差异，毛细血管的再充盈降低，或肢体末端变冷，应该紧急求助血管手术。在采取手术治疗前，需要重复血管造影确认血管损伤的具体部位而手术纠正。

发热处理

发热能够影响神经重症监护室患者的预后，应该避免，当发热出现时需要仔细评估。发热患者在排除感染之前，首先需要通过检查躯干的皮疹来排除药物相关性变态反应，对接受脑室外引流的患者经验性使用抗生素要能覆盖患者皮肤污染菌，且要考虑一线用药，对于有呼吸机相关肺炎风险的患者应该使用广谱抗生素，直到病原学培养结果回报后再考虑调整抗生素。经常会发生无法确定致热源，发热可能继发于中枢病因或者系统炎性反应。可以每 4h 应用乙酰氨基酚 650mg，或者持续发热的患者在此基础上加量治疗。冰毯可用于顽固性发热，商用型冰毯比如 Arctic Sun（Medivance, Inc. Louisville, CO）带有内反馈机制，可更严密地调节体温，其在神经重症监护室的应用正在研究中。[24] 如果使用冰毯，监护中应该避免同时使用血管收缩剂，因为其可能导致肢体远端缺血。应该在每 1~4h 认真的检查皮肤是否存在破损和溃疡。

造影剂过敏

在 ICU 内术后可能出现造影剂的过敏反应，弥散的躯干皮疹、荨麻疹和严重的速发型过敏反应在这种情况下可能发生。甲基泼尼松龙 32~125mg 和苯海拉明 25~100mg 静脉注射，每 6h 重复 1 次至少要 24h，应该急诊应用阻止组织炎症反应。如果过敏反应导致呼吸功能下降，应实施紧急气管插管。术前通过询问患者之前是否发生过造影剂相关性过敏（之前使用过造影剂），是否存在对碘、钡类或严重的过敏哮喘的病史，可以将造影剂相关过敏反应和并发症发生的风险降到最低。对于存在过敏史的患者，可以在术前 24h 内提前给予类固醇治疗（如果不紧急的情况下）。如果提高剂量是不可能的，在应用造影剂的时候静脉注射甲基泼尼松龙预防过敏反应。[25] 手术开始之前应用 H_2 受体阻滞剂也能抑制过敏反应。

造影剂诱发性肾病

含碘显影剂有潜在的引发造影剂诱发性肾病（contrast-induced nephropathy, CIN）的风险 [26]。使用等渗的造影剂 [27]（而不是低渗造影剂）而且术前静脉水化 [28] 能预防 CIN 的发生，尤其是对于糖尿病患者。在使用造影剂前至少 24h 静脉注射碳酸氢钠 [29] 和 N– 乙酰半胱胺酸 [30]（600mg 口服每天 2 次）可能会有额外的好处，尽管支持的证据比较混乱。等渗液体静脉水化和使用碳酸氢钠的效果等效。

疾病特异性相关的治疗

颅内高压

处理升高的颅内高压重点在于减少扩大的颅腔内容物（如脑脊液，组织液和静脉容积），抑制神经活动并直接治疗引起高颅压的病因。渗透性利尿剂如甘露醇和高渗盐水引起水从细胞内转移到细胞间质并跨越了血脑屏障。[32,33] 过度换气导致血管收缩，因此可减少血管体积。这主要是针对急性颅内压升高的临时性解决办法，这种治疗的长期有效性可能由于随后的治疗不应性和过度的血管收缩所引起的潜在的缺血风险而大打折扣。很多患者，尤其那些蛛网膜下腔出血的患者可以使用脑室外引流，降低脑室外引流高度可快速并有效地降低高颅压。然而，必须谨慎对待准备动脉瘤手术的患者，因为跨壁压力突然变化可能促使动脉瘤再破裂。如果不存在其他手术选择，如开颅血肿清除术或者颅内压升高不是全脑而是局部的，异丙酚和巴比妥盐的镇静能抑制神经和大脑代谢活动，因此降低颅内压。[33,34] 这些药的效果尤其是巴比妥盐能显著限制电生理（electrophysiological, EEG）活动，甚至没有这个作用，大部分情况 ICP 也能很快下降；巴比妥盐能轻度诱导低体温（mild induced hypothermia, MIH），其神经保护作用受到关注，也是通过同样的机制发挥作用的。[35-37] 巴比妥盐治疗和低温诱导的并发症包括低血压、休克、凝血障碍和败血症。患者在接受这些治疗时应被监测有创动脉压和中心静脉压，甚至在一些情况下监测肺动脉压。逐步升高颅内压的治疗详见表 8.2。

表 8.2 逐步升高颅内压

治疗	剂量 / 测定效果
过度通气	目标为症状逆转（逆转瞳孔散大），或测定将 ICP 低于 20mmHg，或 $PaCO_2$ 在 30~35mmHg
渗透压疗法	
甘露醇	初始剂量为 1g/kg，随后每 6h 0.25~1g/kg，或血浆渗透压为 310~320mOsm
高渗盐水	初始剂量为 23.4% 的氯化钠溶液 30mL，随后输入 3% 的氯化钠溶液，或以 50~150mL/h 速度输入醋酸钠，测定血清钠为 150~160mEq/mL
镇静	丙泊酚或苯巴比妥，测定 ICP 低于 20mmHg，或电爆发抑制模式为每分钟爆发 2 次
CSF 转移	脑室穿刺术在耳屏以下可以快速被动引流脑脊液 5~10mL，随后根据最初的反应和其他治疗的需要引流至 0~10 cmH2O 水平
低温	目标体温为 32℃ ~34℃
手术减压	确定性逆转或消除引起 ICP 升高的原因

CO_2：二氧化碳；CSF：脑脊液；ICP：颅内压

破裂动脉瘤或蛛网膜下腔出血

动脉瘤性蛛网膜下腔出血是神经重症监护室内的一种典型疾病，有大量的治疗方法。对蛛网膜下腔出血可能出现的后果的了解以及监护原则需要被所有在重症监护室照顾患者的人员掌握。在这里讨论这些方法，是因为这些方法与接受血管内治疗患者的围手术期监护密切相关。

如前所述，在急性期对动脉瘤栓塞前的血压控制最初是非常严格的，持续的有创血压的监测是必须的，突然的血压尖升高可能预示再破裂，发生这种情况时应该检查。在这种情况下，治疗的目标一直都是尽早行动脉瘤的修复和其他的支持措施，包括用转移脑脊液的方式（如脑室外引流）控制升高的颅内压。在动脉瘤修复之前监护应避免过多的脑脊液流失，因为突然改变的跨壁压可促使动脉瘤再破裂。Hunt-Hess 分级 III 级的蛛网膜下腔出血的患者，很可能出现脑积水和（或）意识变化，可能需要紧急放置脑室外引流。否则，除非特殊的临床指征，一般避免放置脑室外引流。一些神经介入医生主张在弹簧圈栓塞动脉瘤前预防性的放置脑室外引流装置以防术中动脉瘤破裂发生。但是，考虑到治疗动脉瘤破裂概率相对较低，不能常规推荐每个患者使用这个装置。如果脑室外引流装置不是在最佳状态，需要撤出一段或者深入，如果其他所有的可能，术后应该暂时不要进行任何操作，直到体内肝素已经彻底代谢完全。

动脉瘤治疗后，之前被限制的血压参数建议自由化。在这段时间内多数情况下血压可能正常，尤其带有脑室外引流和颅内压正在降低的患者。突然的血压升高应该考虑动脉瘤再破裂或者发展为血管痉挛或者其他严重的神经性疾病。在怀疑的血管痉挛时应该行头颅 CT 检查，以评估大脑梗死的情况，但这会影响术中抗凝，否则可能被使用。血管痉挛的管理在以后关于动脉瘤和 SAH 的章节会探讨。在 ICU 内蛛网膜下腔出血患者需要注意的事项包括神经源性心脏功能障碍的发展和低钠血症。

未破裂动脉瘤

未破裂动脉瘤的治疗远没有处理急性破裂动脉瘤那么复杂。尽管如此，整夜的重症监护管理或者血压水平逐渐下降的护理环境对于发现任何可能发生的神经损伤都是必要的，大部分的血栓栓塞的并发症或动脉瘤破裂在术中就能看到并进行处理。如果发生任何一种情况，患者需要在监护室接受术后管理，有突入载瘤动脉或者围绕弹簧圈有血栓现象可给予患者应用抗血小板药物，对于发生术中动脉瘤破裂的患者，应该按自发动脉瘤破裂进行处理。

缺血性卒中 / 溶栓后或者机械取栓后的患者

就像蛛网膜下腔出血一样，有大量关于急性缺血性脑卒中（acute ischemic stroke, AIS）患者监护的文献。监护管理的重点在于如何预防再灌注出血，维持脑灌注，治疗脑水肿和脑疝以及其他支持护理。

尽管没有明确的针对单独接受动脉溶栓后患者的处理的指南，在评估大脑中动脉卒中溶栓和血栓切除设备的大型临床试验中，治疗的指南一般遵循处理接受静脉应用 rt-PA 患者的方法[38-40]。依据临床指南的研究，血压维持在 180/105mmHg 以下，以及维持正常的血糖水平是预防溶栓后脑出血的关键因素[41]。再次强调，应该额外注意穿刺部位，因为这些患者除了接受血液稀释外，可能用的是 8F-9F 的大的血管鞘，为的是导引导管能够允许用各种溶栓设备。

神经监测不能在术后阶段过分强调，在任何状态下的变化需要立即行头颅影像检查，评估出血或彻底梗死及梗死相关水肿引起的脑疝。

动静脉畸形

破裂的动静脉畸形（arteriovenons malformation, AVM）可能表现为脑出血以及 SAH，如果是后者，监护应该遵循动脉瘤的 SAH。脑实质出血可引起颅内压的升高，这应该按照前文概述处理。

所有栓塞后的动静脉畸形，无论是破裂的还是未破裂的，都存在灌注压突破出血的风险，可能发生在之前低灌注的大脑，畸形团血流显著下降后的血流改路[42,43]。这种情况，比 AIS 溶栓后发生的出血更为隐蔽，有时可能发生在栓塞后 24~48h，因此，术后重症监护的时间比未破裂动脉瘤的时间更长，并且取决于 AVM 的大小和栓塞的程度。AVM 栓塞后的血压控制比动脉瘤栓塞要更加严格。

癫痫可能发生在动静脉畸形的栓塞前或栓塞后。已知存在癫痫的患者应该给予足够剂量的抗癫痫药物达到治疗水平。那些不知道是否存在癫痫的患者，可以考虑术中和围手术期使用抗癫痫药。

颅外颈动脉疾病或颈后支架放置

颈内动脉起始部植入支架的患者术中和术后发生低血压和心动过缓的风险较高。由于刺激颈动脉窦使心率降低，这种情况可选多巴胺作为首选的血管收缩剂，其通过刺激 β 受体和多巴胺受体而增加心律。可以降低对患者输血的门槛，因为采用大尺寸的动脉鞘，血管造影过程中导管和装置交换时产生更大的血液流失。通常（如血管内治疗的病例）结合液体复苏和造影剂对血液的稀释可能造成循环血细胞容积下降的假象，但是如果确实出现贫血，应及时提高警惕并给予治疗，因为维持正常的血红蛋白水平是十分重要的。股动脉鞘被拔除后和凝血各项指标正常时，应当尽早让患者下床活动，可以刺激增加血压。

这些患者通常要吃至少两种抗血小板的药，因此，对于急性缺血性脑卒中患者在血管造影术后进入重症监护室内的监护，关注穿刺位置是很重要的。

鼻部、头和颈部肿瘤出血

鼻出血或头颈部肿瘤患者在血管内手术之前急性出血，应当利用输血和晶体液支持来维持血压，治疗后至少最初的 24h，需要持续测定血红蛋白和血细胞比容。如最初的栓塞后止血填塞没有被移除，应该尽早移除，理想状态下在 ICU 内进行。有些情况下，尽管患者正在插管，应由耳鼻喉科医生取出填塞物，以便再出血发生时能够再次填塞，镇静可以缓解不适。

类似于细微的出血可能在 AVM 栓塞后发生并进行性进展，缺血性改变在术后也会逐渐发生。因为这些并发症是因侧支血管破裂，是间接而不是直接脑通路损坏，可能不易在手术中识别。当怀疑缺血发生时，应该通过间接通路使用晶体液来增加脑血流量。这种情况抗血小板药物的作用达到最低，因为缺血是由永久或者非永久的栓塞剂（如聚乙烯醇）导致的，而不是内生血小板栓子。推测阿司匹林和类似药物也有一定益处，避免自发性血栓的形成，其可能因为医源性血栓而加速。

床旁临床评估应该包含瞳孔反射和视力中，因为颅外头颈部的栓塞引起眶部缺血性的并发症风险高于颅内。

对于后鼻腔填塞的患者需要使用抗生素，预防细菌在窦内生长，应选择青霉素或第一代头孢菌素等抗菌谱覆盖厌氧菌的药物。[44]

总 结

- 神经血管内治疗的患者需要经常进行神经评估。因此，需要呼吸支持的患者在 24h 内要周期性给予镇静，从而允许进行正确神经系统评估。
- 在合适的意识水平，呼吸次数和潮气量的比值 <40 预示成功实施气管拔管的可能性较高。
- 接受升压治疗的患者应该每天评价心肌酶水平。

- 对于神经监护患者控制颅内压和脑灌注压是至关重要的。

并发症的预防

- 对于血管造影术，充足的术前水化和应用等渗而非低渗造影剂会减少造影剂诱发性肾病的发生。
- 血管造影手术前 24h 使用碳酸氢钠和 N-乙酰半胱氨酸可显著降低造影剂诱发性肾病的发生。
- 某些特定情况，维持血红蛋白 10~11gm/dL 与更好的预后具有关联性。

并发症的处理

- 造影剂过敏患者，至少 24h 时内每 6h 重复 1 次使用甲泼尼龙 32~125mg 静脉注射和苯海拉明 25~100mg 静脉注射。在速发型过敏反应过程中，应该给予呼吸支持。
- 积极治疗发热的措施包括：每 4h 一次使用对乙酰氨基酚，如果必要时使用包括表面冷却或更多侵入性的冷却方法。

参考文献

[1] Teasdale G, Jennett B. Assessment of coma and impaired consciousness. A practical scale. Lancet, 1974,2(7872):81–84

[2] Goldstein LB, Bertels C, Davis JN. Interrater reliability of the NIH stroke scale. Arch Neurol, 1989,46(6):660–662

[3] Hunt WE, Hess RM. Surgical risk as related to time of intervention in the repair of intracranial aneurysms. J Neurosurg, 1968,28(1):14–20

[4] Report of World Federation of Neurological Surgeons committee on a universal subarachnoid hemorrhage grading scale. J Neurosurg, 1988,68(6):985–98B

[5] Larson MD, Kurz A, Sessler DI, et al. Alfentanil blocks reflex pupillary dilation in response to noxious stimulation but does not diminish the light reflex. Anesthesiology, 1997,87(4):849–855

[6] Kress JP, Pohlman AS, O'Connor ME, et al. Daily interruption of sedative infusions ill critically iii patients undergoing mechani-cal ventilation. N Engl J Med, 2000,342(20):1471–1477

[7] Cillo JE Jr, Finn R. Hemodynamics in elderly coronary artery disease patients undergoing propofol sedation. J Oral Maxil-lofac Surg, 2006,64(9): 1338–1342

[8] Kowalski SD, Rayfield CA. A post hoc descriptive study of patients receiving propofol. Am J Crit Care, 1999,8(1):507–513

[9] Pandharipande PP, Pun BT, Herr DL, et al, Effect of sedation with dexmedetomidine vs lorazepam on acute brain dysfunction in mechanically ventilated patients: the MENDS randomized controlled trial. JAMA, 2007,298(22):2644–2653

[10] Koutsoukou A, Perraki H, Raftopoulou A, et al. Respiratory mechanics in brain-damaged patients. Intensive Care Med, 2006, 32(12): 1947–1954

[11] Muroi C, Keller M, Pangalu A, et al. Neurogenic pulmonary edema in patients with subarachnoid hemorrhage. J Neumsurg Anesthesiol, 2008,20(3): 188–192

[12] Friedman JA, Pichelmann MA, Piepgras DG, et al. Pulmonary complications of aneurysmal subarachnoid hemorrhage. Neuro-surgery, 2003,52(5):1025–1031, discussion 1031–1032

[13] Frutos-Vivar F, Ferguson ND, Esteban A, et al. Risk factors for extubation thilure in patients following a successful spontane-ous breathing trial. Chest, 2006, 130(6): 1664–1671

[14] Mokhlesi B, Tulaimat A, Gluckman TJ, et al. Predicting extubation failure after successful completion of a spontaneous breathing trial. Respir Care, 2007, 52(12):1710–1717

[15] Smith Hammond CA, Goldstein LB, Homer RD, et al. Predict-ing aspiration in patients with ischemic stroke: comparison of clinical signs and aerodynamic measures of voluntary cough. Chest, 2009,135(3):769–777

[16] Warnecke T, Teismann I, Meimann W, et al. Assessment of aspiration risk in acute ischaemic stroke-evaluation of the simple swallowing provocation test. J Neurol Neurosurg Psychiatry, 2008, 79(3):312–314

[17] Ojiako K, Shingala H, Schorr C, et al. Famotidine versus pantoprazole for preventing bleeding in the upper gastroin-testinal tract of critically iii patients receiving mechanical ventilation. AmJ Crit Care, 2008,17(2):142–147

[18] Wasay M, Bakshi R, Bobustuc G, et al. Cerebral venous throm-bosis: analysis of a multicenter cohort from the United States. J Stroke Cerebrovasc Dis, 2008,17(2):49–54

[19] Naidech AM, Jovanovic B, Wartenberg KE, et al. Higher hemo-globin is associated with improved outcome after subarachnoid hemorrhage. Crit Care Med, 2007,35(10):2383–2389

[20] Ellis SG, Bhatt D, Kapadia S, et al. Corre-lates and outcomes of retroperitoneal hemorrhage complicating percutaneous coronary

intervention. Catheter Cardiovasc Interv, 2006,67(4):541–545

[21] Dehmer GJ, Haagen D, Malloy CR, et al. Anticoagulation with heparin during cardiac catheterization and its reversal by protamine. Cathet Cardiovasc Diagn, 1987, 13(1): 16–21

[22] Pantanowitz L, Kruskall MS, Uhl L. Cryoprecipitate: patterns of use. AmJ Clin Pathol, 2003,119(6):874–881

[23] Grizelj R, Vuković J, Filipović-Grcić B, et al. Successful use of recombinant activated FVII and aminocaproic acid in four neonates with life-threatening hemorrhage. Blood Coagul Fibrinolysis, 2006, 17(5):413–4l 5

[24] Mayer SA, kowalski RG, Presciutti M, et al. Clinical trial of a novel surface cooling system for fever control in neurocritical care patients. Crit Care Med, 2004,32(12):2508–2515

[25] Lasser EC, Berry CC, Mishkin MM, et al. Pretreatment with corticosteroids to prevent adverse reactions to nonionic contrast media. AJR AmJ Roent-geno, 1994, 162(3): 523–526

[26] Bakris GL, Lass N, Gaber AO, et al. Radiocontrast medium-induced declines in renal function: a role for oxygen flee radicals. AmJ Physiol, 1990,258(1 Pt 2):F115–F120

[27] Rudnick MR, Davidson C, Laskey W, et al. VALOR Trial Investigators. Nephrotoxicity of iodixanol versus ioversol in patients with chronic kidney disease: the Visi-paque Angiography/ Interventions with Laboratory Outcomes in Renal Insuf~ciency (VALOR) Trial. Am Heart J, 2008,156(4):776–782

[28] Solornon R, Werner C, Mann D, et al. Effects of saline, mannitol, and furosemide to prevent acute decreases in renal function induced by radiocontrast agents. N Eng J Med, 1994, 331(21): 1416–1420

[29] Recio-Mayoral A, Chaparro M, Prado B, et al. The reno-protec-tive effect of hydration with sodium bicarbonate plus N-ace-tylcysteine in patients undergoing emergency percutaneous coronary intervention: the RENO Study. J Am Coll Cardiol, 2007, 49(12):1283–1288

[30] Tepel M, van der Giet M, Schwarzfeld C, et al. Prevention of radiographic-contrast-agent-induced reductions in renal function by acetylcysteine. N Engl J Med, 2000,343(3): 180–184

[31] Brar SS, Shen AY, Jorgensen MB, et al. Sodium bicarbonate vs sodium chloride for the prevention of contrast medium-in-duced nephropathy in patients undergoing coronary angiog-raphy: a randomized triM. JAMA, 2008, 300(9): 1038–1046

[32] Horn P, MQnch E, Vajkoczy P, et al. Hypertonic saline solution for control of elevated intracranial pressure in patients with exhausted response to mannitol and barbiturates. Neurol Res, 1999, 21(8):758–764

[33] Levin AB, Duff TA, Javid MJ. Treatment of increased intra-cranial pressure: a comparison of different hyperosmotic agents and the use of thiopental. Neorosurgery, 1979,5(5):570–575

[34] Eisenberg HM. Frankowski RE Contant CF, Marshall LE Walker MD. High-dose barbiturate control of elevated intracranial pressure in patients with severe head injury. J Neurosurg, 1988, 69(1):15–23

[35] Himmelseher S, Werner C. [Therapeutic hypothermia after traumatic brain injury or subarachnoid hemorrhage. Current practices of German anaesthesia departments in intensive care]. Anaesthesist, 2004,53(12): 1168–1176

[36] Hypothermia after Cardiac Arrest Study Group. Mild therapeutic hypothermia to improve the neurologic outcome after cardiac arrest. N Engl J Med, 2002, 346(8): 549–556

[37] Bernard SA, Gray TW, Buist MD, et al. Treatment of comatose survivors of out-of-hospital cardiac arrest with induced hypo-thermia. N Engl J Med, 2002,346(8):557–563

[38] Tissue plasminogen activator for acute ischemic stroke. The National Institute of Neurological Disorders and Stroke rt-PA Stroke Study Group. N Engl J Med, 1995,333(24):1581–1587

[39] Furlan A, Higashida R, Wechsler L, et al. Intra-arterial prou-rokinase for acute ischemic stroke. The PROACT II study: a randomized controlled trial. Prolyse in Acute Cerebral Throm-boembolism. JAMA, 1999,282(21):2003–2011

[40] Smith WS, Sung G, Saver J, et al. Multi MERCI Investiga-tors. Mechanical thrombectomy for acute ischemic stroke: final results of the Multi MERCI trial. Stroke, 2008,39(4):1205–1212

[41] Kase CS, Furlan AJ, Wechsler LR, et al. Cerebral hemorrhage after intra-arterial thrombolysis for ischemic stroke: the PRO-ACT Il trial. Neurology, 2001, 57(9):1603–1610

[42] Sekhon Lid, Morgan MK, Spence I. Normal perfusion pressure breakthrough: the role of capillaries. J Neurosurg, 1997, 86(3): 519–524

[43] Morgan MK, Johnston IH, Hallinan JM, et al. Complica-tions of surgery for arteriovenous malformations of the brain. J Neurosurg, 1993,78(2):176–182

[44] Kucik CJ, Clenney T. Management of epistaxis. Am Faro Physi-cian, 2005,71(2):305–311

第 9 章 护 理

Maria G.Farrow

从 20 世纪 80 年代神经血管介入作为一种正式的治疗手段始开始，护理就成为接受神经介入治疗患者整体监护的一部分。随着治疗方法在技术上的不断进步，神经介入患者护理的复杂程度也随之增加。

现今职业注册护士（Registered Nurse, RN）有多种多样的技术直接监护着成人及儿童患者。在神经介入放射学领域，RN 已经发展了很多具有亚专业特点的技术，并用最先进的技术处理脑血管病患者。护理的作用主要包括患者的看护，对疾病和手术的讲解，对其他人员如护士和放射技师的教育。作为患者的守护者，在确保患者术前、术中和术后安全舒适的同时，护士随时向患者及家属通知相关信息。因此，护理对神经血管介入患者的监护和良好愈后具有巨大的贡献。

除了 RN 提供的监护外，还有由高级执业注册护士（advanced practice registered nurse, APRN）参与其中的不同级别的护理，APRN 指的是取得硕士或博士学位且接受过专业临床知识和技能培训过的 RN，[1] 这一群体包括主管护士（Nurse Practitioner, NP），临床护理专家和认证的注册麻醉护士。

注册的职业护士具有许可证，被任何一个州、联邦或地区承认可以进行护理工作，[1] 护理的专业角色可以在工作中、继续教育或通过专业资格认证时展现和取得能力而获得。美国神经科学护理联盟（American Association of Neuroscience Nurse, AANN）为护士提供神经科的护理资质认证证书，可以护理神经血管介入患者。

高级执业注册护师

主管护师

NP 是独立的执业者，接受过深度培训，具有扎实的知识基础，能胜任接受血管内治疗患者的监护，并能监测相关并发症。

NP 能够进行鉴别诊断，能下医嘱，执行、监督和解释相关的诊断和实验室检查，其也能开处方进行药物或非药物的干预措施，来处理急性或慢性的病症和疾病。[1] 她们在这个独特领域综合运用护理经验和临床能力，促进神经介入患者的健康并防止疾病和损伤。执业护师在自己执业范围内拥有相应的独立自主权，能够从患者监护的多个方面给予团队提供巨大的帮助。通过与神经介入专家、重症监护室的护士、病房护士以及健康护理团队的其他成员的合作，NP 在患者的整体护理和治疗中起着关键的纽带作用。

NP 在成功完成资格认证过程后会获得证书，包括满足教育的要求，完成对临床工作时间要求，并通过相关专业的国家委员会资格考试。专业包括急症监护、成人、家庭、儿童、肿瘤及老年病等。美国最大 NP 鉴定团体是美国护理资质认证中心（American Nurses Credentialing

Center, ANCC）和美国护士执业学院（Academy for Nurse Practitioner, AANP）。

对 NP 培训进行病史收集和查体，可以在第一次患者就诊时完成，作为术前所有病情检查的一部分。[1] 通过对筛选标准的理解，他们从患者详细的信息中进行挑选，为神经血管介入医生在制定治疗方案时提供帮助。同时，NP 帮助患者（有时候可能是患者家属）了解疾病和治疗该疾病所需要的特殊技术。例如，NP 向可能接受血管内弹簧圈栓塞的动脉瘤患者在知情同意前详细描述手术的过程，可以进一步解释是如何评估动脉瘤患者适合栓塞治疗，是基于患者的年龄、身体状况和动脉瘤的特点（大小、形状、位置及瘤颈）做出的决定。NP 重复神经介入医生向患者及家属提供的信息，可以帮助更好地了解情况及监护计划。NP 全面的、详细地对血管介入手术进行介绍能帮助患者放松压力，更好接受并签署医疗知情同意书。NP 可以防止后期取消手术的可能，是通过判断患者是否为血管内介入手术的适应人群，并对患者进行必要的清洁准备。NP 可以在门诊和住院部访视患者。

若医院允许，在医院急诊背景下，NP 评估患者，整合监护计划，包括咨询其他医疗部门，书写医嘱，开具处方，决定住院和出院。NP 和监护协调员及其他专业团队人员的互动，如功能康复、语音训练、呼吸锻炼、社会适应、营养支持和人文关怀等专业，能形成一个整合的出院计划，最终减少住院的时间。

在一些医疗单位，NP 被认证可以在神经介入放射手术中帮忙，包括脑和脊髓血管造影、颅内动脉瘤弹簧圈栓塞、经皮椎体成形术、颈动脉支架植入术、动脉内溶栓、血管栓塞治疗（包括脑和脊髓的动静脉畸形的栓塞以及头颈部和颅脑创伤的栓塞）、头颈部的创伤的处理及静脉血管畸形的经皮消融。[2]

由于神经介入治疗专家忙于手术或其他更重要的事情，NP 和患者以及患者家属之间沟通保证了监护的连续性。从一开始的住院以及后期的随访中，患者术前、术后需要注意的地方都可以从 NP 那里得到反复的嘱咐。护师的工作并不局限于临床的工作，她们还可以安排患者转院、帮助直接办理入院，安排手术计划等。NP 也领导、组织和帮助脑血管病支持团队，如治疗脑动脉瘤、脑 AVM 和脑卒中的团队。

临床护理专家

临床护理专家（clinical nurse specialist, CNS）如 ANA 描述的一样，在其专业领域里是进行有证据支持的护理实践的专家，处理患者的健康问题。CNS 领导护理实践的创新和进步以达到高质量的效价比和良好的患者预后，也领导多学科的团队设计并完成创新方案来解决系统性难题和患者监护的问题。[1] 由 CNS 推动的进行中的工作人员教育展示了这点，其促进了神经介入患者监护中护理技术水平的进步和革新。

认证的注册麻醉护士

认证的注册麻醉护士（certified registered nurse anethetist, CRNA）是完成护士麻醉教育课程的毕业生并且通过了认证考试的护士，这个课程被护士麻醉教育计划认证委员会或其前身认可。CRNA 给神经介入患者提供麻醉和麻醉相关的监护，行麻醉前的准备和评估以及术后的监护。CRNA 处理这些患者的程度和频次取决于当地的医院。

RN 在不同的地方为神经介入患者提供监护，包括神经介入导管室内、住院前的地方、重症监护病房、急症住院的地方和麻醉恢复室内。

在监护需要神经介入方法治疗的患者时，如颅内动脉瘤、脑动静脉血管畸形、颈动脉狭窄、颅内血管狭窄、卒中和蛛网膜下腔出血、脑血管痉挛等患者，护士们需要针对每一个体化疾病的状态采用专业特色的方法。某些特定医院提供相关的培训。

强大的有关适应证的知识基础和目前可用的多种适合患者人群的治疗方法，让护士能够提供给患者及家属最好的教育。因为护士提供的日常护理常常让患者达到一定的舒适度，患者可能每天都会问问题和表达担忧，护士能够提供正确答案的能力可以帮助患者更明白，而减轻恐惧，避免沮丧，进而提高患者的满意度。

各个层面普遍期望护士向患者及家属能够详细地描述和回顾血管内手术。因此，熟悉以下血管造影的基本要点，可以提高护士告知患者的能力。经过特殊训练的医生（神经介入医生）可以在脑血管造影室内透视下进行微创的手术，通常使用双C技术，要求所有的操作过程必须在无菌条件完成。通过皮肤穿刺，导管在导丝的引导下通过股动脉顺利到达目标血管，撤回导丝，然后向导管内注入造影剂，血管即可显影。在导管内置入微导管就可以达到更小的脑或脊髓血管。患者及家属做好对手术的准备能够克服对未知领域的恐惧。

经历介入手术患者的术中和术后即刻护理，需要密切监护的技术能力。随着技术越来越复杂的微创手术，如神经介入治疗促进了健康改善，护理实践的标准提高了这类患者对高质量护理的期待。一些医院要求，如果在脑血管造影室、综合重症监护室内和麻醉恢复室内应聘护士，需要多个证书，包括基础心肺生命支持（Basic Cardiopulmonary Life Support, BCLS），高级心血管生命支持（Advanced Cardiovascular Life Support, ACLS）和儿科高级生命支持（Pediatric Advanced Life Support, PALS）。

专业特异性的医嘱，包括评估、移动能力和药物应用，对神经介入治疗患者的护理是很重要的。接受血管内治疗患者的护理监护和处理是围绕着RN在术前、术中和术后的很多职责。本节将每一个阶段详细地列出（表9.1）。

血管内治疗术前护理

接受神经介入治疗的患者术前准备要完成很多临床工作，需要遵守单位的规定。

一旦进入脑血管造影室，首要的就是核对患者，确保患者的安全。在所有的操作进行前，不同的单位一般都要求核对患者的病案号、腕

表 9.1　神经介入手术患者的护理

术前	术中	术后
评估：神经功能评估，生命体征，末梢脉搏	评估：神经功能评估，生命体征，末梢脉搏	评估：神经功能评估，生命体征，末梢脉搏，腹股沟穿刺点
药物治疗： 　预防造影剂过敏的药物治疗＝甲强龙和苯海拉明 　预防造影剂性肾病药物＝N-乙酰半胱氨酸和碳酸氢钠 　支架释放前-阿司匹林和硫酸氢氯吡格雷 　停用二甲双胍	药物治疗： 　意识镇静药物 　正常盐水包内的肝素	药物治疗： 　支架后阿司匹林和硫酸氢氯吡格雷 　继续应用N-乙酰半胱氨酸进行预防 　停用二甲双胍
患者支持： 　向患者解释手术步骤，确保签署同意书，给予心理支持	患者安全和支持： 　保证患者在造影台上的安全和舒适的正确体位和护垫等躯体支持措施	出血评估： 　检查腹股沟穿刺点 　检查受影响腿的末梢搏动 评估造影剂性肾病： 　根据医嘱保持静脉输液 　监测尿量排出 　监测肾功能

带及患者的病例。

在介入手术操作前都应该检查患者的基线神经系统状态、生命体征和双侧末梢脉搏评估，以便在对术中及术后可能的变化进行对比。

护理实践内容应该包括熟悉掌握医疗单位的政策和神经介入治疗各个阶段的手术过程，[3]每个医院对术前的要求可能有所不同，通常医院的规定都要求记录身高、体重、过敏史、用药史和病史回顾。患者术前应该有神经科医生、NP或助理医生进行评估。病例记录中应该包括患者的现病史、体格检查（一般是30d以内的）、实验室检查和诊断结果（全血细胞计数，基础代谢功能检测，凝血功能检测：凝血酶原时间、部分凝血活酶时间、国际标准化比率，血型鉴定和抗体筛选，孕检，胸片和心电图），由患者或监护人签署的知情同意书（包括手术过程，中度镇静，麻醉和指定的血液制品）。护送患者由住院部去手术室和（或）收入院到脑血管造影室等，这些都是护士的责任。

虽然签署知情同意书是外科医生的责任，但对RN重要的是知道患者、家属和（或）监护人的言语理解能力，他们是否明白讨论的内容以确保他们已经了解被告知的内容，并提供进一步的阐述。许多需要接受介入治疗的患者意识水平较差、认知障碍或者失语，限制了他们表达同意的能力，出台适合的政策势在必行，用以指导如何确定能够签署手术同意书的监护人，确保监护人理解手术的目的、可能的风险和手术所带来的获益。这种状况的患者和监护人的教育目的是减少因患者或监护人不了解信息带来的手术延迟。当遇到有语言沟通障碍时，护士可以建议患者接受合适的翻译，以便充分理解并能准确回答问题。

鼓励患者说出身体状态任何最新的变化，如感冒、发烧等，提供可能引起手术推迟或取消的信息。

医师、NP或助理医生要在术前下医嘱，医嘱包括术前水化、术前禁食水、口服药物和静脉通道等。

通常采用静脉水化以防止未经口进食的情况下患者出现脱水，同时有助于术中动脉内应用造影剂排出。开始静脉输液是需要的，护士需要确认已经建立的静脉通道仍然通畅。

有一点至关重要，就是检查患者是否按照神经介入医生、NP及助理医生意见没有服用手术禁止的药物，如非甾体抗炎药、二甲双胍和格华止。糖尿病患者，手术前夜应该减少长效胰岛素的用量，因为术前一天午夜后禁食水。

术前药物治疗

已明确患者对静脉用造影剂或对贝类鱼类过敏，应术前提前给予药物处理。如果患者手术当天入院，确保给予激素和抗组胺类药物治疗，对抗造影剂的不良反应。甲强龙和苯海拉明通常在术前12h服用及术前2h重复给药，对于住院患者，护士的责任是确保患者按照医嘱服用或使用药物，或如果没有医嘱要求医生开具医嘱和在病历中记载患者过敏史。

开处方用于预防造影剂诱发性肾病（CIN）的药物是超说明书使用的N-乙酰半胱氨酸。研究表明这类药物可以通过减少氧自由基的生成和促进肾动脉血管舒张降低神经介入术后的急性肾功能衰竭的风险。[4]常规使用剂量600mg口服，每天2次，术前1d，当天和术后2d，[5]但有的报道显示剂量加倍1200mg口服，每天2次，效果会更好，因此有些介入医生愿意用这个剂量。[6,7]CIN指的是继发于造影剂应用而没有其他明确的原因的急性肾功能衰竭。如果确认患者是出现这个并发症的高风险人群，NP判断患者是否在术前接受足够的药物治疗。患者出现CIN的相关危险因素包括存在的肾功能不全、糖尿病患者、低血容量、心力衰竭、老年患者（大于71岁），同时应用肾毒性药物如氨基糖苷类抗生素，服用增加肾灌注的药物，如血管紧张素转化酶（angiotensin-converting enzyme, ACE）抑制剂、血管紧张素受体阻滞剂（angiotensin receptor blocker, ARB）或非甾体抗炎药（nonsteroidal anti-inflammatory drug, NSAID）。[8,9]NP 应该向门诊患者解释术前那天为什么或什么时间使用 N-乙酰半胱氨酸，并且要在门诊或住院部开具药方。[10,11]

患者接受支架植入（颈动脉或颅内）或其他的植入手术（如弹簧圈栓塞动脉瘤）时提前使用阿司匹林和硫酸氢氯吡格雷。[12]虽然对大多数的有创性手术来讲这是正常进行的，RN 能够理解了这种情况下药物必须服用，能够避免意外的用药错误。

二甲双胍或含有二甲双胍的复合药物应该在术前 24h 及术后 72h 停用，从而避免乳酸性酸中毒。[13]RN 应该注意患者手术当天或术前是否使用这类药物，提醒医护人员（医生、NP、助理医师）进行适当的调整。

终末期肾病的患者可能需要特殊安排其术前和术后透析的时间。[14]护士应该特意进行特殊协调避免静脉用造影剂对严重肾功能损害的患者产生影响。

患者和陪护的支持

手术过程中，患者家属被安排在等候区随时了解手术情况和等待手术结果。如果患者被安排在手术当天出院，确定谁护送患者回家，通知其大概出院时间。

护士能够预测患者的问题，如对新诊断的知识匮乏，焦虑和对未知的、可能的风险和死亡的恐惧，评估患者及家属以上问题的严重程度，提供相应的支持并安抚可以缓解他们的表现。NP 应该提供清晰的可以理解的信息，患者及家属的有关行为控制的术前教育能够提高术后的依从性。

神经介入术中的护理监护

神经介入手术要求的准备工作包括脑血管造影室内具有适当的库存和功能齐备的设备。库存包括供氧设备、负压吸引、导管、导丝、微导管、栓塞材料如胶和弹簧圈等。[15]护士的责任是将导管室准备好能够接纳患者。

在无菌技术下展开手术台设置也是 RN 的职责。标准的仪器设备也是设置的一部分，应该遵循医院的规定标准，通常包括但不限于此：一个神经介入造影包、无菌单、正常盐水袋、加压袋、无菌盆、高压枪管、输液管和注射器、注射器和利多卡因。遵照神经介入医生的医嘱将 2000U 肝素加入 1000mL 的生理盐水，并用标签标注药物、日期、时间和操作者；然后将生理盐水袋放进加压包里，将输液管刺入盐水袋，将压力袋加压到 300mmHg。盐水能通过输液管冲洗，需要仔细检查可能的气泡，必须将里面的空气泡排空。

脑血管造影室内的手推车和复苏设备应该立即可以使用。护士应该按照医院的管理政策检查监护仪、除颤仪和手推车以确保设备和药品的功能并确定在紧急情况下能够正常使用，急诊药物包括抗心律失常药物、阿托品和治疗高血压和低血压的药物。当患者出现紧急事件时，护士能立即启用 BCLS 和 ACLS，并领导其他人员。

患者的评估应该从记录基线神经功能检查、生命体征和穿刺点末梢动脉搏动开始，应该对心脏监测进行持续评估，生命体征包括：心率、血压（有创的和无创的）和血氧饱和度，按照医院规定的频次记录。在术中，应告知神经介入医生任何和基线状况相比不良的变化，如呼吸急促（呼吸频率 >12/min），心率过缓（心率 <40/min），明显的血压升高或降低（收缩压 ≤ 90 mmHg 或 ≥ 160mmHg）或血氧饱和度明显下降（< 92%）。

在手术的关键时刻，要仔细注意连续的心电监测，神经功能评估对做好准备应对意外事件是至关重要。在以下的时刻要注意生命体征的变化：在导管到位、注射造影剂、注射栓塞材料、支架释放、进行栓塞保护和充盈球囊时。

在某些特定情况时，神经介入医生可能要求改变生命体征，如治疗动静脉畸形时，在注入液体栓塞剂之前，要求将患者平均动脉压降低到 50～60mmHg。

大多数的手术治疗需要全身麻醉或意识镇静。[15] 麻醉师或 CRNA 在术中提供全身麻醉和保证患者通气，然而 RN 应该了解气道是通畅的，无论是在气管插管还是喉罩通气状态。意识镇静可以由麻醉师、CRNA 或 RN 实施，这取决于医院的规定。患者采用这个形式的麻醉，需要保持持续供氧，由护士监测呼吸状态。护士应该确保神经介入医生的镇静和麻醉符合医院的管理规定。

术中应该确保患者安全、舒适，由于某些手术要求患者保持一个姿势长达数小时，因此要特别注意对患者皮肤的保护。一旦患者平躺至手术台上，并连接到血流动力学监测设备开始，护士就应确保患者安全。关节和腰椎区域应该得到相应的支撑保护，着力点如脚后跟和肘关节，应该加一个护垫，四肢应该保持自然生理姿势。导管室的环境可能较凉，因此，用毯子盖住患者和（或）用取暖装置能够避免患者暴露和不舒服。

通常需要插入 Foley 导管进行导尿，由护士在铺无菌单之前完成。在较长的麻醉手术过程中，要特别注意观察尿管的通畅性并准确的记录尿液的排出量。手术时间短的病例，且没有留置导尿管，在输液和注射造影剂后，需提供便盆或尿壶以确保能够持续评估排液量。有一点是很关键的，严格地监测和记录整个手术过程中摄入和排出量以保持液体平衡。

进行无菌准备和腹股沟铺无菌单，根据规

定经常是护士的责任，但是也可以由团队里的其他人员完成操作，如放射技师，取决于医院的操作指南。一定注意既能够让血管内医生容易找到穿刺点，又避免患者感染的可能。

护士的一个职责是进行抗凝并监测，通常在有些病例（介入弹簧圈栓塞）手术开始的时候就获得基线的活化凝血时间（ACT）。护士能够应用 ACT 检测机器获得测量结果，其从神经介入医生那里获得患者的血液样本，并用检测机器获得检验结果，在手术过程中需要多次监测，确保 ACT 是基础值的 2~2.5 倍。手术中，护士负责准备和保证足量肝素生理盐水动脉内使用。持续注射肝素生理盐水的医嘱应该由神经介入医生来下，手术结束后也可能要求口服阿司匹林。

对那些对肝素过敏或者存在肝素抗体的患者，可以采取别的药物替代，[16] 如比伐卢定就是一个静脉应用的抗凝替代药，能够和生理盐水混合，在血管造影时使用。[17]

在入院时，护士必须评估患者是否对乳胶过敏，并通过腕带对过敏患者进行标记且记录在病历中。[18] 作为安全措施需要在术前识别对乳酸过敏的患者，护士需严格遵循医院的规章制定对乳胶过敏患者进行护理，通常包括所有的员工在护理过程中统一使用非乳胶手套，同样，在患者进入手术室前，准备好手术使用的所有非乳胶性材料，格外注意只使用非乳胶设备和护理产品。若没有可用非乳胶手术物品，应立即向医生、NP、助理医生汇报。将乳胶过敏患者的手术安排到第一台，可以保持周围的环境（经常使用无菌乳胶手套的地方）中乳胶的处于较低水平。护士应该通知所有参与患者护理的健康护理人员关于患者乳胶敏感的情况，且在交班或转运患者到另外的单位时，需要在报告中再次重复相关信息。

在整个操作过程中应该给予患者心理鼓励。当进行意识镇静的时候，通过对操作步骤的解释可以有效减轻患者的恐惧心理。经常评估患者的舒适水平可有效减少患者术后的压疮和疼痛感。要注意脑血管造影室的噪音水平，让患者对这次经历的感觉达到最佳。如术中有选择的可能，可以适当播放的一些患者喜欢的背景音乐可能让患者有积极的期望。尽管只在腹股沟进行消毒并使用导管，仍然要尽可能地保持其他区域覆盖以保证患者隐私。

辐射安全是患者和所有介入导管室工作人员的担忧，一旦患者躺在在操作台上，必须在手术过程中用铅裙覆盖患者生殖腺部位，尤其是在脊髓血管造影的过程中。所有工作人员，包括护士，要求在神经介入手术中必须穿防护铅衣。

当完成所有操作后，护士需与接收患者的病房取得联系，详细地介绍患者在介入手术中得到什么样的治疗、患者的目前状况，并做详细的记录。此外特别详细地描述患者的神经功能状态、穿刺点的外观和穿刺的肢体神经血管状态。

血管内治疗术后的护理监护

血管内治疗结束即刻患者要继续接受严密的护理监测，如果可能的话放到在神经重症监护病房，其次是其他的重症监护病房或麻醉重症监护病房（postanesthesia care unit, PACU），根据医院的情况定。12~24h后，一旦确定患者不需要密切监护之后，可以被转移到神经科普通病房继续恢复治疗。这个判断需要神经介入医生完成，是基于患者的要求作出的。如果患者是门诊或住院进行的诊断性血管造影，患者在出院回家前或返回病房前在PACU内恢复。

患者到达病房后，护理仍然包含始于术前的广泛评估，额外的特殊考虑这个专业相关的可能并发症，如果同一天的门诊手术，如脑血管造影，患者会去指定的恢复区域进行术后监测直到回家。

护理评估和记录的生命体征包括血压（有创的动脉血压或无创的袖带血压）、心率、呼吸频率和应用脉搏氧分压及测量血氧饱和度。在NICU、ICU或PACU环境中，开始的时候是每15min监测一次持续1h，此后每30min监测持续1h，然后每小时监测一次持续2~4h。

神经功能评价

连续的神经功能检测对快速发现急性病情变化是至关重要的，如导管操作以后在血管内由于栓子或血栓形成所致的缺血事件。在重症监护病房内每小时进行1次评估，包括意识水平，瞳孔的大小、形状和对光反应，运动功能（握手、旋前，四肢肌力），神经功能障碍（视力模糊或复视，眼球运动障碍，上睑下垂，面肌无力，舌偏）和失语。[19,20]格拉斯哥昏迷评分（GCS）常被用来限制观察者之间对意识水平下降患者的评价差异，其依赖于三个测试：最佳睁眼，最佳的语言反应和最佳的运动反应。分值范围从清醒患者的15min到垂死患者的3分。[21]在急性神经功能恶化的情况下，迅速行影像学检查，如CT或返回血管造影室能够争取时间并获得好的预后。为不愿看到的突发神经功能恶化做好护理准备，能够迅速转送患者行影像学检查，患者获得更好的预后。

即使患者从重症监护病房转入到普通病房后，仍然需要对其进行神经功能进行评估，只是根据医院的规定减少频次。

活　动

依据神经介入医生的要术，术后即刻的运动医嘱包括严格卧床，穿刺侧下肢保持伸直位平均4~6h，预防出血。

如果患者接受的是股动脉穿刺且动脉鞘尚保留在体内，腿需保持和动脉鞘一样伸展的状态，不能打弯。允许患者向置鞘的一侧翻转身体，翻转时穿刺的下肢保持伸直位而对侧的腿可以适当地屈曲以保持舒服的姿势，可以将一个枕头放置到背部提供支撑，使患者处于更加的舒服姿势。当鞘留置在血管内时，应当将鞘连接至肝素盐水加压袋和监护仪。关注腹股沟动脉鞘的波动形式是必要的，如果波形受到抑制，必须通知医生、NP、助理医生。一旦动脉鞘被拔除，下肢仍然需要保持伸展位置数小时，之后才能自由活动。如果带着腹股沟鞘，搬运患者时必须小心，使用滑板并有两个健康护理员时方能保证转运安全。搬运移患者后立即检查鞘的位置是否有出血、血肿和同侧下肢远端的足背搏动情况。

连续提醒患者保持有鞘的或穿刺点的下肢保持伸直位是非常有必要，时间长短依据医嘱。由于限制活动导致不舒适，患者可能会有屈曲下肢的趋势，但是良好的教育和反复强调穿刺部位的出血风险或许可提高患者的依从性。

由于限制活动这些患者存在深静脉血栓（deep vein thrombosis，DVT）和肺栓塞的风险。研究表明，气动加压装置结合或不用弹力袜，普通肝素和低分子肝素对DVT具有预防作用，并经常用来处理这类患者，[22] 但是不能立即用于下肢穿刺在术后患者。

出血评估

观察和触摸检查腹股沟穿刺部位可以评估穿刺点潜在并发症，包括穿刺部位再次出血、血肿的形成、腹膜后出血、动脉夹层和假性动脉瘤。一般情况下，腹股沟穿刺点在最初1h每15min检查1次，第2个小时每30min1次，以后每小时检查1次。任何出血应该立刻向医生、NP、助理医生报告以便迅速评估。如果发现有小的区域出血或血肿，将该区域应该用环形标记，以便评估出血尺寸是否增大超过测量区域，如果大量出血应直接压迫股动脉，直到医生、执业护师、助理医生到达。

目前，经皮血管闭合设备比手工压迫在短时间内达到止血效果，在腹股沟的使用进一步提升了患者的舒适度，更早地下床活动，并且很少需要人工压迫腹股沟。梅奥诊所的临床研究发现与此设备相关的感染虽然不常见，但可导致严重并发症需行外科清创术，延长住院时间并需要抗生素治疗。[23] 因此，熟悉各种腹股沟闭合设备的使用可以避免延误诊断和治疗。设备组成包含有胶原塞、缝线，或夹子去维持穿刺部位的完整性因此在检查时表现不同。血管封堵设备的选择取决于术者，每家医院不同。如果引进一个新的设备，应该联系厂家了解常见并发症的风险因素和其预防策略等相关信息，明确护理规则并提出建议。[24]

应该对穿刺下肢的血运减少或变化进行仔细监护，双下肢的初步比较将有助于发现这种变化，注意足背搏动的存在或消失，特别是足动脉搏动和胫骨后肌，包括肢体末端的皮温、颜色和毛细血管的充盈，能够及早发现严重的并发症。发现任何神经血管损害的体征，尤其是疼痛、皮肤的苍白、无脉、皮温下降和感觉的异常，都要通知医生、NP、助理医生。

患者主诉侧腹部或背部疼痛可能不是由于体位的原因，而更多是继发于腹膜后血肿，必须尽快汇报前述的症状。除了查体发现，重要的是要监测患者的生命体征，有可能是这种并发症的第一个指征（低血压和心动过速）。血红蛋白和血细胞比容的实验室检查可以发现数值意外下降，可以继发于不容易看到的失血。

造影剂诱发性肾病和过敏的评估

CIN是指的没有其他明显原因，在血管内治疗注射造影剂后所致的肾功能衰竭。[25] 糖尿病和慢性肾功能不全的患者具有非常高的风险发展为CIN，术前和术后护理的焦点应集中在高风险患者和其他具有高风险因素的患者，包括低血容量和肾毒性药物。

术后护理包括严格记录患者的液体摄入量主要是静脉输药的医嘱。护士/NP应该鼓励清醒的能够经口进食的患者经口饮水，以便保证足够的液体来通过肾脏冲洗稀释造影剂。健康护理人员应该知道，患者从手术回来是否已经使用造影剂但没有静脉输液，除非有禁忌，这些患者在术后就应该静脉注射碳酸氢钠，以1mL/（kg·h）的速度，持续静滴6h来预防CIN。[10]

大多数接受血管内治疗的患者带着导尿管进入住院病房，严格记录排尿量至关重要，如果在重症监护病房护士应该每小时记录一次。如果出量减少，应检查尿管的通畅性来鉴别是因为尿管扭曲或血凝块堵塞引起的结构流动问题，还是由于肾脏功能受损导致尿液排出减少，二者对肾功能都是有害的并且需要立即处理。静脉接受过造影剂的患者会增加肾脏并发症的风险。因此，当尿量减少到低于30mL/h时应通知医生/NP/助理医生。另外，任何迹象提示因为过度水化引起的液体过负荷，如体重增加、少尿、高血压、新出现或者加重的水肿或心源性的充血，都必须注意并上报。

对手术时间较长的患者，至少在48~72h内进行肾功能检测，血尿素氮和肌酐水平应该作为肾功能的早期监测指标。如果数值持续升高可以寻求积极的干预，多数的研究发现在造影剂使用后的2~7d血肌酐升高25%提示有CIN的可能。[2]

需要评估患者对造影剂可能的过敏反应，应该立刻上报红斑、荨麻疹、瘙痒、眶周水肿、血管性水肿、喉头水肿和呼吸急促等情况。

血管痉挛的评估

在动脉瘤破裂后蛛网膜下腔出血的患者在出血后4~14d存在脑血管痉挛并发症的风险，仔细评估这些患者，早期发现血管痉挛以便早期治疗。出现迟发缺血性神经功能缺失，例如

意识水平下降，伴或不伴局灶性神经功能症状如全瘫或者偏瘫，以及失语等都应该立刻报告。一旦发生血管痉挛，应该立即加强药物治疗来提高脑的再灌注，包含3H治疗：升高血压（hypertensive），增加血容量(hypervolemic)和血液稀释（hemodilution）（HHH）。最近增加血容量和血液稀释度的治疗手段已经用得非常少了，而提高血压治疗继续作为血管痉挛患者的一线治疗方案。钙通道阻滞剂尼莫地平可口服给药以预防治疗血管痉挛，直到蛛网膜下腔出血后21d。[26]在严重血管痉挛情况下，做好急诊手术的准备，或者通过动脉给以罂粟碱、维拉帕米、尼卡地平，或者行球囊扩张血管成形术。在这短暂的时间内，包括治疗前和治疗后，护理还是应该一如既往地进行评估以发现患者微小或者急剧的神经功能变化。

术后药物治疗的实施

支架植入术后医嘱应该包括抗栓药物如乙酰水杨酸（阿司匹林）和（或）硫酸氢氯吡格雷治疗，护士应该向患者解释肯定会服用阿司匹林和服用氯吡格雷数月，时间取决于医生的决定，目的是预防潜在的斑块破裂致远端血管栓塞。简明扼要地向患者解释药物的效果是降低血小板黏附的能力和形成血栓，从而提高患者的理解、舒适感和依从性。告知患者刷牙时小心且使用软毛牙刷，建议避免可以引起出血的活动。让患者为可能的擦伤做好预备措施，一旦出血皮下瘀血或血肿应及时向健康护理人员汇报。

二甲双胍和所有包含二甲双胍的复合制剂应术前停用1d，并直到术后48h，目的是预防使用造影剂后的乳酸酸中毒事件的发生。如果在术后已经开了医嘱改用替代的口服药物或者直接使用胰岛素，告知医生/NP/助理医生。对评估和治疗高血糖症，频繁地监测血糖是非常有必要的。

在术前护理讨论中，对于肾功能不全的患者，护士应该要求在手术当天和术后 2d 给予口服 N-乙酰半胱氨酸（乙酰半胱氨酸）600~1200mg，每天 2 次。有证据表明增加药物的剂量可能获得更好的效果。[7,28]

患者出院教育

常规护理并强化术前教育能提高患者的依从性，在对于准备出院的患者，回顾患者的活动能力、饮食、服药，观察和汇报给健康护理人员的症状和体征是非常重要的。告知患者如果发现腹股沟部发红、肿胀、出血和渗出，要致电医生办公室或至医院日间治疗室。应该向患者提供纸质的书面告知。

需要告知门诊脑血管造影的患者术后在家休息 24h，然后再正常活动，次日才能洗澡。

出院教育中关于切口护理仍可继续预防并发症的发生，教会患者检查腹股沟，包括触诊之前洗手。由于活动限制，患者无法看到伤口部位，此时可以借助于镜子，或家庭成员或朋友，后者都应该学会怎样去检查伤口。如果患者出院时腹股沟带有敷料，应该教给他们何时和怎样去除这些敷料。向患者强调哪些并发症可能在出院后发生和报告这些改变的重要性。要特别告诉患者，建议患者在两周内避免抬举重物[在一些机构建议限制在 10 磅（1 磅 =0.453 6kg）以内]，目的是降低血肿或假性动脉瘤形成的风险。至于患者回归到工作岗位的时间应当根据患者的身体状况、手术以及神经介入医生的建议综合评估，因人而异，最后应该提供给患者医生办公室电话，包括急诊室和日间手术室电话。

患者在家用药指导和住院期间用药一样重要。患者需要清楚哪种药物应该继续服用和哪种药物需要停服，直到医生 /NP/ 助理医生给出新的建议。单纯脑血管造影或脑血管造影合并栓塞的患者经常被告知避免服用阿司匹林和其他非甾体抗炎药。然而，在接受支架植入或支架辅助颅内动脉瘤栓塞的患者，术后需要一定时期内服用阿司匹林和硫酸氢氯吡格雷。

患者出院教育还应该包括通过多饮水来稀释和促进肾脏将体内的造影剂代谢出去。若无禁忌证，尽可能多饮水。患者如果在术后最初的几天内出现水肿或体重增加明显，应该及时联系健康护理人员。

对于活动障碍和认知功能缺陷的患者和紧急住院很长时间的患者，康复锻炼是非常有必要的。住院时或评估最初的运动能力时，尽早发现这些患者能有助于及时处理患者，从医院转到合适的治疗单位，如急性和亚急性康复中心。这也可以通过与其他专业的工作人员的合作来实现，如物理学家、职业训练师和语言治疗师。

要 点

- 由 APRN 进行的患者护理管理能帮助神经介入医生管理和整合患者的护理，最终增长患者的知识，减少住院时间。
- 各种神经血管疾病患者的护理看护职责是诊治这些患者个体的多学科团队的一个重要组成部分。
- 持续的护理评估是至关重要的，目的是获取患者基线的状况，并早期发现任何可能提示不好变化的迹象。

并发症的预防

- 多次进行神经功能检测，以发现早期征象，提示导管操作以后在血管内由于栓子或血栓形成所致的缺血事件。
- 持续评估腹股沟穿刺部位以发现穿刺点血肿和出血，包括主诉侧腹疼痛。
- 为了避免造影剂诱发性肾病的发生，严格监测和记录患者的液体出入量，并对高风险患者应用预防治疗的药物。

并发症的处理

- 向医生/NP/助理医生汇报任何神经功能的改变，并做好治疗的准备，包括影像学检查如 CT、药物治疗或重返导管室。
- 向医生/NP/助理医生汇报患者腹股沟出血，并立即压迫股动脉穿刺点直到其到来。
- 向医生/NP/助理医生汇报患者穿刺肿胀或主诉侧腹部疼痛，并行化验检查发现相关测量值下降。
- 向医生/NP/助理医生汇报，在积极静脉输液的同时监测患者的肾功能，发现的第一个征象：排尿减少和肌酐增加。

参考文献

[1] American Nurses Association. Nursing: Scope and Standards of Practice. Washington, DC: American Nurses Association, 2004

[2] Stowe HO. Development of an NP role in interventional radiology. Nurse Pract, 2003,28(8):57–58

[3] Tarolli KA. Percutaneous interventions. Crit Care Nuts Q, 2007, 30(1):12–19

[4] Bettmann MA. Contrast medium-induced nephropathy: critical review of the existing clinical evidence. Nephrol Dial Transplant, 2005,20(Suppl 1):i12–i17

[5] Nallamothu BK, Shojania KG, Saint S, et al. Is acetylcysteine effective in preventing contrast-related nephropathy? A meta-analysis. Am J Med, 2004,117(12):938–947

[6] Castanares-Zapatero D, Hantson P. Pharmacological treatment of delayed cerebral ischemia and vasospasm in subarachnoid hemorrhage. Ann Intensive Care, 2011, 1(1): 12

[7] Marenzi G, Assanelli E, Marana I, et al. N-Acetylcysteine and contrast-induced nephropathy in primary angioplasty. N Engl J Med, 2006,354(26):2773–2782

[8] Gleeson TG, Bulugahapitiya S. Contrast-induced nephropathy. AJR Am J Roentgenol, 2004, 183(6): 1673–1689

[9] Kohtz C, Thompson M. Preventing contrast medium-induced nephropathy. Am J Nurs, 2007, 107(9):40-49, quiz 49–50

[10] Merten GJ, Burgess WP, Gray LV, et al. Prevention of contrast-induced nephropathy with sodium bicarbonate: a randomized controlled trial. JAMA, 2004,291(19):2328–2334

[11] Morelli P, Davis KL. Stenting fights carotid disease. Nurse Pract, 2007,32(6):49–51, 51–52

[12] Bashore TM, Bates ER, Berger Ph, et al. American College of Cardiology. Task Force on Clinical Expert Consensus Documents. American College of Cardiology/Society for Cardiac Angiography and Interventions Clinical Expert Consensus Document on cardiac catheterization laboratory standards. A report of the American College of Cardiology Task Force on Clinical Expert Consensus Documents. J Am Coil Cardiol, 2001, 37(8):2170–2214

[13] Needham E. Management of acute renal failure. Am Fam Physician, 2005,72(9):1739–1746

[14] Pope WL. Cerebral vessel repair with coils and glue. Nursing, 2002,32(7):46–49

[15] Brettler S. Endovascular coiling for cerebral aneurysms. AACN Clin Issues, 2005,16(4):515–525

[16] DiGiovanni CW. Current concepts review: heparin-induced thrombocytopenia. Foot Ankle Int, 2008, 29(11):1158–1167

[17] Alaraj A, Wallace A, Tesoro E, et al. Heparin induced thrombocytopenia: diagnosis and management. J Neurointerv Surg, 2010, 2(4):371–378

[18] Dakin MJ, Yentis SM. Latex allergy: a strategy for management. Anaesthesia, 1998,53(8):774–781

[19] Hickey J. The Clinical Practice of Neurological and Neurosurgical Nursing. 6th ed. Philadelphia, PA: Wolters Kluwer Health/ Lippincott Williams & Wilkins, 2009

[20] Ropper AH. Neurological and Neurosurgical Intensive Care. 4th ed. Arch Neurol, 2004,61(10):1623–1624

[21] Layon AJ, Gabrielli A, Friedman WA, et al. The Textbook of Neurointensive Care. Philadelphia, PA: Saunders, 2004

[22] Browd SR, Ragel BT, Davis GE, et al. Prophylaxis for deep venous thrombosis in neurosurgery: a review of the literature. Neurosurg Focus, 2004,17(4):E1

[23] Sohail MR, Khan AH, Holmes DR Jr, et al. Infectious complications of percutaneous vascular closure devices. Mayo Clin Proc, 2005, 80(8): 1011–1015

[24] Gibson D. Vascular closure devices: What you know can prevent serious complications. American Nurse Today, 2007,2:11–13

[25] Sharma J, Nanda A, Jung RS, et al. Risk of contrast-induced nephropathy in patients undergoing en-dovascular treatment of acute ischemic stroke. J Neurointerv Surg, 2013

[26] Barker FG II, Ogilvy CS. Efficacy of prophylactic nimodipine for delayed ischemic deficit after subarachnoid hemorrhage: a metaanalysis. J Neurosurg, 1996,84(3):405–414

[27] Briguori C, Colombo A, Violante A, et al. Standard vs double dose of N-acetylcysteine to prevent contrast agent associated nephrotoxicity. Eur Heart J, 2004,25(3):206–211

第 10 章　生理状态

Lana Christiano, Chirag D. Gandhi, Charles J. Prestigiacomo

在血管造影时，要评估每个患者的生理状况，尤其是需要额外规划或术前商讨的生理和病理生理状态，如糖尿病、高血压、造影剂过敏和慢性肾功能不全，需要在造影前给予特殊的处理和药物治疗以避免造影剂带来的并发症。此外一些特殊的人群，如孕妇和小孩，需要额外了解血管造影的风险。本章节根据近期的文献探讨这些特殊人群的生理状态。

院前评估

院前评估的内容包括：完整的病史采集、体格检查和实验室检查，搜集完整的病史对准备行血管造影的患者来说是至关重要的，尤其是患者的既往史、用药史、手术史和既往的造影等需翔实记录。对于既往史，需要特殊关注患者的高血压病、糖尿病（diabetes mellitus，DM）、肾功能衰竭或功能缺损、充血性心力衰竭（congestive heart failure，CHF）及出血性疾病。这些疾病在血管造影过程中需要特殊的关注，详细介绍见下文。患者正在服用的药物也要详细记载，特别是血液稀释剂、抗血小板药物、二甲双胍、降压药、抗癫痫药等，并且要记录包括最后一次口服剂量的所有细节。最后，任何既往手术或造影都应该注意，如果患者之前进行过造影，要记录造影的时间和动脉闭合的方法，多次血管造影很可能导致皮下瘢痕形成，因此很难进行动脉穿刺；如患者近 3 个月内用过血管封堵器，那么此次穿刺点应该在股动脉向近心端移 1cm，或者于对侧穿刺。腹部和血管系统的手术对脑血管造影前的计划也有意义，例如股动脉移植术和股动脉动静脉瘘或许是股动脉穿刺的相对禁忌证。

体格检查的很多事情也非常重要。大多数血管造影是需要在意识镇静状态下进行的，因此术前检查患者的气道和鼻孔很重要，听诊肺部、心脏和颈部来评估呼吸状态、心脏杂音或心律失常、颈动脉杂音。下腹部、腹股沟疝和之前的穿刺点也应该在术前进行评估。基线的神经系统检测要记录，需要触诊足背动脉搏动，如果无法摸到，可以在造影时用超声多普勒。

计划行脑血管造影的患者常规进行院前化验检查，所有患者需接受的基本化验包括SMA、全血细胞计数（complete blood count，CBC）和血浆凝血酶原时间（PT）/凝血激活酶时间（PTT）。需要特别注意患者血钠、血尿素氮（BUN）、肌酐（Cr）、肾小球滤过率（glomerular filtration rate，GFR）、血糖、血红蛋白、血细胞比容、血小板计数、血浆凝血酶原时间、国际标准化比率（INR）和PTT。患者的特殊问题也必须加以考虑，如糖尿病患者的 GFR 和肌酐清除率要进行评估。对于心血管疾病患者，考虑检查心电图（ECG）、胸部 X 线片（chest X-ray，CXR）、超声心动图、脑钠肽（brain natriuretic peptide，BNP）和多巴酚丁胺负荷试验获取心脏清除率。对那些服用阿司匹林或波立维（bristol-myers squibb, New York, NY）患者应例行检查血小板功能以评估治疗，如 VerifyNow 阿司匹林和 VerifyNow Ⅱ b/Ⅲ a（Accumetrics, San Diego, CA）。最后，在血管造影前，所有育龄妇女常规进行妊娠试验检查。

麻 醉

麻醉师和介入医生合作，帮助保障患者的安全，让医生能够专注于手术。麻醉方法的选择应该考虑患者的配合程度，手术持续时间，是否需要多次检查患者的神经功能。[1] 意识镇静（静脉镇静）对诊断性造影和需要多次神经功能检查是理想的，应该给予患者无创监测，包括袖带血压、心率和心律，脉搏氧饱和度。术前应该给予鼻导管以便术中吸氧。术中最不舒服的就是动脉内导管操作，所以应用导管前应该在穿刺部位行局部麻醉。意识镇静的风险包括呼吸道无保护、误吸、缺氧和过度换气。[1]

考虑患者的整体状态有时倾向于全身麻醉，包括因身体体质[2]、阻塞性睡眠呼吸暂停综合征[1,2]、关节炎或其他疾病致患者不能长时间仰卧[1,2]，精神发育迟缓[2] 或胃食管反流等。[2] 此外，对儿童也要考虑全身麻醉，因为儿童的无法配合可增加血管损伤的风险。[3] 一般来说，在笔者所在机构，除了需要连续神经功能检测的，如颈动脉支架植入术、球囊闭塞试验、动静脉畸形激发试验和一些溶栓手术外，所有的介入治疗均倾向于全身麻醉。

造影剂

造影剂是一种亲水性的碘离子液体制剂，可静脉注射或动脉注射。造影剂可分为离子型和非离子型，单体的和二价体，按渗透压把渗透性的造影剂（osmolar contrast media, OCM）分为高渗（high osmolar contrast media, HOCM），

低渗（low osmolar contrast media, LOCM）和等渗的（iso-osmolar contrast media, IOCM）。[4] 渗透性取决于碘原子与溶剂里的活性粒子的比值，HOCM 指的是 0.5 个碘原子比 1 个活性粒子，渗透压为 2000mOsm/kg。[4,5] LOCM 是 3 个碘原子比 1 个活性粒子，渗透压为 600~800mOsm/kg。[4,5] IOCM 是 6 个碘原子比 1 个活性粒子浓度为 290 mOsm/kg。[4,5] 碘原子含量越高会更好的衰减射线图像，但已经证实，HOCM 比 LOCM 具有更高风险诱发造影剂肾病（CIN）和过敏反应，包括全身过敏反应和心血管不良反应等。[4]

造影剂过敏反应

造影剂的过敏反应分为轻、中、重度反应，轻度的过敏反应包括恶心、呕吐、轻度荨麻疹或脸色发白，这个反应发生于 15% 的接受离子型造影剂的患者和 3% 接受非离子型造影剂患者。[6] 中度反应发生于 1%~2% 的接受离子型造影剂的患者和 0.04% 的接受非离子型造影剂的患者，症状包括严重呕吐、广泛荨麻疹、咽喉水肿、呼吸困难、寒战、高热。[6] 严重过敏反应可以表现为速发型过敏反应、肺水肿、心律失常、心脏骤停、循环衰竭和意识丧失。而这仅发生于 0.2% 和 0.04% 的接受离子型和非离子型造影剂的患者，[6] 尽管发病率低，但这些反应往往发生突然，造成明显的死残。

这种不良反应的发生机理尚不清楚，组胺的释放激发肥大细胞被认为是这种严重反应包括过敏反应的原因。[7] 尽管高达 35% 的造影剂诱发的不良反应病史的患者再次注射造影剂时会发生不良反应，[6] 没有发现造影剂抗体一致地证实这是真正的过敏。[6] 造影剂过敏的诱发因素包括既往不良反应、哮喘史、过敏史、心脏病、脱水、镰状细胞性贫血、红细胞增多症、骨髓瘤、既往肾脏疾病、婴儿和老年人、焦虑，β 受体阻滞剂以及非甾体抗炎药。[6]

多种不同的术前用药方案可用来防止造影剂过敏反应。H_1 抗组胺药物（羟嗪、苯海拉明、氯马斯汀、氯苯那敏和茶苯海明），皮质类固醇（倍他米松、地塞米松、甲泼尼龙和泼尼松龙）和 H_1-H_2 抗组胺合剂（氯马斯汀 – 西咪替丁）都被证实有效。[6,7] 最近出版的 Tramer 等人的研究认为，严重过敏反应是罕见的现象，为了避免一个过敏反应需要治疗的病例数量太少而不需要提前处理。[7] 然而在笔者所在医院，严重过敏反应所带来的死残率高于术前药物治疗的风险。就像 Green-berger 和 Patterson 所描述的一样，除了术前 1h 口服 50mg 苯海拉明外，让患者术前 24h、12h 和 1h 口服 50mg 泼尼松。[8]

做好准备是对严重不良反应最有效的预防。所有血管造影室均应备有先进的心脑血管生命支持（ACLS）的药物和设备。此外，氧气瓶和面罩应该便于使用，其他治疗过敏反应的药物也应该有，包括外消旋的肾上腺素、糖皮质激素和静脉液体。

肾功能不全 / 造影剂肾病（CIN）

在住院患者中急性肾功能衰竭的原因中 CIN 是第三位的原因，[9]CIN 发生的病理机制假设如下，有人认为造影剂对肾小管细胞具有直接的毒性作用，造影剂的黏稠性和渗透压是造影剂毒性的主要原因。[9]另一种理论包括腺苷、内皮素和氧自由基的增加，同时一氧化氮和前列腺素的减少，导致血管收缩和肾血流量减少，可能会导致肾髓质缺血。[9]

在一般人群中，CIN 的发生率为 2%，然而，若患者具有糖尿病且血清肌酐为 1.5mg/dL，则 CIN 发病率会上升到 38%；若糖尿病且血清肌酐为 4~5mg/dL，这种风险则为上升到 50%。其他危险因素包括既往肾功能损害、糖尿病（尤其糖尿病性肾病）、年龄大于 70 岁的、血容量不足、贫血、心力衰竭、主动脉内球囊反搏、

低血压、应用肾功能损害药物（非甾体抗炎药、利尿剂、氨基糖苷类抗生素、两性霉素 B、血管紧张素转化酶抑制剂、环孢素和化疗药物）等。[9,10]

造影剂相关的危险因素包括应用大量的、高渗的、高黏度的造影剂。[9,10]注射超过 140mL 或 5mL/kg 的造影剂，或在 72h 内再次应用造影剂，都会增加肾毒性。[4,9,10]另外，动脉注射造影剂的肾毒性大于静脉注射（IV），这可能和动脉注射时肾脏内的高浓度有关。[4] 正如前文所述，HOCM 比 LOCM 具有更高的肾毒性，[4] 而低渗的和等渗的并没有明显差异，[4]IOCM 具有更高的黏稠性，抵消其低渗透压带来的好处。当比较非离子型和离子型时，并没有得到明确的结论，只因研究者无法控制其渗透性。[5]

文章中所提到的肾功能不全的定义存在很大的争议。多数人认为 GFR 小于 30mL/min 和血清肌酐在 4~5mg/dL 时的患者出现 CIN 的风险大，[9,10] 但对于低于这个阈值而高于正常值的患者的风险有多大，就不是那么清楚了。为了找到避免 CIN 的方法进行了多个研究。大多数人认为患者 GFR 小于 60mL/min，肌酐清除率不到 60 和（或）血清肌酐超过 1.5mL/min 在血管造影之前应该预防治疗。[9,10]

CIN 预防最简单有效的方法就是术前停用肾损伤药物，包括非甾体抗炎药、氨基糖苷类抗生素、两性霉素 B 和血管紧张素转化酶抑制剂。[9] 血管造影术后 48h 停用二甲双胍以避免乳酸酸中毒的发生。[9] 另一种简单有效的方法就是尽可能使用最少量的、低渗的、非离子的造影剂。

静脉水化是另一种预防 CIN 的方法。造影剂对肾脏的影响最早研究是在狗身上进行的，显示肾脏的灌注降低了。[11] 基于设想的理论 CIN 的发生是因为血管收缩导致肾髓质缺血和记录到的狗肾灌注下降，静脉水化被用来防止动力学转移，防止 CIN 的发生。[10]

然而，仍然有很多讨论围绕着液体的配方，

输液的速度和输液的持续时间展开。在一项随机试验中，1620 例患者接受冠状动脉血管成形术，用 0.9% 的氯化钠溶液（生理盐水）和 0.45% 的氯化钠溶液（半量盐水）做对比，研究表明生理盐水比半量盐水对预防 CIN 的效果更好，[12] 等渗生理盐水比低渗盐水效果好的原因可能是等渗盐水能够扩张静脉的空间，因而能防止血管收缩和肾髓质缺血。[10]

关于生理盐水与碳酸氢钠之间的争论尚无明确的结论。碳酸氢钠被作为预防用药是基于其抗氧化和清除氧自由基的作用。[13,14] 最初的研究对比术前应用碳酸氢钠与氯化钠的结果意义深远，中期分析结果显示，碳酸氢钠治疗的患者中只有 1 例发展成 CIN，而在接受生理盐水治疗的有 8 例。[15] 由于这些令人震惊的结果，研究被提前终止，从那时起陆续有 6 项研究对比碳酸氢钠与氯化钠，但结果相互矛盾。Hogan 等人于 2008 年对这 6 个研究进行了荟萃分析，[14] 他们的结论是和生理盐水相比，碳酸氢钠降低 CIN 的效果非常显著，然而他们也发现存在发表偏倚，因为在更小的研究中看到更好的治疗效果。[14]

N- 乙酰半胱氨酸是另外一种预防 CIN 的药物，其确切的作用机理尚不清楚，然而人们相信和一氧化氮的增加有关，后者通过舒张血管来增加肾脏灌注，[9,10] 另一种说法是其可以通过清除氧自由基来降低造影剂对组织造成的氧化损伤。[9,10]24 项研究和 11 个荟萃分析评估 N- 乙酰半胱氨酸的预防作用，大多数研究证明了其对预防 CIN 的好处，但是研究中在有些方面存在很大变化，如给药剂量、给药途径、肾病的定义、使用造影剂的种类、造影剂的用量和辅助的静脉治疗。此外，并不是所有的研究都有统计学意义。在笔者所在医院对存在 CIN 高风险的患者，在血管造影前 1d 给药 600mL，每天 2 次，直到血管造影当天，共 4 次。

预防 CIN 的终极办法是预防性血液透析。

Lee 等人回顾了 82 例慢性肾功能衰竭患者（肌酐超过 3.5 mg/dL）接受冠状动脉造影，[16] 他们被随机分配到静脉水化组和造影后数小时内预防透析组。作者发现预防性血液透析组的患者第 4 天的肌酐清除率显著地高，后期肌酐清除率无明显变化，而静脉水化组有更多的患者需要接受后期血液透析，具有明显统计学意义。笔者建议，在为一个慢性肾衰竭的患者血管造影进行准备的时候，要有肾病医生参与患者的治疗，需要和患者讨论透析的可能性，无论临时的还是永久性的。

心血管疾病

每 3 个成人中就有 1 个受到心血管疾病的困扰。[17] 血管造影的患者术前准备应该考虑到间歇性心脏停顿的可能。术前准备可以是从最小的口服 β 受体阻滞剂开始，或者也能包括多个无创的检查，包括压力测试。不管治疗计划，有一个专业的监护医生或心脏医生参与术前过程，是一个非常不错的想法。

术中维持稳定的血压是比较理想的。对于一个清醒的患者，穿刺是最令人讨厌的时刻，通常血压会升高。尽管升高的血压可能帮助触摸股动脉和穿刺，但是对患者的心脏承受能力来讲却不是什么好事。此外，有时候术中需要反复调整患者的血压，此时麻醉医生可以给予很大的帮助。我们经常用去氧肾上腺素来提升患者的血压（例如在蛛网膜下腔出血所致的血管痉挛中）。而在动静脉畸形栓塞和球囊闭塞试验的时候，经常用拉贝洛尔和尼卡地平来降低血压。

对于充血性心力衰竭的患者，在血管造影过程中尽可能限制静脉液体量。中心静脉导管有助于维持液体的出入平衡，对于很重的患者需要用 Swan-Ganz 导管，术后常规监测心肌酶、EKG，BNP 和 EXR。

对于支架手术，会提前1周给患者口服阿司匹林和（或）硫酸氢氯吡格雷，在手术当天，应检测血小板功能来确保其已达到治疗水平。在笔者医院，常用 VerifyNow 阿司匹林和 VerifyNow Ⅱb/Ⅲa 测试，如果还没有达到治疗水平，会给患者负荷剂量或者给予 GP Ⅱb/Ⅲa 抑制剂进行桥接，如阿昔单抗（Reopro, Janssen Biotech, Inc, Horsham, PA）或者依替巴肽（Integrilln, Millennium Pharmaceuticals, Inc, Cambridge, MA），直到口服药物达到治水平。

糖尿病

有一些特殊的方法用来处理糖尿病患者。二甲双胍，一种降糖药，已经有明确证据表明会引起乳酸酸中毒，且会使碘离子造影剂对肾功能造成二次损伤。血管造影当天早上可以服用二甲双胍，但术后48h应该停用[9]。其次，血管造影术前8h禁食，以便顺利进行意识镇静，糖尿病患者造影术前应该进行手指针刺检测血糖。如有必要，可在术中和术后使用胰岛素以控制血糖平稳。如果担心糖尿病患者受损的肾功能，建议参照 CIN 一章需要注意的事项。

妊 娠

妊娠预示着神经事件的风险增加，包括脑卒中[18]、蛛网膜下腔出血[18,19]、动脉瘤破裂[18,19]、动静脉畸形破裂[18]和静脉窦血栓[18]，所有这些事件都需要接受血管造影，然而妊娠中的家人可能害怕将胎儿暴露在射线下，射线辐射强度和与放射源的距离的2次幂成反比[20]。使用铅板可以帮助阻止外部散射，却很难阻止来自母亲内部的散射。因此胎儿的辐射强度取决于射线的量、胎儿与辐射源的距离和来自母亲内部的辐射量[20]。

辐射对胎儿造成影响包括生长缓慢、小头畸形、智力迟滞和儿童肿瘤的发生。在妊娠的钱14d，辐射可能会造成死胎，且在前3个月内风险基本相同[20]。在第1~8周的时候如果接受20~25rads 的射线就有可能导致胎儿生长缓慢[20]。在8~15周的时候是最脆弱的时期，因为此时接触射线最容易损伤神经系统[20]，倘若在这一时期接触10rads 以上的射线就有可能导致胎儿小脑畸形或者智力发育障碍[20]。据说每接触100rads 计量的射线，胎儿的智力就会下降25分[20]。此外，接触射线的另一担忧是肿瘤风险的增加，普遍认为胎儿接触小于5rads 剂量射线不会增加罹患儿童肿瘤的风险[20-22]。Marshman 等进行了一个很具有幻想力的研究，发现一个相对较长的（畸形或动脉瘤）栓塞的过程中，胎儿接触的射线量大概是4.9mSv，约等于0.49rads，这预示着脑血管造影对胎儿的损伤可以做到最小。然而，我们并不提倡孕妇接触辐射，除非是病情危及生命的情况时。

妊娠期间脑血管造影的另一个担忧是碘化造影剂对胎儿的影响。非离子碘化造影剂可以通过胎盘到达胎儿，这可能会导致胎儿甲状腺功能降低[23]。现在的护理标准要求对母亲在妊娠期间接触射线所生下来的婴儿统一进行血清学甲状腺功能检测[23]。

儿 科

儿童时期也会发生卒中，但是病因与成年人典型的动脉粥样硬化性不同[24]，主要是因为镰状细胞贫血、烟雾病、先天或获得性心脏病、脑血管病、脑血管炎、代谢紊乱或者高凝状态等[3,24]。

和儿童相关的事情必须考虑其特殊性，首先是基于儿童的年龄和体重的体积变化，向小儿监护队伍或新生儿团队求教孩子可以接受的造影总液体量，例如，镰状细胞性贫血的治疗包括积极的水化，治疗低氧和低血压，进行或者不进行液体置换[24]。患有大脑大静脉畸形(vein of Galen malformation, VOGM) 的儿童可能表现为充血性心力衰竭(congestive heart failure, CHF), 这种情况下液体平衡是治疗的关键。因此监测血浆中脑钠肽（BNP）被视为有效地监测和记录治疗 VOGM 相关 CHF 的进展[25], 监测静脉和动脉注射的液体量是非常重要的。其次, 对于不能配合检查的孩子来讲, 血管损伤的概率是比较大的, 全身麻醉是经常需要的, 全身麻醉下操作可以做到更快, 可以做全面的检查。

小儿血管造影另外一个需要考虑的问题是较细的血管管径, 尤其是 1 岁以内的婴儿[3], 应该用较细的血管鞘和造影导管。小儿血管造影相关的并发症包括动脉血管的损伤（经常是股动脉）, 导管引起的头颈部血管夹层, 血栓栓塞事件和造影剂过敏反应等[3]。

结　论

做好规划是防止血管造影相关并发症的关键, 例如造影剂过敏反应、CIN、慢性肾功能不全、糖尿病、高血压和充血性心力衰竭。孕妇和儿童患者的特殊性必须要考虑到。

总　结

- 全面的住院前评估, 包括病史采集, 体格检查和适当的化验等是预防并发症的基石。
- CIN是引起急性肾功能衰竭的第三大原因。
- 小儿血管造影需要采取全身麻醉, 以避免活动、动脉损伤和控制液体的注射量。

并发症的预防

- 针对明确对造影剂过敏的患者, 术前 24h、12h 和 1h 口服泼尼松 50mg 和术前 1h 口服盐酸苯海拉明 - 羟基胺 50mg。
- 在血管造影之前停用肾毒性的药物：非甾

体抗炎药、二甲双胍、氨基糖苷类药物、血管紧张素转换酶抑制剂、利尿剂和两性霉素 B。
- 即使在院外口服抗血小板药物的患者, 支架植入前也应该检测血小板抑制水平。若效果不佳, 可负荷量口服硫酸氢氯吡格雷或者静脉注射 GPⅡb/Ⅲa 抑制剂。

并发症的处理

- 如果患者出现 CIN, 积极用生理盐水或碳酸氢钠水化, 连续检测肾功能, 咨询肾病专家了解血液透析的可能性。
- 如果患者计划植入支架而没有接受抗血小板治疗, 可以口服负荷量的硫酸氢氯吡格雷或静脉注射 GPⅡb/Ⅲa 抑制剂。
- 如果患者具有 CHF, 连续性监测心肌酶、BNP 和胸部 X 片。此外, 通过三腔导管或者 Swan-Ganz 导管进行血管内监测是需要的, 可以采用限制液体和轻度利尿的方法进行治疗。

参考文献

[1] Varma MK, Price K, Jayakrishnan V, et al. Anaesthetic considerations for interventional neuroradiology. Br J Anaesth, 2007, 99(1):75–85

[2] Armonda RA, Vo AH, Dunford J, et al. Anesthesia for endovascular neurosurgery. Neurosurgery, 2006,59(5, Suppl 3): S66-S76, discussion S3–S13

[3] Roach ES, Golomb MR, Adams R, et al. American Heart Association Stroke Council, Council on Cardiovascular Disease in the Young. Management of stroke in infants and children: a scientific statement from a Special Writing Group of the American Heart Association Stroke Council and the Council on Cardiovascular Disease in the Young. Stroke, 2008,39(9):2644–2691

[4] Gleeson TG, Bulugahapitiya S. Contrast-induced nephropathy. AJR Am J Roentgenol, 2004,183(6): 1673–1689

[5] ten Dam MA, Wetzels JF. Toxicity of contrast media: an update. Neth J Med, 2008,66(10):416–422

[6] Namasivayam S, Kalra MK, Torres WE, et al. Adverse re-actions to intravenous iodinated contrast media: a primer for radiologists. Emerg Radiol, 2006,12(5):210–215

[7] Trambr MR, ron Elm E, Loubeyre P, et al. Pharmacological prevention of serious anaphylactic reactions due to iodinated contrast media: systematic review. BMJ, 2006,333(7570):675–681

[8] Greenberger PA, Patterson R. The prevention of immediate generalized reactions to radiocontrast media in high-risk patients. J Allergy Clin Immunol, 1991, 87(4):867–872

[9] Massicotte A. Contrast medium-induced nephropathy: strategies fol prevention. Pharmacotherapy, 2008,28(9): 1140–1150

[10] Pannu N, Wiebe N, Tonelli M. Alberta Kidney Disease Network. Prophylaxis strategies for contrast-induced nephropathy. JAMA, 2006,295(23):2765–2779

[11] Katzberg RW, Morris TW, Schulman G, et al. Reactions to intravenous contrast media. Part Ⅱ: Acute renal response in euvolemic and dehydrated dogs. Radiology, 1983,147(2):331–334

[12] Mueller C, Buerkle G, Buettner HJ, et al. Prevention of contrast media-associated nephropathy: randomized comparison of 2 hydration regimens in 1620 patients undergoing coronary an-gioplasty. Arch Intern Med, 2002,162(3):329–336

[13] Brar SS, Shen AY, Jorgensen MB, et al. Sodium bicarbonate vs sodium chloride for the prevention of contrast medium-in-duced nephropathy in patients undergoing coronary angiography: a randomized trial. JAMA, 2008,300(9):1038–1046

[14] Hogan SE, L'Allier P, Chetcuti S, et al. Current role of sodium bicarbonate-based preprocedural hydration for the preven-tion of contrast-induced acute kidney injury: a meta-analysis. Am Heart J, 2008,156(3):414–421

[15] Merten GJ, Burgess WP, Gray LV, et al. Prevention of contrast-induced nephropathy with sodium bicarbonate: a randomized controlled trial. JAMA, 2004,291(19):2328–2334

[16] Lee PT, Chou KJ, Liu CP, et al. Renal protection for coronary angiography in advanced renal failure patients by prophylactic hemodialysis. A randomized controlled trial. J Am Coll Cardiol, 2007,50(11): 1015–1020

[17] Rosamond W, Flegal K, Friday G, et al: American Heart Asso-ciation Statistics Committee and Stroke Statistics Subcommit-tee. Heart disease and stroke statistics–2007 update: a report from the American Heart Association Statistics Committee and Stroke Statistics Subcommittee [published correction appears in Circulation. 2010 Jul 6;122(1):e9: Kissela, Bret corrected to Kissela, Brett]. Circulation, 2007,115(5):e69–e171

[18] Witlin AG, Friedman SA, Egerman RS, et al. Cerebrovascular disorders complicating pregnancy-beyond eclampsia. Am J Obstet Gynecol, 1997,176(6):1139–1145, dis-cussion 1145–1148

[19] Marshman LA, Aspoas AR, Raj MS, et al. The implica-tions of ISAT and ISUIA for the management of cerebral aneu-rysms during pregnancy. Neurosurg Rev, 2007,30(3): 177–180, discussion 180

[20] Ratnapalan S, Bentur Y, Koren G. "Doctor, will that x-ray harm my unborn child?" [published correction appears in CMAJ, 2009, Apr 28:180(9):952: Dosage error in article text]. CMAJ, 2008,179(12):1293–1296

[21] Marshman L, Aspoas R, Raj M, et al. The implications of ISAT and ISUIA for the management of cerebral aneurysms during pregnancy. Neurosurg Rev, 2008,31:353–354

[22] McCollough CH, Schueler BA, Atwell TD, et al. Radiation expo-sure and pregnancy: when should we be concerned? Radio-graphics, 2007,27(4):909–917, discussion 917–918

[23] Webb JA, Thomsen HS, Morcos SK. Members of Contrast Media Safety Committee of European Society of Urogenital Radiology (ESUR). The use of iodinated and gadolinium contrast media during pregnancy and lactation. Eur Radiol, 2005,15(6):1234–1240

[24] DeVeber G, Kirkham F. Guidelines for the treatment and prevention of stroke in children. Lancet Neurol, 2008,7(11):983–985

[25] Tan LH, Johnson BA, Mawad ME, et al. Neonate with vein of Galen malformation and heart failure: serial changes in plasma B-type natriuretic peptide following endovascular embolization. Pediatr Cardiol, 2006,27(2):276–278

血管造影基础
Angiographic Fundamentals

第11章 头颈部血管造影解剖

Jacqueline Bello, David W.Minsky

动脉系统

主动脉弓为胸主动脉的第二段，其发出三大主干动脉供应双上肢及头颈部血供。主动脉弓发出的第一个分支为头臂干，又叫作无名动脉。头臂干为三大主干中最大的一支，由主动脉弓顶端发出后向上走行于气管前方。在右侧胸锁关节处头臂干分叉为右侧锁骨下动脉（right subclavian artery, RSCA）和右侧颈总动脉（right common carotid artery, RCCA）。主动脉弓发出的第二支动脉为左侧颈总动脉（left common carotid artery, LCCA）。左侧颈总动脉起始于主动脉弓上头臂干起始处远端，向上走行于气管的前外侧及同侧颈内静脉的前内侧，于甲状软骨上缘左侧颈总动脉分为左侧颈内动脉及左侧

颈外动脉。左侧锁骨下动脉为最后一支由弓上发出的主干血管，起始于主动脉弓上左侧颈总动脉起始处远端。左侧锁骨下动脉向上走行到颈部后，跨过前三角肌内侧缘，横向转折向左上肢供血。双侧椎动脉（vertebral artery, VA）分别由双侧锁骨下动脉发出（图11.1）[1,2]。

上述主动脉弓结构为最常见主动脉弓形态，可见于80%的病例。主动脉弓常见的分支变异为左侧颈总动脉与头臂干共干发出，可见于13%的病例，又称为牛弓。但在牛身上很难发现这种弓，因此牛弓的描述并不准确，推断"牛弓"一词可能源于弓的形态与牛角极为相似。目前主张对主动脉弓的多种分支变异采用解剖描述，以避免类似用词不当的误导。较为少见的一种变异为左侧颈总动脉由头臂干发出

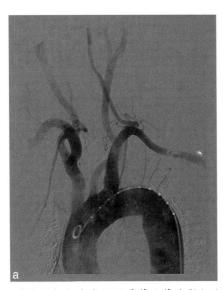 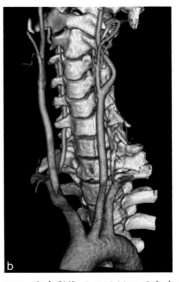

图11.1 正常主动脉弓分支（a）猪尾导管血管造影和（b）CTA重建影像显示两例不同患者的正常主动脉弓分支

（9%）。更为少见的变异为"左侧头臂干"，即：左侧颈总动脉与左侧锁骨下动脉共干发出（1%~2%）。[2,4] 偶可见左椎动脉从主动脉弓直接发出（0.5%~1%）（图11.2）。[5]

主动脉弓变异较少见，为胚胎期咽弓发育异常所致。左位主动脉弓伴异常右侧锁骨下动脉是最为常见的先天性主动脉弓变异（1%~2%）（图11.3）。此时右侧锁骨下动脉成为主动脉

弓最后一个血管分支，由主动脉弓上左侧锁骨下动脉起始处远端发出。发出后通常经气管及食管后方向头部方向走行。锁骨下动脉近端异常局灶性扩张成为Kommerell憩室，见于60%的病例。右位主动脉弓是一种极为罕见的变异，见于0.1%~0.2%的人群。当右位主动脉弓伴发大血管分支"镜像"时，约有98%的概率为先天性心脏病。当右位主动弓不伴发大血管分支

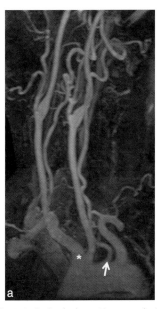
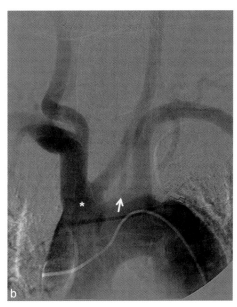

图11.2 牛弓并椎动脉自弓上发出（a）二维TOF（时间飞跃）核磁共振主动脉弓血管成像和（b）导管血管造影显示两例患者左侧椎动脉（实线箭头）直接从主动脉弓上发出；两例患者头臂干与左侧颈总动脉共干（星号），偶见牛弓

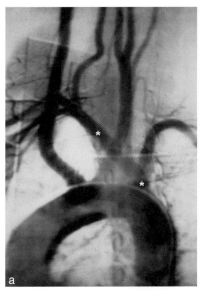
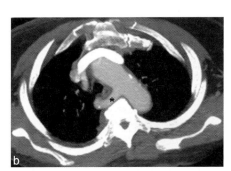
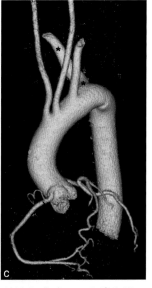

图11.3 右侧锁骨下动脉异常。3例不同患者的（a）导管血管造影、（b）轴位CT增强扫描和（c）CT血管成像三维重建示：右侧锁骨下动脉（星号）由主动脉弓上左侧锁骨下动脉起始处远端，从食管后方发出

"镜像"而伴发左侧锁骨下动脉发育异常时，先天性心脏病发生率不足10%。值得注意的是这一变异易形成血管环。[8] 双主动脉弓为最罕见的主动脉弓变异，与血管环发生密切相关，但几乎与先天性心脏病无关。

颅外循环由颈总动脉及其分支（颈内动脉、颈外动脉）和椎动脉组成。颈总动脉左右各一，位于颈前部。在大多数病例，右侧颈总动脉由头臂干分叉处发出。而左侧颈总动脉在头臂干动脉稍远端直接从主动脉弓发出。双侧颈总动脉向上走行于颈动脉鞘内，后外侧有颈静脉及迷走神经伴行。颈总动脉多于C3~C4椎体水平处分叉，分叉也可见于C1~T2任一椎体水平（图11.4）。[1]

颈内动脉（internal carotid artery, ICA）作为颈总动脉的一个终末分支供应大脑前循环。传统意义上，颈内动脉被分为四段：颈段、岩段、海绵窦段、床突上段。然而，目前最新的基于解剖分区的分类系统将其划分为7部分：颈段

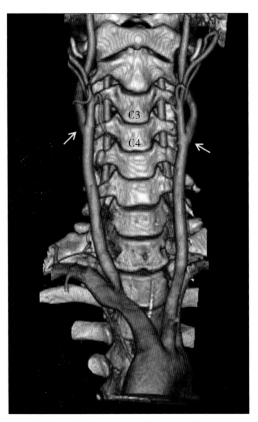

图11.4 颈总动脉分叉 CT 血管成像重建显示双侧颈总动脉分叉（实线箭头）位于颈 C3~C4 水平

（C1）、岩段（C2）、破裂孔段（C3）、海绵窦段（C4）、床突段（C5）、眼段（C6）和交通段（C7）。颈段是颈内动脉唯一的颅外部分，起于颈总动脉分叉处，终止于颅底颈静脉孔前方的颈动脉管；此段无分支。剩下的6段按血管走行部位定义。岩段走行于颞骨颈动脉管内，其发出 Vidian 动脉和颈鼓动脉；Vidian 动脉又称翼管动脉，与颈外动脉（external carotid artery, ECA）存在吻合；颈鼓动脉参与中耳血供。破裂孔段起自于破裂孔上方的岩段顶端，终止于海绵窦。海绵窦段被海绵窦包绕并发出两支分支分别为：脑膜垂体干和海绵窦下外侧动脉（海绵窦动脉），后者通过圆孔、棘孔、卵圆孔与颈外动脉吻合。床突段为颈内动脉很短的一段，无分支发出。同时，床突段也为颈内动脉硬膜外最后一段，其后颈内动脉经前床突附近进入蛛网膜下腔。眼段发出眼动脉，眼动脉与颈外动脉存在广泛的潜在吻合。除此之外，眼段还发出垂体上动脉。眼段向远端延伸至后交通动脉起始部下方。后交通段自后交通动脉起始部下方延伸至颈内动脉分叉终止；颈内动脉至此分叉为大脑前动脉和大脑中动脉。后交通动脉及脉络膜前动脉均由后交通段发出（图11.5）。

颈内动脉异常包括较正常走行更靠后外侧，表现为鼓室后搏动性包块，不应被误诊为胆固醇肉芽肿或鼓室球瘤。对这种异常情况的鉴别可避免因不恰当的治疗而导致的灾难性后果。颈内动脉与基底动脉之间的永存胚胎吻合是罕见的解剖变异；这种变异为前后循环之间提供了额外的侧支循环途径。原始吻合以颈内动脉海绵窦段与基底动脉之间的原始三叉动脉最为常见；其次为存在于颈内动脉与椎动脉之间的原始舌下动脉、原始耳动脉及寰前节间动脉（图11.6）。[11,12]

颈外动脉为颈总动脉两分支中较小的一支，主要供应头颈部颅外软组织血运。颈外动脉多

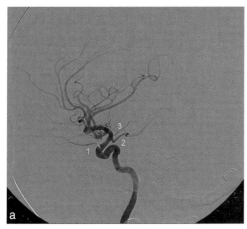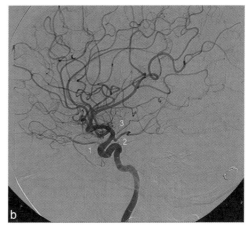

图 11.5 眼动脉、后交通动脉（Pcol）、脉络膜前动脉。侧位血管造影（a）动脉早期影像和（b）动脉晚期影像显示正常颈内动脉床突上段分支：1. 眼动脉；2. 后交通动脉；3. 脉络膜前动脉

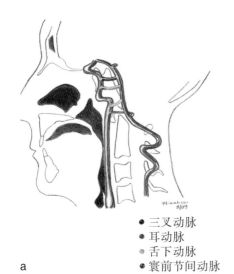

● 三叉动脉
■ 耳动脉
● 舌下动脉
● 寰前节间动脉

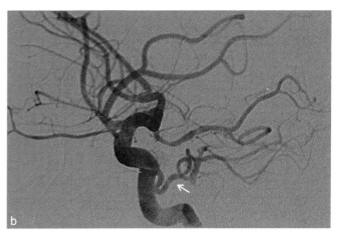

图 11.6 永存胚胎吻合（胚胎吻合未闭）。（a）前后循环胚胎吻合未闭示意图。（b）颈内动脉侧位造影显示最常见的胚胎吻合未闭，颈内动脉与基底动脉间原始三叉动脉（实线箭头）

起自于颈内动脉前内侧。颈外动脉分支包括：甲状腺上动脉、咽升动脉、舌动脉、面动脉、枕动脉、耳后动脉及两个终末分支：颞浅动脉与颌内动脉（图 11.7）。[13] 脑膜中动脉为颌内动脉一支重要的分支；经棘孔由颅底入路后分为前后两支。眼动脉偶可从脑膜中动脉发出，极为罕见。

颈外动脉与颈内动脉及椎动脉均存在丰富的血管吻合；当颈内动脉或椎动脉闭塞时，这些吻合可成为建立侧支循环的重要基础。前循环侧支吻合包括面动脉和颌内动脉终末支蝶腭动脉经眼动脉向颈内动脉眼段建立侧支循环（图

11.8，图 11.9）；颌内动脉通过脑膜中动脉经海绵窦下外侧动脉与颈内动脉海绵窦段存在侧支吻合。少数情况下，颈内动脉海绵窦段可通过咽升动脉前支获得侧支血供。枕动脉与咽升动脉后支是从颈外动脉到椎动脉的重要旁路途径（图 11.10）。掌握这些潜在的血管通路对于理解疾病过程和制定血管内治疗方案都显得尤为重要。

椎动脉是锁骨下动脉的第一支同时也是最大的一个分支，主要供应脊髓、颈部肌肉以及大脑后循环血运。椎动脉分为 4 个解剖部分。第 1 段（V1）起自锁骨下动脉向后上走行进入

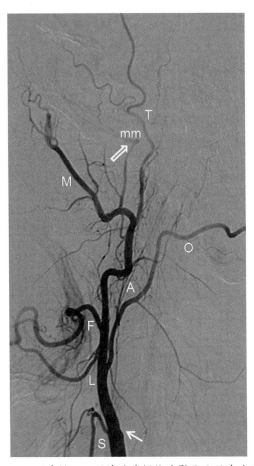

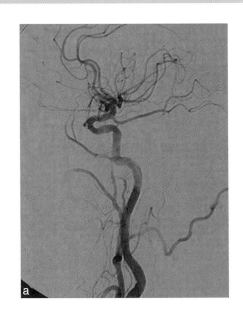

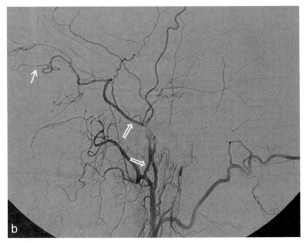

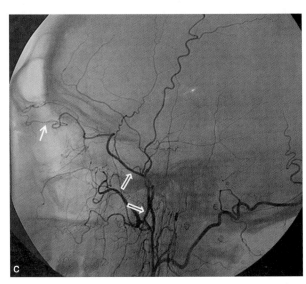

图 11.7 颈外循环。颈总动脉侧位造影显示颈外动脉正常分支血管。实线箭头处显示颈内动脉因动脉夹层闭塞。如图所示，颈外动脉分支包括 S: 甲状腺上动脉，L: 舌动脉，F: 面动脉，A: 咽升动脉，O: 枕动脉，M: 颌内动脉，T: 颞浅动脉。脑膜中动脉（mm）由颌内动脉发出经棘孔入颅（空心箭头）

图 11.8 眼动脉由脑膜中动脉异位起源。（a）颈总动脉侧位造影示：颈内动脉未见眼动脉显影。（b、c）颈外动脉造影（减影和不减影）示：眼动脉（实线箭头）由脑膜中动脉（空心箭头）发出

颈 6 横突孔；此段发出颈部肌肉和脊髓血管分支。第 2 段（V2）经颈 6 至颈 1 横突孔内上行，发出脑膜前动脉、肌肉及脊髓分支（图 11.11）。第 3 段（V3）由颈 1 横突孔穿出后急转向外，绕过颈 1 侧块后向前上方走行至枕骨大孔处穿过硬膜；脑膜后动脉由此段发出。第 4 段（V4）由枕骨大孔处上升，经斜坡后方向上内侧走行，于延髓脑桥交汇处与对侧椎动脉汇合为基底动脉。除了发出脊髓前后动脉和延髓穿支血管外，椎动脉 V4 段还发出小脑后下动脉（posterior inferior cerebellar artery, PICA）。基底动脉于桥前池上方走行，发出小脑前下动脉（anterior inferior cerebellar artery, AICA）、小脑上动脉（superior cerebellar artery, SCA）以及众多的脑

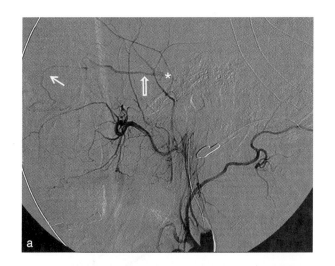

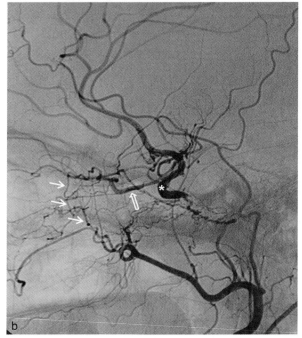

图 11.9 颈外动脉（ECA）与颈内动脉（ICA）侧支吻合。（a.b）侧位导管血管造影：两例不同患者颈内动脉近端闭塞，颌内动脉与眼动脉（空心箭头）在蝶腭处（实线箭头）吻合，向颈内动脉颅内段倒灌（星号）

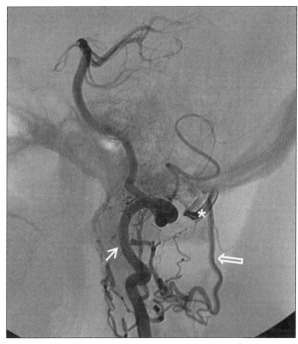

图 11.10 颅外旁路吻合：椎动脉与颈外动脉。侧位椎动脉造影显示：肌支（空心箭头）在椎动脉（实线箭头）与枕动脉（星号）之间异常吻合

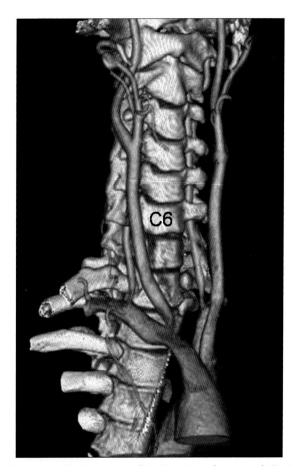

图 11.11 椎动脉CT血管成像三维重建影：正常椎动脉走行进入双侧颈6横突孔

桥和中脑穿支。基底动脉于鞍背处分叉为终末分支，即双侧大脑后动脉（posterior cerebellar artery, PCA）。[6]

　　椎基底动脉系统变异较为常见。双侧椎动脉管径常常不一致，左侧常增粗为优势，属正常现象。如前所述，左侧椎动脉可由主动脉弓直接发出。血管走行及分支变异在后循环较为常见，包括小脑前下动脉（AICA）与小脑后下动脉（PICA）共干（图11.12）、血管开窗或双

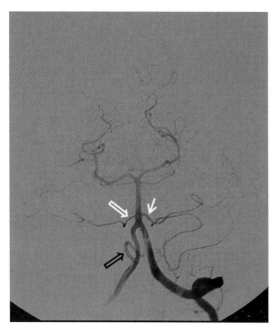

图 11.12　小脑前下动脉（AICA）与小脑后下动脉（PICA）共干。左侧椎动脉前后位造影示：左侧 AICA 与左侧 PICA 由基底动脉共干发出（实线箭头）。右侧 AICA（白色空心箭头）和右侧 PICA（黑色空心箭头）独立发出

干（小脑上动脉多见）（图 11.13，图 11.14）以及颈 - 基底动脉胚胎吻合（图 11.5）。[17] 极少情况下，椎动脉可终止于小脑后下动脉（图 11.16）。

Willis 环（circle of Willis, COW）最先由 Dr.Thomas Willis 在 1664 年提出，其构成了大脑中央吻合通路。Willis 环是一个多边形的血管环，是脑内侧支血液循环的主要来源（图 11.16）。Willis 环由双侧颈内动脉、大脑前动脉（anterior cerebral artery, ACA）水平段（A1）、前交通动脉（anterior communicating artery, ACoA）、双侧后交通动脉（posterior communicating artery, PCoA）、基底动脉及双侧大脑后动脉（PCA）水平段（P1）组成。Willis 环位于鞍上池内蝶鞍上方，间脑下方。下丘脑、视交叉、漏斗柄被 Willis 环包绕。重要的解剖关系包括：大脑前动脉水平段走行于第二对颅神经（视神经）上方，后交通动脉走行于视束下方、第三对颅神经（动眼神经）上方，动眼神经走行于大脑后动脉与小脑上动脉之间（图 11.17）。[18]

许多重要穿支由 Willis 环发出供应颅底中央结构，包括下丘脑、内囊、视束、丘脑和中脑。前循环穿支血管或豆纹动脉起自于大脑前动脉或大脑中动脉水平段。内侧豆纹动脉和 Huebner 回返动脉起自于大脑前动脉 A1 段。外侧豆纹动脉起自于大脑中动脉 M1 段。后循环的穿支血管被称为丘纹动脉或丘脑穿支动脉。丘脑前穿支起自于后交通动脉，丘脑后穿支及丘脑膝状体动脉由基底动脉和大脑后动脉 P1 段发出（图 11.18）。其他供应视交叉、下丘脑、胼胝体及穹隆的穿支动脉均起自于前交通动脉。[18]

完整的 Willis 环少见，并且其解剖变异率很高。经常出现某一部分（如 PCoA、ACoA 或 ACA 与 PCA 水平段）缺失或发育不良，致使大血管闭塞时侧支循环建立受限。当同侧 A1 段及后交通动脉缺如时，同侧 MCA 将无侧支循环代偿（图 11.19）。起自于颈内动脉的"胚胎性"大脑后动脉变异常见。此时大脑后动脉 P1 段缺失，后交通动脉与同侧大脑后动脉管径相同（图 11.20）。[19] 真正意义上的 Willis 环异常较为少见，一旦出现往往继发血流动力学改变而增加动脉瘤形成风险（图 11.21）。单支大脑前动脉可见于前脑无裂畸形。大脑前动脉起源于眼动脉极为罕见，但熟知这一变异对于手术方案制定尤为重要。

大脑前动脉作为中线标识被划分为 3 部分。如前所述，水平段又叫作交通前段（A1），走行于视神经上方，通过前交通动脉与对侧 A1 交通。垂直段又叫作交通后段（A2），于纵裂内上行，绕过胼胝体膝部走行其发出两支皮层血管为眶额动脉和额极动脉。最后，终末段（A3）于大脑镰游离缘下后方走行并最终延续为胼周动脉与胼缘动脉。[20] 像之前讨论过的，前循环血管变异并不少见，而前交通动脉为变异发生时动脉瘤好发部位（图 11.21）。

大脑中动脉为颈内动脉两终末分支中较大的一支，分 4 个部分。水平段（M1）位于视交

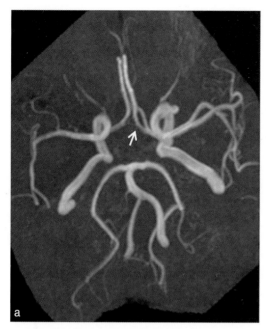

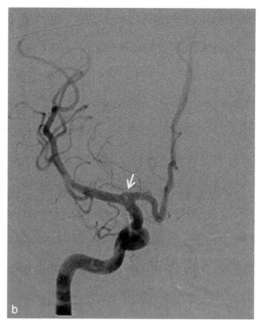

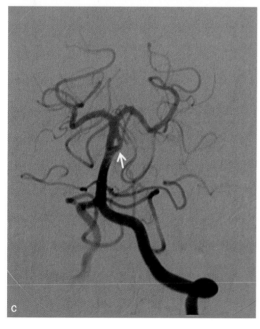

图 11.13　血管成窗。3 例不同患者血管成窗。（a）Willis 环三维 MRI-TOF 成像显示：左侧大脑前动脉（ACA）A1 段血管开窗（实线箭头）。（b）颈内动脉（ICA）前后位（AP）造影显示：右侧颈内动脉末端开窗（实线箭头）。（c）左侧椎动脉前后位造影显示：基底动脉于小脑上动脉起始部下方开窗（实线箭头）

叉外侧，在发出颞前动脉后到达外侧裂前形成分叉。此段大脑中动脉血管变异率较高。M1 段分叉过早出现，颞前动脉由远端分支发出导致 M1 段形成三分叉，较为常见（图 11.22）。大脑中动脉分叉后主干分为几支岛叶段（M2），向上并行达岛叶表面后再次分支形成岛盖段。岛盖段（M3）穿出外侧裂后延续为皮质段（M4）于脑表形成广泛分支。皮层支根据其血管分布范围命名（如角回动脉、颞枕动脉、颞后动脉）。[21]

　　大脑后动脉为基底动脉的终末分支包括 4

部分。交通前段（P1）由基底动脉分叉向外延伸，走行于动眼神经上方与后交通动脉汇合。环池段（P2）于环池内绕中脑走行，在小脑幕上方与 Rosenthal 基底静脉伴行，其发出脉络膜后内侧动脉和脉络膜后外侧动脉。除此，颞后动脉也由环池段发出并与颞前动脉（大脑中动脉分支）有潜在吻合。正如其名，四叠体段（P3）位于四叠体池内，很短。最后，距状裂段（P4）终止于距状裂内 [19]。大脑后动脉终末段还发出束状动脉。大脑后动脉变异如胚胎性大脑后动

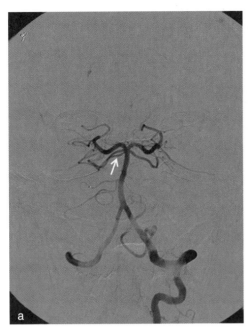

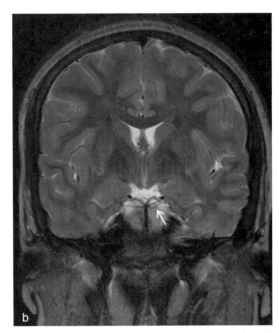

图 11.14 小脑上动脉成双。（a）前后位左侧椎动脉造影，（b）冠状位 MRI T2 像平扫显示：小脑上动脉成双

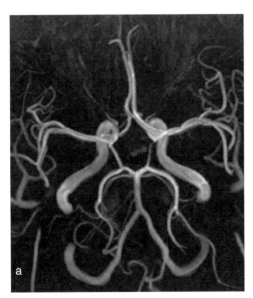

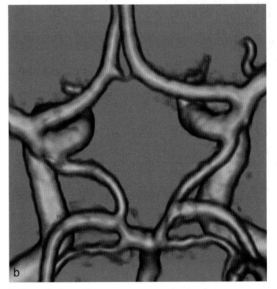

图 11.15 两例不同患者完整 Willis 环成像：（a）三维 MRA TOF，（b）CTA

脉、原始颈 – 基底动脉吻合等前文已阐述。

Willis 环为脑组织建立侧支循环的主要途径，同时还存在诸多其他旁路循环作为 Willis 环不足时的补充。当一侧颈内动脉闭塞时，同侧颈外动脉可通过眼动脉向颅内代偿供血。其次，大脑动脉（ACA、MCA、PCA）（图 11.23）的皮层软脑膜支之间及小脑动脉（SCA 和 PICA）（图 11.24）的皮层软脑膜支之间亦存在相互

吻合，形成侧支循环。再次，脑内还存在着深部血管吻合，包括束状动脉（PCA 分支）与胼周动脉（ACA 分支）（图 11.25）、颞前动脉（MCA 分支）与颞后动脉（PCA 分支）。[22] 经颅骨和硬脑膜形成的穿支吻合偶见（图 11.26）。Moyamoya 病（烟雾病）表现为患者颈内动脉床突上段闭塞，穿支旁路循环形成（图 11.27）。这些穿支血管壁薄，易于继发出血。[23]

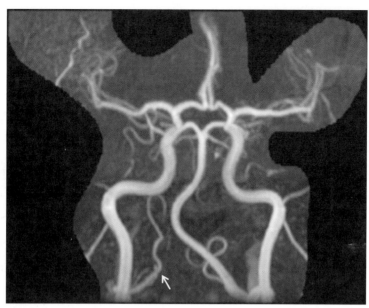

图 11.16 椎动脉终止于 PICA。三维 MRA-TOF 成像示：右侧椎动脉终止于 PICA（实线箭头）

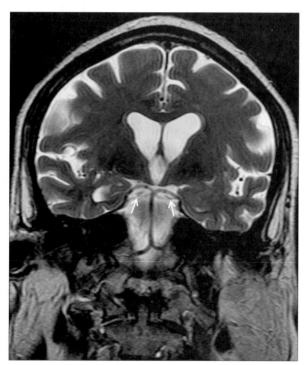

图 11.17 Willis 环重要的解剖关系。MRA 冠状位 T2 加权像显示：动眼神经（实线箭头）在 SCA 与 PCA 之间穿过

静脉系统

硬脑膜静脉窦很大，被包裹在内外两侧硬膜之间，覆以血管内皮的静脉通道。外层硬膜为骨膜层，内层硬膜为脑膜层。大脑深浅静脉血液均经静脉窦引流。大脑静脉壁薄无瓣膜，经脑表面穿蛛网膜下腔进入静脉窦。静脉窦包括蛛网膜颗粒，蛛网膜颗粒为蛛网膜下腔的延伸，其功能为吸收脑脊液进入静脉循环。

上矢状窦（superior sagittal sinus, SSS）在颅顶内侧面中线处，沿大脑镰上缘向后走行，它接收来自表浅皮层的静脉血液，其中最大的一支皮层静脉被称为 Trolard 静脉。上矢状窦最终汇入静脉窦的汇合处，窦汇。下矢状窦（inferior sagittal sinus, ISS）沿大脑镰下游离缘走行，其位于胼胝体上方在镰幕交界处顶端汇入 Galen 静脉（vein of Galen, VOG）形成直窦。Galen 静脉由双侧大脑内静脉（internal cerebral vein, ICV）与 Rosenthal 基底静脉（basal vein of Rosenthal, BVR）汇合而成。大脑内静脉为一组走行于胼胝体压部下方第三脑室上方的并行血管。每条大脑内静脉由隔静脉与丘脑纹状静脉汇合而成，后者为室间孔（Monro 氏孔）的标志。窦汇由上矢状窦、直窦及双侧横窦汇合而成。横窦或称侧窦被包裹于小脑幕与颅骨附着处内。由窦汇向外延伸至颞骨岩部后方。双侧横窦不对称，右侧横窦往往较左侧发达。颞叶皮层最主要的引流静脉 Labbé 静脉引流入横窦。乙状窦为横窦向前下的 S 形延续，最终汇入颈内静脉（图

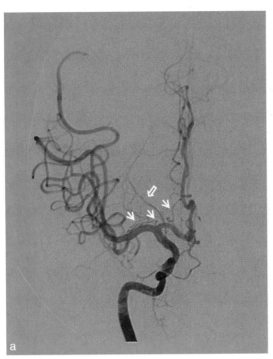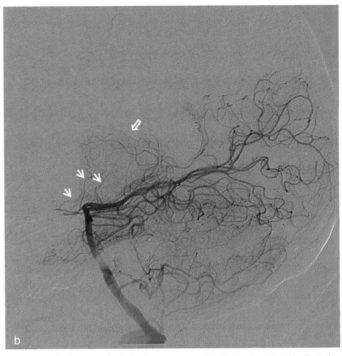

图 11.18 前后循环穿支血管造影。(a)前循环前后位显示:发自颈内动脉末端 A1 及 M1 段豆纹动脉(实线箭头)。(b)后循环侧位显示:来自基底动脉顶端、后交通动脉、大脑后动脉 P1 段的丘脑纹状体穿支动脉。同样(a)可见脉络膜前动脉(空心箭头)、(b)脉络膜中及脉络膜后动脉(空心箭头)

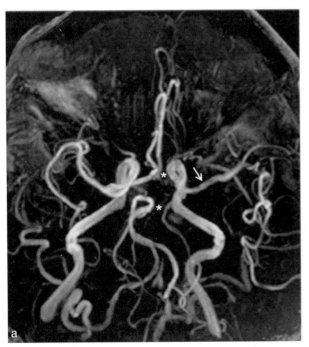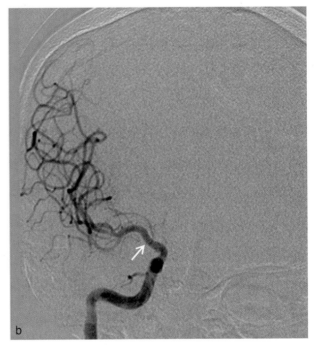

图 11.19 两例不同患者的孤立大脑中动脉(middle cerebral artery, MCA)。(a)Willis 环三维 MRA-TOF 显示:左侧 A1 和 P1 段缺失(星号)导致左侧大脑中动脉孤立(实线箭头)。(b)右侧颈内动脉前后位血管造影示:右侧大脑中动脉孤立(实线箭头)

11.28）。[24-26]

海绵窦为位于蝶鞍两侧的多个不规则形状静脉间隔，周围被一层薄硬膜包裹。前邻眶上裂，后接斜坡。海绵窦包绕颈内动脉海绵窦段；第Ⅵ对颅神经经海绵窦内侧走行，第Ⅲ、Ⅳ、V1和V2对颅神经经其外侧走行。海绵窦与蝶顶窦一起接收来自眼上和眼下静脉的血液，形成颅外到颅内的血流沟通；海绵窦向后与岩窦及斜坡静脉丛沟通，双侧海绵窦之间通过前后海绵间窦相互沟通[24-26]。

颅内静脉系统的解剖变异较为常见。上矢状窦可表现为前部缺失或走行偏离中线并汇入一侧横窦。一侧横窦缺如或发育不良较为多见。巨大的蛛网膜颗粒在影像上可表现为静脉窦内卵圆形充盈缺损，不要误诊为异常病变。经典的人形窦汇倒置异常见于 Dandy-Walker 畸形。

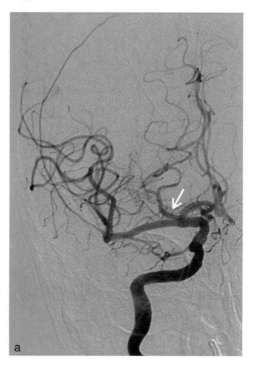
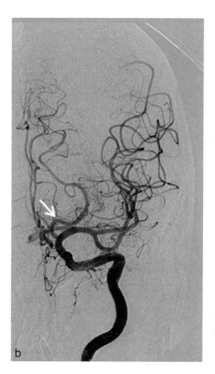
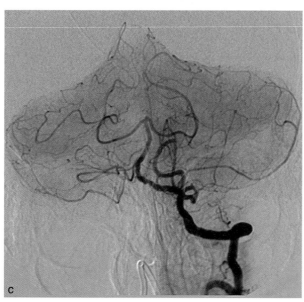
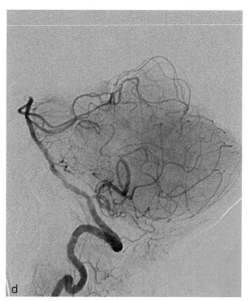

图 11.20 胚胎型（胎儿源性）大脑后动脉（PCA）。前后位（AP）血管造影（a）右侧和（b）左侧颈内动脉（ICA）显示双侧大脑后动脉（实线箭头）均由双侧颈内动脉直接发出。后循环正（c）、侧位（d）造影仅幕下血管显影

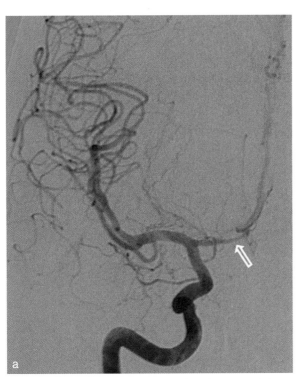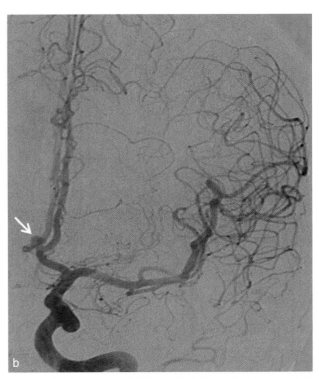

图 11.21　前交通动脉瘤并 A1 发育不良。右侧（a）和左侧（b）血管造影显示：右侧大脑前动脉 A1 段发育不良（空心箭头）伴前交通动脉瘤（实线箭头）

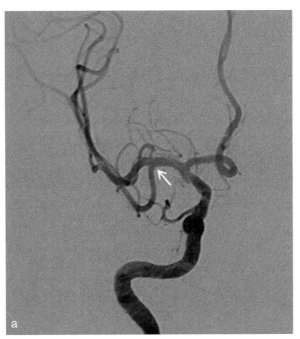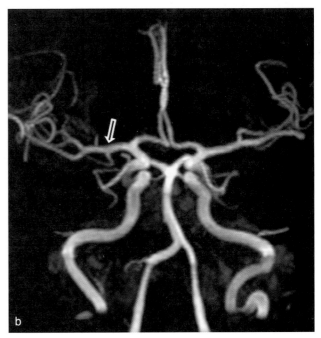

图 11.22　大脑中动脉（MCA）变异。血管造影显示（a）MCA 三分叉处（实线箭头）。（b）三维 MRA-TOF 显示颞前动脉（空心箭头）起自右侧 MCA 分叉前

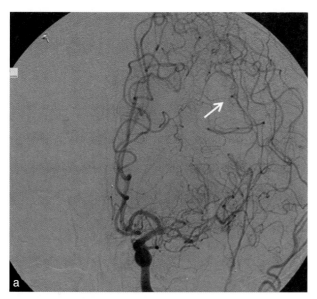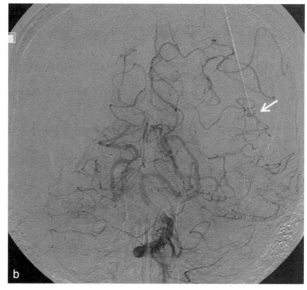

图 11.23 大脑软脑膜侧支循环。前后位血管造影显示：左侧大脑中动脉近端闭塞时，（a）左侧大脑前动脉与大脑中动脉（MCA）末端吻合（实线箭头），（b）左侧大脑后动脉与大脑中动脉末端吻合（实线箭头）

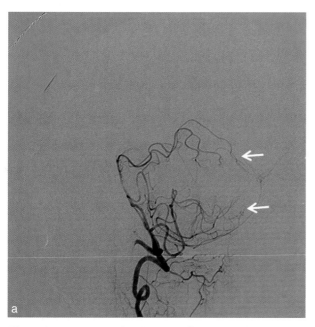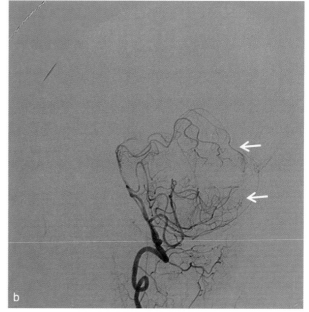

图 11.24 小脑软脑膜侧支循环。椎动脉侧位造影，动脉早期（a）和动脉晚期（b）显示 SCA 与 PICA 末端吻合（实线箭头）

被误称的 Galen 静脉畸形为深部脉络膜动脉与 Markowski 前脑内侧静脉之间的动静脉瘘。颅骨膜窦为硬膜静脉窦与颅外静脉的异常沟通。[25-28]

颅外静脉包括：头皮静脉、颅骨板障静脉、面静脉、颈部静脉。头皮静脉通过导静脉与颅内硬膜静脉窦相通。板障静脉为颅骨板障间隙内内皮细胞覆盖形成的血管通路；与硬膜静脉窦及脑膜静脉相互交通，可形成巨大的静脉胡。面静脉由面浅静脉、面深静脉、翼丛、下颌后静脉组成。面浅静脉接收来自眼眶、唇、下颌及面部肌肉的分支，起于内眦，横穿咬肌，跨过下颌骨，于舌骨水平汇入颈内静脉（internal jugular vein，IJV）。面深静脉接收来自面深部的血液并与翼丛相连。翼丛静脉位于咀嚼间隙

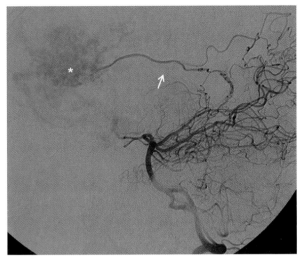

图 11.25　继发吻合。一例额叶动静脉畸形（星号）患者，椎动脉侧位造影显示：来自 PCA 胼胝体压部分支与 ACA 胼周动脉分支吻合的侧支血供（实线箭头）

内，使海绵窦及斜坡静脉与面部及眼眶静脉分支相互交通。下颌后静脉由上颌静脉与颞浅静脉汇合而成，位于腮腺间隙内，经颈外动脉表面，面神经深部，最后引流至颈外静脉（exteral jugular vein, EJV）。

颈外静脉由下颌后静脉与耳后静脉汇合而成，引流绝大部分颅外及面深部的静脉血液。颈外静脉大小及长度多变，走行于胸锁乳突肌表面，向下引流入锁骨下静脉。颈内静脉为乙状窦的延续；起始于颅底颈静脉孔，走行于颈动脉间隙后方，胸锁乳突肌深部。颈内静脉起始部略膨大，称为颈静脉球。颈内静脉与锁骨下静脉汇合形成头臂静脉。双侧颈内静脉不对称，右侧颈内静脉通常较左侧发达。颈内静脉为中心静脉导管常见置管部位，因此静脉血栓好发。

综上所述，掌握主要的颅内外动静脉循环对于理解多媒态的全脑血管造影术及断层影像均有重要意义。对于正常和异常血管变异的认识对于诊断和治疗均至关重要。熟知颅内和颅外到颅内血管间的侧支循环是对急性卒中血管栓塞及血管再通时病情判断及治疗计划制定的关键。精准的血管解剖认知是介入治疗走向成功的基石。

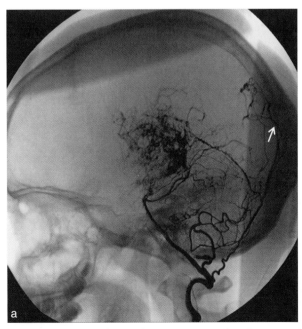

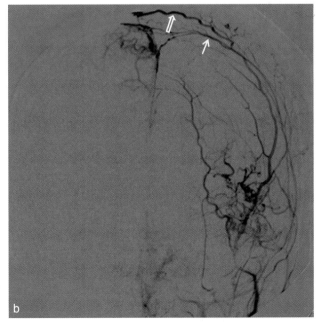

图 11.26　一例烟雾病患者经硬脑膜、颅骨侧支循环。（a）椎动脉侧位造影。（b）前后位左侧颈外动脉造影显示：经硬膜（实线箭头）和经颅骨（空心箭头）向脑侧支循环

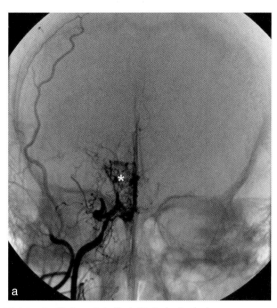
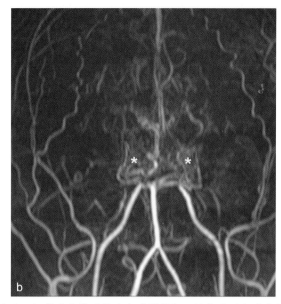

图 11.27 烟雾病。脑血管造影（a）和（b）MRA-TOF 显示：烟雾病血管网状吻合（星号），继发于颈内动脉闭塞

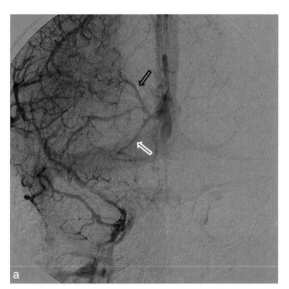
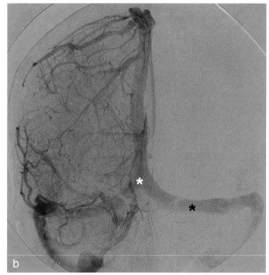

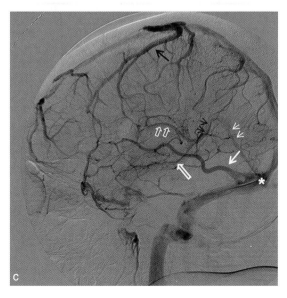

图 11.28 静脉解剖。正位（a,b）和侧位（c）血管造影静脉期显示：正常静脉引流途径，有 Rosenthal 基底静脉（白色空心箭头）、丘脑纹状体静脉（黑色空心箭头）、窦汇（白色星号）、横窦（黑色星号）、Trolard 静脉（黑色实心箭）、Labbe 静脉（白色实线箭头）、直窦（双实线箭头）、Galen 静脉（双黑实线箭头）、大脑内静脉（双白色空心箭头）

105

参考文献

[1] Osborn AG. The aortic arch and great vessels. In: Diagnostic Cerebral Angiography. 2nd ed. Philadelphia, PA: Lippincott Williams & Wilkins, 1999:3-29

[2] Lippert H, Pabst R. Aortic arch//Arterial Variations in Man: Classification and Frequency. Munich, Germany: JF Bergmann-Verlag, 1985:3-10

[3] Layton KF, Kallmes DF, Cloft HJ, et al. Bovine aortic arch variant in humans: clarification of a common misnomer. AJNR Am J Neuroradiol, 2006,27(7):1541-1542

[4] Elster AD. "Bovine" aortic arch. AJNR Am J Neuroradiol, 2008,29(3):E2

[5] Komiyama M, Morikawa T, Nakajima H, et al. High incidence of arterial dissection associated with left vertebral artery of aortic origin. Neurol Med Chir (Tokyo), 2001, 41(1):8-11

[6] Freed K, Low VH. The aberrant subclavian artery. AJR Am J Roentgenol, 1997, 168(2):481-484

[7] Davidian M, Kee ST, Kato N, et al. Aneurysm of an aberrant right subclavian artery: treatment with PTFE covered stentgraft. J Vasc Surg, 1998,28(2):335-339

[8] Shuford WH, Sybers RG, Edwards FK. The three types of right aortic arch. Am J Roentgenol Radium Ther Nucl Med, 1970, 109(1): 67-74

[9] Bouthillier A, van Loveren HR, Keller JT. Segments of the internal carotid artery: a new classification. Neurosurgery, 1996, 38(3): 425-432, discussion 432-433

[10] Lo WW, Solti-Bohman LG, McElveen JT Jr. Aberrant carotid artery: radiologic diagnosis with emphasis on high-resolution computed tomography. Radiographics, 1985,5(6):985-993

[11] Caldemeyer KS, Carrico JB, Mathews VP. The radiology and embryology of anomalous arteries of the head and neck. AJR Am J Roentgenol, 1998, 170(1): 197-203

[12] Woodcock RJ, Cloft HJ, Dion JE. Bilateral type 1 proatlantal arteries with absence of vertebral arteries. AJNR Am J Neuroradiol, 2001, 22(2):418-420

[13] Osborn AG. The external carotid artery//Diagnostic Cerebral Angiography. 2nd ed. Philadelphia, PA: Lippincott Williams & Wilkins, 1999:3-29

[14] Liebeskind DS. Collateral circulation. Stroke, 2003,34(9):2279-2284

[15] Hacein-Bey L, Daniels DL, Ulrner JL, et al. The ascending pha-ryngeal artery: branches, anastomoses, and clinical significance. AJNR AmJ Neuroradiol, 2002,23(7):1246-1256

[16] Osborn AG. The vertebrobasilar system//Diagnostic Cerebral Angiography. 2nd ed. Philadelphia, PA: Lippincott Williams & Wilkins, 1999:3-29

[17] Naidich TP, Kricheff Ⅱ, George AE, et al. The normal ante-rior inferior cerebellar artery: anatomic-radiographic cor-relation with emphasis on the lateral projection. Radiology, 1976, 119(2):355-373

[18] Osborn AG. The circle of Willis//Diagnostic Cerebral Angiography. 2nd ed. Philadelphia, PA: Lippincott Williams & Wilkins, 1999:3-29

[19] Zeal AA, Rhoton AL Jr. Microsurgical anatomy of the posterior cerebral artery. J Neurosurg, 1978,48(4):534-559

[20] Osborn AG. The anterior cerebral artery//Diagnostic Cerebral Angiography. 2nd ed. Philadelphia, PA: Lippincott Williams & Wilkins, 1999:3-29

[21] Umansky F, Dujovny M, Ausman JI, et al. Anomalies and variations of the middle cerebral artery: a microanatomical study. Neurosurgery, 1988,22(6 Pt 1): 1023-1027

[22] Brozici M, van der Zwan A, Hillen B. Anatomy and functionality of leptomeningeal anastomoses: a review. Stroke, 2003, 34(11):2750-2762

[23] Suzuki J, Kodama N. Moyamoya disease-a review. Stroke, 1983, 14(1):104-109

[24] Osborn AG. The extracranial veins and dural venous sinuses// Diagnostic Cerebral Angiography. 2nd ed. Philadelphia, PA: Lippincott Williams & Wilkins, 1999:3-29

[25] Curé JK, Van Tassel P, Smith MT. Normal and variant anatomy of the dural venous sinuses. Semin Ultrasound CT MR, 1994, 15(6): 499-519 Review

[26] Ayanzen RH, Bird CR, Keller PJ, et al. Cerebral MR venography: normal anatomy and potential diagnostic pitfalls. AJNR Am J Neuroradiol, 2000, 21(1): 74-78

[27] Jones BV, Ball WS, Tomsick TA, et al. Vein of Galen aneurysmal malformation: diagnosis and treatment of 13 children with extended clinical follow-up. AJNR Am J Neuroradiol, 2002, 23(10): 1717-1724

[28] Estroff JA, Scott MR, Benacerraf BR. Dandy-Walker variant: prenatal sonographic features and clinical outcome. Radiology, 1992,185(3):755-758

第 12 章　全脑血管造影术

Kevin M. Cockroft

不同于其他由医生要求的或操作的诊断性放射检查，全脑血管造影可能会导致神经损伤，虽然这种风险发生概率较低，但后果都极为严重。因此，诊断性的全脑血管造影必须以很严格的标准进行操作，以保证患者的安全。本章将对全脑血管造影的基本设备和技巧，尤其是并发症的防治进行回顾，同时还阐述了术后穿刺点的处理及血管闭合器。

器　材

耗　材

在大多数中心，全脑血管造影耗材都包装在定制的无菌袋中。不同中心耗材的包装不尽相同，有很多公司可提供预订。基本的物品包括：一块无菌带洞大单（以暴露双侧股动脉），专用穿刺针，一个分液器和处理废液的密闭冲洗系统，标准聚丙烯注射器用以肝素盐水冲洗器，颜色编码的聚碳酸注射器用于静脉注射对比剂，一个锐器收集器，纱布，无菌消毒液及涂药器以及额外的无菌单及毛巾备用（图 12.1a~d）。

通常通过短血管鞘（10cm）进行诊断性的介入操作（图 12.1d）。长血管鞘（25cm）可用于肥胖或髂股动脉迂曲的患者。建议腹股沟穿刺血管鞘及造影导管均使用持续加压微滴冲洗系统（Boston Scientific，Natick MA）（图 12.1b）。在笔者所在中心，肝素盐水冲洗液的配比为 3000U/L，肝素应用剂量应灵活掌握，

甚至在某些情况下不进行肝素化。造影导管种类繁多，导管的选择主要取决于术者的培训和经验所形成的喜好。Berenstein（BER）、猎人头（H1H）、Bentson-Hanafee-Wilson（JB1 或 JB2）都可根据需要合理选择。然而，需要顺应血管结构走行以及无导丝引导操作过多的导管，如 Simmons 导管（SIM1、SIM2），应当避免常规使用。对于大多数成年人，可使用 4F 或 5F 造影导管进行造影。导管应当在亲水导丝引导下进行操作；常用规格为 0.035in 和 0.038in（1in=2.54cm）。

血管造影软件

关于血管造影软件本书中已详细阐述。进行最佳诊断分析的先决条件应包括：能够获得双平面数字减影影像的全脑血管造影影像，可以进行三维重建旋转脑血管造影，并从旋转采集的信息模拟出计算机断层扫描 CT 影像。

所有耗材应当存放于手术间内，以随时备用。

步　骤

穿　刺

大多数诊断性全脑血管造影过程都是经股动脉途径完成，通常在腹股沟区域进行股总动脉穿刺。因大多数术者为右利手，故穿刺多位于右侧腹股沟，然而双侧腹股沟区均应行术前准备，以防各种原因致右侧无法穿刺。建议将

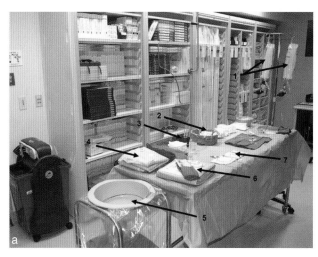
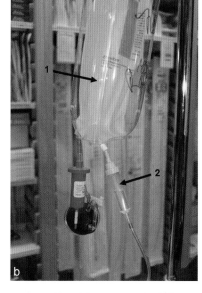
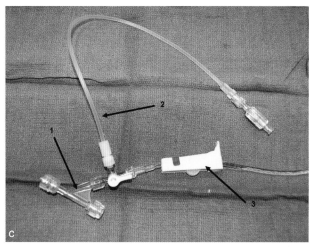
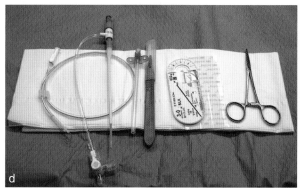

图 12.1　诊断性脑血管造影常规准备。（a）包括：1.两根带微滴壶的加压输液管路，2.密闭盐水冲洗排出系统（准备一个小碗，用以存放短导丝），3.熏蒸壶用以塑形，4.一次性无菌手术衣，5.大盆用以存放导丝（将其置于带轮子的圆形支架上以便于摆放），6.无菌大单及无菌巾，7.动脉穿刺鞘组（包括单壁穿刺针、导丝、血管鞘、直血管钳）。（b）加压输液通路特写（1），1L加压输液袋，用以加压排过气的肝素盐水（3000U/L），2.微滴壶。注意加压至红色标记线（冲洗造影导管）。当达到红线时加压输液袋压力为300mmHg。（c）加压输液管连接到造影导管特写图示：1.Y阀（RHV）（又称Tuohy连接器），2.用以连接加压注射器的柔韧透明分流管（Cook Medical Bloomington.IN），3.滚轴输液调节器，用以控制冲洗速率。三通旋塞阀和滚轴输液调节器类似，可使造影导管在持续加压冲洗与加压注射之间自由转换。（d）动脉穿刺鞘组特写图。从左向右包括：动脉鞘导引短导丝、5F血管鞘并鞘芯、单壁穿刺针、11号刀片、3-0丝线、胶布敷料条和直血管钳

指脉氧监测置于同侧大踇趾，以保证尽早发现可能出现的下肢低灌注。进行介入治疗时，一些术者建议于脑病变的对侧腹股沟区进行穿刺，以避免颅内或股动脉穿刺同时出现并发症时患者遗留有双下肢功能障碍。

　　首先进行股骨头的单独透视以确定其位置；用一把止血管钳标记股骨头与股总动脉搏动之间的关系作为参考。这一部位大概位于从髂前上棘到耻骨联合连线 2/3 处。笔者建议使用 18

号穿刺针以 45° 进行单壁穿刺，这样股动脉穿刺点刚好位于股骨头正上方。这样既可以减少腹膜后出血的风险，又可以在操作完成时增加人工压迫止血的效果。因为血管造影操作过程中患者处于抗凝状态或应用了抗血小板聚集药物，所以推荐使用微创穿刺耗材进行动脉穿刺（例如：Transitionless Micropuncture Introducer Set,Cook Medical,Bloomington,IN）

　　强烈推荐所有的神经血管内治疗均应用股

动脉鞘。股动脉鞘尤其适用于老年人、接受抗凝治疗的、既往有血管造影病史遗留有血管瘢痕的或预测术中有可能需要更换导管的患者。在这些情况下坚持使用血管鞘对于神经血管造影的患者是至关重要的；与裸导管技术节约的少量时间和费用相比其带来的利益是巨大的。术中用胶带（3M,St.Paul,MN）固定血管鞘，于患者常规血管造影后拔除。如果是抗凝患者或穿刺极其困难的患者建议将动脉于穿刺部位缝合固定。固定好后将血管鞘与肝素盐水加压冲洗相连。如果需要行持续动脉压监测，血管鞘可以类似桡动脉途径一样的方式置入。为了获得理想的波形并可抽吸血样标本，血管鞘应较预先选定的造影导管大一码。

主动脉弓造影

这一步是真正血管造影的开始，必须决定是否行主动脉弓造影。虽然将猪尾导管置入升主动脉相对容易，但基于额外增加的工作量、时间和对比剂负荷等，更不必说增加的栓塞风险，不建议常规行主动脉弓造影。两种最为常见的主动脉弓变异：左侧颈总动脉发自头臂干（牛角弓）和左侧椎动脉直接自主动脉弓上发出均较容易识别。如果怀疑为大血管开口闭塞性病变或血管超选极为困难时，可行主动脉弓造影。当球管以前后位向左倾斜 15°～30° 进行曝光时，可以获得更多的信息。

血管超选

大多数情况下建议使用操作者熟悉的诊断造影导管。一些术者提倡在髂动脉与腹主动脉中应用 J 形导丝以防止造影导管在向主动脉弓走行过程中进入其他血管分支；但根据经验，这种情况下术者通常可以感受到小分支的阻力并据此调整。导管从股动脉到主动脉弓走行时不建议常规透视下进行，以减少左手射线照射。到达主动脉弓后对于导管超选血管的顺序并无

固定要求。有些医生建议对包括可疑病变的血管最先进行造影以防止因某些原因导致造影被迫终止。有些医生则喜欢最后行病变血管造影以便于直接进行后续介入治疗。还有些医生只是简单的经主动脉弓从右向左顺次造影。

翻转导管对血管开口进行超选。当导管进入血管开口后推送亲水导丝进入血管内。导管需在导丝引导下进入目标血管而不是单纯导管。在目前的导丝技术下，应当避免采用传统的"冒烟技术"（在操控推进导管过程中，用注射器经由导管推注小剂量造影剂）扭控和推进导管。初次行颈动脉超选时，在没有获得影像证实颈部动脉窦处无动脉粥样硬化病变或狭窄的情况下，建议导管及导丝不高于颈总动脉分叉处。然而，在行全脑血管造影前相关无创检查已经完善的前提下，此过程可忽略。当导管进入颈总动脉后，颈动脉颈段的血管情况即可通过正侧位血管造影或路图功能获得。无论哪种方式均可将影像与实时透视叠加作为进入颈内或颈外动脉的导引。当颈内和颈外动脉均需超选造影时，因颈外动脉超选相对困难，建议在影像叠加引导下优先行颈外动脉超选插管。随后，再超选颈内动脉，因颈内动脉走行平直易于进入，无须再次行路途或影像叠加。在颈内动脉，通常侧位投照时导管头端位于颈 2 椎体下缘，正侧投照时位于下颌骨中段，即可获得颈内动脉清晰影像并避免颈外动脉系统造影剂过度返流。如果导管头端为弯头，则导管到位后头端应顺应血管的自然弯曲。在颈外动脉很难找到一个令人满意的导管位置能够使其所有的重要分支显影良好。在许多情况下，如果导管位置过高（或是足够高以避免在推注造影剂过程中导管头弹入颈内动脉）则咽升动脉甚至枕动脉则无法显影。因此，如果怀疑颈外动脉病变存在，则应将导管置入颈总动脉行脑血管造影。对于后循环造影，一些医生推荐常规于锁骨下动脉行路图，以除外椎动脉起始部狭窄或动脉粥样

硬化性疾病。对于椎动脉进入较为困难或患者既往或术前影像资料提示高风险性闭塞疾病，应在路图下操作。

标准对位

正位投照时标准视图随岩骨嵴与眶缘位置关系的不同而变化；与之对应，侧位投照时标准视图基于以患者长轴为中心的旋转而变化。虽然严格意义上来讲，后前位这个词更加准确（因为 X 线通常由患者后面向前投射），但正位通常被描述为前后位。眶缘位于岩骨嵴下缘的正位图像可以良好地显示绝大多数颅内循环（图 12.2a）。汤氏位，X 线球管向头侧倾斜，使眶缘位于岩骨嵴下方，使后循环显影更加清晰（图 12.2b）。瓦氏位，与之相反，球管向足侧倾斜，使岩嵴低于眶缘。这一投照位有利于将颈内动脉的弯曲重叠展开，更清楚地显示前交通动脉和向前指向的基底动脉顶端动脉瘤瘤颈（图 12.3a,b）。另一种常用的以人名命名 Caldwell 投照位，岩嵴与眶底重叠。通过围绕患者长轴旋转可获得多角度斜位投射（图 12.4）。

目前大多数的现代化双平板神经血管造影机都具有旋转血管成像并在此基础上进行三维重建的功能（图 12.5a,b）。虽然三维重建影像在诊疗计划制定中举足轻重，但尚不足以取代传统双平板血管造影的血管直观影像。不幸的是，血管重建过程中的容积平均效应即可以使正常血管表现为异常，也可以使异常病变血管表现为正常。

诊断性全脑血管造影的关键在于通过多角度投照做出诊断。诊断一例患者为中枢性神经系统血管炎只需要选择部分血管行基本血管造影。而诊断为蛛网膜下腔出血的患者，如果血管造影没有发现出血相关的、可见的血管结构原因，则必须对双侧颈内动脉、双侧颈总动脉、双侧颈外动脉、双侧椎动脉行血管造影，而且每根血管成像常规行多角度造影。

穿刺部位

除股总动脉穿刺途径外，还有诸多动脉穿刺点可供选择，其中以桡动脉和肱动脉最为常见。这些穿刺部位可用于颈胸或髂股动脉迂曲的患者以及局部损伤或病变无法行股动脉穿刺的患者。手臂穿刺还可用于俯卧位患者的术中血管造影。[1]

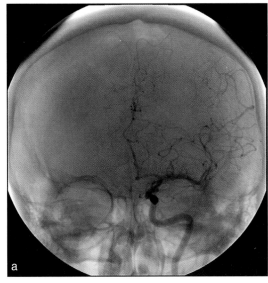
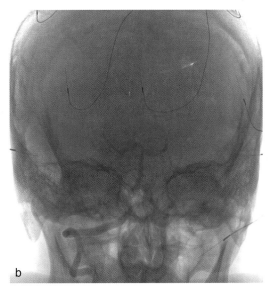

图 12.2 标准前后位（posteroanterior, PA）和汤氏位脑血管造影。（a）前后位，眶上缘置于岩骨嵴上方。将图像增加器或平板探测器贴近患者，使 X 线束相互平行，颅骨充满视野，散射减少，图像尽可能清晰。（b）前后汤氏位，眶上缘置于岩骨嵴下方，可以很好地显示后循环血管

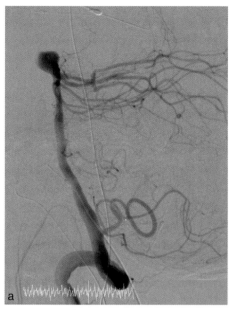 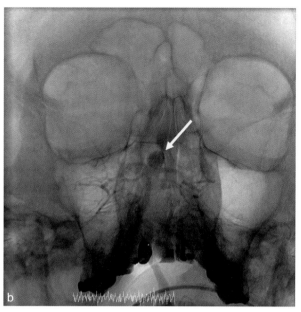

图12.3 瓦氏位血管造影显示：基底动脉顶端向前指向动脉瘤颈。（a）左侧椎动脉侧位造影数字减影显示：向前指向基底动脉顶端动脉瘤，（b）非减影瓦氏位（注意：岩骨嵴位于眶下缘下方）显示图11.3a基底动脉顶端动脉瘤瘤颈（白箭头）

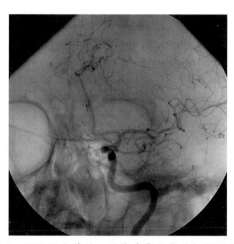

图12.4 经眼眶左前斜。图像采集器或平板探测器旋转至造影动脉同侧眼眶上方，在此病例为左侧颈内动脉造影，因此C臂被向左旋转。注意颈内动脉末端显示于眼眶内

血管痉挛为桡动脉穿刺最常见并发症。相比之下，因肱动脉缺乏主要的侧支血管，故肱动脉穿刺最令人担忧的潜在并发症为肢体损害或截肢。两种穿刺方法均具有早期下床活动和住院时间短及术后无须应用封堵器的优点。[2-4]经上肢穿刺入路，椎动脉相对容易进入。而其他主动脉弓上血管，可选用背向弯曲导管（如simmons等）有助于超选。[4]虽然应用概率较低，

但对于全脑血管造影而言，除股动脉以外还能熟练地掌握其他部位穿刺技术是神经血管内介入治疗医生的一项重要技能。

高压注射器

高压注射器是血管造影很重要的工具。血管造影成像的基本原理是：造影剂注射速度快于血流速度。虽然，通常手推注射可达到约5mL/s的注射速度，但高压注射可实现更高的注射速度，并因此使血管显影更清晰（表12.1）。虽然尚无大样本报道证实高压注射器的应用与血管神经并发症相关，但仍有医生基于此问题的担心而拒绝使用高压注射器。为了减小应用高压注射器时发生此类并发症的概率，在高压注射前应检查导管的位置和方向，保持与血流一致。此检查可由助手通过手动扭转注射器旋扭来完成。同时采用一个0.2~0.4s的上升速率（注射达峰速率所需时间）也可能是有帮助的。

高压注射器与现今高分辨率设备的整合使得术者仅以2/3浓度甚至一半浓度造影剂即可获

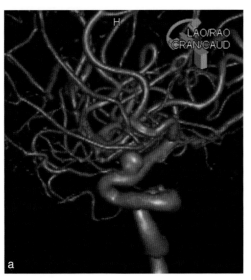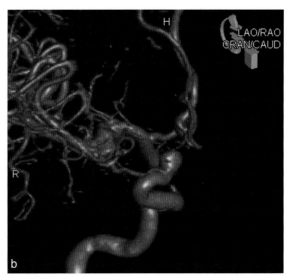

图 12.5 旋转数字减影血管造影三维重建。（a,b）显示位于眼动脉起始部远端、颈内动脉背侧的囊性动脉瘤。C 型臂位置显示于图像右上角。图像由 Siemens AXIOM Artis（Siemens AG,Munich,Germany）在以 2.5mL/s 的速度持续 7s 注射 2/3 浓度碘海醇 -300（GE Healthcare）时，以每秒 1.5 帧旋转 5s 采集形成

表 12.1 无狭窄正常血管诊断性造影，导管位于颈部时加压注射器设置

血管	速率（mL/s）	总量（mL）
颈总动脉（颈部造影）	6	8
颈总动脉（头部造影）	10	10
颈内动脉	6	8
颈外动脉	4	6
椎动脉	6	6
锁骨下动脉 [a]	10	12
股总动脉 [b]	10	10

a. 为同侧椎动脉显影，可将血压袖带绑于同侧手臂并充气
b. 为应用封堵器

得高质量的影像。我们通常用 2/3 浓度造影剂经高压注射器行绝大多数神经血管内诊断造影或治疗。因为数字减影血管造影图像采集过程中导管系统持续保持密闭状态，故气栓风险大大降低。最后，应用高压注射器使术者可以在造影图像采集期间离开操作间，进而避免高强度射线暴露。通常推荐压力上升速率为 0.2s，当导管位置血管过于纤细或导管与血管直径相当时可将其调整为 0.3s 或 0.4s。

穿刺点处理

通常人工压迫是血管内介入诊断或治疗后动脉穿刺点处理的金标准。然而，值得注意的是同卧床时间一样，穿刺点压迫时间差异很大。另外，虽然近些年导管管径已经很细，但是随着抗凝和抗血小板药物在诊断和治疗过程中的应用，使血管穿刺点的处理仍存在一定挑战。

手工压迫

对于大多数凝血系统及血小板功能正常的患者而言，应用 4F 或 5F 导管进行诊断造影后，给予 10~20min 的人工压迫足以达到止血效果。压迫止血后对卧床休息时间的建议从 1h 到 24h 不等。虽然，常规嘱患者术后卧床 6h 并于 3h 后头高 30° 卧位，但是有充分证据支持可更短的卧床时间。2003 年英国 Pollard 等的一项研究，[5] 将 750 例用 6F 导管经股动脉行冠脉造影未抗凝患者随机分组为：术后卧床 4.5h，4h 后头高 60° 卧位或术后卧床 2.5h，1h 后头高 60° 卧位。结果表明两组患者在腹股沟穿刺部位出血发生率上无明显差异，并且每组仅有 1 例患

者发生假性动脉瘤。在 2.5h 组形成血肿倾向略高（44 例 : 34 例），但无系统计学差异（ *P*=0.146 ）。同时，在 2.5h 组，术后较少有患者抱怨疼痛或不适。

机械压迫

机械压迫器因其无创和减少术者术后止血时间的优点而获得一些医生推荐。

机械压迫器的代表有：CompressAR（ Instromedix, Inc., Rosemont, IL ），一种可重复使用的螺丝钳，通过一个一次性圆盘作用于患者，对动脉进行压迫，以及 FemoStop（ RADI Medical Systems, Inc., Reading, MA ），一种固定在塑料支架上的一次性可充气装置，通过固定带固定于患者身上。然而，虽然理论上机械压迫存在诸多优势，但相对于人工压迫而言，机械压迫的获益尚无明确文献报道。

封堵器

大多数患者不满意血管造影术后的长时间卧床及随之产生的腰背部疼痛，机械压迫则对此无能为力。相反，血管封堵器不仅能够迅速封堵动脉穿刺点，而且可以帮助患者尽早下地行走并提高患者满意度。[6-13] 此类产品品种繁多，大致可分为两类：一类采用止血材料塞子进行封堵；另一类采用对血管穿刺点缝合或夹闭（表

12.2 ）。常用的封堵装置应用止血塞包括：Vasoseal（ Datascope, Montvale, NJ ），Angio-Seal（ St. Jude Medical, St.Paul, MN ）和 Duett Pro（ Vascular Solutions, Minneapolis, MN ）。最常见的血管缝合器为 Perclose（ Abbott Laboratories, Abbott Park, IL ）。

Vaso Seal 封堵器可释放一个血管腔外胶原塞子，可用于封堵直径相当于 8F 的血管鞘。制造商已宣布寻求买家出售此项产品，但仍将继续生产并支持此产品直到 2007 财政年度。Angio-Seal 由一个血管外胶原塞子与一个可吸收的血管内锚定部分组成。塞子和锚定部分由一根可吸收缝线连接，以保证在封堵过程中两部分像三明治一样贴合在一起。植入部分将在 30d 内完全吸收。Angio-Seal 有两种型号，分别用于 6F 鞘和 8F 鞘。Duett 封堵器采用一个带有 3mm × 7mm 临时球囊的 3F 导管经动脉鞘进入血管内，当动脉鞘部分拔出时充盈球囊临时封堵穿刺点。当动脉鞘退出血管内腔时，将一种胶原与凝血酶的泥浆样混合物经动脉鞘侧管注入穿刺点周围软组织。然后将球囊泄掉并撤出。根据血管鞘的大小及患者的抗凝状态人工压迫 2~5min。人工压迫后建议行临时的加压包扎。Duett 可用于 9F 血管鞘。

Perclose 封堵器首先要经导丝置换封堵器血管鞘。置换完成后，Perclose 通过两根针将不可

表 12.2 五种常用动脉穿刺闭合器对比

闭合器	制造商	工作原理	封堵范围	压迫时间 [a]	卧床时间	永久体内植入物	再次穿刺时间间隔
Angio-Seal	St.jude.Medical	血管外胶原栓子与一个可吸收的血管内锚定部分	5~8F	10s	20min	无	3 个月
Mynx	AllessClosure	聚乙烯二醇密封胶	5~7F	大约 3min	2h	无	无
Perclose	Abbott	Laboratories 不可吸收缝线	5~8F[b]	无	2h	有	无
Vascad	CandivaMedical	血管腔外原栓子	5~7F	4~5min	2h	无	无
Vasoseal	Datascope	血管腔外原栓子	5~8F	5~8min	6h	无	6 周

a：压迫时间和卧床时间基于产品对非抗凝病例资料

b：根据文中描述的方法，在封堵前应用小血管鞘预闭合处理，可使 Perclose 封堵更大的动脉切口

吸收缝线置入动脉切开处血管壁，然后一个线节滑下缝合穿刺点。此封堵器可用于5F~8F的动脉穿刺点并易于获取。多项研究均表明以上所有封堵器均置入成功率高；与单纯人工压迫相比较，其止血效果好且并发症发生风险无明显增加。[8,11,12,14-17]Angio-Seal被证实20min后即可下地行走，而Puett则被推荐最早术后2h下地行走。Duett和Perclose行动脉封堵后可立即进行再次穿刺，而Angio-Seal和Vaso Seal则建议4~6周后再次穿刺。Perclose如果到位良好时可用于封堵更大的动脉切口，但在操作过程中开始时（所谓的缝合前操作），不能与较小号的血管鞘合用。Perclose是唯一在体内遗留有永久异物的封堵器。在笔者中心将Angio-Seal封堵器用于大多数抗凝患者以及预计近期不需再次行穿刺的患者。此封堵器操作简便，成功率极高。对于拟近期再次穿刺或有可能再次治疗的患者应用Duett。虽然非常有效，但Duett要求每一步操作都极其小心仔细，以免封堵失败，尤其对于瘦弱的患者，因其动脉周围皮下组织匮乏，导致栓塞剂由皮肤切口流出，封堵成功较困难。

封堵器置入

在应用封堵器前，股动脉应行影像学检查，最好是行数字减影血管造影（digital subtraction angiography, DSA），以确定穿刺点位于股总动脉，并排除狭窄、痉挛、夹层等其他妨碍封堵器置入的病变。股总动脉和股深、股浅动脉分叉部的常规造影投照位为向同侧倾斜大约30°。虽然这一投照位可以很好地将两分支分离开来，但易将动脉鞘与股动脉重叠。因此，建议采用股骨头等深点处向对侧倾斜投照，可避免导管或动脉鞘与动脉重叠。

上述讨论的所有封堵器均被设计用于股总动脉。应避免用于股动脉分叉处。Angio-Seal必须用于管径不低于5mm的动脉。额外的瘢痕形

成是应用封堵器的缺点，加之花费增加是不应用此类产品最常见的原因。

并发症防治

幸运的是，大多数致残或致死性的并发症很少在诊断性全脑血管造影中发生。Pryor等在1996年的一篇脑血管造影并发症综述中将并发症分为3类：局部并发症、全身并发症和神经系统并发症。[29]

局部并发症

局部并发症与穿刺点相关，尤其在股总动脉，占并发症发生率的5%。[29]局部轻微并发症包括：局部小血肿或局部感染；中等并发症：假性动脉瘤或无症状动脉夹层；严重并发症：例如，肢体坏死性缺血或危及生命的腹膜后出血。股总动脉精确穿刺、凝血障碍的积极处理以及术后仔细止血有助于减少严重腹膜后血肿的发生概率。最初进入动脉时应用软头或J型导丝可最大程度减少夹层风险。反复更换导管会增加动脉壁损伤风险，此种情况下应用动脉鞘尤其重要。动脉夹层根据其严重程度可给予抗血小板和抗凝治疗，也可不需特殊处理。

大多数假性动脉瘤现在可通过局部注射巴曲酶治愈。

全身并发症

全身并发症多于血管造影过程中应用的药物有关，包括抗焦虑药、镇痛药、局部麻醉药以及对比剂。过度镇静会导致肺功能及心血管抑制。幸运的是大多数常用药均有拮抗剂。氧气和急救设备应保持随时备用。对比剂可产生对比剂相关性肾病（CIN）及过敏反应。目前普遍应用的非离子对比剂较以往的离子型对比剂相比肾损害大大降低。然而，对比剂相关性肾病仍然是一个难题。所有患者应用造影剂之前均

应行血肌酐检查。对于老年患者行肾小球滤过率及 CIN 风险分级评估尤为重要。在 http://www.kidney.org/professionals/KDOQI/gfr.calculator.cfm 可找到相关的网络计算器。肾小球滤过率小于 60mL/（min·1.73m^2）提示肾功能不全，患者发生对比剂相关性肾病风险高。在基于现有证据和临床医生共识的一篇综述中美国心血管造影和介入学会（Society for Cardiovascular Angiography and Intervention, SCAI）制定了 CIN 高危患者指南。CIN 高危患者造影前应行等渗盐水或生理盐水碳酸氢盐静脉滴注。一项研究证明碳酸氢钠溶液静脉滴注有效。将 154 毫当量（3 安瓿）NaHCO$_3$ 加入 1000mL 5% 葡糖糖（D5W）或无菌注射器用水中，初始以 3mL/（kg·h）的速度于造影前 1h 静脉注射，然后以 1mL/（kg·h）的速度于造影后持续静滴 6h。尽量避免使用肾毒性药物，包括氨基糖苷类、非甾体抗炎药。一些临床试验提示：造影前给予 N- 乙酰半胱氨酸 600mg 口服 1/12h 共 4 次，可减少 CIN 发生率。但是大多数数据的综合 metal 分析并不支持在预防 CIN 中应用 N- 乙酰半胱氨酸。术中应使用低渗或等渗造影剂，并尽可能减少造影剂使用量。最后，术后 48h 应监测血肌酐水平并禁用肾毒性药物直到肾功能恢复正常。笔者中心，所有患者均应用上述碳酸氢钠并术中应用 2/3 倍稀释的低渗造影剂（iohexol-Omnipaque, GE Healthcare, Princeton,NJ）。对于 CIN 高危患者应用 50% 稀释等渗造影剂（iodixanol–Visipaque, GE Healthcare, Princeton, NJ），并术前加用 N- 乙酰半胱氨酸（Mucomyst, Bristol-Myers Squibb, Princeton, NJ）。所有患者均不应用二甲双胍，直到造影术后 48h 和（或）确定肾功能无损害。

过敏反应临床表现轻重不一，可仅表现为皮疹亦可危及生命。患者完整的用药史及过敏史作为术前评估的一部分应当被详细追问并记录。既往造影剂过敏史、肾功能不全、哮喘、各种食物及药物过敏史，其他疾病以及高龄均

与造影剂不良反应相关。[33] 尚无明确证据表明海鲜过敏与造影剂不良反应相关。当存在上述危险因素时应当应用非离子型、等渗或低渗造影剂。此外，既往有过敏史反应史者应当在术前预防性用药。术前预防用药以皮质类固醇为主，并已得到广泛认可。[34,35] 甲强龙（32mg，术前 12h 及 2h 各一次）或泼尼松（50mg，术前 12h 及 1h 各一次）最为常用。应用 H$_1$ 受体拮抗剂苯海拉明（50mg，术前 1h）和 H$_2$ 受体拮抗剂如西咪替丁或雷尼替丁（术前 1h）可有效减少不良反应发生率。

神经系统并发症

神经系统并发症发生率相对较低。据报道神经系统并发症总发生率为 1%~4%，永久神经功能缺陷率为 0.4%~1%。[36-39] 全脑血管造影神经损伤危险因素是可控的。除高龄和冠状动脉粥样硬化性心脏病为公认的危险因素外，如总透视时间，术者身份（主治医生、专科医生、住院医生），应用导管的数量，应用造影剂的量均与并发症发生关系密切且可控。术前预先行无创影像学检查而不是直接行造影是防止血管造影诱发梗死的最好方法。因此，严格把握手术适应证评估手术获益，并将操作限制在目前病变相关血管尤为重要。当决定行全脑血管造影时在术前和手术结束时均应行简要的神经系统检查，以及时准确地发现神经系统损害。术中应当十分小心避免空气进入导管系统以及防止其他形式的栓塞。经术后复查 MRI 加权序列证实：静脉肝素化和嵌入式空气滤器均可以减少无症状缺血性卒中事件发生概率。[40] 其他技术，如导管冲洗方式（持续冲洗或间断冲洗）和导管导引方式（通过造影剂冒烟或导丝引导），尚未证实对结果有影响，但提倡持续的肝素盐水冲洗预防导管系统内血栓形成。"双向冲洗"技术（撤出导丝后将导管人工抽吸排气后再冲洗）或可更加安全。另外，应用加压注射器可

减少造影剂注射过程中系统密闭中断，减少空气栓塞发生率。虽然尚无文献证实，但减少导丝操作并应用软亲水导丝或许可减少夹层和动脉内血小板或血栓栓塞概率。当术后出现新发神经功能障碍应立即复查血管造影。如果可以，应当对新发血管闭塞进行动脉内治疗。静脉注射组织型纤溶酶原激活剂（rtPA）也可作为一种选择。股动脉穿刺（压迫点）并不是应用静脉注射 rtPA 的绝对禁忌证。动脉夹层时可据情况进行抗凝以防止血栓形成。

结 论

总之，在小心谨慎并严格把握适应证的前提下，诊断性脑血管造影对于神经系统疾病尤其是血管性疾病的诊查是安全、有益的。诸多技术和器械可以获得用以保证脑血管造影顺利安全进行；每一位医生都应熟练掌握方可成为一名合格的术者。将脑血管造影风险降至最低，并据此获得的信息用以指导治疗是医生对患者的责任和义务。

关键点

- 成功的血管造影依赖于对所有器材一丝不苟的准备。术前对造影目的掌握是决定术中应对哪只血管进行评估的重要依据。
- 虽然许多导管可用于血管造影，但是复杂形状导管或要求重新塑形导管如：Simmons 导管，不应作为初始导管使用。

注 意

- 确定所有导管均被冲洗且所有注射器排气完全。
- 每次血管超选插管时应用减影与透视叠加引导可减少并发症风险。

- 用 4F 或 5F 导管行诊断性血管造影以减少血管损伤机会。
- 对腹股沟区域行影像学检查以减少穿刺点和腹膜后血肿的高风险。

并发症的处理

- 大多数假性动脉瘤可通过注射巴曲酶治愈。
- 术后神经功能缺失应当行 MRI 评估。
- 医源性夹层应当应用肝素抗凝，以防止栓塞并发症。

参考文献

[1] Lang SS, Eskioglu E, A Mericle R. lntraoperative angiography for neurovascular disease in the prone or three-quarter prone position. Surg Neurol, 2006,65(3):283–289, discussion 289

[2] Levy EI, Boulos AS, Fessler RD, et al. Transradial cerebral angiography: an alternative route. Neurosurgery, 2002, 51(2): 335–340, discussion 340–342

[3] Nohara AM, Kallmes DF. Transradial cerebral angiography: technique and outcomes. AJNR Am J Neuroradiol, 2003, 24(6): 1247–1250

[4] Lee DH, Ahn JH, Jeong SS, et al. Routine transra-dial access for conventional cerebral angiography: a single operator's experience of its feasibility and safety. Br J Radiol, 2004,77(922):831–838

[5] Pollard SD, Munks K, Wales C, et al. Position and Mobilisation Post-Angiography Study. Position and Mobilisation Post-Angiography Study (PAMPAS): a comparison of 4.5 hours and 2.5 hours bed rest. Heart, 2003,89(4):447–448

[6] Lunney L, Karim K, Little T. Vasoseal hemostasis following coronary interventions with abciximab. Cathet Cardiovasc Diagn, 1998, 44(4):405–406

[7] Zhang Z, Mahoney EM, Gershony G, et al. Impact of the Duett sealing device on quality of life and hospitalization costs for coronary diagnostic and interventional procedures: Results from the Study of Economic and Quality of Life substudy of the SEAL trial. Am Heart J, 2001, 142(6):982–988

[8] SEAL Trial Study Team. Assessment of the safety and efficacy of the Duett vascular hemostasis device: final results of tile safe and effective vascular hemostasis device: final results of the safe and effective vascular hemostasis (SEAL) trial. Am Heart J,

2002,143(4):612–619

[9] Kussmaul WGⅢ, Buchbinder M, Whitlow PL, et al. Rapid arterial hemostasis and decreased access site complications after cardiac catheterization and angioplasty: results of a ran-domized trial of a novel hemostatic device. J Am Coll Cardiol, 1995,25(7):1685–1692

[10] Amin FR, Yousufuddin M, Stables R, et al. Femoral haemostasis after transcatheter therapeutic intervention: a prospective randomised study of the Anglo-Seal Device vs. the Femostop device. Int J Cardiol, 2000,76(2–3):235–240

[11] Ward SR, Casale P, Raymond R, et al. Angio-Seal Investigators. Efficacy and safety ofa hemostatic puncture closure device with early ambulation after coronary angiography. Am J Cardiol, 1998,81(5):569–572

[12] Duffin DC, Muhlestein JB, A]lisson SB, et al. Femoral arterial puncture management after percutaneous coronary procedures: a comparison of clinical outcomes and patient satisfaction between manual compression and two different vascular closure devices. J Invasive Cardiol, 2001, 13(5):354–362

[13] Legrand V, Doneux P, Martinez C, et al. Femo-raj access management: comparison between two different vascular closure devices after percutaneous coronary inter-vention. Acta Cardiol, 2005, 60(5):482–488

[14] Foran JP, Patel D, Brookes J, et al. Early mobilisation after percutaneous cardiac catbeterisation using collagen plug (VasoSeal) haemostasis. Br Heart J, 1993, 69(5):424–429

[15] Schickel SI, Adkisson P, Miracle V, et al. Achieving femo-raj artery hemostasis after cardiac catheterization: a comparison of methods. Am J Crit Care, 1999,8(6):406–409

[16] Michalis LK, Rees MR, Patsouras D, et al. A prospective rando-mized trial comparing the safety and efficacy of three comrner-cially available closure devices (Angioseal, Vasoseal and Duett). Cardiovasc Intervent Radiol, 2002,25(5):423–429

[17] Silber S, Björvik A, Mühling H, et al. Usefulness of collagen plugging with VasoSeal after PTCA as compared to manual compression with identical sheath dwell times. Catbet Car-diovasc Diagn, 1998,43(4):421–427

[18] Brachmann J, Ansah M, Kosinski EJ, et al. Improved clinical effectiveness with a collagen vascular hemostasis de-vice for shortened immobilization time following diagnostic angiography and percutaneous transluminal coronary anglo-plasty. Am J Cardiol, 1998,81(12): 1502–1505

[19] Silber S, Tofte AJ, Kjellevand TO, et al. Final report of the European multi-center registry using the Duett vascular sealing device. Herz, 1999,24(8):620–623

[20] Mooney MR, Ellis SG, Gershony G, et al. Immediate sealing of arterial puncture sites after cardiac catheterization and coronary interventions: initial U.S. feasibility trial using the Duett vascular closure device. Catheter Cardiovasc Interv, 2000,50(1):96–102

[21] Heyer G, Atzenhofer K, Meixl H, et al. Arterial access site closure with a novel sealing device: Duett. Vasc Surg, 2001, 35(3): 199–201

[22] Cremonesi A, Castriota F, Tarantino F, et al. El Jamal B. Femoral arterial hemostasis using the Anglo-Seal system after coronary and vascular percutaneous angioplasty and stenting. J lnvasive Cardiol, 1998,10(8):464–469

[23] Kapadia SR, Raymond R, Knopf W, et al. The 6Fr Anglo-Seal arterial closure device: results from a multimember prospective registry. Am J Cardiol, 2001, 87(6):789–791, A8

[24] Gerckens U, Cattelaens N, Lampe EG, et al. Management of arterial puncture site after catheterization procedures: evaluating a suture-mediated closure device. Am J Cardiol, 1999, 83(12): 1658–1663

[25] Baim DS, Knopf WD, Hinohara T, et al. Suture-mediated clo-sure of the femoral access site after cardiac catheterization: results of the Suture To Ambulate and Discharge (STANDⅠand STANDⅡ) trials. Am J Cardiol, 2000,85(7):864–869

[26] Kahn ZM, Kumar M, Hollander G, et al. Safety and efficacy of the Perclose suture-mediated closure device after diagnos-tic and interventional catheterizations in a large consecutive population. Catheter Cardiovasc Interv, 2002,55(1):8–13

[27] Fram DB, Girl S, Jamil G, et al. Suture closure of the femoral arteriotomy following invasive cardiac procedures: a detailed analysis of efficacy, complications, and the impact of early ambulation in 1200 consecutive, unselected cases. Catheter Cardiovasc Interv, 2001, 53(2): 163–173

[28] Katz SG, Abaudo A. The use of closure devices. Surg Clin North Am, 2004,84(5): 1267–1280, vi

[29] Pryor JC, Setton A, Nelson PK, et al. Complications of diagnostic cerebral angiography and tips on avoidance. Neu-roimaging Clin N Am, 1996,6(3):751–758

[30] National Kidney Foundation. K/DOQI clinical practice guidelines for chronic kidney disease: evaluation, classification, and stratification. Am J Kidney Dis, 2002,39(2, Suppl 1):S1–S266

[31] Schweiger MJ, Chambers CE, Davidson CJ, et al. Prevention of contrast induced nephropathy: recommendations for the high risk patient undergoing cardiovascular procedures [published correction appears in Catheter Cardiovasc Interv, 2007 May 1,69(6):931. Zang, Shaoheng removed]. Catheter Cardiovasc lnterv, 2007,69(1): 135–140

[32] Merten GJ, Burgess WP, Gray LV, et al. Prevention of contrast-

induced nephropathy with sodium bicarbonate: a randomized controlled trial. JAMA, 2004,291 (19):2328–2334

[33] Maddox TG. Adverse reactions to contrast material: recognition, prevention, and treatment. Am Fam Physician, 2002, 66(7): 1229–1234

[34] Lasser EC, Berry CC, Talner LB, et al. Pretreatment with corti-costeroids to alleviate reactions to intravenous contrast material. N Engl J Med, 1987,317(14):845–849

[35] Greenberger P, Patterson R, Kelly J, et al. Administration of radiographic contrast media in high-risk patients. Invest Radiol, 1980,15(6, Suppl):S40–S43

[36] Hankey GJ, Warlow CP, Sellar RJ. Cerebral angiographic risk in mild cerebmvascular disease. Stroke, 1990,21(2):209–222

[37] Willinsky RA, Taylor SM, TerBrugge K, et al. Neurologic complications of cerebral angiography: prospective analysis of 2,899 procedures and review of the literature. Radiology, 2003, 227(2): 522–528

[38] Leffers AM, Wagner A. Neurologic complications of cerebral angiography. A retrospective study of complication rate and patient risk factors. Acta Radiol, 2000,41(3):204–210

[39] Heiserman JE, Dean BL, Hodak JA, et al. Neurologic complications of cerebral angiography. AJNR Am J Neuroradiol, 1994,15(8):1401-1407, discussion 1408–1411

[40] Bendszus M, Koltzenburg M, Bartsch AJ, et al. Heparin and air filters reduce embolic events caused by intra-arterial cerebral angiography: a prospective randomized trial. Circulation, 2004,110(15):2210–2215

第 13 章　脊髓血管解剖和脊髓血管造影

Jeffrey A. Stone

脊髓血管造影常用于脊髓可疑血管畸形和高血流量肿瘤的评估。在血管内介入治疗前常行脊髓血管造影，以评价脊髓和椎体血供的病变情况。脊髓的动脉血供及静脉引流非常复杂，通过掌握正常脊髓血管解剖有助于正确系统的评估。正常情况下许多细小的神经和脊髓血管在脊髓血管造影中不显影，但值得注意的是其在病例状态下往往异常扩大迂曲。本章主要阐述脊髓正常的动脉血供及静脉引流，并对脊髓血管造影技术进行回顾。

脊髓血管造影解剖

动　脉

脊髓供血动脉的命名复杂、多变且不同作者之间不统一。掌握供应椎骨、脊神经、硬脊膜、脊髓血管的基本结构及供血范围非常重要。脊髓供血动脉起源于胚胎形成早期，以节段性成对发出供应每一节段。在成年人，胸腰段由各节段双侧肋间动脉和腰动脉分别供应。这些动脉由每一椎体层面发出，通常供应同一水平的椎骨、硬脊膜和椎旁肌肉。颈椎血供由大量的血管吻合组成，而且颈髓动脉血供多变。颈髓的血供主要来自椎动脉、颈升动脉和颈深动脉分支。这 3 支动脉的分支在颈部纵轴上各节段间广泛吻合，参与颈髓血供。除此以外，C1~C2 节段还接受来自咽升动脉和枕动脉的血供。脊髓血供分为 4 个区域。第 1 部分为来自胸腰部

的节段动脉（如肋间动脉、腰动脉）或颈部的椎动脉和颈升动脉的小分支。这些前外侧血供主要供应椎体的前、外侧。[1]第 2 部分为"椎管前部血供"，沿脊神经根腹侧进入椎管。[1]这些根动脉通常来自节段动脉、椎动脉或髂腰动脉的分支（脊髓背侧动脉），还包括为椎体后部供血位于后纵韧带下方的血管和供应前部硬脊膜和脊髓的血管。如果根动脉供应脊髓前动脉，则被称根髓动脉。根动脉向后走行供双侧脊髓后动脉或软膜动脉网（vasa corona）被称为根软膜支。第 3 部分为"椎管后部血供"沿脊神经根背侧表面进入，穿过背侧硬脊膜外腔，供应椎板腹侧面表面和棘突基底部。[1]第 4 部分为"后部血供"，来源于脊髓背侧动脉远端，向后走行供应横突，椎板背侧表面和棘突。[1]脊椎两侧和背侧的肌支也由这一区域的脊髓背动脉远端发出。

胸段和腰段由主动脉发出的双侧节段动脉（肋间动脉和腰动脉）供血。胚胎变异偶可导致相邻节段动脉由主动脉共干发出；相邻段动脉间可存在侧支循环。在上胸段各相邻节段动脉开口之间的纵向距离较之下胸段和腰段短，并且因为主动脉弓弯曲的影响，致使上胸段同一水平节段动脉左侧开口略高于右侧。[2]在中胸段，节段动脉开口之间的纵向距离逐渐延长，且同一节段双侧节段动脉开口位于同一水平。在正位 X 线透视下，肋间动脉和腰动脉的开口处通常位于椎弓根下缘。上胸段节段动脉近端

平行于冠状面沿肋骨走行，其远端逐渐转向后外侧包绕椎体表面走行。[2]主动脉在腰段走行于脊柱前方，在胸段走行于脊椎左侧并于动脉弓处向前向中线移行，主动脉如此走行特点决定了节段动脉开口及走行的一系列变化。这些节段动脉起始部解剖关系的熟练掌握对节段动脉超选造影极其重要。

肋间动脉供应胸段脊髓结构，由胸主动脉后方发出。成对的肋间动脉通常始见于降主动脉水平第5胸椎下缘。上段肋间动脉（胸1~胸4）通常起自于最顶端肋间动脉分支，此分支位于主动脉弓下方，双侧对称走行多变。其为第一支肋间动脉并向多支肋间动脉供血。第3、4肋间动脉偶可独立发出，多见于主动脉弓弯曲左缘凸出处。腰动脉由腹主动脉后外侧成对发出。节段动脉发出小的穿支动脉（前外侧血供）供应椎体前外侧。节段动脉成对分布，每支节段动脉（左侧或右侧）供应同水平椎体及椎旁肌肉约50%的供血，在中缝处可有缺失变异。腹主动脉相对近中线的位置致使超选造影时表现为半椎体染色，而上段胸主动脉相对脊柱左前外侧的位置使右侧肋间动脉既供应同水平椎体右半侧又供血其左前外侧部分。因此，行右侧肋间动脉超选造影时可显示同水平整个椎体血供，但是同时必须仔细评估左后侧椎体来自左侧肋间动脉的血供。骶段血供主要由降主动脉终末分支骶正中动脉完成。除此，还有来源于髂内动脉横向吻合形成的骶外侧动脉参与血供。腰5及腰骶结合处可由腰动脉或骶动脉供血亦可由两者共同供血。

脊髓背侧动脉起自于双侧肋间动脉或腰动脉绕椎体外侧行走，其发出许多小分支供应脊神经和硬脊膜。这些分支被称为根动脉支，供应同侧神经根；因其管径很小，故血管造影时多不显影。脊髓背侧动脉在神经孔处分为：根动脉腹侧支和背侧支；供应脊髓前动脉的称为根髓动脉，供应脊髓后动脉及软膜血管网的称

为根软膜动脉（图13.1）。根动脉腹侧支和背侧支分别于腹侧和背侧神经根伴行，穿过硬膜后到达脊髓。血管造影时根动脉分支显影情况视其对脊髓供血能力而定，变化不一；当受高流量病变累及时可异常增粗。细小的根软膜动脉通常沿脊髓后根的腹侧面走行到达脊髓背侧和外侧表面。这些分支通常由每一节段发出并向单一节段供血。根软膜支向软膜血管网（血管冠）供血；但一般不向脊髓前部供血，偶尔可通过软膜血管网吻合支向脊髓前部供血。[3]非常细小的放射状的动脉穿支（25~50μm）称为穿通支；由根软膜动脉分支发出，进入背侧和外侧脊髓实质。

根髓动脉是脊髓的主供血动脉，向脊髓横向节段和纵向血管供血。根髓动脉起自于腹侧根动脉（前根动脉）通常沿前根腹侧面走行进入椎管。细小分支（穿通支）可由此处发出前脊髓软膜血管网。根髓动脉在数量上存在个体差异，在起源部位上亦高度变异。根髓动脉的粗细取决于纵向供应脊髓前动脉的血管数量。脊髓前动脉发出穿支血管称为沟连合动脉，供应脊髓前部实质。这些穿支（管径50~75μm）径脊髓腹侧沟向后走行，为终末血管，终止于脊髓灰质和白质深部。脊髓前动脉头侧段血供主要来自椎动脉远端延髓平面处细小分支（图13.2）。头段脊髓前动脉可起自一侧或双侧椎动脉末端，血供来源多变；通常来源于根髓动脉的小分支和颈膨大动脉（在后文中讨论）。脊髓前动脉沿脊髓腹侧表面前正中沟内纵向走行，供应脊髓前外侧实质，上至基底动脉水平下至终丝。脊髓前动脉颈段可时常保持独立而不融合，表现为双支，可能与其在颈部的双侧多重血供来源有关。[3]通常情况下脊髓前动脉在优势根髓动脉汇入血流处，其走行连续性可中断。脊髓超过2/3的血供来源于脊髓前动脉。[1]脊髓前动脉循环时间大约为10s。[3]此为最大脊髓前动脉和最大正中静脉显影时间长度的平均值。[3]

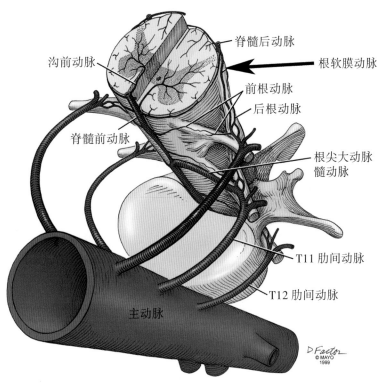

图 13.1 从主动脉产生的正常分支节段,以供应骨髓。T10 和 T12 肋间动脉向椎神经分出神经根分支,进一步分为沿前神经根和后神经根的前根神经动脉和后根神经动脉。在本图中,左 T10 肋间动脉还通过骨动脉向左后脊髓动脉供血。左 T12 肋间还有一个向前脊髓动脉供血的显性神经髓腔支,为 Adamkiewicz 动脉,也称为根大动脉(如图所示)

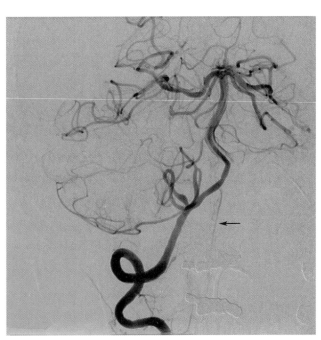

图 13.2 蛛网膜下腔出血患者右额椎动脉注射。前脊动脉(箭头)的上起源位于紧靠椎 – 基底动脉交界处的右侧椎动脉远端,可能还存在来自对侧椎动脉的附加分支。注意到右侧右小脑下动脉(PICA)的夹层动脉瘤。在计划血管内介入治疗时,注意异位(PICA)远端脊柱前动脉的起源是很重要的

双侧脊髓后动脉沿脊髓后表面旁正中沟纵向走行。脊髓后动脉通常由椎动脉发出，并有根软膜动脉细小分支参与血供。脊髓后动脉供应脊髓后部 1/3 的血供，尤其是脊髓后索。在脊髓圆锥处，脊髓前动脉与脊髓后动脉的软膜血管网形成复杂的吻合。这些吻合表现为小血管成"篮状"包绕圆锥。终丝血供来源于这一动脉血管网并沿其腹侧面走行，通常被认为是脊髓前动脉的延伸。因没有神经根从圆锥发出，所以腰动脉和骶动脉不参与圆锥以下终丝的血供。因此，由圆锥血管网发出的腹侧血管无低腰段或骶段根动脉血供，其受损时易导致终丝损伤。

6~10 根髓动脉通常向脊髓前动脉供血（图13.3）。这些血管分支的位置多变，[4]但是有几支重要的分支相对固定。两支尤为重要的根髓动脉分支分别为：腰膨大动脉（又称 Adamkiewicz 动脉）和颈膨大动脉。Adamkiewicz 动脉通常起源于肋间动脉，偶尔可来自腰动脉，是脊髓下端重要的供血动脉（图 13.4）。在 68%~73% 的病例起源于左侧。[5]75% 的患者开口于 T9~T12 水平之间，偶有变异。[6]当其为唯一一支供应脊髓前动脉的根髓大动脉时，其管径可达 0.8~1.3mm。[4]当 Adamkiewicz 开口于 T8 以上或 L2 以下时则会有两支根髓大动脉存在。[6]在这种情况下这两支根髓大动脉的管径通常都会变小，并且很难辨认，除非血管造影技术极其卓越。[6]此动脉于血管造影过程中并非一直可见，尤其是并发主动脉粥样硬化、主动脉动脉瘤、主动脉夹层时。据报道，行脊髓血管造影时 60%~65% 可见。[7,8]Adamkiewicz 动脉是胸腰段脊髓前动脉的主要供血动脉，包括 Adamkiewicz 在内的根髓动脉在血管造影时可见到特征性的"发卡样"弯曲（急转弯）。

颈膨大动脉起自于 C_5 或 C_6 水平的椎动脉或颈升动脉（图 13.5a，13.5b）。[9]与在近椎－基

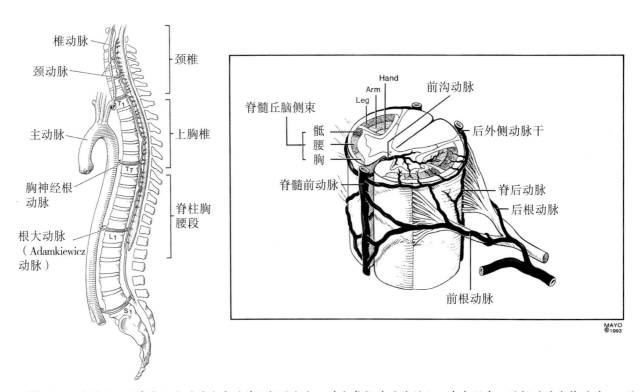

图 13.3　左图显示了多个从主动脉发出的神经根髓分支，并向脊柱前动脉供血。在本例中，髓根动脉由椎动脉 T1 段经上肋间动脉、T7 肋间动脉、L1 腰动脉和骶外侧动脉形成。骶外侧动脉可向骶囊内的神经根供血。右图显示了后脊髓动脉和前脊髓动脉之间通过血管冠的相互通信，血管冠是沿脊髓壁的一个丰富的毛细血管丛。前沟动脉起源于脊柱前动脉并支配脊髓的前 2/3，包括脊髓丘脑束。背柱通常由来自脊柱后动脉的分支供应

底动脉汇合处一侧或双侧椎动脉远端发出的分支相吻合，是颈段和上胸段脊髓前动脉血供主要来源。因为胸腰段（Adamkiewicz）血流与颈段血流均供应脊髓前动脉，因此在 T4 段存在一个潜在的血供分水岭区域。

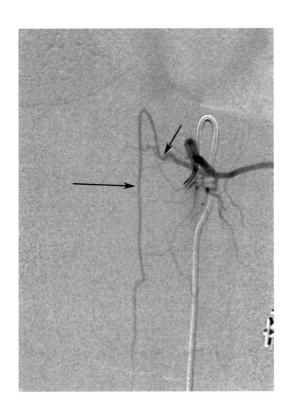

图 13.4 左侧 T11 肋间动脉在额骨平面显示一个大的神经根髓分支（小箭头）向上延伸形成一个经典的"发夹"结构。脊椎骨前动脉（大箭头）在头侧至尾侧方向显示不透明，它来自代表 Adamkiewicz 动脉（根大动脉）的 radics 髓分支。Adamkiewicz 动脉最常发生在主动脉的左侧，最常发生在 T9 至 T12。在 25%~30% 的患者中发生右侧或头尾动脉变异

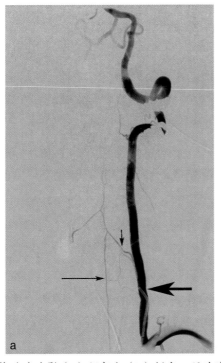
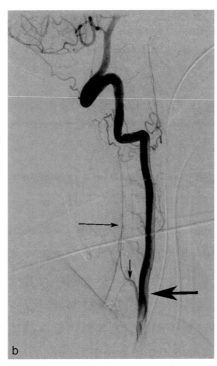

图 13.5 左侧椎动脉造影（a）额部和（b）侧突。颈动脉在 C6 水平，由椎动脉发出。它以单方向的方式填充脊柱前动脉（长箭头）（头侧和尾侧）。额叶血管造影上可见右（对侧）神经根延髓分支的逆行混浊

静 脉

脊髓内部髓静脉网呈放射状排列并形成丰富的吻合网。这些髓内静脉血管造影时一般不显影，引流进入脊髓表面的外部静脉网；这些外部静脉网由脊髓表面静脉组成，血管造影时可显影。灰质静脉向外引流至腹侧和背侧沟静脉（分别称为脊髓前正中和脊髓后正中静脉）。这些静脉特别是脊髓前正中静脉构成了静脉系统间的纵向联系。脊髓节段间相邻的短放射状引流的桥连接静脉位于两侧，但并不形成纵向静脉网。通常在颈段和腰段纵向引流静脉为一条，在胸段可为 3 条。

这些静脉通过根静脉引流穿过硬膜。根静脉可与神经根伴行穿过硬膜（60%）亦可经独立的硬膜孔穿过硬膜。[6]虽然根静脉没有静脉瓣，但其穿越硬膜的行径可长达 1cm，形成一个抗返流结构，使根静脉引流不受胸腹腔内压力变化影响。[6]根静脉引流至硬脊膜外腔的脊神经静脉和硬膜外椎静脉丛。硬膜外静脉丛经椎管静脉穿过椎间孔引流。在颈段引流入枕下静脉丛及颈静脉，在胸段引流入奇静脉和半奇静脉，在腰段经腰升静脉、奇静脉、下腔静脉及左肾静脉引流，在骶部经骶外侧静脉引流入髂静脉。

脊髓造影概述

器 材

脊髓血管造影较为耗时，应当尽可能减少造影过程中的射线暴露。单 C 臂血管机即可满足造影需要，双 C 臂则是锦上添花。正位造影显示血管的同时通过侧位 C 臂可解剖定位、观察血管走行、确定血管异常。全身麻醉可避免患者术中不适及体位改变。注射造影剂时保持患者呼吸暂停可减少膈肌运动伪影。术前应用胰高血糖素可减少术中肠蠕动伪影。

颈部血管造影可应用头端带有 30°～45°弯曲的 5F 标准脑血管造影导管，例如 Berenstein

或 DAV 导管。受肋间动脉和腰动脉开口从上到下走行特点影响，肋间动脉和腰动脉造影需选用反向弯曲导管（类似改良过的牧羊钩），通常选用长 80~100cm 的 5F 导管。肋间动脉建议选用头端短、急弯导管，例如 Mikaelson、Debrun、Cobra 或 Shetty 导管。在腰动脉和骶正中动脉，因腹主动脉血管径较大，建议选用头端长、慢弯导管；Simons 系列导管是不错的选择并可同样用于髂内动脉造影。这些导管管径足够细以使其能插入节段血管，同时内腔亦足够大允许微导管通过。所用造影均应使用非离子型造影剂，并应严格注意术中造影剂应用量，可用肝素生理盐水稀释造影剂至 30%~50%。为保证图像清晰，造影剂稀释的程度随患者身材大小及目标血管解剖节段的不同而变化。通常可应用高压注射器以 1~2mL/s 的速度注射造影剂，手推造影也经常应用。笔者则更喜欢手推造影。手推可快速注射减少插管时间，更易于插入血管内导管的稳定性，可根据视觉和触觉反馈实时调整推注造影剂速度。

血管造影影像均应包含动脉期和静脉期，特别是血管畸形病例。常规对超选血管相邻上、下节段行血管造影以充分评估动静脉与病变及周围正常结构之间的关系。

技 术

脊髓血管造影术前详尽的掌握病史并行轴位断层影像学检查至关重要，有助于确定血管造影的区域和范围。脊髓肿瘤的完美造影评估应当包括定位及周围正常血管情况。脊髓血管畸形需行全脊髓血管造影，尤其是当畸形血供复杂并累及多脊髓节段时。脊髓血管造影应当反映病变的精确位置、形态、病变的血供（包括供血动脉与引流静脉）以及脊髓正常区域的血供。[9]

在脊髓血管造影前对患者的体位仔细摆放非常重要。身体的受力点均应用护垫保护，将患者手臂于身体两侧用可透射线垫子垫高以保证侧位投照影像清晰。麻醉设备包括心电监测导联线均应保证不阻挡全脊髓节段视野。因手术时间长，造影剂用量大，建议术前留置导尿。建议动脉穿刺点处留置血管穿刺鞘并用肝素生理盐水缓慢持续冲洗，可使术中更换造影导管更为容易。应安排专人负责记录每次造影影像对应脊髓节段。于患者身下置换一把不透射线血管造影长尺。对所有脊髓血管进行系统造影以保证全部可疑病变血管无遗漏。在肋间动脉、腰动脉、骶动脉行超选造影时导管头应在开口附近，如果血管管径较小，为避免阻断血流，则不宜过深，以防止阻断血流影响脊髓背腹侧分支血管血供。造影过程中需要人工固定以保证导管稳定。保持导管头方向与节段动脉走行一致极为重要，牢记由上至下肋间动脉至腰动脉走行由状位向后外侧演变。在血管造影前先轻推注少量造影剂以确定造影剂造影时无滞留。确认后即刻造影。呼吸暂停技术可用于减少曝光时移动伪影，而且在气管插管麻醉下极易实现。每次造影后均应仔细反复阅读影像，如前所述，应同时行侧位或大视野造影。随后应当立即拔除出导管头端，以保证节段动脉血供充足，防止血栓栓塞。所有血管均应超选造影评估法同其上。

并发症

一般认为脊髓血管造影并发症很少发生。但因脊髓血管造影操作相对较少且记载相关并发症文献数量有限，故很难得出并发症发生率。最为严重的潜在并发症为神经功能障碍，通常由血栓栓塞导致。大多数报道的神经功能障碍为暂时性的。1965年一项关于96名患者的134例脊髓血管造影的前瞻性研究显示：造影24h后神经系统并发症发生率为2.2%，非神经系统

局部并发症（如血管穿刺并发症）以及系统并发症（如造影剂相关并发症）发生率分别为8.2%和3.7%。[10] 随着数字成像（限制手术时间）的进步，造影导管设计的改良和低渗型非离子造影剂的应用，这些数字或已更低。持续的肝素化盐水冲洗和每次插管超选造影时间控制在最短可减少血栓栓塞风险。

导管到位时应使用导丝导引技术，尤其是在颈部血管，以降低血管内膜损伤风险。在造影间隔和回顾影像时，应使导管处于缓慢持续的冲洗状态，可减少导管源性血栓栓塞。错误的超选血管插管方式及造影剂注射不当均可导致血管夹层。如果应用高压注射器则应由初始注射速度开始逐步增加的方式注射以防止血管内膜损伤和导管移位。

因脊髓血管造影术中应用碘化造影剂且用量较大，故其肾脏损害风险较高。脊髓血管造影前应对肾功能进行评估，既往有肾功能不全史患者需行实验室指标监测，建议应用非离子型造影剂。在保证影像清晰的前提下尽可能减少应用造影剂剂量。对患者术前补充足够的液体也是必需的。造影剂应按照前文阐述的原则进行稀释；对于高风险患者应行肾小球滤过率（GFR）评估。对某些病例分两次甚至两次以上的造影以完成全脊髓造影检查是必要的。既往有碘造影剂过敏史患者术前应适当给予类固醇和 H_2 受体拮抗剂。

总　结

脊髓血管造影是一个评估脊髓动脉血供和静脉引流的复杂操作。要求充分的耐性和责任心以确保评估完整。虽然，脊髓血管结构的命名尚未统一，但是对本章阐述的节段血管结构和主要血管分支的掌握将对神经介入医生全面、安全地完成脊髓血管造影有极大帮助。

关键点

- 完整的脊髓血管造影应包括：椎动脉、颈外动脉、颈升动脉、肋间动脉、腰动脉、骶正中动脉和髂内动脉的超选造影。
- 根动脉分支在每一节段供应同侧神经根。根动脉的根软膜支向后走行供应软脊膜和脊髓后动脉。根髓动脉起源于根动脉向脊髓前动脉供血。通常根髓动脉的数量为6~10根。
- 颈膨大动脉和Adamkiewicz动脉是至关重要的两支优势根髓动脉。
- 对胸腰段行系统超选血管造影时，同时由助手对每一节段造影进行记录是对脊髓血管影像完整评估的基本保证。

并发症的预防

- 超选造影时减少插管深度，以减少滞留及继发血管内血栓和（或）栓子的可能。
- 应用低渗非离子型造影剂。
- 尽可能应用持续的导管冲洗，尤其是在球管对位和回顾影像时，以减少血栓形成并发症。

并发症的处理

如果脊髓血管造影术后继发神经功能障碍，建议将平均动脉压提升至85mmHg，并维持数天。

参考文献

[1] Choi IS, Berenstein A. Surgical neuroangiography of the spine and spinal cord. Radiol Clin North Am, 1988,26(5): 1131–1141

[2] Shimizu S, Tanaka R, Kan S, et al. Origins of the segmental arteries in the aorta: an anatomic study for selective catheterization with spinal arteriography. AJNR AmJ Neuroradiol, 2005,26(4):922–928

[3] Pattany PM, Saraf-Lavi E, Bowen BC. MR angiography of the spine and spinal cord. Top Magn Reson Imaging, 2003, 14(6): 444–460

[4] Gillilan LA. The arterial blood supply of the human spinal cord. J Comp Neurol, 1958,110(1):75–103

[5] Yoshioka K, Niinuma H, Ohira A, et al. MR angiography and CT angiography of the artery of Adamkiewicz: noninvasive preoperative assessment of thoracoabdominal aortic aneurysm. Radiographics, 2003,23(5):1215–1225

[6] Lasjaunias P, Berenstein A. Spinal and spinal cord arteries and veins//Lasjaunias P, Berenstein A. Surgical Neuroangiography. New York, NY: Springer Verlag, 1990:15–87

[7] Minatoya K, Karck M, Hagl C, et al. The impact of spinal angiography on the neurological outcome after surgery on the descending thoracic and thoracoabdominal aorta. Ann Thorac Surg, 2002,74(5):S1870–S1872, discussion S1892–S1898

[8] Heinemann MK, Brassel F, Herzog T, et al. The role of spinal angiography in operations on the tho-racic aorta: myth or reality? Ann Thorac Surg, 1998,65(2): 346–351

[9] Nelson PK, Setton A, Berenstein A. Vertebrospinal angiography in the evaluation of vertebral and spinal cord disease. Neuro-imaging Clin N Am, 1996,6(3):589–605

[10] Forbes G, Nichols DA, Jack CR Jr, et al. Complications of spinal cord arteriography: prospective assessment of risk for diagnostic procedures. Radiology, 1988, 169(2):479–484

颅内动脉瘤与血管痉挛

Intracranial Aneurysms and Vasospasm

第 14 章　动脉瘤形成与破裂的生物物理学

Charles J. Prestigiacomo

对于每一部机器和结构而言，无论是人工的还是自然的，都有一个超越了艺术或者自然的界限。

——Galileo Galilei, Two New Sciences, 1638[1]

动脉瘤为什么形成？更重要的是，动脉瘤为什么会破裂？自早期神经外科先驱 Norman M. Dott 和 Walter E. Dandy 以来，尽管显微外科和血管内治疗技术取得了长足进步，动脉瘤破裂导致的致死率和致残率仍居高不下。[2] 相反，尽管颅内动脉瘤的显微外科和血管内治疗很大改善了患者的预后，这些操作的并发症率依然很高。有报道显示蛛网膜下腔出血的发病率为 8/100 000~10/100 000，[3] 近期一项 meta 分析显示，无合并症人群中动脉瘤发生率为 2%，平均年龄为 50 岁，且 33% 为男性，[4] 而另一项 meta 分析显示动脉瘤年破裂风险为 1.9%，发生率与破裂率两者间的差别明确提示，并非所有动脉瘤都会发生破裂。

因此，为了最大限度地改善动脉瘤患者预后，必须首先鉴别动脉瘤的破裂风险，让那些破裂风险大的患者接受治疗并面对潜在的治疗并发症，而使那些无破裂风险的患者避免可能的治疗风险，从而制订一套治疗标准，旨在指导临床医生在各种情况下规范地进行动脉瘤治疗，做到有的放矢。[5-7] 这方面的文献囊括了动脉瘤形成与破裂的病理生理学分析，以及与其相关的遗传学、环境因素（如吸烟）、生理因素（如生理应激、高血压）、免疫介导或炎性因素。

近年来的文献报道显示，临床和研究领域的关注点有些变化，即强调动脉瘤破裂风险的分析和分层。影像质量的改善、定性分析到定量分析的转变，以及关注血流及血流动力学对破裂的影响，改变了脑动脉瘤的研究视野，该领域的研究者不再局限于最初的神经病学家、神经外科医生和神经放射学家，数学家、航空工程师、材料学家以及生物医学工程师为我们提供了迫切需要的能够洞察这种潜在致命病变特性的视角。

真正意义地了解这种病变并在其造成伤害前预测动脉瘤特性和挽救生命至关重要。本章主要回顾相关文献概要，旨在理解动脉瘤形成的生物病理生理学。回顾了已治疗病变背景下动脉瘤生长、破裂、再生长的生物物理特性，由此总结出一套标准，从而帮助临床医生在评估每一枚动脉瘤时确定真正的破裂风险。

历史观点

系统地学习机械性能始于 Galileo 的著作，他率先探讨了材料力学并确定了一种测量材料的力与运动的方法。[1] 无论如何，这种描述"事物如何运作"的魔力和兴趣是一种永恒的主题，参见 Aristotle 的著作《动物》部分和中文巨著《黄帝内经》。[8-9] 在生物结构的描述中，技术概念从科学向实用的转变始于 17 世纪的 Galileo，以及与他同时代的首次描述了血液循环的 William Harvey。[10] 通过 Galileo、Harvey、Newton 及其他人的不懈努力，数学被强调为了解物理和生物界的基石，因为其涉及功能的机制。

尽管 Galen 首次触诊并描述了脉搏的频率、节奏和强度，但是直到 1733 年 Hales 才首次完成了测量血压。[11] 随着数学理论的不断发展，尤其是 Newton 的微积分学的发展，Leonhart Euler 开始数学的描述流体流动。有趣的是，该领域持续进展，这些都归功于那些具有多学科专业知识学者的贡献。身为内科医生，同时也是物理学家的 Poiseuille 阐明了管道半径的血流、长度和液体黏度的关系。现如今这些领域的成熟发展正得益于这些最初的认识。在当今世界，尽管从许多方面来看，这些先驱的观察资料看上去"简单"而"明显"，然而重要的是，正是这些人把严谨的科学原理应用于生物系统，

才会有今天的成就，也正是这样的哲学使人们在认识动脉瘤特性时不断取得成功。

颅内动脉瘤形成的病理生理学：简要回顾

特定的风险因素与动脉瘤的发生率和破裂有关。综合多篇报道显示动脉瘤破裂风险为 1%~2.3%。[12,13] 吸烟、饮酒、高血压均涉及动脉瘤形成与破裂。[14-16] 除了一些常染色体遗传性疾病之外，如多囊肾、Ehlers-Danlos 综合征、肌纤维发育不良、芬兰和日本裔人群、女性患者在动脉瘤发生率、生长与破裂方面通常具有较高风险。[17-2] 最近的一篇关于动脉瘤形成的全基因组关联的综述显示该领域取得了显著进展并强调了遗传机制在动脉瘤形成中的重要作用（图 14.1）。[22] 例如细胞因子和局部作用金属

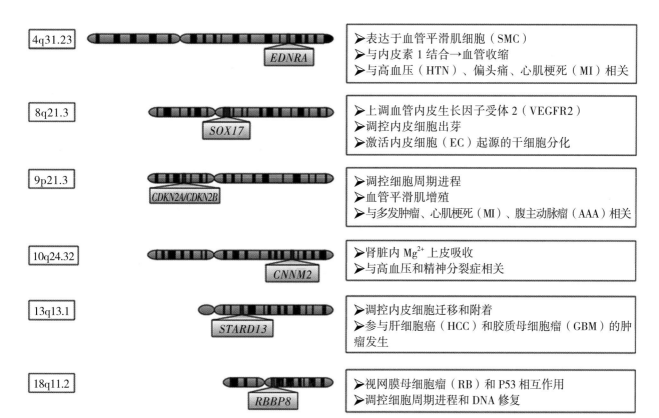

图 14.1 通过全基因组关联研究鉴定的动脉瘤形成的特征基因[22]。SMC：平滑肌细胞；HTN：高血压；MI：心肌梗死；VEGFR2：血管内皮生长因子受体2；EC：内皮细胞；AAA：腹主动脉瘤；HCC：肝细胞癌；GBM：胶质母细胞瘤；RB：视网膜母细胞瘤

蛋白酶这样的炎症介质和影像动脉瘤壁内炎症的力学因素与脑动脉瘤的发生密切相关。[23-27] 组织学研究详细评估了破裂与未破裂动脉瘤的载瘤血管壁和动脉瘤壁。[23] 最近的研究建议可以通过评估血管壁特性对动脉瘤进行另一种分类。[23] 无论如何，更好地了解动脉瘤形成过程中的组织学和细胞学过程，对进一步理解其如何塑造血管的力学特点及相互作用原理，即血液流动至关重要。

血管和血液的物理特性

血管是具有滞后性弹性器官，也就是说血管是黏弹性的管道（类似于弹簧），其可以在心脏搏动时发生变形并进行血液输送，并在相同的弹性管壁作用下恢复原状。[28] 从能量的角度来看，血管变形后倾向于一种更为自然而低能量状态。心脏停搏时，证实颅内动脉维持在基线张力水平，用于维持约 20mmHg 的平均动脉压。[29] 与硬管道不同，尽管面对极端的收缩和舒张脉搏，具有黏弹性特性的血管允许持续的血液流动（缓冲）。此外，心脏停搏时脉管系统的弹性允许血液持续向前流动，因为血管本身可以提供驱动血液的能量。颅内动脉在组织学及力学上与颅外脉管系统存在不同之处：缺少血管外膜、床突上段颈内动脉直径约 4mm、基底动脉直径约 3mm，因此平均管壁厚度为 0.5~0.8mm，管壁张力小于 60 000dynes/cm²，该尺寸的血管腔内压力在直立位时小于 75~90mmHg。[30]

因为血管具有弹性，所以其具有所有弹性物体的力学特性。应力是作用在一个结构单位面积上的力，而应变是一定应力作用下变量与基线的比值。Hooke 定律显示，在一定范围内，应力和应变成线性关系。出于本讨论的目的，血管可以被视为具有胡可特性，因此，除了其生物学性质和组成外，每根血管还具有特定的力学特性且可以被表示为常数，例如杨氏模量（弹性系数），其本质就是沿着血管纵轴的血管弹性常数（图 14.2）。这种纵向的弹性系数对血管尤为重要，因为当涉及动脉瘤形成与破裂时，其体现了血管所能够承受的切线力和剪切力。

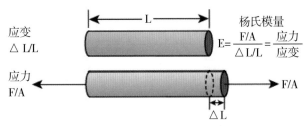

图 14.2　血液流动过程中与血管应力和应变相关的杨氏模量示意图

如上所述，血管这些属性的物理特性源于其分子结构。所有组织（例如从骨骼到皮肤）或构成组织的成分都有可被测量的固有弹性。鉴于骨骼具有很高的系数（杨氏模量），其变形能力相对较低，而血管壁具有很低的杨氏模量（表 14.1），而且血管壁内的成分，也就是胶原蛋白和弹力蛋白，具有不同的系数。因此推测，当血管壁内一种成分减少或破坏时，血管壁复原的能力也会受累。因为血管是有活性且不同应力下能够重塑，所以其储备的额外的胶原蛋白（而不是弹性蛋白）将改变血管特性及其行为特征。目前的研究尚不能明确阐明动脉瘤形成的阶段，因为很难确定，到底是这种力和脉冲导致了内弹力膜退化，还是缺乏完整的内弹力膜促成了动脉瘤形成。

血液是由两种成分组成的黏弹性流体，包括约 65% 的液体（以 80%~95% 水和多种蛋白的形式）和 35% 的细胞。尽管血液质量的 90% 都是水、蛋白（质量的 7% 是血浆）和细胞的存在才赋予血液特有的属性。[28] 此外，血液是动脉瘤形成的积极参与者，因为血液流动是血管内皮下反应的力学扳机点，而且也是炎症级联反应生物参与者。[31-32] 血液的这种双重功能为动脉瘤形成时动脉壁的退化做出显著贡献。

表 14.1　不同物质的杨氏模量数值

物质	杨氏模量（dyn/cm²）
血管成分	
胶原蛋白	$1 \times 10^8 \sim 1 \times 10^9$
弹性蛋白	5×10^6
平滑肌	$1 \times 10^5 \sim 1 \times 10^7$
生物物质	
骨骼	1×10^{11}
牙釉质	5×10^{11}
牙本质	1×10^{11}
毛发	2×10^9
皮肤	1×10^7
工业制品	
聚乙烯	3×10^9
硫化橡胶	5×10^5
木材	1×10^{11}
钢铁	2×10^{12}
铝	7×10^{10}
铜	11×10^{10}
玻璃	7×10^{10}

分析方法

动脉瘤的生物物理特性是被推断出来的。目前的研究和活体分析尚不能使临床医生准确预测动脉瘤的破裂状态，更不必说准确预测哪一类动脉瘤将会有破裂的风险。因此，有几种标记物被研究且被作为帮助了解动脉瘤特性的初始参数，每种方法学都提供了关于动脉瘤生长、破裂和潜在再生长的认识和重要数据。

每种分析方法都需要建立能够按照提供的信息进行分类的模型，生物形态测量学研究描述了动脉瘤及其载瘤血管的多种可测量的物理特性与其破裂状态的关系。生物数学模型建立在已有的、能够充分展示生物学行为的生物力学原理的基础上。计算机模型允许一种更接近现实的方法来探索相互关系，因为其囊括了血流及与之作用的动脉瘤和血管的动力学分析。

玻璃与硅胶的体外模型提供了关于动脉瘤特性的出色数据，尤其是模拟从特定患者影像研究中获得的动脉瘤时。最后，在整体动物实验，尽管在预判动脉瘤破裂时并非不可或缺的，然而其在发展处理动脉瘤及治疗功效技术方面至关重要。

动脉瘤的生物形态测量分析

研究动脉瘤并判断其破裂可能性的最基本的方法就是对动脉瘤图像特征的观察分析。诸如此类研究的文献很多，即把评估一个或多个特征作为判断哪些动脉瘤有破裂风险的手段。虽然一些研究已明确地把动脉瘤大小作为发生其发生破裂的决定因素，但有破裂风险的动脉瘤大小的具体范围仍存在争议。[33,34]

动脉瘤位置与破裂状态有联系，绝大多数临床研究通过尸检证实前交通动脉是破裂动脉瘤的最好发部位，而大脑中动脉是未破裂动脉瘤的最常见部位。[33,35]

尽管很难量化，Murphy 及其同事首次提出了动脉瘤形状也与动脉瘤破裂有关，尤其是有子囊存在时（图 14.3）。[36,37]因此，动脉瘤形状在其他研究中得到认同，即动脉瘤破裂与特定的形状特征之间有关联（图 14.4）。[38,39]

以上特点，无须额外计算便可以从各种影像学研究中直接收集到，称为主要标准。次要标准是指在动脉瘤破裂状态评估过程中需要额外处理（计算）才能得到的标准。[6,40-42]

纵横比是指动脉瘤高度与瘤颈直径之间的比值（与常说的颈体比的比值正好相反），[43]就像动脉瘤体积和瘤颈入口间关系也与破裂相关，[44]尺寸比与随之而来的动脉瘤纵向增长率之间也是重要因素。[45-47]

这种分析提供了出色的洞察力，并把动脉瘤破裂状态的相关性作为独立参数。最近的相关性分析涉及了二元逻辑回归分析，借鉴了多

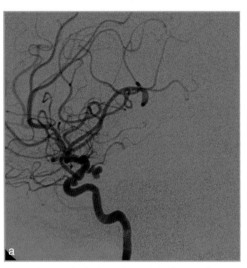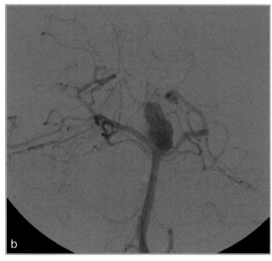

图14.3 动脉瘤的子囊（a）后交通动脉瘤侧位像，显示不同大小和指向的多个子囊，提示一些动脉瘤生长的复杂性；（b）基底动脉尖动脉瘤正位像，相对于瘤顶，有一个大的子囊指向上，显示这种子囊可以生长的相对大小

形状指数	低风险	卒中险	高风险
波动指数（UI）			
纵横比（AR）			
椭圆率指数（EI）		或	或
非球形指数（NSI）		或	或
圆锥度参数（CP）			
瓶颈因素（BF）			

图14.4 动脉瘤形状和破裂可预测性的相关性示意图[39]

种不同生物形态测量标准，预测动脉瘤破裂状态的准确率达到了84%，其中包括独立的前瞻性队列研究的中的多个主要和次要标准。然而，84%的准确率尽管具有显著性，其仍需要更多的验证以便应用于临床。[6,7]

动脉瘤与分叉结构的几何关系同样重要。有关真性且为结合部位的后交通动脉瘤的近期研究显示，与主速度矢量成锐角的动脉瘤更易破裂。[48]

生物数学建模

生物数学模型根据动脉瘤生物物理学和生理学特点，通常能够提供动脉瘤行为特性的一级近似。通过应用于黏弹性系统的众所周知的公式推导，可以描绘出来一般趋势，有时，其可以当作预测行为特性的完美近似。动态和静态方程式可以被用来解释特殊条件下动脉瘤的行为特性，从而进行预测和趋势判断。虽然可以生成一些定量数据，生物数学模型的常规分析更多是定性的。虽然这些方程式不能直接推断出哪些动脉瘤的破裂风险最高，但是其阐明了理解动脉瘤行为特点原理的重要趋势。

通过已知生物数学实体研究动脉瘤的一种更显著的方法是运用 Laplace 定律和 Hooke 定律。如前所述，两种定律均把作用于弹性物体的应力和应变进行关联，因此可以粗略分析导致动脉瘤壁"失败（破裂）"的动脉瘤应力和应变模式。在这种情况下，动脉瘤的静态属性（瘤壁厚度和压力），而不是动态属性（血流和剪切力），被用于评估破裂倾向。最近的研究阐明了运用 Laplace 定律判断动脉瘤壁厚度和动脉瘤半径之间的关系。

简而言之，Laplace 定律指出球体的圆周应力和半径间呈线性关系。换句话说，随着球体增大，作用在球壁上的应力增加成正比，这样描述旨在用薄壳（thinshell）代表。这可以用方程式表示为：

方程式 1：$S = PR/2h$

其中 S 代表作用于动脉瘤壁的圆周应力，P 代表血压，R 代表动脉瘤半径，h 代表动脉瘤壁厚度。

Kyriacou 和 Humphrey 通过一级近似将动脉瘤视为一种弹性壳，其在有限应力作用下展现出非线性行为，进而修正之前提到的方程式。[49] 利用早先得到的关于动脉瘤压力容积关系的数据，[50] 研究者可以判断出，应力与应变的增加

与动脉瘤体积、纵横比及扩张的跨壁压力增加最为相关。这些变化和风险最易发生于瘤底部，这与临床观察是一致的，然而，这些结果都是建立在二维应力-应变能量函数基础上的。尽管，大多数动脉瘤的应力和应变可以是一种与血流平行的二维定向，运用三维分析能够建立起一种更加稳定的模型来理解破裂。

Chaudhry 等人研究解释了作用于模型上的三维应力，进而阐明当动脉瘤的瘤壁厚度与半径的比值达到 6.10×10^{-3} 时，非最理想信息分析认为作用于动脉瘤壁的应力将会突破极限，动脉瘤理论上会发生破裂。[51]

Meng 等人阐述了 Laplace 定律的另外一种应用，即分析动脉瘤子囊及其对动脉瘤破裂的影响。[52] 在其引人注目的研究中，他们阐明了动脉瘤子囊的形成（半球形状）实际上减少了动脉瘤的圆周应力，进而降低了其破裂的可能性（图 14.5）。随着子囊的生长，其实它"重置"了新改良壳体的破裂极限，从而延缓了破裂。然而，进一步的研究分析证实随着子囊的持续生长，事实上，破裂紧随其后。其强烈提示，子囊形成在其早期可以避免或延缓动脉瘤发生破裂。事实上，如果将 Chaudhry 对 Laplace 定律的推导应用到这个模型中，有人指出，当子囊的瘤壁厚度与子囊半径比值等于动脉瘤的瘤壁厚度与动脉瘤半径比值时，即 6.10×10^{-3}，子

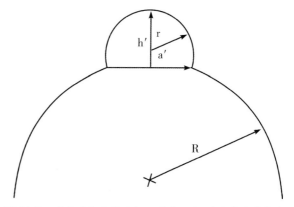

图 14.5 动脉瘤和子囊的相互关系。h': 动脉瘤子囊高度；r: 动脉瘤子囊半径；a': 动脉瘤子囊颈半径；R: 动脉瘤半径 [52]

133

囊就会发生破裂，其他研究也证实了该发现。[53]

就所有生物数学模型而言，必须做出一些严谨的假定，尽管对临床常见其不能一概而论。例如前述研究假定所有动脉瘤是半球形状的，也就是说，它们具有沿着特定弦进行横切后的球体的规则形状。有趣的是，极少的动脉瘤，尤其是破裂动脉瘤，具有这种规则形状。此外，其假定所有动脉瘤在壳面上具有均匀瘤壁厚度，但事实并非如此。虽然如此，这些建模对研究人员仍至关重要，为其提供了对理解形状、应力及组成动脉瘤和载瘤血管组织的物理特性之间复杂关系的"初步认识"。[54]如果管壁物理特性和血流相互作用的动态评估可以建模，就可以得到对破裂状态和风险更为细致的评估。

流变学和计算机建模

血液和血流之间的复杂关系令人神往，血液具有触变流体的特点，也就是说，其特性随着其速度的改变而改变。通常，流体根据其流动特性被分为两类：牛顿流体在速度加快时具有恒定的黏度，与剪应力成比例关系。非牛顿流体的黏度随着速度的变化发生改变，因此与剪应力不成比例关系。血液的速度会变化，因此，由于在小动脉和毛细血管内的血液黏度随速度变化发生改变，进而形成不同的剪应力，因此被认为是非牛顿流体。然而，在大动脉和中小动脉，血液的牛顿特性决定了其行为特性。这种观察的好处在于，当提及脑循环动脉血管内的血流时，可以一级近似地假定血液表现为牛顿流体。正因如此，可以运用一些已由硬管道内流动推导出的方程式对血管内的血流开始建模，随后，对特定环境下（黏弹性管道即动脉内的流量）血流的改造可以被用来确定血流的行为特性及其与血管壁之间的相互作用。

流量通过主要由 Poiseuille 定律决定，即流量（Q）与流入压力（P）和血管半径（R）的4次方成正比，而与管道长度（血管，L）和流体黏度（血液，μ）成反比：

$$方程式2：Q = \frac{\pi \Delta P R_t^4}{8L\mu}$$

无论如何，血液是由一种搏动的而非固定的力量和压力进行驱动，因此，为了补偿流量的惯性分量，推导出 Navier-Stroke 方程式，用于解释管道内的流量。如方程式的右侧变量所示，惯性与压力梯度（$-\nabla p$）、黏度（$\mu\nabla^2 v$）及其他物理力（f）相关：

$$方程式3：\rho\left(\frac{\partial v}{\partial t} + v\cdot\nabla v\right) = -\nabla p + \mu\nabla^2 v + f$$

这些不同的方程式解释了心动周期内流量加速和减速时的相互作用。总之，这些方程式证实了靶区域（血管）内流体的黏滞力与流体的黏度及速度梯度成比例关系。这些方程式使研究人员仅能粗略估计出分析的或数值的解决方案。因此，在特定参数条件下这些方程式的求解方法需要一系列重复计算以达到"稳态"。简言之,这需要通过计算流体力学(computational fluid dynamics, CFD ）分析才能完成。

计算流体力学

计算流体力学（CFD）有两个目的：①其可以描述并解释各种生物力学的力一般如何作用于血管壁上及动脉瘤内；②其可以提供患者特异性动脉瘤构建时的珍贵数据，从而可以解释动脉瘤的行为特性。个人计算机的兴起，尤其是其计算能力近乎指数的增长，使通过运用计算流体力学了解动脉瘤及其生长成为可能。[55-56]在计算流体力学应用于动脉瘤之前，了解血流如何影响动脉瘤形成的兴趣随着血管内技术的发展与日俱增。通过血管内治疗动脉瘤过程中的很多观察，一些新的词汇加入到了神经血管内治疗学家的词典内。人们不再简单地探讨动脉瘤的解剖瘤颈或者瘤顶，而是更为广泛地探讨动脉瘤解剖瘤颈的生理学流入道和流出道。通过微导管操作获得的血管造影结果，使这些词汇不断发展，旨在进行动脉瘤栓塞。病变复发的发生率同样与流入道及流出道相关，个人电脑使得 CFD 分析进入了临床领域，甚至可在患者床旁。

借助专业或其配套软件定义和描述血流及其流经的血管，研究者可以设计出时间依赖性模型，通过分析血管任意节段内的动力、动压力和剪切力，从而推导出关于血液速度及其对周围血管效应的重要信息。这种计算机生成模型通过与 CFD 台式模型获得的定性结果比较得到了独立性验证（图 14.6），[57] 这让相对低成本的研究动脉瘤形成的特定问题的优势成为可能，同时，也可以得到关于载瘤血管和动脉瘤发生时形态学变化过程中，作用于动脉瘤上的动力变化的额外信息。

尽管动力对动脉瘤形成和破裂具有的直接影响是显而易见的，但是管壁剪切力对动脉瘤生长和破裂的作用仍存在争议。Kulcsár 等在对 3 例患者的初步研究中证实在脑动脉瘤发生和可能的生长过程中需要高管壁剪切力，[58] 另一方

面，低管壁剪切力可能诱发炎症反应，从而导致管壁过薄和可能的破裂。[59]

体外等效模型

一些早期建立的用于研究动脉瘤的模型也许是玻璃或橡胶制成的（图 14.7）。[60-63] 层流流体模型应用多种颜色的燃料来描述颈动脉和椎动脉内血流生成的，有时并不直观的血流模式。初步研究证实，运用 CFD 和其他基于计算机技术评估的冲击流和湍流区域概念虽然是完全定性的，但是更新型的，患者特异性的硅胶模型及其他新技术，如粒子测速技术，为评估动脉瘤内血流的一些动态因素进而帮助预测动脉瘤再生长提供了理想的方法。此外，这些模型可以从根本上帮助测试现有多种治疗方式，特异性研究患者动脉瘤栓塞后的动态血流。这些研究可以帮助预测栓塞致密程度或复发。

整体动物实验

整体动物实验构建动物动脉瘤模型的一些方法已有报道。[64-69] 通过利用血管中层的生物化学降解、组织和基因水平的基于应力重塑的诱导高压治疗、或具有挑战性的外科制作动脉瘤，体内模型对动脉瘤治疗科学和技术的进步十分重要。然而，重复制作稳定的犬或猪的动脉瘤模型技术差别、连同饲养动物的花费，使这种研究动脉瘤形成和生长的方法变得昂贵而具有不可预测性。尽管如此，这类模型对于帮助推导和理解这类病变的血管内治疗至关重要。

动脉瘤形成

脑动脉瘤通常形成于分叉处。动脉瘤的发生，如前所述，具有许多生物因素。通过分叉处的血流引起的环境应力与应变涉及多个病理

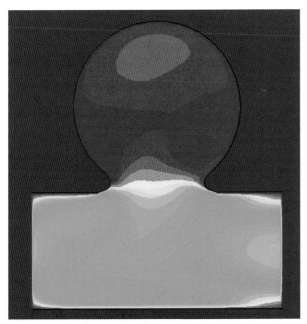

图 14.6 Byun 等计算流体力学（CFD）分析显示沿模型血流方向的动力与台式硅胶模型完全相同 [57]

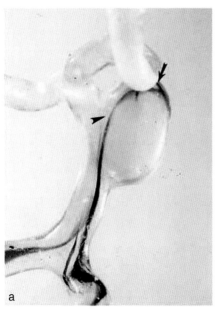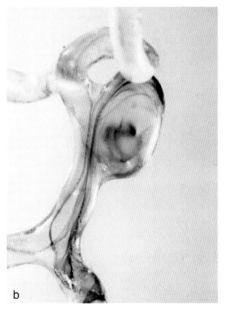

图 14.7 宽颈基底动脉中段动脉瘤的患者特异性玻璃模型。（a）心脏收缩期峰值通过远端瘤颈的流入，（b）随后循环中瘤顶内的涡流[62]

本质。计算机分析显示剪切力在刚远离分叉时是达到最大值，且与大动脉内存在斑块相关。如前所述，Willis 环周围各种分叉的几何构造，给血管壁增加了额外应力，从而使流速、动力和剪切力发生了显著变化，[70]因此，通过这些并非为了承受压力而"设计"的血管壁内的高流量导致组织受损和重塑，生物学结果不是形成斑块就是形成动脉瘤，这取决于是否具有完整的血管中膜。

如前所述，剪应力的作用存在很大争议。[71-73]一些研究显示作用于血管壁的剪应力的直接效应导致血管中膜损伤继而退化，最终导致动脉瘤形成。另一些研究则显示作用于动脉瘤和血管壁的低剪应力能导致小血栓形成、内皮反应和局部炎症反应，这些反过来又会削弱管壁。无论是体外还是体内，对多种模型的分析得到了相互矛盾（或者相当于近似矛盾）的结果。进一步研究显示各种结果仅是由动脉瘤发展和破裂的特定阶段的损害引起的。

认为只有当动脉瘤扩张达到并超过该组织的物理上限时才会发生动脉瘤破裂，Hademenos 等建立了不同生物数学方程式来确定动脉瘤破裂时的大小范围和管壁厚度范围，[74-75]临床研究仅部分证实了这一点。

研究证实，由搏动血流及随后的共振频率所引起的振动可能促进动脉瘤破裂。[76-81]Ferguson 等通过测量动脉瘤内频率，注意到在未破裂动脉瘤内记录到的振动音调范围可以达到 460Hz。[82]因此，尽管该范围超过了生理过程 20~200Hz 的正常听力范围，目前仍不清楚这种现象与其未来破裂相关，其假设的作用机制可能与观察到的高频率重复震荡引起的血管壁降解有关。因此，尽管其尚不能直接导致动脉瘤破裂，继发于动脉瘤形成后震荡的不规则性可能加速动脉瘤壁的退变进而引起破裂。

动脉瘤破裂可否被预测？

正如 17 世纪和 18 世纪，动脉瘤生物物理学领域的进步主要得益于许多学科出现。然而，早期的成就主要依靠在不同学科（如医学和物理学或医学和数学）"双重训练"的一些个人。如今，每门学科中可用的知识范畴都超越了任何个人掌握知识的能力。来自不同领域的研究团队共享信息旨在了解，进而治疗，甚至更好地预防动脉瘤。患者特异性建模，尽管不能用于"实时"分析，仍然为动脉瘤病理生理学研究洒下一片曙光。生理学、基因学及后来的病理学的重要性虽然不能过分强调，但是学科进一步揭示动脉瘤形成机制，最终创造出一种可预见的模型并非没有可能，其将一例患者新发动脉瘤的所有生理学和生物物理学因素囊括进一种公认的复杂算法，从而精确地预测破裂。运用这些知识，在理想条件下，只有那些具有高破裂风险的患者才会面对治疗风险，从而使获益最大化、风险最小化。

未来方向

了解动脉瘤形成的生物物理学是了解动脉瘤治疗功效的垫脚石，联合动脉瘤形成的基因学、流行病学、病理生理学研究，动脉瘤形成的生物物理学研究为我们提供了这些因素相互作用的全貌。努力的下一步就是研究一种方法，旨在将动脉瘤形成过程中看似不相干的分析整合为一个整体。接下来就是开发一套复杂的算法，其可以将从影像、血清学研究及基因检测中获得的参数进行多重输入，从而可以提供患者特异性动脉瘤的相对破裂风险。因此，医生可以获得一个重要的工具，帮助患者做出最佳选择，治疗还是观察。事实上，这种软件或者算法同样可以帮助临床医生确定最佳治疗方式，或许能模拟最佳治疗并对其长期疗效进行评估。总之，仅使那些有"真正"破裂风险的患者接受治疗是所有临床医生奋斗的目标，生物物理学的进一步研究有助于实现该目标。

总 结

- 了解动脉瘤形成、生长和破裂的生物物理学和数学对于预测动脉瘤破裂至关重要。

- 生物形态计量学、生物数学、流体动力学、体外和体内模型的当前进展为了解动脉瘤形成提供了独到而互补的角度。
- 利用适当的、高度精准的、高度可预测的模型，未来的临床医生可以帮助患者决定这种潜在致命疾病的最佳治疗方式。

参考文献

[1] Dialogues Concerning Two New Sciences by Galileo Galilei. Translated from the Italian and Latin into English by Henry Crew and Alfonso de Salvio. With an Introduction by Antonio Favaro. New York, NY: Macmillan, 1914

[2] Prestigiacomo CJ. Historical perspectives: the microsurgical and endovascular treatment of aneurysms. Neurosurgery, 2006,59(5, Suppl 3):S39–S47, discussion S3–S13

[3] Vlak MH, Algra A, Brandenburg R, et al. Prevalence of unruptured intracranial aneurysms, with emphasis on sex, age, comorbidity, country, and time period: a systematic review and meta-analysis. Lancet Neurol, 2011,10(7):626–636

[4] Rinkel GJE, Djibuti M, Algra A, et al. Prevalence and risk of rupture of intracranial aneurysms: a systematic review. Stroke, 1998, 29(1):251–256

[5] He W, Hauptman J, Pasupuleti L, et al. True posterior communicating artery aneurysms: are they more prone to rupture? A biomorphometric analysis. J Neurosurg, 2010,112(3):611–615

[6] Prestigiacomo CJ, He W, Catrambone J, et al. Predicting aneurysm rupture probabilities through the application of a computed tomography angiography-derived binary logistic regression model. J Neurosurg, 2009, 110(1): 1–6

[7] Richardson AE, Jane JA, Payne PM. The prediction of morbidity and mortality in anterior communicating aneurysms treated by proximal anterior cerebral ligation. J Neurosurg, 1966,25(3):280–283

[8] Aristotle, Peck AL, Forster ES. On the Parts of Animals. Cambridge, MA: Harvard University Press, 1937

[9] Veith I, trans. The Yellow Emperor's Classic of Internal Medicine. Berkeley: University of California Press, 1972

[10] Harvey W. Exercitatio Anatomica de Motu Cordis ext Sanguinis in Animalibu. With an English translation and annotation by Chauncey D. Leake. Springfield, IL: Thomas, 1928

[11] Roguin A. Scipione Riva-Rocci and the men behind the mercury sphygmomanometer. Int J Clin Pract, 2006,60(1):73–79

[12] Juvela S, Poussa K, Lehto H, et al. Natural history of unruptured intracranial aneurysms: a long-term follow-up study. Stroke, 2013, 44(9):2414–2421

[13] Villablanca JP, Duckwiler GR, Jahan R, et al. Natural history of asymptomatic unruptured cerebral aneurysms evaluated at CT angiography: growth and rupture incidence and correlation with epidemiotogic risk factors. Radiology, 2013,269(1):258–265

[14] Okamoto K, Horisawa R. Prediction of subarachnoid hemorrhage from a ruptured cerebral aneurysm by discriminant analysis in women. J Stroke Cerebrovasc Dis, 2007,16(6):245–250

[15] Woo D, Khoury J, Haverbusch MM, et al. Smoking and family history and risk of aneurysmal subarachnoid hemorrhage. Neurology, 2009,72(1):69–72

[16] Gu YX, Chen XC, Song DL, et al. Risk factors for intracranial aneurysm in a Chinese ethnic population. Chin Med J (Engl), 2006,119(16):1359–1364

[17] Pirson Y, Chauveau D, Torres V. Management of cerebral aneurysms in autosomal dominant polycystic kidney disease. J Am Soc Nephrol, 2002,13(1):269–276

[18] Morita A, Kirino T, Hashi K, et al; UCAS Japan Investigators. The natural course of unruptured cerebral aneurysms in a Japanese cohort. N Engl J Med, 2012,366(26):2474–2482

[19] Koizumi A. A commentary on genome-wide association study to identify genetic variants present in Japanese patients harboring intracranial aneurysms. J Hum Genet, 2010,55(10):635–636

[20] Low SK, Takahashi A, Cha PC, et al. Genome-wide association study for intracranial aneurysm in the Japanese population identifies three candidate susceptible loci and a functional genetic variant at EDNRA. Hum Mol Genet, 2012,21(9):2102–2110

[21] Huttunen T, von und zu Fraunberg M, Frösen J, et al. Saccular intracranial aneurysm disease: distribution of site, size, and age suggests different etiologies for aneurysm formation and rupture in 316 familial and 1454 sporadic eastern Finnish patients. Neurosurgery, 2010,66(4):631–638, discussion 638

[22] Hussain I, Duffis EJ, Gandhi CD, et al. Genome-wide association studies of intracranial aneurysms: an up-date. Stroke, 2013, 44(9): 2670–2675

[23] Tulamo R, Frösen J, Hernesniemi J, et al. Inflammatory changes in the aneurysm wall: a review. J Neurointerv Surg, 2010, 2(2): 120–130

[24] Jayaraman T, Paget A, Shin YS, et al. TNF-alpha-mediated inflammation in cerebral aneurysms: a potential link to growth and rupture. Vasc Health Risk Manag, 2008,4(4):805–817

[25] Hashimoto T, Meng H, Young WL. Intracranial aneurysms: links among inflammation, hemodynamics and vascular remodeling. Neurol Res, 2006,28(4):372–380

[26] Chalouhi N, Ali MS, Jabbour PM, et al. Biology of intracranial aneurysms: role of inflammation. J Cereb Blood Flow Metab, 2012,32(9):1659–1676

[27] Kim SC, Singh M, Huang J, et al. Matrix metalloproteinase-9 in cerebral aneurysms. Neurosurgery, 1997,41(3):642–666, discussion 646–647

[28] Nichols WW, O'Rourke MF. McDonald's Blood Flow in Arteries: Theoretical, Experimental and Clinical Principles. London: Arnold, 1998

[29] Pile-Spellman J, Young WL, Joshi S, et al. Adenosine-induced cardiac pause for endovascular embolization of cerebral arteriovenous malformations: technical case report. Neurosurgery, 1999,44(4):881–886, discussion 886–887

[30] Hademenos GJ, Massoud TF. The Physics of Cerebrovascular Disease. New York, NY: Springer-Verlag, 1998

[31] Nixon AM, Gunel M, Sumpio BE. The critical role of hemodynamics in the development of cerebral vascular disease. J Neurosurg, 2010,112(6):1240–1253

[32] Berk BC. Atheroprotective signaling mechanisms activated by steady laminar flow in endothelial cells. Circulation, 2008, 117(8):1082–1089

[33] Asari S, Ohmoto T. Natural history and risk factors of unruptured cerebral aneurysms. Clin Neurol Neurosurg, 1993,95(3):205–214

[34] Dickey P, Kailasnath P. The diameter-cube hypothesis: a new biophysical model of aneurysm rupture. Surg Neurol, 2002,58(3-4): 166-173, discussion 173–180

[35] lnagawa T, Hirano A. Autopsy study of unruptured incidental intracranial aneurysms. Surg Neurol, 1990,34(6):361–365

[36] Canale DJ, Watridge CB, Fuehrer TS, et al. The history of neurosurgery in Memphis: the Semmes-Murphey Clinic and the Department of Neurosurgery at the University of Tennessee College of Medicine. J Neurosurg, 2010, 112(1): 189–198

[37] Omodaka S, Sugiyama S, Inoue T, et al. Local hemodynamics at the rupture point of cerebral aneurysms determined by computational fluid dynamics analysis. Cerebrovasc Dis, 2012, 34(2): 121–129

[38] Ma B, Harbaugh RE, Raghavan ML. Three-dimensional geometrical characterization of cerebral aneurysms. Ann Biomed Eng, 2004,32(2):264–273

[39] Raghavan ML, Ma B, Harbaugh RE. Quantified aneurysm shape and rupture risk. J Neurosurg, 2005,102(2):355–362

[40] Nikolic I, Tasic G, Bogosavljevic V, et al. Predictable morphometric parameters for rupture of intracranial aneurysms: a series of 142 operated aneurysms. Turk Neurosurg, 2012, 22(4):420–

426

[41] Ghosh S, Dey S, Tjoumakaris S, et al. Association of morpho-logic and demographic features of intracranial aneurysms with their rupture: a retrospective analysis. Acta Neurochir Suppl (Wien), 2013, 115:275–278

[42] Hoh BL, Sistrom CL, Firment CS, et al. Bottleneck factor and height-width ratio: association with ruptured aneurysms in patients with multiple cerebral aneurysms. Neurosurgery, 2007,61(4):716–722, discussion 722–723

[43] Ujiie H, Tachibana H, Hiramatsu O, et al. Effects of size and shape (aspect ratio) on the hemodynamics of saccular aneu-rysms: a possible index for surgical treatment of intracranial aneurysms. Neurosurgery, 1999,45(1):119-129, discussion 129–130

[44] Yasuda R, Strother CM, Taki W, et al. Aneurysm volume-to-ostium area ratio: a parameter useful for discriminating the rupture status of intracranial aneurysms. Neurosurgery, 2011, 68(2):310-317, discussion 317–318

[45] Lauric A, Baharoglu MI, Gao BL, et al. Incremental con-tribution of size ratio as a discriminant for rupture status in cerebral aneurysms: comparison with size, height, and vessel diameter. Neurosurgery, 2012,70(4):944-951, discussion 951–952

[46] Hoi Y, Meng H, Woodward SH, et al. Effects of arterial geometry on aneurysm growth: three-dimensional computational fluid dynamics study. J Neurosurg, 2004, 101 (4):676–681

[47] Jou LD, Mawad ME. Growth rate and rupture rate of unruptured intracranial aneurysms: a population approach. Biomed Eng Online, 2009,8:11

[48] Baharoglu MI, Schirmer CM, Holt DA, et al. An-eurysm inflow-angle as a discriminant for rupture in sidewall cerebral aneurysms: morphometric and computational fluid dynamic analysis. Stroke, 2010,41(7):1423–1430

[49] Kyriacou SK, Humphrey JD. Influence of size, shape and prop-erties on the mechanics of axisymmetric saccular aneurysms. J Biomech, 1996,29(8):1015–1022

[50] Roach MR, Scott S, Ferguson GG. The hemodynamic impor-tance of the geometry of bifurcations in the circle of Willis (glass model studies). Stroke, 1972,3(3):255–267

[51] Chaudhry H, Lott D, Prestigiacomo C. Mathematical model for the rupture of cerebral aneurysms through three-dimension-al stress distribution in the aneurysm wall. J Mech Med Biol, 2006,6(3):325–335

[52] Meng H, Feng Y, Woodward SH, et al. Mathematical model of the rupture mechanism of intracranial saccular aneurysms through daughter aneurysm formation and growth. Neurol Res, 2005,27(5):459–465

[53] Cebral JR, Sheridan M, Putman CM. Hemodynamics and bleb formation in intracranial aneurysms. AJNR Am J Neuroradiol, 2010, 31(2):304–310

[54] Castro MA, Putman CM, Cebral JR. Computational fluid dy-namics modeling of intracranial aneurysms: effects of parent artery segmentation on intra-aneurysmal hemodynamics. AJNR Am J Neuroradiol, 2006, 27(8): 1703–1709

[55] Baharoglu MI, Lauric A, Gao BL, et al. Identification of a dichotomy in morphological predictors of rupture status be-tween sidewall- and bifurcation-type intracranial aneurysms. J Neurosurg, 2012,116(4): 871–881

[56] Marzo A, Singh P, Larrabide I, et al. Computational hemody-namics in cerebral aneurysms: the effects of modeled ver-sus measured boundary conditions. Ann Biomed Eng, 2011, 39(2):884–896

[57] Lott DA, Siegel M, Chaudhry HR, et al. Computational fluid dynamic simulation to assess flow charac-teristics of all in vitro aneurysm model. J Neurointerv Surg, 2009,1(2):100–107

[58] Kulcsár Z, Ugron A, Marosfoi M, et al. Hemodynamics of cerebral aneurysm initiation: the role of wall shear stress and spatial wall shear stress gradient. AJNR AmJ Neuroradiol, 2011, 32(3): 587–594

[59] Kadasi LM, Dent WC, Malek AM. Colocalization of thin-walled dome regions with low hemodynamic wall shear stress in unruptured cerebral aneurysms. J Neurosurg, 2013,119(1): 172–179

[60] Burleson AC, Strother CM, Turitto VT. Computer modeling of intracranial saccular and lateral aneurysms for the study of their hemodynamics. Neurosurgery, 1995,37(4):774–782, discussion 782–784

[61] Byun HS, Rhee K. CFD modeling of blood flow following coil embolization of aneurysms. Med Eng Phys, 2004,26(9): 755–761

[62] Kerber CW, Heilman CB. Flow in experimental berry aneu-rysms: method and model. AJNR Am J Neuroradiol, 1983, 4(3):374–377

[63] Imbesi SG, Knox K, Kerber CW. Aneurysm flow dynamics: alterations of slipstream flow for neuroendovascular treat-ment with liquid embolic agents. AJNR Am J Neuroradiol, 2003,24(10):2044–2049

[64] Cloft HJ, Aires TA, Marx WF, et al. Endovascular creation of an in vivo bifurcation aneurysm model in rabbits. Radiology, 1999,213(1):223–228

[65] Cai J, He C, Yuan F, et al. A novel haemodynamic cerebral aneurysm model of rats with normal blood pressure. J Clin Neurosci, 2012,19(1):135–138

[66] Cawley CM, Dawson RC, Shengelaia G, et al. Arterial saccular aneurysm model in the rabbit. AJNR Am J Neuroradiol, 1996, 17(9): 1761–1766

[67] Arends J, Perkins KD, Zhang J, et al. A new technique for the surgical creation of aneurysms in an in vivo tortuous vessel model to test neurovascular devices. J Invest Surg, 2008, 21(1): 39–45

[68] Ammirati M, Cozzens J, Eller T, et al. Technique of experimental aneurysm formation in the rat common carotid artery using the milliwatt carbon dioxide laser and the adventitia patch model. Neurosurgery, 1986, 19(5): 732–734

[69] Abruzzo T, Shengelaia GG, Dawson RC III, et al. Histologic and morphologic comparison of experimental aneurysms with human intracranial aneurysms. AJNR Am J Neuroradiol, 1998, 19(7): 1309–1314

[70] Alnaes MS, Isaksen J, Mardal KA, et al. Computation of hemodynamics in the circle of Willis. Stroke, 2007,38(9):2500–2505

[71] Gizzi A, Bernaschi M, Bini D, et al. Three-band decomposition analysis of wall shear stress in pulsatile flows. Phys Rev E Stat Nonlin Soft Matter Phys, 2011,83(3 Pt 1):031902

[72] Xiang J, Tremmel M, Kolega J, et al. Newtonian viscosity model could overestimate wall shear stress in intracranial aneurysm domes and underestimate rupture risk. J Neurointerv Surg, 2012,4(5):351–357

[73] Tateshima S, Murayama Y, Villablanca JP, et al. In vitro measurement of fluid-induced wall shear stress in unruptured cerebral aneurysms harboring blebs. Stroke, 2003,34(1): 187–192

[74] Hademenos GJ, Massoud TF, Viñuela F. Quantitation of intracranial aneurysm neck size from diagnostic angiograms based on a biomathematical model. Neurol Res, 1995,17(5):322–328

[75] Hademenos GJ, Massoud T, Valentino DJ, et al. A nonlinear mathematical model for the development and rupture of intracranial fusiform aneurysms. Neurol Res, 1994, 16(6):433–438

[76] Ford MD, Piomelli U. Exploring high frequency temporal fluctuations in the terminal aneurysm of the basilar bifurcation. J Biomech Eng, 2012,134(9):091003

[77] Steiger HJ, Reulen HJ. Low frequency flow fluctuations in saccular aneurysms. Acta Neurochir (Wien), 1986,83(3–4):131–137

[78] Mast TD, Pierce AD. A theory of aneurysm sounds. J Biornech, 1995,28(9):1045–1053

[79] Sekhar LN, Sun M, Bonaddio D, et al. Acoustic recordings from experimental saccular aneurysms in dogs. Stroke, 1990, 21(8):1215–1221

[80] Sun M, Sekhar LN, Sclabassi RJ, et al. Recording and processing aneurysmal vibration signals in dogs. J Biomed Eng, 1988, 10(4): 336–342

[81] Boughner DR, Roach MR. Effect of low frequency vibration on the arterial wall. Circ Res, 1971, 29(2):136–144

[82] Ferguson GG. Turbulence in human intracranial saccular aneurysms. J Neurosurg, 1970,33(5):485–497

第 15 章　动脉瘤的血管内治疗

Charles E. Romero, In Sup Choi

背　景

颅内动脉瘤是美国公共健康的重大问题之一，自发性动脉瘤破裂引起的蛛网膜下腔出血的年发病率约为 10 人 /100 000 人。[1] 约 10% 的患者在赶到医院之前发生了死亡，影响初次破裂幸存者致残率和致死率的主要因素是再出血和脑血管痉挛的风险。[2,3] 鉴于多达 50% 的蛛网膜下腔出血患者最终死于出血，[2] 因此，脑动脉瘤应有一套关于潜在治疗的缜密评估。

血管内治疗历史

过去 25 年间，人们研究并改进了一些用于治疗颅内动脉瘤的囊腔内技术，最初尝试将血流导向的可脱式球囊直接导入动脉瘤腔内，然而球囊技术存在一些问题。[4-6] 将球囊导入动脉瘤腔通常比较困难，而且使瘤腔内的球囊大小恰到好处并非总能实现；该技术需要术者将导管和球囊内现有的对比剂更换为一种永久性固化剂羟乙基丙烯酸甲酯，从而避免球囊泄掉。[7] 由于栓塞过程中球囊置入引起的急性或迟发性动脉瘤破裂和可能的血栓栓塞事件，该技术致残率较高。[8]

1991 年，Guglielmi 发明了一套可解脱弹簧圈系统用于动脉瘤腔内栓塞，避免了瘤腔内的复杂操作。[9,10] 这个具有突破性系统，运用了电血栓形成和电解原理，使颅内动脉瘤的治疗取得了革命性进展：当置入血液的正极吸引血液中的负极成分红细胞、白细胞、血小板和纤维蛋白原时，将发生电血栓形成；当置入溶液的两种电极连通直流电时，则发生电解，正极末端导丝上的铁离子溶解进入溶液，负极末端则聚集迁移而来的铁离子。[9]

为了创造这个弹簧圈系统，Guglielmi 利用了不锈钢的电解特性和贵金属铂的非电解特性，将由铂制成的末梢的弹簧圈与不锈钢制成的分离段导丝结合起来，当该弹簧圈系统接通直流电时，带正电的铂弹簧圈促进电血栓形成，与此同时，不锈钢导丝与弹簧圈的结合部发生电解，使铂弹簧圈无牵引地解脱进动脉瘤。[10]

最初的动物研究显示，动脉瘤腔内的弹簧圈网孔促进血栓形成，随后跨动脉瘤颈形成一层薄膜，从而阻止血流进入动脉瘤。然而，进一步动物研究和临床实践表明，尽管发生了这些生理变化，新形成的血栓并不是永久性的，而且动脉瘤腔内可能发生再通。

技术的进步改善了血管内治疗的预后，不同尺寸和长度的、复杂形态的、更柔软的弹簧圈的加入，使输送更加安全，填塞更为致密。这些进步，连同性能优越的解脱系统，显著缩短了治疗时间，继而转化为更好的临床预后。

血管内治疗的优势

利用铂弹簧圈进行动脉瘤囊腔内闭塞是一种行之有效的治疗颅内动脉瘤的方法。对于特定部位的动脉瘤（椎基底动脉系统、颈内动脉床突旁部位或前交通动脉区域），血管内方法更为适用，当患者合并蛛网膜下腔出血之外的其他内科疾病时，血管内治疗的临床预后更佳。[11-13]

这项技术让一次操作处理多个动脉瘤成为可能，不再需要多次干预，且在最初的诊断性造影研究同等条件下即可进行早期的治疗性干预，这尤其适用于那些内科或神经系统病情不稳定的临床高分级的患者。[14,15] 急性蛛网膜下腔出血后，在进行最初的诊断性脑血管造影的同时，完成可行的治疗，同样可以减少再破裂的可能性。[16]

动脉瘤囊内栓塞之所以能够取得革命性的进步，还得益于微导管领域卓越的技术改进。借助新一代微导管和微导丝，经股动脉进入任意部位的颅内动脉瘤几乎都能做到。新一代导管由编织的、亲水图层聚合物构成，改善了其可操作性，这些技术的突破，最终增加了我们进行动脉瘤闭塞的机会。

患者选择

除非合并大量脑实质内血肿或不适宜几何学形态，破裂动脉瘤多考虑进行栓塞，[17,18] 最好通过多学科团队协同的方式来决定采取外科手术治疗，还是血管内治疗。[19-22]

直观来说，窄颈动脉瘤具有更适宜的几何学形态，[23] 诸如动脉瘤体颈比大于2的患者同样适宜弹簧圈成篮填充（图15.1a~e），这些病例顺序置入瘤腔内的每个袢环，也更容易停留在瘤囊内。相反的，宽颈动脉瘤病例中，弹簧圈袢环突入载瘤血管腔内的可能性很大。

外科瘤颈大于4mm或体颈比小于2的动脉瘤被认为具有不适宜的形态，此外，不适宜的形态还包括瘤颈累及分支点的动脉瘤，三维血管造影仍无法明确解剖构造的动脉瘤（如累及大脑中动脉二分叉或三分叉节段的动脉瘤）。[24] 这种情况下，载瘤血管或分支血管之一的难免闭塞将造成难以接受的手术风险。对于不适宜形态的动脉瘤血管内治疗，可能需要借助如血流重建装置等辅助手段才能成功栓塞。[25]

流　程

脑动脉瘤传统上被分为囊型或梭型，动脉瘤病因学的系统回顾不属于本节范畴，尽管如此，应该说动脉瘤的形态和大小很大程度上决定其血管内治疗的方式。例如瘤颈有收口的囊形动脉瘤多采取瘤腔内弹簧圈填充治疗，而特定病例中，形状不规则的梭形动脉瘤，为了达到确实的治疗效果，可能需要血管重建或载瘤动脉闭塞。[26]

血管内治疗可分为两类：保留载瘤动脉的重建治疗和牺牲载瘤动脉的解构治疗。一些情况下，如动脉瘤颈过宽，弹簧圈无法稳定于瘤囊内，或无明确瘤颈的所行动脉瘤，载瘤动脉闭塞不失为一种有用的治疗方式。显然，载瘤动脉闭塞的安全性取决于被牺牲血管供血区的侧支代偿情况。

动脉瘤的血管内栓塞治疗一般在患者全身麻醉下进行，对于未破裂动脉瘤病例，操作在全身肝素化后进行，间断监测活化凝血时间（ACT）并使其维持在250~300s。通常，当导引导管置入载瘤动脉恰当位置后，团注3000~5000U肝素。操作结束前，为了将ACT维持在理想水平，每小时额外团注1000U肝素。对于破裂动脉瘤病例，为了安全起见，动脉瘤体内置入第一枚弹簧圈后才进行全身肝素化。

动脉鞘、导引导管和微导管持续用肝素盐

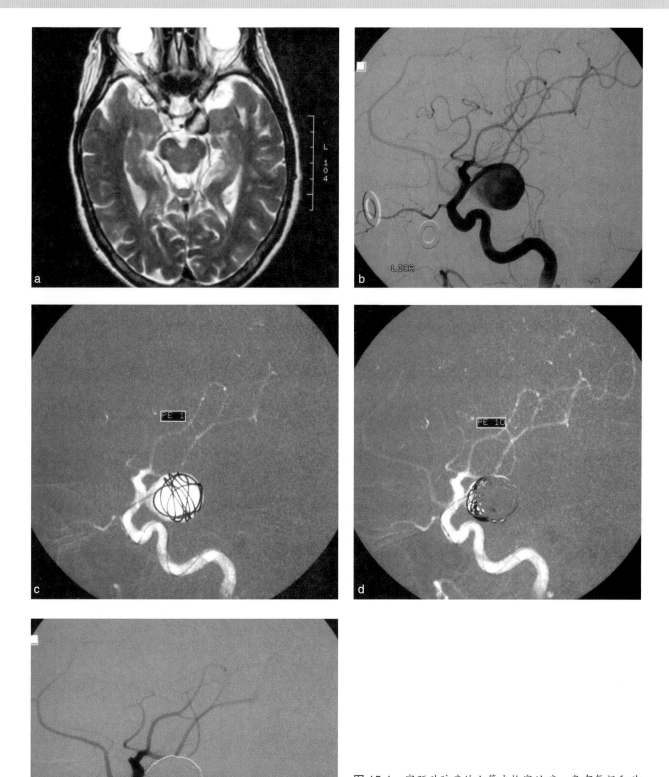

图 15.1 窄颈动脉瘤的血管内栓塞治疗。患有复视和动眼神经麻痹的 76 岁女性，左侧后交通动脉未破裂大动脉瘤。（a）磁共振 T2 加权像，左侧后交通动脉瘤。（b）侧位像，栓塞前血管造影。（c）侧位像，置入第 1 枚弹簧圈稳定成篮。（d）侧位像，置入第 10 枚弹簧圈向后回撤填充瘤颈。（e）侧位像，置入 17 枚弹簧圈后最终血管造影

水（每升盐水 4000U 肝素）冲洗来预防导管系统内血凝块形成。笔者习惯操作后肝素化维持 24h，绝大多数病例可以使用 6F 导引导管，除非需要球囊塑性或同时置入血流重建装置。通常，6F 导引导管腔内可以顺利通过微导管并为血管造影对比剂注入提供足够空间。

在应用球囊塑形技术的病例中，在同一根 7F 导引导管中，球囊导管和微导管在同轴系统内同时操作，[25] 或者可以采取双侧腹股沟区穿刺、双动脉鞘和两根细的导引导管处理动脉瘤。

如今市场上可用的微导管很多，微导管的选择主要取决于拟处理动脉瘤的大小和形态，新型导管由特制的、末端强化的编织轴制成，从而减少扭结。微导管有不同长度、不同内径尺寸、末端形状，每种变量都对确保其适当置入动脉瘤囊至关重要，多数微导管借助金属轴柄（塑性针），通过水蒸气对其末端加热数秒，做出许多精细的形态塑性，微导管头端形状的选择取决于动脉瘤颈的指向和动脉瘤所在部位载瘤动脉可能存在的弧度。

为了顺利将微导管置入动脉瘤体内，微导管需借助软头微导丝进行输送，微导管到位后，可脱式弹簧圈随即置入其内腔，如果弹簧圈移行或突入到载瘤血管，可以将其调整至满意位置为止，然后植入递减规格的弹簧圈填充动脉瘤，最终阻止血流。

第一枚弹簧圈的选择

血管内治疗成功的关键步骤之一就是第一枚弹簧圈的正确选择，该弹簧圈为填塞密度打下了坚实基础，原则上第一枚弹簧圈的尺寸应选择比动脉瘤直径的最大值略大 1~2mm，使用恰当手法是微导管的头端保持在动脉瘤体中央，应用 3D 弹簧圈有助于稳定成篮，栓塞过程中，经常尝试用第一枚弹簧圈的几个袢环覆盖瘤颈。

所有环节必须格外警惕，使动脉瘤破裂风险降到最低。[27] 操作过程中，送入第一枚弹簧圈时应保证导管头端清晰可视，避免弹簧圈或微导管刺破瘤壁，当弹簧圈袢环送入瘤囊后，微导管头端可能需要调整位置，缓慢送入弹簧圈并使袢环分布在动脉瘤囊内的不同部位的方法，有助于稳定成篮。一旦确认弹簧圈袢环位于动脉瘤腔内并且没有突出瘤颈就可以安全地进行解脱（图 15.2 a~e）。

对于两分叶状动脉瘤病例，由于球形的首个成篮体无法彻底闭塞瘤腔，术者可以选择对每个瘤体分别进行栓塞，必须根据主要瘤体的大小选择合适的弹簧圈尺寸来进行复杂形状的成篮。对于不对称的细长形动脉瘤，尤其是宽颈的，同时覆盖瘤体和瘤颈的恰当成篮可能行不通，这种情况下，有必要将第一枚弹簧圈置入瘤体远端，尽管该弹簧圈袢环并不能覆盖瘤颈，一旦瘤体远端完全闭塞，后置入的弹簧圈袢环可以回撤至瘤颈附近，继续这样的操作，直到新的弹簧圈袢环缓慢的彻底覆盖瘤颈，这就是所谓的分块栓塞（piecemeal）技术（图 15.3 a~e）。

当第一枚弹簧圈在微导管内向前推送时，导管头端在瘤体内可能发生移位，并逐渐变得固定不动，或者有些时候会连同弹簧圈一起被推出动脉瘤。有时可以把部分释放的弹簧圈当作导丝，将微导管送回动脉瘤内，任何时候，调整微导管再次进入动脉瘤时都应十分小心，避免瘤体穿孔或血栓栓塞并发症。

栓塞操作结束时，原则上，动脉瘤应做到跨瘤颈的致密填塞，无论正位像或侧位像，都不能有可视的间隙。弹簧圈袢环中间或者动脉瘤局部有镂空区域并不罕见，只要有可能，笔者的方法都是调整微导管头端位置尝试进入这些镂空区域，实现致密填塞需要依靠术者感知导管系统细微的阻力和摩擦力，格外小心的、毫米级别向前推送弹簧圈袢环。

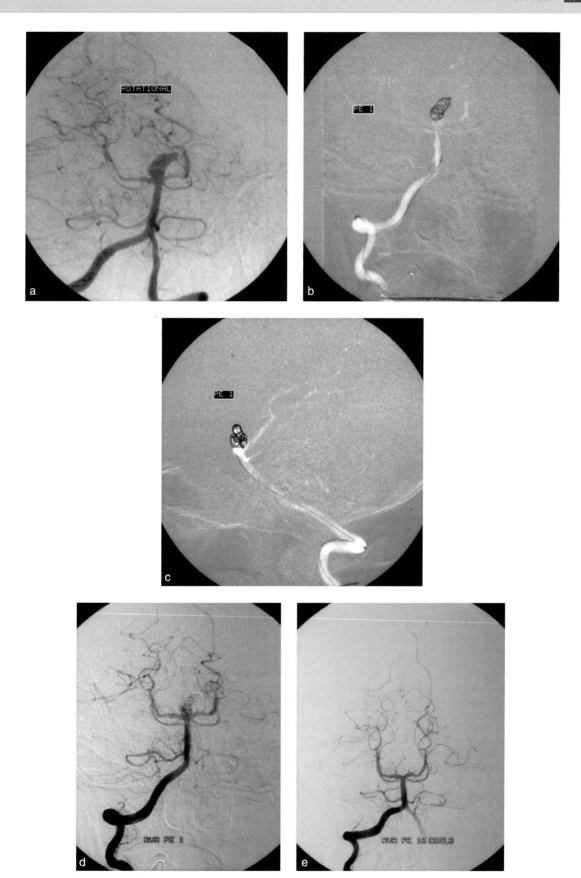

图 15.2 成篮栓塞技术。53 岁女性，偶然发现的未破裂基底动脉尖动脉瘤。（a）正位像，基底动脉顶部不规则形态的动脉瘤。（b）正位像，置入第 1 枚弹簧圈稳定成篮。（c）侧位像，置入第 1 枚弹簧圈稳定成篮。（d）正位像，稳定成篮后血管造影影像。（e）正位像，置入 16 枚弹簧圈后最终血管造影。Rotational: 旋转的；PE 1：第 1 枚弹簧圈栓塞后；RVA：右侧椎动脉

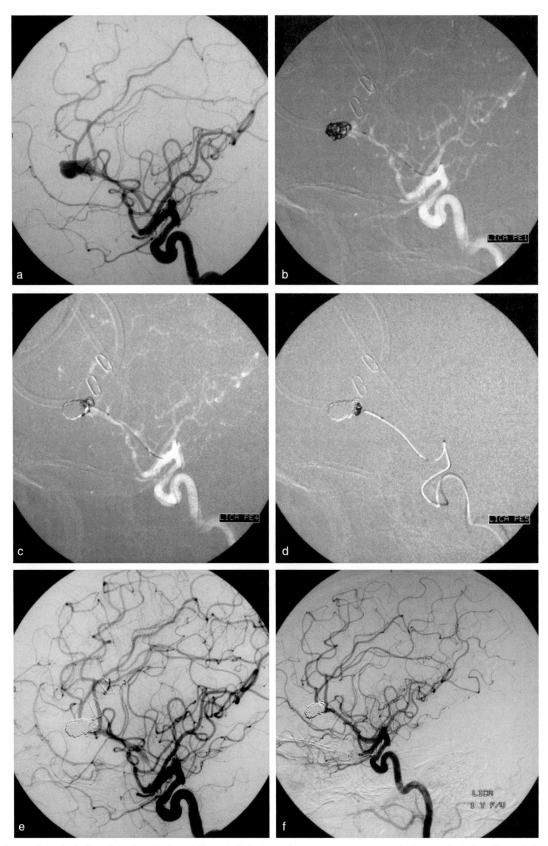

图15.3 分块栓塞技术。剧烈头痛起病，病情迅速恶化的38岁女性（Hunt&Hess4级），大脑前动脉远段动脉瘤破裂。（a）侧位像，形状不规则的细长动脉瘤，栓塞前血管造影。（b）侧位像，置入第1枚弹簧圈闭塞细长动脉瘤远端瘤体，瘤颈尚未保护。（c）侧位像，置入第4枚弹簧圈，向后回撤填充瘤颈。（d）侧位像，置入第5枚弹簧圈封闭瘤颈。（e）侧位像，置入6枚弹簧圈后最终血管造影。（f）侧位像，术后1年随访血管造影。LICA：左侧颈内动脉；PE 1：第1枚弹簧圈栓塞后；PE 4：第4枚弹簧圈栓塞后；PE 5：第5枚弹簧圈栓塞后；F/U：随访

弹簧圈类型

可用的弹簧圈种类繁多，弹簧圈之间孰优孰劣不能一概而论，然而，有必要简要提及一下现有弹簧圈产品主要特性。当前所有弹簧圈都具有铂丝核心，其经过初级缠绕形成传统的螺旋形状、3D 形状或更加复杂的特有设计。微弹簧圈设计的关键点包括抗拉伸性、柔性、顺应性、弹簧圈分布释放后的均一性以及弹簧圈覆盖瘤颈减少复发的能力。弹簧圈的组成和生物活性同样可以提高栓塞密度并减少复发。

有些弹簧圈在设计上的主要优缺点值得探讨，就 Trufill DCS Orbit 系统（Codman Neurovascular, New Brunswick, NJ）而言，更柔软的线圈特性和复杂的形态可以增加其填充容量，这种弹簧圈具有随机的袢环和拐点，使其真正做到贴壁向心填塞。市面上另一种柔软的弹簧圈是 Deltapaq Microcoil 系统（Micrus Endovascular Corp, San Jose, CA），这种弹簧圈专为复杂脑动脉瘤设计而成，是一种顺应且抗拉伸的微弹簧圈，旨在为动脉瘤提供稳定的框架或者填充，多用于形态不规则的或破裂的动脉瘤病例，这种微弹簧圈系统的近端坚硬，但是通过其专有的无限循环设计得到改进，使其增加填充容量的同时具有出色的顺应性。

制造商探索了弹簧圈的构成和生物活性来提高填充密度并最终减少复发。第一款市售微弹簧圈是 Matrix 弹簧圈（Boston Scientific, Natick, MA），该公司此后又开发了新一代的 Matrix2 360° 可脱式弹簧圈，其形成一种新的 360 度复杂形态，据称在颅内动脉瘤内具有更好的顺应性和更均匀地分布。这种微弹簧圈在内部铂金主线圈外使用特征性的聚乙二醇聚乳酸（polyglycolic-poly lactic acid, PGLA）共聚物，该共聚物贯穿主线圈全长并构成约总量 70% 的弹簧圈容积，通常 90d 后可以被机体吸收，共聚物弹簧圈表面有光滑涂层，使其打湿后易于推送。有些病例中该弹簧圈实际上具有更小填充容积，因此更易发生再通。

另一种特殊材质的弹簧圈是 HydroCoil（Microvention, Inc, Tustin, CA），该产品使用可膨胀聚合物，填充容积可以扩张至铂金裸圈的 11 倍，从而能更有效地填充脑动脉瘤。与铂金裸圈相比，这种微弹簧圈的铂金线圈具有水凝胶涂层，遇血液后发生膨胀，通过填充弹簧圈间隙可以获得更大填充容积。[28] 铂金弹簧圈框架与可膨胀水凝胶材料的结合，使其植入体内后体积增加了 7 倍，因此如果放置该产品的工作时间过长，理论上这种膨胀是有缺点的。与铂金裸圈相比，可膨胀水凝胶能够获得更高的容积闭塞率。[29]

结 果

1999 年 Vanninen 等进行了一项小型的（n=109）前瞻性随机研究，[30] 对弹簧圈栓塞与外科结扎处理急性破裂颅内动脉瘤进行比较。该研究设计随机将患者分配到弹簧圈栓塞组（n=52）或外科结扎组（n=57），结果统计了造影确认动脉瘤闭塞、技术相关性死亡率和临床效果的格拉斯哥昏迷评分（Glasgow Outcome Scale, GOS）。

在该项研究中，术后首次造影结果显示，大脑前动脉动脉瘤患者（n=55）手术效果更好，后循环动脉瘤患者（n=11）血管内治疗更佳，大脑中动脉和颈内动脉动脉瘤患者造影结果无显著性差异，技术相关性死亡率手术组为 4%，血管内治疗组为 2%，术后 3 个月两组间的临床结果无显著性差异。

2000 年 Koivisto 等人发表该研究术后 1 年的临床结果，[31] 手术结扎组的 57 例患者中，43 例患者恢复良好，5 例患者重度残疾或植物状态，9 例患者死亡；弹簧圈栓塞组的 52 例患者中，41 例患者恢复良好，4 例患者重度残疾或植物状态，7 例患者死亡，临床结果良好的患者的神经心理测试评分无差异。

作者报道急性破裂颅内动脉瘤的血管内治疗与外科夹闭的早期临床与神经心理结果相当，但血管内治疗组可被磁共振检出的脑损伤显然更少，因此推论血管内治疗适用于特定患者人群，然而其预防再出血的长期疗效尚不明确。

2003 年发表了一项对 2143 例破裂颅内动脉瘤患者血管内栓塞和神经外科夹闭进行比较的大型多中心随机研究，[32,33] 国际蛛网膜下腔动脉瘤研究（International Subarachnoid Aneurysm Trial, ISAT）随机将患者分配到神经外科夹闭组（$n=1070$）或血管内弹簧圈栓塞组（$n=1073$），对术后 1 年 mRS 评分 3~6 分（指不能自理和死亡）的患者比例进行评估，并对术后 2 个月及 1 年的再出血和死亡进行中期评价。

该研究报道，术后 1 年血管内治疗组中 23.7% 的患者生活不能自理或死亡，而神经外科手术组为 30.6%；血管内治疗组的出血风险略高，为 2/1276 患者·年，手术组则为 0/1081 患者·年。作者得出结论，对破裂颅内动脉瘤患者，血管内栓塞和神经外科夹闭均可作为选择，术后 1 年在无残疾存活方面的结果，血管内栓塞明显占优，两种治疗再出血的长期风险都比较低，但是血管内治疗组略高一点。

未破裂颅内动脉瘤国际研究（International Study of Unruptured Intracranial Aneurysms, ISUIA）的主要作者 Wiebers 等人评估了 4060 例未破裂动脉瘤患者，[34] 该研究外科夹闭和血管内栓塞处理未破裂动脉瘤的残死率，此外还记录了未接受手术患者的自然史。5 年间，1692 例未接受血管内或外科治疗的患者，其中 18% 死于颅内出血，接受血管内治疗的 451 例患者与接受外科夹闭的 1917 例患者的预后明显优于未接受治疗患者，其死亡率分别为 1.8% 和 1.5%。

笔者回顾了笔者个人术者病例经验，评估治疗颅内基底动脉尖动脉瘤患者的临床预后。笔者回顾了 1992 年 9 月至 2007 年 12 月的 68 例基底动脉尖动脉瘤弹簧圈栓塞治疗的并发症

和成功动脉瘤闭塞资料，根据经验，在 89.7%（61 枚动脉瘤）弹簧圈栓塞治疗的基底动脉尖动脉瘤（破裂 87.5% 和未破裂 91.7%）病例中，术后（早期）闭塞达到 95% 以上，其中术后完全栓塞 39.7%（27 枚动脉瘤），近完全栓塞 50.0%（34 枚动脉瘤），不全栓塞 10.3%（7 枚动脉瘤），瘤颈越宽和体积越大的动脉瘤首次治疗时闭塞率明显越低。

文献数据证实了动脉瘤颈大小与随访闭塞程度间的关系，即宽颈动脉瘤发生再通的概率更大。[35] 在笔者的研究中，再通组与未再通组间的动脉瘤大小和瘤颈宽度存在显著差异，证实大于 10mm 的动脉瘤发生再通的概率更大。

难　点

并发症通常被分为两类：神经性和非神经性，其又被进一步细分为临时性和永久性。已报道的血管内栓塞并发症包括出血，脑栓塞，脑血管痉挛，弹簧圈解旋、疝出、移位、夹层，弹簧圈置入不当和血栓形成，[36-38] 不全栓塞及动脉瘤复发也会发生，所有文献显示术者经验越丰富，残死率越低。

目前已提出一些用于解释脑缺血发病原理的机制，早期缺血并发症可能源于动脉瘤破裂、脑血管痉挛及血管闭塞，晚期并发症可能源于操作过程中血管内皮损伤引起的血栓栓塞事件，已报道的操作致残率为 4%~6%，致死率为 1%~4%。[35]

装置故障（如弹簧圈断裂、提前解脱或弹簧圈解旋）可能引起额外的并发症，载瘤动脉内存在弹簧圈节段可能导致血栓形成和卒中。另一种担心则是迟发性出血，[39] 一种可能的机制是弹簧圈表面血栓形成导致的小梗死灶出血，另一种假设是术后弹簧圈网体结构自身压缩导致的迟发性动脉瘤破裂，即动脉瘤体再通后破裂。

在笔者的病例中，术中并发症占 4.3%（动

脉瘤破裂占 2.9%，血栓栓塞事件占 1.5%），短暂性迟发事件占 9.3%（占位效应增加占 1.5%，迟发性短暂性脑缺血发作或梗死占 7.4%）。与其他报道相似，患者中术后可以自理的占 77.9%（格拉斯哥预后评分 4~5 分），不能自理的占 5.9%（GOS 评分 3 分）、死亡占 8.8%。

尽管前述的动脉瘤血管内治疗有其优势，但是动脉瘤完全栓塞并非总能实现，在某些情况下可能发生瘤颈小部分残留，这些病例中，栓塞术后最终造影可见残留的内腔。手术结果取决于诸多因素，其中最重要的就是治疗动脉瘤的几何学形态。随访研究可以显示栓塞术后

最终造影时闭塞的动脉瘤腔发生再通，这种情况多见于瘤腔未致密填塞或巨大动脉瘤病例中存在新鲜血栓时。

动脉瘤的部位也是一个与再通高发生率相关的重要因素，[27,36,38] 较之于侧壁动脉瘤，最好阐明这一点的是如基底动脉尖动脉瘤这样的端点分叉部动脉瘤，作用于弹簧圈网体上持续的"水锤"效应可能是基底动脉尖动脉瘤更易再通的可能原因。

笔者在基底动脉尖动脉瘤病例中，观察了 55 例病变，16 例（29.1%）发生了再通，其中 12 例进行了二次手术（图 15.4 a~f），手术与发

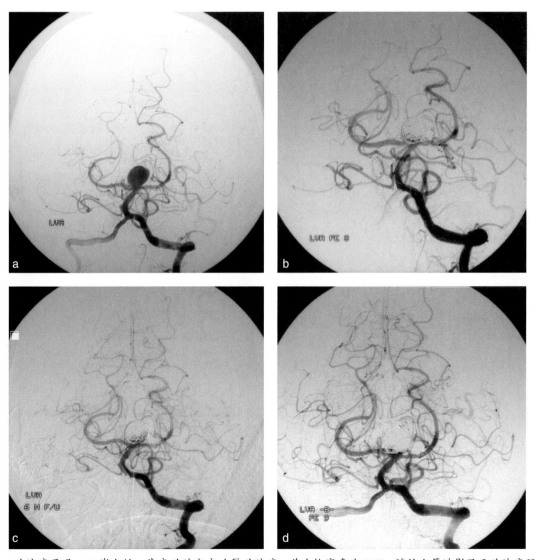

图 15.4 动脉瘤再通。61 岁女性，基底动脉尖未破裂动脉瘤，首次栓塞率为 90%，随访血管造影显示动脉瘤颈再通，弹簧圈网块压缩，该动脉瘤再接受两次治疗。（a）正位像，栓塞前血管造影。（b）正位像，首次栓塞治疗后最终血管造影。（c）正位像，首次栓塞治疗术后 6 个月随访血管造影。（d）正位像，第二次栓塞治疗后最终血管造影

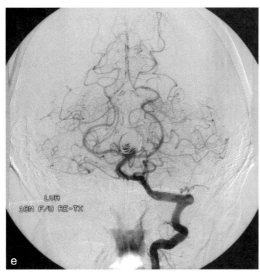
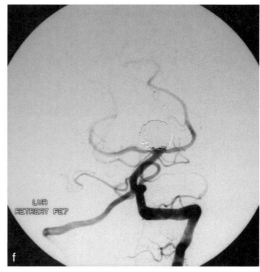

图 15.4（续） （e）正位像，第二次治疗术后 10 个月随访造影结果。（f）正位像，第三次栓塞治疗后最终血管造影。LVA：左侧椎动脉；M：月；F/U：随访；PE 8：第 8 枚弹簧圈栓塞后；PE 9：第 9 枚弹簧圈栓塞后；PE 7：第 7 枚弹簧圈栓塞后

现再通的时间间隔为 14.6 个月 [平均值标准差（SD）]，手术与末次造影随访的平均时间间隔为 24.5 个月（范围为 0.1~123 个月）。

再通与蛛网膜下腔出血史无相关性，但笔者确实注意到，再通组与未再通组的动脉瘤大小与瘤颈宽度存在统计学差异，[40] 即大于 10mm 的动脉瘤再通发生率更高。在笔者观察的病例中，约半数动脉瘤于术后 12~24 个月期间发生再通，其中 1 例出现弹簧圈栓塞后再出血。

一些学者建议再次评估动脉瘤栓塞百分比的时间 6 个月足以，超过此时间间隔的血管造影检出率很低，[41] 但是将随访时间延长到术后 2 年十分必要。

总 结

颅内动脉瘤囊内栓塞起初仅用于治疗不适合外科手术的动脉瘤，随着令人信服的证据显示，对于筛选的病例，弹簧圈栓塞是一种安全有效的，可以替代传统开颅外科夹闭的治疗方法，该技术应用的机会越来越多。

无论是破裂还是未破裂动脉瘤，由于动脉瘤的大小、部位和特点，外科手术存在技术难度或无法处理时，血管内治疗是一种可行的替代治疗手段。

箴 言

- 将微导管头端置入恰当位置，从而在弹簧圈送入动脉瘤体时获得良好的可视性。
- 操作全程患者应充分抗凝从而避免血栓栓塞事件。
- 微导管提前脱出动脉瘤（如小动脉瘤）需重新调整微导管位置时，可以尝试通过已经部分释放的弹簧圈送入。

并发症的处理

- 术中动脉瘤破裂时，给予鱼精蛋白或血小板和醋酸去氨加压素分别用于中和肝素或抗血小板药物，并继续栓塞动脉瘤至闭塞。
- 血栓栓塞事件需要额外肝素化或经动脉溶栓。

关键点

- 尽管个人技术特点不同，动脉瘤囊内栓塞通常在全身肝素化或合理抗血小板治疗情况下进行。
- 术前计划应包括对动脉瘤及其瘤颈大小仔细测量，从而选择适当的第一枚弹簧圈，利用一些弹簧圈袢环在动脉瘤颈处成篮，对弹簧圈团块成功和长期的稳定性至关重要。
- 在所有病例中，弹簧圈团块填充密度最大化且不骚扰载瘤动脉，对弹簧圈团块成功和长期的稳定性至关重要。

参考文献

[1] Inagawa T. What are the actual incidence and mortality rates of subarachnoid hemorrhage? Surg Neurol, 1997,47(1):47–52, discussion 52–53

[2] Schievink WI. Intracranial aneurysms. N Engl J Med, 1997, 336(1):28–40

[3] Schievink WI, Wijdicks EF, Parisi JE, et al. Sudden death from aneurysmal subarachnoid hemorrhage. Neurology, 1995, 45(5): 871–874

[4] Serbinenko FA. Balloon catheterization and occlusion of major cerebral vessels. J Neurosurg, 1974,41(2): 125–145

[5] Serbinenko FA. Balloon occlusion of saccular aneurysms of the cerebral arteries [in Russian]. Vopr Neirokhir, 1974,4(4): 8–15

[6] Romodanov AP, Shchegelov VI. lntravascular occlusion of saccular aneurysm of the cerebral arteries by means of detachable balloon catheter//Krayenbuhl H. Advances and Technical Standards on Neurosurgery. New York, NY: Spingger-Verlag, 1982, 9:25–48

[7] Higashida RT, Hieshima GB, Halbach VV, et al. lntravascular detachable balloon embolization of intracranial aneurysms. Indications and techniques. Acta Radiol Suppl, 1986,369: 594–596

[8] Higashida RT, Halbach VV, Dowd CF, et al. Intracranial aneurysms: interventional neurovascular treatment with detachable balloonsresults in 215 cases. Radiology, 1991, 178(3): 663–670

[9] Guglielmi G, Viñuela F, Sepetka I, et al. Electrothrombo-sis of saccular aneurysms via endovascular approach. Part 1: Electrochemical basis, technique, and experimental results. J Neurosurg, 1991, 75(1):1–7

[10] Guglielmi G, Vifiuela F. Intracranial aneurysms: Guglielmi electrothrombotic coils. Neurosurg Clin N Am, 1994,5(3): 427–435

[11] Auer LM. Unfavorable outcome following early surgical repair of ruptured cerebral aneurysms-a critical review of 238 patients. Surg Neurol, 1991, 35(2):152–158

[12] Nichols DA. Endovascular treatment of the acutely ruptured intracranial aneurysm. J Neurosurg, 1993,79(1): 1–2

[13] Graves VB, Strother CM, Duff TA, et al. Early treatment of ruptured aneurysms with Guglielmi detachable coils: effect on subsequent bleeding. Neurosurgery, 1995,37(4):640-647, discussion 647–648

[14] Le Roux PD, Elliott JP, Newell DW, et al. Predicting outcome in poor-grade patients with subarachnoid hemorrhage: a retrospective review of 159 aggressively man-aged cases. J Neurosurg, 1996,85(1):39–49

[15] Rowe JG, Molyneux AJ, Byrne JV, et al. Endovascular treatment of intracranial aneurysms: a minimally invasive approach with advantages for elderly patients. Age Ageing, 1996,25(5):372–376

[16] Raymond J, Roy D. Safety and efficacy of endovascular treatment of acutely ruptured aneurysms. Neurosurgery, 1997,41(6):1235-1245, discussion 1245–1246

[17] Fernandez Zubillaga A, Guglielmi G, Viñuela F, et al. Endovascular occlusion of intracranial aneurysms with elec-trically detachable coils: correlation of aneurysm neck size and treatment results. AJNR Am J Neuroradiol, 1994,15(5):815–820

[18] Debrun GM, Aletich VA, Kehrli P, et al. Selection of cerebral aneurysms for treatment using Gug-lielmi detachable coils: the preliminary University of Illinois at Chicago experience. Neurosurgery, 1998, 43(6): 1281–1295,discussion 1296–1297

[19] Byrne JV, Adams CBT, Kerr RSC, et al. Endosaccular treatment of inoperable intracranial aneurysms with platinum coils. Br J Neurosurg, 1995,9(5):585–592

[20] Bryan RN, Rigamonti D, Matbis JM. The treatment of acutely ruptured cerebral aneurysms: endovascular therapy versus surgery. AJNR Am J Neuroradiol, 1997,18(10):1826–1830

[21] Leber KA, Klein GE, Trummer M, et al. Intracranial an-eurysms: a review of endovascular and surgical treatment in 248 patients. Minim Invasive Neurosurg, 1998,41(2):81–85

[22] Johnston SC, Higasbida RT, Barrow DL, et al. Committee on Cerebrovascular Imaging of the American Heart Association Council on Cardiovascular Radiology. Recommendations for the endovascular treatment of intracranial aneurysms: a statement for healthcare professionals from the Committee on Cerebrovascular

Imaging of the American Heart Association Council on Cardiovascular Radiology. Stroke, 2002,33(10):2536–2544

[23] Higashida RT, Halbach VV, Dowd CF, et al. Endovascu-Iar surgical approach to intracranial vascular diseases. J Endovase Surg, 1996,3(2):146–157

[24] Nelson PK, Levy D, Masters LT, et al. Neuroendovascular management of intracranial aneurysms. Neuroimaging Clin N Am, 1997,7(4):739–762

[25] Moret J, Cognard C, Weill A, et al. The "remodeding technique" in the treatment of wide neck intracranial aneurysms: angiographic results and clinical follow-up in 56 cases. Interv Neuroradiol, 1997,3(1):21–35

[26] Debrun GM, Aletich VA, Thornton J, et al. Techniques of coiling cerebral aneurysms. Surg Neurol, 2000,53(2): 150–156

[27] Raymond J, Roy D, Bojanowski M, et al. Endovascular treatment of acutely ruptured and unrup-trued aneurysms of the basilar bifurcation. J Neurosurg, 1997, 86(2):211–219

[28] Kallmes DF, Fujiwara NH. New expandable hydrogel-platinum coil hybrid device for aneurysm embolization. AJNR Am J Neu-roradiol, 2002,23(9):1580–1588

[29] Cloft HJ, Kallmes DF, Aneurysm packing with HydroCoil Em-bolic System versus platinum coils: initial clinical experience. AJNR Am J Neuroradiol,2004,25(1):60–62

[30] Vanninen R, Koivisto T, Saari T, et al. Ruptured intracranial aneurysms: acute endovascular treatment with electrolytically detachable coils–a prospective randomized study. Radiology, 1999,211 (2):325–336

[31] Koivisto T, Vanninen R, Hurskainen H, et al. Outcomes of early endovascular versus surgical treatment of ruptured cerebral aneurysms. A prospective ran-domized study. Stroke, 2000, 31(10): 2369–2377

[32] Molyneux A, Kerr R, Stratton I, et al. International Subarach-noid Aneurysm Trial (1SAT) Collaborative Group. Interna-tional Subarachnoid Aneurysm Trial (ISAT) of neurosurgical clipping versus endovascular coiling in 2143 patients with ruptured intracranial aneurysms: a randomised trial. Lancet, 2002,360(9342):1267–1274

[33] Derdeyn CP, Barr JD, Berenstein A, et al. Executive Commit-tee of the American Society of Interventional and Therapeu-tic Neuroradiology; American Society of NeuroradJology. The International Subarachnoid Aneurysm Trial (ISAT): a position statement from the Executive Committee of the American So-ciety of Interventional and Therapeutic Neuroradiology and the American Society of Neuroradiology. AJNR Am J Neuroradiol, 2003,24(7):1404–1408

[34] Wiebers DO, Whisnant JP, Huston JⅢ, et al. International Study of Unruptured Intracranial Aneurysms Investigators. Unruptured intracranial aneurysms: natural history, clinical outcome, and risks of surgical and endovascular treatment. Lancet, 2003,362(9378):103–110

[35] Henkes H, Fischer S, Weber W, et al. Endovascular coil occlu-sion of 1811 intracranial aneurysms: early angiographic and clinical results. Neurosurgery, 2004,54(2):268–280, discussion 280–285

[36] Vifiuela F, Duckwiler G, Mawad M. Guglielmi detachable coil embolization of acute intracranial aneurysm: perioperative anatomical and clinical outcome in 403 patients. J Neurosurg, 1997,86(3):475–482

[37] Murayama Y, Malisch T, Guglielmi G, et al. Incidence of cere-bral vasospasm after endovascular treatment of acutely ruptured aneurysms: report on 69 cases. J Neurosurg, 1997,87(6): 830–835

[38] Eskridge JM, Song JK. Endovascular embolization of 150 basi-lar tip aneurysms with Guglielmi detachable coils: results of the Food and Drug Administration multicenter clinical trial. J Neurosurg, 1998,89(1):81–86

[39] Byrne JV, Sohn MJ, Molyneux AJ, et al. Five-year experience in using coil embolization for ruptured intracranial aneu-rysms: outcomes and incidence of late rebleeding. J Neurosurg, 1999,90(4):656–663

[40] Choi IS. Basilar tip aneurysms: results of a single operator series during a 14 year period (1992–2005). (Unpublished data)

[41] Sluzewsld M, van Rooij WJ, Rinkel GJ, et al. Endovas-cular treatment of ruptured intracranial aneurysms with detachable coils: long-term clinical and serial angiographic results. Radiology, 2003,227(3):720–724

[42] Chen PR, Frerichs K, Spetzler R. Current treatment options for unruptured intracranial aneurysms. Neurosurg Focus, 2004, 17(5):E5

第 16 章　动脉瘤血管内治疗的破坏性治疗

Raqeeb Haque, Christopher Paul Kellner, Sean D. Lavine, Philip M. Meyers

颅内动脉瘤夹闭和栓塞技术的不断改进，使破坏性治疗逐渐成为治疗难治性血管疾病的最后手段，破坏性治疗通过永久牺牲载瘤动脉从而阻止血液进入动脉瘤内达到治疗目的。这种技术是相对于重建治疗而言的，所谓重建治疗是指有的放矢地闭塞责任血管的病变而不破坏载瘤血管的血流。通过牺牲载瘤动脉，需要破坏性方法处理的病变主要是复杂动脉瘤，同样也包括如血管性肿瘤、动静脉畸形、动静脉瘘、动脉夹层等疾病。本节旨在阐明涉及复杂颅内动脉瘤血管内破坏性治疗的适应证、试验和并发症。

历　史

相比更为精细的重建治疗，动脉瘤治疗的破坏性方法应用更早，1785 年 John Hunter 历史性地采用股动脉结扎方法（亨氏结扎或近端结扎）治疗了一例腘动脉瘤，[1]1808 年 Astley Cooper 首次成功进行了颈动脉结扎术，[2] 同年晚些时候，Victor Horsley 通过结扎颈总动脉治疗一例颈内动脉巨大动脉瘤并取得成功，从此亨氏结扎（或近端结扎）方法被用于治疗脑血管瘤。此后 100 年间，该领域一直没有取得更多进展，直到 20 世纪 20 年代，Edgar Moniz 开创了血管造影术。[3]1937 年，Walter Dandy 完成了其举世瞩目的首例脑动脉瘤直接夹闭术，他报道了一例动眼神经麻痹患者，术中探查发现

一枚右侧后交通动脉瘤邻近动眼神经并突入海绵窦。[4]Charles Drake 发展了治疗前、后循环复杂动脉瘤的血管内栓塞技术，并于 1994 年发表了这项包括 723 例患者的大型研究。[5] 现代神经外科在过去 15 至 20 年间，血管内技术已经转变为运用球囊闭塞、血管成形、支架植入和弹簧圈栓塞来治疗脑血管疾病。随着近年来新的外科技术的快速发展，重建治疗已经成为动脉瘤治疗的公认的标准，而破坏性治疗被保留下来用于处理最具挑战的复杂动脉瘤。

适应证

支持血管内球囊闭塞的证据主要基于病例分析和个案报道的观察数据，[6] 该技术主要用于对血管内治疗造成额外风险的巨大和梭形动脉瘤，以及一些创伤后假性动脉瘤和感染性动脉瘤。理想情况下，所有颅内动脉瘤通过重建的外科或血管内治疗方法处理，将病变隔离到脑循环之外，同时保留载瘤动脉的正常血流。但是由于解剖位置无法达到或瘤颈形态不适合的原因，约有 2/3 的巨大颅内动脉瘤并不适合夹闭重建，尽管随着血管内技术和技巧的进展，该数字可能减少。[5] 这些病例通常考虑变通的治疗方法，例如脑动脉搭桥或者不搭桥后牺牲载瘤动脉。这里阐述了鉴别患者需要血管搭桥而不是破坏性策略的术前方法。

载瘤血管牺牲的一般禁忌证是脑血流储备

不足，例如蛛网膜下腔出血（SAH）通常是动脉结扎的主要禁忌证，因为减少血流可能诱发严重的血管痉挛，从而显著增加了缺血性功能障碍的风险。可能的话，对那些需要破坏性治疗的蛛网膜下腔出血的破裂动脉瘤，可以延期或采用姑息的部分血管内闭塞来处理，避免同期血管结扎和反应性血管痉挛。

不同治疗机构的方法不尽相同，有些外科医生倡导常用的重建性方法，另一些则尝试选择性重建。由于颅内外动脉搭桥术是一种高风险的复杂手术，因此如果患者可以耐受，载瘤动脉闭塞更为适合。目前，尚没有评估永久性闭塞（permanent occlusion, PO）或者重建性方法（如搭桥重建）长期致残率的数据，如果考虑行 PO，患者应进行脑储备测试（cerebral reserve testing, CRT）来评估其 PO 后累及脑区的脑血流是否足够；如果不够，为了避免卒中，PO 之前进行搭桥重建是必要的。尽管不同治疗机构间脑储备测试的方法各不相同，绝大多数团队采取的方案包括短暂性球囊闭塞试验（BTO）结合临床神经功能评估、神经电生理监测、血管造影及脑血流动力学评价，以及最终的低血压考验（hypotensive challenge, HC）（即BTO 加强试验）。

特定脑血管闭塞的方法

颈内动脉

对所有主要脑血管的各种血管病变进行永久性阻断均取得了成功。因为发达的侧支循环主要存在于 Willis 环且其走行很多部位手术难以达到，所以颈内动脉是采取破坏性治疗最常用的血管。颈内动脉 PO 最初成功地用于治疗颈内动脉本身的病变，但是，其也可以用于治疗累及 Willis 环、大脑中动脉（MCA）和大脑前动脉（ACA）的其他病变。Larson 等人在 15 年时间里进行了 58 例颈内动脉 PO，动脉瘤位置

包括：海绵窦内段 40 例，岩段 5 例，颈段 3 例以及眼段 10 例，所有患者均进行了球囊闭塞试验，必要时同时采取颅内外搭桥术，[7] 平均随访时间 76 个月；作者报道术中死亡 3 例，出现短暂性缺血 6 例，出现迟发性梗死 2 例，血管内闭塞后动脉瘤增大需要手术夹闭 1 例。[7]

PO 这种治疗选择尤其适用于颈内动脉血泡样动脉瘤（blood blister aneurysm, BBA）。2007年，Park 等报道了 12 例 ICA-BBA，其中 7 例采用传统的血管内弹簧圈栓塞或支架辅助弹簧圈栓塞，另外 5 例采用 BTO 和血管内孤立术，[8] 全部 7 例选择性血管内弹簧圈栓塞患者动脉瘤发生再生长，3 例发生再出血且神经功能预后极差，而所有采取永久性阻断术的患者神经功能预后良好。通过合理试验，颈内动脉 PO 是一种重要的介入治疗手段，对特定病例尤为适用。

椎基底循环

1975 年，Drake 报道了采用单侧和双侧椎动脉结扎治疗椎基底动脉瘤的 14 例患者，只有 3 例患者完全恢复。[9] 尽管早期经验的结果不甚理想，20 世纪 90 年代，仍有许多研究陆续发表来证实应用后循环近端完全性闭塞术的合理性。[10,11]Aymard 等进行了 21 例单侧或双侧椎动脉血管内 PO：完全临床恢复 13 例，动脉瘤内部分血栓形成 6 例，无血栓形成 1 例，死亡 1例，短暂性卒中发作 1 例。鉴于该治疗有相对较高致残率，作者建议 PO 前严格的球囊闭塞试验，他们注意到椎动脉 PO 在 C1 节段进行最有效。因为前向侧支血流可能来自颈外动脉的肌支吻合，然而，有报道认为过强的侧支血流有可能妨碍动脉瘤内血栓形成。[9]

最近，血管内孤立术相继获得成功，[12]11例椎动脉夹层动脉瘤引起的蛛网膜下腔出血（SAH）患者，在进行了动脉瘤近端椎动脉球囊闭塞试验后，接受了弹簧圈孤立术。该技术必须同时闭塞动脉瘤的近心端和远心端，除 1 例

发生短暂性吞咽困难外，其余患者无手术相关性残死率。如今，应用顺应性良好的微弹簧圈在闭塞椎动脉夹层动脉瘤的同时，可以保留动脉瘤的近心端或远心端载瘤血管（图16.1）。

当椎动脉夹层动脉瘤累及小脑后下动脉（PICA）起点时将额外增加手术治疗的难度。Iihara等基于动脉瘤囊累及PICA起点的程度提出了决策分析，[13] 如果动脉瘤远离PICA起点，则进行动脉瘤内闭塞；然而，如果动脉瘤确实累及了PICA起点且表现为SAH，则建议行动脉瘤内孤立及近端闭塞；如果动脉瘤累及PICA起点但无SAH，必须行BTO，必要时行枕动脉-PICA搭桥术。作者采取该原则处理了18例患者，致残率为16.7%，无PICA供血区梗塞和死亡率。

远端循环

由于ACA、MCA和大脑后动脉（PCA）远离Willis环，手术或血管内PO可以成功治疗累及这些血管的动脉瘤，对于这些远离Willis环的血管，许多情况下，软膜代偿提供了跨区域血供。1994年，Drake等报道了迄今为止最大的病例分析，利用PO治疗特异的累及ACA和MCA的远端动脉瘤。[5]Drake等采取手术阻断结合搭桥的方法治疗了29例MCA和ACA动脉瘤，其中，4例患者MCA远端动脉瘤术后搭桥失败，但由于供应M2节段丰富的侧支血流，没有患者出现术后神经功能障碍，其中1例行血管造影是可以观察到侧支血管向形成血栓动脉瘤逆向回流；3例ACA动脉瘤位于A1段且邻近其起点，其中2例前交通动脉不开放；另外4例动脉瘤位于A2段且邻近其起点，其中2例患者ACA彻底血栓形成引起死亡或严重神经功能障碍。

其他有关ACA和MCA血管内PO的报道很少。1991年，Hodes等描述了采用血管内PO

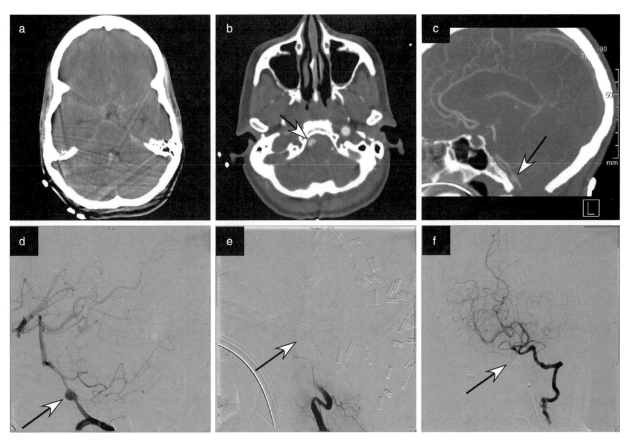

图16.1　意识障碍起病的50岁女性患者，到达急诊室时发现蛛网膜下腔出血。（a）CT扫描。（b，c）进行CT血管造影示小脑后下动脉（PICA）近端右侧椎动脉夹层动脉瘤。（d）PICA起始部近端动脉瘤水平行破坏性闭塞。（e，f）对侧椎动脉向同侧造影剂反流

治疗 M1 段动脉瘤 3 例，M3 段动脉瘤 1 例和 A1 动脉瘤段 1 例，[14] 每例均进行 30min BTO 并进行大量临床测试，PO 前应用单光子发射计算机断层成像（single-photon emission computed tomography, SPECT）进行脑血流（cerebral blood flow, CBF）评估。为了评估 M3 段动脉瘤，Hodes 等采用的"闭塞"试验方法是将微导管紧邻病变近端放置并注射 50mg 异戊巴比妥，所有通过试验的患者均进行 PO 且无致残率。

已报道 PCA 的 P2 段 PO 的结果与重建性血管内治疗或手术结果相当。[15-18]Xavier 等应用 PO 治疗了 3 例 P2 段梭形动脉瘤患者，均无术后神经功能障碍。[18]Arat 等专门报道了采用 PO 治疗 PCA 动脉瘤的 8 例患者，术后 6~12 个月随访无死亡率，致残率为 12.5%。[19] 这些患者中 3 例以 SAH 起病并行急诊手术，其中 1 例发病时 Hunt&Hess 3 级的 SAH 患者术后当天出现左侧枕叶梗死引起的同向性偏盲，另 1 例头痛起病的患者出现对侧轻偏瘫和感觉过敏，分别于 2~3 周和 1 年后缓解。一般认为由于软膜和脉络膜侧支代偿，PCA 可以耐受 PO。例如，Vishteh 等报道了采用 P2 牺牲方法治疗的 PCA 动脉瘤患者中，仅有 17% 出现视野缺损。[20]

近来的研究显示 PO 可以作为一种有效的治疗手段，用于治疗循环远端的霉菌性动脉瘤。Dhomne 等报道了 12 例循环末端的脑霉菌性动脉瘤患者，采用载瘤血管 PO 得到有效治疗，[21] 其中 10 例患者术后神经功能正常，2 例最终死于术前的初次卒中，因此 PO 对循环末端的不同病变均有疗效，当单纯囊内动脉瘤栓塞无法实现或无法取的积极结果时，PO 可以作为一种有效的治疗选择。

脑储备试验

球囊闭塞试验

个体间脑动脉侧支循环的特殊差异，可以让一些人耐受载瘤动脉闭塞，而另一些人却不能耐受并发生缺血。载瘤动脉牺牲的耐受主要依靠侧支血流，此外部位（功能区相比于非功能区）和神经元状态（未受损组织相比于虚弱组织）都是临床预后的决定性因素。丰富的侧支血流可能是先天形成的，或者与先前脑血流减少引起的脑缺血发作有关，例如短暂性脑缺血发作，突发血管闭塞引起的致残率和致死率已经被研究。

1991 年，Allen 和 Matas 率先意识到并评估了进行亨氏结扎前，测试患者对闭塞耐受性的益处，[22] 该实践成为今天破坏性策略的重要组成部分，并进行了许多研究来确定其可靠性和实用性，在永久脑血管闭塞之前进行 BTO 不仅安全而且有益。1996 年 Nishioka 报道了一项颅内动脉瘤合作研究中 129 例接受颈动脉闭塞的患者中，突然的永久性颈总动脉（CCA）闭塞导致的卒中占 26%，而突然的 ICA 闭塞导致的卒中占 49%。[23]1995 年，Mathis 等回顾了 500 例 BTO 病例，显示突然的 ICA 闭塞导致的患者死亡率为 12%。[24]

大量研究显示耐受 BTO 的患者，在随后的永久性颈动脉闭塞术后出现神经功能受损的概率显著降低。2000 年 van Rooij 等报道，17 例通过 BTO 的患者中，永久性 ICA 闭塞后没有 1 例出现神经功能障碍。[25] 相反 BTO 过程中表现较差的患者，在检查时表现出神经功能障碍或者在血管造影时表现为血流灌注差的征象，未行搭桥手术情况下，如果尝试永久性闭塞，发生神经功能缺损的概率很大。

起初，BTO 的方案需要在靶血管内进行血管内球囊扩张（即 HyperForm, Covidien, Neurovascular, Irvine, CA），通常选择 ICA，测试患者的神经功能缺损情况。一部分通过该试验的患者在永久闭塞后对缺血损害比较敏感，因此建议在 BTO 过程中进行额外测试，包括低血压考验（hypotensive challenge, HC）。在此过程中，BTO 进行 20min，每 5min 进行一次神经功能测试或出现功能障碍为止。20min 后，将患者的平均动脉血压降至其基准血压的 2/3，并再保持 20min，同样的每 5min 进行一次神经功能测试。Standard 等研究显示采取这种试验方案，可以将 PO 后的残死率降到 5%。[26]

辅助测试

为了尝试提高 BTO 的敏感性和特异性，人们发展了多种技术，包括脑电图、残端压力、近红外光谱、经颅多普勒（transcranial Doppler, TCD）超声检查、99mTc-HMPAO（锝99m-六甲基丙二胺肟, technetium 99-hexa-methylpropylene diaminooxime）、SPECT、PET、稳定的氙计算机断层扫描（Xe-CT）和患者特异性计算机建模。[27-30] 对 26 例接受 BTO 的患者进行了包括脑电图（EEG）和脑干诱发电位在内的神经生理监测，显示其中 3 例患者存在常规监测无法检出的异常。[31]TCD 超声检查同样是一种对 BTO 耐受较差的有用的、无创的预测工具，在一项研究中，人为压迫颈动脉后，对 22 例患者 MCA 进行 TCD 评估，作者将 MCA 中 TCD 血流 <65% 基准值与 BTO 不耐受相关联，其阳性预测值为 93%，阴性预测值为 86%。[32]

尽管支持辅助试验方法的数据大多是根据观察得到的，研究表明 BTO 过程中进行诸如 99mTc-HMPAO 和 Xe-133 的 CBF 研究，可以提高 BTO 预测 PO 后不良预后的能力。Marshall 等进行了一项关于前瞻性研究，利用 Xe-133 闪烁显像技术对 33 例接受 BTO 的患者进行 CBF 测试，在 BTO 过程中，CBF<30mL/（100g·min）被证实为确定 PO 后不耐受的最显著的因素，是一种比传统的神经功能测试更敏感的预测工具。[33] 该研究与其他研究一起，使 BTO 过程中采用不同方式的 CBF 测试，成为一种常规采用的辅助测试方法。

尽管通常很少应用，其他一些技术对帮助

脑储备测试仍然有效。Van Rooij 等近期研究显示闭塞区域与正常区域之间的同步静脉充盈（延迟 <0.5s）的血管造影评估，在 98% 的病例中可以预测永久性闭塞后的良好预后。[34] 尽管血管造影是一种间接的、不精确的测量，但是作者认为其仍是一种有用的观察方法。利用 Xe-CT 评估同步静脉充盈同样是 PO 后一种有效的阳性预后预测工具。[35] 此外，利用 SPECT 记录，计算机建模已被用于评估低血压的血流模式。[36] 随着新方法的问世，脑储备测试将不断改进，将来患者仍旧会被恰当地分配到不同治疗方式中去。

并发症

因为需要破坏性血管内介入的病变天生复杂，并发症在所难免。PO 术后最常见的并发症是缺血性卒中，其次是闭塞后血栓栓塞。如前所述，通过广泛的术前血流动力学评估，人们为部分成功的减少这些并发症付出了巨大努力。1966 年 Nishioka 等报道了 129 例患者并发症发生率为 26%，[23]Drake 等的一项大型研究中，160 例患者因前循环巨大颅内动脉瘤接受了亨氏结扎，其 160 例患者的并发症率为 10%。[5] 随着术前测试的进步，与此同时，作为血管牺牲替代方法的重建性治疗方法的提高，并发症率持续下降。最近小型病例研究显示致残率较前降低，Van Rooij 等在病例中报道了 17 例患者预后良好。此外，2005 年 Abud 等报道了 60 例接受 ICA 的 PO 患者无神经功能后遗症。

技 术

血管内闭塞

患者应气管插管全身麻醉，以防止意外活动、控制呼吸运动、并为可能出现的并发症所引起的术中紧急情况做好准备。常规铺单，股动脉穿刺点注射不含肾上腺素的丁哌卡因，

5F 动脉鞘置入股动脉，缝合固定（非必须），持续肝素生理盐水冲洗。直接透视并在导丝（Bentson，Cook Medical，Bloomington，IN）引导下将 5F 导管（如 Tempo，Cordis 及其他多种导管）通过主动脉弓，然后将导丝导管依次送入右侧锁骨下动脉、右侧椎动脉、左侧锁骨下动脉、左侧椎动脉、右侧颈总动脉及左侧颈总动脉行诊断性全脑血管造影检查。

诊断性脑血管造影检查完成后，在 Bentson 导丝引导下将 5F 导引导管 MPD（Cordis Corp.，Bridgewater，NJ）置入病变血管起始部，在微导丝（通常用 0.014in Transcend 铂金微导丝）引导下将 Prowler Plus 微导管置入动脉瘤部位或闭塞靶点，撤除微导丝，微导管持续用肝素生理盐水冲洗，直接透视下置入多枚铂金弹簧圈，直到完全闭塞动脉瘤或载瘤动脉，双平板动脉造影确认血管闭塞。

病 例

椎动脉闭塞

50 岁女性患者，既往有高血压和甲状腺功能亢进病史，主因神经功能障碍，Hunt&Hess3 级，CT 扫描示 SAH，从外院转入我院就诊。在我们复查 CT 后确诊 SAH，且出血主要集中在右侧桥小脑角区、脑桥前池和第四脑室（图 16.1a），随后行血管造影示右侧椎动脉破裂梭形动脉瘤，大小 7mm×5mm×4mm（图 16.1b~c），使用 Guglielmi 可脱式弹簧圈（GDC，Guglielmidetachable coils）于 PICA 近端水平行破坏性闭塞（图 16.1d）。脑血管造影显示置入弹簧圈、梭形动脉瘤完全闭塞、对侧椎动脉反流充分（图 16.1e~f）。

该患者血管内闭塞后无并发症，SAH 的 10d 后查体时已恢复至 Hunt&Hess1 级，无明显脑血管痉挛或再出血迹象。

大脑后动脉闭塞

32 岁女性，妊娠 3 个月时出现左侧肢体麻木，为排除多发性硬化，进行 MRI 和 MRA 检查发现 PCA 的 P2 段一枚大小 6mm 动脉瘤，足月剖宫产后行血管造影证实其患有一枚大小 6mm 的右侧 PCA 的 P2/P3 段动脉瘤（图 16.2a），使用多枚铂金可脱式弹簧圈血管内栓塞该动脉瘤（图 16.2b），出院时神经功能状态良好。术后 6 个月复查血管造影示右侧 PCA 顶 - 枕动脉结合部夹层动脉瘤复发再通，同时合并另一枚大小 5mm×3mm 累及右侧 PCA 的枕动脉分叉部动脉瘤（图 16.2c），考虑到夹层动脉瘤的性质和串联动脉瘤的出现，遂进行了 PCA 破坏性闭塞（图 16.2d）。

透视下运用路图技术，将微导管越过上次治疗过的右侧 PCA 的 P3 段动脉瘤，跨过右侧 PCA 枕支的狭窄节段，置入 PCA 枕支的梭形动脉瘤内。

术后 3 个月随访时，该患者神经功能状态与术前相同，再次血管造影显示该串联的夹层动脉瘤血管内完全闭塞，有趣的是，右侧 PCA 的枕支和额支的远端软膜血管发生了重建。如今，距首次评估已有 3 年，患者神经功能状态仍与术前相同，没有任何体征。

颈动脉闭塞

63 岁女性患者，视物重影起病，查体时发现右侧外展神经麻痹，CT 扫描示 2.5~3cm 大小左侧颈动脉动脉瘤，遂转入我院，MRI 检查确诊左侧颈内动脉动脉瘤（图 16.3a），颈内动脉造影示 22mm 大小床突上梭形动脉瘤（图 16.3b~c），鉴于该动脉瘤的复杂性质，考虑行破坏性闭塞并行 BTO，交叉阻断时动脉造影示 Willis 环的交通动脉发育不全（图 16.3d~e），左侧颈动脉人工压迫 21min 后，患者出现言语障碍及意识模糊，脑 SPECT 检查示左侧大脑半球低灌注（图 16.3f），鉴于 BTO 阳性，遂行左

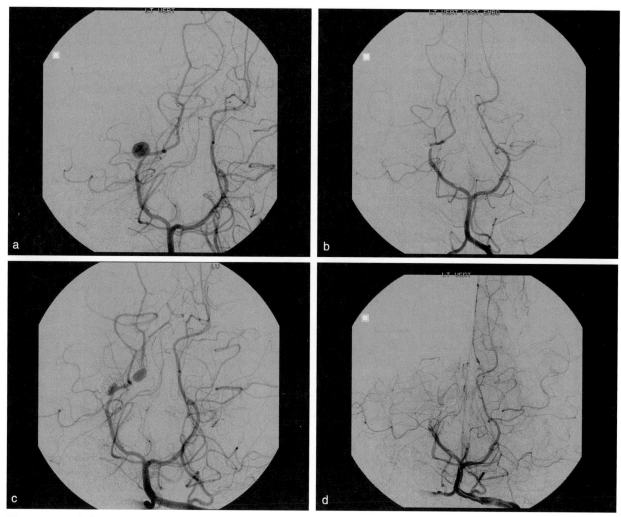

图16.2 32岁孕妇，以左侧肢体麻木起病。（a）脑血管造影示右侧大脑后动脉（PCA）动脉瘤。（b）行血管内弹簧圈栓塞。（c）术后3个月随访脑血管造影示该动脉瘤复发并串联另一枚夹层动脉瘤。（d）采取右侧PCA永久性闭塞治疗上述两处病变

侧颈内动脉重建术，手术顺利完成，患者出院时无新发神经功能障碍。

结 论

　　破坏性血管内方法对于夹闭困难的巨大和复杂颅内动脉瘤，仍是一种重要的治疗方法，尽管一些学者提倡常规的重建方法，绝大多数中心仍尝试进行患者特异性治疗，充分评估每位患者对PO的耐受性，CRT包括BTO、HC及辅助测试。通过合理的评估将风险降至最低，从而使载瘤动脉闭塞成为复杂颅内病变的有利选择。

总 结

- 破坏性策略依然是复杂颅内血管和肿瘤病变治疗的一种选择。
- 拟行破坏性或重建性策略的所有患者，均应考虑进行结合神经电生理监测的BTO，从而更准确地评估颅内血管储备和侧支代偿情况，例如低血压考验、同步对侧充盈时间及脑血流评估（SPECT、CT）等辅助测试，能更好地提高BTO效果。
- 使用可脱式弹簧圈可以安全地进行血管内闭塞。

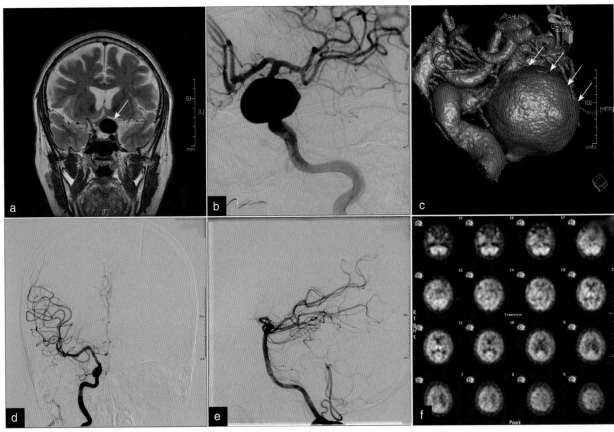

图 16.3 63 岁女性，以视物异常起病。（a）脑部磁共振 T2 加权像冠状位扫描示一枚大小为 22mm，左侧颈内动脉床突上段动脉瘤（箭头），压迫左侧视束和视交叉。（b）二维左侧颈内动脉造影。（c）三维重建示一枚大小为 22mm，左侧颈内动脉梭形动脉瘤，左侧脉络膜前动脉紧贴其背侧面（箭头），人工横向压迫左侧颈动脉时（d）右侧颈内动脉和（e）左侧椎动脉造影示 Willis 环交通发育不良。（f）左侧颈动脉临时性闭塞时行锝 99m SPECT 检查示左侧大脑半球低灌注

并发症的预防

- BTO 存在栓塞性卒中和血管剥离的程序性风险。

- 每小时评估局部血栓 - 促血浆白蛋白时间 / 活化凝血时间（PTT/ACT）可通过肝素化大大降低栓塞风险。

- 可以通过使用顺应性球囊系统（即 Hyper-Form 球囊）降低血管解剖风险，最好在较直的血管段中使用。

- 尽管有 BTO 解构后卒中的风险，但据报道假阴性率为 2%~5%

- 确保在计划的血管闭塞部位进行 BTO，并经常评估在整个测试过程中球囊保持膨胀状态。如果球囊过早放气，则会导致顺行流动。

- 确保在 15 ~ 20min 的闭塞状态下进行测试，强烈考虑使用神经生理监测和辅助测试，如 HC。

- 在血管内闭塞时，线圈突出或移位可导致严重的手术并发症。

- 前两个线圈的位置是避免偏移的关键。确保第一个线圈在血管腔内稳定，然后分离。

- 在部分血管中，特别是在较直的血管接头中，初始线圈可能不稳定。在这些情况下，考虑双微导管放置第一和第二线圈优先脱离。在更有挑战性的情况下，可以在第一个线圈分离之前放置额外的线圈。

参考文献

[1] Galland RB. Popliteal aneurysms: trom John Hunter to the 21st century. Ann R Coll Surg Engl, 2007,89(5):466–471

[2] Brock RCB. The Life and Work of Astley Cooper. Edinburgh: E. & S. Livingstone, 1952

[3] Antunes JL. Egas Moniz and cerebral angiography. J Neurosurg, 1974,40(4):427–432

[4] Dandy WE, Troland CE. Selected Writings of Walter E. Dandy. Springfield, IL: Thomas, 1957

[5] Drake CG, Peerless SJ, Ferguson GG. Hunterian proximal arterial occlusion for giant aneurysms of the carotid circulation. J Neurosurg, 1994,81(5):656–665

[6] O'Shaughnessy BA, Salehi SA, Mindea SA, et al. Selective cerebral revascularization as an adjunct in the treatment of giant anterior circulation aneurysms. Neurosurg Focus, 2003, 14(3):e4

[7] Larson JJ, Tew JM Jr, Tomsick TA, et al. Treatment of aneurysms of the internal carotid artery by intravascular balloon occlusion: long-term follow-up of 58 patients. Neurosurgery, 1995,36(1):26–30, discussion 30

[8] Park JH, Park IS, Han DH, et al. Endovascular treatment of blood blister-like aneurysms of the internal carotid artery. J Neurosurg, 2007,106(5):812–819

[9] Drake CG. Ligation of the vertebral (unilateral or bilateral) or basilar artery in the treatment of large intracranial aneurysms. J Neurosurg, 1975,43(3):255–274

[10] Halbach VV, Higashida RT, Dowd CF, et al. Endovascular treatment of vertebral artery dissections and pseudoaneurysms. J Neurosurg, 1993,79(2):183–191

[11] Aymard A, Gobin YP, Hodes JE, et al. Endovascular occlusion of vertebral arteries in the treatment of unclippable vertebro-basilar aneurysms. J Neurosurg, 1991, 74(3):393–398

[12] Kal Y, Hamada JI, Morioka M, et al. Endovascular coil trapping for ruptured vertebral artery dissectilng aneurysms by using double microcatheters technique in the acute stage. Acta Neurochir (Wien), 2003, 145(6):447–451, discussion 451

[13] Iihara K, Sakai N, Murao K, et al. Dissecting aneurysms of the vertebral artery: a management strategy. J Neurosurg, 2002, 97(2):259–267

[14] Hodes JE, Aymard A, Gobin YP, et al. Endovascular occlusion of intracranial vessels for curative treatment of unclippable aneurysms: report of 16 cases. J Neurosurg, 1991,75(5): 694–701

[15] Ciceri EF, Klucznik RP, Grossman RG, et al. Aneurysms of the posterior cerebral artery: classification and endovascular treatment. AJNR Am J Neuroradiol, 2001, 22(1): 27–34

[16] Ferrante L, Acqui M, Trillò G, et al. Aneurysms of the posterior cerebral artery: do they present specific characteristics? Acta Neurochir (Wien), 1996, 138(7):840–852

[17] Terasaka S, Sawamura Y, Kamiyama H, et al. Surgical approaches for the treatment of aneurysms on the P2 segment of the posterior cerebral artery. Neurosurgery, 2000,47(2):359–364, discussion 364–366

[18] Xavier J, Vasconcelos C, Cruz R, et al. Endovascular treat- ment of dissecting aneurysms of the posterior cerebral artery [in Portuguese]. Acta Med Port, 2001, 14(1):65–70

[19] Arat A, Islak C, Saatci I, et al. Endovascular parent artery occlusion in large-giant or fusiform distal posterior cerebral artery aneurysms. Neuroradiology, 2002,44(8): 700–705

[20] Vishteh AG, Smith KA, McDougall CG, et al. Distal posterior cerebral artery revascularization in multimodality management of complex peripheral posterior cerebral artery aneurysms: technical case report. Neurosurgery, 1998, 43(1):166–170

[21] Dhomne S, Rao C, Shrivastava M, et al. Endovascular management of ruptured cerebral mycotic aneurysms. BrJ Neurosurg, 2008, 22(1):46–52

[22] Matas RI. I. Testing the efficiency of the collateral circulation as a preliminary to the occlusion of the great surgical arteries. Ann Surg, 1911,53(1):1–43

[23] Nishioka H. Results of the treatment of intracranial aneurysms by occlusion of the carotid artery in the neck. J Neurosurg, 1966, 25(6): 660–704

[24] Mathis JM, Barr JD, Jungreis CA, et al. Temporary balloon test occlusion of the internal carotid artery: experience in 500 cases. AJNR Am J Neuroradiol, 1995, 16(4): 749–754

[25] van Rooij WJ, Sluzewski M, Metz NH, et al. Carotid balloon occlusion for large and giant aneurysms: evaluation of a new test occlusion protocol. Neurosurgery, 2000, 47(1):116–121, discussion 122

[26] Standard SC, Ahuja A, Guterman LR, et al. Balloon test occlusion of the internal carotid artery with hypotensive challenge. AJNR Am J Neuroradiol, 1995,16(7):1453–1458

[27] Kaminogo M, Ochi M, Onizuka M, et al. An additional monitoring of regional cerebral oxygen saturation to HMPAO SPECT study during balloon test occlusion. Stroke, 1999, 30(2): 407–413

[28] Eckard DA, Purdy PD, Bonte FJ. Temporary balloon occlusion of the carotid artery combined with brain blood flow imaging as a test to predict tolerance prior to permanent carotid sacrifice. AJNR Am J Neuroradiol, 1992, 13(6): 1565–1569

[29] Eckert B, Thie A, Carvajal M, et al. Predicting hemodynamic ischemia by transcranial Doppler monitoring during therapeutic balloon occlusion of the internal carotid artery. AJNR Am J

Neuroradiol, 1998,19(3):577–582

[30] Lorberboym M, Pandit N, Machac J, et al. Brain perfusion imaging during preoperative temporary balloon occlusion of the internal carotid artery. J Nucl Med, 1996,37(3):4l5–419

[31] Liu AY, Lopez JR, Do HM, et al. Neurophysiological monitoring in the endovascular therapy of aneurysms. AJNR Am J Neuroradiol, 2003,24(8): 1520–1527

[32] Giller CA, Mathews D, Walker B, et al. Prediction of tolerance to carotid artery occlusion using transcranial Doppler ultrasound. J Neurosurg, 1994,81(1):15–19

[33] Marshall RS, Lazar RM, Young WL, et al. Clinical utility of quantitative cerebral blood flow measurements during internal carotid artery test occlusions. Neurosurgery, 2002,50(5):996-1004, discussion 1004–1005

[34] van Rooij WJ, Sluzewski M, Slob MJ, et al. Predictive value of angiographic testing for tolerance to therapeutic occlusion of the carotid artery. AJNR AmJ Neuroradiol, 2005, 26(1): 175–178

[35] Field M, Jungreis CA, Chengelis N, et al. Symptomatic cavernous sinus aneurysms: management and out-come after carotid occlusion and selective cerebral revasculariza-tion. AJNR Am J Neuroradiol, 2003,24(6):1200–1207

[36] Charbel FT, Zhao M, Amin-Hanjani S, et al. A patient-specific computer model to predict outcomes of the balloon occlusion test. J Neurosurg, 2004,101(6): 977–988

[37] Abud DG, Spelle L, Piotin M, et al. Venous phase timing during balloon test occlusion as a criterion for permanent internal carotid artery sacrifice. AJNR Am J Neuroradiol, 2005, 26(10): 2602–2609

第 17 章　脑动脉瘤腔内治疗的主要技术

Maksim Shapiro, Tibor Becske, Kathleen McConnell, Martin M. Ollenschleger, Peter K. Nelson

脑动脉瘤治疗

近年来，绝大多数脑动脉瘤患者采取两种重建性方法中的一种进行治疗：开颅显微外科夹闭载瘤动脉重建，或应用弹簧圈囊内治疗方法，将可脱式弹簧圈置入动脉瘤囊内产生血栓，从而使动脉瘤排除到载瘤动脉循环之外的血管内治疗。Guglielmi 可脱式弹簧圈（Guglielmi detachable coil, GDC）作为囊内弹簧圈平台的第一款产品，包括一些预成形的动脉瘤弹簧圈，其内包绕一根细的铂金丝，近端由一个可电解接头与一根绝缘的不锈钢柄连接。自 1991 年问世以来，GDC 于 1995 年通过美国食品及药品管理局（Food and Drug Administration, FDA）认证，允许被用于治疗外科手术的动脉瘤。国际动脉瘤性蛛网膜下腔出血试验（ISAT）[1,2] 的结果使弹簧圈治疗破裂及未破裂动脉瘤获得了更广泛的认可，弹簧圈的设计的不断创新，丰富了原有的动脉瘤弹簧圈品种，增加了几何形状的种类和顺应性，生物活性涂层有助于改善填充效果，提高治愈率。

弹簧圈囊内技术的原理

经过二十多年临床实践表明，使用弹簧圈进行脑动脉瘤持久的解剖学的囊内栓塞，显然必须满足三个条件：①经过必要的间隔，整个动脉瘤才能达到并维持有效止血；②动脉瘤内血栓形成是弹簧圈诱导的动脉瘤内止血的结果，该过程必须经过必要的间隔才能够形成一种稳定的、有机的弹簧圈 - 血栓复合体；③动脉瘤基底部弹簧圈 - 血栓复合体的均一性和稳定性必须足够保证动脉瘤颈的新内皮增生和再次内皮化。

囊内技术的缺陷

尽管上述条件对于理想的窄颈动脉瘤的囊内弹簧圈栓塞很容易实现，但是对于那些累及血管周长横截面大于 180° 的较大和（或）更为复杂的瘤颈的重建，技术上很有挑战性。动脉瘤颈处弹簧圈重建的不连续性，可能造成跨动脉瘤 - 载瘤血管界面上的冲量交换，足以阻止动脉瘤内弹簧圈 - 血栓复合体最终机化，进而阻碍动脉瘤颈缺陷的新生内皮的再次内皮化，并最终促进尚未成熟血栓的溶解和（或）重塑，导致弹簧圈压缩，病变复发。

总体上讲，这种不完全栓塞和病变复发是囊内技术的严重缺陷。Raymond 等根据其 501 例治疗经验报道，术后 1 年动脉瘤造影随访的完全闭塞率为 38%，总体再通率为 33%，其中 56% 的动脉瘤瘤颈 >10mm。[3]2005 年一项多中心研究，应用了更先进的材料和技术（球囊或支架辅助栓塞）报道，首次完全栓塞率为 72%，术后 36 个月随访的结果与之相同。[4]讽刺的是，除了对部分复发或动脉瘤不全栓塞临床范畴的不断争论之外，笔者对于囊内弹簧圈栓塞治疗后的不完全栓塞和动脉瘤复发的认识，已经被新的弹簧圈技术 [5-8]（3D弹簧圈、聚合物及水凝胶涂层弹簧圈、超软弹簧圈）、液态栓塞剂 [9-12] 和诸如球囊重塑 [13-15] 等辅助技术日新月异的进展所颠覆，且每种技术都声称能改善治疗效果。尽管对于所有动脉瘤而言，这种顾虑尚无法彻底消除，最近发表的脑动脉瘤术后再破裂（Cerebral Aneurysm Rerupture After Treatment, CARAT）研究结果指出，血管内栓塞程度与随后的动脉瘤再破裂风险之间成反比关系，并建议尽可能进行完全栓塞从而隔离动脉瘤。[16]

尽管进行了广泛的研究，且有多种新型设计的弹簧圈进入市场，首次和随访栓塞的效果并没有发生根本改变。Murayama 等发表了关于 GDC 栓塞的 11 年经验总结，[17] 比较了前期（1990—1995 年）与后期（1996—2002 年）的栓塞结果，由于后期弹簧圈品种进行了改良，且有新的辅助技术出现，造影随访时间 3 个月至 8 年（平均随访时间 11 个月）。尽管装备和技术取得了进步，但是后期较大动脉瘤组的复发率（大动脉瘤组 37.7% 和巨大动脉瘤组 52.9%）与前期的复发率（大动脉瘤组 33.3% 和巨大动脉瘤组 63%）相比无显著性差异。此外，最近发表的应用新一代生物活性弹簧圈的临床经验同样令人失望，[7,18] 因其不能显著提高动脉瘤解剖学栓塞的可能性，再次印证了，对于特定类型动脉瘤的治疗，弹簧圈囊内技术存在固有缺陷。

导致动脉瘤栓塞后复发的因素可以被分为两种，[19-22] 动脉瘤不完全栓塞引起的手术因素和首次栓塞治疗完全栓塞引起的手术因素。对于瘤颈复杂的大和巨大动脉瘤来说，再通经常是由于有意或者无意的瘤颈区次全栓塞，迟发性弹簧圈压缩，未完全机化的瘤内血栓发生溶解和重塑所引起的一系列反应，伴随或者不伴

随动脉瘤本身的生长。再通一旦形成，瘤内弹簧圈－血栓复合体的命运则取决于以下因素：特定患者的凝血倾向、弹簧圈材质（即表面质地、涂层和电荷密度）、动脉瘤填塞程度以及重要的动脉瘤内血液滞留的持久程度。即使使用最新一代铂金弹簧圈并配以市售的辅助装置，填塞密度通常最多可以达到 20%~40%，[5,21,23] 因此，即使采取激进的弹簧圈填塞，绝大多数动脉瘤容积仍被软血栓占据，所以动脉瘤弹簧圈栓塞的效果主要取决于动脉瘤内血流减慢的程度，以及相关的动脉瘤内弹簧圈－栓塞复合体的固有稳定性。

尽管如此，即使那些动脉瘤获得理想栓塞的病例，血管内治疗方法仍明确受到对动脉瘤囊治疗冲击的限制，因此，不能将其归纳为瘤颈区阶段性载瘤动脉病变或载瘤动脉横断面广泛受累的可能性。血管造影外观正常的载瘤动脉实际上可能存在更为广泛的管壁缺陷，看似完全栓塞的背后是潜在发育不良进行性的进展，而这只有动脉瘤基底部复发才会显露出来。

最后，当患者症状与动脉瘤的占位效应有关时，囊内技术的应用将受到限制。虽然相当一部分这类患者栓塞术后症状得到改善，这可能得益于搏动相关效应的减少和动脉瘤体积的根本缩小，但是应用弹簧圈和液体栓塞材料进行囊内栓塞后仍会遇到一些由占位效应引起的症状恶化。

辅助方法：球囊重塑

鉴于栓塞动脉瘤的不全栓塞和再通问题，诸如球囊重塑和支架辅助栓塞的早期辅助性腔内治疗方法应运而生，其不但可以获得更完全的动脉瘤填充，而且可以治疗那些原本"无法栓塞"的动脉瘤。Moret 等努力进行宽颈动脉瘤的栓塞治疗方法的改进，[14,24-26] 跨动脉瘤颈在载瘤动脉内间断充盈小的封堵球囊，为动脉瘤基

底部置入的第二根（弹簧圈）微导管进行弹簧圈填充时提供结构支持，利用在瘤颈处设置的屏障，充盈后的球囊可以保障弹簧圈顺利置入动脉瘤内并形成更加稳定的结构，而且可以防止弹簧圈疝入载瘤动脉。moret 等对其经验进行回顾后报道的 21 例宽颈动脉瘤（前、后循环）栓塞治疗的患者中，[14]随访时间最少为 4 个月(平均随访时间 13 个月），其中 20 例获得稳定的血管造影完全栓塞。对弹簧圈囊内栓塞技术相关一般并发症进行分析时，作者推论球囊辅助栓塞的并发症率与原来的（无辅助）GDC 治疗无明显升高。类似的文献回顾和 meta 分析证实，通过球囊重塑治疗的 273 例动脉瘤的血栓栓塞并发症发生率与通过非辅助栓塞治疗的 867 例动脉瘤比较，无明显增加。此外，在动脉瘤完全栓塞率队列研究的比较中，球囊辅助栓塞治疗组为 73%，高于传统栓塞治疗组的 50%。尽管如此，其他单中心研究结果却与此相反，认为球囊重塑的血栓栓塞并发症率更高。[28,29]

腔内重建性方法的紧急情况：支架辅助弹簧圈栓塞

联合的支架支撑动脉瘤栓塞的可行性最初在狗动脉瘤模型上建立，[30]此后获得一些个案报道和小型临床研究结果的证实，[33,34]囊括了从最初的球囊扩张不锈钢支架到后来的自膨式支架 Neuroform（Boston Scientific, Natick, MA）、Leo（BaltExtrusion, Montmorency, France）以及 Enterprise（Cordis Corp., Bridgewater, NJ）。

宽颈脑动脉瘤辅助性支架植入的基本原理基于 3 个作用：①载瘤动脉与动脉瘤间动量交换分离。该作用增加了动脉瘤内弹簧圈团块的血流破坏效应，减少了动脉瘤内血流、延长了通过动脉瘤基底部平均循环时间。[35-39]最终的效应是，诱导动脉瘤内更明显的血流淤滞，理论上导致动脉瘤内血栓形成加速并防止再通。

②支架向载瘤动脉壁的内膜下融合。载瘤动脉内支架植入可以引起对植入物的生物反应，其与内皮的结合可以改变动脉瘤周围血管节段的黏弹性属性，强化瘤颈边缘的载瘤动脉，潜在地减少了起源于瘤颈区的动脉瘤复发生长。③建立跨瘤颈的结构性分界形成的颈部桥接阻碍效应。支架构筑的"框架"使囊内治疗更加彻底，无论单独使用（应用高覆盖率装置的病例）还是配合瘤颈区域弹簧圈，都为动脉瘤颈处新内皮的生长提供了更为有机的附着层。

支架辅助栓塞：临床结果

虽然宽颈动脉瘤支架辅助弹簧圈囊内栓塞治疗的早期经验令人鼓舞，[33,34]但是这种结合的血管内治疗产生的协同效应的长期血管造影评估结果却不尽如人意。现有相关文献报道的预后和随访影像也大相径庭，而且，大和巨大动脉瘤加起来仅占支架辅助宽颈动脉瘤治疗的一小部分。迄今为止，共有来自 21 篇文献的 449 例支架辅助栓塞病例，Nelson 等对其进行了回顾后发现，[40]术后即刻造影显示 57% 的动脉瘤达到完全栓塞，随访时达到了 69%。Fiorella 等应用 Neuroform 支架辅助栓塞 61 例动脉瘤的 20 个月的前瞻性研究显示，[34]动脉瘤完全或近全栓塞 28 例（45.9%），部分栓塞（不完全栓塞）占 54%，血管造影或磁共振血管造影随访复查中位数时间为 4 个月。

主要的腔内技术

随着 Neuroform、Enterprise 和 Leo 支架的商品化，随后的血管造影发现，最初那些单纯支架植入而无弹簧圈填塞治疗的极少部分动脉瘤发生了自发性血栓形成。[41-43]在某些情况下，微导管无法通过支架网孔，因此弹簧圈无法置入，然而另一种情况是，单纯支架植入是阶段治疗的一部分。对于这些病例，动脉瘤内血栓形成可能与支架本身引发的变化有关，其对动脉瘤内血液流动的干扰足以引起血栓栓塞和瘤颈处新内膜增生。有些病例应用支架重叠植入来增加动脉瘤–载瘤动脉界面的金属覆盖，进而促进腔内构造变化引起的动脉瘤内血液流动的血流动力学变化。这些现象最终促成了专用（高覆盖率）腔内装置的发展，值得注意是 Pipeline(Covidien Neurovascular, Irvine, CA)（图17.1）和 Silk（Balt Extrusion, Montmorency, France）栓塞装置，在不使用囊内弹簧圈或其他材料的情况下，达到主要载瘤动脉的重建。

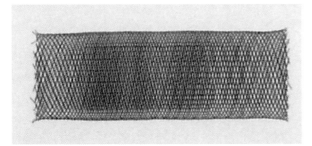

图 17.1 Pipeline 栓塞装置（Covidien Neurovascular）

腔内支架类装置载瘤动脉重建的理论基础

动脉瘤载瘤动脉的腔内血管重建是相对于手术夹闭重建而言的，两种技术针对动脉瘤颈的动脉缺陷，通过桥接两侧正常的动脉节段，隔离载瘤动脉的异常动脉瘤节段。就腔内支架植入而言，通过跨动脉瘤颈植入足够低孔隙率（小孔径）的金属脚手架，引发动脉瘤内血栓形成，和瘤颈及邻近血管发育不良部位的新生血管内膜重新覆盖达到治疗目的，从而再造了一个结构完好血管节段，而不干扰邻近分支血管的灌流。最终，覆盖腔内结构的新生血管内膜和内皮组织，在动脉瘤远端、近端正常载瘤动脉的内膜表面连为一体，达到节段性血管修复的作用。

重建的逐渐形成需要数周甚至数月的时间，支架一经植入，刚刚接受治疗的载瘤血管内一种更加正常化生理血流便立即形成，血流沿着离开动脉瘤的方向发生改道，随着动脉瘤内的血流充分减少，动脉瘤内血栓逐渐形成，最终达到血管的解剖学修复治愈（动脉瘤颈的新内皮再生）（图17.2）。这些转变可以分为如下几个阶段[44]：

力学–解剖学阶段：血流干扰（即刻）——支架到位后，动脉瘤颈处的物理屏障造成动脉瘤内血流减少，解剖重塑后的载瘤动脉内原来的血流方向发生改变，这些效应可以大幅度降低流入动脉瘤的血流速度和作用于动脉瘤壁的剪切力水平。有些病例，占位效应或头痛的主要症状术后很快明显改善。

生理学阶段：动脉瘤血栓形成（数天到数周）——在支架植入和动脉瘤内血流变化之后，动脉瘤通常开始形成血栓，血栓形成的速度主要取决于动脉瘤的大小、部位、与载瘤动脉的关系、腔内构造的覆盖程度以及患者凝血倾向的基线和治疗性改变。血栓形成早期，由于局部占位效应的增加或者可能的跨壁血栓相关的炎性变化，主要症状可能短暂性加重。这些症状可能持续数天至数周，并且似乎对口服类固醇激素十分敏感。

生物学阶段：形成内皮化和血栓重吸收（数月）——从血管内角度来看，这一阶段象征着重建过程的终结，即动脉瘤颈形成桥接时的新生血管内膜–内皮增生。通过巨噬细胞介导作用，动脉瘤内血栓逐渐被重吸收，支架周围整个动脉瘤体开始逐渐萎缩，标志着向正常解剖和生理修复的演变。

腔内装置的类型

目前，Pipeline 和 Silk 两种腔内装置已被欧洲批准可以用于人体，而类似的其他装置尚处于研究和临床试验的不同阶段。由于报道使用 Pipeline 使用经验的文献更多，以下主要介绍该装置。

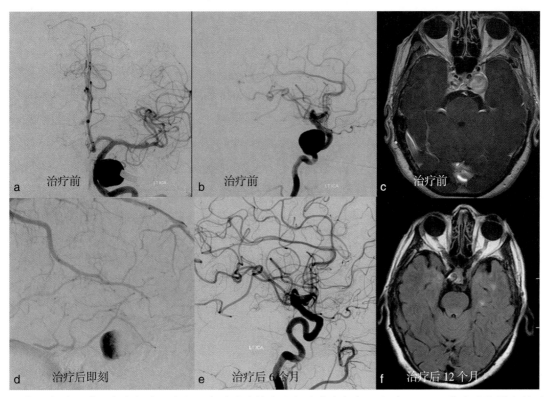

图 17.2 （a~c）动眼神经麻痹起病，左侧颈内动脉海绵窦段大动脉瘤患者。（d）Pipeline 栓塞后即刻左侧颈内动脉静脉期造影侧位像示典型的阴阳征。（e）左侧颈总动脉造影侧位像示动脉瘤闭塞且无支架内狭窄。（f）栓塞术后 12 个月随访轴位 Flair-MR 示动脉瘤痊愈

Pipeline 腔 内 装 置（Pipeline Endoluminal Device, PED）是一种自膨式、圆柱状、血管内结构，由 48 根钴铬及铂合金丝编织束构成，其中每 4 根编入一根铂金束来增加放射可视性，每一束的直径为 28~33μm。每一枚 PED 释放后的金属表面覆盖率可以达到 30%~35%，[45,46] 策略性的相互套接多枚支架装置形成血管内的复合构造，不但可以延长其总体长度，而且可以选择性增加跨动脉瘤颈的金属覆盖率。[44-46]

PED 装置与输送导丝嵌合连接，收纳于可拆卸鞘内，由标准的 0.027in 内径（inner diameter, ID）微导管装载和输送，例如 HI-Flo Renegade（Boston Scientific，Fremont，CA）Mass Transit（Cordis Neurovascular/Johnson andJohnson，Warren，JN）或者 Marksman（Covidien，Neurovascular，Irvine，CA）。现有支架规格为直径 2.5~5.0mm，长度 10~20mm，凡是 0.027in 内径微导管能够到达的任何解剖位置都可以通过 PED 完成重建，

该装置十分柔软，与血管本身解剖顺应性良好，无须考虑局部血管迂曲。

编入的铂金束使 PED 在植入到位时支架全长可视，现有的辐射可透性自膨式颅内支架，辐射不透性标记点仅位于支架两端，与之相比，PED 的这种辐射不透性具有明显的操作优势。此外，PED 装置不产生 CT 伪影，因此可以把 CTA 作为一种有效的、无创的随访方式。[44] 虽然 PED 装置完全可以行 1.5T 及以下场强的磁共振检查，但是其所产生的局部磁化率足以抵消时间驰越磁共振血管成像技术发出的信号，因此产生节段性流空的假象。

穿支血管问题

与通过微孔腔内装置（microcell endoluminal devices, MCED）有效治疗动脉瘤相对应的是，该装置置入功能区血管并使其保持通畅的相对

安全性，对这种现象的解释与 Pipeline 影响局部解剖和生理方式有关。动脉瘤充盈依靠动脉瘤与载瘤动脉界面上的血流轨迹，载瘤动脉－动脉瘤复合体的形态本质上决定了血流的流入与流出轨迹，动脉瘤内血流速度，湍流，以及壁剪切力。进入分支血管的血流则取决于载瘤动脉与分支血管提供的较低压力的血管床之间的压力梯度，换言之，分支血管可以被当作是从载瘤动脉抽离血流的虹吸管。只要典型的脑动脉到毛细血管间的压力梯度存在，支架装置则至少需要覆盖分支血管开口表面积的50%以上，才能开始显著影响径流阻力，分支血流开始减少。[47,48] 脑内这种压力梯度的持续存在是在巧妙覆盖开口时血流维持和分支血管通畅的基础上，对 Pipeline 置入兔主动脉 6 个月后的组织学评估证实了这一观点，显示有一层新内皮和内膜覆盖了 Pipeline 装置，该层膜中，可以看到圆形、漏斗样开口，那其实是局部通常的分支血管开口。因此，流入分支血管的持续血流似乎会抑制分支血管开口处新内皮的增殖（图 17.3，图 17.4）。

通过分支血管的绝对流量取决于多个因素，最显而易见的是各级分支血管促成的微脉管系统的平均压力梯度，该梯度随载瘤动脉的压力、下游静脉及颅内压发生波动、脑血管阻力、灌流血管区域自调节能力以及血流破坏情况下潜在的侧支代偿程度。

对分支血流的侧支代偿的多变性可以用跨眼动脉开口置入 Pipeline 装置的实例来阐明。当颈外侧支代偿充分时，通过眼动脉近端来的正向血流急剧减少或被微孔腔内装置（MCED）覆盖所干扰，眼动脉的血流竞争性的由低阻力的颈外动脉侧支血管吻合提供。相反的，当眼动脉侧支代偿不良时，来自颈内动脉的正向血流持续通过腔内装置，即便是多个装置叠加覆盖也是如此。随着 MCED 装置越来越多地应用于 Willis 环部位的血管内，类似的解剖学／生理学原理可能引起治疗／治愈后的血管重塑。合理放置的多 PED 装置的相对多孔性需要权衡利弊，既要为动脉瘤有效闭塞提供充足的血流导向，还要保证有足够血流通过装置，从而使功能区分支血管在缺乏充足侧支代偿时保持通畅。

使用 Pipeline 栓塞装置的经验

迄今为止，随着欧洲、加拿大、澳大利亚和南美洲使用的不断增加，PED 用于治疗动脉瘤已逾 600 例患者，该装置的使用经验可归纳如下：

· 布宜诺斯艾利斯 Pipeline 经验（2006 年 3 月至今）

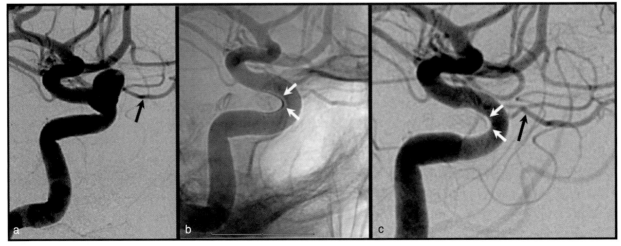

图 17.3 跨眼动脉（最常被装置覆盖的血管）置入 Pipeline 装置。（a）颈内动脉眼段动脉瘤栓塞术前侧位像。（b，c）栓塞术后 12 个月随访蒙片像和减影像示眼动脉（黑箭头）通畅。注意沿膝部内弯道管壁处有一层内膜（白箭头）

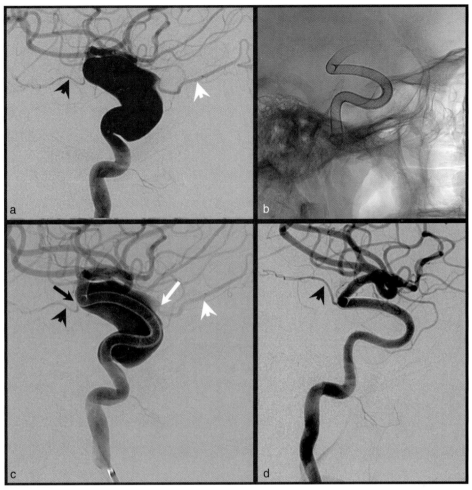

图 17.4 Pipeline 装置（Covidien Neurovascular）覆盖血管。累及颈内动脉海绵窦段近端至大脑中动脉 M1 段近端的巨大梭形动脉瘤。（a）栓塞前侧位像示眼动脉（白箭头）和脉络膜前动脉（黑箭头）。（b）Pipeline 装置蒙片像。（c）Pipeline 栓塞后即刻造影示眼动脉起自动脉瘤节段且远离 Pipeline 结构（白箭），而脉络膜前动脉开口正对 Pipeline 结构（黑箭），有意为之使脉络膜前动脉迟发性闭塞的可能性降至最低。（d）术后 8 个月造影随访示动脉瘤闭塞，眼动脉发生无症状性闭塞且由颈外动脉代偿供血，脉络膜前动脉十分通畅。通常，起自动脉瘤体的穿支动脉要么与动脉瘤一起消失，要么与动脉瘤维持共存，这在后循环尤为是个挑战

· 北美洲个人慈善使用病例（2007 年 1 月至今）

· 使用 Pipeline 栓塞装置治疗颅内动脉瘤（PITA）试验（2007 年 1 月至 2007 年 11 月）

· 欧洲、香港和澳大利亚商用（2008 年 4 月至今）

· 美国 Pipeline 试验（2008 年 10 月至今）

　a. 可栓塞颅内动脉瘤完全栓塞试验（COCOA）

　b. 不可栓塞及治疗失败动脉瘤的 Pipeline 应用试验（PUF）（http://radiology.rsna.org/content/early/2013/02/11/radiol.13120099.abstract）

慈善使用

慈善使用病例已在北美洲、南美洲（布宜诺斯艾利斯）和欧洲完成，并且是若干病例报道的主题。[44,45]

PITA 试验

PITA 试验在 4 个医疗中心进行，包括 3 个欧洲的（德国 Essen，奥地利 Gratz，匈牙利 Budapest）和阿根廷布宜诺斯艾利斯 ENERI。[49] 纳入 PITA 试验的 31 例病变为大的（平均 11.5mm）、宽颈（平均 5.8mm）侧壁动脉瘤，绝大部分起自颈内动脉（28/31），其中

2 例患者围手术期出现梗死，总体并发症发生率为 6%，30 例患者术后 6 个月进行了造影随访，其中 28 例影像学治愈（93%），1 例患者出现 25%~50% 无症状支架内狭窄。PITA 试验显示应用 Pipeline 可以有效治疗复杂侧壁颈内动脉动脉瘤，且有效率远超过现有血管内技术的治疗追踪记录。

布宜诺斯艾利斯经验

自 2006 年 3 月起，布宜诺斯艾利斯的患者相继接受 PED 治疗，Lylyk 等报道了单纯应用 PED（绝大多数，占 70%）或联合应用弹簧圈治疗的 63 例动脉瘤结果，[50] 术后 6 个月造影随访显示 93% 患者获得影像学闭塞，这与 PITA 试验结果相当，其中 1 例经 PED 治疗的动脉瘤术后 12 个月仍显影，鉴于该动脉瘤既往曾行传统的支架辅助弹簧圈栓塞失败，因此考虑原来的支架可能影响 PED 的顺利植入。该系列研究的数据印证了 PITA 试验获得的高治愈率，并且证实既往留置的腔内装置可以影响 PED 装置有效贴壁，从而妨碍最终新内膜进行支架内膜化，以及载瘤动脉有效重塑。

国际 Pipeline 试验（COCOA 和 PUFs）

2008 年 10 月，第一例美国患者被纳入 COCOA 试验，COCOA 试验针对颈内动脉岩段、海绵窦段和床突上段的"可栓塞"动脉瘤，进行血管内弹簧圈栓塞与 PED 重建的随机对照研究。

PUFs 是一项应用 Pipeline 治疗与 COCOA 试验相同节段的颈内动脉大的（大于 10mm）、宽颈（大于 4mm）动脉瘤的单组试验，启动比 COCOA 试验晚 1 个月。两项试验共用一个安全和疗效研究终点，疗效被定义为术后 180d，目标动脉瘤影像学完全栓塞。应用完全栓塞作为血管造影终点，将 PED 试验与其他动脉瘤血管内治疗装置区别，传统的血管造影终点则是测量血管再通或再次治疗的减少量，以及伴随栓

塞梯度的动脉瘤预后评分。PUFs 试验于 2009 年 8 月完成，共纳入治疗患者 108 例。

欧洲商用

2008 年初，基于 PITA 试验结果，PED 在欧洲获得欧盟 CE 认证，自此，有限数量的患者接受 PED 治疗，然而目前尚无官方结果公布。

其他主要腔内装置

许多类似于 Pipeline 的装置已处于研发或商用的不同阶段，2007 年末开始，Silk 支架获准在欧洲使用，其是一种类似于 Pipeline 的编制结构，截至目前，尚没有使用该装置的研究结果发表。

讨　论

与囊内和联合应用腔内 / 囊内方法通常获得有限结果相比，尤其是考虑到再通和渐进生长，即使对于极为复杂的病变，Pipeline 取得了完全和持久栓塞结果，迄今为止，尚无复发或"再通"报道。大和巨大、宽颈、梭形动脉瘤对于标准外科手术和血管内技术而言，均是最有难度的病变，动脉瘤形态在很大程度上决定了技术难度和常规血管内治疗成功的可能性，但是这些因素在囊内动脉重建范例却相对没有那么重要，鉴于无须考虑动脉瘤的复杂性或几何学，最终的栓塞和治愈可能具有压倒性优势，因为内皮化及随后的治愈与动脉瘤形态无关。

血栓形成并发症

动脉瘤弹簧圈栓塞治疗发生血栓形成事件的发生率估计为 2.5%~61%，这取决于引用的个案病例研究和采用的监测方法，而永久致残率为 2.5%~5.5%。[51-53] 迄今为止，Pipeline 引起的

血栓形成并发症发生率与其他血管内治疗方法相当，然而，如果用现有经验结果能够预示未来发展，那么 MCED 治疗的持久性可以显著影响对风效比的预测，尤其对于复杂病例，其总体风险可能降低，从而减少再次治疗的必要，同时可以限制治疗患者受到辐射的总体剂量。

腔内治疗方法已被证实通过隔离动脉瘤腔并形成血栓可以持续而显著地减轻占位效应，巨大动脉瘤尤其如此，毕竟占位效应可能导致灾难性的致残率。

使用 MCED 时发生穿支血管覆盖的问题在未来仍可能是临床观察的中心议题，如今术者通常使用单一装置对重要分支血管进行有限覆盖。目前来看，这种方法似乎可以被很好耐受，然而仍有必要获得更多病例和长期随访才能得出更加确定的结论。

当前的局限性

蛛网膜下腔出血时使用 MCED 仍十分受限，治疗前后需要使用抗血小板药物，而且，放置腔内装置而不同时填充弹簧圈不能即刻引起动脉瘤形成血栓，因此就不能即刻防止再出血的发生，所以，必须变通的、创造性的与其他栓塞物结合使用 MCED 装置，要么同时使用，要么分期使用[54]。对于复杂的破裂动脉瘤，急性期可行球囊辅助弹簧圈完全栓塞动脉瘤，一旦可能需要行脑室外引流、或随后需行球囊成形治疗蛛网膜下腔出血相关的脑血管痉挛，2~4 周后再植入 MCED 装置来减少再通的可能性，而且可以评估后再给予抗血小板药物，更加安全。

结　论

血管内方法治疗动脉瘤主要基于动脉瘤内弹簧圈填充的囊内概念，这种广为接受方法仍

有明显缺点。弹簧圈囊内治疗起初的有效性和持久性受到不全栓塞和再通的不利影响，对于复杂动脉瘤尤其如此。为了弥补弹簧圈栓塞结果的不足，辅助装置和技术应运而生。近年来，MCED 是腔内治疗动脉瘤的主要变革，对于复杂破裂动脉瘤治疗而言，这是一种独特的理念和更优越的方法。约 2 年的临床应用实践显示，MCED 在治疗复杂巨大侧壁动脉瘤时，其有效性和持久性明显优于囊内技术。随着 MCED 的普及和使用，其可能从根本上改变脑动脉瘤治疗的方式。

总　结

- 支架辅助弹簧圈栓塞治疗宽颈颅内动脉瘤已广为使用，疗效可靠，并发症率低。
- 尽管支架和弹簧圈的设计不断创新，然而对于大动脉瘤和巨大动脉瘤，传统的支架辅助技术在长期治愈率方面仍存在不足。
- 早期经验证实，例如 Pipeline 支架等血流导向装置，对于更大、更复杂动脉瘤治疗结果更好，因为应用这类装置理论上无须考虑动脉瘤形态。

并发症的预防

- 无论是传统的动脉瘤支架还是最近的血流导向支架，植入到接受抗血小板治疗的患者体内且术中都应该使用肝素，从而使血栓栓塞风险降至最低。
- 对于破裂动脉瘤，由于需要接受抗血小板治疗，增加了使用动脉瘤支架辅助弹簧圈栓塞的复杂性。目前，血流导向支架在治疗破裂动脉瘤时也受到很多限制，因为使用这种方法治疗的动脉瘤通常会延迟形成血栓，从而使患者在急性期面临不容忽视的再破裂风险。

参考文献

[1] Molyneux A, Kerr R, Stratton I, et al. International Subarachnoid Aneurysm Trial (lSAT) Collaborative Group. International Subarachnoid Aneurysm Trial (ISAT) of neurosurgical clipping versus endovascular coiling in 2143 patients with ruptured intracranial aneurysms: a randomised trial. Lancet, 2002, 360(9342): 1267–1274

[2] Molyneux AJ, Kerr RS, Yu LM, et al. International Subarachnoid Aneurysm Trial (lSAT) Collaborative Group. International subarachnoid aneurysm trial (ISAT) of neurosurgical clipping versus endovascular coiling in 2143 patients with ruptured intracranial aneurysms: a randomised comparison of effects on survival, dependency, seizures, rebleeding, subgroups, and aneurysm occlusion. Lancet, 2005,366(9488):809–817

[3] Raymond J, Guilbert F, Weill A, et al. Long-term angiographic recurrences after selective endovascular treatment of aneurysms with detachable coils. Stroke, 2003,34(6):1398–1403

[4] Gallas S, Pasco A, CottierJP, et al. A multicenter study of 705 ruptured intracranial aneurysms treated with Guglielmi detachable coils. AJNR Am J Neuroradiol, 2005,26(7):1723–1731

[5] Cloft HJ, Kallmes DF. Aneurysm packing with HydroCoil Embolic System versus platinum coils: initial clinical experience. AJNR Am J Neuroradiol, 2004, 25(1):60–62

[6] Dawson RC, Krisht AF, Barrow DL, et al. Treatment of experimental aneurysms using collagen-coated microcoils. Neurosurgery, 1995, 36(1): 133–139, discussion 139–140

[7] Kang HS, Han MH, Kwon BJ, et al. Short-term outcome of intracranial aneurysms treated with polyglycolic acid/lactide copolymer-coated coils compared to historical controls treated with bare platinum coils: a single-center experience. AJNR Am J Neuroradiol, 2005, 26(8): 1921–1928

[8] Murayama Y, Tateshima S, Gonzalez NR, et al. Matrix and bioabsorbable polymeric coils accelerate healing of in-tracranial aneurysms: long-term experimental study. Stroke, 2003, 34(8): 2031–2037

[9] Mawad ME, Cekirge S, Ciceri E, et al. Endovascular treatment of giant and large intracranial aneurysms by using a combination of stent placement and liquid polymer injection. J Neurosurg, 2002, 96(3):474–482

[10] Molyneux AJ, Cekirge S, Saatci I, et al. Cerebral Aneurysm Multicenter European Onyx (CAMEO) trial: results of a prospective observational study in 20 European centers. AJNR Am J Neuroradiol, 2004,25(1):39–51

[11] Murayama Y, Viñuela F, Tateshima S, et al. Endovascular treatment of experimental aneurysms by use of a combination of liquid embolic agents and protective devices. AJNR Am J Neuroradiol, 2000,21(9): 1726–1735

[12] Raymond J, Metcalfe A, Desfaits AC, et al. Alginate for endovascular treatment of aneurysms and local growth factor delivery. AJNR Am J Neuroradiol, 2003,24(6):1214–1221

[13] Lefkowitz MA, Gobin YP, Akiba Y, et al. Balloon-assisted Guglielmi detachable coiling of wide-necked aneurysms: Part Ⅱ–clinical results. Neurosurgery, 1999,45(3):531–537, discussion 537–538

[14] Moret J, Cognard C, Weill A, et al. The "remodelling technique" in the treatment of wide neck intracranial aneurysms. Angiographic results and clinical follow-up in 56 cases. Interv Neuroradiol, 1997, 3(1):21–35

[15] Nelson PK, Levy DI. Balloon-assisted coil embolization of wide-necked aneurysms of the internal carotid artery: medium-term angiographic and clinical follow-up in 22 patients. AJNR Am J Neuroradiol, 2001, 22(1):19–26

[16] Johnston SC, Dowd CF, Higashida RT, et al. CARAT Investigators. Predictors of rehemor-rhage after treatment of ruptured intracranial aneurysms: the Cerebral hneurysm Rerupture After Treatment (CARAT) study. Stroke, 2008, 39(1): 120–125

[17] Murayama Y, Nien YL, Duckwiler G, et al. Guglielmi detachable coil embolization of cerebral aneurysms: 11 years' experience. J Neurosurg, 2003,98(5):959–966

[18] Fiorella D, Albuquerque FC, McDougall CG. Durability of aneurysm embolization with matrix detachable coils. Neurosurgery, 2006,58(1):51–59, discussion 51–59

[19] Kawanabe Y, Sadato A, Taki W, et al. Endovascular occlusion of intracranial aneurysms with Guglielmi detachable coils: correlation between coil packing density and coil com-paction. Acta Neurochir (Wien), 2001, 143(5):451–455

[20] Sluzewski M, Menovsky T, van Rooij WJ, et al. Coiling of very large or giant cerebral aneurysms: long-term clinical and serial angiographic results. AJNR Am J Neuroradiol, 2003, 24(2):257–262

[21] Sluzewski M, van Rooij WJ, Slob MJ, et al. Relation between aneurysm volume, packing, and compaction in 145 cerebral aneurysms treated with coils. Radiology, 2004,231(3):653–658

[22] Tamatani S, lto Y, Abe H, et al. Evaluation of the stability of aneurysms after embolization using detachable coils: correlation between stability of aneurysms and embolized volume of aneurysms. AJNR Am J Neuroradiol, 2002, 23(5):762–767

[23] Wakhloo AK, Gounis MJ, SandhuJS, et al. Complex-shaped platinum coils for brain aneurysms: higher packing density, improved biomechanical stability, and midterm angiographic outcome. AJNR Am J Neuroradiol, 2007, 28(7): 1395–1400

[24] Aletich VA, Debrun GM, Misra M, et al. The remodeling technique of balloon-assisted Guglielmi detachable coil placement in wide-necked aneurysms: experience at the University of Illinois at Chicago. J Neurosurg, 2000,93(3):388–396

[25] Levy DI. Embolization of wide-necked anterior communicating artery aneurysm: technical note. Neurosurgery, 1997, 41(4):979–982

[26] Mericle RA, Lanzino G, Wakhloo AK, et al. Stenting and secondary coiling of intracranial internal carotid artery aneurysm: technical case report. Neurosurgery, 1998,43(5): 1229–1234

[27] Shapiro M, Babb J, Becske T, et al. Safety and efficacy of adjunctive balloon remodeling during endovascular treatment of intracranial aneurysms: a literature review. AJNR Am J Neuroradiol, 2008, 29(9): 1777–1781

[28] Henkes H, Fischer S, Weber W, et al. Endovascular coil occlusion of 1811 intracranial aneurysms: early angiographic and clinical results. Neurosurgery, 2004,54(2):268–280, discussion 280–285

[29] Sluzewski M, van Rooij WJ, Beute GN, et al. Balloon-assisted coil embolization of intracranial aneurysms: incidence, complications, and angiography results. J Neurosurg, 2006, 105(3): 396–399

[30] Szikora I, Guterman LR, Wells KM, et al. Combined use of stents and coils to treat experimental wide-necked carotid aneurysms: preliminary results. AJNR Am J Neuroradiol, 1994,15(6):1091–1102

[31] Mericle RA, Wakhloo AK, Rodriguez R, et al. Temporary balloon protection as an adjunct to endosaccular coiling of wide-necked cerebral aneurysms: technical note. Neurosurgery, 1997, 41(4): 975–978

[32] Wanke I, Doerfier A, Schoch B, et al. Treatment of wide-necked intracranial aneurysms with a self-expanding stent system: initial clinical experience. AJNR Am J Neurora-diol, 2003,24(6):1192–1199

[33] Benitez RP, Silva MT, Klem J, et al. Endovascular occlusion of wide-necked aneurysms with a new intracranial microstent (Neuroform) and detachable coils. Neurosurgery, 2004, 54(6): 1359–1367, discussion 1368

[34] Fiorella D, Albuquerque FC, Deshmukh VR, et al. Usefulness of the Neuroform stent for the treatment of cerebral aneurysms: results at initial (3-6-mo) follow-up. Neurosurgery, 2005,56(6):1191–1201, discussion 1201–1202

[35] Baráth K, Cassot F, Rüfenacht DA, et al. Anatomically shaped internal carotid artery aneurysm in vitro model for flow analysis to evaluate stent effect. AJNR Am J Neuroradiol, 2004, 25(10): 1750–1759

[36] Cantón G, Levy DI, Lasheras JC, et al. Flow changes caused by the sequential placement of stents across the neck of sidewall cerebral aneurysms. J Neurosurg, 2005,103(5): 891–902

[37] Lieber BB, Gounis MJ. The physics of endoluminal stenting in the treatment of cerebrovascular aneurysms. Neurol Res, 2002,24(Suppl 1):533–542

[38] Lieber BB, Livescu V, Hopkins LN, et al. Particle image velocimetry assessment of stent design influence on intra-aneurysmal flow. Ann Biomed Eng, 2002,30(6):768–777

[39] Rudin S, Wang Z, Kyprianou l, et al. Measurement of flow modification in phantom aneurysm model: comparison of coils and a longitudinally and axially asymmetric stent–initial findings. Radiology, 2004,231(1):272–276

[40] Nelson PK, Sahlein D, Shapiro M, et al. Recent steps toward a reconstructive endovascular solution for the orphaned, complex-neck aneurysm. Neurosurgery, 2006,59(5 Suppl 3): S77–S92

[41] Ansari SA, Lassig JP, Nicol E, et al. Thrombosis of a fusiform intracranial aneurysm induced by overlapping Neuroform stents: case report. Neurosurgery, 2007,60(5):E950-E951, discussion E950–E951

[42] Fiorella D, Albuquerque FC, Deshmukh VR, et al. Endovascular reconstruction with the Neuroform stent as monotherapy for the treatment of uncoilable intradural pseudoaneurysms. Neurosurgery, 2006,59(2):291–300, discussion 291–300

[43] Lylyk P, Ferrario A, Pasbón B, et al. Buenos Aires experience with the Neuroform self-expanding stent for the treatment of intracranial aneurysms. J Neurosurg, 2005, 102(2): 235–241

[44] Fiorella D, Lylyk P, Szikora I, et al. Curative cerebrovascular reconstruction with the Pipeline embolization device: the emergence of definitive endovascular therapy for intracranial aneurysms. J Neurointerv Surg, 2009,1(1):56–65

[45] Fiorella D, Woo HH, Albuquerque FC, et al. Definitive reconstruction of circumferential, fusiform intracranial aneurysms with the Pipeline embolization device. Neurosurgery, 2008, 62(5):1115–1120, discussion 1120–1121

[46] Kallmes DF, Ding YH, Dai D, et al. A new endoluminal, flow-disrupting device for treatment of saccular aneurysms. Stroke, 2007,38(8):2346–2352

[47] Lopes DK, Ringer AJ, Boulos AS, et al. Fate of branch arteries after intracranial stenting. Neurosurgery, 2003,52(6): 1275–1278, discussion 1278–1279

[48] Wakhloo AK, Tio FO, Lieber BB, et al. Self-expanding nitinol stents in canine vertebral arteries: hemodynamics and tissue response. AJNR Am J Neuroradiol, 1995,16(5): 1043–1051

[49] Nelson PK. Pipeline for the lntracranial Treatment of Aneurysms (PITA) trial//International Stroke Conference (ISC). New Orleans, LA, 2008

[50] Lylyk P, Miranda C, Ceratto R, et al. Curative endovascular reconstruction of cerebral aneurysms with the Pipeline embolization device: the Buenos Aires experience. Neurosurgery, 2009,64(4):632–642, discussion 642–643, quiz N6

[51] Pelz DM, Lownie SP, Fox AJ. Thromboembolic events associated with the treatment of cerebral aneurysms with Gug-lielmi detachable coils. AJNR Am J Neuroradiol, 1998,19(8):1541–1547

[52] Qureshi AI. Editorial comment–Thromboembolic eventsduring neuroendovascular procedures. Stroke, 2003,34(7):1728–1729

(comment)

[53] Soeda A, Sakai N, Sakai H, et al. Thromboembolic events as-sociated with Guglielmi detachable coil embolization of asymptomatic cerebral aneurysms: evaluation of 66 consecutive cases with use of diffusion-weighted MR imaging. AJNR Am J Neuroradiol, 2003,24(1):127–132

[54] Tumialán LM, Zhang YJ, Cawley CM, et al. lntracranial hemorrhage associated with stent-assisted coil embolization of cerebral aneurysms: a cautionary report. J Neurosurg, 2008, 108(6):1122–1129

第 18 章　动脉瘤治疗中的球囊重塑技术

Pascal Jabbour, Erol Veznedaroglu, Badih Daou

脑动脉瘤治疗的血管内技术提供了比外科夹闭侵袭性更小的选择，文献资料显示，特定部位动脉瘤的弹簧圈栓塞和高分级病变患者并发症率更低。[1-7]19 世纪早期发明的 Guglielmi 可解脱式弹簧圈被认为是颅内动脉瘤血管内治疗的理想选择，[8-12]自其问世以后，许多不同弹簧圈形态、规格、特性被设计出来以提高栓塞率。然而，该技术仍存在许多限制，尤其是对宽颈、夹层或梭形病变而言。[13-15]新技术的进步，比如三维（3D）弹簧圈、球囊辅助重塑、聚合物栓塞、支架和血流导向装置以及 Pipeline 栓塞装置等，使血管内外科医生得以治疗一些之前无法处理的病变。[16-21]这些新技术被认为能够提高栓塞率，并且能够获得更好地对蛛网膜下腔出血的长期防护。[16,22]1997 年，Moret 等开发了球囊辅助或重塑技术，[17,19,23-25]这项技术中，将球囊导管跨动脉瘤颈置入载瘤血管，随后将第二根微导管置入动脉瘤内用于栓塞，这样可以防止弹簧圈突入载瘤血管，一旦动脉瘤获得充分的弹簧圈栓塞，就可以泄掉并撤除球囊。

技　术

该操作在血管内治疗室内，气管内插管全身麻醉，双平板透视和数字减影血管造影条件下进行，双侧股动脉穿刺，置入 7F 血管鞘，连接"Y"形接头，应用含 3D 视图的诊断性血管造影，为栓塞操作选择瘤颈和分支血管的最佳视图。活化凝血时间测定后，团注肝素使活化凝血时间达到基线的两倍，术后常规肝素维持 24h，但是通常视情而定。将球囊导管跨动脉瘤颈置入载瘤血管，随后弹簧圈微导管超选置入动脉瘤内，此时充盈不可脱硅胶球囊封堵瘤颈。由于球囊跨越瘤颈放置，因此通过微导管置入的弹簧圈位于动脉瘤体内的合适位置，球囊不但稳定了动脉瘤内的微导管，而且防止弹簧圈团块疝入载瘤动脉。此外，球囊帮助弹簧圈呈现出动脉瘤的 3D 形状并使其充分填充，每一枚弹簧圈到位后，但是在其解脱前，泄掉球囊检查弹簧圈团块的稳定性，弹簧圈无移位时将其解脱。如果泄掉球囊后弹簧圈发生移位，说明动脉瘤内弹簧圈锚定不良，弹簧圈不能解脱。

结　果

该技术通常最合适于颈内动脉（ICA）和椎 - 基底动脉干近端动脉瘤，然而，该技术也越来越多地被用于远端动脉瘤，例如前交通动脉动脉瘤[23,25]、大脑中动脉动脉瘤[23]和大脑后动脉动脉瘤。[19,23]

Pierot 等研究了球囊重塑技术使用的解剖学适应证，[27]其发现球囊重塑技术可以被成功用于各种大小、瘤颈宽度动脉瘤的治疗，推断球囊重塑技术已不再局限于治疗宽颈和大动脉瘤，也可以用于治疗窄颈和小动脉瘤。此外，球囊重塑技术也越来越多地用于解剖结构不宜处理的动脉瘤（体颈比 ≤ 1.5），该技术不限于 ICA 和基底动脉动脉瘤，也可以用于 ACA、MCA 和前交通动脉（ACoA）动脉瘤，且并发症率没有增加。[27]

应用该技术的动脉瘤血管造影完全闭塞率为 77%~83%，[23,26] 其术中破裂的发生率最初高达 5%，是普通栓塞的 2 倍。[23]Moret 等研究报道，21 例患者中共有 20 例（动脉瘤）完全栓塞，术后 3~6 个月血管造影随访是仍保持完全栓塞。[23]

Lefkowitz 等应用球囊重塑技术治疗了 23 例动脉瘤，研究报道术后（平均）10 个月随访时，所有动脉瘤均无须进一步治疗，动脉瘤完全闭塞率达 83%，其余 17% 为近完全栓塞，此外，96% 的患者术后神经功能检查与术前相同。[26] Aletich 等报道了其 75 例宽颈动脉瘤病例，其中 66 例应用了球囊重塑技术，其中 3 例因通路血管迂曲治疗失败，4 例因球囊规格不当治疗失败。术后即刻完全闭塞 26%，次全闭塞 53%（>95%），不全闭塞 21%（<95%），术后随访过程中没有动脉瘤发生再次破裂，与手术有关的永久性神经功能障碍为 5.1%，手术相关死亡率为 3.8%。[27]

Cottier 等在其 49 例球囊辅助弹簧圈栓塞研究中发现动脉瘤囊直径与栓塞率相关，[28] 动脉瘤越大，囊内致密填塞可能性越小，瘤颈大小与栓塞率之间，或瘤囊直径 / 瘤颈大小比值与栓塞率之间，无统计学关系。

Ross 等报道了其应用双侧股动脉途径球囊重塑技术治疗 50 例动脉瘤的经验，并定义了不宜该治疗技术的患者类别：老年患者和血管迂曲患者，或置入两根微导管困难的远端动脉瘤患者。作者推论该技术适用于绝大多数动脉瘤，有利于稳定微导管，便于动脉瘤的致密栓塞。

典型病例

49 岁女性，进行性嗜睡起病，头颅 CT 发现蛛网膜下腔出血，血管造影确诊一枚 9mm×7mm 宽颈基底动脉尖动脉瘤，应用球囊重塑弹簧圈栓塞技术行动脉瘤完全栓塞，术后血管造影随访示栓塞稳定（图 18.1）。

缺陷和并发症

该技术的潜在并发症包括血栓栓塞和术中动脉瘤或载瘤动脉破裂，发生率可高达 5%。然而，如果发生破裂，可以迅速充盈球囊止血，并可置入另一枚弹簧圈闭塞破口。[23] 弹簧圈疝入载瘤动脉是另一种潜在并发症，因为球囊提供的机械支撑是暂时的。精确选择置入载瘤动脉的球囊规格同样重要，从而避免过度扩张以及潜在的夹层或动脉破裂。[23,26,27,30]

Sluzewski 等在其应用球囊辅助栓塞技术治疗 71 例患者的研究中报道，[31] 操作相关并发症 10 例（14.1%），其中 6 例死亡，4 例生活不能自理；另有血栓栓塞并发症 7 例，血管或动脉瘤破裂 3 例。作者将该数据与传统弹簧圈栓塞治疗的患者数据比较推断，球囊辅助弹簧圈栓塞技术操作相关致死率和致残率远高于传统栓塞，但两种技术的栓塞率没有差异。需要指出的是，该作者使用的是第一代球囊和导丝已不再使用。新款球囊顺应性更好，新款导丝柔韧性更佳，理论上均有助于降低并发症率。

Layton 等在一项术前服用阿司匹林和（或）氯吡格雷的 73 例患者的研究中，[32] 比较了球囊辅助栓塞技术与传统技术的栓塞并发症发生率，球囊辅助技术组的局部栓塞形成发生率更高，但是两组间无明显统计学差异，而且，症状性血栓栓塞并发症发生与局部血栓形成出现之间也没有相关性。

Shapiro 等为评估球囊重塑技术的安全性进行了文献回顾，[35] 作者发现应用球囊辅助技术引起血栓栓塞并发症的发病率为 8.1%，而传统栓塞为 8.0%；应用球囊辅助技术治疗的非 SAH

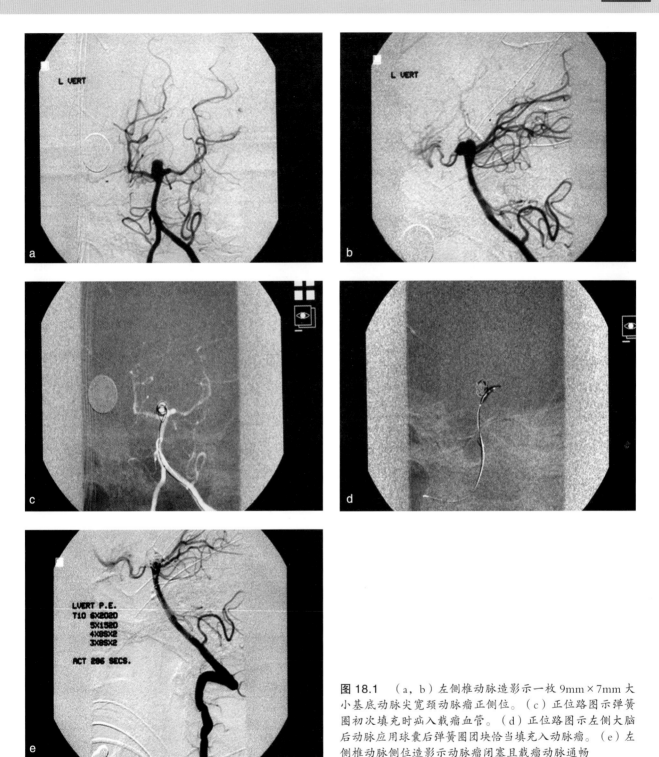

图 18.1 （a，b）左侧椎动脉造影示一枚 9mm×7mm 大小基底动脉尖宽颈动脉瘤正侧位。（c）正位路图示弹簧圈初次填充时疝入载瘤血管。（d）正位路图示左侧大脑后动脉应用球囊后弹簧圈团块恰当填充入动脉瘤。（e）左侧椎动脉侧位造影示动脉瘤闭塞且载瘤动脉通畅

患者的血管或动脉瘤穿孔发生率为 1.8%，而传统栓塞率为 1.4%；此外，球囊辅助栓塞的即刻完全栓塞率和随访完全栓塞率均优于传统栓塞。作者推论球囊重塑技术与传统栓塞相比，其血栓栓塞并发症和动脉瘤穿孔的发生率没有显著增加。

Pierot 等进行了两项前瞻性多中心研究，ATEAN[36] 和 CLARITY[37] 研究，针对的分别是未破裂动脉瘤和破裂动脉瘤的血管内治疗。ATEAN 研究显示未破裂动脉瘤血栓栓塞并发症率，球囊重塑技术组较低（球囊重塑组 5.4%vs.栓塞组 6.2%），而 CLARITY 研究显示破裂动

脉瘤血栓栓塞事件发生率两组结果相近（栓塞组 12.7%*vs.*球囊重塑组 11.3%）。

Pierot 等还进行了关于球囊重塑技术安全性和有效性的文献回顾，[38] 并推断两种技术有效性相似（致残率：栓塞组 2.2%，球囊重塑组 2.3%；致死率：栓塞组 0.9%，球囊重塑组 1.4%），但球囊重塑技术组的解剖学影像结果和完全栓塞率更好。

Poitin 等对球囊重塑技术的并发症进行研究后发现球囊充盈总次数、最长栓塞时间、连续两次充盈之间的最短再灌流时间及平均充盈时间似乎都不是血栓栓塞的危险因素。[39]

总 结

球囊重塑技术是血管内治疗具有挑战性的宽颈动脉瘤的另一种技术。2002 年，支架辅助技术出现以前，该技术是栓塞宽颈动脉瘤的唯一方法，此后，球囊重塑技术的应用急剧减少，因为对于治疗大的和宽颈动脉瘤，支架辅助技术和应用 Pipeline 栓塞装置的血流导向技术更受青睐。但该技术仍是一种很有价值的血管内治疗辅助技术，而且每一名血管内外科医生都应该掌握。该技术安全性良好，致残率和致死率令人满意、且其短期和长期血管造影结果良好。

关键点

- 球囊重塑是一种治疗颅内宽颈动脉瘤的有效方法。
- 多项研究证实了使用该技术治疗动脉瘤的短期和长期血管造影稳定性。
- 注意操作中某些细节是把并发症率降到最低的关键，已报道的并发症率高达 5%，但是近年来球囊和导丝的技术进步可能使该并发症率降得更低。

并发症的预防

- 并发症包括血栓栓塞和动脉瘤或血管破裂。术中所有患者进行肝素化可以将血栓栓塞事件减至最少。
- 选择合适规格球囊并避免过度充盈可以将载瘤血管破裂风险降至最低。
- 动脉瘤内微导管的张力切勿过大可以避免动脉瘤破裂，微导管的确需要在动脉瘤内有一定幅度的运动，从而使弹簧圈无张力填充。
- 仔细监测球囊充盈时间。

参考文献

[1] Eskridge JM, Song JK. Endovascular embolization of 150 basilar tip aneurysms with Guglielmi detachable coils: results of the Food and Drug Administration multicenter clinical trial. J Neurosurg, 1998,89(1):81-·86

[2] Casasco AE, Aymard A, Gobin YP, et al. Selective endovascular treatment of 71 intracranial aneurysms with platinum coils. J Neurosurg, 1993,79(1):3-10

[3] Graves VB, Strother CM, Duff TA, et al. Early treatment of ruptured aneurysms with Guglielmi detachable coils: effect on subsequent bleeding. Neurosurgery, 1995,37(4):640-647, discussion 647-648

[4] Gruber DP, Zimmerman GA, Tomsick TA, et al. A comparison between endovascular and surgi-cal management of basilar artery apex aneurysms. J Neurosurg, 1999,90(5):868-74

[5] Kremer C, Groden C, Hansen HC, et al. Out-come after endovascular treatment of Hunt and Hess grade IV or V aneurysms: comparison of anterior versus posterior circulation. Stroke, 1999,30(12):2617-2622

[6] Lempert TE, Malek AM, Halbach VV, et al. Endovascular treat-ment of ruptured posterior circulation cerebral aneurysms: clinical and angiographic outcomes. Stroke, 2000,31(1): 100-110

[7] Sturaitis MK, Rinne J, Chaloupka JC, et al. Impact of Guglielmi detachable coils on outcomes of patients with intracranial aneurysms treated by a multidisciplinary team at a single institution. J Neurosurg, 2000,93(4): 569-580

[8] Brilstra EH, Rinkel GJ, van der Graaf Y, et al. Treatment of intracranial aneurysms by embolization with coils: a systematic

review. Stroke, 1999,30(2):470–476

[9] Guglielmi G, Viñiuela F, Dion J, et al. Electrothrom-bosis of saccular aneurysms via endovascular approach, II: Preliminary clinical experience. J Neurosurg, 1991,75(1): 8–14

[10] Mericle RA, Lanzino G, Wakhloo AK, et al. Stenting and secondary coiling of intracranial internal ca-rotid artery aneurysm: technical case report. Neurosurgery, 1998, 43(5): 1229–1234

[11] Raftopoulos C, Mathurin P, Boscherini D, et al. Prospective analysis of aneurysm treatment in a series of 103 consecutive patients when endovascular embolization is considered the first option. J Neurosurg, 2000,93(2): 175–182

[12] Vanninen R, Koivisto T, Saari T, et al. Ruptured intracranial aneurysms: acute endovascular treatment with electrolytically detachable coils–a prospective randomized study. Radiology, 1999, 211(2):325–336

[13] Fernandez Zubillaga A, Guglielmi G, Viñuela F, et al. Endovascular occlusion of intracranial aneurysms with elec-trically detachable coils: correlation of aneurysm neck size and treatment results. AJNR Am J Neuroradiol, 1994,15(5): 815–820

[14] Gobin YP, Viñuela F, Gurian JH, et al. Treatment of large and giant fusiform intracranial aneurysms with Guglielmi detach-able coils. J Neurosurg, 1996,84(1):55–62

[15] Halbach VV, HigashJda RT, Dowd CF, et al. Endovascular treat-ment of vertebral artery dissections and pseudoaneurysms. J Neurosurg, 1993,79(2):183–191

[16] Jabbour P, Koebbe C, Veznedaroglu E, et al. Stent-assisted coil placement for unruptured cerebral aneurysms. Neurosurg Focus, 2004, 17(5):E10

[17] Levy DI, Ku A. Balloon-assisted coil placement in wide-necked aneurysms. Technical note. J Neurosurg, 1997,86(4): 724–727

[18] Malek AM, Higashida RT, Phatouros CC, et al. Treatment of an intracranial aneurysm using a new three-dimensional-shape Guglielmi detachable coil: technical case report. Neurosurgery, 1999, 44(5):1142–1144, discussion 1144–1145

[19] Mericle RA, Wakhloo AK, Rodriguez R, et al. Temporary balloon protection as an adjunct to endosaccu-lar coiling of wide-necked cerebral aneurysms: technical note. Neurosurgery, 1997,41(4):975–978

[20] Phatouros CC, Sasaki TY, Higashida RT, et al. Stent-support-ed coil embolization: the treatment of fusiform and wide-neck aneurysms and pseudoaneurysms. Neurosurgery, 2000, 47(1): 107–113, discussion 113–115

[21] Sekhon LH, Morgan MK, Sorby W, et al. Combined en-dovascular stent implantation and endosaccular coil placement

for the treatment of a wide-necked vertebral artery aneurysm: technical case report. Neurosurgery, 1998,43(2):380–383, discussion 384

[22] Benitez RP, Silva MT, Klem J, et al. Endovascular occlusion of wide-necked aneurysms with a new intracranial microstent (Neuroform) and detachable coils. Neurosurgery, 2004, 54(6): 1359–1367, discussion 1368

[23] Moret J, Cognard C, Weill A, et al. [Reconstruc-tion technic in the treatment of wide-neck intracranial aneurysms. Long-term angiographic and clinical results. Apropos of 56 cases]. J Neuroradiol, 1997, 24(1):30–44

[24] Debrun GM, Aletich VA, Kehrli P, et al. Selection of cerebral aneurysms for treatment using Gug-lielmi detachable coils: the preliminary University of Illinois at Chicago experience. Neurosurgery, 1998,43(6): 1281-1295, discussion 1296–1297

[25] Levy DI, Embolization of wide-necked anterior communicating artery aneurysm: technical note. Neurosurgery, 1997, 41(4):979–982

[26] Lefkowitz MA, Gobin YP, Akiba Y, et al. Balloon-assisted Gug-lielmi detachable coiling of wide-necked aneurysms, Ⅱ: Clinical results. Neurosurgery, 1999,45(3):531–537, discussion 537–538

[27] Aletich VA, Debrun GM, Misra M, et al. The remodeling technique of balloon-assisted Guglielmi detachable coil placement in wide-necked aneurysms: experience at the University of Illinois at Chicago. J Neurosurg, 2000,93(3): 388–396

[28] Cottier JP, Pasco A, Gallas S, et al. Utility of balloon-assisted Guglielmi detachable coiling in the treatment of 49 cerebral aneurysms: a retrospective, multicenter study. AJNR Am J Neuroradiol, 2001, 22(2):345–351

[29] Ross IB, Dhillon GS. Balloon assistance as a routine adjunct to the endovascular treatment of cerebral aneurysms. Surg Neurol, 2006,66(6):593–601, discussion 601–602

[30] Akiba Y, Murayama Y, Viñuela F, et al. Balloon-assisted Guglielmi detachable coiling of wide-necked aneurysms: Part Ⅰ-experimental evaluation. Neurosurgery, 1999,45(3):519-527, discussion 527–530

[31] Sluzewski M, van Rooij WJ, Beute GN, et al. Balloon-assisted coil embolization of intracranial aneurysms: incidence, complications, and angiography results. J Neurosurg, 2006, 105(3): 396–399

[32] Layton KF, Cloft HJ, Gray LA, et al. Balloon-assisted coiling of intracranial aneurysms: evaluation of local thrombus formation and symptomatic thromboembolic complications. AJNR Am J Neuroradiol, 2007, 28(6): 1172–1175

第 19 章 复杂动脉瘤支架、球囊或破坏性技术——循证回顾

Min S. Park, Michael F. Stiefel, Cameron G. McDougall, Felipe C. Albuquerque

自 1991 年 Guglielmi 可脱式弹簧圈（GDC）问世并于 1995 年最终获得美国食品药品监督管理局（FDA）认证以来，脑动脉瘤的血管内治疗取得了长足进展。从那时起，关于可脱式铂金弹簧圈治疗破裂及未破裂动脉瘤的安全性和有效性的报道陆续出现，例如国际蛛网膜下腔动脉瘤试验（ISAT），[1-4] 文献报道显示血管内治疗后动脉瘤栓塞和复发的概率不及外科夹闭。[5,6]

对于复杂动脉瘤和那些宽颈、几何形态不佳、大或者巨大动脉瘤而言，获得完全且稳定的囊内栓塞尤为困难。[3,7] 根据一项 144 例单纯 GDC 栓塞或球囊辅助 GDC 栓塞动脉瘤的回顾性研究，Debrun 等鉴别出一些有助于改善影像预后的因素，[3] 小的、瘤颈直径小于 4mm 的囊状动脉瘤完全栓塞的概率最高，而那些绝对瘤颈大于 4mm 和（或）体颈比小于 2 的几何学复杂动脉瘤完全栓塞的概率最低。该发现与 Turjman 等人采用血管内治疗 79 例动脉瘤的回顾研究的结论类似，[7] 作者分析认为，动脉瘤直径、体积及瘤颈尺寸越大，直接进入动脉瘤的血流越多，研究报道越早期的，越难获得理想的即刻影像结果，仅能部分栓塞。

为了克服复杂动脉瘤血管内治疗的固有困难，动脉瘤弹簧圈栓塞过程中采用球囊成形和支架辅助技术来提高栓塞率，[8-25] 个别情况下，重建技术确实不适合，神经介入医生不得不采用破坏性方法将动脉瘤隔离到脑循环之外。[26-35] 本章对复杂动脉瘤球囊成形和支架辅助弹簧圈栓塞及血管内破坏性治疗的证据进行回顾，最后一节简要介绍这种难治性病变治疗的新技术和技巧。

球囊成形技术

Moret 等率先报道了"成形技术"及其应用球囊微导管辅助弹簧圈栓塞宽颈和几何学难治颅内动脉瘤的最初经验。[9] 该技术是将球囊微导管跨动脉瘤颈放置，间断充盈和泄掉球囊，另一根微导管置入动脉瘤基底部进行弹簧圈填充（图 19.1a~d）。应用球囊微导管封堵瘤颈，使弹簧圈团块的形态顺应载瘤动脉形态，从而使动脉瘤致密填充，并使宽颈和复杂动脉瘤更能完全栓塞，同时可以防止弹簧圈团块疝入载瘤血管腔内。应用球囊成形技术治疗 50 例患者共 52 枚动脉瘤，动脉瘤完全栓塞成功 40 例（77%），次全栓塞 9 例（17%），不全栓塞 3 例（6%），其临床研究的致残率为 0.5%，致死率为 0。[9]

自 Moret 等人首次报道后，一些关于球囊成形技术的回顾性研究相继出现（表 19.1）。[13-18] 球囊成形不是应用于首次弹簧圈栓塞失败的病例，就是应用于动脉瘤形态分析显示动脉瘤的

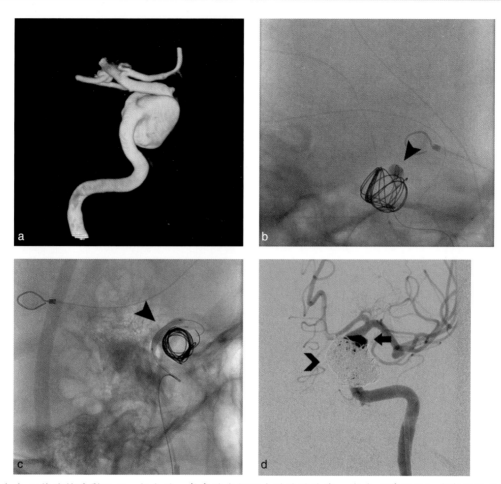

图 19.1 （a）三维旋转造影显示一枚大的、复杂的左侧颈内动脉动脉瘤。（b）"管腔位"非减影像示填充第一枚成篮圈时充盈的球囊微导管勾勒载瘤血管内腔（箭头）。（c）附加的非减影像示填充第一枚成篮圈时充盈的球囊微导管勾勒动脉瘤颈（箭头）。（d）管腔位最终造影示（同图b）弹簧圈（V形）栓塞完成后载瘤血管腔（箭，双重密度）保留完好

表 19.1 球囊成形技术结果

病例序列（参考文献）	病例数	SAH 例数	完全栓塞率	近全栓塞率	部分栓塞率	血栓栓塞性并发症	术中动脉瘤破裂	血管刺破	致残	致死	球囊输送失败
Moret 等，1997[9]	56	37	77%	17%	6%	3	3	0	1	0	3
Lefkowitz 等，1999[17]	23	3	83%	17%		2	0	0	0	1	0
Malek 等，2000[13]	22	5	97%			2	1	0	0	0	5
Aletich 等，2000[14]	75	20	26%	53%	21%	1	1	1	4	3	8
Nelson 和 Levy，2001[16]	22	9	77%	5%	9%	4	0	0	1	1	0
Cottier 等，2001[15]	49	27	67%	24%	9%	2	0	0	0	0	4
Ross 和 Dhillon，2006[18]	58	43	77%	10%	13%	0	0	1		1	1

特点采用单纯弹簧圈获得完全栓塞困难的病例，完全和次全栓塞率达到79%~100%，不全和部分栓塞率为0~21%，

球囊成形技术并发症主要是动脉瘤或血管破裂以及血栓栓塞。Akiba 等在猪模型上注意到充盈球囊封堵瘤颈时动脉瘤内压力短暂性升高，[36]他们推测使用球囊成形技术使这种局部变化导致了动脉瘤破裂。充盈球囊过程中载瘤血管破

裂在文献中不乏报道，是使用球囊微导管一种已知的并发症。然而，随着顺应性更好的硅胶导管的发展，与早先一代的乳胶球囊导管相比，这种潜在的灾难性并发症有望减少。

研究者们还表达了对与血流临时阻断相关的潜在脑缺血事件增多的担心，[37] 血栓栓塞事件的增加被认为是球囊充盈过程中血流淤滞或小的穿支血管开口闭塞所致。有趣的是，Layton 等发现弹簧圈栓塞过程中使用与不使用球囊成形技术的术中血栓形成或症状性血栓栓塞事件发生率之间无统计学差异。

支架辅助技术

1997 年 Higashida 等发表了一篇报道，急性蛛网膜下腔出血起病的 77 岁男性，首次脑血管造影示一枚扩张的、梭形动脉瘤，累及右侧椎动脉末段和基底动脉起始段，该动脉瘤不适合外科夹闭或弹簧圈栓塞。该患者入院第 6 天动脉瘤再次破裂，给予在当时来说创新性的支架辅助弹簧圈栓塞治疗。一枚冠状动脉用、球囊扩张支架跨动脉瘤颈放置，为通过支架网孔进行的弹簧圈栓塞提供了桥接的脚手架，短期随访造影显示弹簧圈栓塞稳定，载瘤动脉通畅。

这种创新性技术的初次应用主要依靠为冠脉循环设计的医疗器械，在脑循环中应用技术改造存在困难。自此，专门为脑循环设计自膨式支架应运而生并应用于临床实践，而且相继发表了一些相关研究报道，比较应用自膨式支架和球囊扩张支架治疗复杂动脉瘤（图 19.2 a~f）（表 19.2）。[8,19-25] 在这些研究中，应用支架辅助技术完全和次全栓塞率达 46%~100%，笔者中心报道的低栓塞率部分归结于那些不得不采取血管内治疗的复杂动脉瘤，担心弹簧圈团块过分致密，栓塞时支架对的支撑力有限。[22] 还有一些资深学者被遴选出来从事一项更为保守的研究，选择性对未破裂动脉瘤行分步栓塞。

支架辅助技术相关并发症主要为治疗失败、血栓栓塞并发症和支架内狭窄。早期支架（如球囊扩张冠脉支架和第一代颅内支架）植入失败很大程度归咎于血管过分迂曲，支架通过困难，采用顺应性和通过性更好的颅内自膨式支架一定程度上解决了该问题。

这些研究中使用支架时，对于未破裂动脉瘤，术前最好给予阿司匹林和氯吡格雷（波立维，Bristol-Myers Squibb, New York, NY）等抗血小板药物，对于蛛网膜下腔出血起病的支架植入后给予阿昔单抗（ReoPro, Janssen Biotech, Inc., Horsham, PA）后再给予阿司匹林和氯吡格雷，来减少血栓栓塞并发症。尽管采取了预防措施，血栓栓塞并发症的报道屡见不鲜，虽然大多数是无症状性的。[19-22] 事实上，笔者中心 33 例患者术后行磁共振弥散加权成像发现微小点状弥散受限的有 8 例（24.2%）。[22] 对于蛛网膜下腔出血起病时植入支架应用抗血小板药物必须格外慎重。

自膨式颅内支架植入后发生支架内狭窄也有报道，[39] 笔者中心的一项回顾性研究发现，156 例 Neuroform（Boston Scientific, Natick, MA）支架治疗中支架内狭窄发生 9 例，2 例因为狭窄出现神经症状，另外 7 例无症状患者中有 4 例狭窄发生自愈，资深作者将其归结为支架与载瘤血管贴合过程中可能的血流动力学改变。[39]

破坏性技术

1974 年 FedorSerbinenko 最早采取血管内载瘤动脉闭塞（parent artery occlusion, PAO）治疗颅内动脉瘤，此后不久，1975 年 Debrun 等使用类似的可脱式球囊导管治疗实验性犬动脉瘤模型并发表报道。[40,41] 自从血管内 PAO 技术应用以来，一些研究已经证实了该技术对于那些不适合重建技术或显微外科夹闭的、复杂的、通

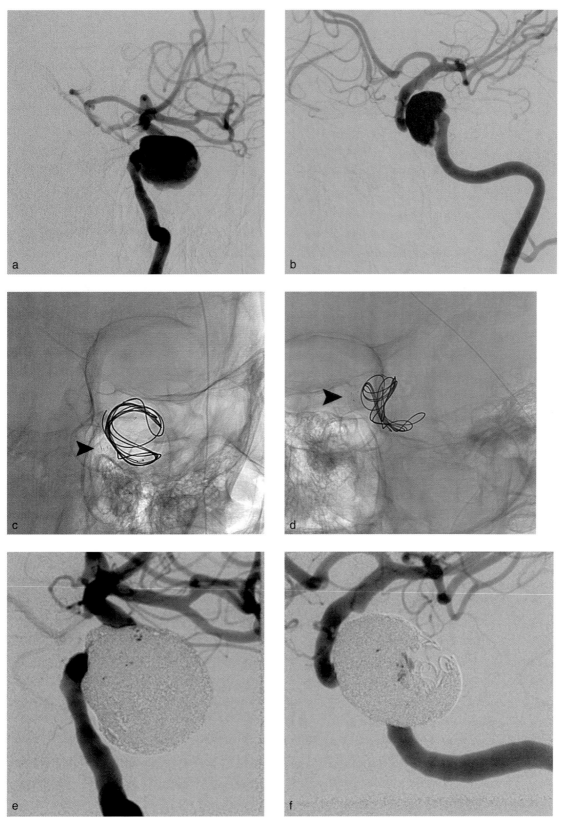

图 19.2　（a）左侧颈内动脉（ICA）造影示 1 枚大的、部分血栓的、颈内动脉海绵窦段动脉瘤。（b）另一角度显示左侧颈内动脉（ICA）造影示 1 枚大的、部分血栓的、颈内动脉海绵窦段动脉瘤。（c）非减影像示置入首枚成篮弹簧圈时支架近端标记点（箭头）的位置（对应于图 a）。（d）另一角度非减影像示置入首枚成篮弹簧圈时支架远端标记点（箭头）的位置（对应于图 b）。（e）颈内动脉海绵窦段动脉瘤支架辅助弹簧圈栓塞后最终造影（对应于图 a，c）。（f）另一角度颈内动脉海绵窦段动脉瘤支架辅助弹簧圈栓塞后最终造影（对应于图 b，d）

表 19.2　支架辅助弹簧圈栓塞结果

病例序列(参考文献)	病例数	SAH例数	支架类型	完全栓塞率	近全栓塞率	部分栓塞率	只植入支架	血栓栓塞性并发症	血管破裂	支架内血栓/狭窄	致残	致死	支架输送失败
Benitez 等,2004[20]	56	24	N	58%	23%	6%	5	4	0		6	4	8
Higashida 等,2005[25]	5	4[a]	E	100%[b]			0	0	0	0	0	0	0
Fiorella 等,2005[22]	64	16	N	46%[b]		54%	5	6	0	3			1
Lee 等,2005[21]	23	7	N	43%	48%	4	1	1	0		0	0	0
Lylyk 等,2005[19]	50	23	N	85%[b]				6	1		4	1	4
Zenteno 等,2006[23]	38	12	B	57%	43%	0	15		3	2			2
Weber 等,2007[24]	31	13	E	19%	58%	23	0	0	0	1	0	0	0
Yavuz 等,2007[8]	18	1	S	94%	6%	0	0	0	0	0	0	0	0

SAH:蛛网膜下腔出血;N:Neuroform 支架(Boston Scientific);E:Enterprise 支架(Cordis Corp. Bridgewater, NJ);B:balloon-expandable 支架;S:SOLO 支架(ev3 Neurovascular);a:蛛网膜下腔出血病史长;b:完全和次全栓塞率之和

常是大或巨大动脉瘤治疗的安全性和有效性(图19.3a~d,表19.3)。[26-35]

复杂动脉瘤行 PAO 治疗的预后取决于载瘤动脉对闭塞的耐受能力,某些情况下,其完全由血管造影影像决定。通常,清醒患者行球囊闭塞试验并观察其血管造影和临床表现,或者借助辅助影像技术,如氙 CT、经颅多普勒或脑电图监测来评估患者对 PAO 的耐受耐受能力。[42]对于脑血管储备不足的患者,血管内 PAO 需要辅助颅外 – 颅内血管搭桥技术。

对于谨慎选择的患者,血管内 PAO 是一种安全的方法。Higashida 等报道了一项 127 例行血管内 PAO 治疗的队列研究,卒中率为 5.5%,致死率为 3.9%。[35]已报道的血管内 PAO 治疗的大多数并发症为永久致残的血栓栓塞,发生率为 2.7%~6.6%,而非脑缺血。[31]长期随访结果仍较为理想,大多数病例研究显示临床预后改善且动脉瘤持续血栓形成。[26-35]

未来方向

随着医疗器械技术的发展,新一代球囊微导管使适合弹簧圈栓塞的复杂动脉瘤数量不断增多,如今可供神经介入医生选择的顺应性和通过性更好的球囊微导管的规格和形状众多,此外,颅内支架目前已可以植入脑血管远端来辅助弹簧圈栓塞,某些情况下,单纯或叠加支架植入用于血流导向治疗复杂动脉瘤获得了理想结果。[20-23,43]最近,Pipeline 栓塞装置(PED,Covidien, Irvine, CA),一种柔韧的、微导管输送、自膨式、腔内重建装置,单独被用于治疗颅内动脉瘤。[44-45]以往支架仅提供最多 10% 的管腔覆盖率,而 PED 却可以提供约 30% 的金属表面积覆盖率。[44-45]这些增加的表面积使血流导向和血流动力学隔离动脉瘤与载瘤动脉成为可能,并为新内膜生长和血管重建提供了框架。最近一项 53 例患者 63 枚动脉瘤的系列研究中共置入 72 枚 PED 作为首选治疗,12 个月造影随访示动脉瘤的完全栓塞率为 95%。[45]

最后,正在研究诸如 Onyx HD-500(Covidien, Irvine, CA)液体栓塞剂在颅内动脉瘤治疗中的应用。[46,47]Onyx HD-500 是一种生物相容的、非黏性、液体栓塞物,由乙烯 – 乙烯基共聚物和二甲基亚砜溶剂与钽粉混合而成,[46,47]与主要用于动静脉畸形、肿瘤和其他病变的 Onyx18、34 相比,Onyx HD 是一种更具黏性的栓塞物,其黏性的增加对于注射中最大限度地减少反流进入载瘤动脉十分必要。

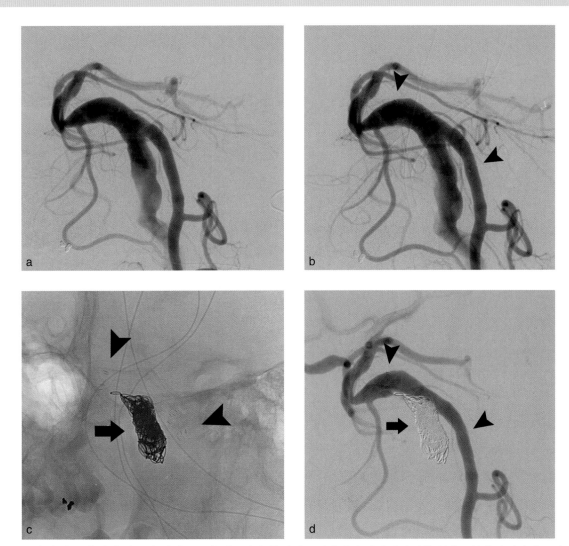

图 19.3 （a）左侧椎动脉（VA）造影示一枚累及右侧椎动脉远端和基底动脉近端的梭形的、扩张的动脉瘤。（b）左侧椎动脉远端和基底动脉近端植入首枚支架（箭头）后左侧椎动脉造影。（c）叠加植入支架（箭头）且右侧椎动脉远端弹簧圈闭塞（箭）后非减影像。（d）最终的左侧椎动脉造影示叠加支架（箭头）的位置和右侧椎动脉远端弹簧圈完全闭塞（箭）

表 19.3 复杂动脉瘤的载瘤动脉闭塞

病例序列（参考文献）	动脉瘤数	治疗例数	闭塞类型	完全闭塞率	前循环	后循环	辅助搭桥的数量	致残	致死率
Debrun 等 , 1981[26]	9	9	B		8	1	4	1	0
Fox 等 , 1987[27]	68	65	B	78%	58	7	25	1	0
Higashida 等 , 1991[35]	127	127	B	99%	113	14	4	7	5
Larson 等 , 1995[29]	60	58	B	97%	60	0	3	3	3
Hacein-Bey 等 , 1997[30]	9	9	B		9	0	9	4	0
Barr 和 Lemley, 1999[28]	10	10	C		6	4		2	
Ewald 等 , 2000[34]	8	8	C	100%	4	4	8	0	0
Lubicz 等 , 2003[31]	18	17	B	100%	18	0	0	0	2
Leibowitz 等 , 2003[33]	13	13	B, C		0	13		3	4
Lubicz 等 , 2004[32]	13	13	B, C	92%	0	13	0	4	1

注射该栓塞物时需要使用球囊微导管"封堵"瘤颈，[46,47]球囊充盈过程中需先将对比剂通过微导管推入动脉瘤体内来确保严密封堵，一旦确认对比剂发生滞留，也就意味着动脉瘤颈已完全封堵，随即在透视下缓慢注入Onyx HD500，注射后间断泄掉球囊对于恢复脑灌注十分必要。[46,47]

Piske等在一项应用Onyx HD500治疗69例患者84枚动脉瘤的系列研究中指出，栓塞术后即刻完全栓塞率为65.5%（55/84动脉瘤）。[47]术后18个月随访时完全栓塞率提高到90.3%（28/31），此外，22枚术后即刻不完全栓塞动脉瘤中有15枚动脉瘤在术后6个月随访时发展为完全栓塞（68.2%）。[47]

结　论

使用辅助技术治疗颅内动脉瘤通常依赖于神经介入医生的正确判断，仔细回顾术前造影对于首选球囊或支架辅助治疗动脉瘤十分必要。尽管新一代神经介入材料在颅内循环中的顺应性和通过性已十分出色，近端血管迂曲仍可能成为置入成功的绊脚石。此外，使用这些技术必须在围手术期抗凝和（或）手术前后充分给予抗血小板药物才最为安全，这对颅内破裂动脉瘤则是一个挑战。

复杂颅内动脉瘤的血管内治疗仍需新的技术和医疗器械的推动，许多医学文献报道证实了血管内治疗这类复杂病变的安全性和有效性，随着治疗经验的增加和不断创新，神经介入医生有望可以安全治疗越来越多以往"不能栓塞"的颅内动脉瘤。

关键点

- 现有文献尚不能证实动脉瘤血管内治疗辅助技术孰优孰劣。

- 仔细评估动脉瘤颈、瘤体以及载瘤血管迂曲程度，有助于决定哪种辅助方法可以被用于治疗哪些比较复杂的病变。

并发症的预防

- 并发症既与栓塞过程术中动脉瘤破裂有关，也与既往栓塞或应用辅助技术引起的血栓栓塞事件有关。

- 如果术中动脉瘤破裂，神经介入医生应立即中和抗凝（如使用），并迅速栓塞动脉瘤使其与循环隔离。

- 血栓形成发生后，建议应迅速经动脉途径给予溶栓剂，最好经微导管在血栓局部给药，如果有必要，神经介入医生可以尝试动脉取栓。

- 避免并发症最有效的方法就是仔细理解动脉瘤的血管形态，谨慎选择恰当的血管内技术。

参考文献

[1] Molyneux A, Kerr R, Stratton I, et al. International Subarachnoid Aneurysm Trial (lSAT) Collaborative Group. International Subarachnoid Aneurysm Trial (ISAT) of neurosurgical clipping versus endovascular coiling in 2143 patients with ruptured intracranial aneurysms: a randomised trial. Lancet, 2002, 360(9342): 1267-1274

[2] van Rooij WJ, Sluzewski M. Procedural morbidity and mortality of elective coil treatment of unruptured intracranial aneurysms. AJNR Am J Neuroradiol, 2006,27(8): 1678-1680

[3] Debrun GM, Aletich VA, Kehrli P, et al. Selection of cerebral aneurysms for treatment using Guglielmi detachable coils: the preliminary University of Illinois at Chicago experience. Neurosurgery, 1998, 43(6): 1281-1295,discussion 1296-1297

[4] McDougall CG, Halbach VV, Dowd CF, et al. Endovascular treatment of basilar tip an-eurysms using electrolytically detachable coils. J Neurosurg, 1996,84(3): 393-399

[5] Raymond J, Guilbert F, Weill A, et al. Long-term angiographic recurrences after selective endovascular treatment of aneurysms

with detachable coils. Stroke, 2003, 34(6): 1398–1403

[6] Campi A, Ramzi N, Molyneux AJ, et al. Retreatment of ruptured cerebral aneurysms in patients randomized by coiling or clipping in the International Subarachnoid Aneurysm Trial (lSAT). Stroke, 2007,38(5): 1538–1544

[7] Turjman F, Massoud TF, Sayre J, et al. Predictors of aneurysmal occlusion in the period immediately after endovascular treatment with detachable coils: a multivariate analysis. AJNR Am J Neuroradiol, 1998,19(9): 1645–1651

[8]Yavuz K, Geyik S, Pamuk AG, et al. Immediate and midterm follow-up results of using an electrodetachable, fully retrievable SOLO stent system in the endovascular coil occlusion of wide-necked cerebral aneurysms. J Neurosurg, 2007,107(1):49–55

[9] Moret J, Cognard C, Weill A, et al. Reconstruction technic in the treatment of wide-neck intracranial aneurysms: long-term angiographic and clinical results. Apropos of 56 cases [in French]. J Neuroradiol, 1997,24(1):30–44

[10] Levy DI, Ku A. Balloon-assisted coil placement in wide-necked aneurysms. Technical note. J Neurosurg, 1997,86(4):724–727

[11] Fiorella D, Albuquerque FC, Masaryk TJ, et al. Balloon-in-stent technique for the constructive endovascular treatment of "ultra-wide necked" circumferential aneurysms. Neurosurgery, 2005,57(6): 1218–1227, discussion 1218–1227

[12] Higashida RT, Smith W, Gress D, et al. Intravascular stent and endovascular coil placement for a ruptured fusiform aneurysm of the basilar artery. Case report and review of the literature. J Neurosurg, 1997,87(6):944–949

[13] Malek AM, Halbach VV, Phatouros CC, et al. Balloon-assist technique for endovascular coil embolization of geometrically difficult intracranial aneurysms. Neurosurgery, 2000,46(6):1397-1406, discussion 1406–1407

[14] Aletich VA, Debrun GM, Misra M, et al. The remodeling technique of balloon-assisted Guglielmi detachable coil placement in wide-necked aneurysms: experience at the University of Illinois at Chicago. J Neurosurg, 2000,93(3):388–396

[15] Cottier JP, Pasco A, Gallas S, et al. Utility of balloon-assisted Guglielmi detachable coiling in the treatment of 49 cerebral aneurysms: a retrospective, multicenter study. AJNR Am J Neuroradiol, 2001, 22(2):345–351

[16] Nelson PK, Levy DI. Balloon-assisted coil embolization of wide-necked aneurysms of the internal carotid artery: medium-term angiographic and clinical follow-up in 22 patients.AJNR Am J Neuroradiol, 2001,22(1): 19–26

[17] Lefkowitz MA, Gobin YP, Akiba Y, et al. Balloon-assisted Guglielmi detachable coiling of wide-necked aneurysms: Part II–clinical results. Neurosurgery, 1999,45(3):531–537, discussion 537–538

[18] Ross IB, Dhillon GS. Balloon assistance as a routine adjunct to the endovascular treamlent of cerebral aneurysms. Surg Neurol, 2006,66(6):593–601, discussion 601–602

[19] Lylyk P, Ferrario A, Pasbón B, et al. Buenos Aires experience with the Neuroform self-expanding stent for the treatment of intracranial aneurysms. J Neurosurg, 2005, 102(2): 235–241

[20] Benitez RP, Silva MT, Klein J, et al. Endovascular occlusion of wide-necked aneurysms with a new intracranial microstent (Neuroform) and detachable coils. Neurosurgery, 2004,54(6): 1359–1367, discussion 1368

[21] Lee YJ, Kim DJ, Suh SH, et al. Stent-assisted coil embolization of intracranial wide-necked aneurysms. Neuroradiology, 2005, 47(9): 680–689

[22] Fiorella D, Albuquerque FC, Deshmukh VR, et al. Usefulness of the Neuroform stent for the treatment of cerebral aneurysms: results at initial (3-6-mo) follow-up. Neurosurgery, 2005, 56(6): 1191–1201, discussion 1201–1202

[23] Zenteno M, Modenesi Freitas JM, Aburto-Murrieta Y, et al. Balloon-expandable stenting with and without coiling for wide-neck and complex aneurysms. Surg Neurol, 2006;66(6):603–610, discussion 610

[24] Weber W, Bendszus M, Kis B, et al. A new self-expanding nitinol stent (Enterprise) for the treatment of wide-necked intracranial aneurysms: initial clinical and angiographic results in 31 aneurysms. Neuroradiology, 2007,49(7):555–561

[25] Higashida RT, Halbach VV, Dowd CF, et al. Initial clinical experience with a new self-expanding nitinol stent for the treatment of intracranial cerebral aneurysms: the Cordis Enterprise stent. AJNR Am J Neuroradiol, 2005, 26(7):1751–1756

[26] Debrun G, Fox A, Drake C, et al. Giant unclippable aneurysms: treatment with detachable balloons. AJNR Am J Neuroradiol, 1981, 2(2):167–173

[27] Fox AJ, Viñuela F, Pelz DM, et al. Use of detachable balloons for proximal artery occlusion in the treatment of unclippable cerebral aneurysms. J Neurosurg, 1987,66(l):40–46

[28] Barr JD, Lemley TJ. Endovascular arterial occlusion accomplished using microcoils deployed with and without proxi-mal flow arrest: results in 19 patients. AJNR Am J Neuroradiol, 1999, 20(8): 1452–1456

[29] Larson JJ, Tew JM Jr, Tomsick TA, et al. Treatment of aneurysms of the internal carotid artery by intravascular balloon occlusion: long-term follow-up of 58 patients. Neuro-surgery, 1995, 36(1): 26–30, discussion 30

[30] Hacein-Bey L, Connolly ES Jr, Duong H, et al. Treatment of inoperable carotid aneurysms with endovascular carotid oc-

clusion after extracranial-intracranial bypass surgery. Neuro-surgery, 1997,41(6):1225–1231, discussion 1231–1234

[31] Lubicz B, Gauvrit JY, Leclerc X, et al. Giant aneurysms of the internal carotid artery: endovascular treatment and long-term follow-up. Neuroradiology, 2003,45(9):650–655

[32] Lubicz B, Leclerc X, Gauvrit JY, et al. Giant vertebrobasilar aneurysms: endovascular treatment and long-term follow-up. Neurosurgery, 2004,55(2):316–323, discussion 323–326

[33] Leibowitz R, Do HM, Marcellus ML, et al. Parent vessel occlusion for vertebrobasilar fusiform and dissecting aneurysms. AJNR Am J Neuroradiol, 2003, 24(5): 902–907

[34] Ewald CH, Kühne D, Hassler WE. Bypass-surgery and coil-embolisation in the treatment of cerebral giant aneurysms. Acta Neurochir (Wien), 2000,142(7):731–737, discussion 737–738

[35] Higashida RT, Halbach VV, Dowd CF, et al. Intracranial aneurysms: interventional neurovascular treatment with detachable balloons–results in 215 cases. Radiology, 1991, 178(3): 663–670

[36] Akiba Y, Murayama Y, Viñuela F, et al. Balloon-assisted Guglielmi detachable coiling of wide-necked aneurysms: Part I–experimental evaluation. Neurosurgery, 1999,45(3):519–527, discussion 527–530

[37] Wehman JC, Hanel RA, Levy EI, et al. Giant cerebral aneurysms: endovascular challenges. Neurosurgery, 2006, 59(5,Suppl 3): S125–S138, discussion S3–S13

[38] Layton KF, Cloft HJ, Gray LA, et al. Balloon-assisted coiling of intracranial aneurysms: evaluation of local thrombus formation and symptomatic thromboembolic complications. AJNR Am J Neuroradiol, 2007,28(6): 1172–1175

[39] Fiorella D, Albuquerque FC, Woo H, et al. Neuroform in-stent stenosis: incidence, natural history, and treatment strategies.

Neurosurgery, 2006,59(1):34–42, discussion 34–42

[40] Serbinenko FA. Balloon catheterization and occlusion of major cerebral vessels. J Neurosurg, 1974,41(2): 125–145

[41] Debrun G, Lacour P, Caron JP, et al. Inflatable and released balloon technique experimentation in dog–application in man. Neuroradiology, 1975,9(5):267–271

[42] Gonzalez NR, Duckwiler G, Jahan R, et al. Challenges in the endovascular treatment of giant intracranial aneurysms. Neurosurgery, 2006,59(5, Suppl 3):Sl13–S124, discussion S3–S13

[43] Ansari SA, Lassig JP, Nicol E, et al. Thrombosis of a fusiform intracranial aneurysm induced by overlapping neuroform stents: case report. Neurosurgery, 2007,60(5):E950–E951, discussion E950–E951

[44] Fiorella D, Woo HH, Albuquerque FC, et al. Definitive reconstruction of circumferential, fusiform intracranial aneu-rysms with the Pipeline Embolization Device. Neurosurgery, 2008, 62(5): 1115–1120, discussion 1120–1121

[45] Lylyk P, Miranda C, Ceratto R, et al. Curative endovascular re-construction of cerebral aneurysms with the Pipeline Embo-lization Device: the Buenos Aires experience. Neurosurgery, 2009, 64(4):632–642, discussion 642-643, quiz N6

[46] Weber W, Siekmann R, Kis B, et al. Treatment and follow-up of 22 unruptured wide-necked intracranial aneurysms of the internal carotid artery with Onyx HD 500. AJNR Am J Neu-roradiol, 2005,26(8):1909–1915

[47] Piske RL, Kanashiro LH, Paschoal E, et al. Evaluation of Onyx HD-500 embolic system in the treat-ment of 84 wide-neck intracranial aneurysms. Neurosurgery, 2009,64(5):E865–E875, discussion E875

第 20 章　术后管理策略

Michael J. Alexander, Abhineet Chowdhary

顺利完成了复杂脑动脉瘤栓塞并取得了完美的血管造影和临床结果，却因为一些本可以轻易避免的原因，使患者在进入重症监护室（ICU）几小时后发生恶化，站在神经介入医生的立场上，相信没什么比这更让人失望的事情。对患者最终的临床预后而言，术后正确的护理、照顾和评估与栓塞技术本身同样重要。本章将介绍脑动脉瘤栓塞术后管理的一些基本策略，以及对一些较为复杂动脉瘤的术后管理策略。

生理监测和护理

未破裂动脉瘤

如果没有可疑的手术相关性穿支血管事件或术中动脉瘤破裂，既往未破裂动脉瘤患者栓塞术后的管理较为简单。尽管一些医疗中心将这类患者转入 ICU，另一些医疗中心倾向于将这类患者转入普通监护病房（step-down unit）或普通病房（neurosurgical floor bed），[1] 动脉瘤性蛛网膜下腔出血（SAH）时常见的再出血、血管痉挛、癫痫、脑积水及心脏顿抑等继发性风险，在未破裂动脉瘤时并不常见。

对未破裂脑动脉瘤而言，术后最常见的潜在风险是迟发性血栓栓塞并发症。在一项关于未破裂动脉瘤血管内途径治疗分析（Analysis of Treatment by Endovascular Approach of Nonruptured Aneurysms, ATENA）的多中心前瞻性研究中，对 547 例采取不同方式进行动脉瘤栓塞发生的不良事件进行评估，血栓栓塞事件发生率为 6.2%，术中动脉瘤破裂发生率为 2.2%，栓塞材料相关并发症发生率为 2.5%。[2] 该研究显示血栓栓塞并发症及风险是威胁未破裂动脉瘤栓塞安全性的主要因素。

术后血栓并发症有以下病因：可能存在未被发现的医源性动脉夹层或机械操作性血管痉挛，引起管腔狭窄或内膜不规则，进而导致血栓栓塞并发症；可能存在单纯支架或支架辅助动脉瘤栓塞病例抗血小板治疗不够。此外，其他一些情况必须使用抗血小板治疗，如使用 Onyx HD500（Covidien, Irvine, CA）液态聚合物栓塞、[3,4] 宽颈动脉瘤的弹簧圈栓塞、弹簧圈祥环疝入载瘤动脉，[5] 或者一些高风险部位如大脑中动脉（MCA）分叉部。Moret 进行的一项 149 例大脑中动脉动脉瘤栓塞研究，血栓并发症率为 13.4%，明显高于大多数栓塞系列研究。[6] 继发于弹簧圈移位导致的术后早期出现神经障碍则较为少见。

基于上述原因，通常建议未破裂动脉瘤栓塞术后不使用鱼精蛋白中和肝素，如果判断动脉瘤术后发生血栓栓塞并发症风险较低，则让肝素利用自身代谢清除，如果判断动脉瘤风险较高，如瘤体及相应的弹簧圈团块大、动脉瘤颈较宽或位于 MCA 分叉部等高危部位，最好让患者肝素化过夜并进行短期抗血小板治疗。如果患者术前未接受抗血小板治疗，术后应持续肝素化，待患者可以顿服抗血小板药物时，应继续肝素化数小时

189

以便口服的抗血小板药物起效。

由于抗凝治疗逐渐消退，所以未破裂动脉瘤术后发生血栓栓塞并发症风险最高的时期为术后几小时，因此通常将这类患者转入监护室过夜，由监护室医生和护士密切进行神经功能检查。只要可以做到持续神经功能检查，普通监护病房环境也可以。能够正确物理查体的护士需要评价患者语言、意识、运动和感觉功能，对于后颅窝动脉瘤，评估小脑功能尤为重要。上述病房的大多数护士应熟练掌握 NIHSS（National Institutes of Health Stroke Score）评分，然而比患者实际评分更为重要的是，判断其与神经学检查基准值是否发生变化。例如，栓塞动脉瘤对侧的，新发左侧旋前肌障碍可以提示围手术期腔内血栓栓塞，这类患者一旦普通头颅 CT 确认无新发颅内出血，应返回介入导管室行动脉溶栓，或应静脉给予凝血因子 IIb / IIIa 阻滞剂（图 20.1）。这类患者如果发现和处理及时，其神经功能障碍有望完全恢复至基础或正常水平。

若未破裂脑动脉瘤栓塞术后患者主诉剧烈头痛，则应复查头颅 CT 排除出血。栓塞过程中术中微导管刺破动脉或其他原因导致的 SAH 是术者都不愿意看到的，一旦诊断新发出血，应立即中和肝素并明确出血原因。有一种情况例外，那就是囊内栓塞或有意的载瘤颈内动脉闭塞治疗颈内动脉海绵窦段动脉瘤，该患者多患有病变同侧球后疼痛或剧烈头痛，且伴有恶心和呕吐。该症状通常由局部压迫或三叉神经或海绵窦硬膜激惹所致，对激素及麻醉药物治疗有效。尽管如此，如果临床高度疑似也应行头颅 CT 平扫排除颅内出血。

破裂动脉瘤

破裂脑动脉瘤患者是 NICU 内最为复杂的患者群之一，这类患者术后护理过程中，除了查体，生理监测和评估同样重要，动脉置管密切监测血压至关重要。与脑动脉瘤夹闭患者不同，动脉瘤栓塞术后，在动脉瘤内形成稳定血栓前仍有再破裂风险，因此栓塞后不应立即给予升压治疗，[7] 动脉瘤不完全栓塞或疏松填塞时尤其如此。尽管栓塞术后动脉瘤内造影剂发生滞留，或在介入导管室内正常血压时造影剂不再进入动脉瘤，患者返回 ICU 数小时后血压升高能引起血流动力学变化，动脉瘤内血凝块和血栓形成是一个动态过程，血栓边缘进行溶解和凝固直到形成稳定血栓，进而病变发生愈合。对于急性期破裂动脉瘤患者，笔者倾向于栓塞术后

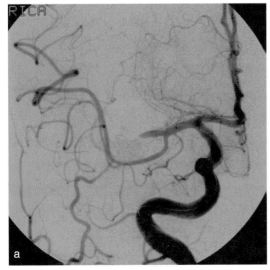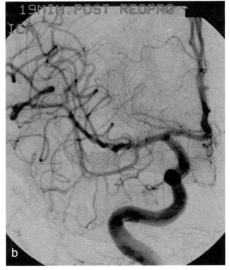

图 20.1 （a）右侧大脑中动脉动脉瘤破裂栓塞肝素中和 1h 后正位造影，患者复苏后偏瘫且头颅 CT 检查无变化。（b）静脉给予阿昔单抗后 19min 正位造影示血管完全再通

维持正常血压 48h，如果患者出现症状性早期动脉血管痉挛，则必须权衡诱导或被动升高血压与维持正常血压之间的利弊。

当然，如果 SAH 患者伴发脑积水则需行脑室穿刺术，虽然不建议在动脉瘤处理前积极的引流脑脊液，因为这样做有加速动脉瘤再破裂的潜在风险，然而动脉瘤栓塞后则可以更积极的引流脑脊液。

最好使用中心静脉压来监测患者血容量情况，对于较危重患者，应肺动脉置管监测。SAH 患者可能并发急性或神经源性肺水肿，可能导致氧合困难。同样，当患者出现早期脑动脉血管痉挛征象时，通常给予高血容量治疗，此时必须警惕心肺负荷过重导致的充血性心力衰竭，某些情况下还会引发潜在性肺水肿或急性呼吸窘迫综合征（acute respiratory distress syndrome, ARDS）。还有些脑动脉瘤患者栓塞时使用的是 Onyx HD-500，一种溶解二甲基亚砜（DMSO）的乙烯－乙烯醇共聚物，会出现不明原因的 ARDS 风险。Murugesan 及其他学者报道了使用共聚物 /DMSO 混合物治疗的动静脉畸形患者出现 ARDS 的病例。[8]

患者体温监测对于判断发热很重要，发热常提示潜在的感染、菌血症、药物反应或深静脉血栓形成。此外，如同卒中时一样，发热本身也与 SAH 预后不良有关，对于动脉瘤性 SAH 患者有效的控制和管理发热，有助于改善功能预后和促进恢复。[9]

载瘤动脉闭塞后管理

对于那些常规介入栓塞无效或不适合的、大或巨大的、复杂动脉瘤，通过适当的短暂性球囊闭塞试验，采取载瘤动脉闭塞治疗可能取得成功（见第 55 章）。虽然本章不探讨短暂性球囊闭塞试验技术，这类患者的术后管理却十分重要。

当患者成功通过短暂性球囊闭塞试验，或无法通过该试验而已行颅外－颅内血管搭桥后，采取慎重的载瘤动脉闭塞时，术后 24h 内通常给予静脉肝素治疗，利用弹簧圈或其他方法闭塞动脉而未行恰当抗凝治疗可能导致非预期的术后载瘤动脉顺行性血栓形成或大量栓子，通常推荐术后给予阿司匹林治疗来降低迟发性血栓栓塞并发症风险。

即使在介入导管室通过了 20~30min 短暂性球囊闭塞试验，仍有一部分患者行永久性动脉闭塞后会出现继发性缺血症状，因此通常建议术后维持患者收缩压高于基础水平 10~20mmHg 至少 24h，促进载瘤动脉闭塞后的侧支软膜循环。Larson 及其同事对 55 例行慎重的载瘤动脉闭塞治疗的脑动脉瘤患者进行了系列研究，治疗期间 3 例死亡，1 例出现 SAH，2 例出现严重脑梗死，6 例因扩容和抗凝治疗相关性栓塞出现迟发性缺血，其中 2 例进展为迟发性梗死。[10]

高危患者术后管理

高血栓栓塞风险

近年来的文献已证实某些患者发生血栓栓塞事件和并发症的风险高于一般患者。一些研究证实，破裂脑动脉瘤栓塞过程中血栓栓塞并发症率高于未破裂动脉瘤，[11] 尚不清楚这是否与破裂动脉瘤患者的相对高凝状态有关，或与栓塞治疗本身的肝素化治疗剂量不足有关。

正如预期的那样，栓塞物较多暴露于循环血液中的动脉瘤，如宽颈动脉瘤或大和巨大动脉瘤，围手术期血栓栓塞风险较高。Soeda 及其同事研究发现，与简单的窄颈动脉瘤相比，宽颈大动脉瘤发生 DWI（diffusion-weighted imaging）异常的风险增加 23%~51%。[12] 尽管如此，Brooks 及其同事 [13] 发现采取球囊或支架辅助动脉瘤栓塞技术的患者比未采取辅助技术的患者，通过 DWI 证实的血栓栓塞并发症发生率更低，作者将原因归结于采取辅助技术治疗患者的抗血小板治疗更加充分，因此提示围手术期药物治疗，无论是抗凝还是抗血小板，对血栓栓塞发生率和临床预后有重要影响。表20.1列举了血栓栓塞高风险情况及其常规处理、监测指标和治疗指导原则。

高出血风险

术中及术后高出血风险患者较高血栓栓塞风险患者少见，但血栓栓塞事件通常可以通过动脉或静脉溶栓解决，而出血事件却不能消除，此外，破裂动脉瘤复发出血致死率极高。

术中及术后高出血风险的情况包括：小的破裂动脉瘤[14]、夹层或血泡动脉瘤[15]、瘤颈破裂动脉瘤、含有大的假瘤囊或含子囊动脉瘤、不完全疏松栓塞动脉瘤及其更为迟发性病例即弹簧圈压缩或复发动脉瘤。

在这些高风险病例中，通常在确诊后对系统性肝素化进行中和，即每1000U肝素静脉给予10mg鱼精蛋白。此外，如果有必要尝试静脉滴注卡地尼或类似药物降低收缩压（systolic blood pressure, SBP）至120mmHg或以下水平。

表20.1　动脉瘤栓塞高风险患者的治疗和监测

高风险情况	治疗	监测
蛛网膜下腔出血	术中使用肝素	ACT 250~300
	再次破裂或大的梭形动脉瘤，按常规剂量50%~75%给药，直到第一枚弹簧圈部分送入	再次破裂或大的梭形动脉瘤 ACT 200~250
支架植入或动脉瘤内应用液态栓塞聚合物	若患者术前未抗血小板治疗，术中使用肝素并静脉滴注肝素过夜	术中 ACT 250~300 PTT 55~80
	术前1d氯吡格雷600mg顿服，栓塞术中可经鼻饲管给药	过夜顿服后2~4h，P2Y12测定目标≤20% 术后1~2h ARU测定目标<550
	栓塞术前或术中口服阿司匹林81mg	
球囊辅助	术中使用肝素	ACT 250~300 测定PFA、ARU、P2Y12
	如果疑似反复充盈球囊导致内皮损伤术后抗血小板治疗	
弹簧圈疝入载瘤动脉	肝素静滴过夜后抗血小板治疗	PTT 55~80 测定PFA、ARU、P2Y12
腔内血栓	必要时经动脉或静脉给予Ⅱb/Ⅲa阻断剂或取栓之后口服抗血小板药物	血小板聚合测定血栓弹力图 测定Accumetrix Ⅱb/Ⅲa
宽颈动脉瘤	术中使用肝素	ACT 250~300 测定PFA、ARU、P2Y12
	抗血小板治疗4周	
大脑中动脉部位	术中使用肝素	ACT 250~300 测定PFA、ARU、P2Y12
	抗血小板治疗4周	
近期FFP、因子7、注射血小板、维生素K治疗	术中使用肝素	ACT 250~300 术后凝血障碍潜在复发
累及载瘤动脉的血管痉挛、夹层、血管病变或粥样硬化病变	必要时血管成形	ACT 250~300 术后PTT 55~80
	术中使用肝素，如果明显血流瘀滞术后静滴肝素	
选择性载瘤动脉闭塞	术中使用肝素并静滴肝素过夜，阿司匹林治疗	ACT 250~300 术后PTT 55~80 术后监测PFA或ARU
	收缩期血压高于基础血压10~20mmHg	

ACT：活化凝血时间；ARU：阿司匹林反应单位；FFP：新鲜冰冻血浆；PFA：血小板功能测定；PTT：凝血酶原时间；SBP：收缩期血压

术后实验室检查

相比于外科手术，栓塞术后的实验室检查从某种层面上来说似乎是常规检查，因为失血及组织液丢失极少。但较之于外科手术，术后的实验室检查又更为重要，因为栓塞术中及术后通常要干预凝血系统。

凝固试验室检查

栓塞术后通常例行检查凝血酶原时间（Prothrombin Time, PT）和部分凝血激酶时间（Partial Thromboplastin Time, PTT），若患者需肝素静滴，有必要术后每6h进行一次上述检查。但如果确认栓塞后要中和肝素，应术后行一次PTT检查确认肝素完全中和，尤其是进入ICU后需要进一步处置时（如置管操作）。

绝大多数动脉瘤栓塞需要系统肝素化使活化凝血时间（Activated Clotting Time, ACT）达到250~300s，该抗凝治疗水平等同于PTT > 150s，即高于进入ICU后的治疗水平。这类患者的肝素化治疗管理应格外小心，术后PTT > 150s的患者一般应停止静滴肝素，并间隔一段时间后复查PTT。但如果静滴肝素停药时间过长，可能无法达到有效浓度，对于高风险患者，这可能导致动脉内血栓形成。

抗血小板治疗

随着抗血小板药物不断使用，评价该药物疗效的检测也不断发展。20年前，阿司匹林治疗评估主要基于相对粗略的出血时间（bleeding time），现在转而采取更加复杂的血小板聚合测定和血栓弹力图评估，[16] 即对阿司匹林和噻吩吡啶衍生物，即氯吡格雷和噻氯吡啶的评估，以及对Ⅱb/Ⅲa直接阻断剂的抗血小板活性评估。然而，虽然这些复杂的装置可以获得准确的、重复性良好的结果，但却并不便利，因此介入导管室或ICU"关注点"设备应运而生，[17] 其将

血样本直接加入测量仪，包括氯吡格雷介导的血小板抑制作用P2Y12测定、阿司匹林介导的抑制作用ARU测定以及阿昔单抗（abciximab）、依替巴肽（integrilin）、替罗非班（aggrastat）血小板抑制作用的Ⅱb/Ⅲa测量仪（图20.2）。

一些患者等位基因变异已被证实可以造成部分患者出现阿司匹林或氯吡格雷抵抗，但患者服药依从性、剂量不足（一些体重较大患者可能需要更大剂量）或其他药物影响引起的意外的低抑制水平仍不容忽视。[18] 近期研究结果显示质子泵抑制剂可以降低氯吡格雷疗效，进而导致氯吡格雷抵抗。此外，一些研究证实奥美拉唑较其他质子泵抑制剂的上述作用更显著。[19]

全血计数

血小板减少症

在血管内治疗的患者中，肝素诱导的血小板减少症（heparin-induced thrombocytopenia, HIT）日渐受到重视。[20,21] 应用血管内弹簧圈栓塞、腔内支架植入或液态聚合物栓塞治疗的动脉瘤

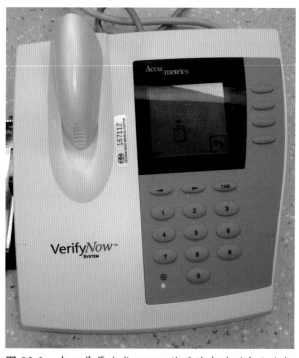

图20.2 介入导管室或NICU使用的实时测定血小板抑制效果的"关注点"设备，用于评估阿司匹林、噻吩吡啶衍生物或Ⅱb/Ⅲa抑制剂治疗

患者，在治疗过程中均给予治疗剂量或超治疗剂量的肝素，同时可能给予皮下注射肝素预防深静脉血栓。

当患者术后出现迟发性血小板计数减少时应警惕HIT，HIT是抗体反应引起血小板减少症的一种高凝状态，而该抗体与患者血小板因子4（platelet factor 4, PF4）结合的肝素新抗原表位作用。[22]并非所有产生针对该表位的循环抗体的患者均出现临床症状性HIT，事实上，估计产生抗体的患者中仅有20%或使用肝素的所有患者中仅有3%，会出现HIT的临床症状和体征，被认为是HIT2型。

继发于HIT的血栓形成一经诊断，肝素及所有含有肝素的药物应停药，并改用非肝素抗凝药。已知HIT患者基础治疗有效的药物包括来匹卢定（lepirudin）、阿加曲班（argatroban）和比伐卢定（bivalirudin），随后开始过渡到华法林治疗。[23]

血小板减少症也可以反映对抗血小板治疗的不良反应，因为噻吩吡啶类衍生物，即氯吡格雷和噻氯吡啶，可能导致出现血栓形成性血小板减少性紫癜（thrombotic thrombocytopenic purpura, TTP）。TTP是一种以血小板聚集、血小板减少、肾功能不全、神经学变化及红细胞机械损伤为特征的爆发性疾病。[24]

白细胞计数

白细胞计数升高可能是感染先兆，但也可能动脉瘤性蛛网膜下腔出血后血管痉挛进展的一个独立危险因素。近期一项对蛛网膜下腔出血患者7年的回顾性研究显示，白细胞增多大于15×10^9/L时出现脑血管痉挛的优势比为3.3。[25]

白细胞计数升高且相对嗜酸性粒细胞增多可以提示患者对其中一种治疗药物存在过敏反应，常见原因是苯妥英钠，且常伴有腹部皮疹和（或）发热。[26]

贫　血

血细胞比容作为全血计数的一部分对于诊断术后腹膜后血肿至关重要，由于介入术中及术后通常肝素化并抗血小板治疗，因此股动脉穿刺股动脉血肿或腹膜后血肿的风险增加。血管封堵器的使用有时可能掩盖腹膜后血肿的进展，尤其是动脉后壁被刺破时。继发于神经介入手术的腹膜后血肿患者，多表现为腹部疼痛、腹股沟疼痛、背部疼痛和低血压。Farouque及其同事对介入术后的研究发现，腹膜后血肿组血细胞比容较基础值下降11.5，而非腹膜后血肿组下降2.3，很可能提示血液稀释引起的下降。[27]

血液生化检查

低钠血症

SAH后血清脑钠肽（brain natriuretic peptide, BNP）升高导致尿量和尿钠增多（脑性盐耗），进而加重迟发性缺血性神经功能障碍，McGirt及其同事进行的一项关于SAH患者的研究显示，在发生与不发生脑血管痉挛SAH患者中，SAH后前3d BNP和血清钠相互关联，但是SAH第4~12d发生脑血管痉挛比未发生痉挛的患者BNP显著升高（$P<0.01$），这种自发性延迟低钠血症与脑血管痉挛相关，结果导致预后更差。[28]虽然采用静脉给予3%氯化钠溶液或其他治疗纠正低钠血症不能避免伴发的血管痉挛，但是确实能减轻可能出现的脑水肿或癫痫发作。

血尿素氮／肌酐

肾功能正常患者肾小球滤过率（glomerular filtration rates, GFR）>90mL/min，栓塞术后应例行检查血尿素氮和肌酐水平，来评估术中造影剂和药物对肾脏的不良反应。绝大多数介入治疗患者术中需要耐受5mL/kg造影剂，如果自发性SAH患者手术当天早些时候已行CTA检查且已负荷造影剂，就会存在问题。那么可以用什么参数来衡量？此外，如果患者术前存在肾功能障碍，则必须合理设计栓塞中的血管造影及术后随访来减少患者的造影剂负荷。

如果术前已经知道患者存在肾功能障碍，那么术前给予乙酰半胱氨酸和碳酸氢钠是有益的。现已证实，患有慢性肾功能不全的患者，口服给予乙酰半胱氨酸 600mg，每天 2 次，与安慰剂比较术后肾功能损害风险下降 21%。[29] Merten 及其同事进行的一项类似的前瞻性随机对照研究，比较碳酸氢钠和氯化钠静脉输液预防造影剂介导的肾脏疾病，发现碳酸氢钠输液组造影剂介导的肾脏疾病的相对风险下降 11.9%，且具有统计学差异（P=0.02）。[30]

血清肌钙蛋白

即使既往没有冠脉或心脏疾病患者，严重 SAH 后也会出现心肌顿抑的现象。急性自发性 SAH 时出现的心肌顿抑（stunned myocardium, SM）是一种可逆性神经源性左心室功能障碍。Duke 大学的 Bulsara 及其同事的一项研究显示，发生该现象的年龄为 29~75 岁，因此年轻患者也可以出现。[31] 这时可以通过血清心肌肌钙蛋白和超声心动图检查鉴别心肌顿抑和心肌梗死（myocardial infarction, MI）。Duke 大学的研究显示，血清肌钙蛋白测量值小于 2.8 且射血分数小于 40% 的患者符合 SM 诊断，相反的肌酸激酶同工酶 MB（creatine kinase MB fraction, CK-MB）水平并不能鉴别 SM 和 MI。

Kono 及其同事进行的一项研究，推测心电图 ST 段抬高且既往无心脏病史的 12 例 SAH 患者为 SM，血管造影显示这些患者确实没有心外膜冠脉痉挛或狭窄证据，而且他们认为，从心脏内科角度来看，与该现象相关的室壁运动异常是暂时性的且预后良好。[32]

血管痉挛的无创监测

迟发缺血性神经功能障碍最佳的无创监测就是患者的神经学查体，遗憾的是，高分级 SAH 患者神经学查体基线较低，致使临床发现哪些精细的或重要的新发神经功能障碍有时存在困难。此外，即使是低分级 SAH 患者，由于可以耐受血管痉挛引起的明显缺血，并不会表现出功能障碍（图 20.3）。因此，每天或定期无创监测对这类患者的治疗是有益的，并且可以决定需要采取更加积极的治疗方式，例如针对血管痉挛的动脉注射，或者针对大血管痉挛的经皮球囊血管成形术（见第 23 章）。

经颅多普勒（TCD）超声检查结合 TCD 成像在 ICU 或病房内便于复查且没有电离辐射，因此可以用来评估一定时期的血液流速变化趋势。尽管存在这种可能性，但是无血管痉挛的患者不会在 1d 之内进展到严重的血管痉挛，典型的演变是在几天内从正常、轻度、中度到重度，如果每天例行 TCD 监测，那么更有可能通过临床查体发现潜在功能障碍。对于高分级患者，临床查体困难，对血管痉挛有时会通过 TCD 趋势和数值来决定采取血管内治疗。如果 Lindegaard 比值 >3，一些医疗中心可能选择对 MCA 的 TCD 流速 >200cm/s（被认为是严重血管痉挛范围）的患者采取进一步处理，而不是在高血压治疗的基础上进一步升高血压，这一点对已经静脉给予抗血管痉挛药物、且有潜在缺血性心脏疾病的患者尤为适用。

总 结

未破裂或破裂动脉瘤患者栓塞术后的管理并不能随着介入操作的完成而结束，患者栓塞术后的评估和管理对其最终的临床预后影响很大。栓塞术后出现的绝大多数问题，如果早期发现，是可以逆转或者有效处置的，然而早期发现是关键。一个完备的、有效沟通的团队，包括神经介入医生、神经重症医生、护士以及护工，可以增加患者良好预后的可能性。

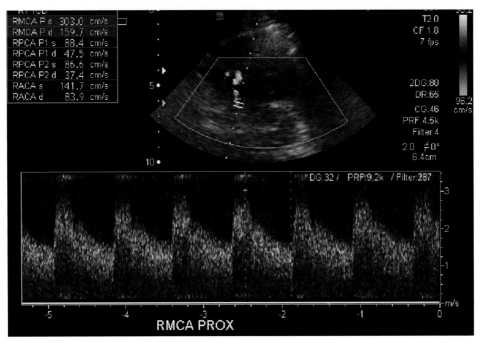

图 20.3 无局灶神经功能障碍，严重右侧大脑中动脉血管痉挛的蛛网膜下腔出血患者 TCD 超声无创成像的研究

关键点

- 对于未破裂脑动脉瘤，术后潜在的最大风险是迟发性血栓栓塞并发症。

- 与外科夹闭的脑动脉瘤不同，栓塞后的动脉瘤在形成成熟的血栓前仍存在急性破裂风险，因此，栓塞术后不要直接开始高血压治疗。

- 在血管内治疗的患者中，HIT 是一种日渐增多的现象。

- 通过血清心肌肌钙蛋白和超声心动图检查，可以鉴别心肌顿抑和心肌梗死。

参考文献

[1] Niskanen M, Koivisto T, Rinne J, et al. Complications and postoperative care in patients undergoing treatment for unruptured intracranial aneurysms. J Neurosurg Anesthesiol, 2005, 17(2):100–105

[2] Pierot L, Spelle L, Leclerc X, et al. Endovascular treatment of unruptured intracranial aneurysms: comparison of safety of remodeling technique and standard treatment with coils. Radiology, 2009,251(3):846–855

[3] Piske RL, Kanashiro LH, Paschoal E, et al. Evaluation of Onyx HD-500 embolic system in the treat-ment of 84 wide-neck intracranial aneurysms. Neurosurgery, 2009,64(5):E865–E875, discussion E875

[4] Reig AS, Simon S, Mericle RA. Embolization of a giant pediatric, posttraumatic, skull base internal carotid artery aneurysm with a liquid embolic agent. J Neurosurg Pediatr, 2009, 4(5):449–452

[5] Mounayer C, Piotin M, Baldi S, et al. Intraarterial administration of abciximab for thromboembolic events occurring during aneurysm coil placement. AJNR Am J Neuroradiol, 2003, 24(10): 2039–2043

[6] Iijima A, Piotin M, Mounayer C, et al. Endovascular treatment with coils of 149 middle cerebral artery berry aneurysms. Radiology, 2005,237(2):611–619

[7] Molyneux AJ, Kerr RS, Birks J, et al. lSAT Collaborators. Risk of recurrent subarachnoid haemorrhage, death, or dependence and standardised mortality ratios after clipping or coiling of an intracranial aneurysm in the International Subarachnoid Aneurysm Trial (lSAT): long-term follow-up. Lancet Neurol, 2009,8(5):427–433

[8] Murugesan C, Saravanan S, Rajkumar J, et al. Severe pulmonary oedema following therapeutic embolization with Onyx for cerebral arteriovenous malformation. Neuroradiology, 2008,50(5):439–442

[9] Naidech AM, Bendok BR, Bernstein RA, et al. Fever burden and functional recovery after subarachnoid hemorrhage. Neuro-

surgery, 2008,63(2):212–217, discussion 217–218

[10] Larson JJ, Tew JM Jr, Tomsick TA, et al. Treatment of aneurysms of the internal carotid artery by intravascular balloon occlusion: long-term follow-up of 58 patients. Neuro-surgery, 1995, 36(1): 26–30, discussion 30

[11] Fiehler J, Byrne JV. Factors affecting outcome after endovascular treatment of intracranial aneurysms. Curr Opin Neurol, 2009,22(1): 103–108

[12] Soeda A, Sakai N, Sakai H, et al. Thromboembolic events associated with Guglielmi detachable coil embolization of asymptomatic cerebral aneurysms: evaluation of 66 consecutive cases with use of diffusion-weighted MR imaging. AJNR Am J Neuroradiol, 2003,24(1):127–132

[13] Brooks NP, Turk AS, Niemann DB, et al. Frequency of thromboembolic events associated with endovascular aneurysm treatment: retrospective case series. J Neurosurg, 2008,108(6): 1095–1100

[14] Brinjikji W, Lanzino G, Cloft HJ, et al. Endovascular treatment of very small (3 mm or smaller) in-tracranial aneurysms: report of a consecutive series and a meta-analysis. Stroke, 2010,41(1):116–121

[15] Ogawa A, Suzuki M, Ogasawara K. Aneurysms at nonbranching sites in the supraclinoid portion of the internal carotid artery: internal carotid artery trunk aneurysms. Neurosurgery, 2000, 47(3):578-583, discussion 583–586

[16] Lombard FW, Welsby IJ, Alexander MJ, et al. Thromboelastography detects inadequate response to abciximab therapy during stent-assisted cerebral aneurysrn coil embolization complicated by stroke. Neurocrit Care, 2006,4(1):32–34

[17] Buch AN, Singh S, Roy P, et al. Measuring aspirin resistance, clopidogrel responsiveness, and postprocedural markers of myonecrosis in patients undergoing percutaneous coronary intervention. Am J Cardiol, 2007,99(11): 1518–1522

[18] Sharma RK, Reddy HK, Singh VN, et al. Aspirin and clopidogrel hyporesponsiveness and nonresponsiveness in patients with coronary artery stenting. Vasc Health Risk Manag, 2009,5:965–972

[19] Sibbing D, Morath T, Stegherr J, et al. Impact of proton pump inhibitors on the antiplatelet effects of clopidogrel. Thromb Haemost, 2009,101(4):714–719

[20] Hoh BL, Aghi M, PryorJC, et al. Heparin-induced thrombocytopenia Type Ⅱ in subarachnoid hemorrhage patients: incidence and complications. Neurosurgery, 2005,57(2):243–248, discussion 243–248

[21] Parney IF, Steinke DE. Heparin-induced thrombocytopenia and thrombosis following subarachnoid hemorrhage. Case report. J Neurosurg, 2000,93(1): 136–139

[22] Baldwin ZK, Spitzer AL, Ng VL, et al. Contemporary standards for the diagnosis and treatment of heparin-induced thrombocytopenia (HIT). Surgery, 2008, 143(3): 305–312

[23] Ortel TL. Heparin-induced thrombocytopenia: when a low platelet count is a mandate for anticoagulation. Hematology (Am Soc Hematol Educ Program), 2009,225–232

[24] Zakarija A, Kwaan HC, Moake JL, et al. Ticlopidine- and clopidogrelassociated thrombotic thrombocytopenic purpura (TTP): review of clinical, laboratory, epidemiological, and pharmacovigilance findings (1989–2008). Kidney Int Suppl, 2009, (112):S20–S24

[25] McGirt MJ, Mavropoulos JC, McGirt LY, et al. Leukocytosis as an independent risk factor for cerebral vasospasm following aneurysmal subarachnoid hemorrhage. J Neurosurg, 2003,98(6):1222–1226

[26] Mansur AT, Pekcan Yaşar S, Göktay F. Anticonvulsant hypersensitivity syndrome: clinical and laboratory features, Int J Dermatol, 2008, 47(11): 1184–1189

[27] Farouque HM, Tremmel JA, Raissi Shabari F, et al. Risk factors for the development of retroperitoneal hematoma after percutaneous coronary intervention in the era of glycoprotein IIb/IIIa inhibitors and vascular closure devices. J Am Coil Cardiol, 2005,45(3):363–368

[28] McGirt MJ, Blessing R, Nimjee SM, et al. Correlation of serum brain natriuretic peptide with hyponatremia and delayed ischemic neurological deficits after subarachnoid hemorrhage. Neumsurgery, 2004,54(6):1369–1373, discussion 1373–1374

[29] Tepel M, van der Giet M, Schwarzfeld C, et al. Prevention of radiographic-contrast-agent-induced reductions in renal function by acetylcysteine. N Engl J Med, 2000,343(3): 180–184

[30] Merten GJ, Burgess WP, Gray LV, et al. Prevention of contrast-induced nephropathy with sodium bicarbonate: a randomized controlled trial. JAMA, 2004,291 (19): 2328–2334

[31] Bulsara KR, McGirt MJ, Liao L, et al. Use of the peak troponin value to differentiate myocardial infarction from reversible neurogenic left ventricular dysfunction associated with aneurysmal subarachnoid hemorrhage. J Neurosurg, 2003, 98(3): 524–528

[32] Kono T, Morita H, Kuroiwa T, et al. Left ventricular wall motion abnormalities in patients with subarachnoid hemorrhage: neurogenic stunned myocardium. J Am Coil Cardiol, 1994, 24(3): 636–640

第 21 章　颅内动脉瘤残留和复发的诊断与治疗

Aditya Pandey, B. Gregory Thompson, Cormac O. Maher, Neeraj Chaudhary, Augusto Elias, Joseph J. Gemmete

国际蛛网膜下腔动脉瘤试验（ISAT）证实血管内介入治疗颅内动脉瘤的安全性及有效性，[1] 该研究将 2143 例蛛网膜下腔出血患者随机分为栓塞组和夹闭组，其中介入组患者在 12 个月和 60 个月随访时残死率分别显著下降 7.4% 和 4.1%。[1,2]Barrow 神经研究所也得出了类似研究结果，其动脉瘤试验报道栓塞组与显微外科手术组相比预后不佳（mRS>2），患者人数明显下降 10.5%。[3] 尽管血管内治疗颅内动脉瘤短期内可以获益，但术后动脉瘤复发仍值得关注，因为约 30% 栓塞动脉瘤术后随访期间可能复发。[4]ISAT 试验中栓塞组再治疗患者是夹闭组的 6.9 倍（17.4%vs.3.8%）。[2] 本节重点阐述动脉瘤残留和栓塞术后复发的治疗和管理，以及部分栓塞防止再出血的作用。

栓塞术后动脉瘤影像学检查：脑血管造影、磁共振血管成像和 CT 血管成像

尽管血管内介入技术革新了脑动脉瘤的治疗，但是患者仍然面临动脉瘤复发的威胁，包括潜在的 SAH 风险，以及需要有创影像评估复发的稳定性。复发患者应进行影像学随访以判断潜在的动脉瘤再通的进展程度，从而避免 SAH 的发生。尽管脑血管造影是评估脑血管影像的金标准，但其是一项有创性检查，存在脑血管意外（Cerebral Vascular Accident, CVA）、

血管夹层、肾功能损害、股动脉与腹膜后血肿以及累积放射性损伤等风险，对动脉瘤复发或残留患者进行无创性影像检查是减少影像相关风险的重要措施。

二维数字减影脑血管造影（2D-DSA）是栓塞后动脉瘤评估的传统金标准，[1,5-7] 然而，DSA 是一种有创性操作，具有短暂性（0~0.5%）与永久性（0~0.5%）神经学并发症风险，[8,9] 尽管并发症风险相对较低，必要的反复检查仍会使该风险发生叠加。[10]DSA 的缺点还包括电离辐射暴露，碘造影剂接触以及高昂的手术费用。[11] 此外，有关 DSA 对栓塞后动脉瘤评估的报道之间相关性较差。[12-14]

3D-DSA 技术的问世以来，DSA 诊断水平得以显著提高，3D 源图像后处理软件可以实现多维和容积重建，而且可以更好地区分造影剂充盈的动脉与栓塞的动脉瘤。但是，3D-DSA 造影易受血管搏动伪影的影响，从而导致假阳性或假阴性结果。[12,15] 因此，应该 3D 重建图像应该与 3D、2D 原始图像进行对比，来判断残留动脉瘤充盈情况。

回顾现有文献发现，比较颅内动脉瘤（Intracranial Aneurysms, IA）栓塞术后随访的 2D-DSA 与 3D-DSA 的文献仅有 3 篇。Kiyosue 等把 3D-DSA 比作虚拟内镜技术，其敏感性和特异性分别为 100% 和 56.3%。[16]Buhk 等认为 3D-DSA 诊断准确性更好，但同时认为该技术应仅被视为一种辅助手段。[17]Zhou 等最近的报道

显示，3D-DSA 诊断动脉瘤残留最具优势，尽管 2D-DSA 与旋转 -DSA 之间并无统计学差异。[18] 上述 3 篇报道显示，3D-DSA 比 2D-DSA 在检查栓塞术后动脉瘤内残留血流时更具优势。尽管如此，由于 3D-DSA 诊断特异性较低，2D-DSA 仍是诊断金标准。

磁共振血管成像

磁共振血管成像（MRA）是颅内动脉瘤栓塞术后随访的一种无创性检查方法，其主要缺点是易受到动脉瘤颈处支架和瘤腔内弹簧圈的金属伪影的影响。[19] 此外，MRA 禁用于携带铁磁性植入物和体内电子植入设备（如心脏起搏器）的患者。MRA 既可以行时间飞跃序列 MRA（Time of Flight, TOF），也可以行轧类对比剂增强的处理 MRA（Contrast-enhanced，CE）。

TOF-MRA 测量三维平板内的质子流，简单易行，且无须对比剂。TOF-MRA 的主要缺点是对自旋磁化饱和与体素内相移导致得以血流缓慢和涡流的敏感性低。[5,12] 因此，由于信号缺失，栓塞术后动脉瘤内的缓慢血流可能不易被发现，从而导致假阴性的结果，大动脉瘤或迂曲血管的信号缺失情况可能更加明显。[12,20,21] 亚急性血栓由于在 T1 加权像呈高信号且可能模拟动脉瘤内的残留血流，容易导致假阳性结果。[12,20,21]

相比 TOF-MRA，CE-MRA 能更好地显示缓慢血流和涡流。[12,20,21] 且血流相关性伪影更少。因此，CE-MRA 在栓塞术后动脉瘤腔内残留血流的检测略优于 TOF-MRA，[20] 这种优势在支架辅助栓塞或大的动脉瘤残留病例更加明显。[20,22] 尽管如此，对比剂的使用可能导致滋养血管和机化血栓的增强，从而出现假阳性结果。[23] 此外，与 TOF-MRA 一样，亚急性血栓可能模拟动脉瘤内的残留血流。最后，如果 CE-MRA 图像获取的时机不当，静脉增强会严重影响图像质量。[12,20]

对比剂的使用会增加影像学随访的成本，此外，潜在肾功能不全的患者存在肾源性系统性纤维化的风险，[24] 慢性肾病（肾小球滤过率 eGFR<30mL/min）、血液透析、既往或等待肾移植的肾功能衰退患者发生肾源性系统性纤维化的风险更高。[25]

MRA 检测栓塞术后残留动脉瘤内血流的总体敏感性和特异性的变化范围分为 28.4%~100% 和 50%~100%。鉴于 MRA 的诊断准确性高，部分学者建议将该检查作为栓塞术后动脉瘤随访的主要方式，而非作为金标准的 DSA。[12,20,26,27] 相对于 DSA，MRA 随访预期寿命（0.03 年差异）和生活质量调整寿命值（0.01 年差异）相似，且检查费用更低。[11] 关于 3T 与 1.5T 扫描之间，CE-MRA 与 TOF-MRA 之间的临床优势，目前仍存在争议。理论上讲，更高磁场的 MRI 具有更好地空间和对比分辨率，以及更高的信噪比，[20] 然而，磁场强度越高，磁敏感伪影越明显。[20,28] 相比于 1.5T MRA，3T MRA 通常可略微提高诊断性能，但 3 篇关于该问题的文献中有 2 篇认为二者间并无统计学差异。[12,20] 因此需要更多关于 3T 与低磁场强度系统间的对比研究，从而明确该新技术的价值。

CE-MRA 在颅内动脉瘤栓塞术后的随访中比 TOF-MRA 的优势尚存争议，一些学者认为无须使用对比剂。[29,30] 尽管如此，Kaufmann 等推荐同时进行 CE-MRA 与 TOF-MRA，以提高检查的准确性。[20] Kwee 的 meta 分析结果显示，CE-MRA 诊断残留血流的敏感性和特异性分别为 86.6% 和 91.9%，而 TOF MRA 的敏感性和特异性为 83.3% 和 90.6%，二者无统计学差异。[5] 除此之外，Schaafsma 等进行的最大型的前瞻性研究显示，两种检查方式的 ROC 曲线图下面积无统计学差异。[12] 因此，鉴于两种检查方式诊断性能相近，且使用对比剂的潜在副作用和花费，TOF-MRA 似乎更适合用于随访患者，但不适用于支架植入、血管迂曲以及大型动脉瘤病例。

CT 血管成像

CT 血管成像（CTA）诊断颅内动脉瘤敏感性和特异性高，[31]但其应用于诊断既往栓塞过的动脉瘤残留和复发却非常受限，原因是铂金弹簧圈团块的高衰减特性会导致严重的射线硬化和条索状伪影，这些伪影可能影响载瘤动脉、周围脑实质以及栓塞后动脉瘤成像质量，[32-34]因此，不推荐 CTA 用于栓塞后动脉瘤的随访。Kovas 等最近的研究建议采用门控采集和多层面图像重建技术。[34]最近引入的单源双能量 CT 也可以用于减少伪影。[35]笔者在文献回顾中，目前尚没有关于使用 CTA 评估栓塞术后动脉瘤残留血流的报道。综上所述，不推荐 CTA 应用于此。[36]然而，传统的 CT 扫描依然是评估颅内动脉瘤栓塞相关的术中及术后并发症的理想工具。[37]

未来技术

Binning 等报道了微血管荧光显微镜（Micro Angiographic Fluoroscope, MAF）在血管内闭塞动脉瘤中的应用，其将该技术与标准造影 C 臂系统结合。这种高分辨率的图像可以更加准确地识别动脉瘤残留及其潜在复发趋势。[38]

随访计划

目前文献对颅内动脉瘤栓塞术后随访时间间隔和时限尚无定论。[39]部分学者认为应术后顺序复查随访 2~3 年，而其他学者认为若栓塞术后 6 个月复查造影阴性即可终止随访，[7,14,32,39-42]但绝大多数推荐都基于作者的个人经验，并非科学数据。Wallace 等建议术后即刻行 MRA 检查，并与术后 DSA 进行对照，[14]如果二者对照结果满意，则建议术后 3~6 个月，12~15 个月和 24~36 个月进行 MRA 随访。[14]

3 项研究尝试运用早期和延期随访判定颅内动脉瘤栓塞术后的栓塞率，从而确定随访最佳时机，[39-41]早期和延期随访检查时动脉瘤再通率分别为 0 和 2.5%。Sluzewski 等研究显示，

术后即刻 DSA 及术后 6 个月随访时 30% 患者（38/126）动脉瘤闭塞程度发生变化，[41]而术后 6 个月与术后 18 个月随访无变化。Tailor 等比较术后即刻（基线）、6 个月以及 2 年的造影结果，[39]术后 6 个月随访时 28%（22/79）患者造影结果发生了变化，术后 2 年随访时，术后 6 个月随访时完全闭塞的患者中仅 1 例（1.7%）轻微复发。Ferns 等进行的大型研究显示，在采用 3T-MRA 对 400 例共 440 枚动脉瘤栓塞术后进行的平均 6 年的随访中，[40]11 例患者出现迟发再通，其中 3 例再通的动脉瘤接受了再次治疗，迟发再通的独立危险因素为动脉瘤大小 ≥ 10mm，以及位于基底动脉顶端的动脉瘤，143 枚前循环动脉瘤未出现迟发再通。

根据 Sprengers 等人的报道，患者栓塞术后新发动脉瘤与未处理动脉瘤生长的概率很低，[7]该研究中，65 例进行 MRA 随访的患者中（随访时间 5.1 年），仅有 1 例（1.5%）新发且无治疗指征的动脉瘤，18 例（28%）未处理动脉瘤无变化，4 例（6%）与术后即刻造影结果无法对比，该结果显示延期随访发现需要治疗的新发动脉瘤的概率很低。

Van Rooij 和 Sluzewski 等人在 2009 年 10 月发表的文章也再次证实了上面的观点，[42]根据文章中的流程图，颅内动脉瘤栓塞术后 6 个月随访证实的动脉瘤完全栓塞患者，术后第一个 5~10 年无须再次随访，因为复发率很低。[7,26,42]此外，这些患者当中，新发动脉瘤及未处理动脉瘤生长的概率很低，而且，发生破裂导致 SAH 的概率也极低。综上所述，栓塞术后 6 个月随访证实完全栓塞的颅内动脉瘤可被认为已治愈，[42]但是例外情况依然不容忽视。部分栓塞、大动脉瘤、后循环动脉瘤复发率较高，[10,40,42-44]对于这类病例，应考虑每 1~3 年例行 MRA 随访复查，有家族史或已证实其他动脉瘤进展的患者应密切随访，[42]但是对于 10 年以上随访的患者，影像随访是否仍能获益尚无定论。[42]

动脉瘤栓塞后残留的处理及自然史

动脉瘤复发是不完全栓塞、再通和瘤颈残留的结果。Hayashi 等报道了颅内动脉瘤的长期随访结果，对 58 例行血管内治疗的患者应用 TOF-MRA 进行随访评估：完全栓塞 18.8%，瘤颈残留 67.2%，瘤体残留 14.1%，平均随访 31.2 个月显示，18 例（28.1%）复发，其中明显复发的患者（15.1%）接受了再次治疗。[45] 由于绝大多数接受再次治疗的动脉瘤直径大于 12mm，因此较大动脉瘤更易复发。此外，患有动脉瘤周围炎的患者动脉瘤更易复发，作者推测脑炎导致动脉瘤内新生血管形成并进而引起潜在再通。[45]

动脉瘤复发是首次栓塞时获得的最初闭塞结果的一种状态，Raymond 分级根据动脉瘤闭塞程度将栓塞动脉瘤分为三级，Ⅰ级：动脉瘤完全栓塞，Ⅱ级：瘤颈残留，Ⅲ级：瘤体残留。Raymond 等人报道，根据其 10 年血管内治疗颅内动脉瘤的经验，平均随访 16.5 个月时 20.7% 的动脉瘤明显复发，其中 3 例（0.8%）患者由于动脉瘤残留或复发导致再次出血，[46] 首次栓塞结果为Ⅱ级或Ⅲ级的动脉瘤更易复发且需要再次治疗。

Taki 根据一项蛛网膜下腔动脉瘤治疗组的前瞻性登记研究（PRESAT）的 129 例患者亚群，报道了影响动脉瘤复发和栓塞后动脉瘤残留的因素。[47] 基于 Raymond 分级术后 1 年的复发情况如下：34.6% 的Ⅰ级动脉瘤复发为Ⅲ级，35.7% 的Ⅱ级动脉瘤复发为Ⅲ级，40.8% 未接受再次治疗的Ⅲ级动脉瘤变为Ⅰ/Ⅱ级。动脉瘤复发的主要危险因素包括：术前再破裂、动脉瘤大小 >7.5mm，以及首次栓塞不完全动脉瘤。作者推测术前再破裂最可能促进瘤腔内血栓形成，从而阻碍更加致密的栓塞，进而导致更易复发。

Xavier 等报道了其通过血管内栓塞治疗未破和破裂动脉瘤的经验，[48] 该研究纳入了 2005—2009 年的病例，采用最新的弹簧圈和支架技术，所有栓塞患者术后平均随访 12 个月复发率为 24%，其中单纯弹簧圈栓塞患者复发率为 26%，而支架辅助栓塞患者复发率为 10%；宽颈动脉瘤复发率为 36%，窄颈动脉瘤复发率为 22%，首次治疗术后 6~12 个月内的复发率为 60%。宽颈动脉瘤更易复发可能是由于其达到与窄颈动脉瘤相同栓塞致密程度的难度更大，且宽颈动脉瘤栓塞过程中弹簧圈脱出的潜在可能性更大。

Ferns 等人完成了一项评估首次栓塞率和栓塞术后复发率的 meta 分析，其分析了共 8000 多例首次完全闭塞率为 91% 的栓塞动脉瘤，[49] 文献中关注接受血管内治疗的前循环动脉瘤、症状性动脉瘤以及直径大于 10mm 的动脉瘤的复发率较低，作者推测后循环动脉瘤可能更倾向于栓塞，而不顾及其不利的血管构造，从而导致不完全栓塞；相反，血管构造不利的前循环动脉瘤则采取了夹闭手术。越大的动脉瘤越容易复发，这可能与瘤腔内血栓形成引起的低致密栓塞有关。Dorfor 等报道了其处理栓塞术后动脉瘤残留的 18 年经验，[50] 其队列研究显示：22.1% 的患者接受了再次治疗，原因是原有病变复发大于 20%，动脉瘤再生长或动脉动脉瘤出现新子囊。

ISAT 试验研究者报道 9% 的动脉瘤栓塞患者需要延期接受再次治疗（首次栓塞治疗 3 个月后），然而，这些患者随访期间 mRS 分值没有增加，因此并不影响血管内治疗破裂脑动脉瘤患者整体获益的结果。10 例（1.2%）既往栓塞患者动脉瘤复发导致 SAH，而 3 例（0.47%）既往夹闭患者再发生 SAH，栓塞治疗组再出血率更高，然而这并不能减少栓塞组长期随访获益且其差异无统计学意义。[2] 值得注意的是，即使夹闭术后依然有复发 SAH 的风险，Wermer 等人报道了平均随访时间 8 年患者的再出血率为 3.2%。[51] Schaafsma 等分析了动脉瘤充分栓塞后复发 SAH 的概率，283 例充分栓塞患者术后随访 8 年，仅 1 例（0.4%）动脉瘤复发 SAH，而夹闭患者复发 SAH 为 2.6%（人口统计匹配且随访时间相似）。动脉瘤栓塞可有效预防 SAH，且动脉瘤复发后再次栓塞治疗应该是安全的。

动脉瘤残留和复发的预防

随着栓塞动脉瘤的持久性持续成为受关注的领域，血管内技术得以不断发展。液态栓塞剂和血流导向装置已被引入北美市场，用于防止动脉瘤复发，甚至用于治疗巨大动脉瘤。一种黏性态乙基乙烯醇共聚物（Onyx HD-500, ev3 Neurovascular, Irvine, CA）被应用于动脉瘤治疗，将顺应性球囊置入载瘤动脉，以防液态栓塞物进入载瘤动脉及其分支血管。Tevah 等报道了应用 Onyx HD-500 获得完全栓塞的病例为 80.5% 且 6 个月随访过程中无复发，[52] 尽管该产品是血管内技术材料里一种令人兴奋的补充，但仍需更大样本的病例进一步随访才能证实其持久性显著优于弹簧圈栓塞技术。[53]

血流导向装置近期被引入美国进行颅内动脉瘤的治疗，血流导向装置 Pipeline Embolization Device（PED）（ev3 Neurovascular, Irvine, CA）对于治疗颈内动脉岩段、破裂孔段、海绵窦段以及床突旁段复杂的和（或）大的脑动脉瘤很有潜力。Deutschmann 等报道了应用 PED 治疗了 12 例宽颈动脉瘤，所有患者动脉瘤完全闭塞，其中达到完全闭塞所需的最长时间为 29 个月，无患者有复发迹象，然而 1 例患者出现支架内狭窄，血管成形术后得到了改善。

并发症和预防策略

在采取纠正措施前应充分思考术中或术后的每一个并发症。例如弹簧圈袢环脱入载瘤动脉后的进一步操作可能会导致动脉瘤破裂患者死亡，或者进一步血栓形成和脑梗死。如果仅

有 1 个弹簧圈袢环脱入载瘤动脉，且弹簧圈上没有血栓形成，或者没有干扰载瘤动脉内正向血流，谨慎的做法应该是观察病情，使患者静脉肝素化过夜，并抗血小板药物治疗，避免可能的残死率。

血管内栓塞治疗的优缺点及其风险应该与外科手术或术前保守治疗的风险进行权衡，目的是为了理想的临床预后做出最佳选择。

患者术前应充分知情并有选择权，对于破裂动脉瘤应尽可能告知患者家属。知情信息必须包括疾病自然史、治疗目的及其潜在的风险。

弹簧圈位置不当

有时会发生弹簧圈置于动脉瘤囊外的情况，通常是一个袢环脱入载瘤动脉，这很少导致血栓栓塞并发症。然而，如果弹簧圈袢环周围形成血栓，应该在血栓形成部位给予糖蛋白 IIa/IIIb 抑制剂来溶解血凝块，之后应使用回收装置中的一种撤除该弹簧圈，若无此可能，应植入自膨式支架将该弹簧圈袢环压在血管壁上。弹簧圈位置不当并不常见，通常是弹簧圈选择不当、微导管位置不当或技术不佳的结果。笔者通常在弹簧圈栓塞动脉瘤的最后阶段给微导管施加略微向前的张力，防止微导管被踢出动脉瘤外，使弹簧圈袢环置入瘤囊外。

弹簧圈解旋

弹簧圈解旋是神经介入医生最担心的事情之一，但自从抗解旋弹簧圈问世以来，上述情况的发生率已显著下降。为了避免发生这样的情况，透视下回撤弹簧圈必须利用输送导丝和位于腹股沟部位的手部动作小心谨慎地回撤，倘若透视下弹簧圈对位于腹股沟部位的手部回撤动作没有反应，或是弹簧圈重新推送过程中遇到困难，弹簧圈则很可能发生了解旋，这种情况下，应将弹簧圈和微导管作为整体一起撤出患者体外。如果无法整体撤出，应尽可能长

的拉伸弹簧圈，使其进入颈外动脉或降主动脉，避免其向远端逃逸及弹簧圈团块闭塞载瘤动脉。绝大多数患者能够耐受弹簧圈单个祥环解旋后进入载瘤动脉，且不会发生血栓栓塞事件或血管闭塞，如果发生这种情况，应将患者转入神经重症监护室内给予抗凝过夜及抗血小板治疗。8~10周内，血管内皮细胞层将覆盖解脱的弹簧圈。

弹簧圈断裂

弹簧圈断裂通常发生于推送解旋弹簧圈导致的机械故障，如果大部分弹簧圈拖入载瘤动脉，血小板聚集引起的血栓形成会很快发生。在这种情况下，必须在血栓形成的部位给予糖蛋白 Ⅱa/Ⅲb 抑制剂并确保患者充分抗凝，然后可以利用诸如捕捞器（Loop Snare）、弹簧夹（Alligator Clip）或者 Merci 回收系统（Merci Retrieval System）等专用装置尝试回收弹簧圈。如果无法回收弹簧圈，且弹簧圈干扰了载瘤动脉内的正向血流，可以利用自膨式支架将弹簧圈压在血管壁上。

动脉瘤破裂

动脉瘤破裂是最令人畏惧的并发症，其可能由于动脉瘤的脆弱特性自发，也可能是医源性因素导致，包括血管造影、微导管置入、弹簧圈进入动脉瘤。[54]发生这种情况时，迅速、严重、短暂的颅内压升高，会造成严重的血压升高，如果术中进行了脑电图（EEG）监测，脑电活动可能停止。这时应争取尽快处理动脉瘤，因为破裂的动脉瘤很容易导致患者死亡。[55,56]如果患者处于抗凝状态，应迅速给予鱼精蛋白中和肝素（每10mg鱼精蛋白中和1000U肝素），从而使活化凝血时间（ACT）<150s。如果患者术前服用了阿司匹林或硫酸氢氯吡格雷（波立维，Bristol-Myers Squibb, New York, NY），应注射血小板来逆转血小板抑制作用。笔者在置

入弹簧圈之前，会在手术室内预备 5 袋非浓缩血小板，以备不时之需，并立即使用药物降低血压，从而避免更多血液溢出进入蛛网膜下腔。如果球囊位于载瘤动脉内，应小心充盈球囊，并利用其他弹簧圈迅速填塞动脉瘤；如果微导管进入了蛛网膜下腔，不要将其撤出，应从蛛网膜下腔到动脉内进行栓塞。动脉瘤处理后，应尽快行头颅 CT 检查来评估脑积水情况及脑室外引流管必要性。动脉瘤处理后，应动脉内注射药物（如维拉帕米、尼卡地平、尼莫地平等）治疗血管痉挛。

血管破裂

微导丝刺破血管十分罕见，破孔可能自限并闭合，也可能导致致命性出血。如果确认出现致命性出血，可以使用液态栓塞剂或弹簧圈永久闭塞该血管可能挽救生命。[57]个别情况下，球扩式支架植入后的血管破裂可利用球囊覆盖破口并延长其充盈时间治愈。[58]

术中血栓形成

血栓栓塞事件可能是动脉瘤血管内治疗最常见的并发症，随着抗血小板药物更加合理与足量的应用，近年来上述情况的发生有所减少。如今患者在术前 7d 常规服用硫酸氢氯吡格雷和阿司匹林，该用药方案基于已被冠脉介入的文献证实可以有效减少治疗患者血栓栓塞事件风险。除此之外，为防止术中血栓形成，患者应保持充分抗凝状态并维持 ACT 在 250~300s。比伐卢定（Angiomax, The Medicines Company, Parsippany, NJ）是一种直接的凝血酶抑制剂，比肝素具有更好的抗凝特性和更短的半衰期，然而其没有逆转药物，因此限制了其在脑血管循环中的使用。如果弹簧圈上的血栓形成位于动脉瘤颈处，绝大多数介入医生倾向于局部给予糖蛋白 Ⅱa/Ⅲb 抑制剂。[59]笔者所在导管室通常选择使用阿昔单抗，通过微导管动脉内给药，

203

10~20min 内注射 4~10mg,[60] 这种方法在治疗破裂动脉瘤时同样有效,且不增加出血并发症风险。目前市场上共有 3 种糖蛋白 Ⅱa/Ⅲb 受体抑制剂,最常用的是阿昔单抗。然而,有时可能选择使用依替巴肽(Integrilin, Millennium Pharmaceutical, Inc. Cambridge, MA),这是因为其半衰期较短,且其与糖蛋白 Ⅱa/Ⅲb 受体可逆性结合。

典型病例

病例 1

男性,76 岁,左利手,2004 年左侧 A1~A2

结合部前交通动脉瘤栓塞治疗史,随后在 2009 年因头疼和性格改变再次住院,病因是三脑室受压所致的梗阻性脑积水,遂行脑室腹腔分流术,并再次栓塞动脉瘤。2009 年 10 月 DSA 随访显示动脉瘤复发约 30%,遂选用 Hydrocoils(水凝胶弹簧圈,microvention, Inc. Tustin, CA)再次栓塞,HydroCoil 栓塞后动脉瘤复发稳定维持在 10% 左右(图 21.1)。

病例 2

女性,54 岁,2010 年 3 月因左侧颈内动脉眼段动脉瘤破裂引起 SAH,该动脉瘤已在外院行栓塞治疗,笔者决定使用 Pipeline 栓塞

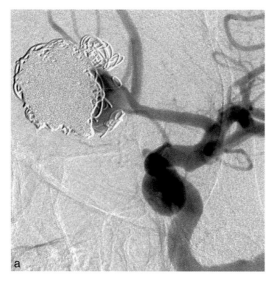
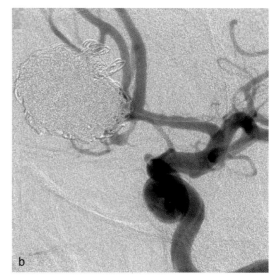
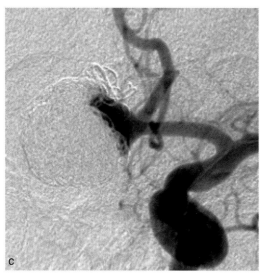

图 21.1 (a)左侧颈内动脉正位造影放大像显示左侧 A1-A2 结合部前交通动脉瘤复发约 30%。(b)置入 11 枚 Hydrocoils 弹簧圈(microvention, Inc.)后正位造影放大像显示动脉瘤 100% 闭塞。(c)术后 3 个月随访显示动脉瘤基底部和瘤颈复发约 15%(3mm×6mm),随后 10 个月和 16 个月 DSA 随访显示复发较稳定,无进展迹象

装置（PED）以防止其对视器进一步的占位效应（图21.2）。

病例3

女性，59岁，症状性左侧颈内动脉眼段巨大动脉瘤，两次栓塞后复发伴头痛。患者最初以左眼视力丧失入住 Case Western Reserve 大学医院，并行左侧颈内动脉眼段巨大动脉瘤血管内栓塞治疗，但患者左侧视力未能恢复，近期出现全身强直-阵挛性癫痫发作，随后的 MRI 及造影显示原左侧颈内动脉眼段动脉瘤复发约50%，给予 Onyx HD-500 液态栓塞胶治疗，术后即刻及6

个月造影动脉瘤完全闭塞（图21.3）。

总　结

- 栓塞的动脉瘤中约10%~30%会复发，需进行 MRA 或 DSA 随访，当动脉瘤复发变大或瘤体复发时应考虑再次治疗。
- 据 ISAT 试验研究者报道，再次治疗的风险不会影响那些接受过血管内治疗 SAH 患者的获益。
- Onyx HD-500 和血流导向装置（Pipeline）是治疗动脉瘤并防止且复发的新方法。

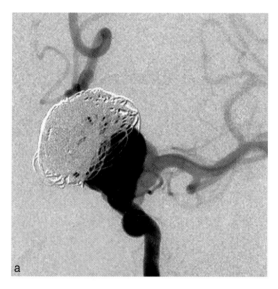
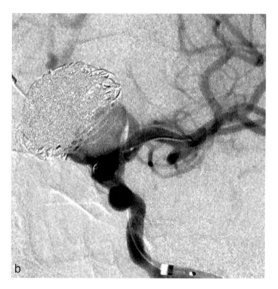
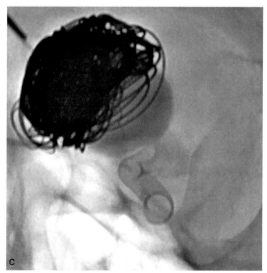

图21.2 （a）左侧颈内动脉造影显示左侧颈内动脉眼段动脉瘤复发约50%。（b）跨越瘤颈置入两枚 Pipeline 支架（ev3 Neurovascular）完成血管重建后，造影显示进入复发区域的血流减少。透视放大像显示位于重建血管内的 Pipeline 支架。（c）图片显示动脉瘤内造影剂滞留，提示植入支架成功跨越动脉瘤颈，隔离动脉瘤与载瘤动脉

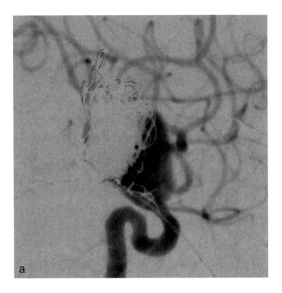
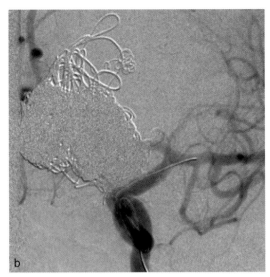
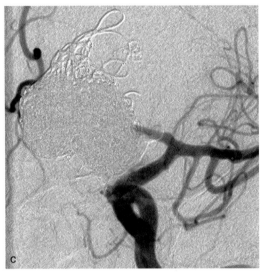

图 21.3 （a）左侧颈内动脉造影显示左侧颈内动脉眼段巨大动脉瘤复发／再通约 50%。（b）Onyx HD-500（ev3 Neurovascular）栓塞术后造影显示复发动脉瘤完全闭塞。（c）7 个月造影随访显示动脉瘤闭塞完全无复发

并发症的预防

• 弹簧圈位置不当如果仅涉及单个袢环很少引起血栓栓塞并发症，如果急性血栓形成，应给予糖蛋白 Ⅱa/Ⅲb 受体抑制剂，是否需要回收或使用自膨式支架处理脱出的弹簧圈取决于其稳定性。

• 弹簧圈解旋很少发生，最理想的办法是将弹簧圈和微导管一起撤出，否则，应将弹簧圈置入颈外动脉或降主动脉。在罕见病例中，弹簧圈可能发生断裂，并且需要回收或使用支架处理，此时还应考虑给予抗凝和（或）抗血小板治疗。

• 弹簧圈栓塞过程中动脉瘤发生破裂虽然少见，但却是严重的并发症。这种情况下，应尽快中和肝素并完成栓塞，短暂充盈载瘤动脉内的球囊可能同样有效。

参考文献

[1] Molyneux AJ, Kerr RS, Yu LM, et al. International Subarachnoid Aneurysm Trial (ISAT) Collaborative Group. International Subarachnoid Aneurysm Trial (ISAT) of neurosurgical clipping versus endovascular coiling in 2143 patients with ruptured intracranial aneurysms: a randomised comparison of effectson survival, dependency, seizures, rebleeding, subgroups, andaneurysm occlusion. Lancet, 2005, 366(9488): 809-817

[2] Molyneux AJ, Kerr RS, Birks J, et al. ISAT Collaborators. Risk of recurrent subarachnoid haemorrhage, death, or dependenceand standardised mortality ratios after clipping or coiling of an intracranial aneurysm in the International Subarachnoid Aneurysm Trial (ISAT): long-term follow-up. Lancet Neurol, 2009, 8(5): 427–433

[3] McDougall CG, Spetzler RF, Zabramski JM, et al. The Barrow Ruptured Aneurysm Trial. J Neurosurg, 2012, 116(1): 135–144

[4] Pandey AS, Koebbe C, Rosenwasser RH, et al. Endovascular coil embolization of ruptured and unruptured posterior circulation aneurysms: review of a 10-year experience. Neurosurgery, 2007, 60(4): 626–636, discussion 636–637

[5] Kwee TC, Kwee RM. MR angiography in the follow-up of intracranial aneurysms treated with Guglielmi detachable coils: systematic review and meta-analysis. Neuroradiology, 2007, 49(9): 703–713

[6] Ismail Alhothi A, Qi T, Guo S, et al. Neuroform stent-assisted coil embolization: a new treatment strategy for complex intracranial aneurysms. Results of medium length follow-up. Neurol Neurochir Pol, 2010, 44(4): 366–374

[7] Sprengers ME, Schaafsma J, van Rooij WJ, et al. Stability of intracranial aneurysms adequately occluded 6 months after coiling: a 3T MR angiography multicenter long-term follow-up study. AJNR Am J Neuroradiol, 2008, 29(9): 1768–1774

[8] Dawkins AA, Evans AL, Wattam J, et al. Complications of cerebral angiography: a prospective analysis of 2,924 consecutive procedures. Neuroradiology, 2007, 49(9): 753–759

[9] Fifi JT, Meyers PM, Lavine SD, et al. Complications of modern diagnostic cerebral angiography in an academic medical center. J Vasc Interv Radiol, 2009, 20(4): 442–447

[10] van Rooij Wi, Sprengers ME, Sluzewski M, et al. Intracranial aneurysms that repeatedly reopen over time after coiling: imaging characteristics and treatment outcome. Neuroradiology, 2007, 49(4): 343–349

[11] Schaafsma JD, Koffijberg H, Buskens E, et al. Cost-effectiveness of magnetic resonance angiography versus intra-arterial digital subtraction angiography to follow-up patients with coiled intracranial aneurysms. Stroke, 2010, 41 (8): 1736–1742

[12] Schaafsma JD, Velthuis BK, Majoie CB, et al. Intracranial aneurysms treated with coil placement: test characteristics of follow-up MR angiography–multicenter study. Radiology, 2010, 256(1): 209–218

[13] Farb RI, Nag S, Scott JN, et al. Surveillance of intracranial aneurysms treated with detachable coils: a comparison of MRA techniques. Neuroradiology, 2005, 47(7): 507–515

[14] Wallace RC, Karis JP, Partovi S, et al. Noninvasive imaging of treated cerebral aneurysms, part Ⅰ: MR angiographic follow-up of coiled aneurysms. AJNR Am J Neuroradiol, 2007, 28(6): 1001–1008

[15] Jou LD, Mohamed A, Lee DH, et al. 3D rotational digi-tal subtraction angiography may underestimate intracranial aneurysms: findings from two basilar aneurysms. AJNR Am J Neuroradiol, 2007, 28(9): 1690–1692

[16] Kiyosue H, Okahara M, Tanoue S, et al. Detection of the residual lumen of intracranial aneurysms immediately after coil embolization by three-dimensional digital subtraction angiographic virtual endoscopic imaging. Neurosurgery, 2002, 50(3): 476–484, discussion 484–485

[17] Buhk JH, Kallenberg K, Mohr A, et al. Evaluation of angiographic computed tomography in the follow-up after endovascular treatment of cerebral aneurysms–a comparative study with DSA and TOF-MRA. Eur Radiol, 2009, 19(2): 430–436

[18] Zhou B, Li MH, Wang W, et al. Three- dimensional volume-rendering technique in the angiographic follow-up of intracranial aneurysms embolized with coils. J Neurosurg, 2010, 112(3): 674–680

[19] Prabhakaran S, Warrior L, Wells KR, et al. The utility of quantitative magnetic resonance an- giography in the assessment of intracranial in-stent stenosis. Stroke, 2009, 40(3): 991–993

[20] Kaufmann TJ, Huston J Ⅲ, Cloft HJ, et al. A prospective trial of 3T and 1.5T time-of-flight and contrast-enhanced MR angiography in the follow-up of coiled intracranial aneurysms. AJNR AmJ Neuroradiol, 2010, 31(5): 912–918

[21] Ozsarlak O, Van Goethem JW, Maes M, et al. MR angiography of the intracranial vessels: technical aspects and clinical applications. Neuroradiology, 2004, 46(12): 955–972

[22] Lubicz B, Levivier M, Sadeghi N, et al. Immediate intracranial aneurysm occlusion after embolization with detachable coils: a comparison between MR angiography and intra-arterial digital subtraction angiography. J Neuroradiol, 2007, 34(3): 190–197

[23] Gauvrit JY, Leclerc X, Caron S, et al. pruvo JR Intracranial aneurysms treated with Guglielmi detachable coils: imaging follow-up with contrast-enhanced MR angiography. Stroke, 2006, 37(4): 1033–1037

[24] Chrysochou C, Buckley DL, Dark P, et al. Gadolinium-enhanced magnetic resonance imaging for renovascular disease and nephrogenic systemic fibrosis: critical review of the literature and UK experience. J Magn Reson Imaging, 2009, 29(4): 887–894

[25] Thomsen HS. European Society of Urogenital Radiology (ESUR). ESUR guideline: gadolinium-based contrast media and

nephrogenic systemic fibrosis. Eur Radiol, 2007, 17(10): 2692–2696

[26] Schaafsma JD, Sprengers ME, van Rooij WJ, et al. Long-term recurrent subarachnoid hemorrhage after adequate coiling versus clipping of ruptured intracranial aneurysms. Stroke, 2009, 40(5): 1758–1763

[27] Lubicz B, Neugroschl C, Collignon L, et al. Is digital subtraction angiography still needed for the follow-up of intracranial aneurysms treated by embolisation with detachable coils? Neuroradiology, 2008, 50(10): 841–848

[28] Lu H, Nagae-Poetscher LM, Golay X, et al. Routine clinical brain MRI sequences for use at 3.0 Tesla. J Magn Reson Imaging, 2005, 22(1): 13–22

[29] Sprengers ME, Schaafsma JD, van Rooij WJ, et al. Evaluation of the occlusion status of coiled intracranial aneurysms with MR angiography at 3T: is contrast enhancement necessary? AJNR Am J Neuroradiol, 2009, 30(9): 1665–1671

[30] Cottier JP, Bleuzen-Couthon A, Gallas S, et al. Intracranial aneurysms treated with Guglielmi detachable coils: is contrast material necessary in the follow-up with 3D time-of-flight MR angiography? AJNR Am J Neumradiol, 2003, 24(9): 1797–1803

[31] Kowalewski K, Zimny A, Sasiadek M. CT angiography for the detection of cerebral aneurysms: an analysis of 436 verified cases. Pol J Radiol, 2008, 73(3): 25–36

[32] Wallace RC, Karis JP, Partovi S, et al. Noninvasive imaging of treated cerebral aneurysms, Part Ⅱ: CT angiographic follow-up of surgically clipped aneurysms. AJNR Am J Neuroradiol, 2007, 28(7): 1207–1212

[33] Masaryk AM, Frayne R, Unal O, et al. Utility of CT angiography and MR angiography for the follow-up of experimental aneurysms treated with stents or Guglielmi detach-able coils. AJNR Am J Neuroradiol, 2000, 21(8): 1523–1531

[34] Kovács A, Flacke S, Tschampa H, et al. Gated multidetector computed tomography. A technique to reduce intracranial aneurysm clip and coil artifacts. Clin Neuroradiol, 2010, 20(2): 99–107

[35] Lin XZ, Miao F, Li JY, et al. High-definition CT Gemstone spectral imaging of the brain: initial results of selecting optimal monochromatic image for beam-hardening artifacts and image noise reduction. J Comput Assist Tomogr, 2011, 35(2): 294–297

[36] Chen W, Yang Y, Xing W, et al. Application of multislice computed tomographic angiography in diagnosis and treatment of intracranial aneurysms. Clin Neurol Neurosurg, 2010, 112(7): 563–571

[37] Balk SK, Kim YS, Lee Hi, et al. Immediate CT findings following embolization of cerebral aneurysms: suggestion of blood-brain barrier or vascular permeability change. Neuroradiology, 2008, 50(3): 259–266

[38] Binning MJ, Orion D, Yashar P, et al. Use of the microangiographic fluoroscope for coiling of intracranial aneurysms. Neurosurgery, 2011, 69(5): 1131–1138

[39] Tailor J, Goetz P, Chandrashekar H, et al. Stability of ruptured intracranial aneurysms treated with detachable coils: is delayed follow-up angiography warranted? Br J Neurosurg, 2010, 24(4): 405–409

[40] Ferns SP, Sprengers ME, van Rooij WJ, et al. LOTUS Study Group. Late reopening of adequately coiled intracranial aneurysms: frequency and risk factors in 400 patients with 440 aneurysms. Stroke, 2011, 42(5): 1331–1337

[41] Sluzewski M, van Rooij WJ, Rinkel GJ, et al. Endovascular treatment of ruptured intracranial aneurysms with detachable coils: long-term clinical and serial angiographic results. Radiology, 2003, 227(3): 720–724

[42] van Rooij WJ, Sluzewski M. Opinion: imaging follow-up after coiling of intracranial aneurysms. AJNR Am J Neuroradiol, 2009, 30(9): 1646–1648

[43] Ferns SP, Sprengers ME, van Rooij WJ, et al. Coiling of intracranial aneurysms: a systematic review on initial occlusion and reopening and retreatment rates. Stroke, 2009, 40(8): e523–e529

[44] Serafin Z, et al. Technical aspects and short-term results of primary coiling of giant intracranial aneurysms: a 12-year, single-center experience. Med Sci Monit, 2010, 16(1): 33–39

[45] Hayashi K, Kitagawa N, Morikawa M, et al. Long-term follow-up of endovascular coil embolization for cerebral aneurysms using three-dimensional time-of-flight magnetic resonance angiography. Neurol Res, 2009, 31(7): 674–680

[46] Raymond J, Guilbert F, Weill A, et al. Long-term angiographic re-currences after selective endovascular treatment of aneurysms with detachable coils. Stroke, 2003, 34(6): 1398–1403

[47] Taki W, Sakai N, Suzuki H. PRESAT group. Factors predicting retreatment and residual aneurysms at 1 year after endovascular coiling for ruptured cerebral aneurysms: Prospective Registry of Subarachnoid Aneurysms Treatment (PRESAT) in Japan. Neuroradiology, 2012, 54(6): 597–606

[48] Xavier AR, et al. Safety and efficacy of intracranial stenting for acute ischemic stroke beyond 8 h of symptom onset. J Neurointerv Surf, 2011

[49] Ferns SP, Sprengers ME, van Rooij WJ, et al. Coiling of intracranial aneurysms: a systematic review on initial occlusion and reopening and retreatment rates. Stroke, 2009,40(8): e523–e529

[50] Doffer C, Gruber A, Standhardt H, et al. Management of residual and recurrent aneurysms after initial endovascular treatment.

Neurosurgery, 2012, 70(3): 537–553, discussion 553–554

[51] Wermer MJ, Greebe P, Algra A, et al. Incidence of recurrent subarachnoid hemorrhage after clipping for ruptured intracranial aneurysms. Stroke, 2005, 36(11): 2394–2399

[52] Tevah J, Senf R, Cruz J, et al. Endovascular treatment of complex cerebral aneurysms with Onyx HD-500® in 38 patients. J Neuroradiol, 2011, 38(5): 283–290

[53] Deutschmann HA, Wehrschuetz M, Augustin M, et al. Long-term follow-up after treatment of intracranial aneurysms with the Pipeline Embolization Device: results from a single center. AJNR Am J Neuroradiol, 2012, 33(3): 481–486

[54] Doerfier A, Wanke I, Egelhof T, et al. Aneurysmal rupture during embolization with Gugliehni detachable coils: causes, management, and outcome. AJNR Am J Neuroradiol, 2001, 22(10): 1825–1832

[55] Hirai T, Suginohara K, Uemura S, et al. Management of aneurysm perforation during Guglielmi electrodetachable coil placement. AJNR Am J Neuroradiol, 2002, 23(4): 738–739

[56] Ricolfi F, Le Guerinel C, Blustajn J, et al. Rupture during treatment of recently ruptured aneurysms with Guglielmi electrodetachable coils. AJNR Am J Neuroradiol, 1998, 19(9): 1653–1658

[57] Halbach VV, Higashida RT, Dowd CF, et al. Management of vascular perforations that occur during neurointerventional procedures. AJNR Am J Neuroradiol, 1991, 12(2): 319–327

[58] Wada H, Piotin M, Boissonnet H, et al. Carotid rupture during stent-assisted aneurysm treatment. AJNR Am J Neuroradiol, 2004, 25(5): 827–829

[59] Mounayer C, Piotin M, Baldi S, et al. lntraarterial administration of abciximab for thromboembolic events occurring during aneurysm coil placement. AJNR Am J Neuroradiol, 2003, 24(10): 2039–2043

[60] Kwon OK, Lee KJ, Han MH, et al. Intra-arterially administered abciximab as an adjuvant thrombolytic therapy: report of three cases. AJNR Am J Neuroradiol, 2002, 23(3): 447–451

第22章 脑血管痉挛的动脉内药物治疗

Reza J. Karimi, Osamah Choudhry, Charles J. Prestigiacomo

脑血管痉挛是在蛛网膜下腔（SAH）患者迟发性致残和死亡的一个主要原因。约有 2/3 的动脉瘤性 SAH 患者能在血管造影上看到血管痉挛，并且其中高达一半的患者因为迟发性脑缺血出现神经功能障碍。由于颅内破裂动脉瘤的外科治疗和血管内治疗的改进，迟发性脑缺血成为动脉瘤性 SAH 患者致残、致死的主要原因。血管痉挛常常发生在构成 Willis 环的较大颅内动脉近端，或直接从 Willis 环发出的血管分支。脑血管痉挛通常出现在 SAH 后 3~14d，在第 7d 达到高峰。

血管痉挛的发生被认为是由于蛛网膜下腔内血液的存在而引起，其引发一系列细胞反应，导致脑动脉的"痉挛"或"狭窄"。从放射影像学角度看，血管痉挛在脑血管造影、CT 血管成像、MR 血管成像上表现为动脉血管的狭窄。经颅多普勒超声（TCD）是一种无创的用于检测脑血管痉挛的方法，其可以检测到狭窄处动脉管腔内血流速度的升高。动脉狭窄可以不导致流量下降，只是通过血管造影或经颅多普勒超声证明（血管造影性或超声性血管痉挛）。动脉狭窄严重到不能提供充分的血流灌注更远端的循环，可能会出现缺血和导致神经损伤（临床性血管痉挛）。脑血管痉挛传统上是通过神经功能检查而确定的临床诊断，发现存在迟发性缺血性神经功能障碍（delayed ischemic neurological deficit, DIND）。自 20 世纪 50 年代这一情况第一次被描述以来，治疗和预防脑血管痉挛的治疗进展显著。本章回顾了动脉内应用药物治疗的脑血管痉挛的应用。

血管痉挛的分子基础

脑血管痉挛精确的病理生理学和分子基础仍然是很多研究的对象。广为接受的是脑血管痉挛的激发事件使血液成分进入蛛网膜下腔和脑脊液中。蛛网膜下腔内血液成分引发亚细胞水平的级联瀑布反应，以脑血管不适当收缩表现达到顶点。

大量的科学研究表明，氧合血红蛋白是血管痉挛的首要化学触发物质（痉挛素原）。[1,2]尽管氧合血红蛋白是一种已经科学认定的痉挛素原，但其导致大脑血管收缩的精确作用机制仍然未知。据认为，从红细胞崩解释放到脑脊液中的氧合血红蛋白产生自由基，它结合过量一氧化氮，后者是已被确认使血管平滑肌松弛的介体。自由基也可直接破坏细胞膜，导致细胞内钙离子和钙调蛋白的释放。一氧化氮减少和细胞外钙增加同时发生，令血管扩张和收缩的平衡移向收缩。

蛛网膜下腔出血后炎症级联反应也被证明是能够诱导血管收缩。蛛网膜下腔内的红细胞溶解产物已被证明导致 SAH 附近区域炎性细胞因子的上调。此外，细胞黏附分子，如整合素、细胞间黏附分子、选择素，这些引起白细胞黏附于血管内皮，可能在血管收缩的炎症过程中发挥作用。此外，内皮素-1，一种已知的血管收缩介质，可能在SAH情况下和血管痉挛时增加。因此，SAH后诱发脑血管痉挛的机制涉及几个的病理生理过程的共同作用，包括自由基的产生、一氧化氮介导的血管舒张功能紊乱、直接细胞损伤和多发性炎性通路的激活。

血管痉挛的治疗

脑血管痉挛患者治疗的最终目的是改善脑血流灌注，预防脑缺血损伤。一个被广泛接受的、且行之有效的治疗和预防脑血管痉挛的主要方法是基于联合应用高血容量、高血液稀释和高血压，称为3H疗法。这种治疗方法是来源于泊肃叶流体动力学定律在脑血流中的应用：血流量与压力梯度和血管半径成正比，与血液黏度成反比。大量的研究已经证实了3H疗法在治疗动脉瘤性SAH后的血管痉挛和预防迟发性脑缺血的有效性。然而3H疗法伴有明显的全身性损伤，与很多因素相关，如留置中心静脉导管，扩容，血管升压素相关的器官损伤以及心肺并发症。虽然3H疗法是治疗脑血管痉挛和预防缺血性脑损伤的有效措施，但对严重的难治性病例无效，这些患者尽管接受了最优化的医疗管理，扩容、血压和血液黏度都达到最佳，但仍然遭受了严重血管直径下降和局部脑血流量的减少。

随着血管内技术在过去十年中的改进，局部治疗的定向使用治疗脑血管痉挛已得到明显的进展。定向地增加痉挛的脑血管直径而增加局部脑血流量的治疗可用机械的方法实现（腔内球囊血管成形术），也可通过局部应用药物来扩张受影响的脑血管实现（化学血管成形术）。Eskridge和Song[3]建议以下标准作为应用血管内方法治疗脑血管痉挛的条件：①新的神经功能缺损不能用其他原因解释；②没有CT证实的脑梗死；③最大的药物治疗失败（3H疗法）；④血管造影证实的痉挛。痉挛血管的机械性成形术被支持作为首选的治疗。尽管机械成形术改善痉挛性脑血管直径的即刻效果很好，但伴随重大风险，包括血管破裂和内膜损伤。此外，机械血管成形术仅适用于颈内动脉近端节段性（ICA）、大脑中动脉（MCA）近端和大脑前动脉（ACA）近端。机械成形术在技术上是要求很高的，其使用应限于对此手术有经验的临床中心和操作人员。

动脉内药物治疗

动脉内治疗的基础是局部药物应用直接到达作用的部位。动脉注入可在靶向组织内形成高浓度的药物，而对治疗远处组织的副作用降到最小，达到这个目的需要将微导管放置在紧邻痉挛血管的近心端，然后注入血管扩张的药物。

动脉内药物治疗（化学血管成形术）是一种在大血管内替代传统机械成形的创伤稍低的方法，也可用于球囊导管无法到达的细小末梢动脉。此外，存在病变或者靠近病变的大血管只能在动脉内应用血管舒张剂的方法治疗。[4]

几种不同的药物已被研究用于直接注入脑血管。每种药物对脑动脉和远端器官都具有独特的药理作用和生理作用，因此，每种药都有其自己的治疗优点和缺点。当选择合适的药物用于动脉内血管扩张，这些优缺点因素必须仔细考虑，特别是药物的作用时间和副作用，操作动脉注入解痉药物的介入医生必须要清楚，因为接受药物治疗的患者的状况可能常常很脆弱，只能耐受最低剂量，可能会有各种的并发症。

罂粟碱

罂粟碱是第一个被描述用于动脉内治疗血管痉挛的药物和也是研究最严谨的药物。[4-8]罂粟碱是一种非特异性磷酸二酯酶抑制剂，同时抑制了环磷酸腺苷（cAMP）磷酸二酯酶和环

211

磷酸鸟苷（cGMP）磷酸二酯酶，罂粟碱导致局部 cAMP 和 cGMP 的浓度增加，随后血管平滑肌细胞松弛。许多回顾性研究已经详述了罂粟碱治疗脑血管痉挛的临床效果和影像学结果，应用罂粟碱的效果具有很好的一致性，都会出现血管扩张和脑血流量增加。大多数研究显示血管造影上脑动脉直径有 67%~98% 改善，但这些结果并不能直接认为是临床神经功能的改善；应用罂粟碱后只有 33%~80% 的患者神经功能得到改善。罂粟碱注射剂量在 50~300mg，可一次性注射或逐渐输入，一次性注射时间要超过 60s，而逐渐输入首先混合罂粟碱和生理盐水形成产生 0.3% 的溶液（范围 0.1%~0.6%），按 1~2mL/min 的速率持续输入。

半衰期短（2h）和作用时间短可能解释罂粟碱治疗脑血管痉挛的疗效不能达到最佳的原因。在一项有关罂粟碱化学成形术的前瞻性研究中，Vajkoczy 等[9] 指出罂粟碱对脑灌注的效应是暂时的，用后 3h 基本消失了。在回顾性研究中，Elliott 等[10] 比较了罂粟碱注射和球囊血管成形术，接受球囊成形术的患者只有 3% 的患者需要再治疗，而接受罂粟碱注射的患者有 63% 需要再治疗。因此，罂粟碱的相对短暂的效果令其不足以作为一个持久的针对血管痉挛的治疗。

分析罂粟碱改善临床结果的研究显示其效果一般。近期试验显示和单纯药物治疗相比，动脉内使用罂粟碱的患者没有明显受益。在动脉瘤性蛛网膜下腔出血的 Tirilazad 北美试验[11] 中，31 例患者接受动脉内罂粟碱治疗，相匹配的同样数量患者仅接受药物治疗，研究者报道二者的临床后果是一致的。

比较麻烦的是应用罂粟碱会增加不良事件的可能性，罂粟碱已被证明会导致颅内压增加。Andaluz 等[12] 报道了罂粟碱治疗的患者中有 54% 存在颅内压增高和 22% 的死亡率。其他不良反应包括暂时或永久性神经功能障碍，脑干抑制，[13]

罂粟碱进入眼动脉引发的暂时性失明，癫痫，[14] 呼吸骤停，结晶栓塞和脑出血。罂粟碱和三氯叔丁醇一起动脉注射已经被证实会导致神经功能恶化，伴随磁共振成像上灰质改变。[15] 由于罂粟碱的副作用和缺乏临床的数据，其使用在目前的实践中已越来越有限。

钙通道阻滞剂

由于罂粟碱的使用受限，对其他药物进行了研究。最常用的药物是钙通道阻滞剂，在很大程度上取代罂粟碱作为血管内治疗脑血管痉挛的一线药物。口服和静脉途径应用钙通道阻滞剂已被证明可以改善动脉瘤性 SAH 的临床后果。[16-22] 与罂粟碱相比，钙通道阻滞剂具有更高的安全性，可局部应用在动脉内。最初详细介绍钙通道阻滞剂血管内应用的研究首见于心胸外科文献报道。目前，钙通道阻滞剂尚未被食品和药物管理局（FDA）批准应用于化学血管成形术。已被研究用于治疗脑血管痉挛的钙通道阻滞剂包括尼莫地平、尼卡地平、维拉帕米。

尼莫地平

口服尼莫地平一直是药物治疗脑血管痉挛的主要方法，也是目前唯一被 FDA 批准用于治疗脑血管痉挛的药物。[23] 尼莫地平为二氢吡啶类钙通道阻滞剂，降低钙流入到血管平滑肌。随着钙内流的减少，血管平滑肌细胞内的游离钙释放减少，导致肌肉收缩的肌动蛋白 – 肌球蛋白相互作用受损。该药物的半衰期为 9h 左右。由于其脂溶性的特点，尼莫地平已被证明容易穿过血脑屏障并优先作用于脑血管。

相比于动脉内应用的其他钙通道阻滞剂，动脉内应用尼莫地平没有被深入研究。[24-30] 大多数研究动脉内应用尼莫地平在本质上是回顾性的。Biondi 等动脉内应用尼莫地平治疗血管痉挛，发现 43% 的患者血管造影上有改善，76%

（19/25）的患者临床结果得到改善。其他研究显示，尽管尼莫地平可能不会对 TCD 测定的脑血流速度产生影响，但其仍然具有改善临床后果的效用。可能尼莫地平的神经保护作用不仅仅是完全由于脑血管扩张，其附带的效果可能是药物直接神经保护特性，[11,12] 机制可能阻止了自由基攻击了神经元内的线粒体，提高 CO_2 反应活动性和大脑氧代谢，[13] 或减少了再灌注时钙超载引起的组织损伤。[10] 尽管有上述观察结果，动脉内使用尼莫地平治疗脑血管痉挛仍不常见。

尼卡地平

与尼莫地平类似，尼卡地平也是二氢吡啶类钙通道阻滞剂，通过阻滞 L 型钙通道降低钙流入到血管平滑肌。与其他钙通道阻滞剂相比，尼卡地平和心脏和脑血管平滑肌有较高的亲和性。与尼莫地平不同，其更倾向于水溶性，并具有较长的半衰期，约 16h。虽然在标准 pH 值溶液中属中性的，但尼卡地平在缺血区获得正电荷，提高了其在缺血区中的浓度。[31] 静脉给药时，尼卡地平已显示能降低脑血管痉挛的发生率。[32] 然而，副作用可能会限制其全身性使用，其包括长时间低血压、心律失常、肾功能不全、肺水肿。尼卡地平也进行了鞘内注射和蛛网膜下腔注入的研究。Schneider 等 [33] 报道了显微夹闭手术中将尼卡地平缓释植入物（nicardipine prologed-release implant, NPRI）放入鞘内，接受 NPRI 的患者其脑血管痉挛的发生率 11%，而接受夹闭未植 NPRI 的患者脑血管痉挛的发生率为 48%，或接受弹簧圈栓塞（44%）治疗，鞘内植入 NPRI 的患者只有 7% 出现新的脑梗死，而夹闭无植入物的患者为 28%，栓塞的患者为 22%。[33]

当动脉内给药时，尼卡地平已被证明可逆转造影性血管痉挛和纠正平均收缩期 TCD 速度峰值。Tejada 等证实了动脉内给予高剂量的尼卡地平后，有 60% 的患者血管影像上有改善和 91% 的临床好转，[34] Badjatia 等给 18 例患者动脉内用尼卡地平，[35] 所有经过治疗的都可见血管影像的改善和平均收缩期血流速度的显著降低，在 42% 的患者中发现了神经功能的改善。Rosenberg 等在 30 例患者的回顾性分析中发现，16 例单纯使用尼卡地平治疗的患者中有 11 例因复发性血管痉挛需要再次治疗。[6]

动脉内应用尼卡地平的副作用已被证实。Badjatia 等报道了动脉注射尼卡地平的 18 患者中 6 例颅内压增高。[35] 动脉内高剂量的尼卡地平给药也被证明能导致系统性低血压。Rosenberg 等人观察到 22% 的患者经历过低血压发作，其中 44% 需要升压治疗。在很大程度上，这些副作用通常可以通过限制剂量和输液速度来避免，对颅内压的影响往往是短暂的，可以用高渗剂药物来治疗。医生们应该知道这些可能的副作用，时刻准备着发现他们并治疗。

维拉帕米

维拉帕米是一个苄基烷基胺钙通道阻滞剂，通过阻滞平滑肌细胞 L 型钙通道减少钙内流，引起动脉血管扩张。维拉帕米的半衰期约为 7h。维拉帕米已被广泛研究用于冠状动脉血管痉挛，现已被延伸用于脑血管痉挛的治疗。动脉内应用维拉帕米已被证明可改善神经功能，同时血管造影的血管直径好转。Feng 等报道了 29 例患者应用维拉帕米的情况，[36] 52% 的患者接受了动脉内应用，其中 44% 患者影像学好转，33% 神经功能改善。Keuskamp 等报道了 10 例患者接受了至少 20mg 的动脉内应用维拉帕米，[37] 影像上血管直径全部得到显著改善，且没有对血压、心率和颅内压有任何不良影响。Sehy 等报道了 12 例患者经动脉内维拉帕米治疗，远端动脉直径均得到一致性改善，但对较大的近端动脉直径无显著影响。

低血压或颅内压升高的发生率低于使用的

其他药物，但二者无论在动脉内注射维拉帕米期间和之后都应密切监测。Stuart 等报道了大剂量（15~55mg）动脉内应用的 10 例患者出现了 ICP 的增高和脑灌注压（CPP）的降低。[39] 短暂的 ICP 增高和 CPP 降低多数常常通过应用血管收缩药物和标准的 ICP 控制方法进行处理，例如 CSF 转移和应用高渗药物。

介入技术

根据痉挛的位置和性质（局灶性或弥漫性）做好动脉内注射药物的计划，经常有多个受影响的血管区需要治疗，因而在一个设定手术里，动脉内给药总剂量通常分散到多个动脉血管区。在表 22.1 中列出了每一个上文所描述药物的常规总剂量范围。此外，许多介入医生在同一治疗中，采用机械和化学血管成形术相结合的方法，要根据情况做好介入计划。

在动脉内注射期间综合生理检测是最重要的，例如连续的动脉血压、心率、心电图和 ICP（当有 ICP 检测器存在时）等生理参数在动脉内灌注期间应该被密切实时监测。血压、心率或 ICP 的不良变化，应立即提示医生降低注射速度或暂停输液，让生理指标恢复正常或期望值。

动脉内注射应用 4F 或 5F 的造影导管或引导导管放置在颈内动脉或椎动脉内完成，或者通过微导管注射到更远端颅内动脉。后一种情况下需选择合适尺寸的引导导管，能够注射造影剂进行造影确认微导管到位情况，可以随时评估血管对治疗的反应情况，以决定治疗反应不佳时是增加动脉内药物注射量还是进行机械血管成形术。

动脉内给药治疗血管痉挛的特殊的方法取决于医生的偏好和每个患者特殊造影结果。首先进行的就是血管造影，确定明显血管痉挛的程度和位置。有些医生喜欢在动脉给药时，在另一根血管内留一根造影管或导引导管。动脉内治疗从狭窄最严重的地方开始，经常发现这些位置是 MCA 的 M1 段，ACA 的 A1 段，ICA 的床突上段或基底动脉远端主干，也可以行超选择性动脉内给药，将微导管放置到狭窄最严重的部位近心端的 5~10mm 的地方。随着操作实施，进行后续血管造影来评估血管反应程度。若仍有明显的痉挛，则可重复治疗，或按需要增加剂量。在距离微导管头端较远的动脉节段和目标治疗血管都具有显著的治疗反应，这一观察并不少见。如果严重的局灶性痉挛血管对多次化学成形术没有反应，可以行机械球囊血管成形术（图 22.1）。

一旦认为化学血管成形术的反应令人满意，微导管撤回到更近端的位置，追加的一剂治疗药物，可以治疗整个血管树（例如 A2~A1 ACA 段）内更多广泛的血管痉挛。如果局部领域痉挛特别严重无法让微导管安全通过，在此区域应首先直接动脉灌注或机械球囊成形术，近端病变治疗满意后，再治疗远端区域的痉挛。对

表 22.1　目前用于治疗脑血管痉挛的动脉内药物

药物	作用机理	药物总量	动脉内不良反应
罂粟碱	阿片衍生物，通过抑制 cAMP 和 cGMP 磷酸二酯酶引起血管扩张	50~300mg	颅内压升高，暂时或永久性神经功能障碍，注射期间晶体形成栓子
尼莫地平	二氢吡啶受体阻断剂，通过 L 型钙离子通道抑制钙流入平滑肌细胞	0.8~15mg	低血压（高剂量）
尼卡地平	二氢吡啶受体阻断剂，通过 L 型钙离子通道抑制钙流入平滑肌细胞	2~40mg	颅内压升高，低血压
维拉帕米	苄基烷基胺钙通道阻滞剂	10~30mg	低血压，心动过缓，颅内压升高

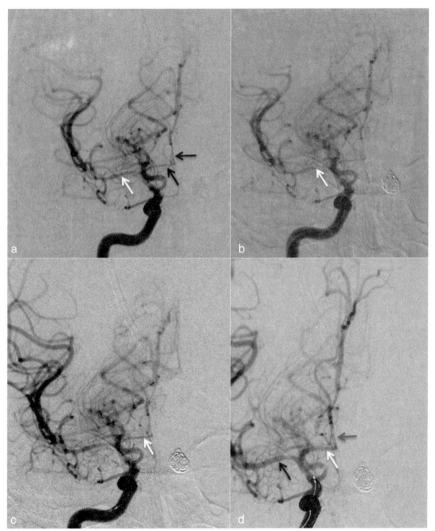

图 22.1　67 岁女性，左侧颈内动脉（ICA）眼段破裂动脉瘤弹簧圈栓塞术后，接受多种方式治疗血管痉挛，患者动脉瘤破裂后 10d 出现临床血管痉挛症状。（a）右侧颈内动脉血管造影正位片（AP）指出，右侧大脑中动脉（MCA）近端（白箭头）和右侧大脑前动脉（ACA）近端（黑箭头）严重痉挛。（b）右侧 MCA 超选注射 5mg 维拉帕米后血管造影正位片，显示血管直径轻度改善。微导管头端在 MCA M1 段近端可见（白箭头）。（c）右侧 ACA A1 段超选注射 9mg 维拉帕米（白箭头）后，并未有效缓解 ACA A1 段严重血管痉挛节段（白箭头），迫使进行 A1 段局部气囊血管成形术。（d）在 ACA A1 段（白箭头）球囊血管成形术，结合 ACA A2 段（灰剪头）化学血管成形术后，这两个 ACA 段血管片段直径均显著改善。值得注意的是，因为之前注射到 MCA 段的药物持续起效，右侧 MCA M1 段（黑色箭头）血管直径持续改善

于有严重广泛血管痉挛的情况，通常仅从近端血管段进行治疗。治疗结束时，密切持续监测动脉血压、心率和 ICP 至少 12h，以发现动脉内给药任何可能的副作用。

结　论

　　脑血管痉挛是蛛网膜下腔出血患者迟发性致残和死亡的一个主要原因，导致脑血管痉挛的确切细胞和分子事件目前尚不清楚。治疗的选择包括 3H 疗法，更近发展的安全有效的动脉内药物治疗，进一步加强治疗脑血管痉挛和改善动脉瘤性 SAH 临床后果。新一代血管钙通道阻滞剂，如维拉帕米及尼卡地平，加上在神经介入设备和技术的改进，使超选择性脑化学血管成形术成为供神经介入科医生治疗策略中一种安全有效的选择。未来的发展包括药物的进步，改良其副作用及对血管平滑肌更持久的作用。

关键点

- 直接动脉内药物灌注可使高浓度的药物被输送到靶组织，令远离治疗部位组织的副作用最小化。
- 动脉内药物治疗是在大血管内，是传统机械成形术的创伤性更低的替代疗法，也可被用于球囊导管不能到达的远端动脉的治疗。
- 新一代血管钙通道阻滞剂，如维拉帕米及尼卡地平，加上在神经介入设备和技术的改进，使超选择性脑化学血管成形术成为一种治疗脑血管痉挛安全有效的选择。

并发症的处理

- 介入医生和麻醉医生应在动脉内注射期间做好准备，随时处理明显的可能有害的血压、心率或颅内压的变化。
- 在应用微导管前，应先治疗痉挛的血管节段，以避免血管夹层。如果内膜夹层发生，也应进行相应的处理。
- 脑室引流管可用于监测颅内压和处理动脉内给药时引起的颅内高压。

并发症的预防

- 虽然每种药物可能有副作用，必须在动脉灌注期间密切监测，但新一代药物如维拉帕米、尼卡地平，具有可以接受的良性风险，应优先使用。
- 痉挛性的脑血管应谨慎插入导管，避免血管夹层。
- 在动脉内给药期间和之后，应来对血压、心率，还有颅内压进行持续监测（如可能）。

参考文献

[1] Dumont AS, Dumont RJ, Chow MM, et al. Cerebral vasospasm after subarachnoid hemorrhage: putative role of inflammation. Neurosurgery, 2003, 53(1): 123–133, discussion 133–135

[2] Hansen-Schwartz J. Cerebral vasospasm: a consideration of the various cellular mechanisms involved in the patbophysiology. Neurocrit Care, 2004, 1(2):235–246

[3] Eskridge JM, Song JK. A practical approach to the treatment of vasospasm. AJNR Am J Neuroradiol, 1997, 18(9): 1653–1660

[4] Kassell NF, Helm G, Simmons N, et al. Treatment of cerebral vasospasm with intra-arterial papaverine. J Neurosurg, 1992, 77(6):848–852

[5] Firlik KS, Kaufmann AM, Firlik AD, et al. Intra-arterial papaverine for the treatment of cerebral vasospasm following aneurysmal subarachnoid hemorrhage. Surg Neurol, 1999, 51(1):66–74

[6] Numaguchi Y, Zoarski GH. Intra-arterial papaverine treatment for cerebral vasospasm: our experience and review of the literature. Neurol Med Chir (Tokyo), 1998, 38(4): 189–195

[7] Polin RS, Hansen CA, German P, et al. Intra-arterially administered papaverine for the treatment of symptomatic cerebral vasospasm. Neurosurgery, 1998, 42(6): 1256–1264, discussion 1264–1267

[8] Cross DT III, Moran CJ, Angtuaco EE, et al. Intracranial pressure monitoring during intraarterial papaverine infusion for cerebral vasospasm. AJNR Am J Neuroradiol, 1998, 19(7):1319–1323

[9] Vajkoczy P, Horn P, Bauhuf C, et al. Effect of intra-arterial papaverine on regional cerebral blood flow in hemodynamically relevant cerebral vasospasm. Stroke, 2001, 32(2):498–505

[10] Elliott JP, Newell DW, Lam DJ, et al. Comparison of balloon angioplasty and papaverine infusion for the treatment of vasospasm following aneurysmal subarachnoid hemorrhage. J Neurosurg, 1998, 88(2):277–284

[11] Haley EC Jr, Kassell NF, Apperson-Hansen C, et al. A randomized, double-blind, vehicle-controlled trial of tirilazad mesylate in patients with aneurysmal subarachnoid hemorrhage: a cooperative study in North America. J Neurosurg, 1997, 86(3): 467–474

[12] Andaluz N, Tomsick TA, Tew JM Jr, et al. Indications for endovascular therapy for refrac-tory vasospasm after aneurysmal subarachnoid hemorrhage: experience at the University of Cincinnati. Surg Neurol, 2002, 58(2):131–138, discussion 138

[13] Barr JD, Mathis JM, Horton JA. Transient severe brain stem depression during intraarterial papaverine infusion for cerebral vasospasm. AJNR Am J Neuroradiol, 1994, 15(4): 719–723

[14] Carhuapoma JR, Qureshi AI, Tamargo RJ, et al. Intra-arterial papaverine-induced seizures: case report and review of the literature. Surg Neurol, 2001, 56(3): 159–163

[15] Smith WS, Dowd CF, Johnston SC, et al. Neurotoxicity of intra-arterial papaverine preserved with chlorobutanol used for the treatment of cerebral vasospasm after aneurysmal subarachnoid

hemorrhage. Stroke, 2004, 35(11):2518-2522

[16] Petruk KC, West M, Mohr G, et al. Nimodipine treatment in poor-grade aneurysm patients. Results of a multicenter double-blind placebo-controlled trial. J Neurosurg, 1988, 68(4): 505-517

[17] Disney L, Weir B, Grace M. Factors influencing the outcome of aneurysm rupture in poor grade patients: a prospective series. Neurosurgery, 1988, 23(1):1-9

[18] Seller RW, Reulen HJ, Huber P, et al. Outcome of aneurysmal subarachnoid hemorrhage in a hospital population: a prospective study including early operation, intravenous nimodipine, and transcranial Doppler ultrasound. Neurosurgery, 1988, 23(5):598-604

[19] Robinson MJ, Teasdale GM. Calcium antagonists in the management of subarachnoid haemorrhage. Cerebrovasc Brain Metab Rev, 1990, 2(3):205-226

[20] Meyer FB. Calcium antagonists and vasospasm, Neurosurg Clin N Am, 1990, 1(2):367-376

[21] OhmanJ, Servo A, Heiskanen O. Long-term effects ofnimodipine on cerebral infarcts and outcome after aneurysmal subarachnoid hemorrhage and surgery. J Neurosurg, 1991, 74(1):8-13

[22] Hongo K, Kobayashi S. Calcium antagonists for the treatment of vasospasm following subarachnoid haemorrhage. Neurol Res, 1993, 15(4):218-224

[23] Allen GS, Ahn HS, Preziosi TJ, et al. Cerebral arterial spasm-a controlled trial of nimodipine in patients with subarachnoid hemorrhage. N Engl J Med, 1983, 308(11):619-624

[24] Oran I, Cinar C. Continuous intra-arterial infusion of nimodipine during embolization of cerebral aneurysms associated with vasospasm. AJNR Am J Neuroradiol, 2008, 29(2): 291-295

[25] Biondi A, Le Jean L, Puybasset L. Clinical experience of selective intra-arterial nimodipine treatment for cerebral vasospasm following subarachnoid hemorrhage. AJNR Am J Neuroradiol, 2006, 27(3):474, author reply 474

[26] Hänggi D, Turowski B, Beseoglu K, et al. Intra-arterial nimodipine for severe cerebral vasospasm after an-eurysmal subarachnoid hemorrhage: influence on clinical course and cerebral perfusion. AJNR Am J Neuroradiol, 2008, 29(6):1053-1060

[27] Cho WS, Kang HS, Kim JE, et al. Intra-arterial nimodipine infusion for cerebral vasospasm in patients with aneurysmal subarachnoid hemorrhage. Interv Neuroradiol, 2011, 17(2):169-178

[28] Kim JH, Park IS, Park KB, et al. Intraarterial nimodipine infusion to treat symptomatic cerebral vasospasm after aneurysmal subarachnoid hemorrhage. J Korean Neuro-surg Soc, 2009, 46(3):239-244

[29] Mayer TE, Dichgans M, Straube A, et al. Continuous intra-arterial nimodipine for the treatment of cerebral vasospasm. Cardiovasc Intervent Radiol, 2008, 31(6):1200-1204

[30] Musahl C, Henkes H, Vajda Z, et al. Continu-ous local intra-arterial nimodipine administration in severe symptomatic vasospasm after subarachnoid hemorrhage. Neurosurgery, 2011, 68(6): 1541-1547, discussion 1547

[31] Mindea SA, Yang BP, Bendok BR, et al. Endovascular treatment strategies for cerebral vasospasm. Neuro-surg Focus, 2006, 21(3): E13

[32] Haley EC Jr, Kassell NF, Torner JC. A randomized controlled trial of high-dose intravenous nicardipine in aneurysmal sub-arachnoid hemorrhage. A report of the Cooperative Aneurysm Study. J Neurosurg, 1993, 78(4):537-547

[33] Schneider UC, Dreher S, Hoffmann KT, et al. The use of nicardipine prolonged release implants (NPRI) in microsurgical clipping after aneurysmal subarach-noid haemorrhage: comparison with endovascular treatment. Acta Neurochir (Wien), 2011, 153(11): 2119-2125

[34] Tejada JG, Taylor RA, Ugurel MS, et al. Safety and feasibility of intra-arterial nicardipine for the treatment of subarachnoid hemorrhage-associated vasospasm: initial clinical experience with high-dose infusions. AJNR Am J Neuroradiol, 2007, 28(5): 844-848

[35] Badjatia N, Topcuoglu MA, Pryor JC, et al. Preliminary experience with intra-arterial nicardipine as a treatment forcerebral vasospasm. AJNR Am J Neuroradiol, 2004, 25(5): 819-826

[36] Feng L, Fitzsimmons BF, Young WL, et al. Intraarterially administered verapamil as adjunct therapy for cerebral vasospasm: safety and 2-year experience. AJNR Am J Neuroradiol, 2002, 23(8):1284-1290

[37] Keuskamp J, Murali R, Chad KH. High-dose intraarterial vera-pamil in the treatment of cerebral vasospasm after aneurysmal subarachnoid hemorrhage. J Neurosurg, 2008, 108(3): 458-463

[38] Sehy JV, Holloway WE, Lin SP, et al. Improvement in angiographic cerebral vasospasm after intra-arterial verapamil administration. AJNR Am J Neuroradiol, 2010, 31(10): 1923-1928

[39] Stuart RM, Helbok R, Kurtz P, et al. High-dose intra-arterial verapamil for the treatment of cerebral vasospasm after sub-arachnoid hemorrhage: prolonged effects on hemodynamic parameters and brain metabolism. Neurosurgery, 2011, 68(2): 337-345, discussion 345

第 23 章　腔内球囊成形术治疗脑血管痉挛

Muhammad M. Abd-El-Barr, Brian L. Hoh, J Mocco

脑血管痉挛（cerebral vasospasm, CV）是动脉瘤性蛛网膜下腔出血（aneurysmal subarachnoid hemorrhage, aSAH）的严重并发症，可以通过临床表现或其他方法来定义。[1] 目前数据显示 aSAH 是卒中的一个重要原因，占到卒中总人数的 5%~15%。[2] 预计 aSAH 患者 30d 存活比例为 40%~60%，[3] 而 CV 是这些存活 aSAH 患者最常见的并发症。因此，脑血管痉挛已经成为科研和临床关注的重要领域。

诊治 CV 的一个挑战就是定义其有很多种方法，部分学者和医生单纯通过临床症状来确定，有的通过 CT 扫描上出现梗死灶来确定，有的通过经颅多普勒（TCD）检查来确定，也有的通过其他脑血管影像来诊断。[1,4] 然而，对引起脑血管痉挛的病理生理过程却了解甚少。[5]

尽管有很多困难，技术的进步为治疗 CV 的医生们提供了越来越多的方法，腔内球囊成形术（transluminal balloon angioplasty, TBA）就是其中之一，已经被越来越多的用来治疗血管造影证实痉挛的介入技术，并已经显示出明确的效果。

发展历史

球囊成形术最早是心脏医生想出来并使用的，是某些特定病例替代心脏搭桥的治疗方法。第一例冠状动脉球囊成形术是在瑞士苏黎世由 Gruentzig 医生于 1977 年实施的。[6] 随着时间的推移，球囊成形技术应用到其他领域，1980 年

Mullan 医生完成了第一例颈动脉球囊成形术。[7]

1984 年，Zubkov 医生首次报道了应用球囊成形术治疗脑血管痉挛。[8] 与冠状动脉球囊扩张相比较，脑血管球囊成形术不需要太大的扩张力量。[9] 有趣的是，脑血管痉挛球囊成形术的血管扩张成功率却非常高（33 例患者只有 1 例未扩张成功），但临床症状改善的比例只有 87%，低于动脉扩张成功的比例，这提示血管狭窄只是脑血管痉挛病理过程的一部分。这种影像学的结果和临床转归存在差异的现象也被其他研究所证实。[10-13]

文献回顾

对采用血管内治疗处理脑血管痉挛的英文文献分析显示，球囊成形使将近 60% 的脑血管痉挛患者获得临床改善，[14,15] 而药物治疗仅有 20%~50% 的临床改善。[16-18] 这些数据是多个研究综合分析的结果，而研究存在样本量小及随访时间短的问题。[10,19,20] 一项比较球囊扩张和动脉内应用罂粟碱治疗脑血管痉挛的回顾性研究显示，球囊扩张并未更好改善脑血管痉挛患者短期神经功能，[21] 但在这项研究中，两组患者神经功能改善的比例较其他研究都低。

适应证

目前球囊成形的适应证包括脑血管造影确

认的痉挛，被证实为近端脑血管狭窄，一般认为球囊成形不能用于 A1、M1 及 P1 段以远的血管。[15,22] 然而，随着非顺应性及固定直径的小尺寸球囊的应用，有些医生想把 TBA 应用于更细的血管，但这些技术还没有被很好地研究，大多数医生不想扩大 TBA 的应用范畴。

CV 大多在 SAH 后第 3 天开始出现，1 周左右达到高峰，2 周后出现则较少。[23,24] 然而，确诊 CV（通过临床表现或其他手段）后多长时间采用 TBA 仍无定论。有研究表明 CV 发作后 2h 内行 TBA 并未获得额外的好处，[21] 但此研究样本量较小，只有 14 例患者。另外一项样本量较大的研究表明，在临床发作后 2h 内行 TBA，90% 的患者痉挛血管得到影像学改善，70% 患者临床症状好转；然而，2h 后行球囊成形使 88% 的患者痉挛血管得到影像学好转，但只有 40% 患者临床症状改善。[19] 因此，笔者认为在脑血管痉挛后，球囊成形越早实施，效果越好。

球囊成形术除了用于治疗影像学证实的脑血管痉挛，目前也被应用于预防脑血管痉挛加重。一项初步研究纳入了 12 例 Fisher 3 级的 aSAH 患者，行预防性球囊成形术，得到良好结果，12 例患者未出现严重脑血管痉挛，并且 58% 的患者在出血后 3 个月得到良好临床转归。[25] 但是近期一项多中心随机对照研究显示，对于 Fisher 3 级的蛛网膜下腔出血患者，在 3 个月 GOS 评分方面，预防性应用球囊成形术并未显示出优势；但迟发性缺血性神经功能缺损（delayed ischemic neurological deficit, DIND）发生的患者数量少了一点（P=0.30），使不良后果发生率降低了 10.4%（P=0.54）（Zwienenberg-Lee et al, 2008）。这表明对于那些出现脑血管痉挛的风险较大的患者，不良预后的分子和机械因素是已经设定好的，因此预防性应用球囊成形并不能改善这部分患者的转归。然而对于其他预后不是很差的患者，能否从预防性应用球囊成形中获益则不得而知。

禁忌证

和任何外科手术干预一样，患者整体健康状况和手术风险必须要考虑。对 TBA 来说特殊的是 TBA 的禁忌证大部分和机械或物理阻碍有关，绕过这些禁忌才能确保能够安全到达受影响的血管，避免球囊成形术最可怕的并发症——血管破裂。如前所述，近段血管的球囊成形是最安全的，主要是因为远端血管迂曲，并且很难避免血管破裂。然而，随着技术的进步和拥有的高超舒适的水平，在远端血管行血管成形术会更标准化。其他一些阻碍很难克服，动脉瘤自身特点就是影响因素之一。对于清醒的症状性的或血管造影证实血管痉挛的患者，其动脉瘤不容易通过介入方式进行治疗，笔者到底该怎样处理动脉瘤目前仍然不清楚。有学者建议部分栓塞动脉瘤，然后行球囊成形术，最后再确定性地夹闭动脉瘤。[26] 相对的禁忌证还有主动脉弓的各种异常和严重的动脉粥样硬化，后者会增加血管破裂的风险和再狭窄的概率。[9,20]

手术技术

将 5F 鞘植入患者左侧或右侧股动脉，取决于目标血管的位置，把 5F 导引导管送入颈内动脉或椎动脉近端，也可以用 6F 系统替换，其可以提供更大的空间，便于球囊到位后造影。导引导管到位后，行脑血管造影，若确认存在脑血管痉挛，常用 ev3 公司的 4mm 不可脱球囊，其具有较好顺应性，用半量造影剂（50% 生理盐水 +50% 造影剂）冲洗球囊导管并排气，然后在 0.010 微导丝引导下将球囊送至血管狭窄处。操作时需避免导丝回撤至球囊内，以免血液进入球囊导管，影响球囊使用。球囊到位后，缓慢充盈球囊，密切关注球囊扩张程度（图 23.1）。许多术者采用 ev3 公司的精密注射器，便于控制球囊扩张程度，也有术者选择普通

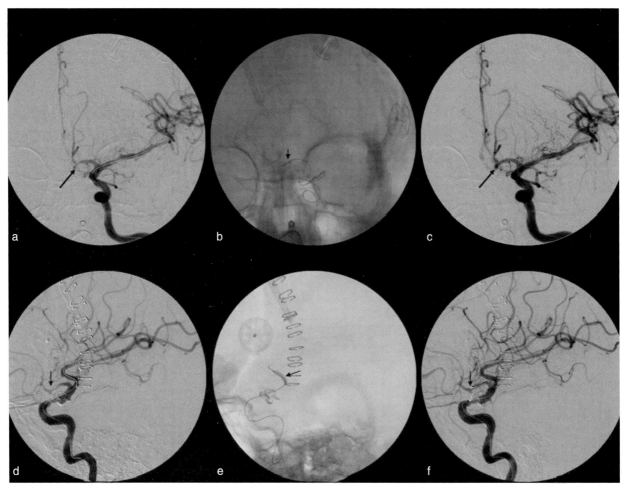

图 23.1 大脑前动脉痉挛正位像（a）和侧位像（b），黑箭示血管直径缩小；球囊扩张成形时大脑前动脉正位像（c）和侧位像（d），黑箭示球囊；球囊成形术后正位像（e）和侧位像（f），黑箭提示痉挛血管管径改善

1mL 注射器，能最大限度地通过触觉感知反馈的力量。当球囊充盈足够后（通过目测、触觉感知及充盈球囊造影剂用量来判断），缓慢地泄掉球囊（同样不能将导丝撤入球囊近端），然后通过导引导管造影来观察扩张效果。在微导丝引导下将球囊放入其他未处理的血管痉挛部位，重复上述过程。原则上不建议对同一位置反复扩张成形。

　　一个替代的技术用于 TBA 是选用比患者基线造影正常血管直径小 15%~20% 的非顺应性固定直径球囊，但是某些特定的病例没有基线造影，很难确定正常血管直径，需要术者根据狭窄位置和经验来判断，有时也会参照对侧血管直径。这个技术的好处是可以选用更大直径的球囊和更具导向性的微导丝（和球囊设计相匹配的），提高了迂曲血管内的操控性。理论上讲，应用固定直径的较小尺寸球囊，使血管破裂的概率减小。采用这种技术，充盈球囊时需达到设定的压力（按"atm"为单位测量），设定的压力对应设定的球囊直径。同时，还通过观察球囊直径来指导操作。每 20s 升高球囊 1atm 压力，达到球囊目标压力一般需要 2min，球囊充盈满意后，保持充盈压力 30s，然后缓慢地泄掉球囊，一般泄掉球囊时间在 1min 以上。

并发症的预防

　　医生必须要了解 TBA 可能发生的并发症，并采取必要的措施预防。有些并发症是因颅内血管解剖结构导致的，有些是因脑血管痉挛后急性改变引起的，其他可能和治疗 CV 选用材料有关。

与颅外动脉及冠状动脉比较，颅内动脉外膜较薄，没有滋养血管，缺乏外弹力层，[27] 因而颅内动脉较颅外动脉薄，顺应性差，容易破裂。尽管有关 TBA 发挥作用的确切机制尚不明确，尸体解剖和灵长类动物实验表明球囊成形是通过压迫平滑肌及软组织起作用。[28,29] 与颅外动脉比较，颅内动脉有拥更大比例的平滑肌细胞，而在顺应性比较差的血管里压迫平滑肌来扩张血管是极具有挑战性的。因此，在球囊成形时必须谨慎地、慢慢地充盈球囊，如前面所说的方法，以防血管破裂。

和血管解剖有关另一项严重并发症是血栓形成。一旦发生，可以动脉内应用溶栓药物，例如阿替普酶（rt-PA）、人组织型纤溶酶原激活剂突变体（rPA）、尿激酶等，但这些药物都有导致脑出血的可能。[30,31]

尽管罕见，有个案报道 TBA 治疗 CV 后发生再狭窄。[32,33] 两个再狭窄病例都是应用顺应性球囊，这种球囊能将血管撑到超过正常血管直径，降低再次出现血管痉挛的风险，但也能带给内膜平滑肌更多损伤，这已经在再狭窄动物模型的实验中被证实。[34,35]

动脉夹层也是 TBA 时可能出现的一个严重并发症。在操作中，可以选择合适球囊及缓慢充盈来避免动脉夹层。术中一旦出现夹层，尽量避免过度骚扰内膜瓣，这种情况要么用支架植入压住翘起的内膜，要么终止手术。比夹层更令人担心的和危险的并发症是血管破裂，这个并发症占所有用 TBA 治疗的 CV 病例的 1%。[14] 再次重申，避免血管破裂的措施是谨慎地操作，恰到好处而不是过分充盈球囊，根据临床状况选择正确的球囊并合理地使用。如果术中一旦出现血管破裂，闭塞血管是常用的补救措施。

结 论

TBA 对治疗脑血痉挛有着明确作用，但对预防血管痉挛的作用还不是很明确。然而，TBA 影响的血管痉挛的机械特征只是血管痉挛病理生理的一部分，这一点是很明确的，因此即使技术和技巧持续进步，TBA 也不能作为 CV 的唯一治疗直接改变 CV 的严重结果，更应该选择多方面的治疗方式，包括机械治疗、药物治疗，甚至基因治疗，这样才可能达到治疗脑血管痉挛并预防相关并发症的最佳效果：此外，因为越来越多的研究探讨脑血管痉挛的病理生理，个体差异被掩盖了但这需要个体化的治疗，可以治疗和预防 aSAH 引起的 CV 是令人兴奋和充满希望的，这将改变患者的临床结局。

关键点

- TBA 被证实可以有效治疗动脉瘤性蛛网膜下腔出血后脑血管痉挛，但临床症状好转和影像学改善并不一致。即便如此，大多研究提示在治疗血管痉挛方面，TBA 治疗临床痉挛比药物治疗更有效。
- TBA 常选择顺应性球囊，并且建议在 Wills 环附近实施，以避免导致 Willis 环远端细血管破裂。
- 根据血管直径选择合适的球囊，避免过度充盈球囊可以预防血管破裂并发症的发生。

参考文献

[1] Frontera JA, Fernandez A, Schmidt JM, et al. Defining vasospasm after subarachnoid hemorrhage: what is the most clinically relevant definition? Stroke, 2009, 40(6):1963–1968

[2] Broderick JP, Brott TG, Duldner JE, et al. Initial and recurrent bleeding are the major causes of death following subarachnoid hemorrhage. Stroke, 1994, 25(7): 1342–1347

[3] Dorsch NW. Therapeutic approaches to vasospasm in subarachnoid hemorrhage. Curt Opin Crit Care, 2002, 8(2): 128–133

[4] Schmidt JM, Wartenberg KE, Fernandez A, et al. Frequency and clinical impact of asymptomatic cerebral infarction due to vasospasm after subarachnoid hemorrhage. J Neurosurg, 2008, 109(6): 1052–1059

[5] Pluta RM, Hansen-Schwartz J, Dreier J, et al. Cerebral vasospasm following subarachnoid hemorrhage: time for a new world of thought. Neurol Res, 2009, 31(2):151–158

[6] Gruentzig AR. Seven years of coronary angioplasty. Z Kardiol, 1984, 73(Suppl 2):159–160

[7] Friedman SG. A History of Vascular Surgery. Mount Kisco, NY: Futura, 1989

[8] Zubkov YN, Nikiforov BM, Shustin VA. Balloon catheter technique for dilatation of constricted cerebral arteries after aneurysmal SAH. Acta Neurochir (Wien), 1984, 70(1–2):65–79

[9] Eddleman CS, Hurley MC, Naidech AM, et al. Endovascular options in the treatment of delayed ischemic neurological deficits due to cerebral vasospasm. Neurosurg Focus, 2009, 26(3):E6

[10] Newell DW, Eskridge JM, Mayberg MR, et al. Angioplasty for the treatment of symptomatic vasospasm following subarachnoid hemorrhage. J Neurosurg, 1989, 71(5 Pt 1): 654–660

[11] Eskridge JM, McAuliffe W, Song JK, et al. Balloon angioplasty for the treatment of vasospasm: results of first 50 cases. Neurosurgery, 1998, 42(3):510–516, discussion 516–517

[12] Polin RS, Coenen VA, Hansen CA, et al. Efficacy of transluminal angioplasty for the management of symptomatic cerebral vasospasm following aneurysmal subarachnoid hemorrhage. J Neurosurg, 2000, 92(2):284–290

[13] Jestaedt L, Pham M, Bartsch AJ, et al. The impact of balloon angioplasty on the evolution of vasospasm-related infarction after aneurysmal subarachnoid hemorrhage. Neurosurgery, 2008, 62(3):610–617

[14] Hoh BL, Ogilvy CS. Endovascular treatment of cerebral vasospasm: transluminal balloon angioplasty, intra-arterial papaverine, and intra-arterial nicardipine. Neurosurg Clin N Am, 2005, 16(3):501–516, vi

[15] Komotar RJ, Zacharia BE, Otten ML, et al. Controversies in the endovascular management of cerebral va-sospasm after intracranial aneurysm rupture and future directions for therapeutic approaches. Neurosurgery, 2008, 62(4):897–905, discussion 905–907

[16] Awad IA, Carter LP, Spetzler RF, et al. Clinical vasospasm after subarachnoid hemorrhage: response to hypervolemic hemodilution and arterial hypertension. Stroke, 1987, 18(2):365–372

[17] Kassell NF, Peerless SJ, Durward QJ, et al. Treatment of ischemic deficits from vasospasm with intravascular volume expansion and induced arterial hypertension. Neurosurgery, 1982, 11 (3): 337–343

[18] Mayberg MR, Batjer HH, Dacey R, et al. Guidelines for the management of aneurysmal subarachnoid hemorrhage. A statement for healthcare professionals from a special writing group of the Stroke Council, American Heart Association. Stroke, 1994, 25(11):2315–2328

[19] Rosenwasser RH, Armonda RA, Thomas JE, et al. Therapeutic modalities for the management of cerebral vasospasm: timing of endovascular options. Neuro-surgery, 1999, 44(5):975–979, discussion 979–980

[20] Takis C, Kwan ES, Pessin MS, et al. Intracranial angioplasty: experience and complications. AJNR Am J Neuroradiol, 1997, 18(9): 1661–1668

[21] Coenen VA, Hansen CA, Kassell NF, et al. Endovascular treatment for symptomatic cerebral vasospasm after subarachnoid hemorrhage: transluminal balloon angioplasty compared with intraarterial papaverine. Neurosurg Focus, 1998, 5(4):e6

[22] Andaluz N, Tomsick TA, Tew JM Jr, et al. Indications for endovascular therapy for re-fractory vasospasm after aneurysmal subarachnoid hemorrhage: experience at the University of Cincinnati. Surg Neurol, 2002, 58(2):131–138, discussion 138

[23] Weir B, Grace M, Hansen J, et al. Time course of vasospasm in man. J Neurosurg, 1978, 48(2): 173–178

[24] Zubkov AY, Nanda A, Zhang JH. Signal transduction pathways in cerebral vasospasm. Pathophysiology ,2003, 9(2): 47–61

[25] Muizelaar JP, Zwienenberg M, Mini NA, et al. Safety and efficacy of transluminal balloon angioplasty in the prevention of vasospasm in patients with Fisher Grade 3 subarachnoid hemorrhage: a pilot study. Neurosurg Focus, 1998, 5(4):e5

[26] Brisman JL, Roonprapunt C, Song JK, et al. Intentional partial coil occlusion followed by delayed clip application to wide-necked middle cerebral artery aneurysms in patients presenting with severe vasospasm. Report of two cases. J Neurosurg, 2004, 101(1):154–158

[27] Lang J, Kageyama I. Clinical anatomy of the blood spaces and blood vessels surrounding the siphon of the internal carotid artery. Acta Anat (Basel), 1990, 139(4):320–325

[28] Honma Y, Fujiwara T, Irie K, et al. Morpho-logical changes in human cerebral arteries after percutaneous transluminal angioplasty for vasospasm caused by subarachnoid hemorrhage. Neurosurgery, 1995, 36(6):1073–1080, discussion 1080–1081

[29] Zubkov AY, Lewis AI, Scalzo D, et al. Morphological changes after percutaneous transluminal angio-plasty. Surg Neurol, 1999, 51(4):399–403

[30] Hähnel S, Schellinger PD, Gutschalk A, et al. Local intra-arterial fibrinolysis of thromboemboli occurring during neuroendovascular procedures with recombinant tissue plasminogen

activator. Stroke, 2003, 34(7): 1723-1728

[31] Arnold M, Fischer U, Schroth G, et al. Intra-arterial thrombolysis of acute iatrogenic intracranial arterial occlusion attributable to neuroendovascular procedures or coronary angiography. Stroke, 2008, 39(5):1491-1495

[32] Merchant A, Drazin D, Dalfino J, et al. De-layed stenosis as a consequence of angioplasty for subarachnoid hemorrhage-induced vasospasm. Case report. Neurosurg Focus, 2009, 26(5): E23

[33] Sedat J, Chau Y, Popolo M, et al. Restenosis after balloon angioplasty for cerebral vasospasm. Cardiovasc Intervent Radiol, 2009, 32(2):337-340

[34] Wakayama K, Shimamura M, Sara M, et al. A model of cerebrovascular injury in rats. J Neurosci Methods, 2008, 175(2): 187-195

[35] Yamamoto Y, Smith RR, Bernanke DH. Mechanism of action of balloon angioplasty in cerebral vasospasm. Neurosurgery, 1992, 30(1): 1-5, discussion 5-6

第 24 章　脑血管痉挛的治疗：证据支持如何治疗

David S. Lee, Aclan Dogan, Stanley L. Barnwell

概　述

动脉瘤性蛛网膜下腔出血（aSAH）引起的脑卒中占全部卒中的 3%~8%，引起较高的病残率及病死率，[1]32%~67% 的 SAH 患者死亡，而 10%~20% 的患者具有严重残疾。[2] 与其他卒中病因相比，SAH 患者偏年轻化，导致 65 岁以下人群不成比例的死亡增加，和缺血性脑卒中引起的死亡数量接近。[3] 只有 20%~35% 的 SAH 患者可以有较好或中等程度的预后。[4,5]

除了急性出血损伤外，脑血管痉挛和再出血是随后致残和致死的主要原因。[6] 开颅夹闭和介入栓塞已经明显降低了颅内动脉瘤的再出血率，然而，脑血管痉挛仍是处理的难题。

定　义

脑血管痉挛指脑动脉中膜平滑肌细胞收缩导致管径变小。血管造影性痉挛的划分：管径减小 <25% 为轻度，减小 25%~50% 为中度，减小 >50% 为重度。然而不同的研究对血管造影性痉挛的定义不一致，Jestaedt 及其同事把造影时管径减小超过 70% 称为重度。[7] 确定是否为真正的脑血管痉挛，而不是先天性动脉发育不良或动脉粥样硬化导致的血管狭窄，血管痉挛出现之前的基线造影是非常有帮助的。[8]

50%~70% 的 SAH 患者会出现血管造影证实的血管痉挛，[6,9] 高达 1/3 的脑血管痉挛患者会出现迟发性神经功能缺损。[10] 血管造影性痉挛最常见的位置是 Willis 环内或者邻近的血管，最常累及的包括颈内动脉床突上段、大脑中动脉近端（M1）、大脑前动脉近端（A1）、椎动脉远端、基底动脉和大脑后动脉近端（P1）。脑血管痉挛的方式可以是局灶性（长度 <2cm），也可以是弥散性（长度 >2cm）。中间血管和远端末梢血管都可以受到累及，远端血管也能出现血管反应受损，展现出血管自我调节能力异常，这些可以和近端血管狭窄同时出现。

时　机

脑血管痉挛常于蛛网膜下腔出血后 3d 左右开始，第 6~8 天达到高峰，于第 14 天开始消失。[8]

临床表现

脑血管痉挛被认为降低局部脑血流，进而降低脑灌注，脑灌注降低可以导致脑缺血，如果时间延长，可以导致迟发性缺血性神经功能缺损（DIND）、脑梗死甚至死亡，痉挛症状可能是亚急性的持续数日，症状可波动。新的症状可能很轻微，难以发现，因为患者出血时可能存在神经功能的改变，如患者反应迟钝，插管和（或）镇静；症状可能是非特异性的，如没有精神，反应能力下降或者嗜睡。局灶性表现包括轻瘫或偏瘫、言语困难、意志力下降、视野缺损、凝视障碍或颅神经麻痹等。其他可能引起神经功能恶化的原因，包括再出血、脑积水、癫痫、生化代谢障碍等，在确认功能障碍是因血管痉挛引起之前，需要将这些原因排除。

病理生理

蛛网膜下腔出血导致脑血管痉挛是一个复杂的病理生理过程，具体机制尚不完全清楚。脑血管痉挛是一种迟发的持久性血管收缩，其发展及严重程度取决于血管周围血液的多少及接触时间。[11-14]氧合血红蛋白在蛛网膜下腔内导致血管收缩因子产生，抑制血管扩张因子形成，并且产生大量自由基，引起氧化损伤和炎症。[12]除了血管反应性下降，还可以出现血管自我调节能力受损。痉挛血管会出现形态变化，电子显微镜显示痉挛血管内弹力膜皱缩及血管内皮细胞重叠。在电子显微镜下还可以见到细胞及细胞连接组织增生，同时胶原蛋白沉积增加，目前考虑肌成纤维细胞反应性异常增加导致这些变化。[15-17]在电子显微镜下还可以看到血管中膜平滑肌细胞增生及血管外膜的炎症反应。

治 疗

治疗脑血管痉挛的目的是防止脑缺血或迟发性脑缺血神经功能缺损（DIND）。如果缺血性神经功能缺损（DIND）已经出现，治疗的目的是防治脑梗死和死亡。开始的治疗办法包括3H治疗—高血容量，高血压和高血液稀释，3H治疗已经被证实可以改变脑血流动力学，改变血液的黏稠性和流动性，提高脑灌注压。[9]但不是所有脑血管痉挛患者都可以从3H治疗中获益，例如既往有心脏疾病的患者就可能无法耐受3H治疗。在诸多治疗中，口服尼莫地平是目前唯一被证明的可以提高临床后果的治疗方法。[18]

部分因脑血管痉挛导致脑缺血患者，最好的药物治疗无效或不能耐受时，可以考虑血管内或者有创的方法治疗。适应的患者群、具体的介入方法和治疗时机目前尚在研究中。Eskridge及其同事制订了如果患者符合以下条件，应该进行介入治疗。

1. 无法用其他原因解释的新出现的神经功能障碍；

2. 头颅CT扫描没有已经出现的梗死灶；

3. 3H治疗不能改善症状；

4. 脑血管造影显示血管痉挛和新发神经功能缺损症状相关。

血管内治疗应该针对存在风险的特定区域。

球囊成形术

1964年，Dotter和Judkins首先报道了应用球囊成形术治疗外周动脉疾病。[20]此后，经皮腔内球囊成形术被应用于各种血管床的动脉粥样硬化性疾病，例如冠状动脉、肠系膜动脉、肾动脉、其他外周动脉及脑血管。在早期，血管成形治疗脑血管痉挛存在争议，因为大多数观点认为脑血管痉挛是血管平滑肌收缩和血管异常反应引起的，而不是动脉粥样硬化性的。1984年，Zubkov及其同事首次应用球囊成形术治疗脑血管痉挛，作者报道了应用球囊成形术成功治疗了33例脑血管痉挛患者（共105处节段性动脉痉挛）。[21]1989年由Barnwell等报道了首次在美国应用球囊成形术治疗脑血管痉挛。[22]随后的20多年里，出现了大量有关球囊成形术扩张痉挛动脉的个案报道、病例序列研究和临床试验。目前，球囊成形术已成为广为接受的治疗脑血管痉挛的介入方法（图24.1）。

作用机制

笔者对球囊成形术作用机制的理解来源于

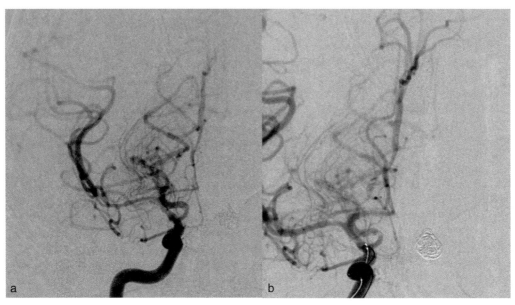

图 24.1　42 岁蛛网膜下腔出血女性患者，Hunt-Hess 3 级，Fisher 3 级，行左侧颈内动脉床突上段动脉瘤栓塞术，住院第 8 天患者出现左侧肢体偏瘫，对药物治疗无效。（a）右侧颈内动脉造影前后位显示右侧大脑中动脉和大脑前动脉痉挛。（b）右侧颈内动脉造影前后位，给予右侧大脑中动脉维纳帕米 20mg 并行球囊扩张术后（图片由 CD Gandhi 博士提供）

体外动物实验或尸体解剖，后者是经过球囊成形治疗脑血管的患者因为脑梗死或者其他非相关性的原因死亡。球囊扩张后，大部分组织学研究显示动脉血管壁不同程度地扩张，内弹力层伸展并变薄，此外平滑肌细胞受压，中膜轻度变薄，胶原纤维伸展和撕裂，同时能够看到细胞外机制被破坏。一些研究中显示内膜完好无损，[23] 但有些研究，特别是那些采用电子显微镜观察的研究显示血管内膜破坏，甚至还可以发现内膜局部坏死。在过度扩张的病例中，显示血管壁局部明显变薄甚至撕裂，血管壁内出血。[15-17,28-29] 球囊成形还可能导致血管壁功能改变，被扩张的血管可以表现出对血管扩张药物及血管收缩药物反应性下降。[16] 因此，球囊成形作用持久存在可能是机械性改变和功能受损的综合结果。[30]

但是，除了一些过度扩张的病例，没有发现球囊成形导致血管壁永久损伤。数周后，血管反应性会恢复正常，[31] 而形态的恢复需要相对长的时间，一般需要数月。[16]

球囊成形时机

有创的特性和可能的并发症，球囊成形往往作为补救办法，当药物治疗无效时的且存在血管造影证实的痉挛并出现神经功能恶化时使用。球囊成形通常在症状出现的早期进行，出现缺血甚至梗死后再行球囊成形术会增加再灌注损伤和出血概率。Rosenwasser 及其同事发现出现症状后 2h 内行球囊成形可持久改善临床症状。[32] 与此一致的，Bejjani 团队发现在出现血管痉挛症状 24h 内行球囊成形术会改善临床预后。[33] 在血管痉挛出现 12h 内早期实施球囊成形术，技术上更容易，因为血管痉挛初期，血管形态学改变（如纤维和平滑肌细胞增生）并不是很明显。[19] 然而病例序列研究发现延迟的球囊成形术，甚至在脑梗死出现后，可以明显改善神经功能症状。[22]

在出现临床症状后再行血管成形治疗可能等待时间较长，然而狗蛛网膜下腔模型研究表明过早进行球囊成形术不能完全阻止血管痉挛的反复出现，[25] 但临床上在痉挛进展前的预防性球囊成形术可能有一定价值。Muzileer 及其同事进行了一项初步研究，对 13 例 Fisher3 级的蛛网膜下腔出血患者成功预防性应用球囊成形术，没有患者出现迟发性神经功能缺失，但 1 例患者出现了血管破裂。[31] 预防性血管成形术可能获益，但必须尽量降低并发症发生率。随后的一项较大的多中心随机对照研究发现包含 170 例 Fisher3 级的蛛网膜下腔出血患者，85 例患者在出血后 96h 内预防性应用球囊成形术，无明显的益处。尽管似乎在预防性球囊成形患者中迟发性神经功能缺损发生率更少一些，同时球囊成形组内因为 DIND 需要介入的比例也更低，此研究显示迟发性缺血性神经功能障碍比例减小了 5.9%，但并发症为 4.7%，这些并发症导致 3.5% 患者死亡。[34]

临床成功率、有效性和安全性

目前还没有应用球囊成形术治疗脑血管痉挛的随机研究试验，现有文献都是个案报道或病例序列研究，多是单中心的经验，几乎所有的报道都表明血管直径改善。Murai 及同事报道他们的患者的影像学改善 100%（12/12）[35]。Firlik 及同事报道了 93%（12/13）的球囊成形成功率。因为这些研究都是非随机的病例序列研究，存在研究偏倚。

血管迂曲、成角较大和管径细小等都是影响球囊成形成功的不利因素。Terry 及同事回顾性分析了 75 例患者接受了 85 次球囊成形术治疗脑血管痉挛，技术的成功率和病变位置有关，颈内动脉远端成功率最高为 100%，大脑中动脉次之为 94%，令人惊讶的椎动脉颅内段成功率为 73%，而基底动脉成功率为 88%，手术最难的部位是大脑前动脉 A1 段，成功率仅为 34%。在大多数 A1 扩张成形失败病例中，导丝容易到达满意位置，但 A1 段因为血管成角较大或痉挛引起的血管过细使球囊无法通过。主要的并发症包括血栓形成（4.7%）和腹膜后血肿（1.2%），血管造影随访发现 13% 的患者会出现痉挛复发，

大脑前动脉再痉挛的概率最高。[37]

其他评估球囊成形术效果的方法包括脑血流量增加，脑缺血 / 半暗带改善和临床症状改善。Jwstaedt 及同事利用自身对比的方法研究了球囊成形术的有效性，作者报道了 38 例前循环血管严重痉挛患者，应用球囊成形术治疗大脑中动脉和（或）颈内动脉末端血管痉挛，而不处理大脑前动脉的血管痉挛。将头颅 CT 出现梗死灶作为不良临床预后的一个指标，大脑中动脉供血区梗死发生率为 7%（4/57 血管），而大脑前动脉供血区梗死发生率为 38%，球囊扩张的技术成功率为 95%，出现了 3 例并发症，1 例血管夹层和 2 例一过性动脉闭塞。[7]

经颅多普勒也被用作评估球囊成形术有效性，但结果差异较大。Newell 及同事发现球囊成形术后 93% 患者经颅多普勒显示血流量改善，[38] 但 Polin 及同事发现只有 39% 的患者球囊成形术后经颅多普勒显示血流量改善。[39] 总体来讲，球囊成形术后，超声显示平均有 69% 的患者脑血流改善。[40]

经颅多普勒研究结果间接反映脑血流及灌注改变，MRI、CT、Xe-CT、PET 及 SPECT 可以更直接测量脑血流灌注情况，但通过这些手段研究球囊成形后脑血流变化的结果有较大差异，改善的比例从 0~100%。Murai 及同事发现球囊成形术后脑血流无明显改善，需要指出的是脑血流测定是在球囊成形术后 18d 进行的，且没有球囊成形术前血流量的测定，而是通过比较球囊成形侧半球局部脑血流量和整个脑血流量而得出的。[35]Firlik 及同事报道了 14 例血管痉挛患者，作者将脑血流量和神经改善程度作为球囊成形术效果评定的标准，采用球囊成形术后再动脉内灌注罂粟碱来治疗。球囊成形成功率为 93%（13 例成功），球囊成形术成功患者中神经功能改善比例为 92%（12 例症状改善）；症状改善的患者中 58% 的患者的缺血症状完全缓解。12 例患者，在球囊扩张术前后

均行 Xe-CT 检查，结果表明存在缺血风险的区域局部脑血流量明显提高，50% 的患者脑缺血消失。在此研究中，未发现罂粟碱对脑血流改善有明显作用。[36] 总体来讲，球囊成形术后，85% 患者脑血流会有改善。[40]

报道显示，球囊成形术后临床症状改善的比例为 11%~92%，临床症状改善的时间可以是球囊成形后即刻，也可以是球囊成形后 12~48h。[41] Hoh 和 Ogilvy 最近的一项综合分析显示平均 62% 的患者会有神经功能改善，[40] 部分患者没有出现神经功能改善是因为神经功能改善和多种因素有关，不仅仅是血管直径，包括病情严重程度、年龄、术前神经功能状态、治疗前症状持续的时间、侧支循环存在与否以及其他因素。

并发症

球囊成形技术操作相关并发症为 4%~6%，包括血管穿孔或破裂、血管闭塞、分支血管闭塞、血管夹层、导丝穿通血管、脑实质出血、血栓形成、动脉瘤夹移位、腹股沟部并发症如穿刺点出血和腹膜后血肿等。血管破裂时几乎都是致命的，Hoh 及同事报道血管破裂发生的比例为 1.1%，研究还发现若痉挛血管远端有未处理动脉瘤，球囊成形术明显增加出血的风险，而且治疗效果不理想。[19]

血管内药物治疗

1980 年，Hirsh 首先报道了动脉内给药治疗脑血管痉挛，其通过动脉内灌注硝普钠治疗狗蛛网膜下腔出血后基底动脉痉挛。[42] 动脉内给药可以作为治疗脑血管痉挛的主要方法，也可以作为球囊成形术的辅助手段。[43] 和球囊扩张相比，动脉内给药能够作用于 Willis 环远端细小的血管，对 Willis 近端血管也有一定作用，然而扩张作用明显弱于球囊成形术。动脉内给

药对血管的扩张作用持续时间一般较短，有时出现再次痉挛，短时间内需要再次治疗。[44] 动脉内给药可以通过造影导管或导引导管完成，导管头端可以位于痉挛血管近端；也可以通过微导管超选给药，将微导管头端置于正好痉挛血管的近心端。经微导管超选给药效果好于经造影导管或导引导管药，因为更多的药物到达痉挛血管。[45]

罂粟碱

罂粟碱是罂粟分离出的一种异喹啉型生物碱衍生物，是细胞内磷酸二酯酶抑制剂，导致环磷腺苷酸（cAMP）和环磷鸟苷酸（cGMP）水平升高，导致非特异性平滑肌细胞松弛，血管扩张。1992 年，KaKu 和 Kassell 报道了动脉内灌注罂粟碱治疗血管痉挛，[45] 动脉内灌注罂粟碱使 67%~98% 脑血管痉挛患者的血管得到影像学改善。[46] Oskouian 及同事发现动脉内灌注罂粟碱，使痉挛血管直径平均增大了 30.1%，55% 患者脑血流增加，85% 患者大脑中动脉流速减小。[47] 但血管扩张药物一般半衰期短，作用时间短，Vajkouczy 等发现动脉内应用罂粟碱后脑血流增加，这种作用仅持续 3h。[48] 其他研究显示作用持续时间在 12~24h 以内。动脉内灌注罂粟碱后 63% 的患者会出现再痉挛，而球囊成形术后再痉挛的比例仅为 2%，[40] 对于血管复发痉挛的患者，可以考虑反复血管内给药。

然而，罂粟碱可以导致颅内压快速升高，考虑可能是脑血流及脑血容量增加的结果，[49] 动脉内灌注罂粟碱时，建议行颅内压监测。[50] 动脉灌注罂粟碱还可能导致全身血压下降，[51] 此外，还可能出现以下并发症：癫痫、[52] 脑干功能抑制、[53] 短暂性神经功能缺失，[54] 考虑这可能和头颅 MRI 显示灰质改变有关，提示了罂粟碱对脑组织的毒性作用。罂粟碱药品中含有防腐剂及三氯叔丁醇，目前还不明确这些并发症是和罂粟碱还是和防腐剂有关。[55] 罂粟碱易

结晶，可以导致给药时血管栓塞，有报道称在颈内动脉虹吸弯眼动脉近心端注射罂粟碱可以导致单目失明，[56] 将微导管头端置于眼动脉起始处注射罂粟碱可导致同侧瞳孔散大。[57] 尽管大多数病例报道显示罂粟碱有扩张血管作用，然而也有应用罂粟碱后血管严重痉挛导致脑梗死的报道。[58] 另外，罂粟碱还可导致血小板减少。Hoh 和 Ogilvy 报道合计血管内应用罂粟碱的并发症为 9.9%。[40]

总体上，临床研究的结果是不太一致的。一方面因为罂粟碱持续作用较短，临床效果差异很大，临床症状缓解程度和影像学改善程度没有很好一致性。报道显示，应用罂粟碱后临床症状可以无缓解，也可以出现 100% 缓解。北美 Tirilazad 试验，一项病例匹配对照研究，一组接受动脉内罂粟碱治疗，一组只是接受药物保守治疗，显示在临床预后上无明显差异。[59] Hoh 和 Ogilvy 发现 43% 的患者临床症状改善。[40] 因此，考虑到罂粟碱的副作用和并发症，很多中心都采用动脉内灌注钙离子拮抗剂来代替罂粟碱。

尼卡地平

尼卡地平是一种不抑制心功能的二氢吡啶类钙离子拮抗剂，与罂粟碱比较，能够更持久地缓解脑血管痉挛。Badjatia 及同事应用动脉内灌注尼卡地平治疗了 18 例血管痉挛患者，[38] 结果显示血管影像和经颅多普勒测定脑血流均有改善，42.1% 的患者临床症状得到改善。尼卡地平注射的最大剂量为 5mg，1/3 患者出现了颅内压增高。仅 5.6% 的患者需要再次治疗。[60] 静脉内注射尼卡地平可能导致低血压，肺水肿和肾功能衰竭，但在动脉灌注患者中还未出现。

维拉帕米

维拉帕米是一种苯烷基胺类钙离子拮抗剂，其通过阻断 L 型钙离子通道，降低血管平滑肌细胞及心肌细胞的钙离子内流。维拉帕米可以降低心脏电传导，降低心率。冠状动脉内注射维拉帕米用于治疗冠状动脉痉挛，已有几个病例报道应用动脉内灌注维拉帕米治疗脑血管痉挛。Joshi 发现在球囊闭塞试验中动脉内灌注维拉帕米可增加脑血流量。Feng 及同事应用动脉内注射维拉帕米作为主要方法治疗了 29 例脑血管痉挛患者，29% 的患者神经功能得到改善，血管直径平均增加 44%。[61] 维拉帕米还用于球囊成形前，以利于球囊可以安全通过痉挛血管（图 24.1）。

尼莫地平

口服尼莫地平是唯一被认可的治疗动脉瘤性蛛网膜下腔出血后脑血管痉挛的方法。尼莫地平和维拉帕米的作用机理相似，都是通过阻断 L 型钙通道，减小平滑肌细胞钙内流来发挥作用。口服尼莫地平的剂量为 60mg/4h，连服 21d。也可以动脉内应用尼莫地平来治疗脑血管痉挛，报道有 76%~89% 的患者临床症状改善，[62] 11% 的患者出现再痉挛，血管直径平均增加 67%。[63] 尽管大部分患者在应用尼莫地平后有轻度的血压下降，但没有严重的低血压出现或心动过缓，也没有看到明显的颅内压增高。

其他药物

米力农，一种磷酸二酯酶抑制剂，增加血管平滑肌细胞及心肌细胞中 cAMP 浓度，常常静脉内应用治疗对 β 受体阻滞剂无效的失代偿期心力衰竭患者。Arakawa 报道了动脉内灌注米力农治疗 7 例脑血管痉挛患者，结果显示血管直径及脑血流均得到改善，并且没有出现低血压。[64]

法舒地尔是一种蛋白激酶抑制剂和血管扩张剂，考福新达罗吧特是一种正性肌力药和血管扩张剂，二者通过小样本病例研究其动脉内应用的效果。Tanaka 报道了 23 例症状性脑血管痉挛患者，动脉内灌注法舒地尔后 65% 患者临床症状改善，但患者的平均动脉压出现明显的下降，10% 患者的意识水平变化，但均在 1h 内恢复。[65] 考福新达罗钯特直接刺激腺苷酸环化酶，通过增加细胞内 cAMP 浓度致血管扩张，已有少量病例研究通过动脉内注射考福新达罗钯特来治疗脑血管痉挛。[66]

不同治疗方式的比较

球囊成形术和动脉内给药治疗脑血管痉挛有不同的适应证，因此很难比较两者的疗效。球囊成形术常用于治疗近端较粗血管，而动脉内灌注给药往往用于治疗远端较细血管床，有时动脉内给药治疗经常被用作球囊成形术的辅助手段。Elliot 及同事进行了一项比较球囊成形术和动脉内应用罂粟碱治疗颈内动脉末端或大脑中动脉近端（M1）血管痉挛的研究。结果显示，动脉内给药组需再次治疗的比例远远大于球囊成形组：1%vs.42%；经颅多普勒超声显示球囊成形组血流速度下降幅度明显大于药物组：45%vs.20%；球囊成形术效果更持久，在 48h 后药物组治疗的作用已经不明显，而球囊成形组的作用仍持续有效。[67]

总　结

脑血管痉挛是蛛网膜下腔出血致残致死的重要的可以治疗的原因，50%~70% 的蛛网膜下腔出血患者出现血管造影证实的脑血管痉挛，有超过 1/3 的血管痉挛患者出现迟发性缺血性神经功能障碍（DIND），增加残死率。[68] 痉挛的动脉可以表现出血管收缩，也表现自我调节能力受损，能看到动脉壁出现形态和结构改变。治疗的目的是防止脑缺血及脑梗死，当具有造影证实的痉挛患者出现缺血，且最好药物治疗无效，可以考虑应用血管内治疗的办法，前提是确认新的神经功能障碍不是因为其他原因引

起的。[19]

目前有很多种血管内的方法治疗脑血管痉挛，球囊成形术已被成功地用来治疗脑血管痉挛，而且是常规药物治疗外最广为接受的治疗。球囊成形术需在神经功能症状出现的早期实施（12~24h 内），[33] 在脑缺血后期或脑梗死后再进行球囊成形术会增加再灌注损伤和出血风险。然而，有病例序列研究发现延迟的球囊成形术，甚至在有局部脑梗死出现后，仍有明显神经功能改善作用。[22] 这可能和脑血流恢复挽救了缺血半暗带有关。在大多数患者在球囊扩张成形后影像学改善很明显，然而临床症状改善却差异很大。Hoh 和 Ogilvy 发现平均 62% 的患者有临床症状改善，[40] 临床症状改善不一致可以因为症状的改善取决于多个因素，不仅和血管直径有关，还和发病时患者状态、年龄、之前功能状态、治疗前缺血症状的时间、侧支循环存在与否和其他因素有关。球囊成形术操作相关并发症为 4%~6%，有 1.1% 的血管破裂风险，但血管破裂无一例外都是致命的。[40]

动脉内给药治疗可以作为治疗脑血管痉挛的主要方法，也可以作为球囊成形术的辅助手段。目前已发表的文献动脉内给药治疗脑血管痉挛与球囊成形术相比明显受限，然而动脉内药物可以直接到达中等粗细的血管和更末梢的血管，这是球囊成形达不到的，对近端血管的效果也能看到，虽然不如球囊成形效果好。超选药物治疗是将微导管头端直接放在恰好痉挛血管的近心端，因为药物直接到达痉挛的血管，某种程度上效果优于造影管或导引导管给药。目前动脉内药物治疗资料最多的就是罂粟碱，在大多数病例，痉挛血管内给予罂粟碱治疗后，影像学有明显改善，但因罂粟碱半衰期短，临床症状改善程度差异很大，往往与影像学结果不符。临床症状改善程度差异很大，总体来说，约 43% 患者可得到症状改善。[40] 然而动脉内给予罂粟碱的并发症较多，平均发生率为 9.9%，

包括颅内压升高、癫痫、脑干功能抑制、一过性神经功能障碍和单眼失明等。[40] 因为这些并发症和神经毒性，很多医疗单位用血管内灌注钙离子拮抗剂来代替罂粟碱。

动脉内灌注钙离子拮抗剂治疗脑血管痉挛的数据有限，尼卡地平、尼莫地平和维拉帕米都已经被用于血管内治疗。在动脉内注射钙离子拮抗剂的患者中，大多数患者痉挛血管均有影像学改善，但患者症状改善比例却差异很大。与罂粟碱相比，血管内灌注钙离子拮抗剂作用时间更持久，报道的并发症更低。

总 结

- 尽管认识和应用各种方法治疗脑血管痉挛已有很多年的历史，但脑血管痉挛仍是治疗非常困难的并发症，有较高的发病率和致死率。
- 当最佳的药物治疗对脑血管痉挛无效后，应当考虑血管内治疗，例如球囊成形术和血管内灌注解痉药物。
- 球囊成形的技术和血管内药物解痉的药物尚需更深入研究。

参考文献

[1] Sudlow CL, Warlow CP. International Stroke Incidence Collaboration. Comparable studies of the incidence of stroke and its pathological types: results from an international collaboration. Stroke, 1997, 28(3):491–499

[2] Hop JW, Rinkel GJ, Algra A, et al. Case-fatality rates and functional outcome after subarachnoid hemorrhage: a systematic review. Stroke, 1997, 28(3):660–664

[3] Johnston SC, Selvin S, Gress DR. The burden, trends, and demographics of mortality from subarachnoid hemorrhage. Neurology, 1998, 50(5):1413–1418

[4] Rosenørn J, Eskesen V, Schmidt K, et al. Clinical features and outcome in 1076 patients with ruptured intracranial saccular aneurysms: a prospective consecutive study. Br J Neurosurg, 1987, 1(1):33–45

[5] Säveland H, Sonesson B, Ljunggren B, et al. Outcome evaluation following subarachnoid hemorrhage. J Neurosurg, 1986, 64(2): 191–196

[6] Kassell NF, Torner JC, Haley EC Jr, et al. The International Cooperative Study on the Timing of Aneu-rysm Surgery, I : Overall management results. J Neurosurg, 1990, 73(1):18–36

[7] Jestaedt L, Pham M, Bartsch AJ, et al. The impact of balloon angioplasty on the evolution of vasospasm-related infarction after aneurysmal subarachnoid hemorrhage. Neurosurgery, 2008, 62(3):610–617, discussion 610–617

[8] Loch Macdonald R. Management of cerebral vasospasm. Neurosurg Rev, 2006, 29(3): 179–193

[9] Kassell NF, Sasaki T, Colohan AR, et al. Cerebral vasospasm following aneurysmal subarachnoid hemorrhage. Stroke, 1985, 16(4):562–572

[10] Billet J, Godersky JC, Adams HP Jr. Management of aneurysmal subarachnoid hemorrhage. Stroke, 1988, 19(10): 1300–1305

[11] Fisher CM, Kistler JP, Davis JM. Relation of cerebral vasospasm to subaracbnoid hemorrhage visualized by computerized tomographic scanning. Neurosurgery, 1980, 6(1):1–9

[12] Macdonald RL Weir BK. A review of hemoglobin and tile pathogenesis of cerebral vasospasm. Stroke, 1991,22(8): 971–982

[13] Pluta RM, Afshar JK, Boock RJ, et al. Temporal changes in perivascular concentrations of oxyhemoglobin, deoxyhe-moglobin, and methemoglobin after subarachnoid hemorrhage. J Neurosurg, 1998, 88(3):557–561

[14] Reilly C, Amidei C, Tolentino J, et al. Clot volume and clearance rate as independent predictors of vasospasm after aneurysmal subarachnoid hemorrhage. J Neurosurg, 2004, 101 (2):255–261

[15] Megyesi JF, Findlay JM, Vollrath B, et al. In vivo angioplasty prevents the development ofvasospasm in canine carotid arteries: pharmacological and morphological analyses. Stroke, 1997, 28(6): 1216–1224

[16] Megyesi JF, Vollrath B, Cook DA, et al. Long-term effects of in vivo angioplasty in normal and vasospastic canine carotid arteries: pharmacological and morphological analyses. J Neurosurg, 1999, 91 (1): 100–108

[17] Zubkov AY, Lewis AI, Scalzo D, et al. Morphological changes after percutaneous transluminal angioplasty. Surg Neurol, 1999, 51(4):399–403

[18] Wu CT, Wong CS, Yeh CC, et al. Treatment of cerebral vasospasm after subarachnoid hemorrhage–a review. Acta Anaesthesiol Taiwan, 2004, 42(4):215–222

[19] Eskridge JM, McAuliffe W, Song JK, et al. Balloon angioplasty for the treatment ofvasospasm: results of first 50 cases. Neu-

rosurgery, 1998, 42(3):510–516, discussion 516–517

[20] Dotter CT, Judkins MP. Transluminal Treatment of Arteriosclerotic obstruction, description of a new technic and a preliminary report of its application. Circulation, 1964, 30: 654–670

[21] Zubkov YN, Nikiforov BM, Shustin VA. Balloon catheter technique for dilatation of constricted cerebral arteries after aneurysmal SAH. Acta Neurochir (Wien), 1984, 70(1–2): 65–79

[22] Barnwell SL, Higashida RT, Halbach VV, et al. Transluminal angioplasty of intracerebral vessels for cerebral arterial spasm: reversal of neurological deficits after delayed treatment. Neurosurgery, 1989, 25(3): 424–429

[23] Kobayashi H, Ide H, Aradachi H, et al. Histological studies of intracranial vessels in primates following transluminal angioplasty for vasospasm. J Neurosurg, 1993, 78(3):481–486

[24] Chan PD, Findlay JM, Vollrath B, et al. Pharmacological and morphological effects of in vitro transluminal balloon angioplasty on normal and vasospastic canine basilar arteries. J Neurosurg, 1995, 83(3):522–530

[25] Fujii Y, Takahashi A, Yoshimoto T. Percutaneous transluminal angioplasty in a canine model of cerebral vasospasm: angiographic, histologic, and pharmacologic evaluation. Surg Neurol, 1995, 44(2):163–170, discussion 170–171

[26] Honma Y, Fujiwara T, Irie K, et al. Morphological changes in human cerebral arteries after percutaneous transluminal angioplasty for vasospasm caused by subarachnoid hemorrhage. Neurosurgery, 1995, 36(6): 1073–1080, discussion 1080–1081

[27] Konishi Y, Maemura E, Shiota M, et al. Treatment of vasospasm by balloon angioplasty: experimental studies and clinical experiences. Neurol Res, 1992,14(3): 273–281

[28] Yamamoto Y, Smith RR, Bernanke DH. Mechanism of action of balloon angioplasty in cerebral vasospasm. Neurosurgery, 1992, 30(1):1–5, discussion 5–6

[29] Zubkov YN, Alexander LF, Smith RR, et al. Angioplasty of vasospasm: is it reasonable? Neurol Res, 1994, 16(1):9–11

[30] Higashida RT, Halbach VV, Cahan LD, et al. Transluminal angioplasty for treatment of intracranial arterial vasospasm. J Neurosurg, 1989, 71(5 Pt 1):648–653

[31] Muizelaar JP, Zwienenberg M, Rudisill NA, et al. The prophylactic use of transluminal balloon angioplasty in patients with Fisher grade 3 subarachnoid hemorrhage: a pilot study. J Neurosurg, 1999, 91(1):51–58

[32] Rosenwasser RH, Armonda RA, ThomasJE, et al. Therapeutic modalities for the management of cerebral vasospasm: timing of endovascular options. Neurosurgery, 1999, 44(5):975–979, discussion 979–980

[33] Bejjani GK, Bank WO, Olan WJ, et al. The efficacy and safety of angioplasty for cerebral vasospasm after subarachnoid hemorrhage. Neurosurgery, 1998, 42(5):979–986, discussion 986–987

[34] Zwienenberg-Lee M, Hartman J, Rudisill N, et al. Balloon Prophylaxis for Aneurysmal Vasospasm (BPAV) Study Group. Effect of prophylactic transluminal balloon angioplasty on cerebral vasospasm and outcome in patients with Fisher grade Ⅲ subarachnoid hemorrhage: results of a phase Ⅱ multicenter, randomized, clinical trial. Stroke, 2008, 39(6): 1759–1765

[35] Mural Y, Kominami S, Kobayashi S, et al. The long-term effects of transluminal balloon angioplasty for vasospasms after subarachnoid hemorrhage: analyses of cerebral blood flow and reactivity. Surg Neurol, 2005, 64(2): 122–126, discussion 127

[36] Firlik AD, Kaufmann AM, Jungreis CA, et al. Effect of transluminal angioplasty on cerebral blood flow in the management of symptomatic vasospasm following aneurysmal subarachnoid hemorrhage. J Neurosurg, 1997, 86(5):830–839

[37] Terry A, Zipfel G, Milner E, et al. Safety and technical efficacy of over-the-wire balloons for the treatment of subarachnoid hemorrhage-induced cerebral vasospasm. Neurosurg Focus, 2006, 21(3):E14

[38] Newell DW, Eskridge J, Mayberg M, et al. Endovascular treatment of intracranial aneurysms and ce-rebral vasospasm. Clin Neurosurg, 1992, 39:348–360

[39] Polin RS, Coenen VA, Hansen CA, et al. Efficacy of translumihal angioplasty for the management of symptomatic cerebral vasospasm following aneurysmal subarachnoid hemorrhage. J Neurosurg, 2000, 92(2):284–290

[40] Hoh BL, Ogilvy CS. Endovascular treatment of cerebral vasospasm: transluminal balloon angioplasty, intra-arterial papaverine, and intra-arterial nicardipine. Neurosurg Clin N Am, 2005, 16(3):501–516, vi

[41] Eskridge JM, Newell DW, Pendleton GA. Transluminal angioplasty for treatment of vasospasm. Neurosurg Clin N Am, 1990, 1(2):387–399

[42] Hirsh LF. Intra-arterial nitroprusside treatment of acute experimental vasospasm. Stroke, 1980, 11(6):601–605

[43] Numaguchi Y, Zoarski GH. Intra-arterial papaverine treatment for cerebral vasospasm: our experience and review of the literature. Neurol Med Chir (Tokyo), 1998, 38(4):189–195

[44] Numaguchi Y, Zoarski GH, Clouston JE, et al. Repeat intra-arterial papaverine for recurrent cerebral vasospasm after subarachnoid haemorrhage. Neuroradiology, 1997, 39(10):751–759

[45] Kaku Y, Yonekawa Y, Tsukahara T, et al. Superselective intra-arterial infusion of papaverine for the treatment of cerebral vasospasm after subarachnoid hemorrhage. J Neurosurg, 1992, 77(6): 842–847

[46] Marks MP, Steinberg GK, Lane B. Intraarterial papaverine for the treatment of vasospasm. AJNR Am J Neuroradiol, 1993, 14(4): 822–826

[47] Oskouian RJ Jr, Martin NA, Lee JH, et al. Multimodal quantitation of the effects of endovascular therapy for vasospasm on cerebral blood flow, transcranial Doppler ultrasonographic velocities, and cerebral artery diameters. Neurosurgery, 2002, 51 (1):30–41, discussion 41–43

[48] Vajkoczy P, Horn P, Bauhuf C, et al. Effect of intra-arterial papaverine on regional cerebral blood flow in bemodynamically relevant cerebral vasospasm. Stroke, 2001, 32(2):498–505

[49] Cross DT Ⅲ, Moran CJ, Angtuaco EE, et al. Intracranial pressure monitoring during intra-arterial papaverine infusion for cerebral vasospasm. AJNR Am J Neuroradiol, 1998, 19(7):1319–1323

[50] McAuliffe W, Townsend M, Eskridge JM, et al. Intracranial pressure changes induced during papaverine infusion for treatment of vasospasm. J Neurosurg, 1995, 83(3):430–434

[51] Kinoshita Y, Terada T, Nakamura Y, et al. Endovascular treatment of cerebral vasospasm with intra-arterial papaverine infusion [in Japanese]. No Shinkei Geka, 1995, 23(10): 881–887

[52] Carhuapoma JR, Qureshi AI, Tamargo RJ, et al. Intra-arterial papaverine-induced seizures: case report and review of the literature, Surg Neurol, 2001, 56(3):159–163

[53] Sawada M, Hashimoto N, Tsukahara T, et al. Effectiveness of intraarterially infused papaverine solutions of various concentrations for the treatment ot cerebral vasospasm. Acta Neurochir (Wien), 1997, 139(8):706–711

[54] Barr JD, Mathis JM, Horton JA. Transient severe brain stem depression during intraarterial papaverine infusion for cerebral vasospasm. AJNR Am J Neuroradiol, 1994, 15(4): 719–723

[55] Smith WS, Dowd CF, Johnston SC, et al. Neurotoxicity of intraarterial papaverine preserved with chlorobutanol used for the treatment of cerebral vasospasm after aneurysmal subarachnoid hemorrhage. Stroke, 2004, 35(11):2518–2522

[56] Clouston JE, Numaguchi Y, Zoarski GH, et al. Intraarterial papaverine infusion for cerebral vasospasm after subarachnoid hemorrhage. AJNR AmJ Neuroradiol, 1995, 16(1):27–38

[57] Hendrix LE, Dion JE, Jensen ME, et al. Papaverine-induced mydriasis. AJNR Am J Neuroradiol, 1994, 15(4):716–718

[58] Firlik KS, Kaufmann AM, Firlik AD, et al. Intra-arterial papaverine for the treatment of cerebral vasospasm following aneurysmal subarachnoid hemorrhage. Surg Neurol, 1999, 51 (1):66–74

[59] Polin RS, Hansen CA, German P, et al. Intra-arterially administered papaverine for the treatment of symptomatic cerebral vasospasm. Neurosurgery, 1998, 42(6): 1256–1264, discussion 1264–1267

[60] Badjatia N, Topcuoglu MA, Pryor JC, et al. Preliminary experience with intra-arterial nicardipine as a treatment for cerebral vasospasm. AJNR Am J Neuroradiol, 2004, 25(5): 819–826

[61] Feng L, Fitzsimmons BF, Young WL, et al. Intraarterially administered verapamil as adjunct therapy for cerebral vasospasm: safety and 2-year experience. AJNR Am J Neuroradiol, 2002, 23(8): 1284–1290

[62] Biondi A, Ricciardi GK, Puybasset L, et al. Intra-arterial nimodipine for the treatment of symptomatic cerebral vasospasm after aneurysmal subarachnoid hemorrhage: preliminary results. AJNR Am J Neuroradiol, 2004, 25(6):1067–1076

[63] Hui C, Lau KP. Efficacy of intra-arterial nimodipine in the treatment of cerebral vasospasm complicating subarachnoid haemorrhage. Clin Radiol, 2005, 60(9):1030–1036

[64] Arakawa Y, Kikuta K, Hojo M, et al. Milrinone for the treatment of cerebral vasospasm after sub-arachnoid hemorrhage: report of seven cases. Neurosurgery, 2001, 48(4):723–728, discussion 728–730

[65] Tachibana E, Harada T, Shibuya M, et al. Intra-arterial infusion of fasudil hydrochloride for treating vasospasm following subarachnoid haemorrhage. Acta Neurochir (Wien), 1999, 141(1):13–19

[66] Suzuki S, Ito O, Sayama T, et al. Intra-arterial injection of colforsin daropate hydrochloride for the treatment of vasospasm after aneurysmal subarachnoid hemorrhage: preliminary report of two cases. Neuroradiology, 2006, 48(1):50–53

[67] Elliott JP, Newell DW, Lam DJ, et al. Comparison of balloon angioplasty and papaverine infusion for the treatment of vasospasm following aneurysmal subarachnoid hemorrhage. J Neurosurg, 1998, 88(2):277–284

[68] Keyrouz SG, Diringer MN. Clinical review: Prevention and therapy of vasospasm in subarachnoid hemorrhage. Crit Care, 2007, 11(4):220

动静脉畸形

Arteriovenous Malformations

第25章　动静脉畸形的血流动力学和血管重建

William L. Young, Tomoki Hashimoto

颅内动静脉畸形（AVM）一直令人困惑，虽然经过几十年的研究，但对组成病变血管网的生物物理学改变仍知之甚少。而且，这些生物物理学改变与疾病的形成和进展的相关性也没有得到很好地理解。本章简要总结了这些问题。研究进展受阻在某种程度上是由于缺乏真正的动物模型，截至目前，大多数推荐的模型是硬膜外的瘘，对研究治疗进展有用，但是对发病机理研究没有帮助。[1]无论怎样，在研究发病机理的动物模型领域还是取得了一些进展，但是笔者注意到了不能混淆"畸形的血管"和"临床 AVM 疾病"这两个概念。[2-4]

AVM 自然进程中的脑血流动力学

通过畸形通道的高血流量会引起近端动脉低压，动静脉畸形可以造成引流静脉压力不同程度增高，从而导致由同一动脉供血的邻近脑组织灌注压力下降，其静脉引流可能会减少，正如图 25.1 所示。[5-15]

供血平均动脉压（feeding mean arterial pressure, FMAP）和病变血管血流速度 [例如大脑中动脉（MCA）][14]存在反向相关性，这反映了通过 AVM 的全部血流。[14,16]因为尺寸大小和总的分流血流相关，所以病变血管流速和 FMAP 也与病变大小相关 [8,9]（也就是说 AVM 越小，压力越高）。对于中型和大型 AVM 来说，相对于系

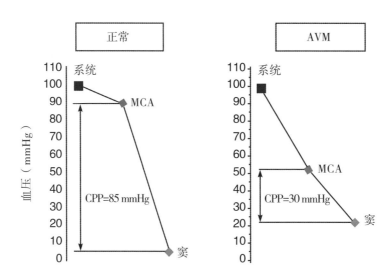

图25.1　正常半球和动静脉畸形（AVM）半球的大脑中动脉（MCA）分布区域上动脉和静脉端压力关系的理论描述。低的动脉压力和高的静脉压力（例如可以在 AVM 流入道和流出道上看到的矢状窦）可能被传导至脑功能区域，邻近的正常血管区域的有效灌注压（CPP）会降低。这些值代表着报道数据的极端病例（见正文）（摘至 Young WL.Clinical Neuroscience Lectures.Munster，IN: Cathenart Publishing，1997。经同意使用。）

统平均动脉压（systemic mean arterial pressure, SMAP），FMAP 下降 50% 也很常见。动脉低压沿血管树分配下来，会呈现逐渐下降趋势（图 25.2）。[13,15]

这些观察表明，和 AVM 位于同侧大脑半球的很多正常脑组织是由明显相对低压的动脉供血，因而供应正常皮层的下游血管同样也是低压的。当试图解读脑血流量（CBF）和脑血容量的研究时，一定要记住这种区域性特点；任何可见的血流动力学变化，都应当和血管内变化的压力分布一致。

尽管动脉低压会导致灌注不足和组织缺血，但不能就此认定动脉低压的存在就一定与①下降的 CBF 和②脑缺血相关。很多文献经常互换

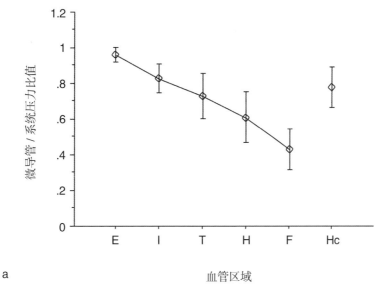

a

血管区域

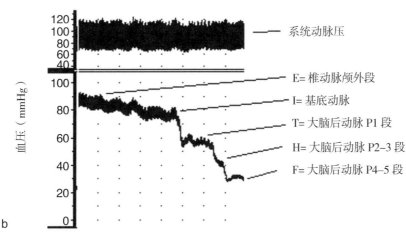

b

图 25.2 （a）和临床观察比较，区域 E、I、T、H、F 以及 Hc 的压力比率。对于中型动静脉畸形（AVM）模型，笔者预测的数据接近 Fogarty-Mack 等的试验观察平均数据。[33]E，颅外的：颅外段椎动脉或颈内动脉的同轴导管水平的系统压力；I，颅内的：颈内动脉床突上段或者基底动脉；T，经颅多普勒声波作用点：A1 段，M1 段或者 P1 段；H，中间点：在 T 和供血区域之间多变的"中间点"；F，这个模型中的供血区域；Hc，对侧远端的动脉压力。（b）40 岁男性患者，表现为癫痫发作，由大脑中动脉和大脑后动脉供血的左侧颞枕叶、3.5cm×2.5cm×7cm 大小的 AVM 患者，持续进行压力追踪。追踪数据显示了椎动脉（E）、基底动脉（I）、P1 段（T）、P2-3 段（H）和 P4-5 段（F）的压力，表明了在主要分支点的压力逐渐下降。而且，所有远离 P1 段（T 区域），很大面积的、正常有功能的组织的灌注区域是相对低压的 [摘至 Fogarty-Mack P，Pile-Spellman J，Hacein-Bey L, et al. The effect of arteriovenous malformations on the distribution of intracerebral arterial pressures. AJNR Am J Neuroradiol, 1996,17（8）1443-1449. 经同意使用。]

使用脑动脉低压、低灌注和缺血的概念，我们不能陷入这个误区。

动脉低压的机制

动脉低压的发生可以用血流动力学解释。根据 Poiseuille 的公式，

方程式 25.1

$$Q= \triangle P/R$$

Q 代表血流，$\triangle P$ 代表压降，R 代表血管的流阻。从方程式 25.1 可以看出，血流量和压降成正比，和流阻成反比。由此推测，在 AVM 中供血动脉下游血管的阻力很低，而其近端血管的阻力基本和正常血管是相当（尽管在常规病例中阻力是稍微降低的）。这两个阻力的合计，即总阻力是低于正常的。假设心脏由左到右有相似的压降（$\triangle P=P_{大动脉}-P_{右心房}$），是维持不变的，同时对整个模型应用方程式 25.1，笔者就能得出血流是增加的。这样方程式 25.1 可以写成：

方程式 25.2

$$\triangle P=RQ$$

如果供血动脉近端的阻力是恒定的，按照方程式 25.2，那么相关的压降就和血流成比例。因为供应 AVM 的动脉近端阻力接近正常而其内的血流增加，那么这一区域的压降就会增加。如果心脏的压力被假定为恒定不变，那么供血动脉的压力一定是降低的，因为 $\triangle P=P_{系统}-P_{供血动脉}$，湍流不能解释这一压降。[14] 无论根据经验，[12,17,18] 还是计算机模型，[19] 都可以得出当系统压力变化时，传到远端循环的压力似乎被缓冲了。

引流静脉压力

在表浅引流静脉中，静脉高压可以被直接测量。[6,7,18,20] AVM 深部引流静脉具有较高的狭窄和其他流出道异常的发生率，导致了患者 AVM 的静脉高压。[21] 来自术中压力测量的试验数据表明，FMAP 和引流静脉压力（DVP）关系不清，实际上可能是正相关。[18]

分水岭移位

局部脑低压的一个效果是血管造影中可以看到分水岭移位。随着血液分流至压力降低区域，正常动脉分布区域的边界会发生移动。分水岭移位模式，通常是沿着软膜 – 软膜侧支循环的通道，提示了血液分流诱发局部脑低压。低压程度足以触发通过 Willis 环通道的侧支循环进入，这种触发侧支循环的机制有待进一步研究。

邻近 AVM 低压区域的自主调节功能

Feindel 等进行了一项最早的现代研究，有关 AVM 的生理学。在一个开颅切除巨大 AVM 的病例报告中，作者应用了荧光染料和两个放射性示踪剂（一个用于灌注，一个用于通过时间），尽管这是开创性的工作，但是这个报告存在很多错误的概念，造成了对这一领域的误解。首先，作者确信颅内窃血的概念，作者观察到染料快速通过畸形，而切除术后脑组织的充盈得到改善（现代血管造影术也观察到了这一现象）。血管造影术中的窃血可归因为两点：首先，造影剂优先通过分流通路使邻近区域没有造影剂充盈，即使少量造影剂进入邻近血管床，但是存在造影剂量达到视觉可见的阈值问题；其次，侧支循环通路或许看不见。[23,24]

在 Feindel 等的病例报告中，应用颈内动脉注射氙 –133 来研究组织灌注（CBF），[22] 他们注意到示踪剂快速通过分流通路，造成明显的分流高峰，也注意到同次注射中缓慢清空的部分。当血液分流消除后，同样的示踪剂注射后，CBF 的数值正常了。和示踪剂优先通过分流通路的病例相似，Feinde 的团队也在切除术前观察到了示踪剂通过高流量瘘的现象。并不清楚作者的示踪剂是否到达畸形团周围所谓正常的组织，对于这个假象，氙 –133 的清空不如造影剂敏感。不同于造影剂的是，就算一点点示踪剂到达了邻近区域，也能看到正常的清除趋势（斜

坡效应）。[12]Feindel 等的病例报告有助于建立可以解释后续研究的平台和框架。被正式提出的，并做出肯定结论的常见逻辑错误如下：①如果 AVM 引起窃血，那么畸形团周围会存在低灌注；②畸形团周围存在低灌注；③低灌注由窃血引起。这一系列的推理忽视了低灌注的其他潜在原因，例如说双价染色体分离或神经元缺失。

自主调节功能的研究

读者可以参考其他涉及 AVM 邻近区域脑组织自主调节功能的回顾研究。二氧化碳（CO_2）应答可能由于 AVM 的存在受到影响，但是许多相关问题尚未解决。[6,25,26]畸形团周围皮层区域的乙酰唑胺的血管应答可能是降低的。[27-31]直接调控灌注压力表明，慢性低压并不必然导致"血管运动瘫痪"——脑血管缺乏对灌注压急性增高的收缩能力。[12,32]自主调节曲线可能发生左移，在概念上和慢性系统性高血压的改变和相应治疗类似，但是方向是反的。对罂粟碱[33]和维拉帕米[34]的血管性反应一直存在，这一适应性自主调节的取代机制可能与低压区域小动脉和毛细血管的密度增加相关。[35-37]病变区域和周围脑实质的新生血管变化可能是血管密度增加的合理解释。[38-42]

曾有假设，AVM 患者的低灌注压是神经功能缺失的原因，神经功能缺失本质上是缺血，被命名为脑偷流。[22,43,44]这一定义引起误导，血流是不会被"窃走"的，不用考虑畸形的流量，除非引起平行相连的滋养血管床的压力下降，并超出自主调节功能的低限。[44]这一论题将在其他章节回顾。[23,24,43]

AVM 血流动力学和自发性出血的相关性

有关出血风险的研究有时以"临床已表现为脑出血的回顾性风险"的形式进行的，这和"未来可能的出血风险"是不同的。[45]在 AVM 静脉端，研究发现静脉流出道数量少、静脉狭窄和深静脉引流可能增加出血风险。[8,21,46-54]湍流的静脉血流[55]可能会加重血小板聚集和血栓，[56]牺牲了瘘的流出道并引发出血。

在动脉方面，供血动脉的低灌注压与低出血风险相关。[8,9,57,58]因为较大的病变通常有较低的供血平均动脉压。所以，根据这种动脉低压的程度和出血风险的相关性，可以解释一些研究所见为何较小的 AVM 有很高的出血风险，[8,9]也可以解释为何有软膜动脉间的侧支循环进入畸形团的 AVM 或许有较低的出血风险。[46,59]这类患者畸形团内的阻力很小，故而有较低的供血平均动脉压，有大量的血流通过瘘口。因为高灌注压增加的风险，Spetzler 等指出小 AVM 会由于较高的供血动脉压力而引起大量出血。[9]

脑血管造影过程中，造影剂缓慢通过 AVM 和临床出血有关。[60]这很有意思，因为它可能提供一个可以广泛应用于临床的脑血流动力学半定量指标。在理想状态下，这预示具有出血风险的血流动力学指标（即纵向而非横向研究）将会被监测。这项工作的挑战是在确诊后尚未治疗的过程中，自发性出血的风险低。选择性地研究高风险患者或许是解决这一难题的解决方法。

AVM 治疗后的脑血流动力学变化

如果没有直接原因，AVM 切除术后灾难性的脑肿胀和脑出血往往会被归结为正常灌注压突破（normal perfusion pressure breakthrough，NPPB），[61]也有人建议应用"循环突破"[5]和"近端充血"这两个词。[62]

NPPB 理论假定动脉低压导致慢性小动脉舒张和血管运动功能麻痹，畸形团周围和远隔部位正常脑组织的自主调节功能紊乱，这一理论进而认为 AVM 治疗之后动脉低压得到逆转，但是小动脉床阻力没有相应地增加。[5,6,25,63]增加的灌注压力遇上麻痹的血管阻力导致了充血，最

坏的结果是脑肿胀或颅内出血（ICH）。[6,22,63-67]

几乎没有夯实的数据支持这一理论，但是有大量可信的证据反驳它，但是这个看法却是脑血流动力学的有效法则，深深地影响着对临床现象的诠释和对治疗方式的选择。大多数研究认为其发生率低于 5%，[5,6,63,68-74] 但是也有研究认为在较大病变中其发生率高达 40%。[68] 虽然文献中对 NPPB 或者"充血性"并发症给出了很宽泛的定义，[5,6,31,63,68-74] 但没有被广泛接受的方法可以独立的证实 NPPB 的存在。Young 提出了对试验数据的讨论。[24]

总结试验发现，AVM 治疗后充血会发生，明显和治疗后的并发症有关，正如颈内动脉内膜剥脱术[75]和颈动静脉瘘切除术后所见。[76] 但充血与随后的肿胀和出血之间的病理生理学关联证据不足。[77] 假设充血和（或）灌注压恢复引起血管性水肿和血管破裂，是因血脑屏障的破坏，可能通过增加的蛋白酶运动（比方说基质金属蛋白酶）或者旁分泌生长因子的合成 [如血管内皮生长因子（vascular endothelial growth factor, VEGF）] 来实现，然而在 AVM 患者中却有相反的 VEGF 血清水平数据。[78,79] 血管活性缩氨酸的系统性活化可能起到了重要作用。[80]

脑 AVM 引发循环变化的计算模型

因为现有的临床影像手段无法触及畸形团，就其形态学和血流动力学来讲，AVM 就像是极其复杂的所谓"黑匣子"系统。有几种实体的和计算机 AVM 模型，[81-90] 其中一个例子正如图 25.3 所示。

Gao 等发现当畸形分流消除后，邻近畸形团的低压血管床区内局部 CBF 增加十分有限。[19] 其次，在临床上 CBF 增加的程度相当于 CO_2 吸入时引起的充血。[26] 因为在供血动脉端，随着畸形分流的逐步堵塞，动脉压力呈非线性增加，所以作者引入了"最大压力一半时栓塞率"的

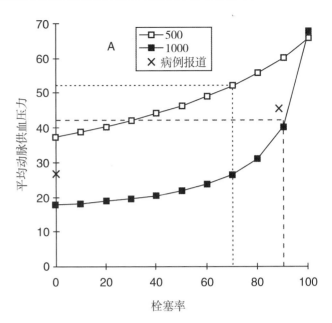

图 25.3　计算机网络模型。两个 AVM（由大脑前动脉和大脑中动脉供血）的栓塞过程中平均动脉供血压力（PF）的改变。平均系统压力是 80mmHg。模型的是初始血流分别为 1000mL/min 和 500mL/min，分步栓塞。"最大压力值一半时栓塞率"的概念用虚线标注。血流为 1000mL/min 的 AVM 被栓塞后，PF 从 18mmHg 增加到 68mmHg；最大压力值一半时，栓塞率为 92%（虚线）。血流为 500mL/min 的 AVM 栓塞后，PF 从 37mmHg 增加到 66mmHg，最大压力值一半时栓塞率为 71%（虚线）。为了部分验证这个模型，单一病例报道中观察到的供血动脉压力变化和模型预测的数值进行比较。在应用 n-BCA 栓塞前和后，超选造影时测量压力；由介入神经放射医生估算闭塞血流的百分率。观察到的数值与介于中型和大型 AVM 之间的 AVM 模型预测的数据相似 [Gao E, Young WL, Pile-Spellman J, et al. Cerebral arteriovenous malformation feeding artery aneurysms: a theoretical model of intravascular pressure changes after treatment. Neurosurgery, 1997,41（6）: 1345-1356. 经允许使用。]

概念。这是和要减少 AVM 血流的比例是相对应的，血流减少而增加的供血动脉压从治疗前的基线水平达到最大压力的一半，最终达到分流被完全阻断的最终血管压力。对于 500mL/min 和 1000mL/min 的分流血流的 AVM 模型，数值分别为 92% 和 71%；图 25.3 展示了一个巨大的 AVM 模型。由此可见，对于大多数的 AVM 而言，在供血动脉压力明显增加之前，大部分的分流血流一定是被阻断的。

生物物理学和血管性重建的关联

血流动力学压力能通过活化内皮和炎性细胞来激发血管重建和再生。高剪切力、高血流活化了内皮细胞，上调了白细胞黏附分子，包括细胞间黏附分子-1（intercellular adhesion molecule-1，ICAM-1）和趋化因子，例如单核细胞趋化蛋白-1（monocyte chemotactic protein-1，MCP-1）。[91-94]这些分子吸引和活化了炎性细胞，使便于侵入血管壁。与此同时，剪切力能活化内皮和平滑肌细胞，提升其生成能力，促进血管生成因子和其他血管重建的关键细胞因子的释放。[95-96]连同活化的内皮和平滑肌细胞，这些炎性细胞分泌蛋白酶，包括基质金属蛋白酶（matrix metalloproteinase，MMP）和弹性蛋白酶。[91]MMP能够使血管壁失稳，并直接消化血管基质，活化其他蛋白酶和释放血管生成因子来促进血管重建。[97,98]各种各样的MMP和细胞因子能够相互作用来进行生理学和病理学的血管重建。

有越来越多的临床和实验室证据表明，在AVM成年患者中可以看到明显的血管重建和再生。AVM临床进程中具有多变的特性，尤其是考虑到其生长、退化和自发性出血的倾向，[99]强烈表明AVM具有不稳定的血管结构，不断经历着血管重建。对多个研究进行回顾，106例患者间断进行血管造影检查，平均随访时间达8.4年，结果显示一半以上的AVM尺寸增加，大约1/5的AVM尺寸变小或者消失，[100]表明了大多数的AVM进行着活跃的血管重建。

组织病理学研究提供了进一步的证据支持AVM的血管重建和再生的概念。Hatva等利用Ki-67指数在9个成年AVM样本中研究内皮细胞增值率，并且把样本和一例11岁患者的对照标本进行比较。[101]AVM内皮细胞的Ki-67指数高于对照的脑组织标本（2.5% vs.0.5%）。另一项应用大量标本（37例AVM和5例对照组）的研究发现AVM标本的非嵌入内皮细胞数量是对照组标本的7倍，[100]并且提出了很多组织病理证据证实AVM中血管重建和再生的存在。

对AVM血管重建和再生的潜在机制的研究如火如荼。[39,40,102-105]在病理生理学中已经发现许多血管再生因子，关键的血管再生因子的协同作用可能维持着AVM活化的血管重建。[104,106]

MMP-9和金属蛋白酶组织抑制剂（tissue inhibitor of metalloproteinase，TIMP）的非正常表达形式已经在AVM组织中被发现。[107]与对照组相比，AVM内的MMP-9活动显著增加。MMP-9在AVM的内皮细胞/邻近内皮细胞层被表达，连同内皮和平滑肌细胞一起，炎性细胞似乎是AVM组织中MMP-9的非正常高水平表达的主要贡献者。[108,109]增加的MMP-9活动被认为导致了血管基质的退化，破坏了AVM血管的结构稳定性。更有意义的是，比较高的MMP-9水平与AVM出血的临床特征相关。[107]

人们越来越有兴趣应用MMP抑制剂来治疗血管性疾病，包括腹主动脉瘤。MMP的药物抑制可能有助于稳定处于不稳状态的血管而防止其破裂。[110-115]因为病灶血管中MMP-9的高表达，这一蛋白酶或相关物质可能作为药物靶向来改善AVM的临床表现。[116]

总结和结论

这一领域的研究进展将会对AVM患者带来更好、更有效的治疗。另外，脑血流动力学慢性扰动可能存在的适应性和不适应性反应，对这些反应的新理解，可能会带来针对闭塞性脑血管疾病所致脑损伤的新的预防和治疗策略，会更好地理解人类脑循环的调控。

致 谢

感谢Voltaire Gungab原稿的专家级帮助，感谢UCSF的AVM研究计划成员（http: //avm.

ucsf.edu）的合作支持，感谢 Drs. Eric GAO，Christopher Quick 和 David Saloner 关于脑循环计算机模型的深刻理解。

关键点

- 经过 AVM 分流道的血流，与流速成正比地降低近端传导压力，所造成的低压被邻近区域的血管床分担了。AVM 中存在不同程度的静脉高压。
- 绝大多数 AVM 患者并没有表现出脑自主调节功能受损。
- 畸形团内的血管高压与出血有关。
- 脑循环的计算机模型可能提高对 AVM 病理生理学的理解，有助于将来研究血管生物学和血流动力学的关系，可能提供"患者特异性模型"，保证治疗效果。
- 在 AVM 组织中，炎性反应通道活化，与血管重建和再生有关。

参考文献

[1] Jahan R, Solberg TD, Lee D, et al. An arteriovenous malformation model for stereotactic radiosurgery research. Neurosurgery, 2007, 61(1):152–159, discussion 159

[2] Hao Q, Su H, Marchuk DA, et al. Increased tissue perfusion promotes capillary dysplasia in the ALKl-deficient mouse brain following VEGF stimulation. Am J Physiol Heart Circ Physiol, 2008, 295(6):H2250–H2256

[3] Murphy PA, Lam MT, Wu X, et al. Endothelial Notch4 signaling induces hallmarks of brain arteriovenous malformations in mice. Proc Natl Acad Sci U S A, 2008, 105(31): 10901–10906

[4] Park SO, Lee YJ, Seki T, et al. ALK5- and TGFBR2-independent role of ALK1 in the pathogenesis of hereditary hemorrhagic telangiectasia type 2. Blood, 2008, 111(2):633–642

[5] Nornes H, Grip A. Hemodynamic aspects of cerebral arteriovenous malformations. J Neurosurg, 1980, 53(4):456–464

[6] Barnett GH, Little JR, Ebrahim ZY, et al. Cerebral circulation during arteriovenous malformation operation. Neurosurgery, 1987, 20(6):836–842

[7] Hassler W, Steinmetz H. Cerebral hemodynamics in angioma patients: an intraoperative study. J Neurosurg, 1987, 67(6):822–831

[8] Kader A, Young WL, Pile-Spellman J, et al. The influence of hemodynamic and anatomic factors on hemorrhage from cerebral arteriovenous malformations. Neurosurgery, 1994,; 34(5): 801–807, discussion 807–808

[9] Spetzler RF, Hargraves RW, McCormick PW, et al. Relationship of perfusion pressure and size to risk of hemorrhage from arteriovenous malformations. J Neurosurg, 1992, 76(6):918–923

[10] Duckwiler G, Dion J, Vinuela F, et al. Intravascular microcatheter pressure monitoring: experimental results and early clinical evaluation. AJNR Am J Neuroradiol, 1990, 11 (1): 169–175

[11] Jungreis CA, Horton JA, Hecht ST. Blood pressure changes in feeders to cerebral arteriovenous malformations during therapeutic embolization. AJNR Am J Neuroradiol, 1989, 10(3):575–577

[12] Young WL, Pile-Spellman J, Prohovnik I, et al. Columbia University AVM Study Project. Evidence for adaptive autoregulatory displacement in hypotensive cortical territories adjacent to arteriovenous malformations. Neurosurgery, 1994, 34(4):601–610, discussion 610–611

[13] Handa T, Negoro M, Miyachi S, et al. Evaluation of pressure changes in feeding arteries during embolization of intracerebral arteriovenous malformations. J Neurosurg, 1993, 79(3):383–389

[14] Fleischer LH, Young WL, Pile-Spellman J, et al. Relationship of transcranial Doppler flow velocities and arteriovenous malformation feeding artery pressures. Stroke, 1993, 24(12):1897–1902

[15] Fogarty-Mack P, Pile-Spellman J, Hacein-Bey L, et al. The effect of arteriovenous malformations on the distribution of intracerebral arterial pressures. AJNR Am J Neuroradiol, 1996, 17(8):1443–1449

[16] Manchola IF, De Salles AA, Foo TK, et al. Arteriovenous malformation hemodynamics: a transcranial Doppler study. Neurosurgery, 1993, 33(4): 556–562, discussion 562

[17] Szabo MD, Crosby G, Sundaram P, et al. Hypertension does not cause spontaneous hemorrhage of intracranial arteriovenous malformations. Anesthesiology, 1989, 70(5):761–763

[18] Young WL, Kader A, Pile-Spellman J, et al. The Columbia University AVM Study Project. Arteriovenous malformation draining vein physiology and determinants of transnidal pressure gradients. Neurosurgery, 1994, 35(3):389–395, discussion 395–396

[19] Gao E, Young WL, Pile-Spellman J, et al. Cerebral arteriovenous malformation feeding artery aneurysms: a theoretical model of intravascular pressure changes after treatment. Neurosurgery,

1997, 41(6):1345–1356, discussion 1356–1358

[20] Miyasaka Y, Yada K, Kurata A, et al. Correlation between intravascular pressure and risk of hemorrhage due to arteriovenous malformations. Surg Neurol, 1993, 39(5): 370–373

[21] Viñuela F, Nombela L, Roach MR, et al. Stenotic and occlusive disease of the venous drainage system of deep brain AVM's.J Neurosurg, 1985, 63(2):180–184

[22] Feindel W, Yamamoto YL, Hodge CP. Red cerebral veins and the cerebral steal syndrome. Evidence from fluorescein angiography and microregional blood flow by radioisotopes during excision of an angioma. J Neurosurg, 1971, 35(2): 167–179

[23] Taylor CL, Selman WR, Ratcheson RA. Steal affecting the central nervous system. Neurosurgery, 2002, 50(4):679–688, discussion 688–689

[24] Young WL. Intracranial arteriovenous malformations: pathophysiology and hemodynamics//Jafar JJ, Awad IA, Rosenwasser RH. Vascular Malformations of the Central Nervous System. New York, NY: Lippincott Williams & Witkins, 1999: 95–126

[25] Hassler W. Hemodynamic aspects of cerebral angiomas. Acta Neurochir Suppl (Wien), 1986, 37:1–136

[26] Young WL, Prohovnik I, Ornstein E, et al. The effect of arteriovenous malformation resection on cerebrovascular reactivity to carbon dioxide. Neurosurgery, 1990, 27(2):257–266, discussion 266–267

[27] Hacein-Bey L, Nour R, Pile-Spellman J, et al. Adaptive changes of autoregulation in chronic cerebral hypotension with arteriovenous malformations: an acetazolamide-enhanced single-photon emission CT study. AJNR Am J Neuroradiol, 1995, 16(9): 1865–1874

[28] Tomura N, Kobayashi M, Watarai J, et al. Vasoreactivity of normal brain tissue in cases of arteriovenous malformations–evaluation by ^{123}I-IMP SPECT using acetazolamide [in Japanese]. No To Shinkei, 1995, 47(7):675–680

[29] Kato Y, Sano H, Nonomura K, et al. Normal perfusion pressure breakthrough syndrome in giant arteriovenous malformations. Neurol Res, 1997, 19(2):117–123

[30] Takeshita G, Toyama H, Nakane K, et al. Evaluation of regional cerebral blood flow changes on perifocal brain tissue SPECT before and after removal of arteriovenous malformations. Nucl Med Commun, 1994, 15(6):461–468

[31] Batjer HH, Devous MD Sr. The use of acetazolamide-enhanced regional cerebral blood flow measurement to predict risk to arteriovenous malformation patients. Neurosurgery, 1992, 31(2):213–217, discussion 217–218

[32] Young WL, Kadet A, Prohovnik I, et al. Pressure autoregulation is intact after arteriovenous malformation resection. Neurosurgery, 1993, 32(4):491–496, discussion 496–497

[33] Fogarty-Mack P, Pile-Spellman J, Hacein-Bey L, et al. Super-selective intraarterial papaverine administration: effect on regional cerebral blood flow in patients with arteriovenous malformations. J Neurosurg, 1996, 85(3):395–402

[34] Joshi S, Young WL, Pile-Spellman J, et al. Intra-arterial nitro-vasodilators do not increase cerebral blood flow in anglographically normal territories of arteriovenous malformation patients. Stroke, 1997, 28(6):1115–1122

[35] McCormick WF. Pathology of vascular malformations of the brain//Wilson CB, Stein BM. Intracranial Arteriovenous Malformations. Baltimore, MD: Williams & Wilkins, 1984:44–63

[36] Attia W, Tada T, Hongo K, et al. Microvascular pathological features of immediate perinidal parenchyma in cerebral arteriovenous malformations: giant bed capillaries. J Neurosurg, 2003, 98(4):823–827

[37] Sato S, Kodama N, Sasaki T, et al. Perinidal dilated capillary networks in cerebral arteriovenous malformations. Neurosurgery, 2004, 54(1): 163–168, discussion 168–170

[38] Rothbart D, Awad IA, Lee J, et al. Expression of angiogenic factors and structural proteins in central nervous system vascular malformations. Neurosurgery, 1996, 38(5):915–924, discussion 924–925

[39] Kader A, Goodrich JT, Sonstein WJ, et al. Recurrent cerebral arteriovenous malformations after negative postoperative angiograms. J Neurosurg, 1996, 85(1):14–18

[40] Sonstein WJ, Kader A, Michelsen WJ, et al. Expression of vascular endothelial growth factor in pediatric and adult cerebral arteriovenous malformations: an immunocytochemical study. J Neurosurg, 1996, 85(5): 838–845

[41] Hashimoto T, Young WL. Roles of angiogenesis and vascular remodeling in brain vascular malformations. Seminars in Cerebrovascular Diseases and Stroke, 2004, 4(4):217–225

[42] Hashimoto T, Wu Y, Lawton MT, et al. Coexpression of angiogenic factors in brain arteriovenous malformations. Neurosurgery, 2005, 56(5):1058–1065, discussion 1058–1065

[43] Mast H, Mohr JP, Osipov A, et al. 'Steal' is an unestablished mechanism for the clinical presentation of cerebral arteriovenous malformations. Stroke, 1995, 26(7): 1215–1220

[44] Wade JP, Hachinski VC. Cerebral steal: robbery or maldistribution?//Wood JH. Cerebral Blood Flow: Physiologic and Clinical Aspects. New York, NY: McGraw-Hill, 1987:467–480

[45] Stapf C, Mast H, Sciacca RR, et al. Predictors of hemorrhage in patients with untreated brain arteriovenous malformation. Neurology, 2006, 66(9): 1350–1355

[46] Marks MP, Lane B, Steinberg GK, et al. Hemorrhage in

intracerebral arteriovenous malformations: angiographic determinants. Radiology, 1990, 176(3):807–813

[47] Marks MP, Steinberg GK, Norbash AM, et al. Characteristics predictive of hemorrhage in AVMs. Stroke, 1993, 24:184

[48] Miyasaka Y, Kurata A, Tokiwa K, et al. Draining vein pressure increases and hemorrhage in patients with arteriovenous malformation. Stroke, 1994, 25(2): 504–507

[49] Turjman F, Massoud TF, Vifiuela F, et al. Correlation of the angioarchitectural features of cerebral arteriovenous malformations with clinical presentation of hemorrhage. Neurosurgery, 1995, 37(5):856–860, discussion 860–862

[50] Höllerhage HG. Venous drainage system and risk of hemorrhage from AVMs. J Neurosurg, 1992, 77(4):652–654

[51] Miyasaka Y, Yada K, Ohwada T, et al. An analysis of the venous drainage system as a factor in hemorrhage from arteriovenous malformations. J Neurosurg, 1992, 76(2):239–243

[52] Albert P, Salgado H, Polaina M, et al. A study on the venous drainage of 150 cerebral ar-teriovenous malformations as related to haemorrhagic risks and size of the lesion. Acta Neurochir (Wien), 1990, 103(1–2): 30–34

[53] Natal F, Meder JF, Roux FX, et al. Angioarchitecture associated with haemorrhage in cerebral arteriovenous malformations: a prognostic statistical model. Neuroradiology, 1997, 39(1):52–58

[54] Willinsky R, Lasjaunias P, Terbrugge K, et al. Brain arteriovenous malformations: analysis of the angio-architecture in relationship to hemorrhage (based on 152 patients explored and/or treated at the Hopital de Bicêtre between 1981 and 1986).J Neuroradiol, 1988, 15(3):225–237

[55] Nornes H, Grip A, Wikeby P. Intraoperative evaluation of cerebral hemodynamics using directional Doppler technique. Part 1: Arteriovenous malformations. J Neurosurg, 1979, 50(2):145–151

[56] Sutherland GR, King ME, Drake CG, et al. Platelet aggregation within cerebral arteriovenous malformations. J Neurosurg, 1988, 68(2):198–204

[57] Duong H, Vang M, Joshi S, et al. Correlation of superselective angiographic features of cerebral artriovenous malformations with clinical hemorrhagic presentation [abstract]. Presented at: Eastern Neuroradiological Society 9th Annual Meeting. Tarrytown, NY, 1997

[58] Henkes H, Gotwald TF, Brew S, et al. Intravascular pressure measurements in feeding pedicles of brain arteriovenous malformations. Neuroradiology, 2006, 48(3): 182–189

[59] Stapf C, Mohr JP, Sciacca RR, et al. Incident hemorrhage risk of brain arteriovenous malformations located in the arterial border zones. Stroke, 2000, 31(10):2365–2368

[60] Norris JS, Valiante TA, Wallace MC, et al. A simple relationship between radiological arteriovenous malformation hemodynamics and clinical presentation: a prospective, blinded analysis of 31 cases. J Neurosurg, 1999, 90(4):673–679

[61] Spetzler RF, Wilson CB, Weinstein P, et al. Normal perfusion pressure breakthrough theory. Clin Neurosurg, 1978, 25:651–672

[62] Mullan S, Brown FD, Patronas NJ. Hyperemic and ischemic problems of surgical treatment of arteriovenous malformations. J Neurosurg, 1979, 51(6):757–764

[63] Spetzler RF, Martin NA, Carter LP, et al. Surgical management of large AVM's by staged embolization and operative excision. J Neurosurg, 1987, 67(1): 17–28

[64] Nagao S, Ueta K, Mino S, et al. Monitoring of cortical blood flow during excision of arteriovenous malformation by thermal diffusion method. Surg Neurol, 1989, 32(2): 137–143

[65] Okabe T, Meyer JS, Okayasu H, et al. Xenon-enhanced CT CBF measurements in cerebral AVM's before and after excision. Contribution to pathogenesis and treatment. J Neurosurg, 1983, 59(1):21–31

[66] Tamaki N, Lin T, Asada M, et al. Modulation of blood flow following excision of a high-flow cerebral arteriovenous malformation. Case report. J Neurosurg, 1990, 72(3):509–512

[67] Yamada S, Cojocaru T. Arteriovenous malformations//Wood JH. Cerebral Blood Flow: Physiology and Clinical Aspects. New York, NY: McGraw-Hill, 1987:580–590

[68] Awad IA, Magdinec M, Schubert A. Intracranial hypertension after resection of cerebral arteriovenous malformations. Predisposing factors and management strategy. Stroke, 1994, 25(3):611–620

[69] Drake CG. Cerebral arteriovenous malformations: considerations for and experience with surgical treatment in 166 cases. Clin Neurosurg, 1979, 26:145–208

[70] Heros RC, Korosue K, Diebold PM. Surgical excision of cerebral arteriovenous malformations: late results. Neurosurgery, 1990, 26(4):570–577, discussion 577–578

[71] Pasqualin A, Scienza R, Cioffi F, et al. Treatment of cerebral arteriovenous malformations with a combination of preoperative embolization and surgery. Neurosurgery, 1991, 29(3):358–368

[72] Wilson CB, Spetzler RF. Factors responsible for improved results in the surgical management of intracranial aneurysms and vascular malformations. Am J Surg, 1977, 134(1):33–38

[73] Luessenhop AJ, Ferraz FM, Rosa L. Estimate of the incidence and importance of circulatory breakthrough in the surgery of cerebral arteriovenous malformations. Neurol Res, 1982, 4(3–4): 177–190

[74] al-Rodhan NR, Sundt TM Jr, Piepgras DG, et al. Occlusive hyperemia: a theory for the hemodynamic complications following resection of intra-cerebral arteriovenous malformations. J Neurosurg, 1993, 78(2):167–175

[75] Piepgras DG, Morgan MK, Sundt TM Jr, et al. Intracerebral hemorrhage after carotid endarterectomy. J Neurosurg, 1988, 68(4): 532–536

[76] Halbach VV, Higashida RT, Hieshima GB, et al. Normal perfusion pressure breakthrough occurring during treatment of carotid and vertebral fistulas. AJNR Am J Neuroradiol, 1987, 8(5): 751–756

[77] Meyer B, Schaller C, Frenkel C, et al. Distributions of local oxygen saturation and its response to changes of mean arterial blood pressure in the cerebral cortex adjacent to arteriovenous malformations. Stroke, 1999, 30(12): 2623–2630

[78] Kim GH, Hahn DK, Kellner CP, et al. Plasma levels of vascular endothelial growth factor after treatment for cerebral arteriovenous malformations. Stroke, 2008, 39(8):2274–2279

[79] Sandalcioglu IE, Wende D, Eggert A, et al. Vascular endothelial growth factor plasma levels are significantly elevated in patients with cerebral arteriovenous malformations. Cerebrovasc Dis, 2006, 21(3):154–158

[80] Bloomfield EL, Secic M, Porembka D. A correlation of catecholamine and vasoactive peptide release with hemodynamics in patients undergoing resection of arteriovenous malformations. Neurocrit Care, 2005,3(2): 127–131

[81] Ornstein E, Blesser WB, Young WL, Pile-Spellman J. A computer simulation of the haemodynamic effects of intracranial arteriovenous malformation occlusion. Neurol Res, 1994, 16(5): 345–352

[82] Hademenos GJ, Massoud TF, Vifiuela F. A biomathematical model of intracranial arteriovenous malformations based on electrical network analysis: theory and hemodynamics. Neurosurgery, 1996, 38(5):1005–1014, discussion 1014–1015

[83] Gao E, Young WL, Ornstein E, et al. A theoretical model of cerebral hemodynamics: application to the study of arteriovenous malformations. J Cereb Blood Flow Metab, 1997, 17(8):905–918

[84] Nagasawa S, Kawanishi M, Kondoh S, et al. Hemodynamic simulation study of cerebral arte-riovenous malformations. Part 2. Effects of impaired auto-regulation and induced hypotension. J Cereb Blood How Metab, 1996, 16(1):162–169

[85] Nagasawa S, Kawanishi M, Tanaka H, et al. Haemodynamic study of arteriovenous malformations using a hydraulic model. Neurol Res, 1993, 15(6): 409–412

[86] Lo EH, Fabrikant Jl, Levy RP, et al. An experimental compartmental flow model for assess-ing the hemodynamic response of intracranial arteriovenous malformations to stereotactic radiosurgery. Neurosurgery, 1991, 28(2):251–259

[87] Lo EH. A haemodynamic analysis of intracranial arteriovenous malformations. Neurol Res, 1993, 15(1):51–55

[88] Kailasnath P, Chaloupka JC. Mathematical modeling of AVM physiology using compartmental network analysis: theoretical considerations and preliminary in vivo validation using a previously developed animal model. Neurol Res, 1996, 18(4):361–366

[89] Quick CM, James DJ, Ning K, et al. Relationship of nidal vessel radius and wall thickness to brain arteriovenous malformation hemorrhage. Neurol Res, 2002, 24(5):495–500

[90] Quick CM, Leonard EF, Young WL. Adaptation of cerebral circulation to brain arteriovenous malformations increases feeding artery pressure and decreases regional hypotension. Neurosurgery, 2002, 50(1):167–173, discussion 173–175

[91] Hoefer IE, van Royen N, Rectenwald JE, et al. Arteriogenesis proceeds via ICAM-1/Mac-1-mediated mechanisms. Circ Res, 2004, 94(9):1179–1185

[92] Tzima E, del Pozo MA, Shattil SJ, et al. Activation of integrins in endothelial cells by fluid shear stress mediates Rho-dependent cytoskeletal alignment. EMBO J, 2001, 20(17):4639–4647

[93] Shyy JY, Chien S. Role of integrins in cellular responses to mechanical stress and adhesion. Curr Opin Cell Biol, 1997, 9(5):707–713

[94] Shyy YJ, Hsieh HJ, Usami S, et al. Fluid shear stress induces a biphasic response of human monocyte chemotactic protein 1 gene expression in vascular endothelium. Proc Natl Acad Sci USA, 1994, 91(11):4678–4682

[95] Chien S, Li S, Shyy YJ. Effects of mechanical forces on signal transduction and gene expression in endothelial cells. Hypertension, 1998, 31(1 Pt 2):162–169

[96] Malek AM, Gibbons GH, Dzau VJ, et al. Fluid shear stress differentially modulates expression of genes encoding basic fibroblast growth factor and platelet-derived growth factor B chain in vascular endothelium. J Clin Invest, 1993, 92(4): 2013–2021

[97] Tronc F, Mallat Z, kehoux S, et al. Role of matrix metalloproteinases in blood flow-induced arterial enlargement: interaction with NO. Arterioscler Thromb Vasc Biol, 2000, 20(12):E120–E126

[98] Bergers G, Brekken R, McMahon G, et al. Matrix metalloprotemase-9 triggers the angiogenic switch during carcinogenesis. Nat Cell Biol, 2000, 2(10):737–744

[99] Arteriovenous Malformation Study Group. Arteriovenous malformations of the brain in adults. N Engl J Med, 1999,

340(23): 1812–1818

[100] Hashimoto T, Mesa-Tejada R, Quick CM, et al. Evidence of increased endothelial cell turnover in brain arteriovenous malformations. Neurosurgery, 2001, 49(1):124–131, discussion 131–132

[101] Hatva E, Jääskeläinen J, Hirvonen H, et al. Tie endothelial cell-specific receptor tyrosine kinase is upregulated in the vasculature of arteriovenous malformations. J Neuropathol Exp Neurol, 1996, 55(11): 1124–1133

[102] Hashimoto T, Lam T, Boudreau NJ, et al. Abnorrnal balance in the angiopoietin-tie2 system in human brain arteriovenous malformations. Circ Res, 2001, 89(2):111–113

[103] Hashimoto T, Emala CW, Joshi S, et al. Abnormal pattern of Tie-2 and vascular endothelial growth factor receptor expression in human cerebral arteriovenous malformations. Neurosurgery, 2000, 47(4):910–918, discussion 918–919

[104] Shenkar R, Elliott JP, Diener K, et al. Differential gene expression in human cerebrovascular malformations. Neurosurgery, 2003, 52(2):465–477, discussion 477–478

[105] Uranishi R, Baev NI, Ng PY, et al. Expression of endothelial cell angiogenesis receptors in human cerebro-vascular malformations. Neurosurgery, 2001, 48(2):359–367, discussion 367–368

[106] Hashimoto T, Lawton MT, Wen G, et al. Gene microarray analysis of human brain arteriovenous malformations. Neurosurgery, 2004, 54(2):410–423, discussion 423–425

[107] Hashimoto T, Wen G, Lawton MT, et al. University of California, San Francisco BAVM Study Group. Abnormal expression of matrix metalloproteinases and tissue inhibitors of metalloproteinases in brain arteriovenous malformations. Stroke, 2003, 34(4):925–931

[108] Chen Y, Fan Y, Poon KY, et al. MMP-9 expression is associated with leukocytic but not endothelial markers in brain arteriovenous malformations. Front Biosci, 2006, 11:3121–3128

[109] Chen Y, Zhu W, Bollen AW, et al. Evidence of inflammatory cell involvement in brain arteriovenous malformations. Neurosurgery, 2008, 62(6): 1340–1349, discussion 1349–1350

[110] Rosenberg GA. Growth and bleeding in BAVM: another role for MMPs. Stroke, 2003, 34(4):925–931

[111] Curci JA, Mao D, Bohner DG, et al. Preoperative treatment with doxycycline reduces aortic wall expression and activation of matrix metalloproteinases in patients with abdominal aortic aneurysms. J Vasc Surg, 2000, 31(2):325–342

[112] Axisa B, Loftus IM, Naylor AR, et al. Prospective, randomized, double-blind trial investigating the effect of doxycycline on matrix metalloproteinase expression within atherosclerotic carotid plaques. Stroke, 2002, 33(12):2858–2864

[113] Lee CZ, Xu B, Hashimoto T, et al. Doxycycline suppresses cerebral matrix metalloproteinase-9 and angiogenesis induced by focal hyperstimulation of vascular endothelial growth factor in a mouse model. Stroke, 2004, 35(7): 1715–1719

[114] Lee CZ, Yao JS, Huang Y, et al. Dose-response effect of tetracyclines on cerebral matrix metalloproteinase-9 after vascular endothelial growth factor hyperstimulation. J Cereb Blood Flow Metab, 2006, 26(9):1157–1164

[115] Lee CZ, Xue Z, Zhu Y, et al. Matrix metallo-proteinase-9 inhibition attenuates vascular endothelial growth factor-induced intracerebral hemorrhage. Stroke, 2007, 38(9): 2563–2568

[116] Hashimoto T, Matsumoto MM, Li JF, et al. University of California, San Francisco, BAVM Study Group. Suppression of MMP-9 by doxycycline in brain arteriovenous malformations. BMC Neurol, 2005, 5(1):1

第 26 章　栓塞剂

W. Christopher Fox, Brian L. Hoh

栓塞剂是进行血管内外科神经放射学手术的关键工具。许多以往具有高手术并发症和死亡率的脑脊髓血管病，现在经血管内到达病变部位，进行靶向栓塞，可以取得良好疗效。随着专业和技术的持续进步，以往甚至仅是几年前还认为无法治疗的病变，现在我们能够予以治疗。

除了对脑血管和脊髓解剖，以及对动静脉畸形（AVM）、动静脉瘘（anteriovenous fistula，AVF）、肿瘤和其他适合栓塞治疗的疾病的病理生理学的彻底理解之外，血管内医生一定要了解可用的各种栓塞剂的性能和适应证。只有这样，我们才能站在材料科学技术进步的前沿，同时结合血管内医生快速普及的技术方法，引导采用更新颖、更安全和更微侵入的手段来治疗脑血管疾病患者。本章节主要讨论栓塞剂的历史，栓塞的目的以及目前各种栓塞剂的适应证和使用技巧。

栓塞剂的历史

最早的血管内治疗历史可能追溯到 17 世纪，当时第一次输血通过鸟羽做成的针进入静脉。[1]1904 年 Dawbarn 描述了最早的血管内栓塞，应用液体石蜡和凡士林的混合剂通过颈外动脉栓塞了一个恶性肿瘤。[2]1930 年 Brooks 描述了应用肌肉栓塞治疗颈动脉海绵窦瘘。[3]此后，应用以银夹为标记、以丝线连着肌肉，进入颈内动脉成为血管内栓塞治疗的主流。[4]

截至 20 世纪 60 年代，导管技术已经大幅度提高，关键的是颈内动脉插管得到广泛应用。[5]在这个时期，Luessenhop 和 Spence[6] 在脑 AVM 的治疗上迈出了革命性的第一步，其使用甲基丙烯酸酯和后来的硅橡胶（Dow Corning Corp.，Midland，MI）颗粒经颈外动脉分支直接进入颈内动脉。这一治疗原则是颗粒将会经过血流增加的供血血管最终达到畸形团。Luessenhop 等也是第一个结合可能的血管内治疗方法将 AVM 进行划分。[7] 这项技术被 Sano 等修改[8]，在 1966 年，他们报道了自由地注射聚合硅树脂进入颈内动脉，取得了深入到达病变并栓塞 AVM 的结果。

其他新型的栓塞剂也在这一时期被投入使用。1967 年 Ishimori[9] 等报道通过导管输送吸收性明胶海绵（Upjohn，Kalamazoo，MI）来栓塞颈内动脉海绵窦瘘。Djindjian 等 [10] 也报道了经股动脉穿刺应用导管输送吸收性明胶海绵栓塞颈外动脉分支。Kosary 等 [11] 描述了使用瓷制颗粒用于栓塞。Doppman[12,13] 及同事报道了使用钢制颗粒、陶瓷和硅橡胶栓塞脊髓血管畸形。血凝块曾被用来作为栓塞剂。[14] 切成小块的冻干硬脑膜也曾被作为微粒栓塞剂使用。[4]

贯穿这一时期，无论使用何种栓塞剂，栓塞治疗最大难点在于控制黏度和准确到位。一直以来都在寻求一种柔软、无毒、可控的栓塞材料，最终异丁基 –2– 氰基丙烯酸酯得以开发。[15] 从技术上来说，这种低黏度、快速聚合的组织黏合剂的发明是非常重要的突破，同时也是在记忆中经导管治疗的最早栓塞剂之一。尽管由于动物实验证实了其潜在的致癌作用而退出市场，[16] 但是其促进了 n- 丁基氰基丙烯酸酯（n-BCA）（水解 n- 丁基氰基丙烯酸酯液体栓塞系统，Cordis Neurovascular，Miami Lake，FL）的出现，后者是目前仍在使用的最流行的栓塞剂。

栓塞治疗的早期有一个有趣的故事，是 Fedora Serbinenko 个人的经历。在冷战时期的苏俄，条件十分艰苦，他身兼两职，神经外科医生和药物创新者，这位"血管内神经外科之父"[17] 成了早期颈动脉和椎动脉造影的专家（那个年代是通过直接穿刺血管完成的）。看到孩子们在莫斯科红场庆祝活动中操控氢气球后受到启发，Serbinenko 发明（出于多种原因，发生在他的厨房里）并使用不可脱、后改为可脱球囊来治疗颈动脉海绵窦瘘和动脉瘤。他发明了球囊导管，这些血流导向导管能够进入颈内动脉分支，使超选择颅内血管造影成为可能。[17] 这些导管完全改变了脑血管造影。此外，不顾政治环境影响，Serbinenko 依靠非凡能力，他和西方医生保持了良好关系，进一步促进了欧洲和北美球囊技术的发展。

尽管有着这些进步，AVM 的血管内治疗依旧非常具有挑战。在 20 世纪 70 年代中后期，治疗方式主要是 Lussenhop 的小颗粒注射技术。经过一段时期的治疗发现，小颗粒栓塞会选择优势血流进入畸形团，但是随着部分畸形团被充满，血流特征发生改变，于是小颗粒就有可能栓塞到其他任何位置。[4] 在奥地利，Richling 通过显微动脉切开的方式直接将小硅胶导管放入 AVM 供血动脉进行治疗。因为这种方法不适合采用坚硬的栓塞剂，所以 Richling 做出调整，使用纤维蛋白组织黏合剂（Baxter Healthcare Corp.，Deerfield，IL）混合不透射线的物质甲泛葡胺。[4]AVM 现在可以进行显微切除前进行

术中栓塞，这种栓塞剂也可以用于肿瘤的术前栓塞。

在那个时代，Kerber 试验性地使用了"校准漏孔"的球囊。[18] 应用这项技术，球囊导管可以在血流导向下进入 AVM 供血血管，当导管接近 AVM 时刺破球囊，异丁基 -2- 氰基丙烯酸酯（Guerbet LLC，Bloomington，IN）混合染色的超液化碘油就被释放出来栓塞血管。[18,19] 在这个时期，Serbinenko 的可脱球囊修改版也被用来治疗 AVM。使用这项技术，球囊导管在血流导向下到达畸形团或瘘口，通过下拉导管释放球囊。球囊本身充满盐水颜料混合剂，部分球囊还有不透射线的头端。

栓塞目标

血管内栓塞治疗的主要目标是病理性血管的堵塞，同时保护好周围正常血管和神经组织。当然，在现实中栓塞剂的使用是相当复杂的。神经系统疾病栓塞治疗的目的是①消除血管性病变（AVM、AVF、DAVF），②让手术或放射治疗变得更容易（AVM、硬脑膜 AVM、肿瘤），③止血（鼻出血、外伤），④姑息治疗 AVM，减轻因盗血引发的神经功能障碍（表 26.1）。

表 26.1　各种栓塞目标的现有栓塞剂使用

栓塞目标	推荐栓塞剂
消除血管病变	Onyx，n-BCA
辅助手术或立体定向放射外科治疗	Onyx，n-BCA，PVA（聚乙烯醇），丝线 a
止血	弹簧圈，PVA[b]，Onyx，n-BCA
姑息治疗	Onyx，n-BCA，PVA，弹簧圈

a：二线栓塞剂；b：或者合并弹簧圈和 PVA

消除血管病变

单纯通过栓塞彻底治愈 AVM 是很困难的，尽管有两项研究曾报道完全治愈率达 22%[24]

和 40%[25]，但是大多数的研究的治愈率为 10%~15%。[16,20-23] 一个病例报道了单支供血的 AVF 栓塞治疗的成功。[26] 硬脑膜 AVF 的栓塞治疗具有很高的治愈率。最近一项研究报道完全治愈率高达 80%。[27] 脊髓 AVF 的栓塞治愈率可达 61%。[28] 根据格拉斯哥结局评分量表，AVM 的栓塞治疗在 90% 的患者中取得了良好效果，伴有较低的死亡率（1.2%）和并发症发生率（6.5%）。[29]

因为栓塞治疗要完全永久地消除 AVM 很困难，所以常用来辅助手术和放射外科治疗。

辅助手术或放射外科治疗

Jafar 等 [30] 和 DeMerritt 等 [31] 已经展示了术前栓塞能够降低手术病残率，并且改善手术结果，类似治疗术前未经栓塞的较小 AVM 的水平。可是也曾有作者报道术前栓塞是放射治疗后出血的一个风险因素。[32] 栓塞治疗可以作为血管性肿瘤（如脑膜瘤）手术切除的辅助手段。[33] 笔者曾经成功地对颅内和头颈部肿瘤应用 Onyx HD-500（ev3 Neurovascular，Irvine，CA）进行了栓塞（图 26.1）。[34] 在接连 7 例应用 Onyx 治疗的肿瘤病例中，笔者获得了极好的 Onyx 弥散性，所有的病变在栓塞 1 周之内都成功地进行了手术切除。

止　血

栓塞可用来止血。实际应用中，笔者通常是针对鼻出血和外伤的治疗，但对于头颈部肿瘤引起的难治性出血也是有效的（图 26.2）。笔者使用聚乙烯醇（PVA）直接栓塞双侧蝶颚动脉和长的面动脉来治疗鼻出血；口咽部的出血可以直接用 PVA 栓塞舌动脉来治疗。对于如刀刺或子弹引起的椎动脉传统伤病例，在将致伤物取出之前将受伤段动脉远近端都予以弹簧圈栓塞（图 26.3）。

AVM 的姑息治疗

少见的 AVM 病例，栓塞的目的是为姑息治疗，例如对于盗血引起的神经功能缺失。尽管担心 AVM 的部分栓塞会增加出血风险，但有几组结果显示大 AVM 的不完全栓塞可以改善神经功能障碍。[35] 一个 Spetzler-Martine 分级 4~5 级的 AVM 病例序列研究显示，部分栓塞患者的年出血率是 10.4%，相比较而言，未经治疗的患者年出血率只有 1.5%。这项研究指出，除非伴有动脉性或者畸形团内动脉瘤，或者盗血引起进展性神经功能障碍，否则大 AVM 不予以姑息治疗。[36]

另外，血管内神经外科医生必须熟悉各种栓塞剂（表 26.2），每种栓塞剂都有不同的性能、适应证和培训要求，详见下文。

栓塞剂

乙烯 - 乙烯醇共聚物（Onyx）

Onyx 是乙烯 - 乙烯醇（EVOH）共聚物，配合二甲基亚砜（DMSO）溶剂系统使用。乙烯 - 乙烯醇由 48mol/L 的乙烯和 52mol/L 的乙烯醇组成，有 3 种不同的浓度：6%，6.5% 和 8%，这些浓度对应着 18cP，20cP 和 34cP 的黏度。[37] 在美国，EVOH 可用的是 Onyx-18 或者 Onyx-34；虽然第一次报道使用 EVOH 栓塞 AVM 是在 1990 年，[38] 但在美国 2005 年才成商业可用的神经血管栓塞材料。从技术上讲，Onyx 是通过沉淀的方式从体外的液体聚合物转变成体内的固体团块。当接触血流时，DMSO 散开就把固体聚合物留在原位。

由于 Onyx 的非黏附性，其主要推荐优点之一就是降低了血管内粘管的风险，可是从早期的一项研究并未获得支持。[39] 最近的研究提出了 2% 到 8.5% 的粘管发生率。[37,40-42] 和传统的栓塞用胶相比，低黏附性使得 Onyx 的注射时间具有较大可控性，可延长至数分钟时间。血管

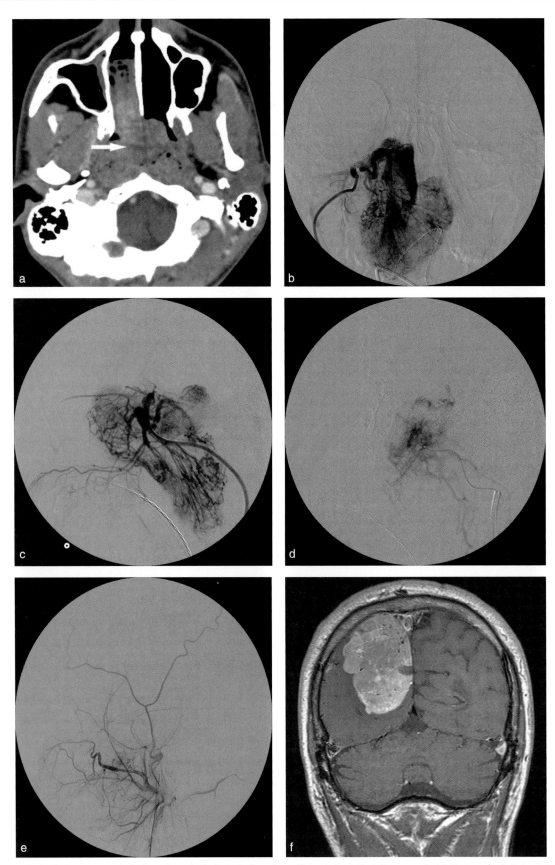

图 26.1　（a）鼻出血的 19 岁患者，发现患有青少年鼻咽部血管纤维瘤（箭头），CT 扫描所见。在手术切除之前进行了栓塞治疗。选择性前后位（AP）（b）和侧位（c）颌内动脉造影显示了血管性肿瘤的典型染色。（d）微导管造影显示了 Onyx（ev3 Neurovascular）注射后肿瘤血供的近完全消失。Onyx 的铸型几乎与左侧肿瘤的染色一致。（e）第 2 个病例，63 岁患者患有顶枕叶脑膜瘤。栓塞后造影显示供血的完全消失。（f）增加磁共振成像 T1 加权像

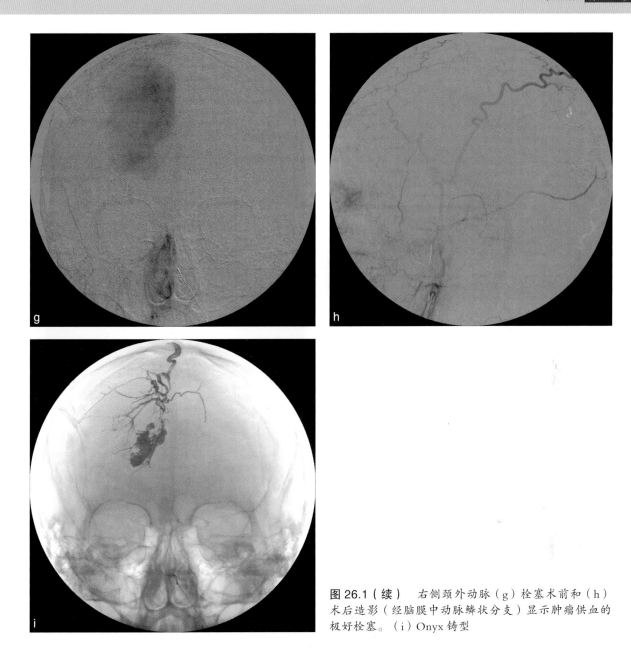

图 26.1（续） 右侧颈外动脉（g）栓塞术前和（h）术后造影（经脑膜中动脉鳞状分支）显示肿瘤供血的极好栓塞。（i）Onyx 铸型

内医生可以间断地停止注射，最高达到 2min，用来造影评估 Onyx 的推注情况。如果 Onyx 注射中停止时间超过 2min，就有液体聚合物固化的风险，增加返流进入供血血管和一些穿支的机会，以及黏管的可能性。另外，鉴于其固有特性，Onyx 可以在出现小的返流时可以重新调整方向。由于 Onyx 高度可控，有经验的术者可以对特定血管分支进行选择性栓塞。值得一提的重点是，相对于丙烯酸树脂基黏结剂的瞬间凝结，Onyx 的成功注射需要耐心，缓慢控制注射。此外，许多神经外科医生认为术前使用

Onyx 部分栓塞的 AVM 会在切除术中更好处理。

使用 Onyx 的一个担忧是血管坏死的可能，是因为 DMSO 的不正确注射引起的。[43] 另外，早期的研究有证据指出 DMSO 溶剂可能诱发血管痉挛、蛛网膜下腔出血和卒中。[44,45] 自引入Onyx 后，随着越来越广泛地使用和技术上的修改，包括减少 DMSO 用量和注射率的降低，血管坏死和血管痉挛的风险也在降低。[46]

注射前必须精心准备是安全使用 Onyx 的关键，包括 Onyx 开瓶前的机械震荡（VortexGenie，Scientific Industries，Bohemia，NY），将其正

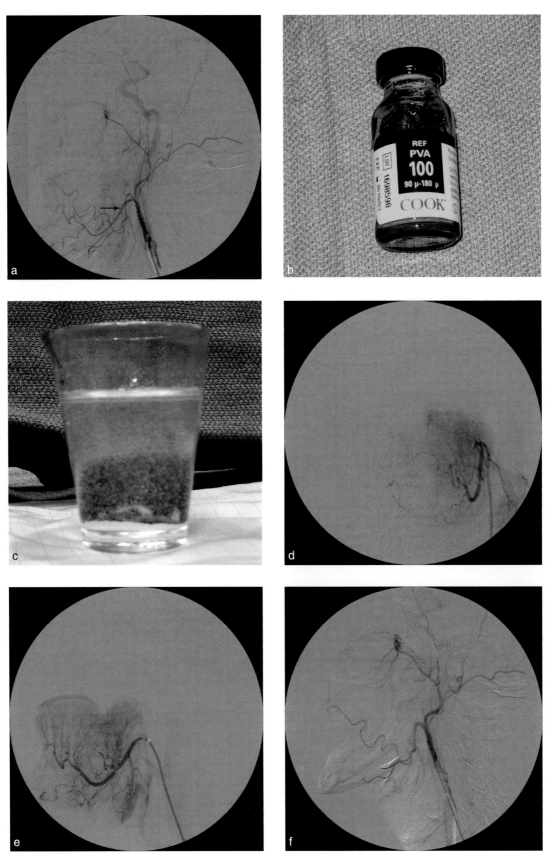

图 26.2 62 岁患者患有继发于晚期口咽癌的难治性舌出血。（a）左侧颈外动脉造影显示舌动脉（箭头）。和大部分病例一样，看不到活动性出血。查体判断出血位置是必不可少的。PVA 颗粒未注射时与造影剂混合前（b）和混合后（c）。PVA 注射时的前后位（d）和侧位（e）脑血管造影，可见 PVA 分散弥散入舌动脉的大量分支，这是其优势之一，其缺点包括效果的逐渐减弱和注射时间长。（f）在这个病例中，几轮 PVA 注射后笔者应用弹簧圈闭塞舌动脉

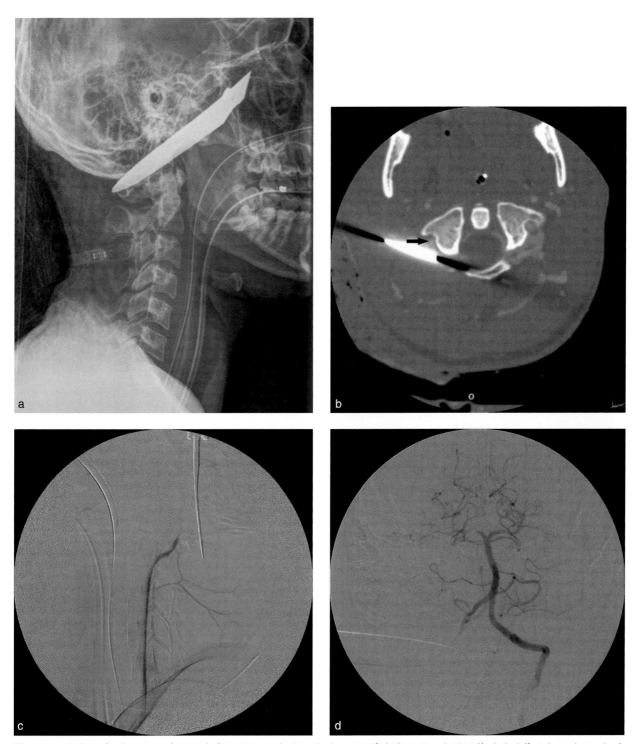

图 26.3 （a）颈部刺伤的 25 岁男性患者，侧位 X 线片。（b）CT 血管成像显示刀尖接近椎动脉（箭头）。（c，d）造影显示椎动脉完全闭塞

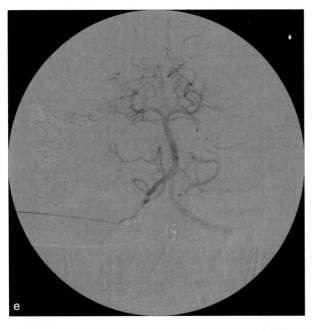

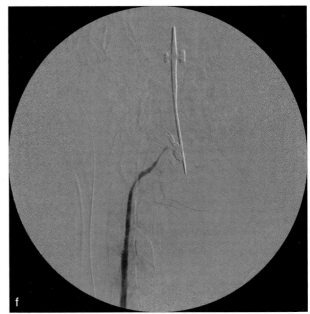

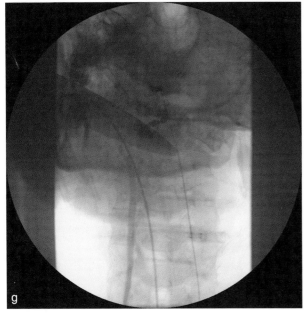

图 26.3（续）　为避免外科手术取出刀子时意外出血，笔者经对侧椎动脉在伤处远心端（e）和经同侧椎动脉在伤处近端（f）同时放置了弹簧圈。（g）非减影像

确抽吸入注射器，以及仔细计量和定时 DMSO 的注射。Onyx 因黑色的钽粉附加了不透射线性，但也意味着不能用其来栓塞表浅血管，否则会引起"纹身"效应。

尽管有这些限制，但是由于 Onyx 具有高度可控的推注特性，许多血管内医生还是更喜欢用其栓塞治疗 AVM（图 26.4）。小的 AVM 可能仅用 Onyx 就能得到完全栓塞，而较大的 AVM 则可在外科切除和放射治疗前用 Onyx 栓塞来缩小病变尺寸。[37] 最早期的临床研究中一个，Jahan 等描述了其栓塞治疗 23 例 AVM 的经验，其中 129 根供血动脉被栓塞，畸形团平均缩小 63%，其中有 1 例（4%）并发症出现了永久性神经功能缺失。[47] 最近 Moret 的团队报道了其使用 Onyx 栓塞治疗 94 例 AVM 的经验，[41] 其中接近 75% 患者的病变 Spetzler-Martin 分级在 2 或 3 级，一共进行了 210 次栓塞，其中 88 次单独使用 Onyx 栓塞，联合使用 n-BCA 栓塞了 50 次，其余均为单独使用 n-BCA 栓塞，每个患者至少接受一次 Onyx 注射。有 8 例患者（9%）

表 26.2　目前最常用栓塞剂的优缺点和注意事项

	优点	缺点	避免并发症注意事项
Onyx（ev3 Neurovascular）	注射高度可控；粘管风险低；稳定；可多次重复注射	透视时间增加（相对于 n-BCA）；需要导丝导引微导管（替代较小的血流导向微导管）；注射较慢；注射时难以显像	注射前仔细准备；在脆弱的 AVM 供血血管中小心使用导丝导引微导管；结合造影谨慎控制注射，确保没有反流栓塞
n-BCA	快速注射与治疗；稳定；配合小的、血流导向的微导管；透视时间短（相对于 Onyx）	注射可控性较 Onyx 差；高黏附性，增加粘管风险；新手使用会相对增加意外血管堵塞的风险	通常只有一次注射机会，所以微导管的最佳到位是关键；栓塞后快速识别图像和撤出微导管，避免返流注射，防止粘管
PVA	意外堵塞血管风险低；可远离病变注射（当难以到达病变时）	注射时间长；目前最常用栓塞剂中最短效的；治疗后有相对较高的血管再通发生率	对高流量病变使用大颗粒，避免 PVA 进入远端静脉循环；因为 PVA 的可视化困难，需要仔细观察图像追踪颗粒的推进

AVM：动静脉畸形；n-BCA：n– 丁基氰基丙烯酸酯；PVA：聚乙烯醇

出现了治疗相关性的神经功能缺失，有 3 例患者（3%）治疗后死亡，在 88 次单独使用 Onyx 栓塞中有 2 次出现并发症，没有死亡。49% 的患者通过单纯栓塞完全堵塞了 AVM，但是作者没有明确这些患者应用 Onyx 或者 n-BCA 或者二者混合治疗的百分比。根据 2002 至 2006 年间笔者早期应用 Onyx 栓塞 AVM 的经验，60 次栓塞的严重病残的风险是 5%，轻微病残的风险是 3.3%，病死率是 1.7%。[48] 笔者也发现应用 onyx 栓塞治疗的患者和较应用 n-BCA 的患者，X 射线透视的时间和治疗的次数在统计学上明显增加。而 Onyx 和 n-BCA 治疗的并发症发生率没有明显差别。在另一项独立的研究中，笔者分析了多个因素，确认哪些是 Onyx 栓塞 AVM 并发症的风险因素，包括年龄、性别、破裂与否、AVM 容积、Spetzler-Martin 分级、皮层引流是否通畅、静脉引流、镇静状态和栓塞次数；只有 AVM 容积 >5mL 是并发症风险增加的预测因素。[49]

近来有其他研究关于外科手术切除和立体定向放射治疗前使用 Onyx 栓塞的报道。Van Rooij 等[37] 报道了 44 例 AVM 患者，平均大小为 3.9cm，一共进行了 52 次手术，栓塞了 138 根供血动脉。AVM 的大小平均缩小了 75%，

16% 的 AVM 单纯通过栓塞达到根治。一共出现 6 例并发症，其中 2 例导致永久性功能障碍（4.5% 病残率）和 1 例死亡（2.3% 病死率）。在 Weber 的 93 个治疗病例中，对于位于幕上、皮层、紧凑型的畸形团、较少的供血动脉和一根皮层引流静脉的 AVM，其大小缩小超过 90%。全部并发症发生率为 12%，没有死亡。Weber 团队还评估了 47 例手术切除前使用 Onyx 栓塞的病例，畸形团平均缩小达 84%，[42] 可是伴有 15% 新发的、非致残性神经功能缺失和 9% 新发的、致残性神经功能缺失的并发症，大大高于文献和本章节前面提到的并发症发生率。尽管这样，许多早期关于 Onyx 的文献报道还是积极的，应用这种新型栓塞剂还需要长期进一步的评估。

n– 丁基氰基丙烯酸酯

n-BCA 是一种氰基丙烯酸酯，传统称作胶的一类栓塞剂。氰基丙烯酸酯是液体单聚体，在接触负离子如血液里的羟基物质时，可以聚合形成稳定的固体。[16] 这就意味着 n-BCA 一离开微导管就开始聚合，注射的速率决定其在成为固体前可以走多远。一旦进入血管，氰基丙

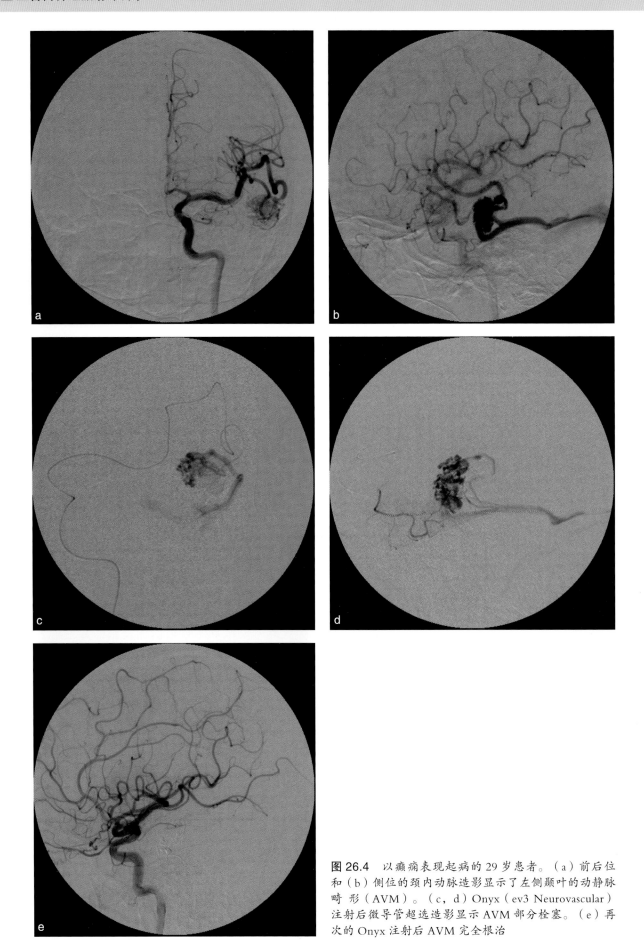

图 26.4　以癫痫表现起病的 29 岁患者。（a）前后位和（b）侧位的颈内动脉造影显示了左侧颞叶的动静脉畸 形（AVM）。（c，d）Onyx（ev3 Neurovascular）注射后微导管超选造影显示 AVM 部分栓塞。（e）再次的 Onyx 注射后 AVM 完全根治

烯酸酯会引发炎性反应，导致纤维变性和永久堵塞。和 Onyx 类似，n-BCA 本身是可以透过射线的，n-BCA 与碘油混合后在射线下可见。在 20 世纪 80 年代后期，异丁基 -2- 氰基丙烯酸酯退出市面后，n-BCA 开始能够使用。随着 Onyx 的推出，n-BCA 可能不像以往那样广泛用于 AVM 栓塞。然而在很多情况下 n-BCA 依然具有优势特性，仍不失为一种有效的栓塞剂。Fiorella 等总结了 n-BCA 的 3 项主要优点：①能够弥散深入畸形团；②栓塞效果持久稳固；③能够通过小的、柔软、血流导向的导管注射，后者可以安全地进入远端的血管树。另外，n-BCA 的栓塞治疗是在几秒钟内完成，这不同于 Onyx 需要缓慢耐心的注射，n-BCA 可以（也是必须）相对快速注射以免粘管。

自从被第一次使用开始，关于 n-BCA 治疗成功的详细报道大量涌现。1997 年 Debrun 等 [50] 报道了与颗粒栓塞剂比较使用 n-BCA 栓塞治疗 54 例患者的优势，单纯栓塞完全治愈率达 10%，1 例患者出现了永久的神经功能缺失，2 例患者死亡。Yu 等 [24] 报道了 22% 的 AVM 完全治愈率，即刻造影证实完全栓塞，永久治愈。一项比较 n-BCA 和 PVA 治疗效果的前瞻性随机试验显示了相似的畸形团缩小率（n-BCA 组 79.4% vs. PVA 组 86.9%），而 n-BCA 组的手术切除后血肿发生率较低。[51] Lundqvist 等 [52] 报道了使用 n-BCA 单纯栓塞 AVM 达到 13% 的完全闭塞（150 例患者）。Valavanis 和 Yasargil [53] 报道了经造影证实的使用 n-BCA 栓塞治愈率高达 40%。Liu 等 [56] 报道了 103 例使用 n-BCA 栓塞治疗的病例，其中 7 例（6.8%）患者出现神经系统并发症，2 例（1.9%）患者死亡。

在一项关于 n-BCA 的早期报道中，Jafar 等 [30] 比较了术前使用 n-BCA 栓塞的 20 例 AVM 患者和未栓塞的 13 例患者手术切除的安全性。尽管栓塞组的术前尺寸更大（3.9 vs. 2.3cm）和 Spetzler-Martin 分级更高（3.2 vs. 2.5），但是两组的手术时间、出血量和结果却没有区别，由此得出结论，使用 n-BCA 术前栓塞使尺寸更大、分级更高的 AVM 手术切除治疗结果等同于较小的、分级较低的未栓塞病变。此外，作者也发现充填了 n-BCA 的血管更易压缩，便于被显微剪刀切断。然而后续有研究指出，术前使用 n-BCA 的术中处理不如 Onyx。[55] 当然，这种争论更多的在于外科医生的偏爱。

使用 n-BCA 的主要缺点是其高黏附性，再结合其快速聚合和需要快速注射的特点，对不熟悉其特性的医生来说，使用 n-BCA 要比使用其他栓塞剂具有更高风险。因为 n-BCA 的高黏附性使其具有粘管的风险，如果推注过程中出现返流，或者注射后弥散在导管头端附近，导管必须立即拔出以避免黏管。因此在多数情况下，医生使用 n-BCA 只有一次栓塞的机会，然而 Onyx 可以重复注射。相对较低的注射操控性导致 n-BCA 意外栓塞非目标血管或者 AVM 的引流静脉。

聚乙烯醇

PVA 是一种微颗粒栓塞剂。如前所述，许多早期成功使用的栓塞剂都是微颗粒，随着 n-BCA 的引入，PVA 和其他微颗粒栓塞剂基本被取代，因为胶更可控且效果更直接。微颗粒栓塞剂利用畸形团内停滞的血流发挥作用。微颗粒先在盐水中稀释，然后经微导管注射微颗粒盐水溶液，当微颗粒接触到畸形团内较慢的血流时，就开始黏附在血管壁上。随着注射时间延长，微颗粒持续聚集，直到血管被慢慢堵塞。

由于不黏附正常血管，PVA 的优点之一是可以在距离畸形团很远的位置注射。另外，因为 PVA 微颗粒非常小，并且溶于稀释盐水中注射，所以意外堵塞正常动脉分支的风险很低。这些优点使 PVA 更适于栓塞小的面部的、微导管难以到位的 AVM，和来自颈外循环小穿支供血的鼻出血或者肿瘤。鉴于没有文身效果，PVA可用于治疗表皮的血管畸形。

使用 PVA 存在很多技术挑战，其一就是选择合适颗粒的大小。对于血流快的 AVM 和 AVF，要用较大的颗粒以避免进入静脉循环并最终进入肺部小动脉。因此对于高流量病变，有必要在供血动脉内先置入弹簧圈，作为颗粒聚集的框架。针对这样的病例，也必须使用较大的微导管，因而微导管进入供血动脉的难度就要提高，栓塞前血管穿破的风险也会增加。另一项挑战是微颗粒栓塞的耗时性。因为要多次注射来形成足够的堵塞颗粒团，所以 PVA 栓塞会花费很多时间。尽管在畸形团缩小率上 PVA 的效果等同于 n-BCA，[51] 但是 PVA 栓塞具有较高的再通风险。Sorimachi 等 [56] 报道了 PVA 栓塞 AVM 的再通率达到 43%，完全栓塞的 AVM 则有 4/5 复发。鉴于其再通风险以及其他新型栓塞剂应用技术简易的特点，PVA 已不是 AVM 治疗的一线栓塞剂。

酒精（ETOH）

ETOH 是一种组织硬化剂，其发挥作用是通过使血管内皮脱水，在血管壁内直至内弹力层产生断裂，这些变化最终导致急性血管内血栓。[16,57] 笔者曾经直接注射 ETOH 进入面部肿瘤，后者造影证实缺乏可栓塞血管。关于使用 ETOH 栓塞 AVM 的可用数据有限。在 17 例 AVM 的一组病例中，Yakes 等 [57] 报道单纯使用 ETOH 栓塞治愈了 7 例患者，但是 2 例部分栓塞的患者死亡，8 例患者出现治疗相关并发症。另外，除了能引起严重的支气管痉挛，曾有报道 ETOH 可引起静脉血栓、皮肤溃疡、神经损伤和邻近器官的损害。[58] ETOH 也会引起严重脑水肿，需要在围手术期使用激素，而且诱发毛细血管前肺部血管痉挛会引发心肺功能衰竭。[16] 因此酒精被描述成"可被注射的最危险物质之一"，[59] 笔者

不推荐使用 ETOH 进行血管内栓塞治疗 AVM。

线 段

尽管过去曾被用作栓塞剂，但目前绝大多数中心不使用线段栓塞 AVM。可是最近有两个病例组应用线段栓塞治疗脑 AVM，两组分别有 34 例和 70 例患者。第一组病例中，虽然在手术切除后并没有观察到血管周围炎症，但是有 24% 的患者在线段栓塞后出现发热。该研究的作者认为线段是安全的栓塞剂，尤其是针对 AVM 供血动脉的近端堵塞。[60] 在另一组病例中，线段栓塞后 1/8 的患者出现新的 CT 检查异常。CT 检查具有新异常发现的患者，半数无症状，半数出现进展性短暂症状或新发永久性神经功能障碍。[61]

线段具有很强的致栓性，但是其物理特点使其难以深入畸形团内。鉴于以上缺点，加上更多有效、简易的栓塞剂可用，笔者认为除非在极特殊病例中，否则不使用线段栓塞。

弹簧圈

使用弹簧圈栓塞治疗动脉瘤会在本书其他章节描述。尽管在 AVM 治疗中不常使用，但是在 AVF 的治疗中弹簧圈却非常有效，常常联合 Onyx 或 n-BCA 和弹簧圈一起使用。对于高流量的瘘，在供血动脉中使用弹簧圈可提供一个框架有助于栓塞剂黏附。在外伤或者巨大颈内动脉岩段动脉瘤的病例中，当必须牺牲血管时，弹簧圈通常也是有效的栓塞剂。

其他栓塞剂

许多栓塞剂曾被使用，包括吸收性明胶海绵、肌肉、可脱球囊、硬脑膜、硅橡胶和陶瓷颗粒，还有血块。这些栓塞剂仅在历史文献中提及，

目前没有任何一种仍在使用（见栓塞剂历史）。但是也有人提出，在牺牲血管的病例中可脱球囊还是非常有用的。

未来的栓塞剂

Prestigiacomo[5]描述了将来的栓塞剂需要具备的特点：①黏附性，可以在沉积部位凝固于血管壁并促进瘢痕形成；②聚合性，可以呈连续推注；③低黏度，可以深入畸形团；④可控性。另外，随着技术的持续改进，笔者相信栓塞剂会在体内应用前更易准备，术中和术后的 X 线和可能其他影像模式下的可视性增加。还有可能的是栓塞剂被进一步发展，在其进入畸形团后被放射启动，促进 AVM 的破坏加速。[5]考虑到血管内神经介入技术过去 30 年的快速进展，经微导管注射基因治疗药物抑制 AVM 的基因表达[5,63]或者纳米技术也都是完全有可能的。

总 结

技术上的巨大进步使现在的血管内医生可以栓塞以往只能开刀手术处理的血管性病变和肿瘤。栓塞的目标：①根除血管病变（AVM、AVF、DAVF）；②辅助手术或放射治疗（AVM，硬脑膜 AVM、肿瘤）；③止血（鼻出血、外伤）；④姑息治疗，伴发盗血引起神经功能缺失的AVM。伴随导管技术的进步和血管内医生综合技术的提高，栓塞剂技术的进步在血管内治疗的发展中扮演非常重要的作用。过了开始只能肌肉和硅橡胶颗粒的接管，目前可用的栓塞剂（如 n-BCA 和 Onyx）为血管内治疗提供了安全、有效、持久的选择。新型栓塞剂将会继续提高医生的能力，治疗这些常见的、具有挑战性的脑血管病变。

关键点

- 用于 AVM 治疗的栓塞剂发展已取得了重大进步。
- 理想的栓塞剂要能够深入畸形团，具有可控的推注特性和黏附性，促进硬化。
- 液体栓塞剂，例如 Onyx 和 n-BCA，是当前应用最广泛的 AVM 栓塞剂。其他报道过的栓塞剂包括 PVA 微颗粒，线段和酒精。
- AVM 栓塞的目的包括根治，辅助手术，止血和姑息治疗。

参考文献

[1] Berenstein A, Song JK, Niimi Y. Personal accounts of the evolution of endovascular neurosurgery. Neurosurgery, 2006, 59(5, Suppl 3):S15–S21, discussion S3–S13

[2] Dawbarn RH. The starvation operation for malignancy in the external carotid area. JAMA, 1904, 17:792–795

[3] Brooks B. The treatment of traumatic arteriovenous fistula. South Med J, 1930, 23:100–106

[4] Richling B. History ofendovascular surgery: personal accounts of the evolution. Neurosurgery, 2006, 59(5, Suppl 3):S30–S38, discussion S3–S13

[5] Prestigiacomo CJ. Surgical endovascular neuroradiology in the 21st century: what lies ahead? Neurosurgery, 2006, 59(5, Suppl 3):S48–S55, discussion S3–S13

[6] Luessenhop AJ, Spence WT. Artificial embolization of cerebral arteries. Report of use in a case of arteriovenous malformation. JAMA, 1960, 172:1153–1155

[7] Lussenhop AJ, Kachman R Jr, Shevlin W, et al. Clinical evaluation of artificial embolization in the management of large cerebral arteriovenous malformations. J Neurosurg, 1965, 23:400–417

[8] Sano K, Jimbo M, Saito I, et al. Artificial embolization of inoperable angioma with polymerizing substance//Pla HW, et al. Cerebral Angioma. New York, NY: Springer, 1975: 222–229

[9] Ishimori S, Hattori M, Shibata Y, et al. Treatment of carotid-cavernous fistula by Gelfoam embolization. J Neurosurg, 1967, 27(4): 315–319

[10] Djindjian R, CophignonJ, ThéronJ, et al. Embolization by superselective arteriography from the femoral route in neuroradiology. Review of 60 cases. 1. Technique, indications, complications.

Neuroradiology, 1973, 6(1):20–26

[11] Kosary IZ, Lerner MA, Mozes M, et al. Artificial embolic occlusion of the terminal internal carotid artery in the treatment of carotid-cavernous fistula. Technical note. J Neurosurg, 1968, 28(6): 605–608

[12] Doppman JL, Di Chiro G, Ommaya AK. Obliteration of spinal-cord arteriovenous malformation by percutaneous embolisation. Lancet, 1968, 1(7540):477

[13] Doppman JL, Di Chiro G, Ommaya AK. Percutaneous embolization of spinal cord arteriovenous malformations. J Neurosurg, 1971, 34(1):48–55

[14] Rösch J, Dotter CT, Brown MJ. Selective arterial embolization. A new method for control of acute gastrointestinal bleeding. Radiology, 1972, 102(2):303–306

[15] Zanetti PH, Sherman FE. Experimental evaluation of a tissue adhesive as an agent for the treatment ofaneurysms and arteriovenous anomalies. J Neurosurg, 1972, 36(1):72–79

[16] Fiorella D, Albuquerque FC, Woo HH, et al. The role of neuroendovascular therapy for the treatment of brain arteriovenous malformations. Neurosurgery, 2006, 59(5, Suppl 3): S163–S177, discussion S3–S13

[17] Teitelbaum GP, Larsen DW, Zelman V, et al. A tribute to Dr. Fedor A. Serbinenko, founder of endovascular neurosurgery. Neurosurgery, 2000, 46(2):462–469, discussion 469–470

[18] Kerber C. Balloon catheter with a calibrated leak. A new system for superselective angiography and occlusive catheter therapy. Radiology, 1976, 120(3):547–550

[19] Debrun G, Lacour P, Caron JP, et al. Detachable balloon and calibrated-leak balloon techniques in the treatment of cerebral vascular lesions. J Neurosurg, 1978, 49(5):635–649

[20] Gobin YP, Laurent A, Merienne L, et al. Treatment of brain arteriovenous malformations by embolization and radiosurgery. J Neurosurg, 1996, 85(1): 19–28

[21] Viñuela F, Duckwiler G, Guglielmi G. Contribution of interventional neuroradiology in the therapeutic management of brain arteriovenous malformations. J Stroke Cerebrovasc Dis, 1997, 6(4):268–271

[22] Wikholm G, Lundqvist C, Svendsen P. The Gbteborg cohort of embolized cerebral arteriovenous malformations: a 6-year follow-up. Neurosurgery, 2001, 49(4):799–805, discussion 805–806

[23] Fournier D, TerBrugge KG, Willinsky R, et al. Endovascular treatment of intracerebral arteriovenous malformations: experience in 49 cases. J Neurosurg, 1991, 75(2): 228–233

[24] Yu SCH, Chan MSY, Lam JMK, et al. Complete obliteration of intracranial arteriovenous malformation with endovascular cyanoacrylate embolization: initial success and rate of permanent cure. AJNR Am J Neuroradiol, 2004, 25(7):1139–1143

[25] Valavanis A, Christoforidis G. Endovascular management of cerebral arteriovenous malformations. Neurointerventionist, 1999, 1:34–40

[26] Hoh BL, Putman CM, Budzik RF, et al. Surgical and endovascular flow disconnection of intracranial pial single-channel arteriovenous fistulae. Neurosurgery, 2001, 49(6):1351–1363, discussion 1363–1364

[27] Cognard C, Januel AC, Silva NA Jr, et al. Endovascular treatment of intracranial dural arteriovenous fistulas with cortical venous drainage: new management using Onyx. AJNR Am J Neuroradiol, 2008, 29(2):235–241

[28] Eskandar EN, Borges LF, Budzik RF Jr, et al. Spinal dural arteriovenous fistulas: experience with endovas-cular and surgical therapy. J Neurosurg, 2002, 96(2, Suppl): 162–167

[29] Ledezma CJ, Hoh BL, Carter BS, et al. Complications of cerebral arteriovenous malformation embolization: multivariate analysis of predictive factors. Neurosurgery, 2006, 58(4):602–611, discussion 602–611

[30] Jafar JJ, Davis AJ, Berenstein A, et al. The effect of embolization with N-butyl cyanoacrylate prior to surgical resection of cerebral arteriovenous malformations, J Neurosurg, 1993, 78(1):60–69

[31] DeMeritt JS, Pile-Spellman J, Mast H, et al. Outcome analysis of preoperative embolization with N-butyl cyanoacrylate in cerebral arteriovenous malformations. AJNR Am J Neuroradiol, 1995, 16(9):1801–1807

[32] Friedman WA, Blatt DL, Bova FJ, et al. The risk of hemorrhage after radiosurgery for arteriovenous malformations. J Neurosurg, 1996, 84(6): 912–919

[33] Dowd CF, Halbach VV, Higashida RT. Meningiomas: the role of preoperative angiography and embolization. Neurosurg Focus, 2003, 15(1):E10

[34] Fautheree GL, Fox WC, Velar GJ, et al. Onyx for tumor embolization: a novel agent for head, neck, and intracranial tumors, Poster presentation presented at American Association of Neurological Surgeons Annual Meeting; Chicago, Illinois, 2008

[35] Fox AJ, Girvin JP, Viñuela F, et al. Rolandic arteriovenous malformations: improvement in limb function by IBC embolization. AJNR AmJ Neuroradiol, 1985, 6(4):575–582

[36] Han PP, Ponce FA, Spetzler RF. Intention-to-treat analysis of Spetzler-Martin grades IV and V arteriovenous malformations: natural history and treatment paradigm. J Neurosurg, 2003, 98(1): 3–7

[37] van Rooij WJ, Sluzewski M, Beute GN. Brain AVM embolization with Onyx. AJNR Am J Neuroradiol, 2007, 28(1): 172–177, discussion 178

[38] Taki W, Yonekawa Y, Iwata H, et al. A new liquid material for embolization of arteriovenous malformations. AJNR Am J Neuroradiol, 1990, 11(1):163–168

[39] Gailloud P. Endovascular treatment of cerebral arteriovenous malformations. Tech Vasc Interv Radiol, 2005, 8(3): 118–128

[40] Weber W, Kis B, Siekmann R, et al. Endovascular treatment of intracranial arteriovenous malformations with onyx: technical aspects. AJNR Am J Neuroradiol, 2007, 28(2): 371–377

[41] Mounayer C, Hammami N, Piotin M, et al. Nidal embolization of brain arteriovenous malformations using Onyx in 94 patients. AJNR Am J Neuroradiol, 2007, 28(3):518–523

[42] Weber W, Kis B, Siekmann R, et al. Preoperative embolization of intracranial arteriovenous malformations with Onyx. Neurosurgery, 2007, 61(2):244–252, discussion 252–254

[43] Howington JU, Kerber CW, Hopkins LN. Liquid embolic agents in the treatment of intracranial arteriovenous malformations. Neurosurg Clin N Am, 2005, 16(2):355–363, ix-x

[44] Chaloupka JC, Viñuela F, Vinters HV, et al. Technical feasi-bility and histopathologic studies of ethylene vinyl copolymer (EVAL) using a swine endovascular embolization model. AJNR Am J Neuroradiol, 1994, 15(6):1107–1115

[45] Sampei K, Hashimoto N, Kazekawa K, et al. Histological changes in brain tissue and vasculature after intracarotid infusion of organic solvents in rats. Neuroradiologv, 1996, 38(3): 291–294

[46] Chaloupka JC, Huddle DC, Alderman J, et al. A reexamination of the angiotoxicity of super-selective injection of DMSO in the swine fete embolization model. AJNR Am J Neuroradiol, 1999, 20(3):401–410

[47] Jahan R, Murayama Y, Gobin YP, et al. Embolization of arteriovenous malformations with Onyx: clinicopathological experience in 23 patients. Neurosurgery, 2001, 48(5):984–995, discussion 995–997

[48] Velat GJ, Reavey-Cantwell JF, Smullen D, et al. Comparison of Onyx and n-butyl cyanoacrylate for the embolization of arte-riovenous malformations: analysis of complication rate, fluo-roscopy time, and procedure time. Select abstract presented at American Association of Neurological Surgeons Annual Meeting. Washington, DC, 2007

[49] Velat GJ, Fautheree GL, Fox WC, et al. Factors predictive of complications related to intracranial arteriovenous malforma-tion embolization using Onyx. Oral presentation presented at American Association of Neurological Surgeons Annual Meeting. Chicago, Illinois, 2008;

[50] Debrun GM, Aletich V, Ausman JI, et al. Em-bolization of the nidus of brain arteriovenous malformations with n-butyl cyanoacrylate. Neurosurgery, 1997, 40(1): 112-120, discussion 120–121

[51] n-BCA Trail Investigators. N-butyl cyanoacrylate embolization of cerebral arteriovenous malformations: results of a prospec-tive, randomized, multi-center trial. AJNR Am J Neuroradiol, 2002, 23(5):748–755

[52] Lundqvist C, Wikholm G, Svendsen P. Embolization of cerebral arteriovenous malformations, Ⅱ: Aspects of complications and late outcome. Neurosurgery, 1996, 39(3):460–467, discussion 467–469

[53] Valavanis A, Yaşargil MG. The endovascular treatment of brain arteriovenous malformations. Adv Tech Stand Neurosurg, 1998, 24:131–214

[54] Liu HM, Huang YC, Wang YH. Embolization of cerebral arte-riovenous malformations with n-butyl-2-cyanoacrylate. J For-mos Med Assoc, 2000, 99(12):906–913

[55] Akin ED, Perkins E, Ross IB. Surgical handling characteristics of an ethylene vinyl alcohol copolymer compared with N-butyl cyanoacrylate used for embolization of vessels in an arterio-venous malformation resection model in swine. J Neurosurg, 2003, 98(2):366–370

[56] Sorimachi T, Koike T, Takeuchi S, et al. Embolization of cerebral arteriovenous malformations achieved with polyvinyl alcohol particles: angiographic reappearance and complications. AJNR Am J Neuroradiol, 1999, 20(7): 1323–1328

[57] Yakes WF, Rossi P, Odink H. How I do it. Arteriovenous malformation management. Cardiovasc lntervent Radiol, 1996, 19(2):65–71

[58] Stefanutto TB, Halbach V. Bronchospasm precipitated by etha-nol injection in arteriovenous malformation. AJNR Am J Neu-roradiol, 2003, 24(10):2050–2051

[59] Yakes WF, Krauth L, Ecklund J, et al. Ethanol endovascular management of brain arteriovenous malformations: initial results. Neurosurgery, 1997, 40(6):1145–1152, discussion 1152–1154

[60] Dehdashti AR, Muster M, Reverdin A, et al. Preoperative silk suture embolization of cerebral and dural arteriovenous malformations. Neurosurg Focus, 2001, 11(5):e6

[61] Song JK, Eskridge JM, Chung EC, et al. Preoperative embo-lization of cerebral arteriovenous malformations with silk sutures: analysis and clinical correlation of complications revealed on computerized tomography scanning. J Neurosurg, 2000, 92(6): 955–960

[62] Richling B, Killer M, AI-Schameri AR, et al. Therapy of brain arteriovenous malformations: multimodality treatment from a balanced standpoint. Neurosurgery, 2006, 59(5, Suppl 3): S148–S157, discussion S3–S13

[63] Shenkar R, Elliott JP, Diener K, et al. Differential gene expres-sion in human cerebrovascular malformations. Neurosurgery, 2003, 52(2):465–477, discussion 477–478

第 27 章　脑动静脉畸形：应用液体栓塞剂治疗

Scott E. Olson, Charles Kerber

脑动静脉畸形（brain arteriovenous malformation, BAVM）是异常的血管聚集，特征是动静脉的直接沟通，缺失中间的毛细血管丛。临床上，意外发现这类病变越来越多，如果表现出临床症状，可以导致出血、癫痫、局灶性神经功能缺失或者头痛。BAVM 的治疗方式包括血管内栓塞、手术切除或者放射治疗（如伽马刀），但更常见的最终治疗方式是这些方法的综合应用。本章回顾了目前对 BAVM 的理解，尤其重点关注血管内栓塞技术及相关思考。

流行病学，组织病理学和影像特点

根据尸检和生前影像数据库，BAVM 的发生率大约是每年 1.2/100 000 人，[1-9] 曾有报道其患病率高达人群的 4.3%。BAVM 没有性别差异，而且几乎全部病变都是先天性的，大多数在 30 岁被发现。

BAVM 相关出血的发生率每年大约为 0.6/100 000 人。文献报道表明 BAVM 的第一次出血风险是每年 2%~4% 年，[2] 但有一些医生提出异议认为该数据高估了风险。[10] 近期由美国国家卫生研究所资助，一项前瞻性、多中心、随机性试验 [未破裂脑动静脉畸形的随机试验（ARUBA）] 结果发表，用来比较干预治疗和保守处理未破裂脑动静脉畸形的效果，研究中未治疗的、未破裂的脑动静脉畸形的自发性破裂率为每年 2.2%。[11]

BAVM 的组织病理学以异常血管团为特征，

异常存在薄的或者不规则的肌层和弹力层，内皮层增厚，中层肥大。无论从组织病理学还是从临床来看，在畸形团内部都不可能存在正常的脑实质。[8]

对于该病变的传统理解是始于子宫阶段的先天血管发育异常，不过还是有极少的病例描述了获得性 BAVM，多见于儿童或者年轻成人，常伴有如外伤、烟雾病或者炎症性脑疾病的诱因。[13-15] 其实这不完全让人惊讶，因为笔者很早就意识到 BAVM 会随着时间的推移发生变化：体积变大、自发性血栓，或者看似已完全切除或栓塞后的复发。[12]

大多数 BAVM 是单发疾病，但是能在患有其他血管疾病的患者身上看到，如遗传性出血性毛细血管扩张症、逢希伯 – 林道（VOH）病、斯特奇 – 韦伯综合征和威布恩 – 马森综合征等。[8]

由于因为不同适应证的无创性影像学检查的使用逐渐增多，常常基于 CT 或 MRI 的发现，BAVM 被首次确诊或疑似。这些发现包括钙化（20%~30%），迂曲的动脉，畸形团或静脉流出道的流空，胶质细胞增生，急性、亚急性或慢性出血表现。

数字减影脑血管造影是评估 BAVM 的金标准，确认 AVM 两个特征方面具有很大作用：畸形团和早显的引流静脉。进行导管造影的其他原因包括确定动脉和静脉解剖，评估静脉流出道的限制，提高流入动脉上动脉瘤（发现于 12% 的 BAVM 患者中）或者畸形团内的动脉瘤

（发现于6%的BAVM患者中）检出的敏感度（图27.1）。[16-18]

大多数BAVM在导管造影上表现为典型的

楔形畸形团：宽底部接近脑表面，从皮层向深部延伸至脑室。畸形团可能为丛状的、瘘状的或者二者兼有（图27.2）。动脉供血可能涉及

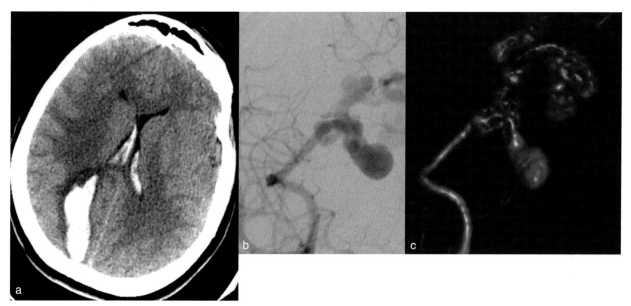

图27.1 超选三维旋转造影显示了一枚巨大的畸形团内动脉瘤而非静脉扩张，畸形团内还有多发的小动脉瘤

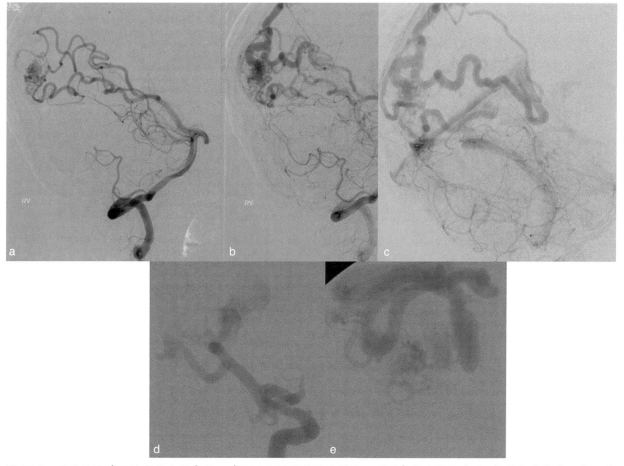

图27.2 脑动静脉畸形造影的典型表现：畸形团和早显的引流静脉，可以表现为丛状（a,b,c）或者瘘状（d,e）。此为混合性病变，下面的部分是丛状的，上面的分支是瘘状的

一根或多根血管、多个血管区域、终末血管或跨过畸形团至正常脑实质的过路血管。静脉流出可经由表浅或深部静脉，深部引流决定破裂和治疗的风险。[19]导管造影上发现静脉流出道是否有狭窄或受限也很重要，因为其会增加破裂风险，然而流出道静脉扩张可能是无关紧要的。[2]

临床表现

BAVM破裂是这类疾病最令人害怕的事情，虽然仅占出血性卒中的2%，但是几乎一半的BAVM以此为表现。实质性出血是最常见的，也可发生蛛网膜下腔和脑室内出血，主要取决于BAVM的位置。第一次出血相关的病死率是10%~20%，10%~30%的幸存者遗留残疾。[2]假设每年3%的年出血风险，下面的公式可用来估计未破裂BAVM出血的终生危险性[20]：

终生危险性（%）= 105- 患者的年龄

既往破裂的BAVM的再出血风险似乎要高于首次出血风险，据报道从6%到高达33%，[21-23]并且在数年时间降回基线水平。[24]和第一次出血风险一样，对于未治疗的既往出血BAVM的确切再出血率，目前仍然存在争议。[8,25]

研究了许多临床和造影因素，确认其对BAVM出血的影响，具有不同程度的可重复性。总的来说，最一致的风险因素是既往出血史。[26,27]尽管没有确定性的证据存在，即使没有表现出临床症状，磁敏感成像序列发现的含铁血黄素沉积也意味着既往有过出血。当然，没有临床症状表现的临时节点，判断患者将来是否会有出血风险的增加就很困难，但是ARUBA研究同样也排除了CT、MRI或者脑脊液检查证实出血的患者。解剖因素，例如供血动脉或畸形团内动脉瘤、静脉流出道狭窄、深部静脉引流、较小的尺寸（<3cm）和后颅凹或深在部位，相当一致地被认为会增加出血风险。[8,16,17]部分栓塞BAVM可能会增加后续的出血风险，但是这个

观点存在争议，特别是畸形团内存在动脉瘤的患者。[15,28]并不认为男性，动脉高压和妊娠是显著的风险因素。[8]

未破裂的BAVM可能表现出的症状包括局灶性或全身性癫痫（25%）、头痛（15%）或局灶性神经功能缺失（<15%）。[2,8]BAVM患者局灶性功能缺失的真正机制不得而知，但是可能包括经动脉（盗血）或静脉（充血）途径对周围脑实质经血流动力学的影响，甚至BAVM本身的占位效应。[8]这些功能缺失随着时间推移会有改善、进展或稳定。[8]系统性血流动力学影响在儿童中最常见，患儿可能在2岁前表现为充血性心力衰竭。

血管内治疗

BAVM的血管内治疗历史漫长，充满故事性。从1960年Luessenhop和Spence在颈内动脉注射硅橡胶球，[29]到1974年Serbinenko使用可脱球囊进入脑动脉，[30]再到1976年Kerber使用标有刻度、有漏孔的球囊导管进行BAVM的选择性栓塞。[31]就现今随时可用的导管和导丝技术，很难再去评价早期前辈所做的这些革命性突破。[32,33]科学创新和制造业的进步已使我们"到达那里"，但是现在该何去何从？栓塞材料也已经进步和改进了。BAVM血管内治疗的目标是栓塞剂深入畸形团，并尽可能不阻塞静脉流出道或闭塞近端供血动脉，同时希望栓塞剂会诱发炎性反应，导致血管纤维化和永久性闭塞。[34-37]

通常血管内治疗可在手术前进行，以减少术中失血，或在放射外科治疗前提高BAVM的可视性或减小较大体积BAVM的尺寸。单纯栓塞达到治愈不常见，大约占到10%~20%，[38-43]更多是尺寸<3cm的病变，供血动脉少于3根，瘘型而不是丛状的畸形团，并且当供血动脉是终末供血而不是过路供血时更有可能实现。[44]

另外，使用新型液体栓塞剂，并且治疗目标是治愈而非辅助性治疗（40%~60%）时，治愈率或许会更高，[38,41,42] 但这可能也代表了术者技术的提高。最后，氰基丙烯酸酯和乙烯基乙醇如果能够深入畸形团都可以造成永久闭塞。

聚乙烯醇

应用聚乙烯醇（PVA）颗粒栓塞 BAVM 时，任何适宜进入供血动脉并具有足够大内径的微导管都可以使用。为了满足内径要求，这些导管要比使用液体栓塞剂的导管更大、更硬一些。

进行 PVA 栓塞时，要选择好供血动脉，并经超选血管造影确认没有皮层穿支。随后，基于 BAVM 的血管造影，选择从 150~1000mm 合适大小的颗粒，用等渗造影剂混合，使用放大图像，应用路图或叠加/射线衰减，以匹配畸形流速的速率注射，并且不能返流到导管头近心端。开始时，应用小颗粒更好地深入畸形团，并减少供血动脉的堵塞。

尽量不选择 PVA 栓塞 BAVM 最主要是基于以下原因。对比液体栓塞剂来说，PVA 具有血流导向的特性，首先堵塞低压的分流通道，并且缓慢堵塞畸形团，一些学者认为 PVA 栓塞会增加治疗过程中即刻出血风险。[45,46] 另外，PVA 的再通率很高，从 10%~40%。[47,48] 由于以上原因，PVA 栓塞通常仅作为手术前的准备。

n– 丁基氰基丙烯酸酯

n– 丁基氰基丙烯酸酯（n-BCA）是一种黏附性液体栓塞剂，在 2000 年由美国食品药品监督局（FDA）批准用于 BAVM 的治疗。n-BCA 的优点在于可以诱发被栓塞 BAVM 的内皮发生剧烈的炎性反应，尽管碘油会随着时间散开，但 n-BCA 会永久地堵塞在已深入的畸形团内。[4] 当使用 n-BCA 栓塞时，要控制注射速率使其深入畸形团而不返流到导管头端周围。

Trufill n-BCA 套装（Codman Neurovascular，New Brunswick，NJ）（图 27.3 至图 27.5）内含液体 n-BCA 单体、碘油（延迟聚合和增加可视性）、钽粉（附加不透射线性）。在无菌台上，没有离子的材料，特别是盐水和血液，根据 BAVM 的血流动力学，外科医生通常按 1:5 到 2:5 比率混合 n-BCA 和碘油。一些医生倾向调整 n-BCA 和碘油的比率影响聚合速度，以深入畸形团，而另外一些医生偏爱使用恒定的比率而依靠对注射速率的调整。有个使用小技巧是从几个医疗中心得来的，经无菌微量吸液管在 n-BCA 和碘油的混合液中额外加入小份冰醋酸，延迟聚合时间的效果很可靠。一定要使用聚乙烯或聚丙烯注射器来容纳 n-BCA，不能用聚碳酸酯，因为氰基丙烯酸酯几乎瞬间就会溶解聚碳酸酯。

首先，选择供血动脉，确认解剖结构，使用注胶一样的注射器"手推"造影，通过计数造影帧数来量化血流。其次，更换外科无菌手套，使用干净无菌毛巾包住微导管尾端下部，用约 5mL 的 5% 无菌葡萄糖溶液（D5W）冲洗微导管，始终保持 D5 注射器连接于微导管，在微导管柄的下方区域放置干净的无菌毛巾，并戴上干净的手术手套。在松开 D5 注射器前用 D5W 溶液向前冲洗一下，用非离子糖水冲洗拇指和食指，如此可以避免胶在导管尾端提前发生聚合反应。随后，连接注胶的注射器和微导管。然后，使用路图或者透视叠加/衰减，直接在持续射线透视模式下注胶，密切注意并调整注射速率防止胶冲入引流静脉。当畸形团已经被胶注满并开始返流到微导管头端周围时，停止注射，并在注射器内施加负压，快速甩动手腕约 10cm 使微导管远离畸形团。在射线下检查导管头端是否有胶的残留，在透视下将其撤入导引导管，当进入导引导管时要特别注意不要刮掉头端残留的胶。进行后续造影间断开冲洗系统，并允许导引导管内血液返流，防止导引导管内残留任何的胶。容有剩余胶的注射器可以再用于其他供血动脉的栓塞。

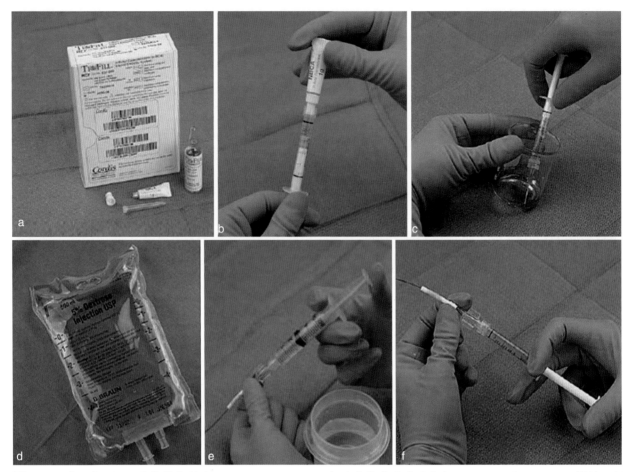

图 27.3 （a~f）Trufill 液体栓塞剂（Codman Neurovascular）的准备步骤（照片由 Codman Neurovascular 提供，经同意使用）

一旦另一根供血动脉被选用，再用 D5 溶液冲洗微导管。推荐使用干净毛巾擦净手术区域，并重新戴干净手套。治疗期间，给予 10~20mg 地塞米松静脉注射，随后 5d 口服，以每天 16mg 开始依次减量，按比例分配每 6h 1 次。

Onyx

Onyx（ev3，Irvine，CA）（图 27.6，图 27.7）是乙烯 – 乙烯醇（EVOH）共聚物和钽粉（附加不透射线性）在二甲基亚砜（DMSO）中的混悬液。DMSO 是一种血管毒性溶剂，遇到含水溶液如血液时会散开，使 EVOH 聚合物以固体形式留下。据说（来自制造商）EVOH 的能够聚合，能够充满被栓塞的血管，却不会粘管。由于 DMSO 的特性，必须使用特殊的 DMSO 兼容导管。Onyx 由制造商提供套装，包含 1.5mL 的 Onyx18

或 34 和 1.5mL DMSO，一支 1mL DMSO 注射器，和两支 1mL Onyx 注射器。18 和 34 是指以厘泊计量的运动粘度，浓度分别为 6% 和 8%。

在手术开始前先将装有 Onyx 的小瓶放入振荡器，确保内容物会被很好地混合。应用其他栓塞技术，选用合适的微导管超选入供血血管并接近畸形团。对于使用 Onyx 的特殊考虑，包括密切注意供血动脉，特别是微导管头端的位置，因为 Onyx 或多或少都会有返流，需要在微导管头端形成塞子。笔者推荐在另一个显示器上保存与工作视角一致的造影图像，以便于快速确认返流程度。一些医生在工作显示器上使用油性笔标注可以允许返流的最近位置，同时也在 BAVM 的区域周围画线以便注射中快速辨认胶是否接近正常组织。当使用 Onyx 栓塞时，最初具有一定前向的力量，但核心是在导管头

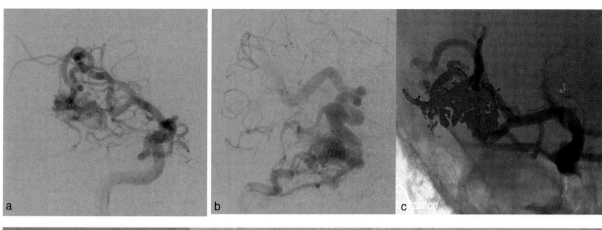

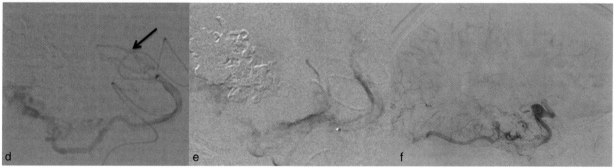

图 27.4 （a，b）未破裂的右颞叶脑动静脉畸形（BAVM）数字减影造影。（c）分期栓塞的第一阶段。（d）第二阶段栓塞微导管尝试越过皮层分支（箭头）导致（e）供血动脉穿破。（f）这根动脉很快被 n-BCA（Codman Neurovascular）闭塞，治疗继续进行。这例 BAVM 后来被手术切除，未遗留并发症

端形成塞子，随后才继续前行并深入畸形团。

一旦微导管到位满意，并已确定工作角度，用几毫升肝素盐水冲洗微导管来清除残留的造影剂，先把 Onyx 抽入适当的带刻度的注射器，并以 0.1mL/min 的最大速率使用 DMSO 冲洗微导管，一旦 DMSO 实际上离开微导管，然后断开 DMSO 注射器的连接，确保微导管尾端被注满 DMSO，仔细连接 Onyx 注射器和微导管，再以 0.1mL/min 的速率持续注射。开始只建立空白路图，一旦 Onyx 充满微导管大约 2/3 的无效腔后，注射就要在射线透视下进行。以上说明印于包装盒上。

一旦 Onyx 离开微导管头端，就要持续注射，直到导管头端出现少量返流，然后停止注射，等待 30s 至 2min，重置路图，再开始缓慢注射，并仔细观察导管头端。重复这个过程，直到液体栓塞剂出现良好的前向运动。当胶开始前向流动时，只要进入任何想栓塞部位，就

以最大不超过 0.1mL/min 的速率持续注射。一旦完成栓塞，短暂地对 Onyx 注射器施以负压，轻轻回撤微导管直到出现轻微的张力，锁紧旋转止血阀，等 15~30s 并轻轻增加张力。重复这一过程直到微导管撤出。密切注意导引导管，因为对微导管施加张力时会把导引导管拉向颅内。笔者间断的在导管尾端施以轴向负荷，希望在其头端周围创造一些空间，并释放导管。和 n-BCA 一样，在 Onyx 的围手术期使用相同的类固醇治疗策略。

Onyx 的使用有一些特殊注意事项。因为 Onyx 具有熔岩样的流动特性，通常可以使其流入 BAVM 中由其他供血动脉供血的部分，这对于栓塞治疗是十分有利的，但是如果比对 Onyx 铸型和超选造影图像，在一开始时可能会令人感到不安，笔者推荐不断进行导引导管造影来进行核对。对于 BAVM 瘘的部分，可能会先置入弹簧圈来减缓血流，或者在治疗的初始阶段

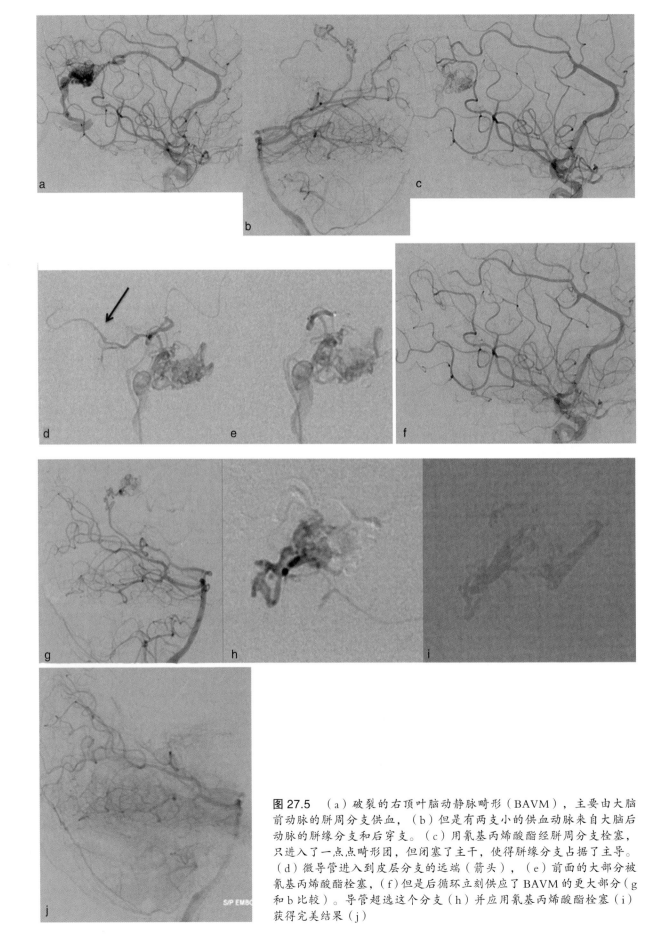

图27.5 （a）破裂的右顶叶脑动静脉畸形（BAVM），主要由大脑前动脉的胼周分支供血，（b）但是有两支小的供血动脉来自大脑后动脉的胼缘分支和后穿支。（c）用氰基丙烯酸酯经胼周分支栓塞，只进入了一点点畸形团，但闭塞了主干，使得胼缘分支占据了主导。（d）微导管进入到皮层分支的远端（箭头），（e）前面的大部分被氰基丙烯酸酯栓塞，（f）但是后循环立刻供应了BAVM的更大部分（g和b比较）。导管超选这个分支（h）并应用氰基丙烯酸酯栓塞（i）获得完美结果（j）

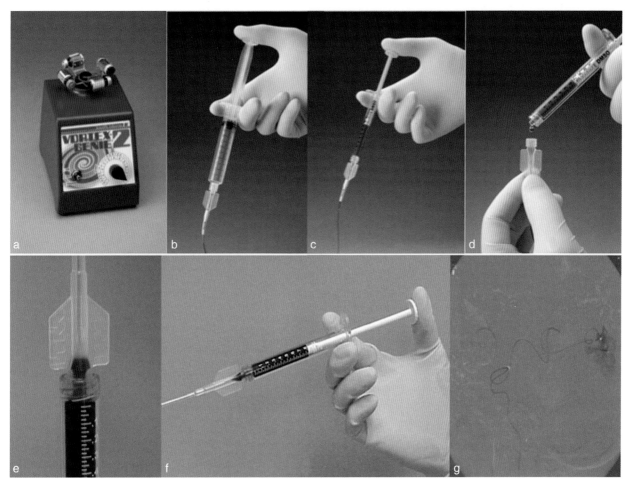

图 27.6 （a~g）Onyx 液体栓塞剂（ev3 Neurovascular）的准备步骤（照片由 ev3 Neurovascular 提供，经同意使用）

使用更浓的 Onyx34。

　　Onyx 的两大主要挑战是形成塞子和栓塞完成时撤出导管，耐心是二者的关键，一些医生成功地使用"堆积"技术，先应用 Onyx34 在导管头端成功地形成塞子，随后切换成 Onyx18 向前流入畸形团。[49]

　　如果导管头端在血管的直行部分就比较容易撤出；更多的弯曲会导致回撤的力量只是拉直血管而不是真正在拉导管头端。使用来自 Concentric Medical（Fremont，CA）的远端到达导管似乎有帮助，但这需要在考虑入路时就设计好。在欧洲，ev3 有一款已经被批准的微导管（Apollo），其头端在一定张力下可以解脱。Balt（France）也制造了栓塞用 Sonic 微导管，具有头端可脱的特性。这些微导管目前在美国都不能使用。

酒　精

　　因为有大量使用无水酒精治疗外周血管畸形的经验，一些医生曾经成功地将其用于治疗 BAVM。[51] 酒精注入血管会引发内皮损伤，造成血管的永久堵塞。应用酒精栓塞 BAVM 应由熟悉其使用方法的、技术非常高超的医生来完成。

激发试验和神经生理学监测

　　栓塞供血动脉前，通过微导管注射 20~40mg 的异戊巴比妥来进行激发试验和临床评估，这个概念很吸引人，但在实践中的常规应用上并没有显示出特别高的敏感性和特异性，因此是否应用这种方法取决于医疗机构。

　　神经生理学监测，即临床诱发试验的必然要求，现在被用于许多开放式神经外科手术，

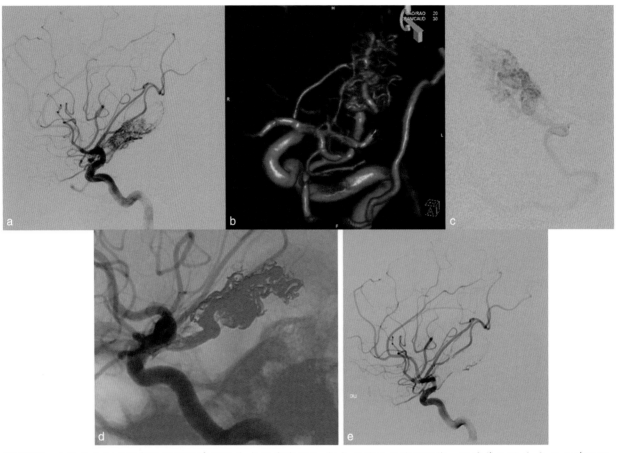

图 27.7　破裂的左颞叶深部脑动静脉畸形的（a）数字减影和（b）三维旋转造影图像。微导管头端（c）位于畸形团，（d）使用 Onyx（ev3 Neurovascular）栓塞。（e）24 个月复查造影未见复发

在血管内治疗领域刚刚开始评估其用途。[52] 因为大多数 BAVM 栓塞是在全身麻醉下进行，所以试验性注射过程中的神经生理学监测可以提供一些指导，出现阳性结果后，一定非常谨慎地栓塞这根供血动脉。试验的选择、药物和剂量都在摸索中。例如异戊巴比妥通过 N- 甲基 -D- 天冬氨酸（NMDA）受体影响神经细胞体，这是进行颅内手术时选择的药物。利多卡因，可阻断轴突传导，似乎是评估长束传导的适当选择。过去利多卡因因其诱发癫痫禁用于颅内，但是 Sala 等报道了曾经对 11 例患者应用利多卡因进行了 21 次试验，没有出现癫痫或者长期并发症。[52]

　　对于在重要功能区的 BAVM，例如脑干，使用神经生理学监测和激发试验是明智的。根据部位，可采用体感诱发电位，运动诱发电位和脑干听觉诱发电位。视觉诱发电位常常受全身麻醉影响，但是当 BAVM 接近视神经时或许是有用的。当病变接近 Ⅲ、Ⅳ、Ⅴ 或 Ⅶ 颅神经核时，通过瞬目反射或眼外肌肌电图（electromyography, EMG）进行的脑神经试验是有帮助的。然后，以现有的知识基础不推荐常规使用激发试验，因其没有必要，并且敏感性和特异性尚未可知。更为复杂的是，液体栓塞剂 Onyx 的使用增加这个方程的不确定性，因其常常可以进入微导管超选的供血动脉之外的 BAVM 区域，而且还常常伴有一些反流。不久的将来应当会看到这一领域的进展。

并发症的预防和处理

　　关于每一个栓塞剂的一些特别担心和思考前面已经提及，这里关注更多的是手术本身的并发症。总体来说，BAVM 的血管内栓塞有 1%~2%

的死亡率和 4%~8% 的神经系统病残率，[53] 这些并发症要么是缺血性的，要么是出血性的。对于位于功能区的 BAVM，以及当栓塞引流静脉时，并发症的风险会随之增加。[52] 大多数的并发症出现在术中，或术后的数小时到数天，但曾有报道迟发性缺血性并发症在栓塞后 1 周多才表现出来。[54]

缺血性并发症可以因正常脑组织的静脉回流被堵塞后充血导致，或由于正常脑实质的供血动脉被堵塞引起。将微导管头端接近畸形团，以及使用放大的高质量减影图像可减少正常分支堵塞的可能性。因为图像质量大幅度提高，并且大多数手术是在全身麻醉下完成，所以临床激发试验不再常规使用。正如前面所提及，神经生理学监测在某些情况下是有帮助的，但尚未被证实。笔者也担心治疗中可能会堵塞或限制静脉回流，特别是高流量的瘘。当出现静脉淤滞时，抗凝或抗血小板药物是有帮助的，但一定要考虑到出血风险。当栓塞过程中引流静脉被堵塞或出现明显的静脉淤滞，为了减少缺血性或出血性后遗症的可能性，应当更加积极地治疗畸形团。

出血性并发症包括术中或术后 BAVM 破裂，以及血管刺破。血管刺破可出现在供血血管或畸形团内。一旦通过微导管造影证实了其头端位于蛛网膜下腔，笔者进行导引导管造影评估造影外溢的程度，但很少能见到。设想微导管刺堵住破孔，在回撤导管前有个两个方法需要考虑：暂时性或永久性堵塞血管。如果刺破点在畸形团近心端，可用临时球囊堵塞来止血。如果患者术中抗凝，回撤导管前应当中和。如果刺破点在畸形团内或安全的返流区域内，栓塞可以继续进行，这种情况时正常的治疗就能堵塞刺破点。这种方法也是治疗颅内动脉瘤术中破裂的最佳办法，尽管破裂发生在实际的 Onyx 栓塞过程中，等上 30s 到 2min，会使后续的注射 Onyx 再次进入畸形团。

最后提及的并发症是微导管难以拔出或粘管。当导管不可拔出时，最佳方案是在穿刺点处将其拉出几厘米后剪断，允许被剪断的导管尾端缩进股动脉。抗血小板药物会减少血栓 / 栓塞并发症的概率。导管可在外科切除手术中取出，但是当病变已被完全治愈或者切除手术难以进行时，取导管不是手术适应证。笔者发现，如果在导管头端出现胶反流的 3s 以内进行 10cm 的抖腕动作，没有任何粘管现象发生。

尽管据说 Onyx 具有不黏附性，仍然会出现拔管困难，甚至不可能拔出。避免穿支血管破裂耐心是至关重要的，拔管过程中病变血管上的穿支血管将被拉直。供血动脉转弯数量和返流的多少会影响拔管的难易程度，使用 Onyx 也无法保证导管一定可以拔出。Apollo（ev3）和 Sonic（Balt）导管具有可脱头端，但目前仅限于欧洲可用，希望将来这一问题可以解决。

总结和关键点

- AVM 是先天性病变，总的年破裂率是 4%~6%。
- 血管内治疗是多种治疗方式中的一部分。
- 伴随新型液体栓塞剂的使用和更积极地以治愈为目的，报道的单纯栓塞治愈率高达 40%~60%。
- 出血性和缺血性并发症可能来自血管穿破，以及意外的静脉引流或供应正常脑组织的供血动脉堵塞。栓塞过程中严密观察会最小化这些风险。
- 导管滞留使液体栓塞剂的治疗复杂化，无法拔出的导管应当在穿刺部位剪断。

参考文献

[1] Jessurun GA, Kamphuis DJ, van der Zande FH, et al. Cerebral arteriovenous malformations in The Netherlands Antilles. High prevalence of hereditary hemorrhagic telangiectasia-related single

and multiple cerebral arteriovenous malformations. Clin Neurol Neurosurg, 1993, 95(3): 193–198

[2] Ogilvy CS, Stieg PE, Awad I, et al. Stroke Council, American Stroke Association. Recommendations for the management of intracranial arteriovenous malformations: a statement for healthcare professionals from a special writing group of the Stroke Council, American Stroke Association. Circulation, 2001, 103(21):2644–2657

[3] ApSimon HT, Reef H, Phadke RV, et al. A population-based study of brain arteriovenous malformation: long-term treatment outcomes. Stroke, 2002, 33(12):2794–2800

[4] Howington JU, Kerber CW, Hopkins LN. Liquid embolic agents in the treatment of intracranial arteriovenous malformations. Neurosurg Clin N Am, 2005, 16(2):355–363, ix-x

[5] Al-Shahi R, Bhattacharya JJ, Currie DG, et al. Scottish Intracranial Vascular Malformation Study Collaborators. Prospective, population-based detection of intracranial vascular malformations in adults: the Scottish lntracranial Vascular Malformation Study (SIVMS). Stroke, 2003, 34(5):1163–1169

[6] Stapf C, Labovitz DL, Sciacca RR, et al. Incidence of adult brain arteriovenous malformation hemorrhage in a prospective population-based stroke survey. Cerebrovasc Dis, 2002, 13(1): 43–46

[7] Stapf C, Mast H, Sciacca RR, et al. New York Islands AVM Study Collaborators. The New York Islands AVM Study: design, study progress, and initial results. Stroke, 2003, 34(5): e29–e33

[8] Choi JH, Mohr JP. Brain arteriovenous malformations in adults. Lancet Neurol, 2005, 4(5):299–308

[9] Brown RD Jr, Wiebers DO, Torner JC, et al. Incidence and prevalence of intracranial vascular malformations in Olmsted County, Minnesota, 1965 to 1992. Neurology, 1996, 46(4):949–952

[10] Stapf C, Mohr JP. Unruptured brain arteriovenous malformations should be treated conservatively: yes. Stroke, 2007, 38(12): 3308–3309

[11] Mohr JP, Parides MK, Stapf C, et al. Medical management with or without interventional therapy for unruptured brain arteriovenous malformations (ARUBA): a multicentre, non-blinded randomized trial. Lancet http://dx.doi.org/10.1016/SO 140-6736(13)62302–8

[12] Mahajan A, Manchandia TC, Gould G, et al. De novo arteriovenous malformations: case report and review of the literature. Neurosurg Rev, 2010, 33(1): 115–119

[13] Bulsara KR, Alexander MJ, Villavicencio AT, et al. De novo cerebral arteriovenous malformation: case report. Neuro-surgery, 2002, 50(5):1137–1140, discussion 1140–1141

[14] O'Shaughnessy BA, DiPatri AJ Jr, Parkinson RJ, et al.

Development of a de novo cerebral arteriovenous malfor-mation in a child with sickle cell disease and moyamoya arteriopathy. Case report. J Neurosurg, 2005, 102(2, Suppl): 238–243

[15] Schmit BP, Burrows PE, Kuban K, et al. Acquired cerebral arteriovenous malformation in a child with moyamoya disease. Case report. J Neurosurg, 1996, 84(4): 677–680

[16] da Costa L, Wallace MC, Ter Brugge KG, et al. The natural history and predictive features of hemorrhage from brain arteriovenous malformations. Stroke, 2009, 40(1):100–105

[17] Redekop G, TerBrugge K, Montanera W, et al. Arterial aneurysms associated with cerebral arteriovenous malforma-tions: classification, incidence, and risk of hemorrhage. J Neu-rosurg, 1998, 89(4): 539–546

[18] Stapf C, Mohr JP, Pile-Spellman J, et al. Concurrent arte-rial aneurysms in brain artedovenous malformations with haemorrhagic presentation. J Neurol Neurosurg Psychiatry, 2002, 73(3):294–298

[19] Stapf C, Mast H, Sciacca RR, et al. Predictors of hemorrhage in patients with untreated brain arteriovenous malformation. Neurology, 2006, 66(9):1350–1355

[20] Brown RD Jr. Simple risk predictions for arteriovenous malfor-mation hemorrhage. Neurosurgery, 2000, 46(4): 1024

[21] Graf CJ, perret GE, Torner JC. Bleeding from cerebral arteriove-nous malformations as part of their natural history. J Neurosurg, 1983, 58(3):331–337

[22] Forster DM, Steiner L, Håkanson S. Arteriovenous malforma-tions of the brain. A long-term clinical study. J Neurosurg, 1972, 37(5):562–570

[23] Mast H, Young WL, Koennecke HC, et al. Risk of spontaneous haemorrhage after diagnosis of cerebral arteriovenous mal-formation. Lancet, 1997, 350(9084):1065–1068

[24] Halim AX, Johnston SC, Singh V, et al. Longitudinal risk of intracranial hemorrhage in patients with arteriovenous mal-formation of the brain within a defined population. Stroke, 2004, 35(7): 1697–1702

[25] Ondra SL, Troupp H, George ED, et al. The natural history of symptomatic arteriovenous malformations of the brain: a 24-year follow-up assessment. J Neurosurg, 1990, 73(3): 387–391

[26] da Costa L, Thines L, Dehdashti AR, et al. Management and clinical outcome of posterior fossa arteriovenous malforma-tions: report on a single-centre 15-year experience. J Neurol Neurosurg Psychiatry, 2009, 80(4):376–379

[27] Hernesniemi JA, Dashti R, Juvela S, et al. Natural history of brain arteriovenous malformations: a long-term follow-up study of risk of hemorrhage in 238 patients. Neu-rosurgery, 2008, 63(5):823–829, discussion 829–831

[28] Laakso A, Dashti R, Seppänen J, et al. Long-term excess mortality in 623 patients with brain arteriovenous malformations. Neurosurgery, 2008, 63(2):244–253, discussion 253–255

[29] Luessenhop AJ, Spence WT. Artificial embolization of cerebral arteries. Report of use in a case of arteriovenous malformation. JAMA, 1960, 172:1153–1155

[30] Serbinenko FA. Balloon catheterization and occlusion of major cerebral vessels. J Neurosurg, 1974, 41(2):125–145

[31] Kerber C. Balloon catheter with a calibrated leak: a new system for superselective angiography and occlusive catheter therapy. Radiology, 1976, 120(3):547–550

[32] Djindjian R, Cophignon J, Rey Théron J, et al. Superselective arteriographic embolization by the femoral route in neuroradiology. Study of 50 cases. 3. Embolization in craniocerebral pathology. Neuroradiology, 1973, 6(3): 143–152

[33] Wolpert SM, Stein BM. Catheter embolization of intracranial arteriovenous malformations as an aid to surgical excision. Neuroradiology, 1975, 10(2): 73–85

[34] Davidson GS, Terbrugge KG. Histologic long-term follow-up after embolization with polyvinyl alcohol particles. AJNR Am J Neuroradiol, 1995, 16(4, Suppl):843–846

[35] Brothers MF, Kaufmann JC, Fox AJ, et al. n-Butyl 2-cyanoacrylate—substitute for IBCA in interventional neuroradiology: histopathologic and polymerization time studies. AJNR Am J Neuroradiol, 1989, 10(4):777–786

[36] Duffner F, Ritz R, Bornemann A, et al. Combined therapy of cerebral arteriovenous malformations: histological differences between a non-adhesive liquid embolic agent and n-butyl 2-cyanoacrylate (NBCA). Clin Neuropathol, 2002, 21(1): 13–17

[37] Kish KK, Rapp SM, Wilner HI, et al. Histopathologic effects of transarterial bucrylate occlusion of intracerebral arteries in mongrel dogs. AJNR Am J Neuroradiol, 1983, 4(3):385–387

[38] Yu SC, Chan MS, Lam JM, et al. Complete obliteration of intracranial arteriovenous malformation with endovascular cyanoacrylate embolization: initial success and rate of permanent cure. AJNR Am J Neuroradiol, 2004, 25(7): 1139–1143

[39] Frizzel RT, Fisher WS Ⅲ. Cure, morbidity, and mortality associated with embolization of brain arteriovenous malformations: a review of 1246 patients in 32 series over a 35-year period. Neuro-surgery, 1995, 37(6):1031–1039, discussion 1039–1040

[40] Başkaya MK, Heros RC. Indications for and complications of embolization of cerebral arteriovenous malformations. J Neurosurg, 2006, 104(2):183–186, discussion 186–187

[41] Valavanis A, Yaşargil MG. The endovascular treatment of brain arteriovenous malformations. Adv Tech Stand Neurosurg, 1998, 24:131–214

[42] Saatci I, Geyik S, Yavuz K, et al. Endovascular treatment of brain arteriovenous malformations with prolonged intranidal Onyx injection technique: long-term results in 350 consecutive patients with completed endovascular treatment course. J Neurosurg, 2011, 115(1):78–88

[43] Panagiotopoulos V, Gizewski E, Asgari S, et al. Embolization of intracranial arteriovenous malfor-mations with ethylene-vinyl alcohol copolymer (Onyx). AJNR Am J Neuroradiol, 2009, 30(1): 99–106

[44] Liebman KM, Severson MA Ⅲ. Techniques and devices in neuroendovascular procedures. Neurosurg Clin N Am, 2009, 20(3): 315–340

[45] Linfante I, Wakhloo AK. Brain aneurysms and arteriovenous malformations: advancements and emerging treatments in endovascular embolization. Stroke, 2007,38(4): 1411–1417

[46] n-BCA Trial Investigators. N-butyl cyanoacrylate embolization of cerebral arteriovenous malformations: results of a prospective, randomized, multicenter trial. AJNR Am J Neuroradiol, 2002, 23(5):748–755

[47] Sorimachi T, Koike T, Takeuchi S, et al. Embolization of cerebral arteriovenous malformations achieved with polyvinyl alcohol particles: angiographic reappearance and complications. AJNR Am J Neuroradiol, 1999, 20(7):1323–1328

[48] Mathis JA, Barr JD, Horton JA, et al. The efficacy of particulate embolization combined with stereotactic radiosurgery for treatment of large arteriovenous malformations of the brain. AJNR Am J Neuroradiol, 1995, 16(2):299–306

[49] Nogueira RG, Pryor JC. Onyx AVM Case Report: The modified plug-and-push technique (stacking technique): Proximal deposition with short/dense reflux of Onyx 34 during initial injection//er3 distributed literature. Irvine, CA: er3 Neurovascular, 2009

[50] Oztüirk MH, Unal H, Dinç H. Embolization of an AVM with acrylic glue through a new microcatheter with detachable tip: an amazing experience. Neuroradiology, 2008, 50(10): 903–904

[51] Yakes WF, Krauth L, Ecklund J, et al. Ethanol endovascular management of brain arteriovenous malformations: initial results. Neurosurgery, 1997, 40(6):1145–1152, discussion 1152–1154

[52] Sala F, Beltramello A, Gerosa M. Neuroprotective role of neurophysiological monitoring during endovascular procedures in the brain and spinal cord. Neurophysiol Clin, 2007, 37(6): 415–421

[53] Haw CS, terBrugge K, Willinsky R, et al. Complications of embolization ofarteriovenous malformations of the brain. J Neurosurg, 2006, 104(2):226–232

[54] Duckwiler GR, Dion JE, Viñuela F, et al. Delayed ve-nous occlusion following embolotherapy of vascular maiformations in the brain. AJNR Am J Neuroradiol, 1992, 13(6): 1571–1579

硬脑膜动静脉畸形
Dural Arteriovenous Malformations

第 28 章 硬脑膜动静脉畸形的病理生理学

Ziad A.Hage, Bernard R.Bendok, Daniel L.Surdell, Ali Shaibani, Michael Hurley, Christopher C.Getch, Issam A.Awad, H.Hunt Batjer

背 景

硬脑膜动静脉畸形（dural arteriovenous malformation, DAVM）由异常连接的供血动脉和引流静脉组成，位于硬脑膜内，缺乏正常的毛细血管床，完全不同于脑 AVM，一定要注意不能混淆这两个疾病。一些学者选择把该病变叫作硬脑膜动静脉瘘，因为 DAVM 的叫法有先天性起源的暗示，而事实上这种疾病主要是后天获得的。[1,2] 病变通常出现在硬脑膜静脉窦附近或者在窦壁上，由硬脑膜动脉和（或）颅内动脉的硬脑膜分支供血，引流通常经过邻近的硬脑膜静脉窦和（或）其他硬脑膜静脉窦和软脑膜静脉。病变分类主要依据静脉引流方式、解剖部位和临床特征。DAVM 是神经外科领域容易令人迷惑的部分，常常被误诊。DAVN 的治疗随着神经影像、显微神经外科以及介入技术和技巧的进步而改善。

流行病学和自然病程

关于 DAVM 的描述最早可追溯到 1931 年，[3] 可是直到 20 世纪 60 年代这一病变才作为 AVM 一个独立的亚型被大家所认识，[4,5] 估计 DAVM 约占颅内 AVM 的 10%~15%。[5-7] 病变的位置是多变的，Awad 等的一篇文献包括自己的 17 例和 meta 分析的 360 例 DAVM 患者，60% 以上位于横窦－乙状窦，大约 12% 位于海绵窦，其他部位包括小脑幕切迹占 8%，矢状窦凸面占 7%，前颅凹占 6%，中颅凹占 4%。[8] 在 Cognard 等的 205 例 DAVM 病例的回顾中，对病变的分布进行了比较，[9] 多发 DAVM 可同时或分别出现在同一患者的不同部位。[10,11] 颈动脉海绵窦区和横窦／乙状窦区硬脑膜动静脉瘘更多的发生于女性患者，而前颅凹和小脑幕切迹的病变则有男性倾向。[9,12] 多在 30~50 岁出现症状。

DAVM 的自然病程不可预知，曾有各种各样的自然进程被描述。一方面，某些病变以良性表现为特征，并保持临床和影像上的稳定，[1,13] 一些病变无症状，[14] 还有些病变可能会形成血栓并自愈，患者会获得神经系统功能的改善。[15-18] 另一方面，一部分 DAVM 可表现为破坏性的自然病程，引起颅内出血和（或）渐进性的神经功能缺失。[19-21] 实际上，Awad 等研究发现 26.5% 的 DAVM 表现为破坏性的，其中 88% 曾出血，12% 引起非出血性神经功能缺失。作者针对病变部位与破坏性表现相关性的研究提出，小脑幕切迹 DAVM 最具破坏性，而海绵窦区和横窦－乙状窦区 DAVM 破坏性最小（表 28.1）。此外，研究 DAVM 的影像学特点，发现皮层静脉引流、静脉扩张和 Galen 静脉引流与破坏性自然进程显著相关，而其他的特征，如高流量分流和对侧动脉供血没有显示出明显的相关性。[8] 这些发现后来被 Cognard 等

表 28.1　根据 Awad 等 [8] 研究，DAVM 部位和表现为神经功能破坏性进程的百分比

DAVM 部位表现为破坏性进程的百分比	
小脑幕切迹	97%
侧裂 – 中颅凹	71%
前颅凹	68%
上矢状窦	50%
海绵窦	13%
横窦 – 乙状窦	10%

证实，在其研究中报道了 57% 的男性患者具有破坏性 DAVM，相对而言女性患者只有 29%，[9] 这主要因为女性 DAVM 高发部位（海绵窦和侧窦）的破坏性较低。此外，一项平均随访 6.6 年的 54 例 DAVM 病例组评估了该病变的出血率，在随访阶段，5 例患者出现颅内出血，出血率被定为 6.6 年中每年 1.8%，大概的出血风险为 1.6%；1 例患者因 DAVM 导致死亡。[22] 还有一项超过 20d（第一次出血到接受治疗时间）出血史的 20 例病例组研究，报道了 DAVM 再出血率为 35%，其中 28.6% 死亡，源于 DAVM 的总体病死率为 15%。[23]

病因学

在大多数病例中，DAVM 被认为是获得性病变。[1,2,24] 病变部位和特征有助于确定特殊的病因。可能的病因包括外伤、手术、感染、静脉窦血栓、颈动脉海绵窦段动脉瘤破裂和动脉发育不良。很多情况下，无从得知可辨别的病因。Cognard 等在其研究中猜测了 26%DAVM 的病因，其中 10% 源于颅脑损伤，6% 源于静脉窦血栓，3% 源于耳部或鼻窦感染，2% 源于开颅手术，2% 源于其他手术，1% 源于腿部血栓性静脉炎，0.5% 源于自身免疫性溶血性贫血。[9]

一些 DAVM 的形成可以向前追溯为一次特殊的头部外伤；尽管如此，仍然很难确定这些病变是伤前存在还是伤后的一次意外发现。[25-28]

文献已证实开颅手术是 DAVM 形成的医源性诱因。一些文献报道病变可以出现在枕骨下开颅术的手术部位，出现在夹闭颈内动脉动脉瘤的颅底手术之后，出现在慢性硬膜下血肿钻孔引流术后。[29-31] 在某些病例中，头颅的气窦感染，例如乳突窦、蝶窦或耳部感染，都曾被认为是 DAVM 的形成原因。[9] 静脉窦血栓也曾被指认为诱因。[1,2,24] 在这种情况下，首先要确认静脉窦血栓早于 DAVM 形成的证据，以此来判断静脉窦血栓是瘘的成因还是影响因素。有证据表明，静脉窦堵塞伴发血流动力学改变加上堵塞部位硬膜血管的侧支循环，可能会开放生理性腔壁内的动静脉（AV）分流。[1,32] 相反，也有推断硬脑膜静脉窦狭窄或堵塞可能是 DAVM 形成后的结果，就像继发于肌纤维发育不良的动脉化血流。[33]

直接的颈动脉海绵窦瘘可以是颈动脉海绵窦段动脉瘤破裂的一个结果，[34,35] 表现为单纯颈动脉和海绵窦的高流量沟通（图 28.1），这种高流量的瘘也可能出现在穿透伤或颅底骨折之后。[36-38] 间接的颈动脉海绵窦瘘由颈内动脉和颈外动脉的硬膜分支供血，经海绵窦引流，代表了真正的 DAVM，区分这两类海绵窦瘘是有实际意义的（图 28.2）。其他因素例如血管发育不良曾被认为与 DAVM 的形成有关联。实际上，埃勒斯 – 当洛斯综合征，[39,40] 肌纤维发育不良，[41] 淋巴瘤样肉芽肿病，[42] 多发性神经纤维瘤 1 型，[43] 和成骨不全症 [44] 都被作为 DAVM 的诱因报道过。

少数 DAVM 表现于年轻人，被认为是先天性起源。这些病变通常伴有其他遗传性畸形或 Galen 静脉畸形。在这种情况下，静脉窦畸形的出现会引起涉及区域的静脉流出受限。[45]

病理生理学

为了更好地理解 DAVM 的病理生理学，

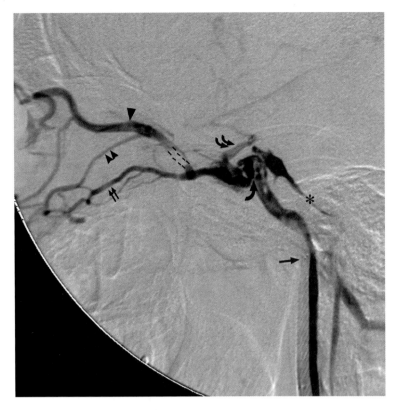

图28.1 男性患者,65岁,颈内动脉(ICA)颈段夹层支架术后并发医源性颈动脉海绵窦瘘。侧位数字减影血管造影显示海绵窦段 ICA 流空直接进入海绵窦(弯箭号)并且远端无血流。静脉引流逆行通过眼下静脉(双箭号)和蝶顶窦(双弯箭号),顺行通过岩下窦(星号)。眼上静脉(箭头)近端几乎完全堵塞(虚线),但是经由眼下静脉(双箭头)侧支充盈。注意颅底 ICA 内支架远端(箭号)

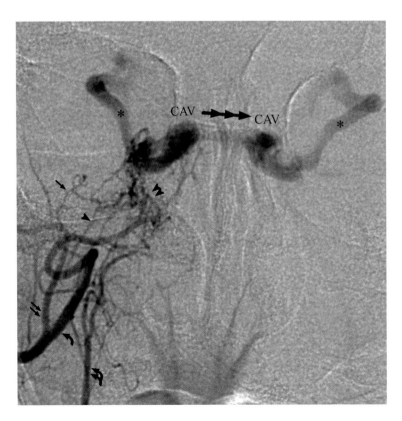

图28.2 女性患者,70岁,右侧海绵窦段间接颈动脉海绵窦瘘,主诉为双侧球结膜水肿和巩膜充血。前后位数字减影血管造影显示细小硬脑膜血管汇聚于右侧海绵窦(CAV),伴有血流跨过中线(箭号线)到达对侧海绵窦。注意双侧眼上静脉的反向血流(星号)。供血来自脑膜中动脉(双箭号,单箭号)、脑膜副动脉(箭头)、颌内动脉(弯箭号)和咽升动脉(双弯箭号),伴随后面重叠的两根动脉的脑膜分支(双箭头)

应当了解错综复杂的硬脑膜微血管系统：一项有趣的报道来自 Kerber 和 Newton[46] 基于病理学与放射解剖学的研究，提供了清晰的解剖学描述。根据笔者陈述，主要的脑膜动脉具有 400~800mm 的内径，并且在骨膜表面有硬膜的压迹。这些血管位于骨膜表面的压迹内，形成了一个高度吻合的血管网，被命名为原发性吻合动脉（primary anastomotic artery，PAA）。这个 PAA 循环经过上矢状窦，作为一个血管单元确保双侧的硬脑膜功能，其管径波动在 100~300mm。4 种类型的较小动脉单元发自 PAA：到颅骨的动脉，二级吻合动脉（secondary anastomotic artory，SAA），穿血管（小动脉）和 AV 分流。到颅骨的动脉直径在 40~80mm，并穿入板障，作用是滋养颅骨和板障。SAA 管径在 20~40mm，彼此广泛吻合，在硬膜外部表面组成匀称的多边形网络。穿血管发自 PAA，也常常发自 SAA，沿途进入硬膜内，到达接近蛛网膜表面 5~15mm，发出广泛的毛细血管网涵盖全部硬膜。最后，AV 分流行进在硬膜中部，直径在 50~90μm，作者认为其数量众多，但是功能尚不确定。[46] 其他作者也报道了这种生理性硬脑膜瘘的存在，[47,48] 并且一些人认为其作用是加速血液穿过硬膜，而硬膜却有着很低的新陈代谢需求。在 DAVM 病理生理学上，AV 分流结构的重要性屡次在几个报道中被强调。[1,2,8,32,45,49,50]

已提出理论是：DAVM 的形成应该是继发静脉窦血栓后一些生理性分流的开放。静脉窦血栓的原因包括外伤、手术、感染和高凝状态，或者可能是自发性的。静脉窦血栓导致静脉引流堵塞，根据 Poiseuille 的公式，静脉半径系数减少 2 倍，会使静脉压力系数增加 16 倍。[51,52] 形成的静脉高压引起逆行充盈和硬膜内现存分流的开放，长期通过这些硬膜 AV 分流存在的异常血流会引起自主调节功能的缺失，由此阻止了这些血管通道的关闭，其扩大最后形成了 DAVM。[8,32,49,50]

同样，Hamada 等 [53] 报道了 9 例 DAVM 患者中的 6 例出现了硬脑膜动脉和静脉通过小血管的吻合，小血管管径为 30mm，只有一层内膜和部分平滑肌层。这些小血管看似静脉窦染色后的龟裂，因而被作者命名为龟裂样血管。笔者在研究中提到了被 Kerber 和 Newton 描述的生理性分流[46]，并且其声明在 5 例对照病例的标本中没看到这些结构，这使其相信龟裂样血管不同于已描述的 50~90μm 的血管。这个观点进一步被以下事实支持，他们把龟裂样血管作为"异常连接"，不同于 50~90μm 的生理性分流血管。尽管如此，Hamada 及同事也推测是静脉高压引起龟裂样血管开放，导致了扩张小静脉的增加和 DAVM 的形成。

Herman 等补充了这一假设，提出血栓的形成和再通引发了炎性过程，导致血管刺激因子的释放，这些因子将会促进新血管生成，联合之前描述的病理生理学变化，有助于 DAVM 的生成和进展。[49]Houser 等与 Sundt 和 Piepgras 也支持这一观点。[1,2] 相反，Nishijima 等提出静脉窦血栓的出现是 DAVM 形成的一个结果。[54] 但作者无法证明第一步 DAVM 是如何形成的。他们的观察基于如下事实，一些已形成 DAVM 的患者没有静脉窦堵塞的血管造影证据。假设随着接近静脉窦的单纯 DAVM 形成，瘘性血流由于血管抵抗的下降而增加。在瘘的位置动脉血经过一段时间的导向性流动，引起硬膜动脉和静脉的内膜增厚。瘘扩张、内膜增厚以及湍流引发血栓形成，进而堵塞静脉血流并引起静脉高压。恶性循环建立，导致了 DAVM 的进一步扩大。[54]Mironov 指出在那些 DAVM 的形成部位未见静脉窦血栓证据的病例中，成因性血栓的完全吸收可能早于影像出现之前。[32] 另一方面，Awad 等引入了"吸水池效应"的概念，凭借 AV 分流逐渐将周围动脉补充入病灶，导致 DAVM 的生长。[8] 但作者声明导致供血动脉补充的机制尚待阐明，并且他们假设这可能是被激活的血管生成对 AV 分流的反应。

Terada 等[50]提出了 4 个理论来解释为何静脉高压会引发 DAVM 的形成。第 1 个认为预先存在的硬脑膜瘘的开放，前文已经提到。第 2 个假设在概念上相似，认为升高的静脉压力会反向传递到毛细血管床和小动脉，随着时间推移，动脉扩张的自主调节功能丧失遂成为永久扩张，这些变化为 DAVM 的形成做好了准备。作者提出的第 3 个可能性是增加的静脉压力会引起血管壁增厚和刺激血管再生，这一生理机能和时间较长的高血压相同，动脉性新血管形成出现在很靠近静脉窦的部位，会促进 DAVM 的发展。第四个理论表明静脉高压会导致充血和灌注压降低，结果是组织缺氧，组织缺氧反过来会导致血管生成因子的释放，刺激新血管生成力求提高对组织的氧供，这可能促进了 DAVM 的形成。[50]

Lawton 等也考虑到了第 4 个理论，作者对 55 只大鼠进行试验研究，试图评估血管新生在 DAVM 发病机理中的作用。[52]作者通过手术在 40 只大鼠身上诱发静脉高压 [颈总动脉（CCA）和颈外静脉（EJV）的吻合]，静脉流出道堵塞（堵塞到横窦的静脉引流）和矢状窦血栓。剩余的 15 只大鼠进入可比较流程但没有静脉高压（无 CCA 和 EJV 的吻合）。在第 1、2、3 周，在高压大鼠组和非高压大鼠组分别采集硬脑膜标本；第 3 组静脉高压的 10 只大鼠没有进行硬脑膜取样而作为取样效应的对照。一小部分连接到矢状窦血栓的顶部硬脑膜被获取并被植入一只野兔角膜。1 周后，野兔角膜的硬脑膜植入物所促发的血管生成行为被按照血管生成指标进行评估。血管密度被按照一个 4 级的量表来测量，0 代表无血管，3 代表可观察到超过 10 根血管紧密排列，并完全遮住虹膜。新形成血管的长度也被做了测量。血管新生指标是以血管密度得分乘以血管长度来计算的。手术后 3 个月对所有大鼠进行血管造影来评估 DAVM 和

（或）表浅 AVM 的形成、部位和结构。矢状窦血栓的存在也被做了评估。除了未做硬脑膜取样的 10 只大鼠，其余所有大鼠后来都被处死了。这 10 只大鼠经手术治疗来恢复正常的静脉窦压力，并在 1 个月后再进行血管造影来评估 DAVM 的复原。结果显示，伴有静脉高压的大鼠在 1、2、3 周时的平均血管新生指数分别是 3.1、1.8 和 1.2。相反，不伴有静脉高压的大鼠在 1、2、3 周时的平均血管新生指数分别是 0.12、0.17 和 0.17。这些均值具有显著的统计学差异。值得注意的是，42% 的大鼠发展成了 DAVM，51% 形成了表浅的 AVM。在不伴有静脉高压的大鼠身上没有观察到 DAVM 或表浅的 AVM。与此相反，57% 的静脉高压大鼠发展成 DAVM，70% 发展成表浅的 AVM。随着矢状窦压力恢复到正常，10 只未做硬脑膜取样的大鼠中的 4 只出现了 DAVM 复原。作者发现静脉高压和血管新生之间以及血管新生和 DAVM 发展之间的显著关联。而且，其报道称静脉高压最有可能是 DAVM 形成的起始事件，并且增加的静脉压力产生了更多的 DAVM 形成大鼠。他们也强调了与炎性血管新生理论的比较，该理论对为何远离血栓位置形成 DAVM 提出了似乎更可信的解释。[52]

然而在后来的研究中，[55]相同的实验组却呈现了静脉高压与 DAVM 形成之间关联性的不同观念。既往已经证实强效的血管生成因子——血管内皮生长因子（VEGF）——的增加表达与大鼠和人类的 DAVM 和静脉高压有关。与此类似，早期的报道已显示在患有脑 AVM 的人类中 VEGF 的表达增加，同时也伴有低氧诱发因子 1（hypoxia-inducible factor 1, HIF-1）的表达增加，后者是个转录因子，其水平增高会刺激血管生成因子，如 VEGF 的表达。基于这些发现，为了进一步阐明血管新生以及 DAVM 形成的病理生理学，Zhu 等使用相同的大鼠模型，试图评估非缺血性静脉高压在血管生成因子 VEGF 和 HIF

的释放上的作用。如前所述，60只大鼠通过手术诱发静脉高压，48只大鼠作为对照。不管是否有手术诱发的静脉高压，和术前状况比较脑血流（CBF）都没有显著差别，这表明不同于以往的观点，52只大鼠模型的静脉高压并没有减少脑灌注或诱发静脉缺血。与对照组比较，结果显示静脉高压诱发了HIF-1的5倍增高表达，在第1天接近矢状窦的小静脉内皮细胞中出现峰值表达，具有显著统计学意义。与对照组比较，静脉高压也诱发了VEGF具有显著统计学意义的3倍增高表达。VEGF表达于矢状窦旁的星形细胞中，并在第7天达到峰值。正常静脉压力的大鼠具有最低的HIF-1和VEGF表达。

在解释非缺血性静脉高压和血管新生的病理生理学关联时，作者提出静脉高压引起静脉壁内较高的压力，使HIF-1的合成伴随静脉壁内皮层畸变而增加；伴随湍流血流对内皮层直接的剪切压力HIF-1的合成也可增加。增加的HIF-1表达进而会对VEGF合成产生下游效应，使后者增加，从而促进了血管新生。在时间进程上HIF-1和VEGF表达的不同，分别在第1天和第7天达峰，支持了上述理论。作者强调和早期的"静脉缺血"假设比较，这一修订的概念代表了细胞沟通的逆转。实际上，在全新概念中，细胞信号始于内皮层水平，伴随由于内皮畸变HIF-1的增高表达并进入星形细胞，进而通过多重血管生成因子诱发VEGF表达。早期的假设认为，作为对静脉缺血的反应，星形细胞和神经元对血管组织发出信号来产生血管生成因子。

这项工作后来被Gao等通过相似的研究继续进行，并进一步描述了非缺血性脑静脉高压和血管新生的关系。的确，Gao等提出除了VEGF的表达增加，HIF-1下游有关血管新生的另一基因产物，即基质细胞来源因子-1a（stromal-cell-derived factor-1a，SDF-1a），在静脉高压的环境下也表达增加。此外，作者也

证实了在这样的环境下，增加了中性白细胞和巨噬细胞的浸润同时也增加了基质金属肽酶-9（MMP-9）的活性。MMP-9是一种肽链内切酶，能够降解细胞外基质，进而促进内皮细胞和单核细胞移动，这是血管新生和重建的必要一步。MMP-9也能从血管外基质释放VEGF。笔者也注意到手术后2周静脉高压脑组织的微血管密度有增加的趋势。笔者提出内皮剪切压力和畸变导致HIF-1的释放，后者反过来导致SDF-1和VEGF的上调，进而促进血管新生。后面两个因子吸引了中性白细胞和巨噬细胞，增加了MMP-9并进一步促进了血管新生。而且，指出炎性细胞也被指出通过细胞因子的分泌促进局部内皮增殖。另一方面，中性粒细胞也被脑组织局部血流动力学紊乱所吸引。这项研究进一步强调了非缺血性静脉高压能够促成一个血管新生环境，利于血管重建和DAVF发展。

其他后天获得性理论的提倡者强调，外伤或开颅术后这一疾病的出现源于靠近硬脑膜的动脉和其相应的静脉。[14,30]Pappas等报道了1例小DAVM在慢性硬膜下血肿引流后9d出现在靠近钻孔的部位。作者也报道了跨过脑膜凹槽的穿刺伤或颅骨骨折通常和这些区域的DAVM形成有关。靠近解剖结构上的血管路径有利于DAVM的发展，在这样的病例中，血管造影上有类似电车轨的表现。[30]

其他作者曾提出DAVM先天性起因的发病机制。[7,48,57-59]一些人提出如果当动脉和相应静脉彼此跨过时出现腔壁结构的缺陷，这些病变就可能由于永久存在的胚胎性静脉而出现，或在胚胎发育过程中出现。[7,57,59]Roland等描述过当某一硬脑膜静脉在组织结构上具有非常薄的腔壁时，就会伴有硬脑膜内动脉对静脉内腔的冲击。[48]其他人提出静脉窦营养血管的异常生长或许是罪魁祸首。[58]

总之，DAVM是多样化病变，以其复杂性、多变的部位，与不同静脉窦和（或）引流静脉

相关为特征。这些特征表明多重病因和病理生理学进程在 DAVM 的生长和发展上起作用。

分　型

参考发展历史，DAVM 的分型对于拟定治疗方案非常有用。最初的分型模式很粗糙，仅指出解剖部位（如横窦 – 乙状窦区 DAVM、海绵窦区 DAVM、矢状窦区 DAVM）。毫无疑问，能够阐明起源或病变的自然史同时又可帮助选择治疗方案的重要特征被漏掉了。分型方案要确保能够整合来自诊断性血管造影的数据[9,60,61]（表 28.2）。

Djindjian 等制订了一个最广泛应用的专门针对 DAVM 的分型系统。[61] 在这个模式中，DAVM 被分成了 4 个主要类型：Ⅰ 型 DAVM 具有正常的正向引流进入静脉窦或脑膜静脉；Ⅱ 型病变引流入静脉窦，伴有返流进入邻近的静脉窦或皮层静脉；Ⅲ 型 DAVM 引流入皮层静脉，这一反向充盈的结果是引起脑静脉充血；Ⅳ 型 DAVM 流空直接进入静脉池（静脉湖或静脉膨大）。基于其研究结果，作者报道了 Ⅰ 型 DAVM 是良性的，而此后每一型都具有逐渐增加的侵害性表现。根据 Djindjian 的 DAVM 分型，一些作者分析了 DAVM 的特征，努力来预判其出血的发生或其他特殊的神经系统并发症。[8,62-64]

随着更复杂的血管内治疗手段的发展，预判侵害性病变的表现变得更简单易行。选择一种正确的治疗方式具有高度的确定性。基于 Djindjian 等提出的分型系统，Cognard 及同事制定了一项改良分型方案把 DAVMs 分为 5 型，[9] 只按照病变的引流方式来分型。Ⅰ 型 DAVM 具有正常正向的血流进入所累及的硬脑膜静脉窦。Ⅱ 型病变以所累及的硬脑膜静脉窦内异常的静脉血流方向为特点。这型病变可被进一步分成 3 个亚型：Ⅱa 型 DAVM 具有反向血流单独进入一个或几个静脉窦；Ⅱb 型 DAVM 反向引流只进入皮层静脉；Ⅱc 型 DAVM 反向引流进入多个静脉窦和皮层静脉。Ⅲ 型病变直接引流进入一根皮层静脉或没有扩张的静脉群。然而Ⅳ型病变引流进入皮层静脉群，伴扩张静脉直径 >5mm 和 3 倍于引流静脉管径。Ⅴ 型 DAVM 引流进入髓周静脉群（图 28.3~ 图 28.6）。笔者比较了他们的分型和患者的结果并总结如下：Ⅰ 型 DAVM 是良性的，不需要治疗，除非对症处理；Ⅱa 型病变推荐动脉入路栓塞治疗；Ⅱb 和 Ⅱc 型 DAVM 最好经动脉静脉联合入路栓塞治疗；比较有侵害性的Ⅲ 到 Ⅴ 型 DAVM 通常需要血管内和手术两种治疗方式结合，经动脉和偶尔的经静脉栓塞被用来充分闭塞病变，联合手术来确保危险的皮层静脉引流并不出现并发症。

另一种分型系统基于静脉解剖，也没有其他系统那么复杂，由 Borden 及其同事提出。[60]

表 28.2　不同的硬脑膜动静脉瘘分型方案

类型	Djindjian	Cognard	Borden
Ⅰ	正常正向血流入硬脑膜静脉窦	正常正向血流入硬脑膜静脉窦	直接引流入静脉窦或脑膜静脉
Ⅱ	引流入静脉窦伴返流入邻近静脉窦或皮层静脉	a. 反向血流入静脉窦 b. 只反向充盈皮层静脉 c. 反向引流入静脉窦和皮层静脉	引流入硬脑膜静脉窦或脑膜静脉伴反向引流入蛛网膜下腔静脉
Ⅲ	引流入皮层静脉伴返流	直接引流入皮层静脉伴返流	引流入蛛网膜下腔静脉不累及硬脑膜静脉窦或脑膜静脉
Ⅳ	引流入静脉池（湖）	直接引流入皮层静脉伴静脉膨大 >5mm 和管径 3 倍于引流静脉	
Ⅴ		引流入髓周静脉群	

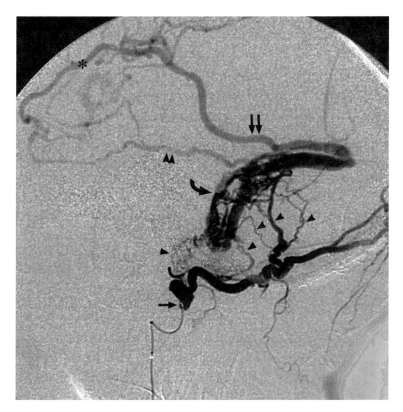

图28.3 72岁患者患有横窦区DAVM（Cognard Ⅱb型）伴血栓和反向皮层引流，表现为言语障碍、左侧局部蛛网膜下腔出血和颞部水肿。侧位微导管数字减影造影，导管头端位于左侧枕动脉（箭号）。许多经骨的供血动脉（箭头）进入远端左侧横窦区域，在远端被堵塞，伴有不规则的轮廓以及与血栓一致的充盈缺损（弯箭号）。反向血流经岩上窦（双箭头）和皮层再经Labbe下吻合静脉（双箭号）到侧裂静脉（星号）

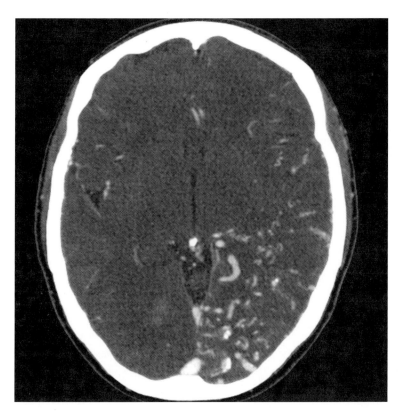

图28.4 计算机断层血管成像显示了一例（左侧横窦区）高等级硬脑膜动静脉瘘（Cognard Ⅳ型），扩张的左侧顶枕部皮质和髓质静脉的强化

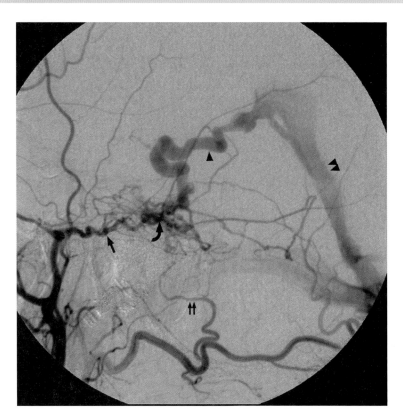

图 28.5　左侧小脑幕切迹的硬脑膜动静脉瘘（Cognard Ⅲ 型）（弯箭号）由左侧脑膜中动脉穿支（箭号）和左侧枕动脉的经骨穿支（双箭号）供血。静脉引流前向通过 Rosenthal 基底静脉（箭头）和直窦（双箭头）。通常，这种瘘不通过颈内动脉海绵窦段（未显示）的幕缘动脉供血

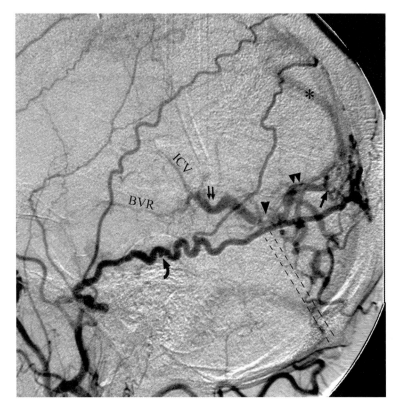

图 28.6　43 岁的高等级硬脑膜动静脉畸形（Cognard 型）引起的深静脉引流，伴有记忆力减退和双侧内侧丘脑梗死。扩大的中脑膜动脉伴血流相关动脉瘤（弯箭号），向动脉化的持续性／再开通的镰状窦（双箭头）提供多个会聚供血器（箭号），逆行血流通过狭窄的（箭头）与直窦交界，直窦远端闭塞（虚线）。血流进入深部静脉：大脑大静脉（双箭头）、大脑内静脉（ICV）、罗森塔基底静脉（BVR），解释了丘脑静脉梗死的原因。瘘管也通过皮层浅静脉流入上矢状窦（星号）

这一系统只有 3 型。Ⅰ 型病变直接经静脉窦和硬脑膜静脉引流。Ⅱ 型病变经静脉窦或硬脑膜静脉引流，并反向引流进入软脑膜静脉。Ⅲ 型病变只有软脑膜静脉引流，不伴有静脉窦和硬脑膜静脉引流。Cognard 和 Borden 的分型体制在 Davies 等发表的 102 例 DAVM 的研究中被证实。[62] 另一种被很好认识的体制是 Barrow 的颈动脉海绵窦瘘的分型系统。[65] 与以往的系统相反，该系统强调了动脉供血的形式和处理策略的指导。

结 论

通常来说 DAVM 是少见的、多变的、复杂的病变。几种病因学曾被阐述，许多试图解释其病理生理学的理论曾被报道，尽管如此，DAVM 形成和发展的真正机制尚未完全阐明。依据其部位和更重要的静脉动力学，这些病变可以良性的自然病史为特点，或表现为伴有不良结果的侵害性特征。几种分型系统曾被建立来预判其表现和选择正确的处理方法。完全去除软脑膜引流是确保患者安全的正确治疗方案和根除后期出血风险的必然方式。当遇到具有挑战性的病变，正确选择患者，求助于有经验的、包括多学科的脑血管专业团队是良好结果的保证。

关键点

- 硬脑膜动静脉瘘自然病史中需要考虑的最重要特点是皮层静脉引流的存在。
- 除了先天性和后天性缺陷，硬脑膜动静脉瘘可能出现于组织缺氧引起的静脉高压联合预先存在的生理性分流之后。
- 根据本章描述的不同方案，有助于对 DAVM 进行分型。

参考文献

[1] Houser OW, Campbell JK, Campbell RJ, et al. Arteriovenous malformation affecting the transverse dural venous sinusan acquired lesion. Mayo Clin Proc, 1979, 54(10): 651–661

[2] Sundt TM Jr, Piepgras DG. The surgical approach to arteriovenous malformations of the lateral and sigmoid dural sinuses. J Neurosurg, 1983, 59(1):32–39

[3] Sachs E. The diagnosis and treatment of brain tumors. London: Kimpton, 1931:168–171

[4] Dion J. Dural arteriovenous malformations: definition, classification, and diagnostic imaging//Awad IA, Barrow DL. Dural Arteriovenous Malformations. Park Ridge, IL: AANS, 1993:1–21

[5] Grady MS, Pobereskin L. Arteriovenous malformations of the dura mater. Surg Neurol, 1987, 28(2):135–140

[6] Mahmood A, Malik GM. Dural arteriovenous malformations of the skull base. Neurol Res, 2003, 25(8):860–864

[7] Newton TH, Cronqvist S. Involvement of dural arteries in intracranial arteriovenous malformations. Radiology, 1969, 93(5): 1071–1078

[8] Awad IA, Little JR, Akarawi WP, et al. Intracranial dural arteriovenous malformations: factors predisposing to an aggressive neurological course. J Neurosurg, 1990, 72(6):839–850

[9] Cognard C, Gobin YP, Pierot L, et al. Cerebral dural arteriovenous fistulas: clinical and angiographic correlation with a revised classification of venous drainage. Radiology, 1995, 194(3):671–680

[10] Kataoka K, Taneda M. Angiographic disappearance of multiple dural arteriovenous malformations. Case report. J Neurosurg, 1984, 60(6):1275–1278

[11] Kuwayama N, Takaku A, Nishijima M, et al. Multiple dural arteriovenous malformations. Report of two cases. J Neurosurg, 1989, 71(6):932–934

[12] Friedman AH. Etiologic factors in intracranial dural arteriovenous malformations//Awad IA, Barrow DL. Dural Arteriovenous Malformations. Park Ridge, IL: AANS, 1993:35–47

[13] Fermand M, Reizine D, Melki JP, et al. Long term follow-up of 43 pure dural arteriovenous fistulae (AVF) of the lateral sinus. Neuroradiology, 1987, 29(4):348–353

[14] Aminoff MJ, Kendall BE. Asymptomatic dural vascular anomalies. Br J Radiol, 1973, 46(549):662–667

[15] Bitoh S, Sakaki S. Spontaneous cure of dural arteriovenous malformation in the posterior fossa. Surg Neurol, 1979, 12(2): 111–114

[16] Magidson MA, Weinberg PE, Spontaneous closure of a dural

arteriovenous malformation. Surg Neurol, 1976, 6(2): 107–110

[17] Olutola PS, Eliam M, Molot M, et al. Spontaneoos regression of a dural arteriovenous malformation. Neurosurgery, 1983, 12(6):687–690

[18] Pritz MB, Pribram HF. Spontaneous closure of a high-risk dural arteriovenous malformation of the transverse sinus. Surg Neurol, 1991, 36(3):226–228

[19] Enker SH. Progression of a dural arteriovenous malformation resulting in an intracerebral hematoma. A case report. Angiology, 1979, 30(3):198–204

[20] Fardoun R, Adam Y, Mercier P, et al. Tentorial arteriovenous malformation presenting as an intracerebral hematoma. Case report. J Neurosurg, 1981, 55(6):976–978

[21] Tanaka A, Fukushima T, Tomonaga M. Intracerebral hematomas in cases of dural arteriovenous malformation and carotid-cavernous fistula. Surg Neurol, 1986, 25:557–562

[22] Brown RD Jr, Wiebers DO, Nichols DA. Intracranial dural arteriovenous fistulae: angiographic predictors of intracranial hemorrhage and clinical outcome in nonsurgical patients. J Neurosurg, 1994, 81(4):531–538

[23] Duffau H, Lopes M, Janosevic V, et al. Early rebleeding from intracranial dural arteriovenous fistulas: report of 20 cases and review of the literature. J Neurosurg, 1999, 90(1): 78–84

[24] Chaudhary MY, Sachdev VP, Cho SH, et al. Dural arteriovenous malformation of the major venous sinuses: an acquired lesion. AJNR Am J Neuroradiol, 1982, 3(1):13–19

[25] Dennery JM, Ignacio BS. Post-traumatic arteriovenous fistula between the external carotid arteries and the superior longitudinal sinus: report of a case. Can J Surg, 1967, 10(3): 333–336

[26] Feldman RA, Hieshima G, Giannotta SL, et al. Traumatic dural arteriovenous fistula supplied by scalp, meningeal, and cortical arteries: case report. Neurosurgery, 1980, 6(6): 670–674

[27] Halbach VV, Higashida RT, Hieshima GB, et al. Dural fistulas involving the cavernous sinus: results of treatment in 30 patients. Radiology, 1987, 163(2): 437–442

[28] Ishikawa T, Houkin K, Tokuda K, et al. Development of anterior cranial fossa dural arteriovenous malformation following head trauma. Case report. J Neurosurg, 1997, 86(2):291–293

[29] Nabors MW, Azzam CJ, Albanna FJ, et al. Delayed postoperative dural arteriovenous malformations. Report of two cases. J Neurosurg, 1987, 66(5): 768–772

[30] Pappas CT, Zabramski JM, Shetter AG. Iatrogenic arteriovenous fistula presenting as a recurrent subdural hematoma. Case report. J Neurosurg, 1992, 76(1): 134–136

[31] Watanabe A, Takahara Y, Ibuchi Y, et al. Two cases of dural arteriovenous malformation occurring after intracranial surgery. Neuroradiology, 1984, 26(5):375–380

[32] Mironov A. Pathogenetical consideration of spontaneous dural arteriovenous fistulas (DAVF). Acta Neurochir (Wien), 1994, 131(1–2):45–58

[33] Lamas E, Lobato RD, Esperarza J, et al. Dural posterior fossa AVM producing raised sagittal simus pressure. Case report. J Neurosurg, 1977, 46(6):804–810

[34] Brismar J, Lasjaunias P. Arterial supply of carotid-cavernous fistulas. Acta Radiol Diagn (Stockh), 1978, 19(6):897–904

[35] Debrun GM, Viñuela F, Fox AJ, et al. Indications for treatment and classification of 132 carotid-cavernous fistulas. Neurosurgery, 1988, 22(2):285–289

[36] Coley SC, Pandya H, Hodgson TJ, et al. Endovascular trapping of traumatic carotid-cavernous fistulae. AJNR Am J Neuroradiol, 2003, 24(9):1785–1788

[37] Low HL, Sawlani V, Redfern RM. Carotid-cavernous fistula after blunt trauma to the neck. Br J Neurosurg, 2006, 20(4): 254–256

[38] Skipworth J, Beary K, Gibbons C. Carotid-cavernous sinus fistula: delayed diagnosis following road traffic accident. Ann R Coll Surg Engl, 2007, 89(8):W9–11

[39] Fox R, Pope FM, Narcisi P, et al. Spontaneous carotid cavernous fistula in Ehlers Danlos syndrome, J Neurol Neurosurg Psychiatry, 1988, 51(7):984–986

[40] Schievink WI, Piepgras DG, Earnest F IV, et al. Sponta-neous carotid-cavernous fistulae in Ehlers-Danlos syndrome type IV. Case report. J Neurosurg, 1991, 74(6):991–998

[41] Hieshima GB, Cahan LD, Mehringer CM, et al. Sponta-neous arteriovenous fistulas of cerebral vessels in association with fibromuscular dysplasia. Neurosurgery, 1986, 18(4): 454–458

[42] Rosenthal AK, Rowe JM. Lymphomatoid granulomatosis associated with a carotid sinus fistula: response to cytotoxic therapy. Am J Med, 1987, 83(2):381–382

[43] Schievink WI, Piepgras DG. Cervical vertebral artery aneurysms and arteriovenous fistulae in neurofibromatosis type 1: case reports. Neurosurgery, 1991, 29(5):760–765

[44] de Campos JM, Ferro MO, Burzaco JA, et al. Spontaneous carotid-cavernous fistula in osteogenesis imperfecta. J Neurosurg, 1982, 56(4):590–593

[45] Awad IA. Intracranial dural arteriovenous malformations// Wilkins RH, Rengachary SS. Neurosurgery. 2nd ed. New York, NY: McGraw-Hill, 1996, 2: 2519–2527

[46] Kerber CW, Newton TH. The macro and microvasculature of the dura mater. Neuroradiology, 1973, 6(4):175–179

[47] Karaganov YL, Kerdivarenko NV, Levin V. Microangiologie. Moscou, 1982

[48] Roland J, Bernard C, Bracard S, et al. Microvascularization of the intracranial dura mater. Surg Radiol Anat, 1987, 9(1): 43–49

[49] Herman JM, Spetzler RF, Bederson JB, et al. Genesis of a dural arteriovenous malformation in a rat model. J Neurosurg, 1995, 83(3): 539–545

[50] Terada T, Higashida RT, Halbach VV, et al. Development of acquired arteriovenous fistulas in rats due to venous hypertension. J Neurosurg, 1994, 80(5):884–889

[51] Bederson JB. Pathophysiology and animal models of dural arteriovenous malformations//Awad IA, Barrow DL. Dural Arteriovenous Malformations. Park Ridge, IL: AANS, 1993:23–33

[52] Lawton MT, Jacobowitz R, Spetzler RF. Redefined role of angiogenesis in the pathogenesis of dural arteriovenous malformations. J Neurosurg, 1997, 87(2):267–274

[53] Hamada Y, Goto K, Inoue T, et al. Histopathological aspects of dural arteriovenous fistulas in the transverse-sigmoid sinus region in nine patients. Neurosurgery, 1997, 40(3):452–456, discussion 456–458

[54] Nishijima M, Takaku A, Endo S, et al. Etiological evaluation of dural arteriovenous malformations of the lateral and sigmoid sinuses based on histopathological examinations. J Neurosurg, 1992, 76(4):600–606

[55] Zhu Y, Lawton MT, Du R, et al. Expression of hypoxia-inducible factor-1 and vascular endothelial growth factor in response to venous hypertension. Neurosurgery, 2006, 59(3):687–696, discussion 687–696

[56] Gao P, Zhu Y, Ling F, et al. Nonischemic cerebral venous hypertension promotes a pro-angiogenic stage through HIF-1 downstream genes and leukocyte-derived MMP-9. J Cereb Blood Flow Metab, 2009, 29(8):1482–1490

[57] Kune Z, Bret J. Congenital arterio-sinusal fistulae. Acta Neurochir (Wien), 1969, 20(2):85–103

[58] Robinson JL, Sedzimir CB. External carotid-transverse sinus fistula. Case report. J Neurosurg, 1970, 33(6): 718–720

[59] Vidyasagar C. Persistent embryonic veins in the arteriovenous malformations of the dura. Acta Neurochir (Wien), 1979, 48(3–4): 199–216

[60] Borden JA, Wu JK, Shucart WA. A proposed classification for spinal and cranial dural arteriovenous fistulous malformations and implications for treatment. J Neurosurg, 1995, 82(2): 166–179

[61] Djindjian R, Merland JJ, Theron J. Superselective arteriography of the external carotid artery//Djindjian R, Merland JJ, Theron J. New York, NY: Springer-Verlag, 1977:606–628

[62] Davies MA, TerBrugge K, Willinsky R, et al. The validity of classification for the clinical presentation of intracranial dural arteriovenous fistulas. J Neurosurg, 1996, 85(5):830–837

[63] Lasjaunias P, Chiu M, ter Brugge K, et al. Neurological manifestations of intracranial dural arteriovenous malformations. J Neurosurg, 1986, 64(5):724–730

[64] Malik GM, Pearce JE, Ausman JI, et al. Dural arteriovenous malformations and intracranial hemorrhage. Neurosurgery, 1984, 15(3):332–339

[65] Barrow DL, Spector RH, Braun IF, et al. Classification and treatment of spontaneous carotid-cavernous sinus fistulas. J Neurosurg, 1985, 62(2):248–256

第 29 章　硬脑膜动静脉瘘的治疗

Y. Jonathan Zhang, Ferdinand K. Hui, C. Michael Cawley, Frank C. Tong, Jacques E. Dion

熟知的硬脑膜动静脉分流（dural arteriovenous shunt, DAVS）包括硬脑膜动静脉畸形（AVM）和硬脑膜动静脉瘘（DAVF）。[1,2] 尽管一些人认为"畸形"这个词语表示了一种进展性异常，"瘘"表示了一种获得性分流，其他人则坚信区别上更多是基于结构基础，"瘘"是指单发的孔，而"畸形"表示了血管巢的存在。最近的词语"硬脑膜动静脉分流"排除了这种争论，它通过强调病理性分流的存在联合了两个词语。

DAVS 仅仅出现在硬脑膜的范畴内，通常在静脉窦的壁内或接近。DAVS 作为一个真正的病理解剖学实体，在过去 20 年其病理生理学和临床表现被逐渐阐明后才获得广泛的认识。DAVS 不仅只在血管造影上表现独特，也有很宽泛的症状表现，其自然病史可以从具有自愈倾向的良性表现，到具有危及生命的颅内出血风险、癫痫或进展性神经功能下降的高度侵害性表现。过去的 20 年也见证了血管内技术作为 DAVF 治疗手段在以下方面的进展：安全性、技术可行性和结果持续改进性。这些技术的效果、风险和并发症也随着治疗经验和材料工艺的进步经历着不断地再评估。本章回顾血管内治疗常见颅内 DAVS 的相关解剖、适应证、一般原则、操作技术和结果。

颅内硬脑膜动静脉分流的分型

根据部位、血流动力学和静脉引流方式对 DAVS 进行分型。[3-6] 硬脑膜动静脉瘘的症状主要与脑、脊髓或眶周的正常静脉引流紊乱有关，[7] 这与静脉引流的方向相关联。Borden 等拟定了一套简单、被广泛接受的分型体制。[3] Borden Ⅰ 型 DAVS 仅通过静脉窦或脑膜静脉引流。Ⅱ 型 DAVS 通过静脉窦、脑膜静脉和反流入软脑膜静脉引流。Ⅲ 型 DAVS 仅通过软脑膜静脉引流。具有软脑膜静脉引流的 DAVS（Borden Ⅱ 型和 Ⅲ 型）与侵害性自然病史和出血以及进展性神经功能并发症的高发生率有关。[8] 那些仅通过静脉窦引流的 AVF（Borden Ⅰ 型）具有良性的自然病史。[9] 认识到 DAVS 是血流动力学疾病以及进展方向不可预料很重要，根据病变部位血流可能增加或减少、甚至消失，或者由于静脉血栓、静脉病变或静脉窦血栓（这是被广泛接受的 DAVS 进展和进化的启动因素）而重新改变其静脉引流路线。[10,11] 实际上，尽管颅内杂音和症状的缓解提示对动静脉分流有利的自发性血栓形成，但也反映了进一步的静脉窦血栓形成伴随反流性软脑膜静脉引流的进展，使患者处于出血、梗死和癫痫的风险显著增高。

尽管 DAVS 的分型是基于与自然病史相关性很好的静脉引流，但是当考虑症候学和治疗策略时，分型也要基于分流部位。回顾 377 例 DAVS 的分布和临床进程的文献，Awad 等 [12] 发现 62.6% 位于横窦 - 乙状窦区域，11.9% 位于海绵窦区域，8.4% 位于小脑幕切迹，7.4% 位于上矢状窦区域，5.8% 位于前颅凹区域，3.7% 位于外侧裂区域。侵害性表现对良性表现的比率是横窦－乙状窦部位1∶8.8，海绵窦部位1∶6.5，小脑幕切迹部位31∶1，上矢状窦部位1∶1，前颅凹部位2.1∶1，外侧裂部位2.5∶1。侵害性表现的存在（大多数导致卒中、出血、癫痫、痴呆和失明）通常与返流性皮层静脉引流的存在有关，这和Borden等的发现相仿。[2,3]

病理生理学和自然病史

虽然前面的章节已经很好地描述了DAVS的病理生理学和自然病史，但是对其做一简要总结还是很有必要的。血管树是不同寻常的动力学系统，可以调整很多重塑、改变血流的正常和异常因素。作为静脉高压的结果，正常硬脑膜动静脉沟通的出现可以使血管扩张或血流方向逆转。无论先天性还是获得性，静脉异常都被证实与DAVS有关，包括发育不全、狭窄和部分和（或）完全血栓形成。这样的血流限制会由于其他激素性和代谢性因子而进一步复杂化，最终导致原来的正常通道进入不正确的重塑进程，进而形成病理性DAVS。[11]因为颅内静脉系统没有静脉瓣，具有潜在的双向性，随着病变进展，静脉高压会使得正常皮层引流淤滞，引起血流逆转和静脉曲张形成。软脑膜静脉高压是显著的神经系统并发症包括痴呆的根源。[10]

Davies等[8,9]研究了良性（Borden Ⅰ型）和侵害性（Borden Ⅱ型和Ⅲ型）DAVS的自然病史。只有2%的未治疗的Ⅰ型DAVS患者表现为出血和进展性神经功能缺失。相比之下，39%的Ⅱ型和79%的Ⅲ型患者表现出侵害性症状。未经治疗，81%的Borden Ⅰ型DAVS患者症状改善或自愈。可是，未经治疗的Borden Ⅱ型和Ⅲ型病变患者颅内出血发生率是每患者·年19.2%，非出血性神经功能缺失发生率是每患者·年10.2%，死亡率是每患者·年19.3%。更加令人

不安的是，具有持续反流性软脑膜静脉引流的患者即使进行了部分栓塞，还是有18%复发颅内出血或新的神经功能缺失。[8,9,13]因此，反流性软脑膜静脉引流的存在是侵害性颅内DAVS和有害自然进程的决定性诊断要素。

临床特征

DAVS的症状继发于静脉血流的动脉化和脑实质内和（或）眶内的静脉高压。如果瘘的流量低，并且具有很好的静脉出路，除了靠近颞骨的杂音，DAVS可以没有其他症状。随着来自瘘的渐进性分流的进展，静脉高压和淤滞的额外症状以及并发症才表现出来。在海绵窦和眼眶区域，局灶体征和症状构成了主要的临床特征。在其他部位，症状会比较普通。当高流量的瘘逐步进展，颅内压增高会伴随相关症状性的头痛、视盘水肿、类似脑内假瘤的出现。当出现皮层静脉动脉化，脑实质内和（或）蛛网膜下腔出血的风险相当高。[4,6,7,10,12]少见症状是扩张静脉表现出占位效应，尤其在功能结构密集的部位，例如接近脑干和颅神经的后颅凹。[14]

高流量的瘘若广泛地通过软脑膜静脉引流，其临床症状就与静脉高压、脑实质缺血和充血有关，进而引起神经胶质增生和坏死，患者会表现出癫痫、痴呆或其他局灶性神经功能缺失。[15-18]更令人感兴趣的是，少见的枕骨大孔区DAVS出现反流性软脑膜静脉，再通过低相关性的髓静脉以及脊髓静脉引流，这些静脉丛的高压可能引起瘘以下许多节段水平的神经功能缺失性脊髓病。[19-21]

硬脑膜动静脉瘘治疗方式选择和适应证的概述

在针对DAVS介入处理之前，应当进行全面的血管造影评估，这是为了判定动静脉分

流的部位和动脉血供，并且通过瘘的血流特征以及静脉引流，来判定皮层静脉、静脉窦和正常脑组织引流是否有血栓的存在及其程度。一旦这些特征被判定，临床医生就可以拟定许多DAVS的治疗方案。考虑到其高度多变的临床表现、自然病史和解剖原因，对于所有的DAVS没有概括出一种特定的治疗方案。一般来说，DAVS的治疗方式包括定期观察，颈动脉压迫、血管内经动脉和（或）经静脉栓塞以及显微外科阻断。对于许多病例定期观察是可行的，并且比尝试病变根除要更安全。在其他情况下，可以考虑姑息治疗，目的在于控制相关症状，如疼痛、眼肌麻痹或搏动性耳鸣。对于一些患者，继发表现如颅内压增高和视盘水肿，可能比DAVS本身更需要紧急处理。当存在高风险的侵害性临床表现时，针对特定的DAVS通过多种方式根除病变是明确的治疗方案。对于每个病例，治疗策略一定是高度个体化的。立体定向放射治疗作为一些DAVS的治疗方式曾被报道，[22]可是经验依旧有限，有必要详细描述最佳的射线剂量、反应时程、病变根除的有效性以及邻近病变的重要神经结构的放射安全防护。

非侵袭性方法包括观察和颈动脉压迫，适用于没有侵害性的临床或血管造影特征（例如反流性软脑膜静脉引流）的病变。严密的临床随访在这些治疗策略中尤为重要，应当教导患者来报告他们症状上任何显著的变化。正如前面所提及，症状上的变化应当仔细评估，以便于发现软膜静脉引流，可使用增强核磁共振扫描（MRI），必要时可行导管血管造影。一旦发现侵害性静脉引流方式形成，强烈推荐血管内治疗或手术干预。

随着经验和技术的进步，血管内治疗的安全性高且结果良好，越来越多地被用来治疗颅内DAVS。一些病变具有大量众多通路来的供血动脉，特别是当这些供血动脉直径很小并且由软膜主干直接发出时，单纯经动脉栓塞治疗这些病变的效果就很有限，[23-25] 这种情况通常见于小

脑幕切迹和前颅凹的病变。随着血管内治疗技巧的提高，一些DAVS能够通过经动脉途径栓塞治愈，即将微导管楔入供血动脉内，用组织降解产物血管内用胶注入病变静脉端。液体栓塞剂，如n-丁基氰基丙烯酸酯（n-BCA）和乙烯-乙烯醇共聚物（Onyx，ev3Neurovascular，Irvine，CA），在深入瘘口部位和永久堵塞分流上是相当有效的。另外，应当避免在供血动脉内使用弹簧圈，因为这样很少能够治愈病变，不仅阻断了以后的动脉通路，又形成了新的供血侧支，并且导管难以通过这些侧支到达瘘口。

许多经动脉栓塞的"血管内治愈"应当是暂时性的，因为病变可以血管再通或者又有替代的动脉供血。经静脉栓塞，尤其是联合经动脉辅助性栓塞来减少瘘性流入血流，已成为血管内治疗颅内DAVS的推荐方式。[24-27] 只有能够清楚辨认病变的静脉引流池与正常脑组织的静脉引流区，并且微导丝-微导管系统能够到达病变时，经皮穿刺静脉入路治疗颅内DAVS的方式才能进行。如果经静脉栓塞被限制于刚刚远离瘘口的静脉出口，并且瘘的功能性引流可被保留，那么应用铂金弹簧圈或液体栓塞剂的栓塞治疗是安全有效的。可是，一旦静脉出口的血流堵塞，动静脉分流本身尚未根除，就会引起其他通路的静脉高压，最终引发出血或临床症候群的恶化。[26,28,29] 如果血管内治疗失败或技术上不可行，可以进行开放性显微外科瘘口阻断术。有时，当静脉入路因为严重的狭窄而变得复杂，或由于窦的多节段堵塞造成静脉池的孤立，直接手术暴露静脉窦可以为血管内根除某些DAVS提供静脉入路直接栓塞静脉窦。

硬脑膜瘘的局部解剖学
横窦和乙状窦 DAVS

横窦/乙状窦DAVS（图29.1）的典型供血来自颈外动脉、颈内动脉和椎动脉的多重脑膜分支。如果没有静脉流出道限制，患者常常只

表现出杂音。一旦静脉流出道限制源于静脉窦血栓和狭窄，反流性皮层静脉逆流就会出现，进而导致出血或神经功能症状。血管内治疗技术的改进，以及对该病变病理生理学认识的提高使治疗方式多样化。这些病变的血管内治疗可以经动脉、经静脉或联合入路方式进行，有较高的完全根治率。经动脉栓塞适用于小病变，因为可以保证窦的通畅，这种方法常常也适用于由于瘘口远近端窦的血栓形成使皮层静脉引流进入孤立窦的病变。对于多支供血动脉和多发瘘口的多数病变，经静脉或联合入路是适用的，因为单纯经动脉栓塞难以达到完全治愈。[24,28]

当计划经静脉栓塞时，必须确认和避免堵塞从颞叶和小脑进入窦的正常静脉引流，尤其当计划堵塞很长一段窦时要特别注意。一旦确认堵塞窦可行，闭塞窦的技术就简单了。即使远端的窦在造影下看不到，通过对侧的窦或窦的透明（血栓的）部分小心地使用导丝和导管操控通常都可以到达瘘口部位。如果堵塞窦不可行，联合入路方式可以尝试，经静脉堵塞可到达的窦的部分，经动脉栓塞残留的瘘。应用支架开通堵塞的窦改变从皮层静脉到窦的静脉引流方向，联合额外的经动脉栓塞来减少分流血流量的方式曾被报道。[30,31]可是支架开通窦的长期的通畅率尚未可知。

海绵窦 DAVS

海绵窦 DAVS（图 29.2）在血管构造上高度多变，这反应在临床症状和表现上的多样性，这种多样性也影响着治疗策略。瘘口可以是单侧的，也可以是双侧的。瘘可以接受单侧或双侧来自颈内动脉（ICA）或颈外动脉（ECA）或颈内、颈外动脉硬脑膜穿支的血供，引流也可以是单侧的或双侧的。静脉引流的出口反映了海绵窦本身的出口。引流可以是任何一种方式或多种方式的混合：向前进入眼静脉系统，向后进入岩窦，侧方向上进入侧裂静脉，向下经卵圆孔进入翼静脉丛，中间经海绵间窦到对侧

海绵窦等。引流静脉的血栓形成很常见，相应症状和临床表现与静脉引流的方式密切相关。眼静脉充血能引起突眼、球结膜水肿、结膜充血、眼外肌活动受限、眼压增高、出血，以及由于视神经或视网膜/脉络膜功能紊乱引发的视野缺损。由于眼静脉或海绵窦进展性血栓形成，可导致眼眶充血和眼内压增加，急性眼部或眼眶问题的恶化或自发出现或在治疗后出现。如果 DAVS 被堵塞了，这样的情况一般是有自限性的，保存视力的支持手段是必需的，万一出现自发性症状恶化，急诊脑血管造影应当进行，目的在于堵塞相应的瘘和缓解静脉高压。岩下窦的引流可引起颅神经症状和搏动性耳鸣。任何返流性软脑膜静脉引流都使患者处于颅内出血和非出血性神经功能并发症的双重风险。

症状轻微并且没有皮层静脉引流的海绵窦DAVS 可以通过对侧手动压迫颈动脉、药物治疗和定期观察来处理，通常会导致瘘的血栓形成和自愈。在开始手动压迫颈动脉之前最重要的是确认没有颈动脉狭窄。血管内治疗手段是处理海绵窦 DAVS 的主要方式。栓塞可以经动脉、经静脉或联合入路进行。如果大多数的供血动脉来自颈外动脉系统，尽管经动脉栓塞也是合理的备选治疗方案，但一旦血管内治疗方案被确认，还是推荐经静脉栓塞的治疗方式。由于血管内治疗的成功率高，手术干预不再是必要的。但当血管内治疗失败时，手术阻断皮层引流静脉的起点简单易行有效。

在经动脉栓塞过程中，应当特别注意防止栓塞剂通过 ECA 和 ICA 的吻合血管进入脑部或眼部循环，避免伤及颅神经血供。[32]在某些情况下，例如年龄大、虚弱的不能耐受过多栓塞和全身麻醉的患者，部分栓塞治疗消除皮层静脉引流，减轻杂音或缓解颅神经功能紊乱是正确的。经静脉入路进入海绵窦时，即使诊断性造影看不到通路，导管进入岩下窦通常还是可行的。如果岩下窦堵塞，还有多个进入海绵窦

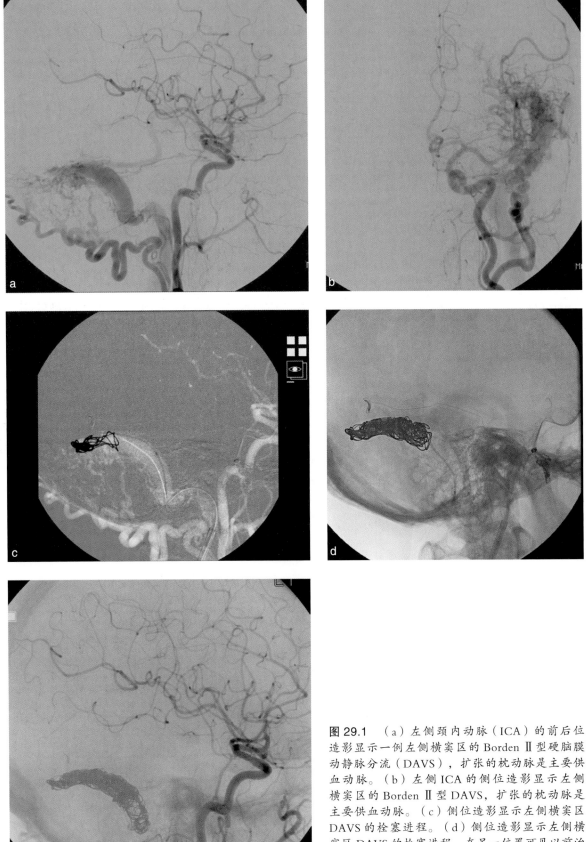

图 29.1 （a）左侧颈内动脉（ICA）的前后位
造影显示一例左侧横窦区的 Borden Ⅱ型硬脑膜
动静脉分流（DAVS），扩张的枕动脉是主要供
血动脉。（b）左侧 ICA 的侧位造影显示左侧
横窦区的 Borden Ⅱ型 DAVS，扩张的枕动脉是
主要供血动脉。（c）侧位造影显示左侧横窦区
DAVS 的栓塞进程。（d）侧位造影显示左侧横
窦区 DAVS 的栓塞进程。在另一位置可见以前治
疗的栓塞材料的存在。（e）侧位造影显示 DAVS
的治愈

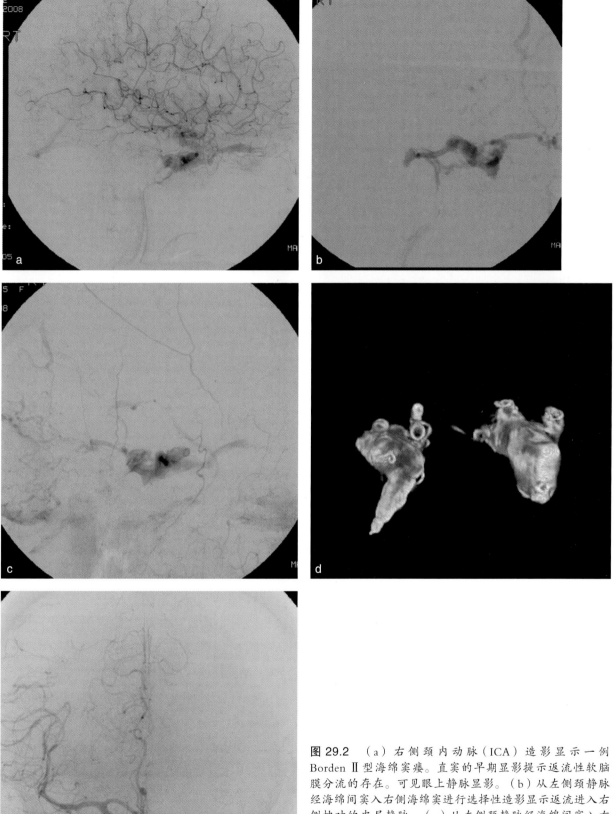

图 29.2 （a）右侧颈内动脉（ICA）造影显示一例 Borden Ⅱ型海绵窦瘘。直窦的早期显影提示返流性软脑膜分流的存在。可见眼上静脉显影。（b）从左侧颈静脉经海绵间窦入右侧海绵窦进行选择性造影显示返流进入右侧枕叶的皮层静脉。（c）从左侧颈静脉经海绵间窦入右侧海绵窦进行选择性造影显示返流进入右侧枕叶的皮层静脉，同时进入眼上静脉。（d）"白金海绵窦图像"。三维旋转血管造影显示了双侧海绵窦的弹簧圈成团的结构，伴有一枚弹簧圈横跨海绵间窦。（e）右侧颈动脉造影显示 Borden Ⅱ型海绵窦瘘的治愈

的其他静脉途径，包括经面静脉走眼上静脉，直接穿刺眼上静脉，[33]走眶上裂直接进海绵窦，[34,35]或开颅直接穿刺大脑中静脉、[36]岩静脉、[37]和海绵窦[38]。海绵窦的分隔使常规的经静脉栓塞变得困难。[39]首先堵塞海绵窦和皮层静脉的连接处很有必要，以免瘘的静脉引流直接进入软脑膜静脉。对于复杂的病变应当经动脉和经静脉联合栓塞。

小脑幕切迹 DAVS

小脑幕切迹 DAVS（图 29.3）显示了不良的自然病史。这些病变常常伴有反流性软脑膜静脉引流，通过中脑周围静脉系统进入 Galen 静脉，并且具有很高的出血风险。[32,40,41]正常情况下脑干结构通过静脉丛引流，静脉丛的静脉高压能够引起局灶性神经功能缺失。一般来说，来自众多脑膜动脉供血分支的过剩血液汇聚到小脑膜切迹的病理区域，大量动静脉沟通表现为反向的单纯分流。大量起自大脑后、小脑上动脉远端的供血分支和硬脑膜分支的管径较小，使经动脉栓塞难以进行。邻近缺乏较大的静脉窦使得经静脉入路同样困难。完全根治病变需要开放手术治疗，通常会联合颈外动脉分支的预先动脉栓塞。如果技术可行，治疗策略[42]推荐血管内方式。血管内治疗推荐经静脉方式，

但是如果临床医生能将微导管"楔入"供血动脉并注射液体栓塞剂通过瘘口处进入静脉端，经动脉入路也是可行的。如果血管内治疗有风险、不可行或失败时，建议手术治疗。在一项英文文献的 meta 分析中，[43]相比较单纯手术治疗（78%）或单纯血管内治疗（25%），联合治疗显示了最佳的病变根治成功率（89%）。

前颅凹 DAVS

前颅凹 DAVS 供血血管一般起自筛前或后动脉，镰前动脉很少见（图 29.4）。筛动脉通常是眼动脉的分支，伴有涉及视觉系统显著并发症风险的不能栓塞。这些病变的引流绝大多数通过软脑膜静脉通道，静脉扩张和动脉瘤的发生率非常高，进一步导致侵害性自然进程和颅内出血的风险也非常高。[44,45]因而，手术根治是治疗前颅凹 DAVS 的推荐方式。据文献报道手术干预的成功率超过 95%。[43]

上矢状窦 DAVS

涉及上矢状窦的 DAVS（图 29.5）通常接受双侧脑膜动脉血供，也有穿骨的头皮滋养血供和偶尔的大脑前动脉的软膜分支。这些瘘可以只表现为头痛，[46]但是由于皮层软脑膜静脉反流造成的静脉高压，常常会引起出血、难治性癫痫或痴呆。经动脉栓塞是供选择的治疗方式，

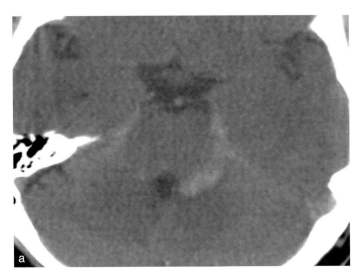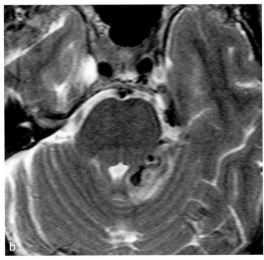

图 29.3 （a）CT 显示基底池和跨越左侧小脑蚓部的蛛网膜下腔出血。（b）磁共振影像显示左侧小脑幕区域跨越左侧小脑蚓部血流流空影

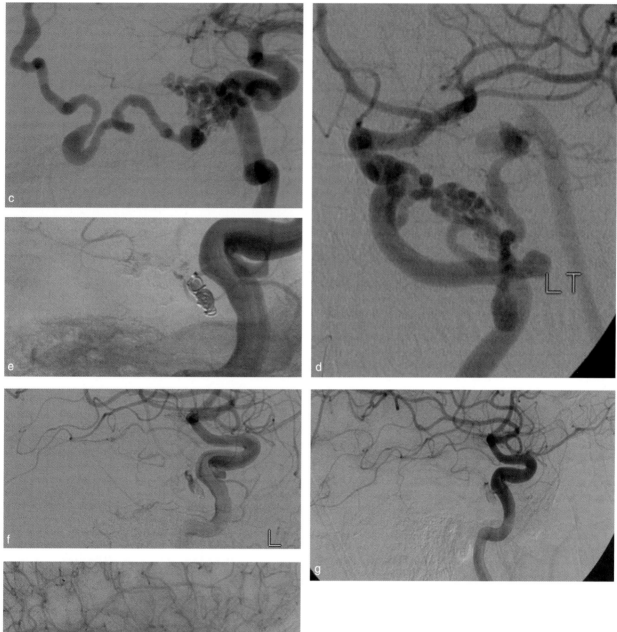

图 29.3 （续） （c）左侧颈内动脉（ICA）造影显示小脑幕硬脑膜动静脉分流，伴有弯弯曲曲的病灶，引流进入皮层静脉。（e，f）左侧 ICA 造影显示近端脑膜垂体干的弹簧圈，伴有极低的残留血流进入硬脑膜动静脉分流。（g）左侧 ICA 造影显示近端脑膜垂体干的弹簧圈。（h）应用氨基己酸（Hospira，Inc.，Lake Forest，IL）2d 后，分流彻底治愈

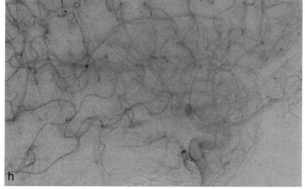

通常可治愈有限的病变。经静脉栓塞常常需要堵塞一段上矢状窦，因此治疗前必须仔细分析脑血管造影，判断正常脑组织侧支静脉引流的有效性。有时，需要辨认中线旁 DAVS 的静脉池，这样使经动脉或经静脉栓塞静脉池而保留主要的窦达到影像学治愈成为可能。微创手术阻断软脑膜静脉也可进行。[47-49] 术中脑血管造影有助于证明瘘的消除。

后颅凹各种异常分流

一些其他异常的瘘曾被描述，如边缘窦、

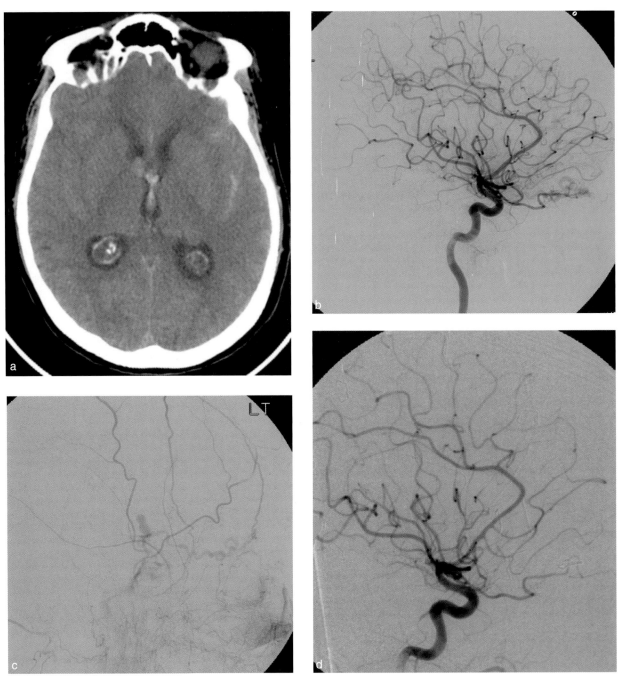

图 29.4 （a）CT 显示三脑室、右侧脑室和左侧外侧裂的蛛网膜下腔出血。（b）右侧颈内动脉（ICA）造影显示筛动脉供血的微弱分流。（c）动脉晚期时相右侧 ICA 造影显示中线的静脉性动脉瘤。（d）烧灼术后右侧 ICA 造影显示硬脑膜分流的治愈。尝试性经动脉栓塞未成功

舌下神经管（髁导静脉）和枕骨大孔的病变。涉及窦汇的 DAVS 的幼稚形态曾被描述。边缘窦 DAVS 的最大病例组[50] 显示了源于不同引流方式的多种临床表现，患者在治疗后表现出良好的进程，具有很高的治愈率。针对边缘窦的瘘常选择经静脉血管内治疗，这是推荐的主要治疗方式。

一些分流的供血动脉起自咽升动脉及其分支。对于不涉及神经脑膜主干的枕骨大孔（图 29.6）DAVS，经动脉栓塞是可行的治疗方案。

对于经神经脑膜主干供血的髁导静脉（穿经舌下神经管）以及边缘窦（图 29.7）DAVS，

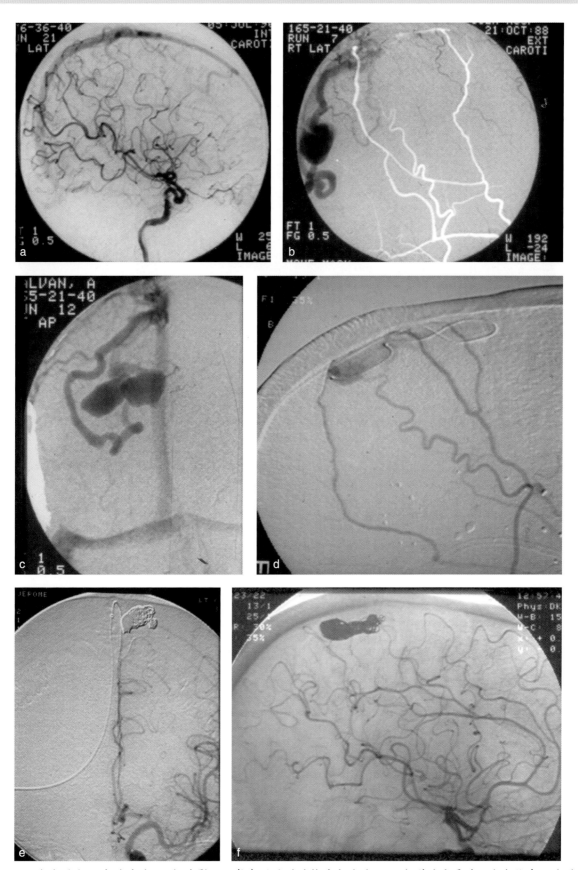

图 29.5 （a）右侧颈内动脉（ICA）造影显示复杂硬脑膜动静脉分流（DAVS）引流主要进入上矢状窦。（b）右侧颈外动脉（ECA）造影显示 DAVS 的 ECA 供血，引流进入静脉池，晚期时相（c）返回进入上矢状窦另一节段。（d）右侧 ECA 造影显示正在进行的矢状窦 DAVS 的静脉池栓塞。（e）左侧 ICA 造影显示没有更进一步的分流通过 DAVS。（f）右侧 ICA 侧位造影显示没有更进一步的分流

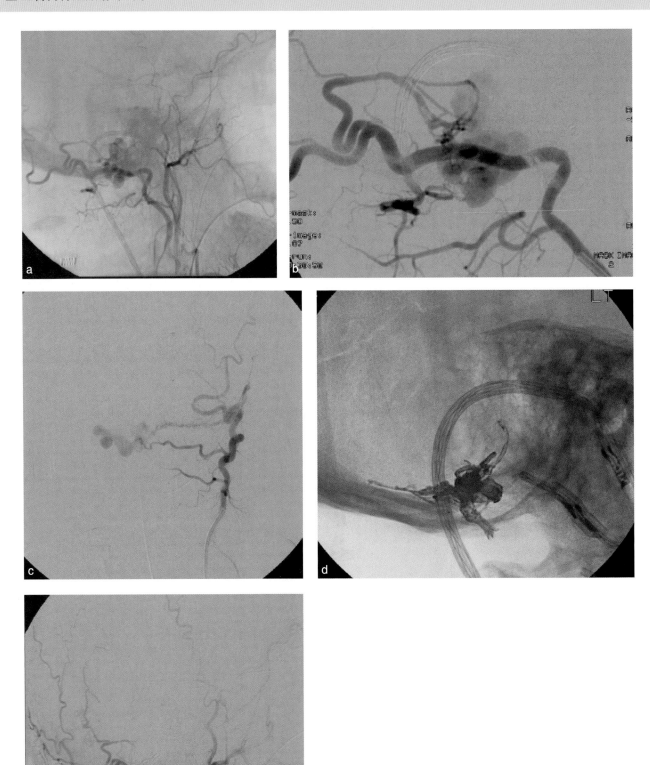

图 29.6 （a）右侧颈外动脉（ECA）造影显示枕骨大孔前方的静脉池。（b）右侧枕动脉造影显示静脉池由大量较小的穿支供血。（c）右侧枕动脉造影显示静脉池由大量较小的穿支供血。（d）通过最大的枕动脉分支进行 Onyx18（ev3 Neurovascular，Irvine，CA）栓塞，可见病灶显影。（e）右侧枕动脉造影显示硬脑膜动静脉分流的治愈

使用液体栓塞剂有风险，可能危及颅神经，因此会更加推荐经静脉入路或手术方式。[51]

枕骨大孔的瘘相对少见，文献只有13例报道，临床表现取决于引流方式。[20]也有报道DAVS位于斜坡、岩下窦、深静脉窦和窦汇区域。[19,23]

窦汇的幼稚型硬脑膜分流不常见，认为其是否先天性或获得性仍然存在争议。治疗方式根据引流方式和动脉血供而多变，常常需要联合手术和血管内治疗方式。[52]另外，少部分患者具有多发DAVS。

结 论

硬脑膜动静脉分流是一组涉及大量影像学特点、临床症状和表现的复杂疾病。绝大多数症状与静脉引流的方式、方向和数量密切相关。皮层引流的存在是关键特征，可表现为侵害性临床进程，应当积极临床处置。

症状轻微、没有皮层静脉引流的良性病变可以保守观察。治疗策略和方式已经显著改进，可以联合经动脉栓塞、经静脉栓塞和手术治疗。仔细评估诊断性脑血管造影，包括病变和正常脑组织的静脉引流，对于治疗方案的准确制定至关重要。治疗策略一定要根据每个患者个体化制定，注意到动脉、静脉和手术入路，静脉引流方式，临床症状，病变部位和血管构造。治疗中一定要注意，防止意外的分流改向进入软脑膜静脉。血管内治疗技巧会持续改进，将

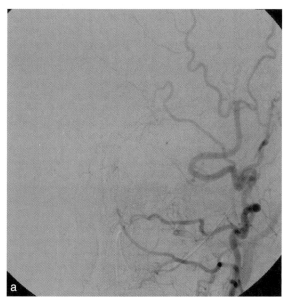

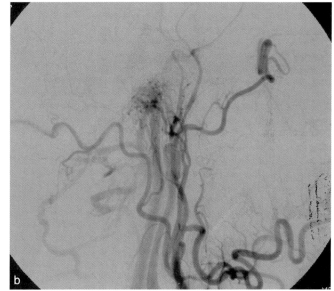

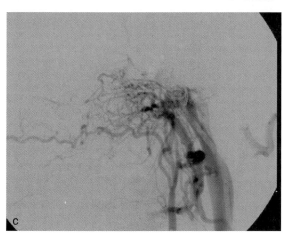

图29.7 （a）左侧颈外动脉（ECA）造影显示边缘窦的瘘，引流主要经左侧颈内静脉。（b）左侧ECA造影显示边缘窦的瘘，引流主要经左侧颈内静脉。（c）左侧ECA造影显示硬脑膜动静脉分流静脉池应用弹簧圈的逐步堵塞

来可能在颅内 DAVS 的治疗上发挥很重要的作用。对颅内硬脑膜动静脉瘘的认识和治疗具有丰富经验，专长于各种诊断和治疗方式的多学科脑血管团队，可以对这一具有挑战性的临床病变提供最好的治疗。

关键点

- 尽管通过单独经动脉或经静脉入路可以有治愈 DAVS 的机会，但从长期疗效来看，联合入路还是治疗这一复杂病变的最佳方式。

- 横窦或乙状窦区域的瘘可以通过很多入路成功治疗，然而，长期来看对小脑幕切迹或岩尖区域的病变治疗需要多种入路，并承担相当大的风险。

- 针对前颅凹的瘘，考虑到血管内治疗较高的并发症风险和较低的治愈率，推荐手术治疗。

- 症状轻微并且没有皮层静脉引流的良性病变应当采取保守方式治疗。

参考文献

[1] Berenstein A, Lasjaunias P, ter Brugge KG. Dural arteriovenous shunts//Surgical Neuroangiography. Berlin: Springer-Verlag, 2003, 2, chapter 8

[2] Davies MA, TerBrugge K, Willinsky R, et al. The validity of classification for the clinical presenta-tion of intracranial dural arteriovenous fistulas. J Neurosurg, 1996, 85(5):830–837

[3] Borden JA, Wu JK, Shucart WA. A proposed classification for spinal and cranial dural arteriovenous fistulous malformations and implications for treatment. J Neurosurg, 1995, 82(2): 166–179

[4] Brown RD Jr, Wiebers DO, Nichols DA. Intracranial dural arteriovenous fistulae: angiographic predictors of intracranial hemorrhage and clinical outcome in nonsurgical patients. J Neurosurg, 1994, 81(4): 531–538

[5] Chung SJ, Kim JS, Kim JC, et al. Intracranial dural arteriovenous fistulas: analysis of 60 patients. Cerebrovasc Dis, 2002, 13(2):79–88

[6] Cognard C, Gobin YP, Pierot L, et al. Cerebral dural arteriovenous fistulas: clinical and angiographic correlation with a revised classification of venous drainage. Radiology, 1995, 194(3):671–680

[7] Lasjaunias P, Chiu M, ter Brugge K, et al. Neurological manifestations of intracranial dural arteriovenous malformations. J Neurosurg, 1986, 64(5):724–730

[8] Davies MA, Ter Brugge K, Willinsky R, et al. The natural history and management of intracranial dural arteriovenous fistulae. Part 2: aggressive lesions, Interv Neuroradiol, 1997, 3(4): 303–311

[9] Davies MA, Saleh J, Ter Brugge K, et al. The natural history and management of intracranial dural arte-riovenous fistulae. Part 1: benign lesions, Interv Neuroradiol, 1997, 3(4):295–302

[10] Bederson JB. Pathophysiology and animal models of dural arteriovenous malformations//Awad IA, Barrow DL. Dural Arteriovenous Malformations. Park Ridge, IL: American Association of Neurological Surgeons, 1993:23–33

[11] Gibbons GH, Dzau VJ. The emerging concept of vascular re-modeling. N Engl J Med, 1994, 330(20):1431–1438

[12] Awad IA, Little JR, Akarawi WP, et al. Intracranial dural arte-riovenous malformations: factors predisposing to an aggressive neurological course. J Neurosurg, 1990, 72(6):839–850

[13] Duffau H, Lopes M, Janosevic V, et al. Early rebleeding from intracranial dural arteriovenous fistulas: report of 20 cases and review of the literature. J Neurosurg, 1999, 90(1):78–84

[14] Ito M, Sonokawa T, Mishina H, et al. Dural arteriovenous malformation manifesting as tic douloureux. Surg Neurol, 1996, 45(4): 370–375

[15] Datta NN, Rehman SU, Kwok JC, et al. Reversible dementia due to dural arteriovenous fistula: a simple surgical option. Neurosurg Rev, 1998, 21 (2–3): 174–176

[16] Matsuda S, Waragai M, Shinotoh H, et al. Intracranial dural arteriovenous fistula (DAVF) presenting progressive dementia and parkinsonism. J Neurol Sci, 1999, 165(1):43–47

[17] Tanaka K, Morooka Y, Nakagawa Y, et al. Dural arteriovenous malformation manifesting as dementia due to ischemia in bilateral thalami. A case report. Surg Neurol, 1999, 51(5):489–493, discussion 493–494

[18] Yamakami I, Kobayashi E, Yamaura A. Diffuse white matter changes caused by dural arteriovenous fistula. J Clin Neurosci, 2001, 8(5):471–475

[19] Bret P, Salzmann M, Bascoulergue Y, et al. Dural arterio-venous fistula of the posterior fossa draining into the spinal medullary veins–an unusual cause of myelopathy: case report. Neurosurgery, 1994, 35(5):965–968, discussion 968–969

[20] Reinges MH, Thron A, Mull M, et al. Dural arteriovenous fistulae at the foramen magnum. J Neurol, 2001, 248(3): 197–203

[21] Versari PP, D'Aliberti G, Talamonti G, et al. Progressive myelopathy caused by intracranial dural arteriovenous fistula: report of two cases and review of the literature. Neurosurgery, 1993, 33(5): 914–918, discussion 918–919

[22] Söderman M, Edner G, Ericson K, et al. Gamma knife surgery for dural arteriovenous shunts: 25 years of experience. J Neurosurg, 2006, 104(6):867–875

[23] Barnwell SL, Halbach VV, Dowd CF, et al. A variant of arteriovenous fistulas within tbe wall of dural sinuses. Results of combined surgical and endovascular therapy. J Neurosurg, 1991, 74(2): 199–204

[24] Halbach VV, Higashida RT, Hieshima GB, et al. Transvenous embolization of dural fistulas involving the transverse and sigmoid sinuses. AJNR Am J Neuroradiol, 1989, 10(2): 385–392

[25] Urtasun F, Biondi A, Casaco A, et al. Cerebral dural arteriovenous fistulas: percutaneous transvenous embolization. Radiology, 1996, 199(1):209–217

[26] Roy D, Raymond J. The role of transvenous embolization in the treatment ofintracranial dural arteriovenous fistulas. Neurosurgery, 1997, 40(6):1133–1141, discussion 1141–1144

[27] Yu J, Ling F, Zhang P. Treatment of cerebral dural arteriovenous fistula targeting drainage vein or sinus [in Chinese]. Zhonghua Wai Ke Za Zhi, 2001, 39(9):669–671

[28] Dawson RC Ⅲ, Joseph GJ, Owens DS, et al. Transvenous embolization as the primary therapy for arteriovenous fistulas of the lateral and sigmoid sinuses. AJNR Am J Neuroradiol, 1998, 19(3):571–576

[29] Olteanu-Nerbe V, Uhl E, Steiger HJ, et al. Dural arteriovenous fistulas including the transverse and sigmold sinuses: results of treatment in 30 cases. Acta Neurochir (Wien), 1997, 139(4):307–318

[30] Murphy KJ, Gailloud P, Venbrux A, et al. Endovascular treatment of a grade IV transverse sinus dural arteriovenous fistula by sinus recanalization, angioplasty, and stent placement: technical case report. Neurosurgery, 2000,46(2):497–500, discussion 500–501

[31] Levrier O, Métellus P, Fuentes S, et al. Use of a self-expanding stent with balloon angioplasty in the treatment of dural arteriovenous fistulas involving the transverse and/or sigmoid sinus: functional and neuroimaging-based outcome in 10 patients. J Neurosurg, 2006, 104(2):254–263

[32] Lasjaunias P, Berenstein A, Ter Brugge K. The skull base and extradual arteries//Surgical Neuroangiography 1: Clinical Vascular Anatomy and Variations. New York, NY: Springer-Verlag, 2001:387–478

[33] Benndorf G, Bender A, Campi A, et al. Treatment of a cavernous sinus dural arteriovenous fistula by deep orbital puncture of the superior ophthalmic vein. Neuro-radiology, 2001, 43(6):499–502

[34] Teng MM, Lirng JF, Chang T, et al. Embolization of carotid cavernous fistula by means of direct puncture through the superior orbital fissure. Radiology, 1995, 194(3):705–711

[35] Workman MJ, Dion JE, Tong FC, et al. Treatment of trapped CCF by direct puncture of the cavernous sinus by infraocular trans-SOF approach. Case report and anatomical basis. Interv Neuroradiol, 2002,8(3):299–304

[36] Kuwayama N, Endo S, Kitabayashi M, et al. Surgical transvenous embolization of a cortically draining ca-rotid cavernous fistula via a vein of the sylvian fissure. AJNR AmJ Neumradiol, 1998, 19(7): 1329–1332

[37] Hara T, Hamada J, Kal Y, et al. Surgical transvenous embolization of a carotid-cavernous dural fistula with cortical drainage via a petrosal vein: two technical case reports. Neurosurgery, 2002, 50(6): 1380–1383, discussion 1383–1384

[38] Krisht AF, Burson T. Combined pretemporal and endovascular approach to the cavernous sinus for the treatment of carotid-cavernous dural fistulae: technical case report. Neurosurgery, 1999, 44(2):415–418

[39] Chaloupka JC, Goller D, Goldberg RA, et al. True anatomical compartmentalization of the cavernous sinus in a patient with bilateral cavernous dural arteriovenous fistulae, Case report. J Neurosurg, 1993, 79(4): 592–595

[40] Picard L, Bracard S, Islak C, et al. Dural fistulae of the tento-riunl cerebelli: radioanatomical, clinical and therapeutic considerations. J Neuroradiol, 1990, 17(3): 161–181

[41] Viñuela F, Fox AJ, Pelz DM, et al. Unusual clinical manifestations of dural arteriovenous malformations. J Neurosurg, 1986, 64(4): 554–558

[42] Tomak PR, Cloft HJ, Kaga A, et al. Evolution of the management of tentorial dural arteriovenous malformations. Neurosurgery, 2003, 52(4):750–760, discussion 760–762

[43] Lucas CR, Zabramski JM, Spetzler RF, et al. Treatment for intracranial dural arteriovenous malformations: a meta-analysis from the English language literature. Neurosurgery, 1997, 40(6): 1119–1130, discussion 1130–1132

[44] Halbach VV, Higashida RT, Hieshima GB, et al. Dural arteriovenous fistulas supplied by ethmoidal arteries. Neurosurgery, 1990, 26(5): 816–823

[45] Martin NA, King WA, Wilson CB, et al. Management of dural arteriovenous malformations of the anterior cranial fossa, J Neurosurg, 1990, 72(5):692–697

[46] Halbach VV, Higashida RT, Hieshima GB, et al. Treatment of dural arteriovenous malformations involving the superior sagittal sinus. AJNR Am J Neuroradiol, 1988, 9(2): 337–343

[47] Houdart E, Saint-Maurice JP, Chapot R, et al. Transcranial approach for venous embolization of dural arteriovenous fistulas. J Neurosurg, 2002, 97(2):280–286

[48] Kawaguchi S, Sakaki T, Morimoto T, et al. Surgery for dural arteriovenous fistula in superior sagittal sinus and transverse sigmoid sinus. J Clin Neurosci, 2000, 7(Suppl 1): 47–49

[49] Pierot L, Visot A, Boulin A, et al. Combined neurosurgical and neuroradiological treatment of a complex superior sagittal sinus dural fistula: technical note. Neurosurgery, 1998, 42(1):194–197

[50] McDougall CG, Halbach VV, Dowd CF, et al. Dural arteriovenous fistulas of the marginal sinus. AJNR Am J Neuroradiol, 1997, 18(8):1565–1572

[51] Ernst R, Bulas R, Tomsick T, et al. Three cases of dural arteriovenous fistula of the anterior condylar vein within the hypoglossal canal. AJNR Am J Neuroradiol, 1999, 20(10):2016–2020

[52] Albright AL, Latchaw RE, Price RA. Posterior dural arteriovenous malformations in infancy. Neurosurgery, 1983, 13(2): 129–135

第 30 章　硬脑膜动静脉瘘的经动脉入路

Andrew Kelly Johnson, Michael Chen, Demetrius K. Lopes

硬脑膜动静脉瘘的经动脉入路概述

硬脑膜动静脉瘘（DAVF）的治疗方式包括血管内栓塞、显微手术、立体定向放射治疗或这些方式的联合治疗。血管内治疗通常是横窦乙状窦、海绵窦、上矢状窦和岩窦区域病变的首选方案。筛前的瘘主要选择手术治疗。[1] 当血管内治疗不成功或技术上存在挑战性时，推荐显微手术和立体定向放射治疗。

绝大多数的 DAVF 在动脉和静脉系统之间只有单一瘘口连接。病变的治愈需要阻断瘘，闭塞瘘的静脉窦引流或堵塞全部动脉血供。经静脉或经动脉栓塞可以达到直接阻断的目的，但是经动脉途径一般比较困难。因为硬脑膜动脉网高度吻合，除非可以栓塞瘘的连接处，否则阻断全部动脉供血也不可行。对于引流直接进入重要静脉结构的瘘和静脉通路复杂的病例，包括静脉窦狭窄或堵塞，经动脉栓塞一般不推荐。对于许多于姑息治疗的病例，可以使用液体栓塞剂经动脉栓塞。手术技巧在于减少通过瘘的血流，改善症状和血管造影上的不良表现，包括皮层静脉反流。

适合栓塞用的理想动脉是可以给微导管提供稳定的接近瘘口的入路，又不供血给神经系统重要结构。在没有合适的单一供血动脉的病例中，还有其他备选经动脉方式，包括众多动脉分支栓塞，联合经动脉或经静脉入路，或经手术入路将栓塞导管直接放入供血动脉分支。

解剖学注意事项

脑膜动脉血供是复杂的，并且高度吻合。后颅凹硬脑膜主要由颈外动脉的枕动脉和咽升动脉分支以及椎动脉的前后脑膜分支供血。小脑幕血供居中来自颈内动脉（ICA）分支，周围来自脑膜中动脉（middle meningeal artery, MMA）。MMA、枕动脉的经乳突分支、咽升动脉神经肌肉分支供应横窦乙状窦汇合处，因此，这些血管常常促成硬脑膜动静脉瘘的形成。

中颅凹硬脑膜和海绵窦壁供血来自 MMA、脑膜副动脉以及 ICA 小分支，包括下外侧动脉和脑膜垂体干的分支，这些动脉在间接颈动脉海绵窦瘘中常常扩张。前颅凹由 MMA 和 ICA 供血，尤其是眼动脉分支。大脑镰主要由镰前动脉、眼动脉分支和 MMA 后支供血。脑膜动脉全面的吻合回顾已经发表。[2]

正常硬脑膜骨膜层主要的吻合网络容纳了直径在 $100 \sim 300 \mu m$ 的相互连接的动脉。[3] 一旦硬脑膜内动静脉瘘形成，其他的动脉很容易通过丰富的吻合网参与供血。DAVF 的进展可使小的脑膜分支扩张，后者通常在血管造影上看不到，它们最终进入巨大血管，易于选择性导管到位。

作为单独和联合治疗的成功依据

经股动脉、经动脉栓塞单一疗法

评估不同血管内治疗方式在治疗 DAVF 的

有效性时，必须考虑到这些病变最大的多变性。两种常用的分型方法都注意到 DAVF 自然病史中皮层静脉反流和直接皮层静脉引流的预后意义。[4,5]下文讨论包括所有 DAVF 需要的治疗方法。

Clarisse 等提出理想的栓塞剂应是稳定的、生物相容的、无菌的，具有可控的黏度，释放后能维持其弹性，并且不透射线。[6]经动脉栓塞 DAVF 最先尝试使用聚乙烯醇（PVA）颗粒；尽管只有 50% 的堵塞率，但能缓解症状的特性还是被大家所熟知。[7,8]异丁基丁基氰基丙烯酸酯加入治疗过程增加了适当的受益，也增加了卒中的风险。[9,10]PVA 颗粒因其可能的再通性不再被使用。

现代血管内治疗两类常用的栓塞剂是 Onyx（ev3 Neurovascular，Irvine，CA），即悬浮于有机溶剂二甲基亚砜（DMSO）中的乙烯 - 乙烯醇共聚物，和 n- 丁基 -2 丁基氰基丙烯酸酯（n-BCA），即丙烯酸胶。两种制剂从微导管头端渗入血管并形成血管内铸型。Oynx 和 n-BCA 分别渗入血管的内腔可小至直径 5μm 和 20μm，引起血管周围的炎性反应。[11,12]以血管坏死和纤维性内生物为结果，n-BCA 的栓塞会产生永久的堵塞；[13]Onyx 很有希望保持长期的耐久性，但目前尚不确定。

与 n-BCA 比较而言，Onyx 由于较慢的聚合和硬化增加了栓塞的可控性，操作者可以暂停注射来停止栓塞团块的前进，直到栓塞剂能够以更好的方向渗入。Onyx 比其他栓塞剂要经过更长一段血管才能铸型，增加了到达动静脉连接处的可能性。与 Onyx 比较而言，n-BCA 血管铸型更快，减少了辐射剂量和操作时长。[14]n-BCA 的聚合过程可以通过稀释和导引导管注射葡萄糖来延长。[15]n-BCA 比 Onyx 的费用便宜很多。

辅助技术

经静脉、经动脉联合血管内栓塞可有效治疗瘘性连接，这一方式提供了极好的堵塞率，[16-18]但是却使患者处于两种操作的风险。经动脉栓塞高流量病变时，在静脉端充盈球囊替代经静脉栓塞能够提高操作的可控性，[19]也可以经动脉使用球囊来减慢栓塞过程中的血流。[20]

动脉内弹簧圈单纯填塞与联合经动脉 Onyx 栓塞 DAVF 已有成功病例；这种方式对于一些高流量病变非常有用。[21-23]

当血管内途径不能准确到达供血动脉时，经手术入路进入供血动脉有时被使用。直接的枕动脉穿刺，[24]钻孔进入 MMA 途径，[25]以及经乳突和顶骨孔穿刺[26]都曾被描述。

技术的操作过程和实际目的

全部患者处于全身麻醉状态，在双平板数字减影血管造影单元下，伴有神经生理学监测 - 体感诱发电位，脑电图，有时也使用颅神经监测。建立股动脉通道（5 或 6French）。在动静脉畸形（AVM）或 DAVF 的栓塞过程中不使用抗凝。

首先通过全部头颈部血管的造影对瘘进行全面评估。瘘的部位、动脉血供、静脉窦引流、皮层静脉引流，以及可能的静脉窦的任何狭窄、堵塞或扩张的状况都要评估。有效的经动脉栓塞 DAVF 依赖栓塞剂穿过瘘口，刚进入静脉端就铸型，无法做到这些就只能姑息治疗。如果需要额外的再治疗，微导管常常很难再到达供血侧支。

n- 丁基 -2 丁基氰基丙烯酸酯（n-BCA）

n-BCA 常常被用来栓塞 DAVF、脑 AVM 和 Galen 静脉动脉瘤样畸形。有一种商品，氰丙烯酸盐（组织黏合剂，LLC，Ann Arbor，MI）本打算用作神经吻合和皮肤闭合，但现在全世界都用作血管内栓塞。Trufill（Codman Neurovascular, New Brunswick, NJ）是 n-BCA 的一种类型，可在美国使用。2000 年通过了食品药品监督局（FDA）认证可用于 AVM 的血管内治疗，之后不久关于 n-BCA 的试验提出，当决定减少病灶的体积和栓塞一定数量的供血动脉，即用作脑 AVM 的术前栓塞剂时，n-BCA 等同于 PVA。[27]

当接触血液和内皮的负离子成分时，液态单体 n-BCA 就会聚合。聚合反应快速发生并产生热量。碘苯酯油加入 n-BCA 可延长后者聚合时间，使其穿透病灶的能力提高。[28] 不透射线的物质包括乙碘油和碘油（Guerbet LLC，Bloomington，IN）代替碘苯酯油被用于这一目的。经常使用的是一份 n-BCA 和两份碘油的混合物，但是这一比例可以根据超选血管造影结果来调整。混合较少碘油可以快速聚合，但要面临粘管的风险；混合较多碘油可使栓塞剂进入病变静脉端，但容易引起静脉堵塞或肺栓塞。钽粉，另一种不透射线的添加剂，可用于 n-BCA 治疗高流量瘘的特殊情况。

原位注射 n-BCA 直接进入瘘和连续的团柱技术产生血管内铸型是最常用的栓塞方法。DAVF 远端的脑膜供血支管径细小，走行迂曲，会限制微导管足够接近瘘的连接处，对神经介入医生来说常常是个挑战。许多解决这一挑战的技术曾被描述，包括"三明治"和"子弹"技术，这涉及在非离子溶液之间通过精确操控丙烯酸的注射来提高其远端穿透性。较慢的注胶是常用推荐方式；可是，较高浓度乙碘油增加的黏度实际上抵消了胶本身的深度穿透性。冰醋酸是另一种可以延长聚合时间却不增加黏度的栓塞混合物。[29]

流量控制栓塞是另一种技术，通过楔入目标动脉的微导管注射 5% 的葡萄糖水（D5W）来进行，达到流量控制。因为微导管远端处于非离子环境，能够获得较好的远端穿透性，[30] 但流量控制不是每次栓塞治疗都能可靠地取得。这一技术的变异是第二术者通过导引导管同步注射 D5W。一旦达到准确的病变穿入，注射能够准确地停止。[15]

对于高流量病变，将微导管头端顶于血管壁而不是放在血管中央是有用的。利用供血动脉周围较慢的血流，使栓塞剂通过高流量瘘向远端移位的可能性最小化。[31] 联合使用弹簧圈可进一步防止丙烯酸向远端移位。

连续团柱技术的细节

血流导向或导丝操控微导管应当尽可能接近实际上的瘘口。随后术者要获得超选血管造影图像，关注血流动力、瘘的位置和注射速率。如果看不到正常血管，患者也没有全身麻醉，可以进行激发试验。

术者要更换无菌手套，在单独的台子上准备 n-BCA、乙碘油、钽粉和可能的冰醋酸栓塞混合物，不要沾染离子物质。常用的是一份 n-BCA 和两份碘油的混合物，但是如前所述，这一比例应当根据超选造影的血管结构来调整。全面了解 DAVF 的血流动力和血管结构对于决定最佳的栓塞混合物至关重要。

微导管和接口处都要手动使用 D5W 灌洗。注射速率要尽可能保持一致。随后移除 D5W 注射器，换成 n-BCA 混合物注射器，不要有空气进入。在空白路图下，施加持续力量注射 n-BCA 直至微导管头端出现第一滴胶，随之要调整控制注射速率，建立准确的铸型。同时，要特别注意微导管周围的任何反流和 n-BCA 流向静脉，如有发生要立即停止注胶。栓塞要持续到静脉池被堵塞或持续注射不再有助于供血动脉的阻塞。当栓塞完成时在注射器上施加负压，时常要突然地抖腕来快速移除微导管。

Onyx

Onyx 是一种乙烯基乙醇共聚物，混合不透射线微粒化的钽粉悬浮于 DMSO，自从 2005 年获 FDA 批准后已成为主流栓塞剂。当注入血管后，DMSO 弥散于含水的血液，留下共聚物和钽粉的铸型，后者具有黏附性但不会粘连皮肤和非聚合性内部液体。有两种可用的剂型：Onyx18 和 Onyx34，分别含有 6% 和 8% 的乙烯乙醇共聚物。较低的共聚物降低了聚合速率，这样 Onyx18 能在供血动脉内走行很远的距离。对于高流量的瘘的治疗，为了获得更好的控制，常常推荐 Onyx34。[32]

在全面的诊断性血管造影后，充分震荡将 Onyx 与不透射线的钽粉混匀，将微导管放于供血动脉尽可能接近瘘口处，超选造影确认后开始注射。注射 DMSO 灌洗微导管；笔者最常用的是 Marathon 血流导向微导管（ev3）或 Echelon10 微导管（ev3），分别拥有 0.23mL 和 0.34mL 的无效腔。DMSO 的注射速率超过每分钟 0.15mL 可引起血管损伤，包括血栓形成、坏死和痉挛。一旦导管无效腔被灌洗完，接口处要用 DMSO 冲洗，将不含空气的 Onyx 注射器连接上。

因为 DMSO 是透射线的，所以 Onyx 离开微导管头端可能看不见，返流也可能不被术者察觉。因而稳定、深入的导管到位和仔细分析超选血管造影的血流动力特点是安全注射的根本。一旦初始的 Onyx 团块被看到，注射就要以不超过每分钟 0.1mL 的速率进行。初始注射常常会导致导管头端的反流。经过适当的暂停，返流团块会变硬，并允许更远的栓塞。形成合适铸型的平均时限是 10~15min。笔者常用空白路图来观察 Onyx 当前铸型的形成。Onyx 会沿阻力最小的路径行进，但这一路径会随着时间和 Onyx 铸型不同部分的聚合而改变。因此，当栓塞行进于不利方向时，暂停最多 2min 可以改变 Onyx 向前扩散的方向。除了 Onyx 暂停注射的方法，如前所述，连续团柱技术也可施行。进行注射直至静脉池表现为瘘的连接处被充满为止。栓塞物可被轻轻推注仅仅进入静脉窦来治愈瘘而不限制正常静脉引流。图 30.1 显示了经由枕动脉供血分支直接经动脉栓塞 DAVF。笔者同时交替在两根不同的供血动脉内通过两根微导管注

射，这一技术上的改变可进行快速栓塞并减少透视时间。[33]

使用 Onyx 和 n-BCA，如果不可能栓塞瘘的连接处，经动脉栓塞的目标就要变为减少供血动脉的范围和数量，争取改善症状和取得良好的血管造影结果。如果最容易到达的供血动脉消失，那么经动脉治愈的困难就大大增加。DAVF 复杂的血管构造常常需要多种治疗方式来减少不利结果和改善治疗效果。

并发症的预防

一些常见情况使硬脑膜动静脉瘘的经动脉栓塞变得复杂。一般原则是，如果术者选择的供血动脉直接接近瘘口，并且有一根颈外动脉分支可供选择，那么并发症就能大大地降低。通过对周围解剖的理解，一定要避免栓塞物返流进入重要动脉。操控微导管尽可能远离正常的血管会事半功倍。首先，当导管远离正常血管时，返流进入重要血管的风险就会降低。其次，远端到位可稳定微导管，并防止位置不佳造成中间段栓塞。栓塞前微导管超选造影有助于了解解剖结构和确认微导管稳定性。

当使用 Onyx 时，微导管内液体栓塞剂和 DMSO 之间准确的交替至关重要。笔者推荐在微导管接口处形成新月形的 DMSO，轻轻连接 Onyx 注射器并缓慢注射 Onyx 栓塞系统，不要混合 Onyx 进入 DMSO 团柱。确认这些步骤和微导管的无效腔是为了在射线下控制 Onyx 离开微导管后的初始铸型。这些步骤对于避免过早的供血动脉返流和意外栓塞很有必要。如果注意到十分明显的栓塞剂返流，应当选择另一根更合适的供血动脉进行微导管超选或终止操作。栓塞过程中通过导引导管注射造影剂可以实时监测正常的血管结构。

过度激进的栓塞可将栓塞物推到瘘口远端的正常静脉结构。这会引起静脉流出道堵塞，

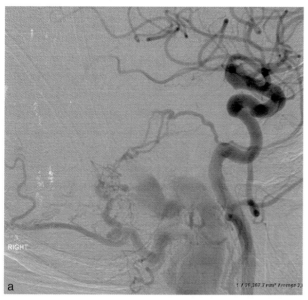

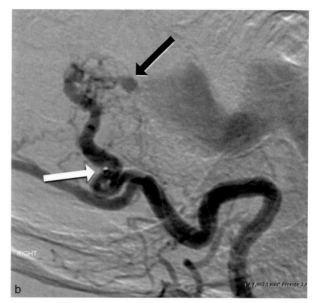

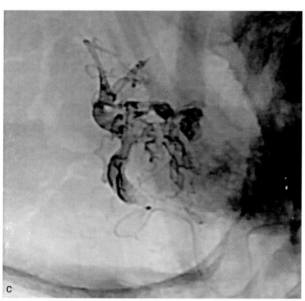

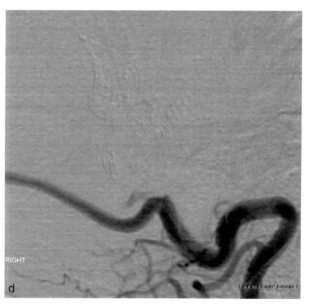

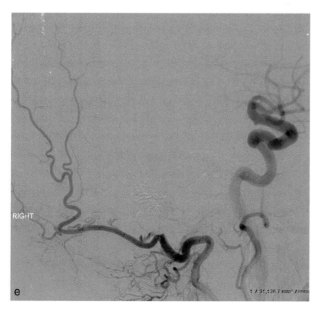

图30.1 （a）一例硬脑膜动静脉瘘，供血主要来自枕动脉，脑膜中动脉参与供血，通过乙状窦中部引流。全面的血管造影未见其他供血动脉。（b）选择性进入枕动脉的导管造影显示一根主要的动脉供血和许多辅助供血通向一处静脉池（黑箭头），后者引流入静脉窦。微导管头端（白箭头）无法再进一步深入供血动脉远端。通过微导管超选造影显示正向血流经过主要动脉。（c）使用非减影血管造影，可见 Onyx（ev3 Neurovascular）铸型延展至刚进入乙状窦。（d）随着 Onyx 栓塞至静脉窦，通过被栓塞和尚未栓塞的供血动脉血流已经停止。（e）颈总动脉造影显示通过枕动脉和脑膜中动脉供血支的可视血流消失

307

也就摒弃了经动脉栓塞的优势。介入医生一定要彻底了解瘘的解剖结构，尤其是动脉化的静脉池，这一结构是经动脉栓塞的最终目标。

颅神经麻痹可引起重大残疾，此类潜在的并发症一直被大家所重视。最常报道的是第五和第七根颅神经功能障碍。这两根神经分别接受发自棘孔的脑膜中动脉的海绵窦和岩窦分支的重要动脉供血。二者在一次单纯栓塞中可同时被伤及，[17,34]因此脑膜中动脉的栓塞开始时要尽可能远离棘孔。咽升动脉的颈动脉分支也供应这一区域，特别是面神经周围侧方的岩骨。Onyx 堵塞耳后动脉的茎乳突分支造成的面瘫也曾有报道。[35]其他颅神经损害包括脑膜中动脉[36]或颈动脉海绵窦瘘栓塞造成的动眼神经损伤，以及枕动脉栓塞造成的舌下神经麻痹。[37]避免颅神经并发症需要清楚辨认颅神经动脉血供和各种颅内外血管吻合。[38]术中颅神经监测可能有助于防止面神经受损。

微导管头端的滞留在很多经动脉栓塞的病例组中是常见并发症。尝试暴力拔管会传递力量至导管到位的血管，这对于弯曲的脑血管特

别危险。头端可脱的导管正在研制中，可用来减少这种风险。[39]

三叉神经支配的硬脑膜被栓塞会激发三叉神经 – 心脏反射。这种反射在脑膜中动脉的经动脉栓塞和岩下窦的经静脉栓塞中曾被描述。[40]反射表现为心率下降、血压降低和胃运动过强；静脉注射阿托品很容易缓解症状。

Onyx 的肺部栓塞曾有报道。[34,41]大型的 Onyx 栓塞术会承受过度射线暴露的风险，包括灼伤和脱发。

结果和并发症发生率

随着 Onyx 的发展和血管内治疗经验的逐渐积累，经动脉栓塞越来越成为症状性 DAVF 首选的治疗方式。选择合适的供血动脉会避免经静脉入路进入血栓形成的静脉窦，减少堵塞重要静脉的风险。表 30.1 展示了一些较大病例组使用 n-BCA 和 Onyx 栓塞 DAVF 的结果。[30,34,36,42-48]这些病变高度多变，需要广泛掌握所有治疗方式来提出最佳治疗方案。

表 30.1　n-BCA 和 Onyx 的经动脉栓塞病例组的结果

研究	栓塞剂	患者	DAVF	栓塞率	并发症	永久病残 / 病死率
Nelson 等，2003[30]	n-BCA	21	23	23（100%）	0（0）	0（0）
Guedin 等，2010[42]	n-BCA	42	42	34（81%）	2（4.8%）	0（0）
Kim 等，2011[43]	n-BCA	115	121	36（29.8%）	9（7.8%）	1（0.9%）
Nogueira 等，2008[48]	Onyx	12	12	10（83.3%）	1（8.3%）	0（0）
Cognard 等，2008[36]	Onyx	30	30	24（80%）	2（6.7%）	2（6.7%）
	Onyx[a]	25	25	23（92%）		
Panagiotopoulos 等，2009[44]	Onyx	16	16	8（50%）	1（6.3%）	0（0）
Lv 等，2009[34]	Onyx	40	40	25（62.5%）	9（22.5%）	5（12.5%）
MacDonald 等，2010[45]	Onyx	22	22	16（72.7%）	0（0）	0（0）
Saraf 等，2010[46]	Onyx	25	25	21（84%）	2（8%）	0（0）
Hu 等，2011[47]	Onyx[b]	50	63	50（79.4%）	4（8%）	1（2%）
	Onyx[c]	33	37	32（86.5%）		

DAVF：硬脑膜动静脉瘘；a：排除那些既往使用其他栓塞材料治疗的患者；b：使用 Onyx 治疗 ± 辅助处理；c：经动脉只使用 Onyx 治疗的病例亚组

箴 言

- 微导管到位应当尽可能远一些，来减少栓塞剂返流入重要血管和栓塞中位置不佳的风险。
- 对颅神经血供的理解有助于选择栓塞用供血动脉。
- 神经监测可以提醒神经介入医生注意神经损害。

并发症的处理

- DAVF的自然病史是多变的，经动脉栓塞的风险主要基于解剖特点；患者首先应当充分了解经动脉治疗的风险和收益。
- 支架可以放置于栓塞剂侵入的动脉和静脉窦来防止后者堵塞。
- 断裂的微导管末端置于颈外循环是安全的，或者应用支架将其覆盖来防止血栓性并发症。
- 操作中一旦发生导丝刺破颅内动脉，快速应用n-BCA或Onyx堵塞血管是最佳方案，前提是这根血管可以被安全地牺牲掉。在确认稳定的神经监测、生命体征、新的脑血管造影和Dyna CT后，可以进入另一根新的供血动脉继续操作。
- 神经监测上的变化提示术者应当停止栓塞。如果栓塞剂反流入一根正常动脉但并未将其完全堵塞，可以植入一枚支架将栓塞剂贴于血管壁。[49]一旦栓塞剂硬化，重要的管腔可能依旧通畅。尝试应用血管再通装置取出返流的Onyx栓塞物以免完全堵塞动脉。[50]防止出现反流性临床并发症的关键在于仔细计划和规避。介入治疗前考虑到可能的并发症并进行全面的病情讨论，当其真正发生时这一点对于处理临床问题至关重要。

- 如果微导管撤出时发生断裂，应当尝试将残留微导管的近端稳定在颈外循环。另一种选择是应用支架将残留末端贴于血管壁，来防止导管位移、血管堵塞和血栓栓塞并发症。出现这些情况时，进行3个月的抗血小板治疗是正确的。

关键点／总结

- 当供血动脉允许微导管到位并足够接近瘘口时，经动脉栓塞DAVF是可行的治疗方式。
- 微导管到位后的最终超选血管造影对于了解瘘的位置、血流动力特点和潜在的返流至关重要。
- 应用n-BCA或Onyx持续的团柱栓塞是姑息治疗或治愈DAVF的有效方式。

参考文献

[1] Woo HH, Masaryk TJ, Rasmussen PA. Treatment of dural arteriovenous malformations and fistulae. Neurosurg Clin N Am, 2005, 16(2):381–393, x

[2] Martins C, Yasuda A, Campero A, et al. Microsurgical anatomy of the dural arteries. Neurosurgery, 2005, 56(2, Suppl):211–251, discussion 211–251

[3] Kerber CW, Newton TH. The macro and microvasculature of the dura mater. Neuroradiology, 1973,6(4):175–179

[4] Borden JA, Wu JK, Shucart WA. A proposed classification for spinal and cranial dural arteriovenous fistulous malformations and implications for treatment. J Neurosurg, 1995, 82(2): 166–179

[5] Cognard C, Gobin YP, Pierot L, et al. Cerebral dural arterio-venous fistulas: clinical and angiographic correlation with a revised classification of venous drainage. Radiology, 1995, 194(3): 671–680

[6] Clarisse J, Gozet G, Cornil J, et al. Les emboles plastiques fiuides: etude experimentale et rapport de deux cas cliniques de fistules arterio-veineuses traintees. J Neuroradiol, 1975, 2:29–38

[7] Grossman RI, Sergott RC, Goldberg HI, et al. Dural malformations with ophthalmic manifestations: results of particulate embolization in seven patients. AJNR Am J Neuroradiol, 1985,

6(5):809–813

[8] Quisling RG, Mickle JP, Ballinger W. Small particle polyvinyl alcohol embolization of cranial lesions with minimal arteriolar-capillary barriers. Surg Neurol, 1986, 25(3):243–252

[9] Halbach VV, Higashida RT, Hieshima GB, et al. Dural fistulas involving the cavernous sinus: results of treatment in 30 patients. Radiology, 1987, 163(2): 437–442

[10] Halbach VV, Higashida RT, Hieshima GB, et al. Dural fistulas involving the transverse and sigmold sinuses: results of treatment in 28 patients. Radiology, 1987, 163(2):443–447

[11] Natarajan SK, Born D, Ghodke B, et al. Histopathological changes in brain arteriovenous malformations after embolization using Onyx or N-butyl cyanoacrylate. Laboratory investigation. J Neurosurg, 2009, 111(1): 105–113

[12] Kerber CW, Wong W. Liquid acrylic adhesive agents in interventional neuroradiology. Neurosurg Clin N Am, 2000, 11(1): 85–99, viii-ix

[13] Wikholm G. Occlusion of cerebral arteriovenous malformations with N-butyl cyano-acrylate is permanent. AJNR Am J Neuroradiol, 1995, 16(3):479–482

[14] Velat GJ, Reavey-Cantwell JF, Sistrom C, et al. Comparison of N-butyl cyanoacrylate and Onyx for the embolization of intracranial arteriovenous malformations: analysis of fluoroscopy and procedure times. Neurosurgery, 2008, 63(1, Suppl 1): ONS73–ONS78, discussion ONS78–ONS80

[15] Moore C, Murphy K, Gailloud P. Improved distal distribution of n-butyl cyanoacrylate glue by simultaneous injection of dextrose 5% through the guiding catheter: technical note. Neuroradiology, 2006, 48(5):327–332

[16] Zhang J, Lv X, Jiang C, et al. Transarterial and transvenous embolization for cavernous sinus dural arteriovenous fistulae. Interv Neuroradiol, 2010, 16(3):269–277

[17] Natarajan SK, Ghodke B, Kim LJ, et al. Multimodality treatment of intracranial dural arteriovenous fistulas in the Onyx era: a single center experience. World Neurosurg, 2010, 73(4):365–379

[18] Kirsch M, Liebig T, Kühne D, et al. Endovascular management of dural arteriovenous fistulas of the transverse and sigmoid sinus in 150 patients. Neuroradiology, 2009, 51(7):477–483

[19] Shi ZS, Loh Y, Duckwiler GR, et al. Balloon-assisted transarterial embolization of intracranial dural arteriovenous fistulas. J Neurosurg, 2009, 110(5):921–928

[20] Andreou A, Ioannidis I, Nasis N. Transarterial balloon-assisted glue embolization of high-flow arteriovenous fistulas. Neuroradiology, 2008, 50(3):267–272

[21] Fukai J, Terada T, Kuwata T, et al. Transarterial intravenous coil embolization of dural arteriovenous fistula involving the supe-

rior sagittal sinus. Surg Neurol, 2001, 55(6):353–358

[22] Tokunaga K, Barath K, Martin JB, et al. Transarterial approach for selective intravenous coil embolization of a benign dural arteriovenous fistula. Case report. J Neurosurg, 2003, 99(4): 775–778

[23] Wang X, Wang Q, Chen G, et al. Endovascular treatment of congenital brain arteriovenous fistulas with combination of detachable coils and Onyx liquid embolic agent. Neuroradiology, 2010, 52(12): 1121–1126

[24] Gensburg RS, Radford LR. Embolization of a dural sinus fistula by direct puncture of the occipital arteries. AJR Am J Roentgenol, 1993, 160(6):1265–1266

[25] Kong DS, Kwon KH, Kim JS, et al. Combined surgical approach with intraoperative endovascular embolization for inaccessible dural arteriovenous fistulas. Surg Neurol, 2007, 68(1):72–77, discussion 78

[26] Chapot R, Saint-Maurice JP, Narata AP, et al. Transcranial puncture through the parietal and mastoid foramina for the treatment of dural fistulas. Report of four cases. J Neurosurg, 2007, 106(5): 912–915

[27] n-BCA Trial Investigators. N-butyl cyanoacrylate embolization of cerebral arteriovenous malformations: results of a prospective, randomized, multi-center trial. AJNR Am J Neuroradiol, 2002, 23(5):748–755

[28] Cromwell LD, Kerber CW. Modification of cyanoacrylate for therapeutic embolization: preliminary experience. AJR Am J, Roentgenol, 1979, 132(5):799–801

[29] Gounis MJ, Lieber BB, Wakhloo AK, et al. Effect of glacial acetic acid and ethiodized oil concentration on embolization with N-butyl 2-cyanoacrylate: an in vivo inves-tigation. AJNR AmJ Neuroradiol, 2002, 23(6):938–944

[30] Nelson PK, Russell SM, Woo HH, et al. Use of a wedged microcatheter for curative transarterial emboliza-tion of complex intracranial dural arteriovenous fistulas: indications, endovascular technique, and outcome in 21 patients. J Neurosurg, 2003, 98(3):498–506

[31] Berenstein A, Lasjaunias P, terBrugge KG. Surgical Neuroangiography. New York, NY: Springer, 2004,2:781

[32] Weigele JB, Hurst RW, AI-Okaili RN. Endovascular management of brain arteriovenous malformations//Hurst RW, Rosenwasser RH. Interventional Neuroradiology. Informa, 2008: 275–303

[33] Lopes DK, Bagan B, Wells K. Onyx embolization of arteriovenous malformations using 2 microcatheters. Neurosurgery, 2010, 66(3):616–618, discussion 618–619

[34] Lv X, Jiang C, Zhang J, et al. Complications related to percutaneous

transarterial embolization of intracranial dural arteriovenous fistulas in 40 patients. AJNR Am J Neuroradiol, 2009, 30(3): 462–468

[35] Kupfer TJ, Aumann K, Laszig R, et al. Peripheral facial palsy after embolization of a dural arteriovenous fistula with Onyx® [in German]. HNO, 2011, 59(5):465–469

[36] Cognard C, Januel AC, Silva NA Jr, et al. Endovascular treatment of intracranial dural arteriovenous fistulas with cortical venous drainage: new management using Onyx. AJNR Am J Neuroradiol, 2008, 29(2):235–241

[37] Pei W, Huai-Zhang S, Shan-Cai X, et al. Isolated hypoglossal nerve palsy due to endovascular treatment of a dural arteriovenous fistula with Onyx-18. Interv Neuroradiol, 2010, 16(3): 286–289

[38] Geibprasert S, Pongpech S, Armstrong D, et al. Dangerous extracranial-intracranial anastomoses and supply to the cranial nerves: vessels the neurointerventionalist needs to know. AJNR Am J Neuroradiol, 2009, 30(8):1459–1468

[39] Maimon S, Strauss I, Frolov V, et al. Brain arteriovenous malformation treatment using a combination of Onyx and a new detachable tip microcatheter, SONIC: short-term results. AJNR Am J Neuroradiol, 2010, 31(5):947–954

[40] Lv X, Li Y, Jiang C, et al. The incidence of trigeminocardiac reflex in endovascular treatment of dural arteriovenous fistula with Onyx. Interv Neuroradiol, 2010, 16(1):59–63

[41] Pukenas BA, Satti SR, Bailey R, et al. Onyx pulmonary artery embolization after treatment of a low-flow dural arteriovenous fistula: case report. Neurosurgery, 2011, 68(5):E1497–E1500, discussion E1 500

[42] Guedin P, Gaillard S, Boulin A, et al. Therapeutic management of intracranial dural arteriovenous shunts with leptomeningeal venous drainage: report of 53 consecutive patients with emphasis on transarterial embolization with acrylic glue. J Neurosurg, 2010, 112(3): 603–610

[43] Kim DJ, Willinsky RA, Krings T, et al. Intracranial dural arteriovenous shunts: transarterial glue embolizationexperience in 115 consecutive patients. Radiology, 2011, 258(2):554–561

[44] Panagiotopoulos V, Möller-Hartmann W, Asgari S, et al. Onyx embolization as a first line treatment for intracranial dural arteriovenous fistulas with cortical venous reflux. Rofo, 2009, 181(2):129–138

[45] Macdonald JH, Millar JS, Barker CS. Endovascular treatment of cranial dural arteriovenous fistulae: a single-centre, 14-year experience and the impact of Onyx on local practise. Neuroradiology, 2010, 52(5):387–395

[46] Saraf R, Shrivastava M, Kumar N, et al. Embolization of cranial dural arteriovenous fistulae with Onyx: Indications, techniques, and outcomes. Indian J Radiol Imaging, 2010, 20(1): 26–33

[47] Hu YC, Newman CB, Dashti SR, et al. Cranial dural arteriovenous fistula: transarterial Onyx embolization experience and technical nuances. J Neurointerv Surg, 2011, 3(1):5–13

[48] Nogueira RG, Dabus G, Rabinov JD, et al. Preliminary experience with Onyx embolization for the treatment of intracranial dural arteriovenous fistulas. AJNR Am J Neuroradiol, 2008, 29(1):91–97

[49] Simon SD, Lopes DK, Mericle RA. Use of intracranial stenting to secure unstable liquid embolic casts in wide-neck sidewall intracranial aneurysms. Neurosurgery, 2010, 66(3, Suppl Operative):92–97, discussion 97–98

[50] Michael SG, Swarnkar AS, Latorre JG, et al. Revascularization of Onyx induced intra-operative occlusion of vertebro-basilar artery using the Merci device. Neurocrit Care, 2010, 12(2):269–271

第 31 章　经静脉入路

Paula Klurfan, Karel terBrugge

伴有反流进入软脑膜静脉、眼眶和椎管静脉系统的硬脑膜动静脉畸形（DAVM）或硬脑膜动静脉瘘（DAVF）具有很高的病残和病死的风险。皮层和（或）深部静脉引流的存在会导致颅内静脉压力升高，并与高风险脑血管事件相关，包括脑静脉梗死、神经功能缺失或颅内出血。[1]

DAVM 的治疗方式多变，主要基于病变的静脉引流方式，后者决定了 DAVM 的自然病史。

数字减影血管造影（DSA）仍然是 DAVF 初始评估的金标准。涉及决定治疗方法的血管造影因素包括位置、动脉供血和静脉出路、侧支动脉或静脉循环、静脉窦的开放与否。

血管内治疗已成为大多数 DAVF 的主要治疗方式。20 世纪 80 年代中期可塑形和更顺滑的微导管、微导丝的发展允许经由更好的入路进入血管。影像技术的进步和栓塞剂的更多选择有助于更安全的血管内治疗，使治愈率更高，并发症发生率更低。

经静脉方式技术上比经动脉方式更具挑战性，但是在许多病例中这是完全治愈 DAVM 的唯一治疗方式。当血供绝大多数来自颈内动脉穿支，或者大量细小的供血动脉使微导管无法超选进入或安全栓塞时，可能就无法经动脉入路进行治疗。

适应证

DAVM 的手术适应证：存在皮层静脉反流，或患者患有严重的眶部症状且对药物治疗没有反应，或多发硬脑膜静脉窦的分流并反流进入深静脉系统，造成静脉压增高使患者智力下降。如果存在众多细小供血动脉，颅内动脉循环（危险吻合）栓塞并发症的高风险，或颅神经功能缺失（颅神经血供来自病变供血动脉）的风险，那么经动脉入路就不可行，常常需要选择经静脉方式。[2] 技术上要求基于 DSA 有很好的入路进入 DAVM 的静脉部分。DAVM 治疗的目标是断开皮层静脉的返流，或者向眼眶或髓周的反流，保留区域性脑和小脑的静脉引流。因而，治疗的解剖学目标是分流区域的起始静脉端（图 31.1）。

当经动脉方式无法注入液体栓塞剂到达瘘口部分，即无法达到治愈时，一定要考虑其他治疗方式。但是在经静脉方式或手术阻断治疗之前，经动脉方式仍可作为辅助手段来减少病变的血流。

当微导管到位可行时，经静脉栓塞就极有可能永久堵塞 DAVM。[3]

海绵窦 DAVM

硬脑膜颈动脉海绵窦瘘（也称为自发性或间接性 CCF）是次于横窦 – 乙状窦部位第二大最常见的 DAVM。更常见于老年女性，没有明确促发因素。[4]

临床表现与静脉引流相关。当反向血流进入眼上静脉（superior ophthalmic vein, SOV）时，最常见的症状是球结膜水肿、突眼、眼内

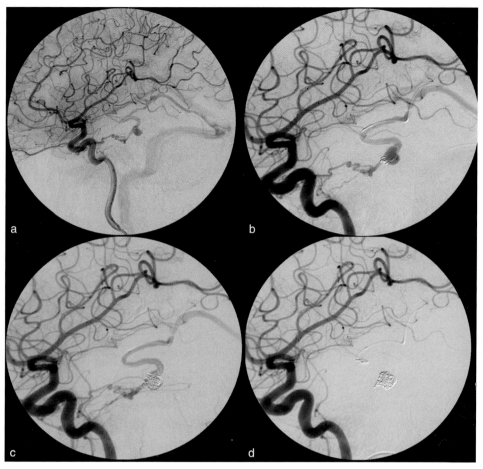

图 31.1 65 岁老年女性，6 个月的头痛、球结膜水肿、疼痛、突眼和复视病史。（a）由颈外动脉（ECA）供血的海绵窦区硬脑膜动静脉畸形，逆行引流至眼上静脉（SOV）和面静脉。（b）通过面静脉经静脉插管至海绵窦。（c）前后位造影显示双侧弹簧圈填塞海绵窦和海绵间窦。（d）术后 ECA 造影显示分流获得完全治愈

压增高、颅神经麻痹和视力下降。据文献报道，88%~100% 的海绵窦（CS）DAVF 涉及 SOV 并表现为眼部症状。皮层静脉引流见于 34% 的病例。29%~42% 的病例 DSA 可见岩下窦（inferior petrosal sinus, IPS）。[4,5]

海绵窦的标准入路是经股动脉，通过颈内静脉（IJV）和 IPS。技术上来说，为治疗 DAVF 的 IPS 插管是很困难的；血管造影上可见 IPS 的成功率是 50%~92.8%，血管造影上不可见 IPS 的成功率是 30%~70.8%。[4,5]

当标准入路不成功时，其他经股动脉方式可以尝试，包括导管经面静脉到 SOV 或经下颌后静脉到颞中静脉和鼻额静脉到 SOV[5,6]（图 31.2）。

当存在反向血流进入眼眶时，直接穿刺或手术暴露 SOV 是一种选择。直接穿刺有球后血肿

的高风险；因此，大多数作者推荐手术暴露。[7,8] 这项技术最早在 1969 年由 Peterson 等在电击诱发的海绵窦血栓形成的病例中描述。[8]

这种操作在全身麻醉下进行，通常由眼科医生/整形外科医生进行 SOV 的手术暴露。动脉化的静脉可以使用 4F 的微穿刺系统穿刺并置入插管器，或者结扎 SOV 直接插导管进静脉。

Miller 等[7] 报道了应用直接暴露和插导管进入 SOV 的方式治疗 12 例患者的病例组。该研究中，所有患者应用可脱乳胶球囊置于海绵窦内进行治疗，即刻封闭的成功率达 92%，无围手术期并发症。该病例组中，有几例患者经历了短暂的症状加重，但是只有 1 例遗留永久的眼肌运动障碍。

Quiñones 等[8] 报道了直接手术暴露穿刺和

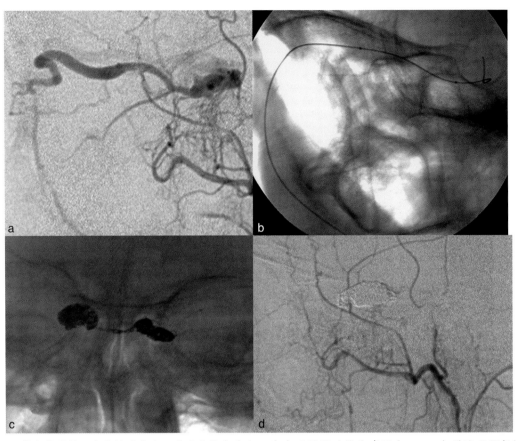

图31.2 67岁老年男性，自发性脑出血，无既往临床病史。（a）硬脑膜动静脉畸形（DAVM）引流至深部静脉系统，颈内动脉是唯一血供。由于选择的供血动脉不具备治疗条件，经动脉插管失败。（b~d）通过深部静脉系统成功地经静脉入路应用弹簧圈彻底阻断了 DAVM

插导管进入 SOV 的 13 例患者，随后使用可推送弹簧圈（Target Therapeutics，Fremont，CA，or Cook Medical，Bloomington，IN）或 Guglielmi 可脱弹簧圈填塞海绵窦。在这组病例中，SOV 在伤口缝合前要结扎或烧灼，不能用丝线，防止肉芽肿形成。造影证实92%的患者完成堵塞，仅1例患者出现短暂的症状恶化。

由于技术上的困难和并发症的风险，应当首先尝试其他经静脉的方式。Meyers 等报道了 101 例海绵窦区 DAVM 患者，其中70%通过一次单纯经静脉操作治疗，而其余30%需要两次或更多。[9] 如果 SOV 没有扩张或者万一其在眼眶深部，经眼眶静脉入路就不可行。[3]

各种各样的栓塞剂都曾被用来阻断海绵窦区 DAVF，包括液体栓塞剂、丝线、可脱球囊、纤毛弹簧圈和标准铂金可脱弹簧圈。[3,10]

液体栓塞材料，例如氰丙烯酸异丁酯（n-BCA）和 Onyx（ev3 Neurovascular，Irvine，CA），有非常好的长期效果，但是由于潜在的多重动脉和静脉吻合，伴有较高的神经功能缺失的风险。另外，氰丙烯酸异丁酯的使用可能直接损害颅神经的血供（如海绵窦区）。由于使用简易和安全，铂金弹簧圈是当前最广泛使用的静脉阻断材料，其不利方面是常常需要应用大量的弹簧圈来填塞巨大的静脉空间。

临床研究明确地指出 DAVM 很难经血管内治疗。即使静脉插导管成功，已发表的病例组也只有42%~80%完全治愈率。并发症的风险是36%~40%，并且大多数是可逆的。曾有报道经静脉堵塞海绵窦出现颅神经麻痹。[3,10] 海绵窦血栓、青光眼、视网膜中央静脉血栓，以及因球囊或弹簧圈过度填塞造成的海绵窦压力增高，

都被认为是颅神经麻痹的原因。[3,10]

海绵窦是一个多空间分隔结构，伴有传出和传入静脉。后中部分引流到岩上窦和岩下窦。前侧部分引流到深浅侧裂、眼上和眼下静脉、翼静脉丛。一个 DAVM 通常涉及这些空间分隔中的一个，这也是经静脉治疗的入路选择。正确的入路可以只栓塞包含瘘的海绵窦的一个空间分隔。这样的靶向栓塞可以避免很多并发症，例如颅神经麻痹、青光眼和视网膜中央静脉血栓，而这些并发症多出现在栓塞海绵窦较大空间分隔时。[11]

水凝胶涂层铂金弹簧圈（HydroCoil, Microvention, Inc., Tustin, CA）能够安全有效地通过经静脉方式治疗脑 DAVM。当有巨大的静脉空间需要填塞时，这些弹簧圈的空间膨胀能力对比铂金裸弹簧圈具有潜在的显著优势。除了有效地闭塞 DAVM，水凝胶弹簧圈有助于减少操作时间，从而缩短射线暴露时间。[10]

横窦 DAVM

横窦/乙状窦是最常见的颅内 DAVM 部位。[12]

当存在皮层静脉返流时，横窦 DAVM 具有很高的颅内出血风险。这些 DAVMs 可能存在髓周引流（和其他后颅凹的 DAVM 一样），引起脑干缺血和（或）脊髓病。[13,14]

考虑经静脉治疗该部位 DAVM 决定于病变本身以及邻近大脑和同侧小脑的引流方式。经静脉栓塞和对病窦部分的填塞被认为是比经动脉或手术治疗更加有效和更少侵害的治疗方式。甚至对于那些已查出远端窦闭塞的病例，经皮穿刺穿过闭塞窦再经静脉栓塞也能够实现，据报道成功到位率达 83%。[13]正如一些作者所描述的既往经验，当经过形成血栓的岩下窦进入海绵窦时，可使用硬的 0.035 导引导丝旋转前进穿过闭塞部分。

曾有报道从对侧乙状窦 – 横窦经静脉入路进入 DAVM，但由于长度限制、迂曲度过大和缺乏可推送性，超选导管到位的成功率较低。

虽然这项技术有刺破血管的风险，但是由于硬脑膜壁的坚固性和厚度，该并发症却并不常见。

对于远端闭塞或孤立的横窦区 DAVF 病例，如果经皮穿刺静脉入路失败，可以进行经颅骨穿刺入路到静脉窦。通过穿刺孔或小骨窗直接穿刺并插入导管到病窦，使用弹簧圈（可推送弹簧圈、铂金弹簧圈或水凝胶涂层可脱弹簧圈）、胶或者二者联合完全填塞静脉窦[10,15]（图31.3）。大多数病例的静脉窦只引流瘘，不参与正常顺行脑静脉引流。为了确定这一点，必须分析病变引流方式来决定这部分窦是否可以被安全堵塞。

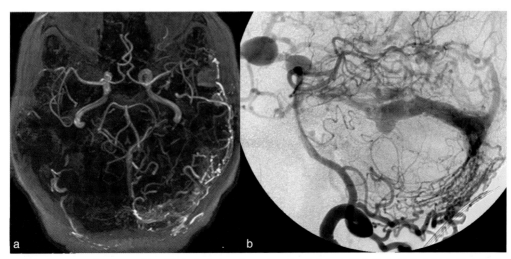

图 31.3 77 岁老年女性，复视、头晕、搏动性耳鸣 1 年。（a,b）磁共振血管成像和数字减影血管造影显示硬脑膜动静脉畸形（DAVM）引流至受限的左侧横窦，伴有皮层静脉返流

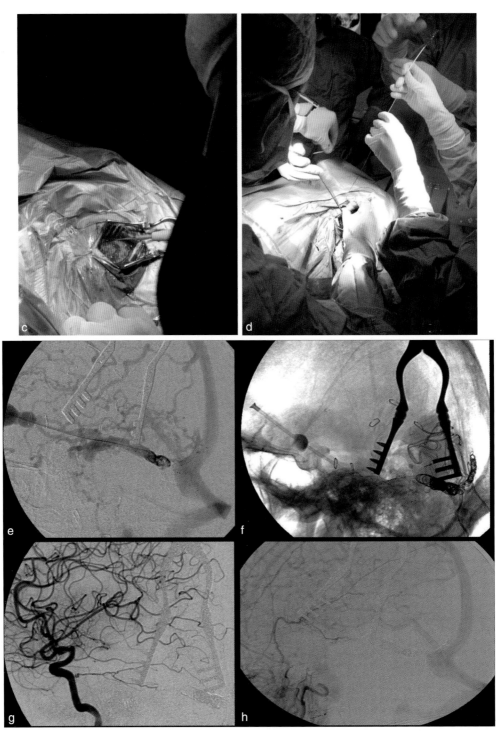

图 31.3（续） （c,d）通过钻孔直接穿刺左侧受限的横窦。（e）在超声引导下在静脉窦内放置 4F 血管鞘。（f）应用弹簧圈填塞横窦。（g,h）术后颈内动脉和颈外动脉造影显示彻底阻断和治愈 DAVM，患者症状完全解除

这种方式的技术要点包括 45°穿刺避免插管器或微导管扭结，静脉穿刺要远离分流部位以便输送弹簧圈到动静脉分流处进行致密填塞。

一些病例中可能会见到并行的静脉通道作为 DAVM 的静脉接收池。几个作者都曾描述这一有趣的解剖学变异，这些通道允许选择性血管内插管和栓塞，并保留主要静脉窦。[12,13,16] 在一些病例组中，静脉窦分隔见于 30% 的 DAVM，这就需要仔细分析斜位或其他角度的血管造影。探查和靶向栓塞这些静脉窦分隔是

一项更安全、更简单、花费更低的操作，还可能保留主静脉窦。[16]

上矢状窦 DAVM

上矢状窦（SSS）区域的 DAVM 很少见。由于位于中线部位，有明显的静脉引流，以及众多、双侧注入的动脉，这一部位的病变难以诊断和治疗。因为 SSS 是大脑半球主要的静脉流出道，手术切除只限于前 1/3。[17]

软脑膜静脉引流是 SSS 区域 DAVM 的常见特征。SSS 区域的 DAVM 如果引流进入双侧半球的皮层静脉，会表现出进展性认知功能损害，这种功能缺失可以通过瘘的堵塞逆转。

手术是直接引流至软脑膜静脉病变安全、有效的治疗方式，典型的 DAVM 位于前颅凹和小脑幕区域。但对于直接引流至静脉窦再反流进入软脑膜静脉的病变，手术就变得比较困难，并且并发症风险较高。

血管内治疗常常被推荐处置这些病例。

经动脉方式治疗供血动脉众多的 DAVM 通常不会成功；经静脉方式治疗这样的病变更加有效。经静脉入路可以通过反向插管沿颈内静脉（IJV）进入瘘口。如果静脉窦由于血栓形成不与 IJV 沟通，这种方式无法进行。可以尝试开通血栓形成的窦，但不是一直都能成功，还会增加颅内出血的风险。曾有报道将手术暴露和直接穿刺窦作为有效的技术来治疗 DAVM。钻孔 / 开窗的正确定位和达到足够范围是使用这项技术的关键。[15]

Piske 等曾报道堵塞瘘累及的硬脑膜分隔并保留 SSS 的病例。[16]

在某些特殊情况下，经静脉入路治疗伴有皮层静脉返流的 DAVF，通过累及的皮层静脉逆行进入静脉窦，全程逆流而上到达瘘的连接点。千万不要意外刺破脆弱的皮层静脉或静脉性假性动脉瘤，这些结构往往都被认定为病变的出血点。[2]

并发症的预防、发现和处理

尽管经静脉方式治疗 DAVM 目前被认为总体并发症发生率低，但文献报道的发生率变异很大（0~42%）。这主要与 DAVM 的部位和操作技术有关。[3,4,10,13,15,18]

仔细拟定操作计划、血管结构的可视化和应用材料的改进可以显著减少并发症及不良后果。

血管刺破是最令人生畏的严重并发症之一。由于血管壁的脆弱，这种情况尤其容易发生于软脑膜静脉插管过程中。静脉窦插管过程中不太可能发生刺破现象，但是导丝或导管可能意外进入软脑膜静脉穿破血管或形成夹层。当从导管头端推出导丝时一定要特别小心且温柔操作，避免损伤血管壁。

在进入静脉系统的通道建立后，推荐全身肝素化，特别是预计该通道通过困难，或者计划直接穿刺或开窗暴露时。当血管刺破被证实或高度可疑时，必须立即中和肝素，进行神经影像检查来决定出血类型。由于动脉化静脉的高压，当出现硬膜下血肿时，出血会持续进展，可能需要急诊手术清除。

如果血管刺破发生在正在治疗或一段安全的静脉部分，应当尝试立即闭塞这一部分。

针对海绵窦区 DAVM，当经颈静脉入路失败时，推荐经手术暴露扩张的 SOV 并反向插管，但这种方法要承担滑车神经或其他眼眶结构损伤（球后出血、眶上神经或提上睑肌损伤）的风险。一些并发症非常少见，包括视力丧失、新生血管性青光眼、急性突眼和迟发的视网膜中央静脉堵塞。由于眶上裂的急转角度和变窄，SOV 可能会被刺破，所以插管进入血栓形成的SOV 要承担更多的风险。[3]

静脉血栓形成可以引起暂时性功能缺失或症状，在某种程度上，这是静脉栓塞后治疗进程的一部分，特别是海绵窦区域的瘘。一些病例可能引起致命性颅内静脉高压和（或）静脉梗死，应当考虑抗凝或溶栓治疗。然而预防是关键，即术中足量抗凝，更重要的是详细制定治疗方案，仔细分析静脉引流方式来避免这些并发症。

其他并发症与应用材料的问题有关。弹簧圈/支架的提前释放，液体栓塞剂的意外移位和其他技术失败都会造成十分棘手的局面。仔细选择材料和良好的判断，加上丰富的经验，常常是避免这些问题最好的方法。

总 结

仔细分析 DAVM 的部位、脑部静脉引流的方式和血管内入路的可行性是安全、成功进行治疗的关键。

一般来说，按笔者的经验，对于已被证实直接引流进入软脑膜静脉的 DAVM，经动脉血管内治疗或手术是安全有效的治疗方式。这适用于典型的前颅凹和小脑幕以及其他后颅凹的 DAVF。

经静脉治疗技术包括双侧分别股动脉、股静脉入路便于动脉和静脉插管，经动脉部分栓塞降低 DAVM 血流和（或）手术暴露直接穿刺静脉窦。多种栓塞材料的可用性增加了经静脉方式的成功率。这些栓塞材料包括铂金弹簧圈、纤毛圈、可脱球囊、水凝胶涂层弹簧圈、n-BCA 和 Onyx。

对于大多数病例，经静脉栓塞是颅内 DAVM 安全有效的治疗方式。只要注意到邻近的正常大脑和小脑组织的引流方式，经静脉栓塞往往具有比较高的治愈率和比较低的并发症发生率。

关键点/总结

- 一般来说经静脉方式治疗 DAVM 在技术上要比动脉方式更具挑战性。

- 当供血动脉细小并数量很多时，经静脉方式可能是唯一可行的栓塞方法，通常比经动脉方式具有更高的治愈率。

箴 言

- 因为软脑膜静脉的刺破是潜在的灾难性并发症，要特别注意微导丝头端的活动，确保没有过多的负荷施加于系统。
- 一旦经颅静脉入路建立，就应当全身肝素化。

并发症的处理

- 在目标静脉刺破的情况下，要进行栓塞剂的快速堵塞，随后紧急进行计算机断层成像（CT）扫描来评估血肿是否需要手术。
- 一旦在操作中发生静脉刺破的情况，如果患者进行了肝素化，必须中和肝素，紧急进行 CT 扫描来确认是否存在需要手术清除的血肿。
- 一旦发生不利的静脉窦或静脉堵塞的情况，首先要进行肝素化和控制血压来缩小静脉梗死的范围。

参考文献

[1] van Dijk JM, terBrugge KG, Willinsky RA, et al. Clinical course of cranial dural arteriovenous fistulas with long-term persistent cortical venous reflux. Stroke, 2002,33(5): 1233–1236

[2] Lasjaunias P, Berenstein A, terBrugge KG, et al. Surgical Neuroangiography: Clinical Vascular Anatomy and Variations. New York, NY: Springer-Verlag, 2001

[3] Klisch J, Huppertz HJ, Spetzger U, et al. Transvenous treatment of carotid cavernous and dural arteriovenous fistulae: results for 31 patients and review of the literature. Neurosurgery, 2003, 53(4): 836–856, discussion 856–857

[4] Kirsch M, Henkes H, Liebig T, et al. Endovascular management of dural carotid-cavernous sinus fistulas in 141 patients. Neuroradiology, 2006,48(7):486–490

[5] Yu SC, Cheng HK, Wong GK, et al. Transvenous embolization of

dural carotid-cavernous fistulae with transfacial catheterization through the superior ophthalmic vein. Neurosurgery, 2007, 60(6): 1032–1037, discussion 1037–1038

[6] Biondi A, Milea D, Cognard C, et al. Cavernous sinus dural fistulae treated by transvenous approach through the facial vein: report of seven cases and review of the literature. AJNR Am J Neuroradiol, 2003, 24(6):1240–1246

[7] Miller NR, Monsein LH, Debrun GM, et al. Treatment of carotid-cavernous sinus fistulas using a superior ophthalmic vein approach. J Neurosurg, 1995,83(5): 838–842

[8] Quiñones D, Duckwiler G, Gobin PY, et al. Embolization of dural cavernous fistulas via superior ophthalmic vein approach. AJNR Am J Neuroradiol, 1997,18(5): 921–928

[9] Kirsch M, Liebig T, Kühne D, et al. Endovascular man-agement of dural arteriovenous fistulas of the transverse and sigmoid sinus in 150 patients. Neuroradiology, 2009, 51 (7):477–483

[10] Klurfan P, Gunnarsson T, Shelef I, et al. Transvenous treatment of cranial dural arteriovenous fistulas with hydrogel coated coils. Interv Neuroradiol, 2006, 12(4):319–326

[11] Agid R, Willinsky RA, Haw C, et al. Targeted compartmental embolization of cavernous sinus dural arteriovenous fistulae using transfemoral medial and lateral facial vein approaches. Neuroradiology, 2004,46(2): 156–160

[12] Caragine LP, Halbach W, Dowd CF, et al. Parallel venous channel as the recipient pouch in transverse/sigmoid sinus dural fistulae. Neurosurgery, 2003,53(6):1261–1266, discussion 1266–1267

[13] Wong GKC, Poon WS, Yu SC, et al. Transvenous emboliza-tion for dural transverse sinus fistulas with occluded sigmoid sinus. Acta Neurochir (Wien), 2007,149(9):929–935, discussion 935–936

[14] Rennet C, Helm J, Roth H, et al. Intracranial dural arteriovenous fistula associated with progressive cervical myelopathy and normal venous drainage of the thoracolumbar cord: case report and review of the literature. Surg Neurol, 2006, 65(5):506–510

[15] Houdart E, Saint-Maurice JP, Chapot R, et al. Transcranial ap-proach for venous embolization of dural arteriovenous fistulas. J Neurosurg, 2002,97(2):280–286

[16] Piske RL, Campos CM, Chares JB, et al. Dural sinus compart-ment in dural arteriovenous shunts: a new angioarchitec-rural feature allowing superselective transvenous dural sinus occlusion treatment. AJNR Am J Neuroradiol, 2005,26(7): 1715–1722

[17] Kurl S, Saari T, Vanninen R, et al. Dural arteriovenous fistulas of superior sagittal sinus: case report and review of literature. Surg Neurol, 1996,45(3):250–255

[18] Goyal M. terBrugge K, Farb R. Endovascular retrograde corti-cal venous approach to disconnect retrograde leptomeningeal venous reflux in a patient with dural AVF. Interventional Neu-roradiol, 1999,5:195–198

[19] Meyers PM, Halbach VV. Dowd CF, et al. Dural carotid cavern-ous fistula: definitive endovascular management and long-term follow-up. Am J Ophthalmol, 2002, 134(1):85–92

头颈部损伤

Lesions of the Head and Neck

第 32 章　颅内肿瘤栓塞

Beverly Aagaard Kienitz, Lei Feng

简　介

手术全切病变是目前颅内肿瘤治疗的目标和最佳方案。手术成功与否取决于肿瘤的类型、部位、侵袭范围和血供丰富程度。以下因素会导致手术难度增加，肿瘤全切困难：肿瘤血供丰富、包绕重要血管、累及颅神经和静脉或静脉窦。术前进行充分肿瘤影像检查，有助于明确肿瘤的血供及潜在的手术风险，包括 CT、核磁共振成像（MRI）及脑血管造影。CT 血管成像（CTA）和核磁血管成像（MRA）已取代很多导管造影诊断，但巨大或复杂病变应行导管造影，其优势在于明确所有的供血血管，是否存在软膜供血，病变是否包绕或累及大血管，明确其静脉引流，是否侵及或闭塞静脉窦。Manelfe 等于 1973 年首次报道脑膜瘤术前栓塞治疗可显著减少术中出血。[1] 术前减少肿瘤血供除减少术中出血外还可使肿瘤质地变软，有利于手术切除。[2] 但术前栓塞应充分评估风险，权衡利弊，选择合适的患者和合适的手术时机是关键。[3]

过去的 35 年中，导管技术、影像系统和栓塞材料有了快速和全面的进步，相伴随的是对脑血管解剖更广泛的认识和对危险血管吻合进一步的理解，对适合的患者的高血运肿瘤进行术前栓塞已成为治疗常规。在后面的章节里，以脑膜瘤、脑膜血管外皮细胞瘤和血管网状细胞瘤为例，阐述脑实质内和实质外肿瘤栓塞治疗的适应证、栓塞技术和手术并发症。

脑膜瘤

Harvey Cushing 在其 1922 年的文章和 1938 年的著作中首次引入脑膜瘤的概念，[4,5] 描述了肿瘤发生机制并依据肿瘤部位进行了分类。脑膜瘤起源于蛛网膜细胞，是一种脑实质外肿瘤。所以脑膜瘤常发生于蛛网膜细胞丰富的位置，如矢状窦旁、脑凸面、大脑镰、嗅神经沟、蝶骨、海绵窦、岩斜区、斜坡、小脑膜、鞍结节、脑桥小脑角以及枕骨大孔区。脑膜瘤多呈良性，占所有颅内肿瘤的 13%~20%，女性多发，[6,7] 是行术前栓塞治疗的肿瘤中最常见的类型。

采用脑膜瘤术前栓塞以减少术中出血和便于肿瘤切除已经有 30 余年的历史。[8-15] 尽管栓塞已广泛采用，但尚无随机的前瞻性研究确认脑膜瘤患者术前栓塞的好处。对照性的病例序列研究显示对巨大脑膜瘤行术前栓塞可减少术中出血。[3,16,17] 两项研究也发现术前栓塞患者的手术并发症发生率低于未行栓塞的患者。[16,17] 基于 17 年治疗经验的单中心回顾性研究指出栓塞技术的进步和手术安全性的改善，过去的这些年主要由颈外动脉供血的脑膜瘤的栓塞技术和常由颈内动脉供血的颅底脑膜瘤的栓塞技术都有了很大的发展。[18,19]

尽管 CT 和 MRA 近年有了很大的进步，导管造影仍是评估肿瘤供血动脉和硬膜附着处的金标准。不同部位脑膜瘤的供血可来源于颈外动脉、颈内动脉或二者兼有。软膜动脉和皮层动脉向肿瘤外囊供血，并且随着肿瘤增大软膜动脉供血增加。脑膜瘤在造影时表现为动脉期逐渐增强的造影剂染色，持续滞留到静脉期然后消失。典型的供血动脉在肿瘤内呈辐射状排列，造影表现为日光样放散，放散的顶点往往为硬膜附着处。所有到达中线和矢状窦旁脑膜瘤都应行双侧颈外动脉造影，评估来自对侧的硬膜血供。

特殊部位的脑膜瘤，常见的供血动脉常见如下：矢状窦旁或高位凸面的脑膜瘤的血供往往来自同侧脑膜中动脉和大脑镰动脉，偶为双侧供血；额叶凸面脑膜瘤和大脑镰前部脑膜瘤供血动脉为源自眼动脉的筛动脉和镰前动脉；嗅沟脑膜瘤由筛动脉前支和后支供血；蝶骨嵴脑膜瘤由眼动脉脑膜折返支和（或）脑膜中动脉供血；多数中颅凹脑膜瘤由颌内动脉分支供血，尤其是圆孔和翼管动脉，也可源自颈外动脉起源的咽升动脉分支；鞍旁脑膜瘤供血常源自颈内动脉分支，尤其是 C5 段（Fisher 分段法）分支，此外还有脑膜中动脉海绵窦分支、脑膜副动脉、圆孔动脉、卵圆孔动脉以及咽升动脉的神经脑膜支；小脑膜脑膜瘤可由幕缘动脉（Bernasconi 和 Casanari）、下外侧干分支、脑膜中动脉和脑膜副动脉供血；桥小脑角脑膜瘤供血可源自咽升动脉的神经脑膜支（尤其是颈静脉支）、岩动脉、岩鳞动脉、脑膜中脉枕支、源自小脑前下动脉的弓状下动脉和枕动脉及耳动脉的经乳突分支；枕骨大孔区脑膜瘤由椎动脉发出的脑膜后动脉、大脑镰动脉以及咽升动脉的神经脑膜支供血。

行栓塞治疗前，应充分考虑肿瘤大小、血供以及部位。体积较小的凸面脑膜瘤切除比较简单，出血少，并发症概率也较低。目前不对直径小于 4cm 的脑膜瘤行术前栓塞。MRI 和 CTA 有助于发现供血血管扩张和发育不良的肿瘤，这类肿瘤更适合栓塞治疗，效果良好。由颈内动脉分支主供血的脑膜瘤不适合术前栓塞，栓塞难度大，风险高。有研究显示，只有当 90% 的肿瘤血供阻断时才能达到良好的栓塞效果。[3] 颅底肿瘤栓塞治疗决策应根据每个病例特点确定，其供血动脉常源自颈内动脉或椎动脉，栓塞肿瘤血供是难以保全颅神经的供血动脉。与凸面脑膜瘤相比，颅底肿瘤栓塞造成神经功能缺失的风险要高很多，然而颅底脑膜瘤手术切除的难度也很大。成功的术前栓塞有助于减少术中出血，降低手术并发症并提高肿瘤全切概率。

术前栓塞的最佳时机仍有争议。栓塞后早期手术的优点在于可避免因肿瘤肿胀引起的不良事件，如占位效应加重，避免神经功能缺失以及癫痫。栓塞后 7~9d 手术优势在于肿瘤出现坏死，质地变软，有利于手术切除。[2,20] 采用永久性栓塞剂并阻断近端脑膜动脉可降低肿瘤肿胀的概率，有利于延期切除。还有病例报道单行姑息性栓塞而不行肿瘤切除的，可作为无法手术切除肿瘤的替代治疗。[21]

脑膜血管外皮细胞瘤

脑膜血管外皮细胞瘤也是一种脑实质外生长的高血运肿瘤，其栓塞治疗方法与脑膜瘤类似。血管外皮细胞瘤是一种少见的恶性间质肿瘤，占所有中枢神经系统肿瘤不到 1%。[22] 起源于包绕于毛细血管的 Zimmerman 外皮细胞。通常于 40~60 岁起病，男女发病率无明显差异。该病可于出生前做出诊断，10% 左右患者为儿童。[23] 病程晚期可出现肿瘤转移，常见转移部位为肺部、骨骼及肝脏，切除后复发率很高。最常见的死亡原因为中枢神经系统内肿瘤复发。该肿瘤血供丰富，多分叶状，生长于脑实质外，与硬膜间常有粘连，但不伴有瘤内钙化或邻近骨质增生。血管造影上肿瘤血管呈现扩张和发育不良表现，肿瘤的侵袭程度与皮层血管伴生程度呈正相关。由于切除术中出血凶猛常导致非常高的致死率和致残率，应积极行术前栓塞。

血管网状细胞瘤

血管网状细胞瘤是一种良性肿瘤，起源尚不明，由富含脂肪的间质细胞和富血管组织构成，富血管组织是由微小毛细血管样管道构成吻合网络。该肿瘤好发于小脑半球（小脑蚓部、桥小脑角及脑干罕见），也可见于中枢神经轴内任何部位。血管网状细胞瘤是成人最常见的后颅凹肿瘤，20%~25% 肿瘤和 von Hippel-Lindau（VHL）病相关，是一种常染色体外显率达 90% 的遗传性疾病，其余多为散发病例，而 34% 的小脑半球肿瘤和 VHL 有关。[24] 该肿瘤最好发于青年患者，男性高发，典型的影像学表现为囊性占位伴囊壁强化结节（55%），但囊性部分不强化，其供血动脉为蛇形流空影像。血管网状细胞瘤也可表现为完全实性（40%）和完全囊性改变。其高血运的特点导致术中出血严重，意味着手术全切困难。位于小脑的肿瘤，其供血主要来源于小脑前下动脉、小脑后下动脉和小脑上动脉。如肿瘤位于小脑下部或枕骨大孔区附近，其供血动脉可源自脊髓前动脉和椎动脉。生长至小脑表面的肿瘤也接受脑膜后动脉的供血。由于血管网状细胞瘤的供血主要源自软膜动脉，所以其栓塞治疗的风险高于其他病变。栓塞时，微导管应置于供血动脉和肿瘤的交界处，所有正常供血分支的远心端。源自脊髓前动脉的肿瘤供血分支勿行栓塞，因为脊髓梗死的风险很高。适合行栓塞治疗血管网状细胞瘤特点为直径较大（≥ 3cm），存在外科手术难以接近的深部供血。[25]

手术概况

一些栓塞材料包括颗粒栓塞剂和液体栓塞剂已经被评估用于肿瘤栓塞的效果。[26-31] 注意栓塞技术细节是避免手术并发症的关键，笔者将对采用不同栓塞剂的手术的技术细节进行描述，经验丰富的医生可略过此节内容。

颗粒栓塞剂

颗粒栓塞剂是肿瘤栓塞常用的材料。[27,28-31] 由于脑膜瘤的血供最常源自颈外动脉分支，采用颗粒材料栓塞更为简单直接。首先将 5F 导引导管置入颈外动脉，随后对患者行肝素化，使其活化凝血时间（Activated clot time；ACT）达到基线的 2~3 倍。选用 0.021in 的微导管超选进入肿瘤的主要供血动脉，通常是脑膜中动脉，到达棘孔以远。通过该微导管可注射颗粒栓塞剂、吸收性明胶海绵和（或）可推弹簧圈。如主供血动脉为脑膜中动脉前支或后支，则需选择 0.014in 的微导管，到位后微导管进行超选造影，确定微导管的位置并评估潜在的血管吻合。有的介入医生将微导管置于肿瘤主要供血动脉远端，近端放入 1~2 枚可推或可解脱弹簧圈以保护其他正常脑膜动脉；更多人栓塞时不用弹簧圈，或者用吸收性明胶海绵取代弹簧圈，可用于类似的方法保护具有重要吻合的分支血管。有时需要更细的导管插管进入更小的血管。注射颗粒前在路径图透视下通过微导管进行造影，以确定血流顺利通过导管头端的状况。通常选用粒径 100~300μm 的聚乙烯酒精（polyvinyl alcohol, PVA）颗粒或者 Embosphere（栓塞微粒球）行肿瘤栓塞。粒径更小的颗粒（50μm）可通过肿瘤深部血管而增加瘤内出血的风险。[31] 栓塞颗粒和造影剂混合后抽入 10mL 注射器，通过三通和一个 1mL 注射器连接。三通阀再连接微导管，保持微导管方向关闭。在 10mL 注射器和 1mL 注射器之间混匀栓塞颗粒，垂直 1mL 注射器抽入栓塞剂以避免空气进入，随后打开三通阀微导管方向，通过 1mL 注射器缓缓将栓塞颗粒注入肿瘤供血动脉。注射时应在路图下监视，确定栓塞颗粒正向流动。当 1mL 注射器内栓塞剂推完后，再通过三通阀将 10mL 注射器内栓塞液抽入 1mL 注射器。当注射流速明显减慢，肿瘤血管床内明显滞留造影时，撤除栓塞剂注射器，生理盐水缓慢冲洗微导管内残留栓塞颗粒。脑膜中动脉主干可用弹簧圈或者吸收性明胶海绵封闭。撤出微导管后，通过导引导管行栓塞后造影。

液体栓塞剂

脑膜瘤栓塞也可选用液体栓塞剂，如 n-丁基腈基丙烯酸盐（n-BCA，Trufill，DePuy Sythes，Codman Neuro，Raynham，MA）和乙烯基酒精共聚物（Onyx，Covden，Irvine，CA）。[30,32] 液态栓塞剂可通过脑膜中动脉分支间的血管吻合，甚至通过和软膜血管之间的吻合，因此可以通过单根动脉就完全闭塞肿瘤血供。液体栓塞剂的另一优势是栓塞为永久性的。通常选用管径 0.010in 或者更细的微导管进行肿瘤血管选择性栓塞。将微导管嵌入供血血管内，注射稀释后 n-BCA（25%）或者 Onyx18，弥散至肿瘤血管床。注射 Onyx 胶可采用反流和推注（plug-and-push）技术。Onyx 在脑膜中动脉内推注时的反流是可以接受的，因为硬膜对血管的支撑，能够对抗牵拉，即便出现 2cm Onyx 反流，撤出微导管也不会有困难。新型的头端可脱微导管如果用于这些供血动脉避免了拔管困难的问题。但应注意，FDA 尚未批准 Onyx 用于肿瘤栓塞治疗。

甘露醇也是有效用于肿瘤栓塞的辅助性液体栓塞剂。[26] 由于其高渗的特点，在栓塞前注射甘露醇可以去除肿瘤细胞外水分，降低了栓塞后肿瘤组织肿胀的风险。高浓度的甘露醇还具有内皮细胞毒性效应，可使内皮细胞从肿瘤血管壁上脱落，进而暴露高致栓性的血管基底膜，最终促进肿瘤血管床内血栓形成。栓塞时交替注射颗粒和甘露醇能让甘露醇滞留于血管内，延长其对血管内皮细胞的作用时间，促进内皮细胞死亡。

曾有报道采用无水酒精治疗颅内动静脉畸形，[33-35] 但因其强腐蚀性，注射控制困难，所以常伴有颅神经和正常组织的损伤。[36] 因此不推荐使用无水酒精进行颅内肿瘤栓塞治疗。

栓塞剂的选择

栓塞血供来自颈内动脉的脑膜瘤是具有挑战性的。肿瘤供血动脉常来自颈内动脉海绵窦段或眼动脉，这些血管通常纤细，导管难以到位。为了更容易将导管到位，Rosen 等将 0.010 微导管远端标志点去除后将导管头端拉伸 5mm 以获得更细的管径，[18] 通过该导管可注射 50μm PVA 微颗粒。笔者曾使用 Marathon 和 Echolon（Coviden，Irvine，CA）微导管顺利进入颈内动脉小的脑膜支，并使用甘露醇、Onyx 或者 n-BCA 进行栓塞。Onyx 和 n-BCA 主要作用为闭塞肿瘤主要供血动脉，甘露醇的作用为剥离血管内皮细胞，促进瘤内血管床血栓形成。Onyx 注射技术细节请参考 "并发症预防" 一节。还可使用可脱弹簧圈进行血管闭塞，[37] 弹簧圈闭塞前予以甘露醇有助于血栓由弹簧圈处向血管床内延伸。

颗粒栓塞剂已被用于脑实质内血管网状细胞瘤的栓塞治疗。[38-42] 由于肿瘤供血主要源自小脑动脉，而小脑动脉通常较细，导管到达血管远端往往很困难，且需要使用 0.010 in 或者更细的微导管才能到位。经微导管注射颗粒栓塞剂时应特别注意，颗粒可能阻塞微导管，导致微导管破裂，颗粒逸出破裂的导管进入基底动脉会导致昏迷甚至死亡。由于血管纤细，颗粒注射过程的反流难以发现。由于上述原因，笔者采用 Onyx 和甘露醇栓塞后颅窝血管网状细胞瘤，并取得良好疗效。Onyx 注射技术细节请参考 "并发症及预防" 一节。

治疗风险

脑膜瘤栓塞并发症发生率相对较低，据文

献报道为 3%~12.6%。[3,8,16,18,43] 这些并发症包括颅神经麻痹、出血、失明及卒中。随着技术和设备的进步，头皮坏死和术后切口愈合不良等并发症更为罕见。

出血是肿瘤栓塞严重并发症之一。[27,43-47] 肿瘤内出血、硬膜下出血及蛛网膜下腔出血都有文献报道。肿瘤体积巨大，伴有囊性变或坏死灶被认为是栓塞出血的高风险因素。[47] 患者可表现为严重头痛、癫痫、偏瘫、昏迷甚至死亡。出血的病因目前并不明确，可能和缺血区血管床再灌注或部分栓塞发育不良血管后压力改变有关。PVA 颗粒可聚合在一起，阻断直径比其粒径大的血管。聚合在一起的 PVA 还可诱发血管痉挛，导致一过性血流阻断，当血管痉挛解除后，PVA 颗粒被冲向远端，这是血管早期再通的原因。通过嵌入的导管进行高压造影也是导致出血的原因之一。

当视网膜中央动脉或视神经供血动脉被意外栓塞时，可导致单眼盲。[18,43,48] 视网膜中央动脉起源于眼动脉回返支或脑膜泪腺动脉，后者起源于脑膜中动脉前支。[49] 由于血管痉挛或微导管置入后阻断动脉，脑膜中动脉内血流阻断，颗粒或液体栓塞剂在注射过程中可能强力推注通过颈内－颈外动脉间吻合，导致颈内动脉分支闭塞，导致了脑缺血性卒中。

脑膜瘤栓塞的另一并发症为颅神经损伤。[18] 第 Ⅲ、Ⅳ、Ⅴ 和 Ⅵ 对颅神经供血动脉常来自颈内动脉海绵窦段的脑膜分支，也可能有脑膜中动脉供血。面神经管内的面神经部分接受脑膜中动脉岩支供血，该分支于棘孔处发出，向后内侧走行至岩骨嵴。咽升动脉是岩斜区脑膜瘤的供血动脉，也向第 Ⅸ、Ⅹ、Ⅺ 和 Ⅻ 对颅神经供血。颅底肿瘤栓塞时可能导致上述神经损伤。

栓塞后肿瘤肿胀可导致神经功能恶化或癫痫。成功的肿瘤栓塞将引起肿瘤坏死、组织软化以及体积逐渐减小。短期内，坏死的肿瘤组织可诱发炎症、细胞浸润，随之而来是组织水肿。

有些肿瘤供血具有广泛的软膜血供，术前栓塞不会针对这些血管。侧支血管灌注坏死的肿瘤组织，或栓塞导致血流量突然降低致引流静脉血栓形成而动脉没有完全栓塞，这两种情况都会引起肿瘤组织肿胀，因其占位效应加重可引起相应的临床症状。

血管网状细胞瘤栓塞后出血或肿胀会引起梗阻性脑积水，患者往往耐受不良。一项近期的研究发现，和脊髓的病变相比，小脑血管网状细胞瘤栓塞后出血的风险更高。[50] 由于颅内血管网状细胞瘤栓塞的经验有限，目前尚不清楚栓塞后出血或者占位效应恶化的发生率。但笔者完成了超过 10 例脑实质内肿瘤栓塞，并未遇到这些并发症。

并发症的预防

降低手术并发症的要点在于将微导管超选放置到正确的位置，并行超选造影评估正常血管和需要急性闭塞血管之间的吻合。仔细观察高清、超选择性造影有助于发现危险吻合，避免单眼盲及脑梗死等并发症。脑膜中动脉造影时发现视网膜显影提示有视网膜支由脑膜中动脉上发出。关键一点是要理解肿瘤供血动脉之间存在吻合，有很多自然存在的血管吻合，如颈外动脉－颈外动脉吻合、颈外动脉－颈内动脉吻合、颈外动脉－椎动脉吻合以及颈内动脉－颈内动脉吻合。有太多这样的吻合在这里无法全部描述。最常见的危险吻合为枕动脉和椎动脉吻合，颈外动脉发出圆孔、翼管动脉与下外侧干发出的同名动脉吻合，颈外动脉眶支（如眶下动脉、颞深前动脉以及脑膜泪腺动脉等）和视网膜动脉吻合，咽升动脉和小脑前下动脉及椎动脉吻合。应注意，这些动脉也向正常组织供血，如向后颅窝肿瘤供血的动脉也向颅神经供血。

为避免栓塞后神经功能缺失，有人采用激

发试验以明确目标血管是否向颅神经或视网膜供血。[27]这种方法在颅底肿瘤栓塞时尤其重要。当肿瘤供血源于脑膜中动脉发出的岩动脉时，激发试验可评估面神经功能障碍的风险。肿瘤位于海绵窦区时，应评估眼外肌功能及视力。栓塞咽升动脉前应评估后组颅神经功能。

严格审慎地对待技术细节可减低栓塞手术后神经功能障碍的风险。采用颗粒栓塞时应注意目标血管内流动顺畅，避免强力将颗粒推过颈内－颈外吻合，同时能确保充分的栓塞。颈外动脉及其分支容易出现血管痉挛，痉挛可限制液体在目标血管内流动，并造成微导管嵌入血管。血流停滞时，颗粒聚集在一起可提前阻塞较大直径的供血动脉并随后再通。为了避免血管痉挛，可在超选前通过导引导管内注入2mg维拉帕米或100μg硝酸甘油。选择直径较小的微导管也可预防血管痉挛及保证血流顺畅的，如Echolon-10 或 Echolon-14（Coviden，Irvine，CA）。上述微导管允许送入粒径100~300μm的颗粒、n-BCA、Onyx以及可脱弹簧圈（但不能通过可推送弹簧圈）。以50%浓度的造影剂稀释混悬颗粒可预防栓塞颗粒凝集。

在可能的吻合点远端进行保护也能降低手术风险。有的神经介入医生在栓塞脑膜中动脉前支之前，将弹簧圈置于脑膜泪腺动脉的起始处进行保护。在枕动脉和椎动脉吻合支之间放入弹簧圈可预防颗粒意外反流进入后循环。经过颗粒栓塞后闭塞脑膜中动脉主干可降低肿瘤供血再通、肿瘤肿胀及肿瘤内出血。

栓塞前向肿瘤供血动脉内注入甘露醇可降低肿瘤肿胀的风险，同时对颗粒、弹簧圈及液体栓塞剂的栓塞效果有增强作用（图32.1）。甘露醇是一种安全的药物，其血管内皮细胞损伤效应及致栓性取决于其足够高的浓度（>600mOsm）和足够长的接触时间（>10min）。由于甘露醇在肿瘤血管床内流通时间较长，故其内皮损伤作用更倾向于在肿瘤血管内显效。

进行颈内动脉分支栓塞时要格外小心，任何反流都是不允许的。颗粒注入前一定注射造影剂确认血流通畅情况。小剂量团注颗粒缓慢推注，使用50μm的颗粒，稀释颗粒并在团注颗粒的间隙反复行血管造影确认，这些都是重要的技术措施将反流降到最低。一旦达到血流淤滞，应该撤出微导管，通过导引导管而不是微导管行造影确认。微导管无效腔内有颗粒残留，冲洗微导管会增加栓塞颗粒向颈内动脉反流的风险。

因为透视下在颅底部看到注入的颗粒很困难和微导管常嵌入细小的动脉内，所以选用甘露醇（随后用弹簧圈行近端保护）或者Onyx栓塞颈内动脉分支血管（图32.2）。有些对n-BCA非常熟悉的神经介入医生也用n-BCA作为栓塞材料。甘露醇反流入颈内动脉后会立即被血流稀释而不会有损害。放置可脱弹簧圈比推注栓塞颗粒更易于控制。细小的动脉内弹簧圈难以到位，可选用Onyx胶进行栓塞。采用Onyx微导管最好嵌入血管内，推注二甲亚砜（DMSO）和Onyx胶时应注意连续性，注射速度不低于产品使用说明推荐的速度。Onyx胶通常首先沉积于肿瘤血管床，因为这是之前DMSO弥散最多的地方。选择合适的透视平面，应清楚地看到Onyx由肿瘤至微导管头端弥散范围，避免被高密度的眶及岩部骨质重叠遮挡。应在Onyx弥散至微导管头端之前停止推注。本章的一名笔者在观察到Onyx返流至微导管头端时立即停止推注，另有作者使用Onyx34或者Onyx18，观察到反流至导管头端时停止推注或待其形成"塞子"后继续推注Onyx18进一步栓塞。笔者习惯于将微导管保持原位5min后再拔管，过早地拔管可能导致未沉积的Onyx返流进入主干血管。

近期笔者和其他神经介入同仁更多地采用了Onyx进行颅内或颅外的肿瘤术前栓塞。[51-54]尽管有一部分肿瘤也选用甘露醇和颗粒（原因如前所述），但对于富血管性肿瘤的永久性栓

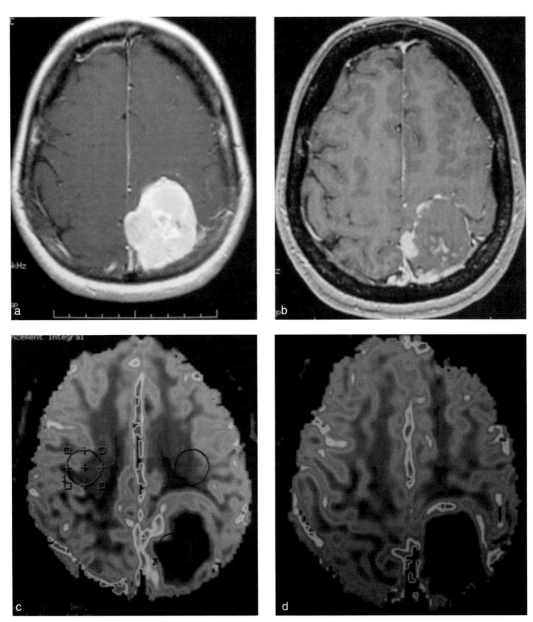

图 32.1　左侧顶部 5cm 脑膜瘤，行高渗甘露醇及 100~300μm PVA 颗粒栓塞。患者为 54 岁女性，主要症状为右侧上肢及下肢麻痹。（a）栓塞前 T1 轴位增强提示肿瘤强化明显。（b）栓塞后 T1 轴位增强提示仅肿瘤周边残留强化。（c，d）MRI 灌注成像提示栓塞后肿瘤床内无血流信号

塞选用 Onyx，偶尔用 Trufill。根据不同的解剖特点及导管位置，选择不同的栓塞材料进行特异血管栓塞，有时会在同一肿瘤内使用 3 种栓塞剂。

有两种新的微导管加入介入医生的武器库，可用于输送 Onyx 和 Trufill 肿瘤栓塞：Apollo Onyx 输送微导管（2014 年 7 月批准用于颅内动静脉畸形栓塞；Covidien，Mansfield，MA）；Scepter XC 球囊栓塞导管（2012 年批准用于灌注 / 输送诊断性或治疗性制剂以及血管临时阻断；Microvention，Tustin，CA）。

Apollo Onyx 输送微导管的头端可脱卸，留于肿瘤供血动脉内，栓塞后微导管撤出更为简单。这样就允许微导管头端周围一定量的栓塞剂反流，便于栓塞剂深入肿瘤组织，拔管便捷。有的医生栓塞血管畸形前，在可脱头端处用弹簧圈或胶而不是 Onyx 形成"塞子"，永久性地防止 Onyx 返流，然后再用 Onyx 进行栓塞。

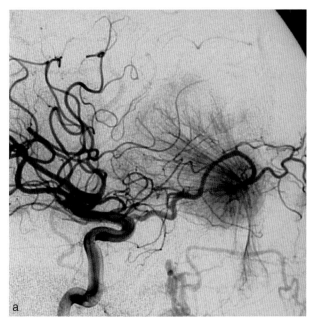

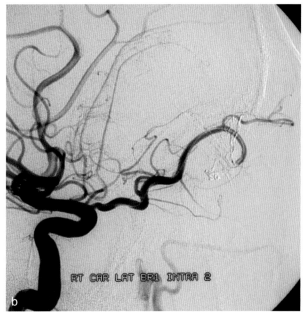

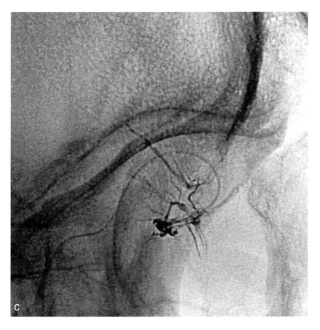

图32.2 经眼动脉使用Onyx（EV3 neurovascular）栓塞肿瘤血管。36岁男性患者，嗅沟脑膜瘤大小约为9cm，伴有头痛和嗅觉下降。（a）栓塞前右侧颈内动脉造影提示肿瘤供血源于右侧眼动脉筛前支，瘤内血供呈典型的轮辐样改变。（b）于右侧眼动脉筛前支内使用Marathon导管（EV3 neurovascular）栓塞，瘤内血管注入Onyx 18。栓塞后造影提示肿瘤源于右侧眼动脉的血供完全消失，伴行软膜供血较前明显。（c）非减影像上，瘤内Onyx清晰可见。切除术中发现肿瘤软化，肿瘤表面的一些软膜动脉内也可见Onyx胶

尽管目前该导管被批准用于颅内动静脉畸形的Onyx栓塞，但该导管在其他病变栓塞中的优势是显而易见的，只要导管头端留于血管内可接受。

Scepter XC球囊栓塞导管是一种双腔导管，可行血管临时阻断，类似微导管嵌入血管的形式。其内腔可用于输送Onyx和其他栓塞剂。XC球囊顺应性良好，可置于较细小动脉，如枕动脉、脑膜中动脉，尤其在这些血管向富血性肿瘤供血时的扩张状况下。

箴 言

- 脑膜瘤拟行术前栓塞时，应对其颈外动脉来源血供及潜在的颈外/颈内动脉吻合进行仔细评估。

- 岩骨嵴脑膜瘤栓塞时应尤为小心，因为小颗粒栓塞了脑膜中动脉岩骨分支可能会影响第Ⅶ对和第Ⅷ对颅神经的血供。

- 颅内肿瘤栓塞时，应考虑血管近端弹簧圈栓塞，以保护重要的功能血管。

并发症的处理

• 类固醇激素治疗可将栓塞后肿瘤肿胀的风险降到最低。未行足量激素治疗的患者于栓塞术后的肿胀风险增加。[31]患者未曾行激素治疗的情况下，应于栓塞前予以激素首剂，术后每6h予以地塞米松4mg。缺血性损伤后的炎性反应是阻碍颅神经康复的主要因素，短期类固醇激素治疗后予以非类固醇类抗炎药物可促进颅神经修复。

• 严重的肿瘤肿胀或肿瘤内出血应急诊行手术治疗。占位效应明显合并瘤周水肿的巨大肿瘤应于栓塞后不超过3d进行手术，对于此类患者类固醇激素减轻水肿的效果往往不够。水肿和占位效应增加可导致新的神经系统症状甚至脑疝，尤其是后颅窝血管网状细胞瘤栓塞后肿胀，可引起急性梗阻性脑积水，后果严重，笔者建议于栓塞后48h内进行手术切除。尽早切除肿瘤，大多预后良好。

总 结

• 对巨大的、富血管肿瘤如脑膜瘤的患者行术前栓塞可获益。肿瘤栓塞潜在的并发症包括：出血、颅神经损伤、卒中甚至失明。对超选择性造影细致评估并注意操作细节可将并发症的风险降到最低。

并发症的处理

• 短期类固醇激素治疗可促进介入治疗引起损伤颅神经的康复。
• 栓塞后肿瘤急性肿胀，尤其位于后颅窝时，应行急诊手术以改善预后。

关键点

• 富血管肿瘤栓塞后软化肿瘤、减少切除术

中出血，更易于切除。
• 位于中线处的肿瘤及曾行切除的肿瘤应行双侧颈外动脉和颈内动脉的造影评估。
• 充分认识肿瘤内日光样放射形态的中央处往往是脑膜瘤的硬膜附着处，这能帮助医生确认动脉的血供，可能是能够治疗的关键血管。

参考文献

[1] Manelfe C, Guiraud B, David J, et al. [Embolization by catheterization of intracranial meningiomas]. Rev Neurol (Paris), 1973, 128(5):339–351

[2] Chun JY, McDermott MW, Lamborn KR, et al. Delayed surgical resection reduces intraoperative blood loss for embolized meningiomas. Neurosurgery, 2002, 50(6):1231–1235, discussion 1235–1237

[3] Bendszus M, Rao G, Burger R, et al. Is there a benefit of preoperative meningioma embolization? Neurosurgery, 2000, 47(6): 1306–1311, discussion 1311–1312

[4] Cushing H. The meningiomas (dural endotheliomas): their source and favored seats of origin. Brain, 1922, 45:282–316

[5] Cushing H. Meningiomas, Their Classification, Regional Behavior, Life History and Surgical End Results. Springfield, IL: Thomas Press, 1938

[6] Louis DNSB, Budka H, yon Deimling A, et al.//Kleihues P, Cavenee W. Pathology and Genetics of Tumours of the Nervous System: World Health Organisation Classification of Tumours. Lyon: IARC Press, 2000:176–184

[7] McDermott MWWC. Meningiomas//JR Y. Neurological Surgery. 4th ed. Philadelphia, PA: WB Saunders, 1996,4:2782–2825

[8] Gruber A, Killer M, Mazal P, et al. Preoperative embolization of intracranial meningiomas: a 17-year single center experience. Minim Invasive Neurosurg, 2000, 43(1):18–29

[9] Hekster RE, Matricali B, Luyendijk W. Presurgical transfemoral catheter embolization to reduce operative blood loss. Technical note. J Neurosurg, 1974, 41(3): 396–398

[10] Hieshima GB, Everhart FR, Mehringer CM, et al. Preoperative embolization of meningiomas. Surg Neurol, 1980, 14(2): 119–127

[11] Hilal SK, Michelsen JW. Therapeutic percutaneous embolization for extra-axial vascular lesions of the head, neck, and spine. J Neurosurg, 1975, 43(3):275–287

[12] Manelfe C, Lasjaunias P, Ruscalleda J. Preoperative emboli-

zation of intracranial meningiomas. AJNR Am J Neuroradiol, 1986, 7(5):963–972

[13] Riché MC, Cophignon J, Thurel C, et al. Embolization of the cavernous and petrous segments of the internal carotid artery in severe basilar skull and petrous bone lesions. J Neuroradiol, 1981, 8(4):301–315

[14] Richter HP, Schachenmayr W. Preoperative embolization of intracranial meningiomas. Neurosurgery, 1983, 13(3): 261–268

[15] Teasdale E, Patterson J, McLellan D, et al. Subselective preoperative embolization for meningiomas. A radiological and pathological assessment. J Neurosurg, 1984, 60(3): 506–511

[16] Dean BL, Flom RA, Wallace RC, et al. Efficacy of endovascular treatment of meningiomas: evaluation with matched samples. AJNR Am J Neuroradiol, 1994, 15(9): 1675–1680

[17] Macpherson P. The value of pre-operative embolisation of meningioma estimated subjectively and objectively. Neuroradiology, 1991, 33(4):334–337

[18] Rosen CL, Ammerman JM, Sekhar LN, et al. Outcome analysis of preoperative embolization in cranial base surgery. Acta Neurochir (Wien), 2002, 144(11):1157–1164

[19] Yoon YS, Ahn JY, Chang JH, et al. Pre-operative embolisation of internal carotid artery branches and pial vessels in hypervascular brain tumours. Acta Neurochir (Wien), 2008, 150(5): 447–452, discussion 452

[20] Kai Y, Hamada J, Morioka M, et al. Appropriate interval between embolization and surgery in patients with meningioma. AJNR Am J Neuroradiol, 2002, 23(1): 139–142

[21] Bendszus M, Martin-Schrader I, Schlake HP, et al. Embolisation of intracranial meningiomas without subsequent surgery. Neuroradiology, 2003, 45(7):451–455

[22] Guthrie BL, Ebersold MJ, Scbeithauer BW, et al. Meningeal hemangiopericytoma: histopathological features, treatment, and long-term follow-up of 44 cases. Neurosurgery, 1989, 25(4): 514–522

[23] Pandey M, Kothari KC, Patel DD. Haemangiopericytoma: current status, diagnosis and management. Eur J Surg Oncol, 1997, 23(4):282–285

[24] Richard S, Campello C, Taillandier L, et al. French VHL Study Group. Haemangioblastoma of the central nervous system in von Hippel-Lindau disease. J Intern Med, 1998, 243(6): 547–553

[25] Takeuchi S, Tanaka R, Fujii Y, et al. Surgical treatment of hemangioblastomas with presurgical endovascular embolization. Neurol Med Chir (Tokyo), 2001, 41 (5):246–251, discussion 251–252

[26] Feng L, Kienitz BA, Matsumoto C, et al. Feasibility of using hyperosmolar mannitol as a liquid tumor embolization agent. AJNR Am J Neuroradiol, 2005, 26(6): 1405–1412

[27] Kal Y, Hamada J, Morioka M, et al. Preoperative cellulose porous beads for therapeutic embolization of meningioma: provocation test and technical considerations. Neuroradiology, 2007, 49(5): 437–443

[28] Kubo M, Kuwayama N, Hirashima Y, et al. Hydroxyapatite ceramics as a particulate embolic material: report of the clinical experience. AJNR Am J Neuroradiol, 2003, 24(8):1545–1547

[29] Probst EN, Grzyska U, Westphal M, et al. Preoperative embolization of intracranial meningiomas with a fibrin glue preparation. AJNR Am J Neuroradiol, 1999, 20(9): 1695–1702

[30] Rossitti S. Preoperative embolization of lower-falx meningiomas with ethylene vinyl alcohol copolymer: technical and anatomical aspects. Acta Radiol, 2007, 48(3):321–326

[31] Wakhloo AK, Juengling FD, Van Velthoven V, et al. Extended preoperative polyvinyl alcohol microembolization of intracranial meningiomas: assessment of two embolization techniques. AJNR Am J Neuro-radiol, 1993, 14(3):571–582

[32] Gruber A, Bavinzski G, Killer M, et al. Preoperative embolization of hypervascular skull base tumors. Minim Invasive Neurosurg, 2000, 43(2):62–71

[33] Do YS, Yakes WF, Shin SW, et al. Ethanol embolization of arteriovenous malformations: interim results. Radiology, 2005, 235(2):674–682

[34] Yakes WF, Haas DK, Parker SH, et al. Symptomatic vascular malformations: ethanol embolotherapy. Radiology, 1989, 170(3 Pt 2):1059–1066

[35] Yakes WF, Krauth L, Ecldund J, et al. Ethanol endovascular management of brain arteriovenous malformations: initial results. Neurosurgery, 1997, 40(6):1145–1152, discussion 1152–1154

[36] Jungreis CA. Skull-base tumors: ethanol embolization of the cavernous carotid artery. Radiology, 1991, 181(3):741–743

[37] Kusaka N, Tamiya T, Sugiu K, et al. Combined use of TruFill DCS detachable coil system and Guglielmi detachable coil for embolization of meningioma fed by branches of the cavernous internal carotid artery. Neurol Med Chir (Tokyo), 2007, 47(1): 29–31

[38] Eskridge JM, McAuliffe W, Harris B, et al. Preoperative endovascular embolization of craniospinal hemangioblastomas. AJNR Am J Neuroradiol, 1996, 17(3): 525–531

[39] Horton JA, Eelkema E, Albright AL. Preoperative embolization of a hemangioblastoma. AJNR Am J Neuroradiol, 1989, 10(1):203

[40] Krishnan KG, Schackert G. Outcomes of surgical resection of large solitary hemangioblastomas of the craniocervical junction

with limitations in preoperative angiographic intervention: report of three cases. Zentralbl Neurochir, 2006, 67(3):137-143

[41] Standard SC, Ahuja A, Livingston K, et al. Endovascular embolization and surgical excision for the treatment of cerebellar and brain stem hemangio blastomas. Surg Neurol, 1994, 41(5): 405-410

[42] Tampieri D, Leblanc R, TerBrugge K. Preoperative embolization of brain and spinal hemangioblastomas. Neurosurgery, 1993, 33(3):502-505, discussion 505

[43] Bendszus M, Monoranu CM, Schütz A, et al. Neurologic complications after particle embolization of intracranial meningiomas. AJNR Am J Neuroradiol, 2005, 26(6): 1413-1419

[44] Hayashi T, Shojima K, Utsunomiya H, et al. Subarachnoid hemorrhage after preoperative embolization of a cystic meningioma. Surg Neurol, 1987, 27(3):295-300

[45] Kallmes DF, Evans AJ, Kaptain GJ, et al. Hemorrhagic complications in embolization of a meningioma: case report and review of the literature. Neuroradiology, 1997, 39(12): 877-880

[46] Suyama T, Tamaki N, Fujiwara K, et al. Peritumoral and intratumoral hemorrhage after gelatin sponge embolization of malignant meningioma: case report. Neurosurgery, 1987, 21 (6):944-946

[47] Yu SC, Boet R, Wong GK, et al. Postembolization hemorrhage of a large and necrotic meningioma. AJNR Am J Neuroradiol, 2004, 25(3):506-508

[48] Terada T, Kinoshita Y, Yokote H, et al. Preoperative embolization of meningiomas fed by ophthalmic branch arteries. Surg Neurol, 1996, 45(2): 161-166

[49] Hayashi N, Kubo M, Tsuboi Y, et al. Impact of anomalous origin of the ophthalmic artery from the middle meningeal artery on selection of surgical approach to skull base meningioma. Surg Neurol, 2007, 68(5):568-571, discussion 571-572

[50] Cornelius JF, Saint-Maurice JP, Bresson D, et al. Hemorrhage after particle embolization of hemangioblastomas: comparison of outcomes in spinal and cerebellar lesions. J Neurosurg, 2007, 106(6):994-998

第 33 章　头颈部颅外肿瘤栓塞

Theodore C. Larson III

头颈部肿瘤血管栓塞治疗的主要目的是辅助手术切除肿瘤。术前栓塞的好处在于可减少术中出血，减少输血量，缩短手术时间，减少术野暴露，提高肿瘤全切率，降低手术并发症，有助于术中保全重要的神经、血管组织，尤其是颅神经。[1-4] 栓塞肿瘤供血动脉及其毛细血管床明显优于手术结扎大的供血动脉。[2,5-11] 大多数位于头颈部的高血运肿瘤的栓塞后手术获得的好处远大于栓塞风险。在安全前提下争取完全栓塞肿瘤血管，栓塞术的风险应无限接近零。这个原则应置于所有栓塞手术原则的首位，因为任何并发症都可能导致手术治愈肿瘤的目标延后甚至难以完成。术前栓塞的常见并发症包括卒中、失明、出血、颅神经或外周神经损伤、血管或肾脏损伤。射线暴露风险也应告之患者，包括甲状腺及晶体放射性损伤。

副神经节瘤

副神经节瘤也称为血管球瘤或化学感受器瘤，但"副神经节瘤"一词更为广泛地被认可和接受。该肿瘤起源于副神经节，是由上皮细胞、结缔组织和毛细血管构成，外周有囊性结构包被的软组织包块，大小约为 0.1~1.5mm。[12] 副神经节在胚胎学上起源于神经嵴细胞，具有典型部位，如纵隔内沿着主动脉弓走行，沿迷走神经走行，位于颈动脉分叉处，在颈静脉窝内气管边缘和甲状软骨相邻，沿着 Jacobson 神经

（Ⅸ脑神经的分支）、Arnold 神经（Ⅹ脑神经的分支）以及面神经降支走行。副神经节的功能未知，但在高原人群中，随着长期缺氧和高碳酸血症，副神经节会增大。[13]

神经节细胞瘤起源于神经嵴，可能会具有神经内分泌功能，可提高血清中以下物质浓度：去甲肾上腺素、血清素、多巴胺、肾上腺素、香草基杏仁酸、生长抑素、降钙素及其他物质。[14] 少于 5% 的患者会因肿瘤的神经分泌功能出现持续性或者一过性高血压、潮汗、腹泻、心悸及头痛。触诊和导管造影可能引起高血压危象，虽然其风险并不高。[15]

副神经节细胞瘤具有非常明显的细胞聚集，叫作细胞球，包括基本的细胞和支持细胞，[12,16] 突起的血管性通道非常明显，但是很少看到有丝分裂。能够看到出血和坏死的区域。副神经节瘤在位置上是恶性的，因为其累及关键的血管结构和脑神经，但是病理上是恶性的只占到 10%~15%。[17] 局部或者远处转移都非常少见。

副神经节细胞瘤女性发病率是男性的 3 倍，发病年龄大多数在 30~40 岁，[18] 但鼓室副神经节瘤发病年龄较晚。该肿瘤流行病学呈散发，但也可以是家族性的，其中 20% 左右的病例为伴基因印记的常染色体优势遗传倾向。第 1、3 和 11 染色体原癌基因表达和异常是副神经节瘤的潜在基因学机制。[21-23] 多发副神经节瘤占散发病例的 10%，占家族性病例 30%~40%，最常见的是颈动脉体和迷走动脉的肿瘤（图

33.1）。[16,19,24] 多发副神经节瘤往往是不同位置起源的，如颈动脉和颈静脉副神经节瘤，很少看到同一起源的（如双侧颈动脉）。在家族性副神经节瘤患者中 10% 伴有甲状腺癌。

头颈部副神经节瘤依据病变部位分为 4 类，按发病率依次排序：颈静脉、颈动脉体、迷走神经和鼓室。[27] 但有的学者并不同意这种分类排序。[28] 其他头颈部罕见发病部位包括咽部、气管、食道、面神经管、鼻腔、鼻旁窦、翼腭窝、下颌、硬膜、脑及视交叉。[27,29,30] 咽旁间隙肿瘤中的 10%~15% 为副神经节瘤，是该部位第三好发的肿瘤，前两位分别是唾液腺源性和神经源性肿瘤。[31] 副神经节瘤在颞骨肿瘤中是仅次于神经源性第二位的肿瘤，是中耳肿瘤中发病率最高的，无论是位于颈静脉还是鼓室的。[17-20,22,23,25-27,32-34]

副神经节瘤最常见的表现为缓慢增大的颈部包块，如肿瘤侵及颞骨，可表现为搏动性耳鸣和传导性听力丧失。[35] 颈部和颅底累及第 IX、X、XI 和 XII 颅神经的副神经节瘤比较明显，伴行于颈内动脉的交感神经丛和 X 神经发出的喉返神经也可能被累及。颈静脉副神经节瘤可导致 IX、X 和 XI 神经麻痹，被称为 Vernet 综合征，如肿瘤增大侵及 XII 颅神经，则称之为 Collet-Sicard 综合征。巨大的颈静脉副神经节瘤也可导致 VII 神经麻痹或 Horner 综合征。颈静脉和鼓室副神经节瘤的大小和局部侵袭范围可采用 Glasscock-Jackson 或 Fisch 分级法进行归类。[36-38] Shamblin 等依据颈内动脉和颈外动脉的分离程度对颈动脉副神经节瘤进行分级，[39] I 型颈动脉副神经节瘤位于颈内动脉和颈外动脉附近，但累及不超过血管壁的 1/2；[40] II 型累及颈内、颈外动脉但未完全包裹血管；III 型肿瘤完全包裹两根血管。[40]

副神经节在 CT 影像上表现为增强显著，如位于颅底可伴有骨质破坏。破坏的骨质边界不规则，呈虫蚀样、去矿物质改变。[41] 颈静脉副神经节瘤的早期放射影像表现为颅底颈内嵴和颈动脉嵴骨质破坏（图 33.2a，b）。动态增强 CT 提示肿瘤早期的强化峰值，[31,41,42] MRI T1 加权成像表现为软组织信号，T2 表现为高信号，由于肿瘤血管丰富，也可呈不同程度的"胡椒盐"样黑白相间改变（图 33.2c，d）。增强时肿瘤显著强化（图 33.2e），动态增强核磁血管成像时，

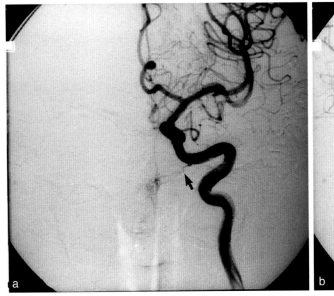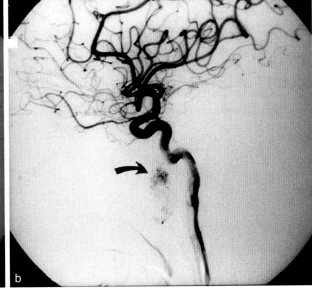

图 33.1 颈总动脉造影显示颈动脉体副神经节瘤（弯曲箭头）在前后斜位动脉早期（a）和中期（b）的影像，肿瘤多支血管供血，毛细血管快速染色，以及可见一个较小的迷走神经副神经节瘤（小箭头）。a 图显示颈内动脉和颈外动脉及其分支被肿瘤占位扩张撑开。颈内动脉颈段远端被迷走副神经节细胞瘤挤压向前方移位

由于血管内含钆增强剂的超顺磁性，肿瘤表现为早期的信号减弱。[44,45]

CTA 和 MRA 一般不推荐用于副神经节瘤的诊断，除非为了明确是否血管移位。如肿瘤侵及颈内静脉，行 MRV 会发现颈内静脉闭塞或狭窄。[46] 多普勒超声检查也可用于评估副神经节瘤，表现为部分回声占位伴有涡流和多向血流，颈外动脉阻抗减弱，颈内动脉、颈外动脉及颈内静脉受到挤压。[47-50] 碘 –111 奥曲肽扫描有助于辨认多发及头颈以外生长的副神经节瘤，如纵隔内肿瘤。[51,52] 碘 –111 标记的抗癌胚抗体，碘 –131 或碘 –123 标记的间碘苯甲胍（MIBG）以及 FDG– 正电子发射断层扫描（positron-emission tomography, PET）也可用于肿瘤定位。[53-55]

副神经节瘤在导管造影下表现为高血运占位，存在多根高流量扩张供血动脉，动静脉短路，肿瘤染色及多支引流静脉（图 33.1~ 图 33.3）。肿瘤供血动脉可源自颈内动脉、颈外动脉及椎

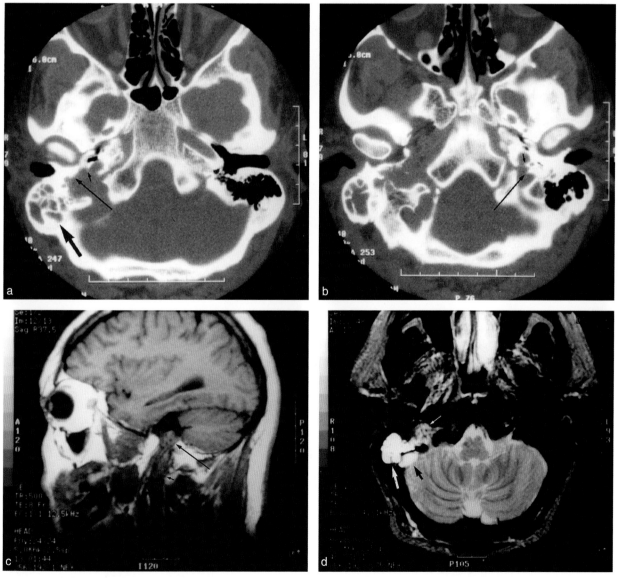

图 33.2　（a）无增强轴位 CT 检查骨窗像，显示右侧颈内嵴（长细箭头）和右侧颈动脉嵴（小箭头）被颈静脉副神经节瘤侵蚀。注意右侧乳突病变（大箭头）；（b）显示正常的对侧颈内嵴（长细箭头）和颈动脉嵴（小箭头）；（c）矢状位 MRI T1 成像显示同样的颈静脉副神经节瘤位于颈静脉球内（长细箭头），在右侧颈内静脉内向尾端延伸（小箭头）；（d）轴位 MRI T2 成像显示右侧颈静脉球内的副神经节瘤（小白箭头），由于肿瘤血管成像表现为典型的黑白相间交织的"胡椒盐"样改变。注意右侧乳突病变（白箭头），以及右侧血栓形成后闭塞的乙状窦（小黑箭头）

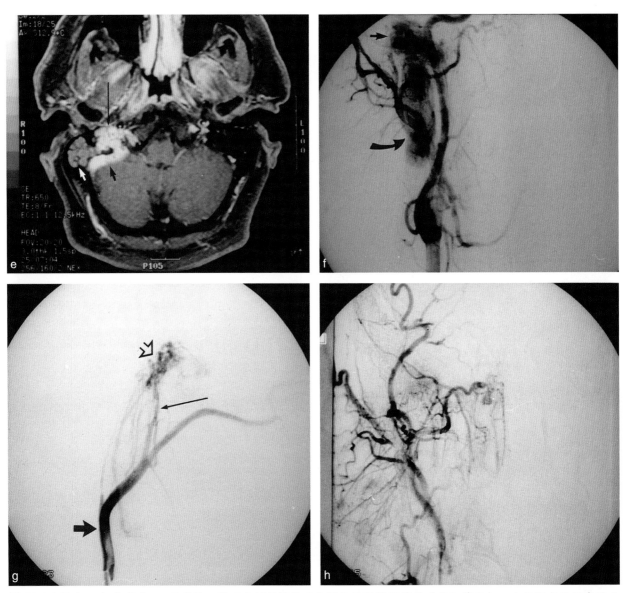

图33.2（续）　（e）轴位 T1 压脂像，提示右侧颈静脉球内强化的副神经节瘤（长细箭头）；血栓形成后闭塞的右侧乙状窦（小箭头）；不增强的右侧乳突病变（小白箭头）。（f）右侧颈总动脉前后位造影，动脉中期，显示右侧颈静脉球内（小箭头）血管丰富的副神经节瘤在右侧颈内静脉远端向尾侧延伸（弯曲箭头）。（g）选择性右侧枕动脉侧位造影（箭头），显示茎乳动脉（长细箭头）及其他枕动脉分支供血的部分右侧颈静脉副神经节瘤（空心箭头）。（h）右侧颈外动脉正位造影，在动脉后期显示多支颈外动脉分支栓塞后，右侧颈静脉副神经节瘤血供显著减少

动脉分支。位于颈动脉、迷走神经和颈静脉的副神经节瘤的供血主要来自咽升动脉，包括其神经脑膜支和肌脊支（图 33.3d）。茎乳动脉和脑膜中动脉也常向颈静脉副神经节瘤供血（图 33.2g）。体积较大的颞骨部肿瘤会有鼓室前动脉、耳后动脉以及颈内动脉和椎动脉分支供血。[56] 如有软膜供血则提示肿瘤已经侵袭至脑内。肿瘤导致的局部血管移位也很常见，颈动脉副神经节瘤可导致颈内和颈外动脉近端外分离，迷

走和颈静脉副神经节瘤可导致颈内动脉向前方移位（图 33.1a,b 和图 33.3b,c）。肿瘤侵及颈内动脉外膜可见颈内动脉狭窄表现。颈静脉和迷走副神经节瘤可侵及或压迫颈内静脉或颈静脉球（图 33.2），[56,57] 有时候压迫乙状窦。

副神经节瘤最大直径超过 2~3cm 时，应行术前栓塞。最常见的栓塞动脉包括：颈动脉体副神经节瘤通过咽升动脉、甲状腺上动脉和枕动脉栓塞；迷走副神经节瘤常通过咽升动脉、

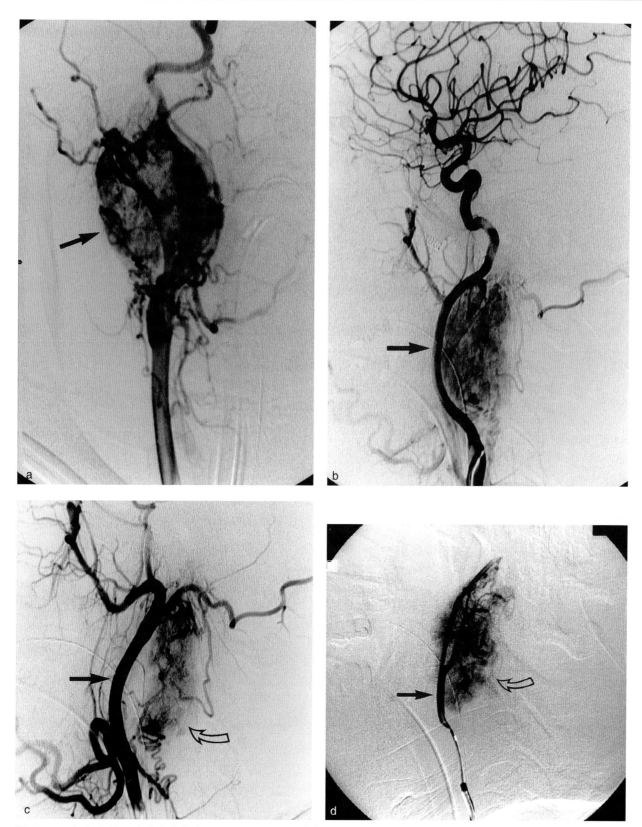

图 33.3 （a）右侧颈总动脉造影前后斜位，显示血供丰富的迷走副神经瘤（箭头）。（b）右侧颈内动脉造影侧位，显示右侧颈内动脉颈段被迷走副神经节瘤（箭头）推挤向前移位。（c）右侧颈外动脉侧位咽升动脉以远影像，显示右侧颈外动脉（实心箭头）被迷走副神经节瘤（空心箭头）推挤向前移位。（d）微导管选择性进入右侧咽升动脉（实心箭头），行推注造影显示巨大的血供丰富的迷走副神经节瘤（弯曲空心箭头）

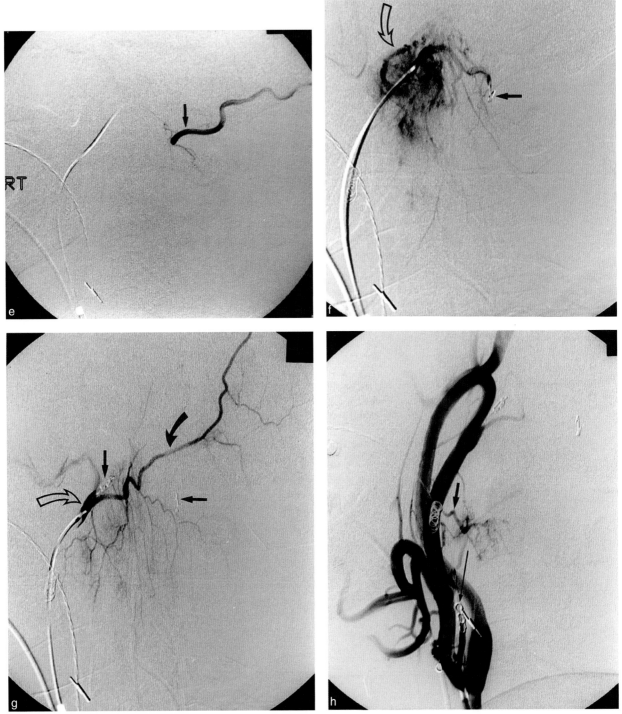

图33.3(续) （e）微导管置入右侧枕动脉（箭头）向副神经节瘤供血支的远心端造影，随后行枕动脉远端弹簧圈栓塞。（f）右侧枕动脉近端侧位推注造影，行远端弹簧圈栓塞后（箭头），显示血供丰富的迷走副神经节瘤（空弯曲箭头）。（g）右侧颈外动脉远端推注侧位造影（空弯箭头），行枕动脉远端和近端栓塞，两段弹簧圈栓塞之间行颗粒栓塞（三明治技术），耳后动脉保留（实心弯箭头）。（h）栓塞后右侧颈总动脉造影像为迷走副神经节瘤血供显著下降，但仍有颈外动脉小肌支有少量供血（箭头），注意颈动脉体发出血管扩张现象（长细箭头）及其内的弹簧圈

甲状腺上动脉、舌动脉、颈升动脉和枕动脉栓塞；颈静脉副神经节瘤栓塞动脉为咽升动脉、枕动脉、耳后动脉及脑膜中动脉（尚未发表数据）；

鼓室副神经节瘤往往体积较小无法进行栓塞。栓塞材料包括：聚乙烯酒精（polyvinyl alcohol; PVA）颗粒和铂金位弹簧圈联合使用；有的介

入医师使用 n– 丁基腈基丙烯酸盐（n-BCA）、酒精和雌激素作为栓塞材料，但 n-BCA 和酒精增加了颅神经损伤的风险；[17,58-60] 乙烯基酒精共聚物（Onyx）是一种新型的用于肿瘤栓塞的制剂，[61-62] 可经动脉途径或经皮穿刺进行栓塞，也可联合使用两种途径。[58,60,63,64]

术前栓塞的目标为降低肿瘤的血流量达 80% 以上。多名作者报道术前栓塞可降低术中出血量。[7,10,11,60,65-67] 颈动脉体肿瘤行术前栓塞后，术中出血量可小于 200mL。颈静脉副神经节瘤术中出血往往较多，缘于该手术相对复杂和磨除颅底骨质时必然的出血。若颈静脉和迷走副神经节瘤侵及颈内静脉（图 33.2），则出血更多。术前栓塞的优势还包括缩短手术时间，有利于高肿瘤全切，降低术后颅神经麻痹风险。[7,10,11]

副神经节瘤栓塞风险主要包括脑卒中和颅神经麻痹。[60] 在具有神经内分泌功能的副神经节瘤栓塞时，可出现血压波动，但十分罕见。[15,24] 有作者建议栓塞前 1 周予以充分补液并予以 α 受体阻滞剂，[68] 但就笔者看来根本没有必要。有血管活性物质分泌相关症状的患者应在栓塞或切除前请高血压专科医生进行评估，并予以适当治疗。

栓塞术中由于肿瘤肿胀刺激颈动脉体，可以引起心动过缓，常用阿托品或格隆溴铵进行预防。[69] 栓塞术前和术后予以类固醇皮质激素，可减轻因肿瘤肿胀造成的邻近颅神经的压迫。其他的风险和头颈部肿瘤栓塞类似。

依据笔者经验及其他作者的报道，栓塞手术并发症发生率低于 0.5%。[17] 其他报道的少见并发症包括局部疼痛、皮肤感觉减退及发热。[24]

青少年鼻咽部血管纤维瘤

青少年鼻咽部血管纤维瘤是鼻咽部最常见的良性肿瘤，患者几乎均为青年男性。[70-72] 症状包括鼻腔阻塞，鼻腔分泌物，以及反复发作有时较严重的鼻衄。[70-73] 由于窦道开口阻塞，窦道炎症是常见伴发疾病。咽鼓管阻塞可导致中耳炎和乳突炎。肿瘤几乎均位于鼻咽部外侧，邻近一侧蝶腭孔，侵及周边结构。[5]Andrews[74] 和 Sessions 等 [75] 依据肿瘤侵及范围对青少年鼻咽部血管纤维瘤进行了等级分类。

青少年鼻咽部血管纤维瘤病理表现为纤维基质内包含血管网状结构的血管瘤样改变。[5,76] 组织标本可见雄激素受体是其典型特征。[5] 肿瘤活检可引起大量，甚至致命的出血。[77]

青少年鼻咽部血管纤维瘤的影像学检查表现为：上颌窦后壁向前弓起，翼上颌裂增宽，翼板被侵蚀或移位，肿瘤侵及蝶窦、上颌窦及筛后窦伴窦壁变形，后硬腭被破坏，鼻腔内软组织占位穿通或移行鼻中隔，眶骨侵蚀，肿瘤侵及颅底向颅内延伸（图 33.4a）。[70,76,77] 特别注意肿瘤侵及海绵窦时，具有明显的 Ⅲ、Ⅳ、Ⅴ 或 Ⅵ 颅神经症状，CT 检查提示肿瘤邻近骨质变性或破坏。

肿瘤的 CT 和 MRI 均表现为明显强化的高血供表现（图 33.4b,c）。[78,79]MRI 检查尤为重要，尤其冠状位成像可观察肿瘤向颅内及海绵窦侵袭的范围，以及评估颅神经及其孔道是否受累。[78] 在鉴别其他窦疾病和与血管纤维瘤时 MRI 比 CT 的效果更好。

青少年鼻咽部血管纤维瘤导管造影表现为高血运的占位，供血动脉扩张，局部血管移位，典型的网状动脉供血模式，毛细血管期浓染且血管染色在大静脉流空后仍存在（图 33.5）。[70,76,78] 动静脉短路并不多见。向血管纤维瘤供血的主要动脉为颌内动脉的蝶腭支。其他供血动脉还包括咽升动脉、脑膜副动脉、腭升动脉，腭大动脉（图 33.5c,d）。[76,80,81] 源自颈内动脉的小分支供血并不常见，包括眼动脉、下颌动脉、翼管动脉及下外侧干等（图 33.6a,b）。[76,80] 如肿瘤侵入颅内体积较大，其供血可源自脑膜垂体干。软膜动脉供血能反映出肿瘤跨硬膜侵及颅内。[82]

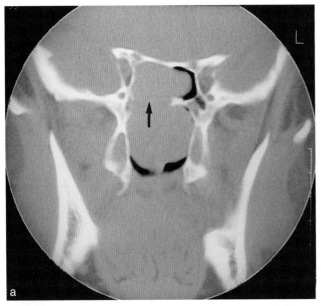

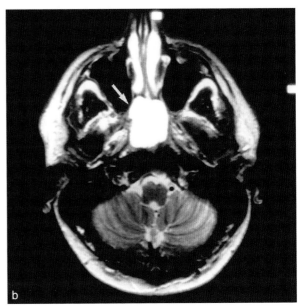

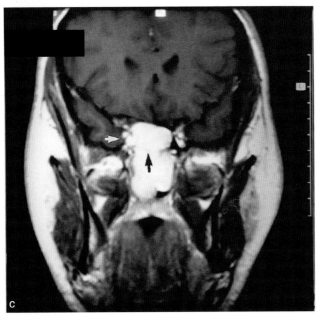

图 33.4 （a）平扫 CT 冠状位成像，中间窗 / 水平位，显示青少年鼻咽部血管纤维瘤，导致右侧蝶窦开口扩大及蝶窦壁（箭头）被侵蚀，肿瘤向蝶窦内生长。（b）轴位 T2 MRI 显示高信号的青少年鼻咽部血管纤维瘤填满了鼻咽部和后鼻孔（白箭头）。此例青少年鼻咽部血管纤维瘤在 MRI 影像上并未表现出显著地富血管特征。有的青少年鼻咽部血管纤维瘤在 T2 成像上的信号会稍低一些。（c）冠状位 T1 增强成像，显示青少年鼻咽部血管纤维瘤显著的增强效应，填充鼻咽部并向上扩展至蝶窦（小黑箭头），到达右侧海绵窦的边界（小白箭头）

青少年鼻咽部血管纤维瘤栓塞治疗包括双侧颈内、颈外动脉造影评估，最常见的是栓塞颌内动脉远端、咽升动脉和脑膜副动脉，单侧或双侧主要取决于肿瘤侵蚀的范围（图 33.5）。任何源自颈内动脉的供血动脉在颈外动脉栓塞后常扩张，但通常并不行颈内分支栓塞，因为其风险较高而手术获益不大。但当肿瘤明显侵及颅内，尤其为复发性，且拟行颅底手术切除，如经颞下入路或经面移位入路手术，可考虑术前行颈内动脉分支栓塞。

栓塞材料常用直径为 200~300μm 或者

250~355μm 的 PVA，随后用吸收性明胶海绵或铂金微弹簧圈（有纤毛或无纤毛型）进一步栓塞。有的介入医生采用 n-BCA 或酒精进行经动脉或经皮栓塞，其风险在于颅神经受损及返流进入危险吻合血管。[58,81,83] 另有报道乙烯基酒精共聚物（Onyx）用于肿瘤栓塞。[84] 栓塞的目的是降低鼻咽部血管纤维瘤血供达 90% 以上，手术医生会要求尽可能多地减少肿瘤血供，尤其当肿瘤位于颅底或向颅内侵袭时。不幸的是残余血供往往源自颈内动脉分支，这部分供血常位于肿瘤的最深部，是手术最后面对的部位，但此

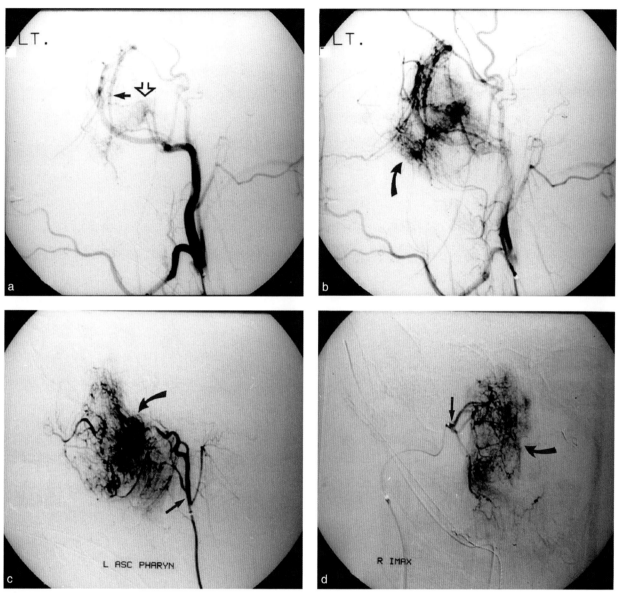

图 33.5　青少年患者鼻咽部血管纤维瘤左侧颈外动脉造影，侧位像，动脉早期（a）和中期（b），显示血管移位（a）（小箭头），早期毛细血管显影（空白箭头）。（b）毛细血管浓染期（弯曲箭头）。（c）微导管置入左侧咽升动脉远端（箭头），侧位推注造影显示血供丰富的青少年鼻咽部血管纤维瘤（弯曲箭头）。（d）微导管置入右侧颌内动脉远端，正位造影显示同一患者鼻咽部血管纤维瘤栓塞前血供丰富

处的术中出血往往是可控制的。

术前栓塞的目的在于将术中出血控制在1000mL 以内，减少输血，缩短手术时间，减小手术暴露范围，提高肿瘤全切概率，从而减少复发概率。多个病例序列报道栓塞达到部分上述目的。[5,8,71,73,77,84] 依据几个中心的研究报道，未行术前栓塞，肿瘤次全切除率和复发概率很高。[68,72,80–82] 术前栓塞可作为多种常规手术入路的辅助手段，包括经上颌入路、经口入路、鼻

外侧切开入路或内镜下切除。肿瘤栓塞的风险与副神经节瘤栓塞风险类似，包括卒中、颅神经麻痹、局部疼痛或局部麻木。

其他头颈部肿瘤

其他需要进行术前栓塞的头颈部肿瘤包括高血运的转移瘤，如肾细胞瘤（图 33.7）、甲状腺恶性肿瘤、舌血管平滑肌瘤、血管瘤（图33.8）、血管外皮细胞瘤、成感觉神经细胞瘤、

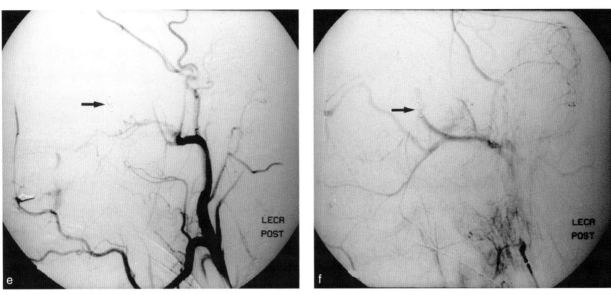

图 33.5（续） （e）动脉早期和（f）毛细血管早期的左侧颈外动脉侧位造影，显示行颈外动脉分支弹簧圈及颗粒栓塞后的青少年鼻咽部血管纤维瘤血供明显减少。（e，f）注意左侧颌内动脉远端的弹簧圈（箭头）

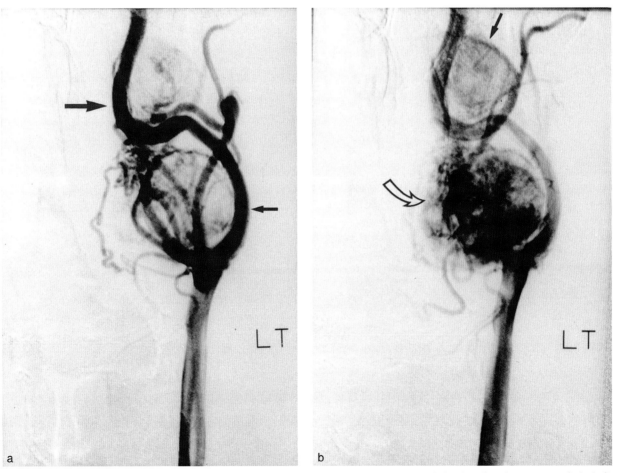

图 33.6 （a）左侧颈内动脉正位造影和（b）侧位造影。动脉中期显示下颌动脉（a）（小箭头），供血的青少年鼻咽部血管纤维瘤（弯曲箭头）在术前栓塞中的显影

浆细胞瘤、肉瘤、淋巴瘤、鼻咽癌、神经纤维瘤、施万细胞瘤、Castleman病、淋巴囊内肿瘤及纤维发育不良。[85-92] 一些肿瘤在MRI或CT上难以和副神经节瘤相鉴别。

虽然这些肿瘤大多数都是高血运的，但不如副神经节细胞瘤血供丰富，血管造影时表现为造影剂在毛细血管内浓集。[93] 神经纤维瘤和施万细胞瘤与副神经节瘤相比供血血管相对较少。包括经皮途径在内的所有栓塞技术的风险和益处，与前文中描述头颈部肿瘤类似，但这些肿瘤的血供往往可以完全阻断。

头颈部恶性肿瘤或术后局限性出血导致的鼻衄或咯血均可通过经动脉栓塞得到有效控制。局部血管分布情况，是否伴有假性动脉瘤，均可通过栓塞前造影明确。迟发性再出血并不多见。

栓塞前评估

栓塞术前应对患者的状况进行评估，主要包括全面的体格检查：神经功能状态和基础的视野，精神状态，心、肺以肾功能评估。回顾

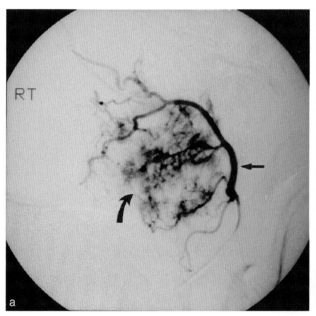
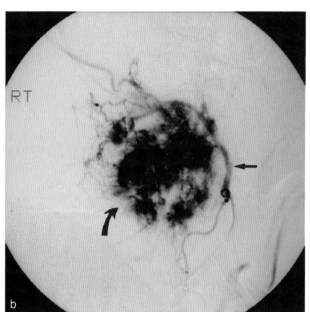
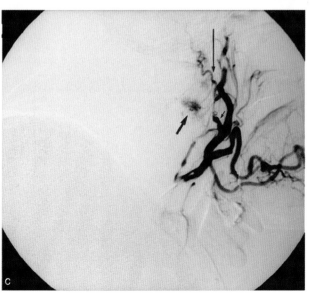

图33.7 选择性右侧枕动脉（箭头）侧位造影。（a）为动脉早期。（b）为动脉晚期，显示肾细胞转移瘤，由枕动脉分支供血。注意动脉早期肿瘤不匀质的毛细血管浓染表现。（c）侧位右侧颈外动脉造影，在动脉中期行右侧枕动脉栓塞后，肿瘤（箭头）仍有残留血供，主要源自耳后动脉近端（长细箭头）和残余枕动脉的小分支（小箭头）。肾细胞转移瘤的大部分血供于手术切除前被阻断

实验室检验，注意基础代谢情况，关注血清尿素氮（BUN）/肌酐水平、血红蛋白、血细胞比容以及白细胞（white blood cell, WBC）水平、血小板计数、凝血酶原时间（PT）、国际标准化比率（INR）、部分凝血活酶时间（PTT）等。充分了解术前的检验数据有助于术后监护，评估出血量、感染及肾功能影响。

术前对患者的影像评估包括 CT、MRI、CTA、MRA，必要时可行造影评估。CT 和 MRI 有助于病变定位，并评估病变和周边神经、血管及骨性结构的关系，明确肿瘤侵袭范围及其血供。CT 主要评估骨性结构被侵蚀程度，尤其是颅底骨质，也有助于鉴别肿瘤钙化，如静脉石。MRI 可明确肿瘤和头颈部血管、颅神经及邻近的脑面部组织结构关系，尤其是框内结构。总体上 CTA 和 MRA 对肿瘤血管结构评估的作用有限，导管造影对制定栓塞计划具有明显的作用。

栓塞技术

多数头颈部肿瘤行栓塞治疗需行气管插管或喉罩全身麻醉。麻醉可降低患者的活动，血管显影更为清晰，肿瘤血管栓塞可缓慢、可控地进行。全身麻醉会增加栓塞术的费用，但其益处远大于其风险。

围手术期用药包括类固醇皮质激素，可降低栓塞后肿瘤肿胀的风险。如果患者全身麻醉下并未出现低血压，胸前区予以硝酸甘油贴以缓解血管痉挛。[98] 其他可选用全身给药的抗痉挛药物包括钙离子通道阻断剂和 β 受体阻断剂。应注意这些药物的禁忌证或副作用，如硝酸甘油可引起头痛。

术中应监测患者的血压、心率、血氧饱和度以及心电图，术中收缩压不低于 95mmHg。膀胱内置入 Foley 导管。右侧股动脉入路，置入 6F 股动脉鞘，动脉鞘接肝素加压盐水冲洗，

该通道也可用于动脉压监测。笔者所用的肝素冲洗盐水配比采用每 1000mL 生理盐水中添加 4000U 肝素。股动脉置鞘后获取基线活化凝血时间（ACT），之后在术中每 60~90min 监测一次。

选用内腔相对较大的 5F 导引导管进行初始血管造影评估。5F 导引导管有利于减少血管痉挛的发生，但不利于微导管栓塞时血管造影。依据病变部位不同，行选择性造影：椎动脉、锁骨下动脉、甲状颈干、肋颈干、颈总动脉、颈内动脉及颈外动脉。一旦明确肿瘤的主要供血动脉，即将导引导管置于其中，并通过 Tuohy-Borst 连接阀连接加压肝素盐水冲洗袋。连接管道上放置防空气栓塞滤器。全身肝素化可以 70U/kg 或单次 5000U 剂量的肝素进行静脉给药，有助于防止导引导管内、外和微导管路径上的血栓形成。通过每小时团注或者持续性静脉滴注维持全身肝素化，保持 ACT 值在 275~300s。

随后，在微导丝引导下将微导管置于肿瘤最大的供血动脉内并行选择性血管造影。微导丝的粗暴操作可导致血管痉挛，微导管操作导致痉挛的概率较低，出现血管痉挛后应经动脉予以血管扩张剂，如硝酸甘油、维拉帕米、尼卡地平及罂粟碱等。除了引起痉挛，微导管嵌入目标血管后降低了栓塞颗粒进入瘤床的能力，同时引起侧支血管对肿瘤供血而影响栓塞效果。有意识地操控微导管诱发血管痉挛可使侧支血管开放血流，减少栓塞颗粒进入侧支血管的风险，此项操作应由有经验和警惕性高的术者完成。罕见的情况，在血管痉挛或微导管嵌入血管时，用力推注造影剂时引起血管破裂出血，表现为造影剂逸出血管外。导管进入的血管最远端供血区首先被栓塞，而不会进入近端其他血管。通常选用 200~300μm 或者 250~355μm 直径的颗粒，混悬于未稀释的非离子型造影剂（300mg/mL）或者造影剂、生理盐水和 25% 人血白蛋白的混合溶液。[99] 混悬液内的造影剂比

例最少应达到 2/3 或 3/4。应在空白路径图下进行栓塞，监视栓塞剂在目标血管内的缓慢流动，避免栓塞剂的任何返流。除非在非危险区域或无返流危害时，不能用生理盐水冲洗管道，因为无造影剂显影无法监控注射是否存在返流。推注栓塞剂时应耐心，直至达到流体稳态。

被栓塞血管血流可以出现巨大的改变，开始看不见的血管会突然开通产生交通。[99,100] 应该警醒地记住这些危险吻合，这样能够避免栓塞剂通过危险吻合进入关键血管，如椎动脉、颈内动脉或眼动脉。一些情况下，可先纤毛铂金弹簧圈栓塞危险吻合，并确保弹簧圈不会向远端移位后再推注栓塞颗粒。在栓塞前，造影确认危险吻合的前向血流完全阻断，这样的例子：在 C2 水平用弹簧圈栓塞枕动脉和椎动脉之间的吻合。在栓塞迷走副神经节瘤时采用的"三明治"技术也很类似，先用弹簧圈栓塞枕动脉远端，微导管置入枕动脉近端后再以颗粒栓塞枕动脉分支，最后用弹簧圈栓塞枕动脉近端（图 33.3e~g）。近端和远端弹簧圈可以多种形式放置。这种"三明治"技术可保留远端侧支血流代偿，以及闭塞危险吻合近端具有多支肿瘤供血的血管。有些作者可以手动或者用止血带临时从外面压迫软组织，目的是相似的。[68]

血流达到稳态及微导管内栓塞颗粒清空后，可将 1 枚或多枚带复合聚酯纤维的微弹簧圈放入栓塞的血管内，相当于内部结扎，避免术野中存在增宽及高压的血管从而帮助手术的人。近端弹簧圈阻断还可防止血管早期再通。在微导管的推送弹簧圈可导致栓塞颗粒反流，应在实时路径图监视下操作。若微导管内栓塞颗粒未清空，会阻塞输送弹簧圈，这时就需要撤出微导管，暂时失去治疗路径。在一些可以允许反流的安全位置，可采用吸收性明胶海绵栓塞剂[101]和无纤毛铂金圈（水化弹簧圈）取代纤毛，或联合纤维弹簧圈阻断血管。两种栓塞材料都需要用力推注，但吸收性明胶海绵的栓塞的作用是暂时的，无纤毛弹簧圈的可视性和致栓性较差。在栓塞距离其主干血管较近的分支血管时，应不惜一切代价避免任何的 PVA 或微弹簧圈反流，如椎动脉肌支，颈总动脉或颈内动脉近端的甲状腺上动脉等。

直径 >200μm 的栓塞颗粒能够防止闭塞颅神经的滋养血管，因为这些血管的管径通常 <200μm。更小的颗粒直径能提高栓塞肿瘤毛细血管床的作用，[102,103] 能够在安全的血管区域用直径 45~150μm 的 PVA 颗粒或吸收性明胶海绵粉末（粒径为 40~60μm）。[101,104] 由于栓塞剂的小粒径，可导致肿瘤及局部组织坏死，[101,105] 要想到栓塞后需行广泛的大面部或皮瓣手术，如皮瓣重建术。如患者全身状况较差无法耐受手术或肿瘤生长部位手术切除困难或无法切除，而需要破坏肿瘤组织，可采用细胞毒性液体栓塞剂，如酒精（脱水至 98%）以 1：2 或 1：1 比例溶于造影剂中。由于酒精可导致组织坏死，[106] 故应仔细评估需要栓塞的血管区域，防止出现永久性的颅神经损伤或功能性和影响美容的软组织损伤。

有些作者推荐采用 n-BCA 行头颈部肿瘤术前栓塞，[24,108-110] 有文献报道采用 n-BCA 或酒精经皮穿刺肿瘤进行栓塞，可以作为单独的方法使用，也可联合动脉途径栓塞。[58,60,63,64,83] 其他可采用的栓塞剂包括：Ethibloc（Ethicon，Somerville，NJ）、纤维蛋白胶、3- 丙烯基凝胶微球（Embosphere，Biosphere Medical INC Marlborough，MA）。[102,107,110] 乙烯基酒精聚合物（Onyx18 和 34，EV3 Neurovascular，Irvine，CA）是一种新型的栓塞制剂，可用于经动脉或经皮栓塞头颈部肿瘤血管，[61] 其优点是在单支血管内注射，通过压力注射和逆流注射可通过侧支血管栓塞多根供血分支血管，但这也增加进入危险血管吻合的风险。任何液体栓塞剂都有可能闭塞滋养血管而导致颅神经麻痹。

选择性动脉内注射 1%~2% 利多卡因或 0.25%

盐酸布比卡因（Marcine, Hospira, Inc. Lake Forrest, IL）可缓解经颈外动脉系统（如脑膜中动脉、枕动脉、颞浅动脉及其他）注射栓塞剂时的疼痛。[111]根据笔者的经验，头颈部肿瘤栓塞术后疼痛不常见，经动脉注射麻醉剂通常没有必要。然而用酒精作为栓塞剂时，使用利多卡因或者丁哌卡因有助于缓解疼痛和不自主的肌肉收缩。

偶尔地，更激进地对某些头颈部肿瘤经颈内动脉或椎动脉进行栓塞是需要的。行球囊闭塞试验确定患者耐受良好后，可行颈内动脉或椎动脉远端球囊闭塞，同时行近端血管PVA栓塞。[24,73,103,112,113]这样可栓塞这些动脉的小分支如椎动脉肌支，颈内动脉的下颌支、下外侧干及脑膜垂体干等。当小血管分支被阻塞后，在封堵球囊近端的血液中尚含有栓塞剂，应行抽吸及冲洗，以清除血液中栓塞剂。球囊撤至颈外动脉或远离椎动脉开口处，再行球囊排空。节段性椎动脉颗粒栓塞应注意避免阻塞其脊髓供血分支。替代的方法是一些病例中可用10号微导管或者漂浮微导管超选小动脉行术前选择性栓塞，而不用将球囊送达主干血管需要临时闭塞的位置。[24,109]45~250μm的小粒径PVA颗粒，联合或者不联合10号铂弹簧圈（纤毛或非纤毛圈）、n-BCA、酒精或乙烯基酒精聚合物等，都可通过这种小内径导管输送，栓塞材料的选择取决于需栓塞的血管范围、栓塞反流的风险以及对栓塞组织的损伤。

有时需要牺牲肿瘤累及的颈动脉或椎动脉，此时需行球囊闭塞试验，随后血管远端行球囊闭塞，近端行颗粒栓塞。结束时，在闭塞处的远端和近端都应进行弹簧圈或者乙烯基酒精聚合物栓塞，以防血栓形成或外源性栓子脱落。[24,108,112]如血栓漂移的风险较小，有的情况下可选用n-BCA进行封闭血管。封堵球囊需由其近端永久性植入剂中撤出。颈内动脉或椎动脉发出肿瘤供血分支段应最终要孤立，行颗粒

栓塞的额外好处是闭塞了肿瘤供血支及毛细血管床。要避免出现源自颈动脉或椎动脉的正向及逆向血流。即使是被血管性肿瘤累及，永久性地牺牲颈动脉或椎动脉一定要慎重考虑，替代的方法是肿瘤切除术中行血管移植。

手术结束时，应行全部血管造影，包括所有可能的给肿瘤供血的动脉，造影延长至静脉期，以确定肿瘤血管染色（图33.8）。依据活化血栓时间（ACT）予以静脉内鱼精蛋白以中和肝素。移除导管和股动脉鞘，并行腹股沟区止血。患者全身麻醉复苏后转入密切监护病房过夜，次日行肿瘤切除术。应避免在栓塞后延后多日进行肿瘤切除，因为肿瘤血管丰富可形成侧支血管。术后用药包括：地塞米松预防肿瘤肿胀和炎症；硫糖铝、H_2阻滞剂或质子泵抑制剂预防消化道溃疡；针对造影剂引起的利尿作用，可选用静脉补液；必要时可予以止吐、镇静、胰岛素控制血糖以及维持正常血压心率的药物。由于不能使用阿司匹林和其他抗血小板药物，所以无法阻止被闭塞血管内血栓形成。与禁止抗栓治疗原则相反，在牺牲颈动脉或椎动脉后，短期使用抗血小板和抗凝血药物可以防止脑或脊髓内栓塞性缺血。

关键的血管解剖

栓塞头颈部肿瘤需要对肿瘤血供以及血供与重要结构（如脑、脊髓和眼等）供血血管间的潜在危险血管吻合有精确的了解。表33.1列出了行头颈部肿瘤栓塞时可能遇到的大部分重要危险血管吻合。行高分辨率的血管成像整体上了解明确局部区域血管解剖情况，然后行选择性插管进行栓塞。

脑膜中动脉和眼动脉之间的危险吻合如不能明确辨识，在行脑膜中动脉栓塞时可导致失明。先天性变异时，眼动脉可由脑膜中动脉上发出，[9,98,114-117]而脑膜中动脉也可由眼动脉发出。[9,114-118]

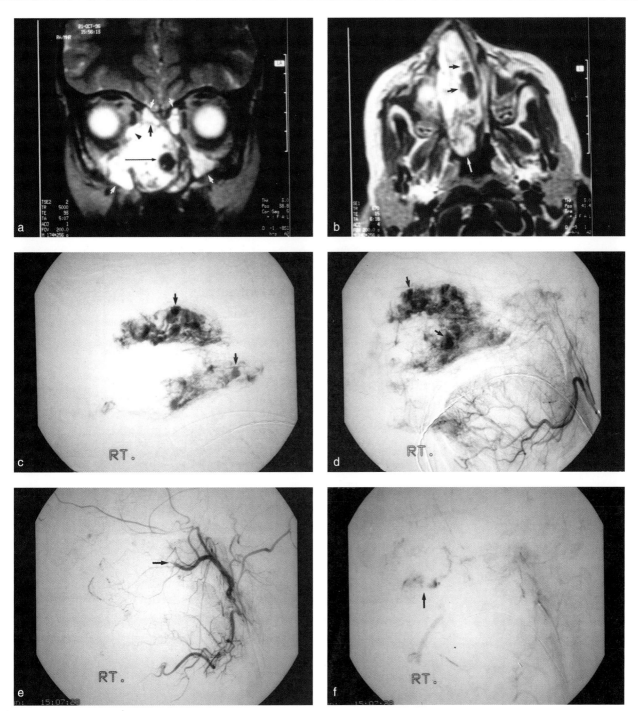

图33.8 （a）MRI冠状位T2压脂像的快速自旋回波序列显示右侧鼻腔内较大海绵状血管瘤，向下延伸到右侧筛窦（小黑箭）和向内下延伸突破筛骨纸样板到右侧眶内（箭头），显示内侧血管窦状隙（长细箭）以及因为窦口堵塞导致的上颌窦和筛窦的炎症性疾病（小白箭）。（b）增强的T1 MRI轴位像显示增强明显的较大右侧鼻腔海绵状血管瘤（白箭），伴有内侧血管窦内隙。（c）选择性右侧颌内动脉远端侧位造影毛细血管期显示鼻腔海绵状血管瘤的上部和下部，显示血管窦内隙（箭），右侧颈外动脉造影的侧位像在静脉期显示的血管窦内隙（箭）更明显。（d）栓塞前、（e）栓塞后动脉早期和（f）静脉晚期右侧颈外动脉造影侧位像。（e）图中注意栓塞后右侧颌内动脉中段闭塞（箭头），右侧面动脉主干不显影。（f）显示残留小海绵状血管瘤（箭头），由小侧支血管供血

患者清醒状态下，完善神经功能基础评估后，对存在危险吻合的头颈部血管可行超选择性Wada试验。[119] 例如当脑膜中动脉和眼动脉之间存在吻合时，通过脑膜中动脉注射5~30mg 2%利多卡因，可在正常视野基础上诱发出短暂性视野缺损。[111,120,121] 脑膜中动脉也可通过其岩

表 33.1 头颈部血管吻合

动脉	吻合	动脉	区域
颌内动脉			
脑膜中动脉	脑膜 – 眼动脉，脑膜 – 泪腺动脉，脑膜回返支	眼动脉	眶，眶上裂，Hyrtl 通道
	海绵窦支	ICA，ILT	颅底，棘孔
前颞深动脉	眶，泪腺支	眼动脉	眶，经颧骨
眶下动脉	眶，泪腺，鼻背分支	眼动脉	眶，眶下裂
蝶腭动脉	隔动脉，筛动脉支	眼动脉	鼻窦腔，前后筛道
脑膜副动脉	海绵窦支	ICA，ILT	颅底，卵圆孔或 Vesalius 孔
	下颌动脉	ICA，岩段	颅底，破裂孔
圆孔动脉	（Continuation，延续）	ICA，ILT	颅底，圆孔
鼓室前动脉	（Continuation，延续）	ICA，岩段	颅底，鼓室前通道
翼管动脉（外周）	翼管中央动脉	ICA，岩段	颅底，翼管
翼管动脉	下颌动脉	ICA，岩段	颅底，破裂孔
咽升动脉			
上咽升（咽鼓管支）	颈动脉分支	ICA，ILT，MT	颅底，破裂孔
	下颌动脉	ICA，岩段	颅底，破裂孔
脑膜神经干			
颈静脉支	斜坡外侧支	ICA，MT	颅底，颈静脉孔
舌下动脉	斜坡内侧支	ICA，MT	颅底，舌下神经孔
	齿突支	椎动脉	颅底，舌下神经孔 C3
鼓室下动脉	Cartico 鼓室	IC，岩段	颅底，鼓室小管
脊髓肌支动脉	侧支	椎动脉	C3，C4
脊髓测动脉	侧支	椎动脉	C1，C2，C3
颞浅动脉			
额支	眶上分支，滑车上分支	眼动脉	眶上
面横分支	泪腺支	眼动脉	眶外侧
颧骨支	眼睑支	眼动脉	眶外侧
枕动脉			
C1，C2 神经肌肉支	C1，C2 侧支	椎动脉	C1，C2
茎乳突分支	（延续）	ICA，岩段	颅底，面神经管
耳后动脉			
茎乳突的分支	延续	ICA，岩段	颅底，面神经管
面动脉			
角动脉，鼻侧动脉	鼻背动脉	眼动脉	眶内侧
颈升动脉			
C3，C4 神经肌支	C3，C4 肌支	椎动脉	C3，C4
颈后动脉			
C2，C3，C4 神经肌支	C2，C3，C4 肌支	椎动脉	C2，C3，C4
颈外动脉干			
肌支	C4 肌支	椎动脉	C4

ICA：颈内动脉；ILT：下外干；MT：脑膜垂体干；Continuation：没有命名的吻合支；C1~C4，与颈神经根相对应的颈椎水平；所列的吻合是变化的。注：神经脑膜干可以包括鼓室下动脉

骨支向面神经供血。当出现视野缺损或面瘫时说明试验阳性，应避免以小颗粒栓塞剂或液体栓塞剂行脑膜中动脉完全闭塞，而试验阴性则允许行动脉闭塞。也可选用异戊巴比妥钠（安米妥；5~30mg）或美索比妥钠（JHP 药业；Rochester）3~10mg 进行该试验，[111,122] 尤其是在对功能区脑组织、视网膜或脊髓进行评估时。进行颅神经功能评估时，利多卡因优于异戊巴比妥钠。[111] 试验区域内含脑实质组织时应选择巴比妥类药物，因为利多卡因可导致癫痫。[125] 初次功能性试验后如不能确定临床表现是否为阳性，在初次给药剂量消散后可再次行选择性

药物注射。任何血管区域的选择性药物试验类似。[111,114]

颈内动脉和颈外动脉之间可由眶部交通吻合，主要由筛动脉吻合血管与颌内动脉分支沟通，经面动脉分支，由眶上、颧眶以及颞浅动脉的面横支（面横支也可起源于颌内动脉近端），或经颞深动脉前部的眶支或泪腺支，[125] 这些吻合通常并不明显，除非之前存在颈内动脉或眼动脉狭窄（图 33.9）。相似的，脑膜中动脉、脑膜副动脉或圆孔动脉并不会通过下外侧干向颈内动脉供血，咽升动脉的神经脑膜支和咽上支一般也不会和颈内动脉的脑膜垂体干联结，

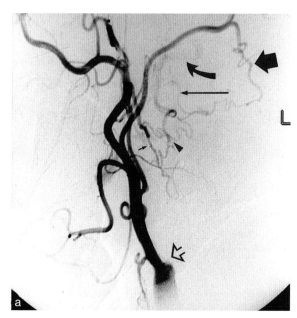

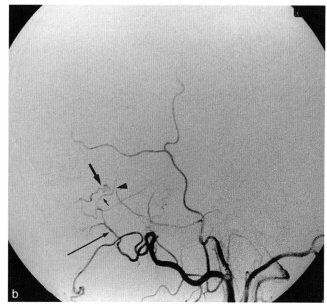

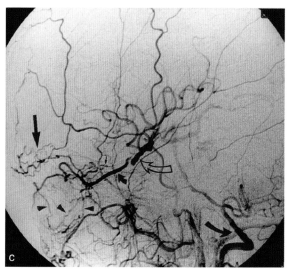

图 33.9 （a）左侧颈总动脉侧位造影，颈段显影期，颅内段动脉早期和（c）动脉晚期。（a）图显示左侧颈内动脉于其起始部已慢性闭塞（空白大箭头），椎动脉由枕动脉肌支（宽箭头）和咽升动脉肌脊支（小箭头）充盈，向左侧椎动脉的 C2（长直箭头）和 C3（小短箭头）肌支供血。左侧椎动脉也形成了慢性闭塞。（c）图显示左侧眼动脉（小弯箭头）及颈内动脉虹吸部（空白弯曲箭头）出现逆向血流，血流由眼动脉的泪腺支（小箭头）和（b）图中筛前动脉（短箭头）逆向汇入眼动脉，向这两根血管供血的动脉有蝶腭动脉的中隔支（长细箭头）、脑膜中动脉的泪腺支（短箭头）、颞前动脉的泪腺支（c图；小箭头）、眶下动脉的眶支（短箭头）以及颞浅动脉的眶上支（长直箭头）。注意左侧椎动脉的血流重建（大弯箭头）

除非长期存在颈内动脉的严重狭窄或闭塞。

椎动脉及其肌支通常会和枕动脉及咽升动脉的分支在不同的节段发生沟通（图33.9）。脊髓的供血除了源于椎动脉之外，还可由咽升动脉、甲状颈干（通常是颈升动脉）、肋颈干（通常是颈后动脉）及甲状腺上动脉或下动脉的分支供血。

这些额外的血管是存在风险的，因为其可向颅神经及周围神经供血（表33.2）。例如栓塞脑膜副动脉可导致Ⅲ～Ⅶ颅神经麻痹；栓塞

圆孔动脉或颌内动脉远端的眶下支可导致V2神经损伤。耳后动脉茎乳支或枕动脉栓塞可导致Ⅶ颅神经麻痹；咽升动脉栓塞可导致第Ⅴ、Ⅵ、Ⅸ、Ⅹ、Ⅺ或Ⅻ颅神经麻痹。

表33.2 头颈颅神经和外周神经的血供

血管	颅神经或外周神经
颌内动脉	
脑膜中动脉	Ⅲ，Ⅳ，V1，V2，V3，Ⅵ，Ⅶ
脑膜副动脉	Ⅲ，Ⅳ，V2，V3，Ⅵ
圆孔动脉	V2
鼓室前动脉	Ⅶ（CT）
翼管动脉	翼管神经
眶下动脉	眶下神经
咽升动脉	
上咽升动脉	V1，V2，V3，ANS
角动脉	Ⅵ，Ⅸ，Ⅹ，Ⅺ
舌下动脉	Ⅻ，C3
鼓室下动脉	鼓室小管神经
脊髓肌支动脉	Ⅺ，C3，C4
脊髓外侧动脉	C1，C2
枕动脉	
茎乳突动脉	Ⅶ
C1吻合支	C1
C2吻合支	C2
耳后动脉	
茎乳突动脉	Ⅶ
鼓室浅动脉	
面横动脉	Ⅶ
颈升动脉	C3，C4
颈后动脉	C3，C4
颈外动脉干	
肌支	C4

ANS：自主神经系统，颈动脉周；CT：鼓膜索
所列神经的血供是变化的

并发症的处理

- 出现缺血性并发症时主要通过高血容量、高血压及抗凝等药物治疗，尽量减小缺血病灶。
- 弹簧圈误栓后通常不会尝试撤出弹簧圈，主要是由于解脱的弹簧圈过小所致。

箴 言

- 术前对局部的关键血管解剖的了解是治疗准备的重中之重。
- 在栓塞过程中要警醒地判断出侧支血管的改变。
- 充分了解颅神经及周围神经的解剖有助于减少神经肌肉并发症，也有助于术前风险预测。
- 手术结束时予以全身性抗凝药物及局部血流阻断是有益的。
- 必须防止栓塞剂反流。

关键点

- 依据病变部位的不同，副神经节瘤的血供可源于咽升动脉、脑膜中动脉及耳后动脉。如由颈内动脉供血，则强烈提示肿瘤已侵袭至硬膜内。
- 尽管青少年血管纤维瘤主要血供源自蝶腭动脉，咽升动脉和脑膜中动脉，源自颈内动脉的翼管动脉、下颌动脉、眼动脉和下外侧干的血供也并不少见。
- 头颈部其他病例性质的病变不会展现如此显著或易于辨识的血液供应，如对这些肿

瘤进行栓塞应谨慎实施，因为其收益－风险比并不是很明确。

参考文献

[1] Hieshima GB, Everhart FR, Mehringer CM, et al. Preoperative embolization of meningiomas. Surg Neurol, 1980,14(2): 119–127

[2] Macpherson P. The value of pre-operative embolisation of meningioma estimated subjectively and objectively. Neuroradiology, 1991, 33(4):334–337

[3] Manelfe C, Lasjaunias P, Ruscalleda J. Preoperative embolization of intracranial meningiomas. AJNR Am J Neuroradiol, 1986, 7(5): 963 972

[4] Richter HP, Schachenmayr W. Preoperative embolization of intracranial meningiomas. Neurosurgery, 1983, 13(3): 261–268

[5] Economou TS, Abemayor E, Ward PH. Juvenile nasopharyngeal angiofibroma: an update of the UCLA experience, 1960–1985. Laryngoscope, 1988, 98(2):170–175

[6] Forbes G, Earnest F IV, Jackson IT, et al. Therapeutic embolization angiography for extra-axial lesions in the head. Mayo Clin Proc, 1986, 61(6):427–441

[7] Larouere MJ, Zappia JJ, Wilner HI, et al. Selective embolization of glomus jugulare tumors. Skull Base Surg, 1994, 4(1):21–25

[8] Moulin G, Chagnaud C, Gras R, et al. Juvenile nasopharyngeal angiofibroma: comparison of blood loss during removal in embolized group versus nonembolized group. Cardiovasc Intervent Radiol, 1995, 18(3):158–161

[9] Russell EJ. Functional angiography of the head and neck. AJNR Am J Neuroradiol, 1986, 7(5):927–936

[10] Tikkakoski T, Luotonen J, Leinonen S, et al. Preoperative embolization in the management of neck paragangliomas. Laryngoscope, 1997, 107(6):821–826

[11] Young NM, Wiet RJ, Russell EJ, et al. Superselective embolization of glomus jugulare tumors. Ann Otol Rhinol Laryngol, 1988, 97(6 Pt 1):613–620

[12] Zak F, Lawson W. The Paraganglionic Chemoreceptor System: Physiology, Pathology, and Clinical Medicine. New York, NY: Springer-Verlag, 1982

[13] Saldana MJ, Salem LE, Travezan R. High altitude hypoxia and chemodectomas. Hum Pathol, 1973, 4(2):251–263

[14] Gulya AJ. The glomus tumor and its biology. Laryngoscope, 1993, 103(11 Pt2, Suppl 60):7–15

[15] Kretzschmar K, Milewski C, Dienes HP. The risk of endocrine activation in interventional procedures on paraganglioma of the head and neck [in German]. Radiologe, 1988, 28(11): 497–502

[16] Rao AB, Koeller KK, Adair CF. Armed Forces Institute of Pathology. From the archives of the AFIP. Paragangliomas of the head and neck: radiologic-pathologic correlation. Radiographics, 1999, 19(6):1605–1632

[17] Lasjaunias P, Bernstein A. Temporal and cervical tumors// Surgical Neuroangiography. Berlin, Germany: Springer-Verlag, 1987:127–162

[18] Lo WWM. Tumors of the temporal bone and the cerebellopontine angle//Som PM, Bergeron RT. Head and Neck Imaging. 2nd ed. St. Louis, MO: Mosby-Year Book, 1991:1046–1108

[19] McCaffrey TV, Meyer FB, Michels W, et al. Familial paragangliomas of the head and neck. Arch Otolar-yngol Head Neck Surg, 1994, 120(11): 1211–1216

[20] van der Mey AG, Maaswinkel-Mooy PD, Cornelisse CJ, et al. Genomic imprinting in hereditary glo-mus tumours: evidence for new genetic theory. Lancet, 1989, 2(8675):1291–1294

[21] Lemaire M, Persu A, Hainaut P, et al. Hereditary paraganglioma. J Intern Med, 1999, 246(1): 113–116

[22] Vargas MP, Zhuang Z, Wang C, et al. Loss of heterozygosity on the short arm of chromosomes 1 and 3 in sporadic pheochromocytoma and extra-adrenal paraganglioma. Hum Pathol, 1997, 28(4):411–415

[23] Wang DG, Barros D'Sa AA, Johnston CF, et al. Oncogene expression in carotid body tumors. Cancer, 1996, 77(12): 2581–2587

[24] Valavanis A. Preoperative embolization of the head and neck: indications, patient selection, goals, and precautions. AJNR Am J Neuroradiol, 1986, 7(5):943–952

[25] Gardner P, Dalsing M, Weisberger E, et al. Carotid body tumors, inheritance, and a high incidence of associated cervical paragangliomas. Am J Surg, 1996, 172(2): 196–199

[26] Netterville JL, Reilly KM, Robertson D, et al. Carotid body tumors: a review of 30 patients with 46 tumors. Laryngoscope, 1995, 105(2): 115–126

[27] Batsakis JG. Tumors of the Head and Neck: Clinical and Pathological Considerations. 2nd ed. Baltimore, MD: Williams and Wilkins, 1979:369–380

[28] Davidovic LB, Djukic VB, Vasic DM, et al. Diagnosis and treatment of carotid body paraganglioma: 21 years of experience at a clinical center of Serbia. World J Surg Oncol, 2005, 3(1):10

[29] Konowitz PM, Lawson W, Som PM, et al. Laryngeal paraganglioma: update on diagnosis and treatment. Laryngoscope, 1988, 98(1): 40–49

[30] Petrus LV, Lo WMM. Primary paraganglioma of the facial nerve canal. AJNR Am J Neuroradiol, 1996, 17(1):171–174

[31] Sore Peter M. Peripharyngeal space//Som PM, Bergeron RT. Head and Neck Imaging. 2nd ed. St. Louis, MO: Mosby-Year Book, 1991:467–496

[32] Crouzet G, Vasdev A, Lambrinidis M, et al. Spinal metastases of carotid paraganglioma. One case and review of the literature. J Neuroradiol, 1989, 16(2): 172–178

[33] Jindel R, Gupta AK, Mahapatra AK, et al. Extradural paraganglioma with multiple skeletal metastases. Br J Radiol, 1992, 65(778): 938–940

[34] Vuorela A-L, Jakobsson M, Anttinen J. Slowly growing pulmonary metastases of malignant cervical chemodectoma. Acta Oncol, 1994, 33(1):77–78

[35] Urquhart AC, Johnson JT, Myers EN, et al. Glomus vagale: paraganglioma of the vagus nerve. Laryngoscope, 1994, 104(4): 440–445

[36] Fisch U. Inffatemporal fossa approach to tumours of the temporal bone and base of the skull. J Laryngol Otol, 1978, 92(11): 949–967

[37] Jackson CG, Glasscock ME III, Harris PF. Glomus tumors. Diagnosis, classification, and management of large lesions. Arch Otolaryngol, 1982, 108(7):401–410

[38] Oldring D, Fisch U. Glomus tumors of the temporal region: surgical therapy. Am J Otol, 1979, 1 (1): 7–18

[39] Shamblin WR, ReMine WH, Sheps SG, et al. Carotid body tumor (chemodectoma). Clinicopathologic analysis of ninety cases. Am J Surg, 1971, 122(6):732–739

[40] Arya S, Rao V, Juvekar S, et al. Carotid body tumors: objective criteria to predict the Shamblin group on MR imaging. AJNR Am J Neuroradiol, 2008, 29(7): 1349–1354

[41] Grattan-Smith JD, Doust BD, Fagan PA. High resolution computed tomography in the evaluation of glomus tumours of the petrous temporal bone. Australas Radiol, 1988, 32(2): 190–196

[42] Mafee MF, Valvassori GE, Shugar MA, et al. High resolution and dynamic sequential computed tomography. Use in the evaluation of glomus complex tumors. Arch Otolaryngol, 1983, 109(10):691–696

[43] Olsen WL, Dillon WP, Kelly WM, et al. MR imaging of paragangliomas. AJR Am J Roentgenol, 1986, 148(1):201–204

[44] van Gils APG, van den Berg R, Falke THM, et al. MR diagnosis of paraganglioma of the head and neck: value of contrast enhancement. AJR Am J Roentgenol, 1994, 162(1): 147–153

[45] Vogl TJ, Mack MG,Juergens M, et al. Skull base tumors: gadodiamide injection–enhanced MR imaging–drop-out effect in the early enhancement pattern of paragangliomas versus different tumors. Radiology, 1993, 188(2):339–346

[46] Vogl TJ, Juergens M, Balzer JO, et al. Glomus tumors of the skull base: conqbined use of MR angiography and spin-echo imaging. Radiology, 1994, 192(1): 103–110

[47] Derchi LE, Serafini G, Rabbia C, et al. Carotid body tumors: US evaluation. Radiology, 1992, 182(2):457–459

[48] Jansen JC, Baatenburg de Jong RJ, Schipper J, et al. Color Doppler imaging of paragangliomas in the neck. J Clin Ultrasound, 1997, 25(9):481–485

[49] Raby N. Ultrasonographic appearances of glomus vagale tumour. Br J Radiol, 1988, 61(723):246–249

[50] Shulak JM, O'Donovan PB, Paushter DM, et al. Color flow Doppler of carotid body paraganglioma. J Ultrasound Med, 1989, 8(9):519–521

[51] Kwekkeboom DJ, van Urk H, Pauw BKW, et al. Octreotide scintigraphy for the detection of paragangliomas. J Nucl Med, 1993, 34(6):873–878

[52] Lamberts SW, Reubi JC, Krenning EP. Validation of somatostatin receptor scintigraphy in the localization of neuroendocrine tumors. Acta Oncol, 1993, 32(2):167–170

[53] Kairemo KJA, Hopsu EVM. Radioimmunodetection of chemodectoma by In-111 labeled anti-CEA antibody. Case report and review of the literature. Clin Nucl Med, 1990, 15(12): 900–903

[54] Macfarlane DJ, Shulkin BL, Murphy K, et al. FDG PET imaging of paragangliomas of the neck: comparison with MIBG SPET. Eur J Nucl Med, 1995, 22(11):1347–1350

[55] van Gils APG, van der Mey AG, Hoogrna RP, et al. Iodine-123-metaiodobenzylguanidine scintigraphy in patients with chemodectomas of the head and neck region. J Nucl Med, 1990, 31(7):1147–1155

[56] Motet J, Lasjaunias P. Vascular architecture of tympanojugular glomus tumors//Vignaud J, ed. The Ear: Diagnostic Imaging. New York, NY: Masson, 1986:289–303

[57] Phelps PD, Cheesman AD. Imaging jugulotympanic glomus tumors. Arch Otolaryngol Head Neck Surg, 1990, 116(8): 940–945

[58] Casasco A, Herbreteau D, Houdart E, et al. Devascularization of craniofacial tumors by percutaneous tumor puncture. AJNR Am J Neuroradiol, 1994, 15(7):1233–1239

[59] Higo R, Asai M, Sugasawa M, et al. Preoperative embolization for paraganglioma. Auris Nasus Larynx, 1994, 21 (2): 122–125

[60] Persky MS, Setton A, Niimi Y, et al. Combined endovascular and surgical treatment of head and neck paragangliomas-a team approach. Head Neck, 2002, 24(5):423–431

[61] Shah HM, Gemmete JJ, Chaudhary N, et al. Preliminary experience with the percutaneous embolization of paragangliomas at the carotid bifurcation using only ethylene vinyl alcohol copolymer (EVOH) Onyx. J Neurointerv Surg, 2012, 4(2):125–

129

[62] Kalani MY, Ducruet AF, Crowley RW, et al. Transfemoral transarterial Onyx embo-lization of carotid body paragangliomas: technical consid-erations, results, and strategies for complication avoidance. Neurosurgery, 2013, 72(1):9-15

[63] Chaloupka JC, Mangla S, Huddle DC, et al. Evolving experience with direct puncture therapeutic embolization for adjunctive and palliative management of head and neck hypervascular neoplasms. Laryngoscope, 1999, 109(11):1864-1872

[64] Abud DG, Mounayer C, Benndorf G, et al. Intratumoral injection of cyanoacrylate glue in head and neck paragangliomas. AJNR Am J Neuroradiol, 2004, 25(9): 1457-1462

[65] Lacour P, Doyon D, Manelfe C, et al. Treatment ofchemodecto-mas by arterial embolization. J Neuroradiol, 1975, 2:275-287

[66] LaMuraglia GM, Fabian RL, Brewster DC, et al. The current surgical management of carotid body paragangliomas. J Vasc Surg, 1992, 15(6): 1038-1044, discussion 1044-1045

[67] Ward PH, Liu C, Vinuela F, et al. Embolization: an adjunctive measure for removal of carotid body tumors. Laryngoscope, 1988, 98(12):1287-1291

[68] Halbach W, Hieshima GB, Higashida RT, et al. Endovascular Therapy of Head and Neck Tumors//Vinuela F, Halbach VV, Dion JE. Interventional Neuroradiology: Endovascular Therapy of the Central Nervous System. New York, NY: Raven Press, 1992:17-28

[69] Eskridge JM, Harris AB, Finch L, et al. Carotid sinus syndrome and embolization procedures. AJNR Am J Neuroradiol, 1993, 14(4):818-820

[70] Gonsalves CG, Briant TDR. Radiologic findings in nasopha-ryngeal angiofibromas. J Can Assoc Radiol, 1978, 29(4): 209-215

[71] Katsiotis P, Tzortzis G, Karaminis C. Transcatheter arterial embolisation in nasopharyngeal angiofibroma. Acta Radiol Diagn (Stockh), 1979, 20(3):433-438

[72] Sinha PP, Aziz HI. Juvenile nasopharyngeal angiofibroma. A report of seven cases. Radiology, 1978, 127(2):501-503

[73] Garcia-Cervigon E, Bien S, Rüfenacht D, et al. Pre-operative embolization of naso-pharyngeal angiofibromas. Report of 58 cases. Neuroradiology, 1988, 30(6):556-560

[74] Andrews JC, Fisch U, Valavanis A, et al. The surgical management of extensive nasopharyngeal angio-fibromas with the infratemporal fossa approach. Laryngoscope, 1989, 99(4):429-437

[75] Sessions RB, Bryan RN, Naclerio RM, et al. Radiographic staging of juvenile angiofibroma. Head Neck Surg, 1981, 3(4): 279-283

[76] Davis KR. Embolization of epistaxis and juvenile nasopha-ryngeal angiofibromas. AJR Am J Roentgenol, 1987, 148(1): 209-218

[77] Roberson GH, Price AC, Davis JM, et al. Therapeutic em-bolization of juvenile angiofibroma. AJR Am J Roentgenol, 1979, 133(4): 657-663

[78] Braun IF. MRI of the nasopharynx. Radiol Clin North Am, 1989, 27(2):315-330

[79] Som PM, Braun IF, Shapiro MD, et al. Tumors of the parapharyngeal space and upper neck: MR imaging characteristics. Radiology, 1987, 164(3): 823-829

[80] Wilson GH, Hanafee WN. Angiographic findings in 16 patients with juvenile nasopharyngeal angiofibroma. Radiology, 1969, 92(2):279-284, passim

[81] Lasjaunias P, Berenstein A. Nasopharyngeal tumors//Surgical Neuroangiography. Endovascular Treatment of Craniofacial Lesions. Berlin, Germany: Springer-Verlag, 1987,2:102-122

[82] Gill G, Rice DH, Ritter FN, et al. Intracranial and extracranial nasopharyngeal angiofibroma. A surgical approach. Arch Otolaryngol, 1976, 102(6): 371-373

[83] Tranbahuy P, Borsik M, Herman P, et al. Direct intratumoral embolization of juvenile angiofibroma. Am J Otolaryngol, 1994, 15(6):429-435

[84] Pletcher JD, Newton TH, Dedo HH, et al. Preoperative embolization of juvenile angiofibromas of the nasopharynx. Ann Otol Rhinol Laryngol, 1975, 84(6):740-746

[85] Hurst RW. lnterventional neuroradiology of the head and neck. Neuroimaging Clin N Am, 1996, 6(2):473-495

[86] Rulli F, Villa M, Galatà G, et al. Rapidly enlarging thyroid neoplasm treated with embolization of thyroid arteries. J Surg Oncol, 2007, 96(2): 183

[87] Lanier BJ, Cummings CW. Giant lymphoid hyperplasia pre-senting as a highly vascularized parapharyngeal mass. Oto-laryngol Head Neck Surg, 1982, 90(4):426-430

[88] Doherty JK, Yong M, Maceri D. Endolymphatic sac tumor: a report of 3 cases and discussion of management. Ear Nose Throat J, 2007, 86(1):30-35

[89] Marden FA, Calilao GC, Guzman G, et al. Glossal angio-myoma: imaging findings and endovascular treatment. Head Neck, 2004, 26(12):1084-1088

[90] SongJK, Niimi Y, Berenstein A. Endovascular treatment of hemangiomas. Neuroimaging Clin N Am, 2007, 17(2): 165-173

[91] Dedecjus M, Tazbir J, Kaurzel Z, et al. Selective embolization of thyroid arteries as a pre-resective and palliative treatment of thyroid cancer. Endocr Relat Cancer, 2007, 14(3):847-852

[92] Abramowitz J, Dion JE, Jensen ME, et al. Angiographic diagno-sis and management of head and neck schwannomas. AJNR Am

J Neuroradiol, 1991, 12(5):977–984

[93] Lasjaunias P, Berenstein A. Dural and bony tumors//Surgical Neuroangiography. Berlin, Germany: Springer-Verlag, 1987, 2:57–98

[94] Zähringer M, Guntinas-Lichius O, Gossmann A, et al. Percutaneous embolization for cervico-facial neoplasms and hemorrhages. ORL J Otorhinolaryngol Relat Spec, 2005, 67(6): 348–360

[95] Kakizawa H, Toyota N, Naito A, et al. Endovascular therapy for management of oral hemorrhage in malignant head and neck tumors. Cardiovasc Intervent Radiol, 2005, 28(6): 722–729

[96] Sesterhenn AM, Iwinska-Zelder J, Dalchow CV, et al. Acute haemorrhage in patients with advanced head and neck cancer: value of endovascular therapy as palliative treatment option. J Laryngol Otol, 2006, 120(2):117–124

[97] Erba M, Jungreis CA, Horton JA. Nitropaste for prevention and relief of vascular spasm. AJNR Am J Neuroradiol, 1989, 10(1):155–156

[98] Herrera M, Rysavy J, Kotula F, et al. Ivalon shavings: technical considerations of a new embolic agent. Radiology, 1982, 144(3): 638–640

[99] Kagetsu NJ, Berenstein A, Choi IS. Interventional radiology of the extracranial head and neck. Cardiovasc Intervent Radiol, 1991, 14(6):325–333

[100] Ahn HS, Kerber CW, Deeb ZL. Extra-to intracranial arterial anastomoses in therapeutic embolization: recognition and role. AJNR Am J Neuroradiol, 1980, 1(1):71–75

[101] Berenstein A, Russell E. Gelatin sponge in therapeutic neuroradiology: a subject review. Radiology, 1981, 141(1): 105–112

[102] Probst EN, Grzyska U, Westphal M, et al. Preoperative embolization of intracranial meningiomas with a fibrin glue preparation. AJNR Am J Neuroradiol, 1999, 20(9): 1695–1702

[103] Wakhloo AK, Juengling FD, Van Velthoven V, et al. Extended preoperative polyvinyl alcohol microembolization of intracranial meningiomas: assessment of two embolization techniques. AJNR Am J Neuroradiol, 1993, 14(3):571–582

[104] Horton JA, Marano GD, Kerber CW, et al. Polyvinyl alcohol foam-Gelfoam for therapeutic embolization: a synergistic mixture. AJNR Am J Neuroradiol, 1983, 4(2): 143–147

[105] Berenstein A, Kricheff Ⅱ. Microembolization techniques of vascular occlusion: radiologic, pathologic, and clinical correlation. AJNR Am J Neuroradiol, 1981, 2(3):261–267

[106] Jungreis CA. Skull-base tumors: ethanol embolization of the cavernous carotid artery. Radiology, 1991, 181(3):741–743

[107] Mironov A, [Embolization of meningiomas using liquid embolizing agents]. Rofo, 1990, 153(3): 327–334

[108] Nelson PK, Setton A, Choi IS, et al. Current status of interventional neuroradiology in the management of meningiomas. Neurosurg Clin N Am, 1994, 5(2): 235–259

[109] Robinson DH, Song JK, Eskridge JM. Embolization of meningohypophyseal and inferolateral branches of the cavernous internal carotid artery. AJNR Am J Neuroradiol, 1999, 20(6): 1061–1067

[110] Laurent A, Wassef M, Chapot R, et al. Location of vessel occlusion of calibrated tris-acryl gelatin microspheres for tumor and arteriovenous malformation embolization. J Vasc Interv Radiol, 2004, 15(5):491–496

[111] Deveikis JP. Sequential injections of amobarbital sodium and lidocaine for provocative neurologic testing in the external carotid circulation. AJNR Am J Neuroradiol, 1996, 17(6): 1143–1147

[112] Berenstein A, Kricheff Ⅱ. Catheter and material selection for transarterial embolization: technical considerations. Ⅱ. Materials. Radiology, 1979, 132(3):631–639

[113] Théron J, Cosgrove R, Melanson D, et al. Embolization with temporary balloon occlusion of the internal carotid or vertebral arteries. Neuroradiology, 1986, 28(3):246–253

[114] Dilenge D, Ascherl GF Jr. Variations of the ophthalmic and middle meningeal arteries: relation to the embryonic stapedial artery. AJNR Am J Neuroradiol, 1980, 1(1):45–54

[115] Grossman RI, Davis KR, Taveras JM. Circulatory variations of the ophthalmic artery. AJNR Am J Neuroradiol, 1982, 3(3): 327–329

[116] Marano GD, Horton JA, Gabriele OF. Persistent embryologic vascular loop of the internal carotid, middle meningeal, and ophthalmic arteries. Radiology, 1981, 141(2):409–410

[117] McLennan JE, Rosenbaum AE, Haughton VM. Internal carotid origins of the middle meningeal artery. The ophthalmic-middle meningeal and stapedial-middle meningeal arteries. Neuroradiology, 1974, 7(5):265–275

[118] Maiuri F, Donzelli R, de Divitiis O, et al. Anomalous meningeal branches of the ophthalmic artery feeding meningiomas of the brain convexity. Surg Radiol Anat, 1998, 20(4):279–284

[119] Wada J, Rasmussen T. Intracarotid injection of sodium amytal for the lateralization of cerebral speech dominance. 1960. J Neurosurg, 2007, 106(6): 1117–1133

[120] Horton JA, Dawson RC Ⅲ. Retinal Wada test. AJNR Am J Neuroradiol, 1988, 9(6):1167–1168

[121] Lefkowitz M, Giannotta SL, Hieshima G, et al. Embolization of neurosurgical lesions involving the ophthalmic artery. Neurosurgery, 1998, 43(6): 1298–1303

[122] Peters KR, Quisling RG, Gilmore R, et al. Intraarterial use

of sodium methohexital for provocative testing during brain embolotherapy. AJNR Am J Neuroradiol, 1993, 14(1):171–174

[123] Bart JD, Mathis JM, Horton JA. Provocative pharmacological testing//Maciunas RJ. Endovascular Neurological Intervention. Park Ridge, IL: American Association of Neurological Surgeons, 1995:75–89

[124] Horton JA, Kerber CW. Lidocaine injection into external carotid branches: provocative test to preserve cranial nerve function in therapeutic embolization. AJNR Am J Neuroradiol, 1986, 7(1):105–108

[125] Quisling RG, Seeger JF. Orbital anastomosis of the anterior deep temporal artery. Neuroradiology, 1975, 8(5):259–262

第 34 章　鼻　衄

Joan C. Wojak

单纯鼻衄并不少见，60% 以上的人一生中最少发生过一次，其中 6% 需要进行医疗关注。[1] 让医生感到棘手的难治性鼻衄比较罕见。幸运的是通过血管内介入治疗的手段治疗鼻衄往往简单直接。[2-6]

鼻前部出血多见于儿童，通常处理比较容易，然而鼻后部出血则多见于成人，可危及生命。保守治疗的第一步是局部压迫和喷敷血管收缩药物，更积极的措施是鼻腔填塞（鼻前部或后部），可能需要输血。

这些措施无效提示为难治性鼻衄。过去耳鼻喉科医生多求助于侵袭性治疗手段，如热凝术、经皮注射（向窦或鼻腔内）止血药物或血管结扎等。[7]

这些治疗方法的并不是总能有效，而且给患者带来不愉快的体验，也会带来一些并发症：鼻腔填塞可导致鼻翼坏死以及鼻窦感染，上颌动脉结扎术可导致鼻窦炎症、眶下神经损伤及其他脑神经麻痹。[7] 而且当侧支血管代偿供血，导致再次出现鼻衄时，进一步治疗变得非常困难。

血管内介入栓塞是一种非常有效的治疗手段，患者耐受性良好。该治疗方法至少在 1974 年就被成功地用于治疗鼻衄，数个报道证实了其有效性和安全性。[7] 在单纯填塞止血效果不佳时，多个中心倾向于采用介入栓塞。[5,8]

典型的鼻衄常见未能控制的高血压，可伴或不伴有鼻腔局部表浅病变（如过敏性鼻炎）。在使用抗血小板药物或抗凝药物的患者中，鼻出血并不多见。其他罕见的病因包括 Osler-Weber-Rendu 综合征、血管畸形、肿瘤、创伤及动脉瘤，这些疾病可导致反复发作的鼻衄。

介入治疗的合理性

治疗典型难治性鼻衄的原则为在不发生缺血并发症的前提下，减低由头到出血部位的动脉压，有利于黏膜炎性愈合。通常情况下，出血部位是明确的，但由于鼻腔内的局部填塞和活动性出血得到控制，在血管造影成像上看不到血液外渗，且鼻出血具有阵发性发作的特点，但往往能发现局部血管异常表现，如血管扩张、串珠样改变及扭曲（图 34.1a）。如为肿瘤坏死或其他非典型病变导致的出血，造影时常可看到活动性的血液外渗影像。

如出血是由典型的高血压或微血管异常引起，治疗目标即为降低头部到出血部位的血压，栓塞治疗应阻断出血部位的近端动脉，而不是栓塞毛细血管床（图 34.1a,b）。栓塞时，超选择性地将导管置入内侧或外侧蝶腭动脉（图 34.2），以 300~700μm 粒径微球进行栓塞，可有效降低栓塞区域血流灌注压，同时保持侧支血管的低灌注状态，从而减少缺血并发症风险。

如出血为肿瘤所致，应行肿瘤毛细血管床充分栓塞，方可达到良好的疗效。肿瘤出血主要是由于肿瘤血管本身的异常发育，而不是肿瘤坏死所致。这种血管应行超选择性栓塞，以

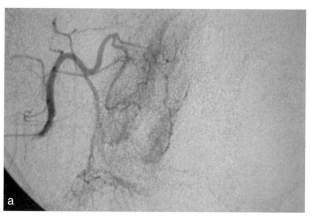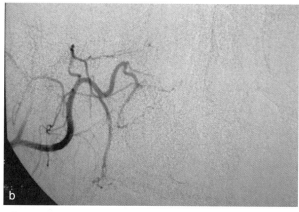

图 34.1 典型鼻后部鼻衄：59 岁男性患者，有过敏性鼻炎及高血压，服用华法林治疗房颤。因右侧鼻腔反复出血来院治疗。（a）微导管置入颌内动脉后的正位造影，未见异常血管结构显影，显示小血管分支的不规则显影（箭头）。（b）300~500μm 聚乙烯酒精微球颗粒栓塞后，血管分支内呈现血流阻滞。患者顺利康复且没有复发鼻衄

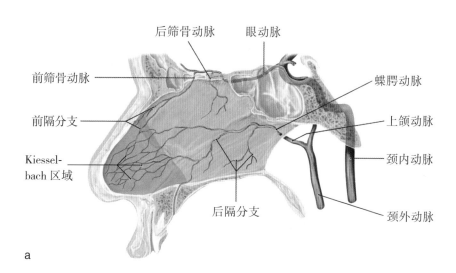

a

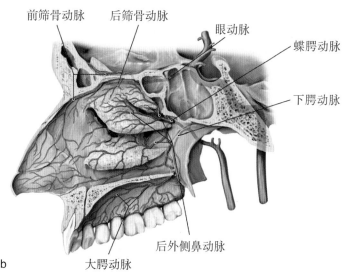

b

图 34.2（a）外侧和（b）内侧蝶腭动脉的起源和分布，为颗粒栓塞治疗的目标区域（图片来源：THIEME Atlas of Anatomy，2012 版，插画作者：Karl Wesker）

稀释后的100~300μm颗粒栓塞剂（以防坎顿）进行远端微栓塞。

先天性血管病理改变包括遗传性出血性毛细血管扩张（Osler-Weber-Rendu综合征），也需要进行同样的手术步骤（图34.3a~d）。其血管造影表现为鼻黏膜以及腭、舌部的丰富血管显影（图34.3c）。新生异常血管的发育往往会导致复发性鼻衄，也能看到动静脉短路（图34.3d）。单纯行上颌动脉近端栓塞，无法行后续治疗，会促进侧支血供的形成，如面动脉、咽升动脉及眼动脉筛支，增加下一步治疗难度（图34.3c,d）。多次末梢栓塞后也能形成侧支血供。局部放射治疗有时可达到良好效果，长期缓解病情。[16]

颈内动脉瘤可破入鼻旁窦内，尤其是蝶窦，但十分罕见。[9]这种情况为真性动脉性鼻衄，可危及生命，需紧急处置。通过介入治疗手段，用可脱弹簧圈进行动脉瘤栓塞可挽救生命。覆盖有水凝胶的弹簧圈可快速控制动脉瘤出血，如动脉瘤无法进行介入治疗，可行球囊封堵出血部位暂时控制出血，随即行效果确实的治疗（往往需要牺牲颈内动脉）。

外伤性的颈内动脉假性动脉瘤也需要用类似方法处理。[4,8,17]血管畸形导致的出血除需行颗粒和弹簧圈栓塞外，还可能需要液体栓塞剂。

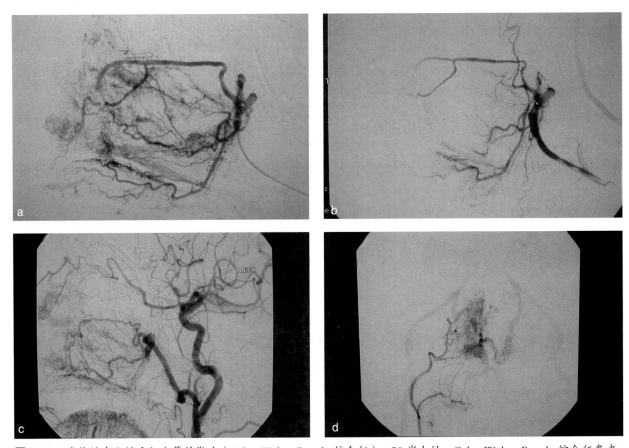

图34.3 遗传性出血性毛细血管扩张症（Osler-Weber-Rendu综合征）。59岁女性，Osler-Weber-Rendu综合征患者，反复严重鼻衄病史，曾行保守治疗及黏膜热灼术均无效。曾行肺部畸形血管栓塞及多次输血治疗。（a）微导管置入右侧颌内动脉后侧位造影，注意多发异常血管及血管异常扩张（箭头）所致的黏膜充血。（b）250~300μm聚乙烯酒精微球颗粒栓塞后，血管显影显著减少。左侧颌内动脉造影显示与右侧类似，行双侧栓塞，鼻衄控制满意。（c）左侧颈总动脉造影，该患者因反复鼻衄需再次行血管栓塞治疗。造影显示鼻黏膜供血目前主要源自扩张的眼动脉（箭头）筛支，该血管看起来无法安全栓塞。注意舌和软腭的毛细血管扩张现象（短箭头）。另有血供源自右侧面动脉。（d）选择性面动脉正位造影，同样发现多发毛细血管扩张伴黏膜充血现象。注意早期静脉回流即显影（箭头）。面动脉供血成功栓塞。患者随后行局部放射治疗，3年未复发鼻衄

手术流程

患者的病情状态决定了患者在造影室的处置，如鼻出血未能控制，则应行气管内插管全身麻醉，以确保患者气道通畅。如患者病情不稳定，麻醉医生可帮助处理。

鼻衄的治疗和其他介入手术一样，应行颅内血管造影，如有术中并发症如颅内血管栓塞及其他血管意外，术前造影可作为基线资料与术后造影进行对比评估。造影评估还可发现颈内动脉和颈外动脉之间的危险血管吻合，这些危险吻合常导致治疗失败。[17-19]

导引导管的置入

造影结束在受累的颈总动脉内置入标准造影导管，通过安全的交换导丝（如 Roadrunner；Cook Medical，Boston，IN）用导引导管交换造影管。该治疗通常不需要强力的导管支撑，同时为了防止血管痉挛，导引导管通常选择头端柔软、防损伤的 6F 导管，如 Guider Softip（Boston Scientific，Natik，MA）。

导引导管小心置入颈外动脉。由于目标明确（导管只需到达血管近端部位）和局部解剖结构相对恒定，对导管的形态适应性要求不高，治疗时可以不用真正的导引导管，可通过造影导管输送微导管，然而导引导管仍是最佳选择。这种设计可以保证稳定地置于头臂血管内，为微导管提供良好的支撑，并可在治疗过程注射造影剂，可以做路图和及时造影评估治疗进程。交换导引导管操作带来的不便和耗时完全可被其术中带来的便捷所抵消。

导管的尾端连接旋转止血阀，侧向阀通过三通连接加压肝素水冲洗，可以注射造影。任何手术，任何时候都要防止气泡介入导管系统。

血管痉挛

在治疗鼻衄过程中，应注意避免操作导管和导丝引起的血管痉挛，因为如果使用血管扩张药物可使出血加重（需要行气道保护）。但术前仍需制备好硝酸甘油（用生理盐水配置浓度 50μg/mL）液，以防术中操作导致的血管痉挛。

颈外动脉及其分支较容易出现血管痉挛，所以术中应小心操作导管导丝。近端血管痉挛不但可导致其远端异常血管显影欠佳，痉挛后灌注压降低还可引起血流动力学改变。其他血管可经远端血管吻合向颌内动脉逆流灌注，导致错误栓塞。此外，也会导致无法发现源自颈内动脉的危险吻合，故在行进一步栓塞治疗前及时处理血管痉挛十分重要。

初始造影评估

导引导管到位后（未引起血管痉挛或痉挛已处理），首先行血管造影留作对照，确定是否和颅内结构血管之间存在吻合。颌内动脉分支可与眼动脉分支、颈内动脉海绵窦段及岩段分支、脑膜血管及其他颅内血管发生吻合，这些危险吻合可导致颅内血管栓塞。对鼻黏膜的异常供血或变异动脉评估也十分重要，这些血管是导致治疗失败的常见原因（图 34.3c,d）。

微导管置入

微导管和微导丝的选择常取决于医生的个人偏好，导丝必须能通过颈外动脉及其分支扭曲的解剖通道，微导管可沿导丝推送经过这些部位。大多数介入术中所用微导管都可以推送栓塞颗粒而不会造成导管内或末端座内的颗粒阻塞（导管较大弯曲部的内腔呈椭圆形，可能是导致内腔阻塞的原因）。选择导管前应明确该导管能否输送治疗所用颗粒。

将选择的微导管通过导引导管置入颌内动脉内，导管头段应置于脑膜中动脉、脑膜副动脉及颞深动脉（颌内动脉上方的主要分支）（图 34.1a 和图 34.3a）起始部远端。颌内动脉可向眶内区域（或眶后区域）、海绵窦、鼻甲及鼻中隔、蝶窦及上颌窦、硬腭及面部其他区域供血。最重要的是，颌内动脉分支可向视网膜供血。

脑膜中动脉自颌内动脉在由上升向水平的转折处发出，随之向上走行。

颌内动脉的翼腭支主要向导致后部鼻衄的血管供血（蝶腭动脉、腭大动脉、牙槽后上动脉、眼动脉和翼管动脉），这些动脉在颞浅动脉、前颞深动脉和脑膜中动脉起始部远端发出。这些血管在正位上看位于下颌支内侧面，继续向前内侧走行向鼻腔。应注意观察翼管动脉和颈内动脉岩段之间是否存在血管吻合。

微导管到位后，通过微导管行术前基线造影（图34.1a和图34.3a）。造影时应把眼眶包括在内，成像时注意观察有无向眼球直接供血的血管（脉络膜染色）或与颅内血管是否存在吻合。用力推注造影剂在微导管周围形成反流是比较明智的，这样能够发现可能的危险分支，其可能在颗粒栓塞过程中引流反流而意外栓塞（并非罕见）。即便存在危险吻合，仍可进行栓塞，在进行颗粒栓塞之前，使用弹簧圈对危险分支以进行保护性栓塞，可有效防止颗粒栓塞剂进入危险血管，而更多地进入栓塞目标区域。

栓 塞

如前所述，典型鼻衄的治疗目标为降低局部血压足够长的时间，以促进黏膜愈合。采用非永久性栓塞剂进行栓塞治疗的理想状态为：封堵了小动脉分支及较大的小动脉，并保持远端侧支血管低灌注压状态。最佳栓塞颗粒粒径为200~700μm。

没有真正的在此粒径范围内的短期临时栓塞剂。吸收性明胶海绵是理想的栓塞剂，但并没有在特定直径范围内可用的产品。吸收性明胶海绵团难以通过微导管推注，常需个体化地配制。Avitene（Bard，Murray Hill，NJ）或吸收性明胶海绵粉没有特定范围的粒径。小于100μm粒径的栓塞剂可导致组织坏死或神经损

伤，甚至通过小的侧支危险吻合。

常见的颗粒栓塞剂（聚乙烯酒精颗粒、微球和明胶微球）并不是真正的永久性栓塞剂，血管栓塞后会出现不同比率的再通，鼻部及面部血管侧支吻合丰富。根据导管位置、血流速度及出血程度，选用300~500μm或者500~750μm粒径的栓塞颗粒进行栓塞。如为异常毛细血管床出血，如Osler-Weber-Rendu综合征或肿瘤出血，则采用100~300μm粒径颗粒进行栓塞。依据产品说明进行栓塞颗粒混悬，充分稀释以防止推注时在微导管尾端阻塞。

栓塞应在X线透视下进行，以防止颗粒栓塞剂意外反流。在栓塞过程中，通过微导管行连续造影以监视血流情况。该手术并不需要太大剂量的栓塞剂，通常1~3mL（3mL注射器）稀释后的栓塞颗粒即可封闭目标血管（图34.1b和图34.3b）。一旦前颞深动脉和脑膜中动脉远端血管封闭后（动脉分支内血流接近阻滞），行双侧颈外动脉造影。

有时，咽升动脉和（或）面动脉向鼻部或鼻甲后部有明显的侧支供血，其中咽升动脉侧支供血往往难以显示，除非行选择性咽升动脉注射造影。对侧颌内动脉跨越中线的侧支供血并不少见。侧支供血血管应行超选择性栓塞，尤其是源于对侧颌内动脉的供血。双侧栓塞多见于真性血管病变，如Osler-Weber-Rendu综合征。

如需行双侧颌内动脉栓塞，应避免在双侧均使用小粒径的栓塞颗粒（100~300μm）。如在患侧使用小粒径颗粒，则应在对侧使用500~700μm粒径的颗粒，以防止血管过度栓塞，出现缺血并发症。双侧小范围内使用300~500μm颗粒通常是安全的。较小范围的"去血管化"可降低缺血性损伤的可能性。这就要求导管行超选择性进入目标血管。

手术结束

术后行双侧颈总动脉造影十分重要，应和

术前血管造影进行对比以排除颅内栓塞和其他不良事件。

注意仔细检查栓塞区域的缺血情况，尽快行神经系统检查十分重要，应在患者离开导管室之前进行。注意观察患者是否有颅神经损伤或卒中的征象。

如对栓塞效果有疑问，可于手术台上取出鼻腔填塞物。如患者有气管插管，应于拔管前取出鼻腔填塞物，原因有二：首先患者复苏拔管后有更舒适的感觉，其次填塞物取出后仍有气管插管在保护气道。取出填塞物的时机应与耳鼻喉科医生协商。

术后随访

密切关注患者术后是否存在缺血并发症的征象。此外，和大多数血管栓塞术一样，患者术后会出现疼痛，即便没有缺血并发症发生。酮咯酸氨基丁三醇（10mg，每天4次，口服）对此类疼痛有良好疗效。西咪替丁（300mg，每天4次，口服）或雷尼替丁（150mg，每天2次，口服）可预防酮咯酸导致的胃肠道副作用。此类疼痛常常具有自限性，1~3d可缓解。

典型鼻衄患者通常不需要反复行栓塞治疗，而肿瘤所致的鼻衄常需行多次治疗，Osler-Weber-Rendu综合征也是如此。应和耳鼻喉科医生共同随访患者。

并发症和解决方案

对手术潜在风险、风险规避及处置的讨论是任何一个手术方案不可或缺的内容。鼻衄栓塞治疗的潜在并发症包括组织缺血、卒中及颅神经损伤。[6,7,20]

术中缺血

手术结束前仔细检查患者是否存在鼻部和面部缺血征象十分重要。如确实存在组织缺血（通常是在行双侧栓塞情况下），可在手术结束前超选择性注入硝酸甘油（50μg/mL），可引起侧支动脉通道开放，增加灌注。这也是硝酸甘油治疗冠脉介入治疗后的"无反流现象"的理论基础。这些血管通道会逐步扩张，硝酸甘油可加速这一过程。

术后缺血

如术后出现栓塞区域的缺血现象，应致力于增加缺血局部的血流灌注。局部应用热毛巾、热水袋进行加热常可奏效，如无效，可直接使用硝酸甘油。

颅神经损伤

鼻衄栓塞术后的颅神经损伤常由于神经周围组织水肿压迫所至，而不是颅神经本身缺血。如术后发现颅神经功能障碍，可予以静脉内注射甲泼尼龙（250mg，每6h一次）。症状可在数天至数周内消失。如使用小粒径栓塞剂行非典型病变栓塞，可能导致真性神经损伤，需要按缺血常规治疗及予以类固醇激素。

卒 中

栓塞术前行充分的造影评估以排除危险侧支及吻合，栓塞时小心谨慎，是行鼻衄栓塞术的安全前提。术后也行再次造影以明确有无颅内血管阻塞征象，术后尽快行神经系统查体。

大部分情况下，重要功能区（如内囊区）的小动脉穿支闭塞是导致卒中的原因。由于血管闭塞是由栓塞材料引起，所以溶栓药物和机械取栓等治疗手段难以有效。极个别情况下，栓子可来源于导引导管内，尤其是在持续性肝素盐水冲洗欠佳时，此时可采取动脉内溶栓或机械取栓术治疗。

如怀疑小血管阻塞，应立即吸氧，即可肝素化治疗可防止栓塞材料所致的栓子进一步发展，但疗效不确定，可通过静脉快速输入生理盐水以升高平均动脉压（提升约 20~40mmHg）。条件允许可行高压氧舱治疗以提高组织氧饱和度，但其疗效尚无正式文献报道。

治 疗

鼻衄治疗计划制定和实施的关键点：

- 仔细评估局部病理和解剖。
- 依据病理特点选择适当的治疗策略：合适的栓塞粒径，导管头端位置，需行单侧还是双侧栓塞。
- 评估患者状况，决定是否需要麻醉师协助。

并发症的预防

- 仔细行术前全脑血管造影，作为术后对比的基础，注意观察高风险血管变异，栓塞前经微导管再次造影评估。
- 较大区域内或双侧栓塞时，避免使用小粒径栓塞剂。
- 手术结束前行造影并与栓塞前造影进行对比。

并发症的处理

- 手术结束时及术后进行组织缺血评估，热压迫、血管内注射或表面予以血管扩张药物常有效。
- 颅神经损伤的原因常见于组织水肿，可予以糖皮质激素治疗。
- 术后脑缺血常由于术中颅内血管被栓塞材料意外封闭所致，溶栓治疗及机械取栓疗效欠佳，支持性治疗为首选（如吸氧、升高血压及扩容等）。

参考文献

[1] Mahadevia AA, Murphy KJ, Obray R, et al. Embolization for intractable epistaxis. Tech Vasc Interv Radiol, 2005, 8(3):134–138

[2] Gurney TA, Dowd CF, Murr AH. Embolization for the treatment of idiopathic posterior epistaxis. Am J Rhinol, 2004, 18(5): 335–339

[3] Ricci G, Molini E, Hamam M, et al. Treatment of severe epistaxis by superselective embolization: a review of 22 cases. Rev Laryngol Otol Rhinol (Bord), 2004, 125(4):247–251

[4] Andersen PJ, Kjeldsen AD, Nepper-Rasmussen J. Selective embolization in the treatment of intractable epistaxis. Acta Otolaryngol, 2005, 125(3):293–297

[5] Christensen NP, Smith DS, Barnwell SL, et al. Arterial embolization in the management of posterior epistaxis. Otolaryngol Head Neck Surg, 2005, 133(5):748–753

[6] Sadri M, Midwinter K, Ahmed A, et al. Assessment of safety and efficacy of arterial embolisation in the management of intractable epistaxis. Eur Arch Otorhinolaryngol, 2006, 263(6):560–566

[7] Cullen MM, Tami TA. Comparison of internal maxillary artery tigation versus embolization for refractory posterior epistaxis. Otolaryngol Head Neck Surg, 1998, 118(5):636–642

[8] Remonda L, Schroth G, Caversaccio M, et al. Endovascular treatment of acute and subacute hemorrhage in the head and neck. Arch Otolaryngol Head Neck Surg, 2000, 126(10): 1255–1262

[9] Chaboki H, Patel AB, Freifeld S, et al. Cavernous carotid aneurysm presenting with epistaxis. Head Neck, 2004, 26(8):741–746

[10] Selcuk H, Soylu N, Albayram S, et al. Endovascular treatment of persistent epistaxis due to pseudoaneurysm formation of the ophthalmic artery secondary to nasogastric tube. Cardiovasc Intervent Radiol, 2005, 28(2):242–245

[11] Wong GK, Chan KK, Yu SC, et al. Treatment of profuse epistaxis in patients irradiated for nasopharyngeal carcinoma. ANZJ Surg, 2007, 77(4):270–274

[12] Layton KF, Kallmes DF, Gray LA, et al, Endovascular treatment of epistaxis in patients with hereditary hemorrhagic telangiectasia. AJNR Am J Neuroradiol, 2007, 28(5): 885–888

[13] Koebbe CJ, Horowitz M, Levy El, et al. Endovascular particulate and alcohol embolization for nearfatal epistaxis from a skull base vascular malformation. Pediatr Neurosurg, 2001, 35(5): 257–261

[14] Low YM, Goh YH. Endovascular treatment of epistaxis in patients irradiated for nasopharyngeal carcinoma. Clin Otolaryngol Allied Sci, 2003, 28(3):244–247

[15] Hochmuth A, Ridder GJ, Gollner U, et al. Moyamoya disease complicated by life-threatening epistaxis: first report of a case. Acta Otolaryngol, 2004, 124(2): 206–209

[16] Harwood AR, Wojak JC, Barry R. External beam radiotherapy for severe epistaxis from Osler-Weber-Rendu disease. J La State Med Soc, 2002, 154(3):154–155

[17] Mclntosh DL, Douglas G, Lee K, et al. External carotid artery blood supply to the orbit. Int J Pediatr Otorhino-laryngol, 2007, 71(10):1623–1626

[18] Koh E, Frazzini VI, Kagetsu NJ. Epistaxis: vascular anatomy, origins, and endovascular treatment. AJR Am J Roentgenol, 2000, 174(3): 845–851

[19] Duncan IC, Dos Santos C. Accessory meningeal arterial supply to the posterior nasal cavity: another reason for failed endo-vascular treatment of epistaxis. Cardiovasc Intervent Radiol, 2003, 26(5):488–491

[20] Guss J, Cohen MA, Mirza N. Hard palate necrosis after bilateral internal maxillary artery embolization for epistaxis. Laryngo-scope, 2007, 117(9):1683–1684

第 35 章　头颈部、中枢系统肿瘤的介入化疗

Justin F. Fraser, Muhammad Shazam Hussain, Y. Pierre Gobin

头颈部肿瘤的动脉内化疗也称为神经介入肿瘤学（neurointerventional oncology, NIO），并不是一个新的概念，早在数十年前已有报道。随着新的药物和靶向的进展、高选择性药物输送及介入手术风险降低，该领域近年来也取得技术进展。NIO 的临床应用主要取决于肿瘤分类，包括头颈部癌、视网膜母细胞瘤、脑实质内中枢神经系统肿瘤（如胶质母细胞瘤、淋巴瘤及转移瘤）。对这些治疗目标的回顾有助于了解介入神经反射学这一新领域的现状和未来。熟悉神经肿瘤学和化学治疗预后评估也有助于对 NIO 有整体的认识。

肿瘤学概述

对神经介入医生而言，头颈部及神经系统肿瘤学并不是常规熟知领域。大多数与卒中、动脉瘤及先天性和（或）外伤性血管畸形等血管疾病相关的介入医生可能对肿瘤治疗领域术语、预后评估及副作用评估量表并不熟悉。肿瘤预后评估指标主要包括总体生存期、无进展生存期及局部控制。生存统计可以从相反的一方面进行分析，如疾病相关死亡率，用以描述直接由潜在疾病导致的死亡率。肿瘤学医生常用生存分析的典型工具为 Kaplan-Meier 曲线。局部控制是指所研究的治疗方法对目标疾病的控制。例如针对视网膜母细胞瘤的眼部动脉内（intra-Artery, IA）化疗，如随访过程中未发现患眼内肿瘤进展，则可描述为肿瘤得到局部控制。有些研究将其描述为局部区域控制，指在研究感兴趣的区域及其周边，肿瘤生长得到控制。针对肿瘤对治疗的反应，有多种评估量表，MacDonald 分类量表就是其中一例（表 35.1），主要用于监控恶性胶质瘤的治疗反应，包括影像学变化、神经系统临床进展及类固醇激素应用等。[1,2] 不同类型的肿瘤应从影像学及临床表现等方面，以不同的评价工具进行评估。CT 可用于评估头颈部肿瘤，而直接视网膜照相是局部评估视网膜母细胞瘤的唯一可行方法。在每个病例中，团队内有肿瘤专科医生参与对病例随访及治疗计划制定至关重要。

化疗药物的毒副作用评估和报告是化学治疗的基础。肿瘤专科医生主要监测化疗药物使用，而介入医生则负责行介入化疗的动脉内药物输送，所以也应对化疗相关的毒性作用报告有一定了解，这是一类与介入手术相关的独立分类的并发症。尽管手术通道及脑血管相关的并发症（夹层、卒中及栓塞事件）应注意避免，但应作为另一类并发症和化疗毒性反应区别对待。国家癌症中心（National Cancer Institute, NCI）发布了一项报告副作用的词条目录，称之为副作用常见术语分类（Common Terminology Criteria for Adverse Events, CTCAE），[3] 在其官方网站可下载。NCI 还提供可搜索的药物毒副作用的网站，有利于更好地进行不良反应报告。此外，NCI 访问者指南内提出要求研究者要报

告所有不良反应。[4]总体上，药物毒性反应依据其严重程度进行分级，反映在并发症紧急医疗处置及其对患者日常生活中活动的影响（表35.2）。熟悉这些术语和量表对于理解现有 NIO 文献和未来开展动脉内化疗研究十分重要。

头颈部肿瘤

文献回顾

报道中的采用 NIO 治疗的肿瘤中，头颈部肿瘤是最多的。头颈部肿瘤的治疗越来越多地关注于保留组织功能的前提下达到疾病的局部或区域控制。[5,6]最初动脉内化疗被用来和其他治疗方式的联合应用。Robbins 等报道了放疗和顺铂联合（RADPLAT）应用治疗高级别头颈部肿瘤，颈动脉灌注顺铂（每周顺铂 150mg/mm^2；连续 4 周）联合分次放疗，同时予以静脉内系统应用硫代硫酸钠行中和治疗（降低全身副反应）。[7-10]该方案最初在田纳西大学进对 213 例患者进行治疗，中位随访期为 30 个月，锁骨上病变控制的 5 年 Kaplan-Meier 投射率为 74.3%±3.6%。[11]2005 年 Robbins 等发表了一项 RADPLAT 治疗的多中心研究，纳入 53 例患者，

均采用全方案治疗，原发部位的完全缓解率为 85%，2 年评估的局部控制率为 57%[12]，出现 3 级、4 级及 5 级毒性反应率分别为 44%、39% 和 3%[12]。作者发现有 1 例患者出现卒中事件（评估为 4 级毒性反应），但并未详述卒中是由于化疗毒性所致还是血管介入灌注操作所致。虽然仍有数所研究机构发表各自经验，也有研究机构对这一方案进行调整，采用超分隔放疗联合化疗（HYPERRADPLAT）。[6,13,14]另有研究对这一方案进行评估，尤其在联合应用颅面部切除术或其他化疗药物，如卡铂。[15,16]表 35.3 汇总了自 2000 年将动脉内灌注化疗作为头颈部肿瘤治疗方法一部分的研究。[6,9,11-25]在这些研究中，局部控制率为 69%~100%，5 年生存率的分析数据相对较少，这些研究报道的生存率为 29%~78.5%。

几个因素会对治疗效果产生影响，最重要的因素之一为肿瘤体积。一项纳入 64 例患者研究采用 RADPLAT 方案，肿瘤局部控制失败的概率为 57%，但当肿瘤体积超过 19.6mL 时概率增至 93.8%。一项分层风险模型表明，肿瘤体积为生存期预测最显著的独立参数（$P=0.000\ 7$）。[27]研究者还发现肿瘤原发部位也会影响总体生存

表 35.1 MacDonald 标准

完全反应（CR）	完全没有增强，皮质激素治疗没有效果，神经功能改善稳定
主要部分反应（MPR）	增强下降超过 75%
部分反应（PR）	增强下降超过 50%，持续应用皮质激素稳定或功能改善
稳定疾病	其他全部状况
进展性疾病	增强超过 25%，或者不考虑神经功能进展出现新的肿瘤结节

表 35.2 NCI 总体毒性分级

分级	总的定义
1	轻度；无症状或者轻微症状；只需要临床或诊断性观察；不建议干预
2	中等；建议最小的、局部的或无创性干预；限于与年龄相适应的机械干预日常生活活动（ADL）
3	严重；或医疗状况明显但是没有立即危及生命；住院或建议延长住院时间；残疾；ADL 日常生活受限
4	威胁生命的结果；建议急诊干预
5	与不良事件相关的死亡

表 35.3　动脉内化疗作为头颈部肿瘤整体治疗策略的一部分

研究	研究级别	研究的目标	接受 IA 治疗的例数	和研究相关的辅助治疗	局部控制率	5 年疾病相关生存率	中位随访时间（月）	毒性事件分级 3	4	5	围手术期严重血管内并发症
Robbins 等，2000[11]	III	经验更多的 RADPLAT 阶段 2 试验	213	静脉中和，分次 EBRT（68~72Gy）	74.3%	53.6%	30	83	6	6	3.2
Regine 等，2000[13]	III	动脉内顺铂和 RT 治疗鳞状细胞癌的阶段 2 试验	20	高度分次 RT（76.8~792Gy）	80%	NR	20	0	0	0	0
Gemmete，2003[14]	III	描述 IA 化疗合用 RT 的相关并发症	105	静脉中和，分次 EBRT（66~74Gy）	NR	NR	NR	41			9.5
Robbins 等，2004[9]	III	确定术前应用 IA RT 的临床效果	25	静脉中和，分次 EBRT（50Gy）	74%	64%	56	24	1	1	NR
Balm 等，2004[17]	III	RADPLAT 的系列	74	静脉中和，分次 EBRT（70Gy）	69%	NR	38	139	12	3	NR
Foote 等，2005[18]	III	IA 化疗加 RT 强化的安全性的预备研究	19	静脉中和，分次 EBRT（72Gy）	NR	NR	21	52	17	2	21.1
Spring 等，2005[6]	III	IA 化疗结合 RT 治疗未切除肿瘤的高度分层病例序列研究	24	静脉中和，高度分次 WBRT（76.8~79.2Gy）	79%	42%	77	0	2	0	0
Robbins 等，2005[12]	III	RADPLAT 的多中心试验	53	静脉中和，分次 EBRT（70Gy）	80%	NR	47	92	33	4	NR
Madison 等，2005[15]	III	RADPLAT 用于颅面部肿瘤切除的术前辅助治疗	11	静脉中和，分次 EBRT（50Gy），颅面部切除	NR	67%	57.2	1	0	0	0
Nishioka 等，2006[19]	III	IA 化疗用于舌癌的病例序列研究	4	静脉中和，分次 EBRT（30059Gy），间质近距离放疗	100%	NR	31	4	0	0	0
Damascelli 等，2007[20]	III	IA 内应用纳米粒子的紫杉醇的阶段 2 试验	60	手术，EBRT，或联合	NR	NR	42	3	2	0	5
Rabbani 等，2007[21]	III	调整的低强度的 RADPLAT	35	静脉中和，分次 EBRT（70Gy）	78%	NR	48	NR	NR	2	5.7
Yoshizaki 等，2007[22]	III	调整的低强度的 RADPLAT	49	静脉中和，分次 EBRT（66~70Gy），拯救性手术	80%	NR	32	11	1	0	0
Homma 等，2009[23]	III	IA 化疗的病例序列研究	47	静脉中和，分次 EBRT（70Gy）	83%	78.4%	55	35	6	0	1.8
Bertino 等，2009[16]	III	调整的应用卡铂 RADPLAT	56	分次 EBRT（66~74Gy）	71%	NR	24	27	6	0	0
Yoshizaki AORL，2009	III	调整的低强度的 RADPLAT	42	静脉中和，分次 EBRT（40Gy），拯救性手术	80.5%	NR	55	5	1	0	6.8
Rasch 等，2010[25]	II	IV 和 IA 内放化疗的随机对照研究（非盲的）	117	静脉中和，分次 EBRT（70Gy）	76%	29%	33	169			0
Kobayashi 等，2010[24]	III	IA 内联合应用多烯紫杉醇和奈达铂治疗口腔癌	22	分次 EBRT（50Gy）加增强 16Gy，部分挽救性手术	81.8%	78.5%	18	34	5	0	0
Nishio 等，2011[26]	III	IA 内顺铂结合 IV 化疗和 RT 治疗口咽癌症	15	系统化疗（5-FU）和分次 RT（58~61Gy）	95%	NR	15	6	0	0	0

EBRT：外照射放疗；5-FU：5- 氟尿嘧啶；IA：动脉内；Ⅳ：静脉内；NR：未报道；RADOKAT：顺铂放射治疗；WBRT：全脑放疗

率。咽部肿瘤的 5 年生存率为 52%，口咽部为 32.5%，下咽部为 16.5%（P=0.05）。[27]

尽管之前有支持的数据，Rasch 等通过一项非盲随机试验发现 RADPLAT 方案并不显著优于静脉内化疗方案，[25] 研究最终分析包括 237 例患者，随机到静脉化疗的 119 例患者中 96 例（81%）完成试验，随机到 IA 化疗 118 名患者中 90 例（76%）完成试验。3 年时，两组的肿瘤局部控制率、局部区域控制率、无病生存率及总体生存率无显著差异。[25] 尽管两个治疗组的疗效相似，但治疗副反应却显著不同，静脉化疗组患者的肾脏毒性（毒性分级 >2 级）反应发生率更高，静脉化疗组为 9% 而动脉化疗组为 1%（P ≤ 0.000 1）；[25] 而动脉化疗组的神经毒性反应（毒性分级 >2 级；如短暂性脑缺血及卒中事件）发生率更高，共有 8 例患者出现，而静脉组只有 1 例患者（P=0.005）。在这项研究中，静脉化疗与动脉化疗似乎各有千秋，研究者有两种解释。首先，动脉内化疗顺铂剂量增加，并未如预期所想发挥更大的疗效；其次，超选择性地行单侧灌注还是双侧灌注是导致该项研究和之前研究差异的原因。这些因素导致难以发现治疗组间差异。在这些结论中，研究者表示没有任何一种治疗方案更有优势，所以无法明确给出标准的治疗方案，动脉内化疗与静脉内化疗疗效相当。在治疗副作用方面，作者并未对相对较高的脑血管不良事件原因进行探讨。所以动脉内化疗仍是头颈部肿瘤的重要治疗手段之一，但应选择适当的治疗流程和治疗技术，降低血管介入治疗相关的不良事件发生率。

血管介入治疗的细节、技术及缺点

通过对头颈部肿瘤给药、灌注途径技术进行回顾，应注意几个重要的注意事项。首先，应充分明确肿瘤部位及其血供来源，这对进行超选择性治疗是至关重要的。将 CT 影像与首次血管造影进行联合判读十分重要。有研究者采用有血管成像的 CT 扫描确定肿瘤供血动脉，并

通过微导管注射染剂如靛胭脂明确肿瘤供血血管；[26] 更进一步的有关血管选择，几个变数影响是单侧还是双侧灌注。Rasch 等进行的随机试验对一些患者采用双侧颈外动脉分支灌注化疗，而之前的研究发现单侧灌注更为更好。[25,28] 尽管尚无研究对这些技术的进行对比，单侧灌注的优势在于超选择性介入操作较少，降低脑血管并发症的发病率。

减低脑血管并发症是目前及未来 NIO 努力的重要原则。使用可视效果很好的微导管和微导丝，高效地操作对于超选择性进入远端血管十分重要。头颈部肿瘤 NIO 领域已发表的文献显示介入 / 脑血管并发症的发生率为 0~21.1%，除了没有并发症的研究，中位发生率为 5.7%（表 35.3）。在位于颅外的颈外动脉分支的介入操作中，这个并发症发病率令人吃惊。在所有罗列的文献中，只有 1 篇文献讨论了在微导管操作及灌注化疗时采用全身肝素化。[26] 笔者很难得知这一技术细节是否在之前的研究中被忽略，但肝素化对于颅内血管内导管的操作是必需的。尽管头颈部肿瘤典型的 NIO 多在颈外动脉系统，但术中导引导管位于颈总动脉，且颈外动脉与颅内动脉之间可能存在的吻合网，仍是导致颅内血管栓塞事件的重要因素。因此除非存在禁忌，建议在围手术期进行全身肝素。此外，应更好地认识要栓塞的动脉，尤其是咽升动脉，其神经脑膜干进入后颅窝向颅神经供血。为了使 NIO 发挥更大的优势，应致力于将脑血管并发症降到最低。

视网膜母细胞瘤

文献回顾

超选择性动脉内化疗迅速成为治疗视网膜母细胞瘤的重要手段之一。最早的报道是在 1955 年，Mohri 等令其广为应用，随后 Abramson 等令其更现代化，采用了"漂浮"的

微导管选择性送入眼动脉内，安全有效地将化学药物送入眼内。[29-32]通过钆剂注射研究发现，眼动脉内超选择性灌注可提高视网膜下间隙的药物输送。[33]动脉内注射药物具有更好的靶向性，可降低全身的药物副作用。有效的局部药物控制可降低视网膜母细胞瘤患者的眼球摘除率，这对双侧病变的患者更为重要。表 35.4 列出了视网膜母细胞瘤动脉内化疗的文献。[29,30,34-40]有些文献所纳入的患者来源于同一中心，重复应用的。一项研究中 95 只眼接受动脉内化疗（作为首选治疗或挽救性治疗），20% 出现病情进展至眼球摘除，1.1% 出现显著的介入相关并发症。[36]动脉内化疗作为首选治疗的患者，2 年眼球正常的生存率为 81.7%；而作为静脉内化疗失败的挽救性治疗的患者，其 2 年眼球正常生存率为 58.4%。[36]已发表的文章中，局部控制率为 70%~97.8%，眼球摘除率为 2.2%~30%。避免眼球摘除率具有很多好处，除了有助于保留视力之外，还有利于保留容貌对称性及降低假体植入率。

然而，眼球摘除与否是疾病控制的重要标准，眼球摘除可阻止肿瘤扩散。尽管视网膜母细胞瘤发病初期是局限于眼球局部，但其扩散转移是最令人恐惧的并发症之一，令致残性的疾病进展为致命。在采用了动脉化疗的文献中，没有经动脉化疗后出现远处转移的报道。但这些研究的随访期均较短，最长的中位随访期只有 19 个月。[38]所以为了确保控制疾病，医生们更倾向于对治疗没有明确作用的眼球行摘除术，而对未摘除的眼球需要常规在麻醉下检查进行

表 35.4　发表的有关动脉内化疗治疗视网膜母细胞瘤 (Rb) 的病例序列

研究	研究级别	研究目的	接受 IA 治疗的眼睛数	和研究相关的辅助治疗	局部控制率	中位随访时间（月）	进展的风险		严重并发症率（治疗眼睛数）		
							局部眼球摘除（%）	远处转移或继发肿瘤（%）	局部眼睛（%）	全身毒性（%）	明显围手术期血管内的（%）
Abransom 等，2008[29]	Ⅲ	IA 化疗治疗 Rb 两个试验的第一阶段	10	部分之前采用局部和静脉化疗	70%	7.5	30	NR	0	10	0
Abransom 等，2008[34]	Ⅲ	IA 化疗作为首选治疗的研究	28	无	95.7%	14	4.3	0	0	43.5	0
Vajzovic Clin Ophth，2010	Ⅲ	Rb 化疗的阶段 1 研究	12	之前采用局部和静脉化疗	76.5%	5	25	NR	25	8.3	0
Peters 等，2011[35]	Ⅲ	IA 化疗治疗 Rb 的研究	17	局部静脉化疗	76.5%	8.6（平均）	26.7	NR	29.4	11.5	0
Suzuki 等，2011[40]	Ⅲ	IA 化疗治疗 Rb 的研究	408	局部应用 RT 和静脉化疗	97.8%	74	2.2	3.2	1	0	0
Gobin 等，2011[36]	Ⅲ	IA 化疗作为首选或挽救性治疗的研究	95	之前局部和静脉化疗，部分采用 RTBT	NR	13	20	2.1	7.4	19	1.1
Marr 等，2012	Ⅲ	3 种药物的 IA 化疗	26	之前局部和静脉化疗，部分采用 EBRT	75%	14（平均）	11.5	0	NR	56	0
Gobin 等，2012[38]	Ⅲ	婴幼儿的桥接治疗（IV-IA）	14	之前静脉化疗（桥接方案）	92.8%	19	7.1	0	0	71.4	7.1
Shields 等，2012[39]	Ⅲ	3 环之内的 IA 化疗	8	无	75%	13（平均）	25	0	25	37.5	0

EBRT：外照射放疗；IA：动脉内；IV：静脉内；NR：不清楚；RT：放疗

随访。这样，NIO领域的创新性实践要求和眼科医生建立工作关系，他们能够进行疾病的密切检查随访。

血管内治疗的细节、技术及缺陷

尽管超选择性眼动脉化疗在控制严重视网膜母细胞瘤上显示了极高的潜力，但要求其安全和成功地完成手术的技术较经典的颅脑微导管操作技术更复杂。首先，患者的年龄较小是一个重要因素，至今的最大宗研究报道显示患者年龄为1~32个月，[36]所以幼儿血管造影的经验对并发症预防尤为重要。最大样本的病例研究中，唯一出现的眼外并发症为股浅动脉的一过性闭塞。[36]这既说明了现代技术的安全性，同时也显示了低龄幼儿经动脉导管置入的风险。在之前的文献中对这一技术有总体阐述，现将一些技术细节及缺陷总结如下：

1. 需对患者行全身麻醉，这就需要有对婴幼儿麻醉经验丰富的团队。理想的麻醉状态是术中麻醉充分，术后同日内麻醉复苏。

2. 应采用4F动脉穿刺装置。确认股动脉搏动点后，于该处皮肤做小切口以利于穿刺针进入。该年龄段的患儿皮肤异常柔韧，穿刺针穿透皮肤的过程中易滑过预定穿刺点。由于患儿股动脉较细，如出现血管痉挛，会导致穿刺困难。

3. 应予以肝素化，按照体重进行70U/kg 1次团注。通常1次注射足以维持至手术结束。

4. 存在两个建立导管通道和置入导管的技术：①通过4F穿刺装置置换入4F鞘，再将4F导引导管送入病变侧颈动脉，通过标准技术将微导管送入导引导管。微导管可获得更好的支撑性，便于操作；②4F穿刺装置的扩张器可作为动脉鞘留置，微导管可通过扩张器直接送入眼动脉。由于微导管的各节段性长度特点，需保证其"柔软部"不可置于体外，可在微导管上连接数个单向阀以获得支撑。此方法优点在于可最大地减少穿刺部鞘直径，但不能使用导引导管以支撑微导管。

5. 建议使用"漂浮"微导管送入眼动脉内，如Marathon（ev3 Neurovascular, Irvine, CA）和Magic（Balt Extusion, Montmorency, France）微导管。通常不需要使用蒸汽塑型导管，应为直头，通常是最好的微导管头端形状。在微导丝导引下，推送微导管超越眼动脉开口，再回撤微导管进入眼动脉。图35.1显示为导管到位后的超选择性推注。

6. 眼动脉开口通常足以让导管通过，但不需要将微导管送入太远，否则容易导致血管痉挛或血管损伤。

7. 经微导管造影十分重要，可明确血流流向眼部而不是流向颈内动脉。

8. 在眼动脉内开始推注及颈内动脉内进行导管操作时，可能会遇到支气管痉挛，并不罕见，这是可控制的症状，但应有预判及预防措施，痉挛早期使用重酒石酸肾上腺素很关键。[36]

9. 尽量减少X线透射。例如，当准备进入眼动脉时，侧位成像更为重要，正位成像则作用不大。低龄患儿后续可能要接受多次动脉内化疗及放射线暴露，所以有经验的手术团队会极大减少射线暴露时间，但文献报道中这方面差异很大。[41,42]同样的道理，也应尽可能减少造影剂使用，使用时应稀释，稀释至比成人造影剂更低的浓度。

10. 推注化疗药物时应行间断透视以确认微导管没有移位至颈内动脉。超选择性造影的图像应作为对比图，以确认导管大致相对位置。

11. 有些患者的眼动脉完全源自颈外动脉系统（如脑膜中动脉），应密切注意这一解剖变异以便于正确置入微导管。

12. 化疗药物推注速度为1mL/min。

13. 术闭腹股沟处行手法压迫止血，注意避免血管内血栓形成。笔者的经验是在同侧跗趾放置脉氧记录仪，通过观察脉氧波形以确认压迫过程中动脉内有持续血流通过。

尚有其他的技术手段可行眼动脉化疗，但

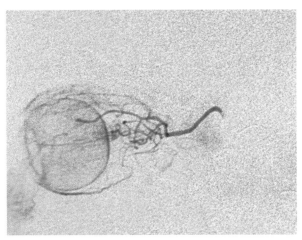

图 35.1　眼动脉的超选择性造影，漂浮微导管就在眼动脉的起始部

上述的技术细节可有效减少并发症。与球囊辅助血流导向技术不同，上述技术不需要临时阻断颈内动脉。

神经肿瘤学：脑实质内中枢神经系统肿瘤

文献回顾

脑实质内中枢神经系统肿瘤的治疗依据其病理类型，多采用手术切除、化疗及放疗等联合方式。这种肿瘤的病理类型多样，已有文献报道采用经动脉内化疗的类型有转移瘤，胶质细胞源性肿瘤亚型（胶质母细胞瘤为最常见、最致命的类型），原发性神经外胚层肿瘤以及淋巴瘤。现在大多数研究致力于探索肿瘤形成的分子机制及直接逆转这些分子机制药物的研发。而动脉内化疗优势在于可提高局部药物的治疗浓度，动物实验证实，经动脉向脑内灌注放射性示踪剂，可提高其在脑组织内的浓度达50倍，而血脑屏障保留完好。[43] 所以动脉内化疗可作为一种给药的首选治疗方法。

多形性胶质母细胞瘤（glioblastoma multiforme, GBM）是恶性程度最高，也是最常见的颅内原发性肿瘤，一直是各种创新治疗方法关注的目标，因为其中位生存期只有12~15个月。一直有学术团体长期提出肿瘤血管血供与肿瘤生长存在密切的关系。早在1969年，Wilson和 Hoshino 就注意到 GBM 血管构筑的独特性，GBM 内血管高度扭曲，常呈动脉瘤样扩张和血管球丛样改变，血管中膜发育不全。[44] 此外，高级别肿瘤内血管之间通常有高流量的血管短路。[45] GBM 虽然是胶质细胞来源的肿瘤，肿瘤血管内皮细胞却具有显著差异，内皮细胞增殖活性较低，对细胞毒性药物具有耐药性，具有较高的迁徙能力，能产生重要的信号分子，如血管内皮生长因子（VEGF）、内皮素 –1 以及白介素 –8（IL-8）。[46] 综上所述，GBM 是动脉内化疗治疗的潜在治疗对象。

首先对 GBM 动脉内化疗历史进行简单回顾，有利于理解治疗技术的进步，如何减少并发症，以及进一步理解动脉内化疗。早期采用顺铂 / 卡铂并非选择性给药，并且不破坏血脑屏障（BBB）。[47-50] Dropcho 等在一项 2 期临床研究中，采用顺铂治疗复发性胶质瘤（包括 GBM），对比了选择性动脉给药和非选择性给药两种方式，发现选择性给药降低了眼毒性发生率，但是增加了神经毒性反应和并发症的发生率。[51] 早期研究对其他药物进行了探索，最引人瞩目的是卡莫司汀（BCNU），显示中位生存期改善，但其眼毒性反应明显（在眼动脉以下注射时）以及导致神经功能恶化。[52-55] 1992年，Shapiro 等报道了 3 期随机临床试验，对比了 BCNU 静脉化疗和动脉化疗治疗新近切除恶性胶质瘤的有效性与安全性。[56] 该研究共纳入315 例患者，148 例为静脉化疗组，167 例为动脉化疗组，选择性动脉化疗而非超选择性动脉化疗（前循环内注射位于颈内动脉颈段，眼动脉起始部以下）。[56] Log 分级分析结果显示动脉化疗组生存期减少（P=0.03），毒副反应更显著，包括脑水肿、同侧视觉丧失等脑病。[56] 类似令人失望的结果也出现在尼莫司汀（ACNU）的动脉化疗研究中。对比 ACNU 静脉化疗和动脉化疗的前瞻性随机试验研究中，针对刚切除后的肿瘤联合放疗的前提，Imbesi 等发现动脉化疗组的中位生存期并不优于静脉化疗组（动脉化疗组为 17 个月，静脉化疗组为 20 个月），动脉化疗组还出现明显的血液系统及神经系统的毒性（17 例动脉化疗组患者出现 1 例卒中并发症）。[57]这个研究结果表明，该化疗药物及给药途径对 GBM 并无显著疗效。

历史上，在将 ACNU 和 BCNU 作为神经化疗药物进行研究的同时，也进行了干扰血脑屏障的研究，作为动脉化疗的辅助方法，血脑屏障的破坏可增加达到脑内肿瘤的药物浓度。实验室和临床研究均证实动脉内灌注甘露醇能够帮助药物的进入肿瘤。1986 年，Neuwelt 等报道了 38 例 GBM 患者的结果，在行血脑屏障破坏后，予以氨甲蝶呤非选择性动脉灌注治疗，同时联合放疗及全身系统化疗，[61]和既往的报道相比该组患者生存期显著延长（12.8 个月 vs. 17.5 个月 P=0.000 6）。[61]Fortin 等通过非选择性动脉化疗中破坏血脑屏障后的作用，[62]血脑屏障破坏有助于动脉化疗的效果，尽管纳入患者的病理类型多样，且每个病理类型组内患者数较少，研究者们仍然发现该治疗显著提高了高级别星形细胞瘤患者的生存期，行血脑屏障破坏后的动脉化疗组中位生存期为 10.5 个月，而单纯动脉化疗组的中位生存期只有 6.4 个月。[62]破坏血脑屏障被作为重要的辅助手段用于其他肿瘤的动脉化疗，包括弥散性脑桥胶质瘤，胚胎、生殖细胞肿瘤，少突胶质细胞瘤，转移瘤以及淋巴瘤。[63-68]此外，其他药物也被证明具有破坏血脑屏障辅助动脉化疗的作用，如 RMP-7。[69-71]所以脑实质内肿瘤的动脉化疗应考虑联合使用血脑屏障破坏药物。

最近努力致力于联合血脑屏障破坏制剂和超选择性置入导管（如置入床突上颈内动脉内甚至更远端血管），采用更新的化疗药物更直接地治疗颅内肿瘤。Boockvar 等在采用超选择性动脉内注入贝伐单抗之前，灌注甘露醇以破坏血脑屏障，研究结果证实了这一方法的安全性和可能的有效性。[72-75]通过剂量递增（2~15mg/kg）进行的安全性研究证实贝伐单抗最大可耐受剂量超过 15mg/kg，该最大安全剂量的选择也是因为 FDA 推荐的静脉化疗最大剂量为 15mg/kg。[74]30 例患者中有的曾接受过，有的没有接受贝伐单抗治疗，但均未出现 3 级、4 级和 5 级毒性反应事件。[74]目前该研究仍在继续进行 2 期临床试验。

介入治疗细节、技巧及缺陷

脑实质肿瘤的动脉化疗方法学仍未形成定论。如前所述，前期研究已证实了非选择性动脉内化疗和未采用血脑屏障破坏的动脉化疗并无益处，文献支持血脑屏障破坏，介入技术的现代化能够保证安全的超选择性注射药物，最大程度降低药物导致的围手术期副作用。此外，在超选择的区域内，脉冲释药和分次给药有助于降低神经毒性反应。[76,77]与头颈部肿瘤和视网膜母细胞瘤的文献相比，这些最新治疗的技术更少。应用标准的技术和静脉肝素化预防血栓事件应是很重要的。此外，重要的技术步骤还包括：在充分认知脑血管解剖的基础上，明确肿瘤的供血动脉；选择性注入甘露醇，随后注入化疗药物；退出微导管等。

与介入技术同等重要的是治疗协作，在技术进步的前提下，结合增加患者获益同时降低风险的治疗要求，至关重要的一点把介入治疗过程作为神经肿瘤治疗单元的重要组分。由于前期研究针对高级别脑实质内肿瘤的动脉内化疗结果令人失望，进一步的努力应着眼于制定和记录标准的人口特征、复合治疗以及预后，应该采用如神经肿瘤协作组织治疗反应评估（Response Assessment in Neuro-oncology Working Group, RANO）发表的标准、经过验证的规范及量表。[78]尽管所有的量表都有缺陷，但采用统一的经验证的方法进行治疗细节记录和报道有利于不同研究中心之间统一认识和进行比对。作为介入医生，在整个治疗过程中的作用是辅助性的，执行明确的治疗协作路径有利于达到最佳的治疗效果。

结 论

NIO 是令人兴奋的神经介入放射学的边缘领域。尽管最近 20 年有一些重要的文献发表，尤其是在头颈部肿瘤方面，但随着新技术的联合使用，更安全的超选择性微导管置入以及新化疗药物的使用，为动脉化疗发挥确定性作用提供了一个良好的氛围。介入技术和药物技术的进步正在使更多头颈部肿瘤、视网膜细胞瘤及脑实质内肿瘤（尤其是高级别胶质瘤）患者获益。在介入专业领域中，应保持更为开放和积极态度参与神经肿瘤治疗协作团队中。此外，要求我们不仅仅要记录围手术期并发症，也要记录药物的副反应。最后，应掌握肿瘤处置、治疗方式及预后评估量表等相关知识，这样才能成为肿瘤治疗协作单元整体的一部分。

总 结

- NIO 要求工作中应熟悉肿瘤学术语、处置条件及预后评估量表等相关知识。
- 头颈部肿瘤、视网膜细胞瘤及脑实质内中枢神经系统肿瘤的代表着三个 NIO 可以发挥作用的三个病种。
- 执行 NIO 治疗的神经介入医生应和肿瘤处置团队一起工作，和其他专业医生进行合作。

并发症的预防

- 无论颅内还是颅外进行超选择性 NIO 灌注治疗都应予以肝素化治疗。

- 应尽可能减少患者辐射暴露，尤其是在多为婴幼儿的视网膜细胞瘤患者中，特别是考虑到 NIO 治疗中需多次注射给药。
- 眼动脉内化疗建议使用漂浮微导管，治疗视网膜母细胞瘤时微导管只需置于眼动脉开口处。

并发症的处理

- 血管造影相关血栓事件：采用常规策略，包括静脉和（或）动脉内予以抗血小板治疗，如阿昔单抗和依替巴。CNS 循环内出现较大血栓是可用取栓术。
- 首次超选择进入眼动脉注射时出现支气管痉挛：应做好预防工作并与麻醉医生进行交流，快速予以重酒石酸肾上腺素通常有效。
- 血脑屏障破坏后动脉化疗出现恶性脑水肿：患者颅内原发疾病进展迅速并出现相应的神经功能障碍，有出现脑水肿及脑疝的可能。所以应注意选择合适的患者进行治疗。应予以类固醇激素及严密监护等常规控制颅内压措施。

参考文献

[1] Fortin D, Gendron C, Boudrias M, et al. Enhanced che-motherapy delivery by intraarterial infusion and blood-brain barrier disruption in the treatment of cerebral metastasis. Cancer, 2007, 109(4): 751−760

[2] Macdonald DR, Cascino TL, Schold SC Jr, et al. Re-sponse criteria for phase II studies of supratentorial malignant glioma. J Clin Oncol, 1990, 8(7): 1277−1280

[3] Common Terminology Criteria for Adverse Events (CTCAE). Version 4.0. 2010. http://evs.nci.nih.gov/ftpl/CTCAE/CTCAE_4.03_2010−06−14_QuickReference_SxT.pdf

[4] National Cancer Institute Guidelines for Investigators. Adverse Event Reporting Requirements for DCTD (CTEP and CIP) and DCP INDs and IDEs. 2012. http://ctep.cancer, gov/protocol DevelopmentJelectronic applications/docs/aeguidelines.pdf

[5] Decker DA, Drelichman A, Jacobs J, et al. AdJuvant chemothera-

py with cis-diaminodichloroplatinum II and 120-hour infusion 5-fiuorouracil in Stage III and IV squamous cell carcinoma of the head and neck. Cancer, 1983, 51(8):1353–1355

[6] Spring PM, Valentino J, Arnold SM, et al. Long-term results of hyperfractionated radiation and high-dose intraarterial cisplatin for unresectable oropharyngeal carcinoma. Cancer, 2005, 104(8): 1765–1771

[7] Robbins KT, Storniolo AM, Kerber C, et al. Phase I study of highly selective supradose cisplatin infusions for advanced head and neck cancer. J Clin Oncol, 1994, 12(10): 2113–2120

[8] Robbins KT, Vicario D, Seagren S, et al. A targeted supradose cisplatin chemoradiation protocol for advanced head and neck cancer. AmJ Surg, 1994, 168(5):419–422

[9] Robbins KT, Samant S, Vieira E Kumar P. Presurgical cytoreduction of oral cancer using intra-arterial cisplatin and limited concomitant radiation therapy (Neo-RADPLAT). Arch Otolaryngol Head Neck Surg, 2004, 130(1):28–32

[10] Robbins KT, Kumar P, Regine WE et al. Efficacy of targeted su-pradose cisplatin and concomitant radiation therapy for advanced head and neck cancer: the Memphis experience. Int J Radiat Oncol Biol Phys, 1997, 38(2):263–271

[11] Robbins KT, Kumar P, Wong FS, et al. Targeted chemoradiation for advanced head and neck cancer: analysis of 213 patients. Head Neck, 2000, 22(7):687–693

[12] Robbins KT, Kumar P, Harris J, et al. Supradose intra-arterial cisplatin and concurrent radiation therapy for the treatment of stage IV head and neck squamous cell carcinoma is fea-sible and efficacious in a multi-institutional setting: results of Radiation Therapy Oncology Group Trial 9615. J Clin Oncol, 2005, 23(7): 1447–1454

[13] Regine WF, Valentino J, John W, et al. High-dose intra-arterial cisplatin and concurrent hyperfractionated radiation therapy in patients with locally advanced primary squamous cell carcinoma of the head and neck: report of a phase II study. Head Neck, 2000, 22(6):543–549

[14] Gemmete JJ. Complications associated with selective high-dose intraarterial cisplatin and concomitant radiation therapy for advanced head and neck cancer. J Vasc Interv Radiol, 2003, 14(6):743–748

[15] Madison Michael L II, Sorenson JM, Samant S, et al. The treatment of advanced sinonasal malignancies with pre-operative intra-arterial cisplatin and concurrent radiation. J Neurooncol, 2005, 72(1):67–75

[16] Bertino G, Occhini A, Falco CE, et al. Concurrent intra-arteri-al carboplatin administration and radiation therapy for the treatment of advanced head and neck squamous cell carcinoma: short term results. BMC Cancer, 2009, 9:313

[17] Balm AJ, Rasch CR, Schornagel JH, et al. High-dose superselective intra-arterial cisplatin and concomitant radiation (RADPLAT) for advanced head and neck cancer. Head Neck, 2004, 26(6):485–493

[18] Foote RL, Kasperbauer JL, Okuno SH, et al. A pilot study of high: dose intraarterial cisplatin chemotherapy with concomitant accelerated radiotherapy for patients with previously untreated T4 and selected patients with T3N0-N3M0 squamous cell carcinoma of the upper aerodigestive tract. Cancer, 2005, 103(3): 559–568

[19] Nishioka T, Homma A, Furuta Y, et al. A novel approach to advanced carcinoma of the tongue: cases successfully treated with combination of superselective intra-arterial chemotherapy and external/high-dose-rate interstitial radiotherapy. Jpn J Clin Oncol, 2006, 36(12):822–826

[20] Damascelli B, Patelli G, Tichá V, et al. Feasibility and efficacy of percutaneous transcatheter intraarterial chemotherapy with paclitaxel in albumin nanoparticles for advanced squamous-cell carcinoma of the oral cavity, oropharynx, and hypopharynx. J Vasc Interv Radiol, 2007, 18(11): 1395–1403

[21] Rabbani A, Hinerman RW, Schmalfuss IM, et al. Radiotherapy and concomitant intraarterial cisplatin (RADPLAT) for advanced squamous cell carcinomas of the head and neck. Am J Clin Oncol, 2007, 30(3):283–286

[22] Yoshizaki T, Wakisaka N, Murono S, et al. Intra-arterial chemotherapy less intensive than RADPLAT with concurrent radiotherapy for resectable advanced head and neck squamous cell carcinoma: a prospective study. Ann Otol Rhinol Laryngol, 2007, 116(10):754–761

[23] Homma A, Oridate N, Suzuki E et al. Superselective high-dose cisplatin infusion with concomitant radiotherapy in patients with advanced cancer of the nasal cavity and pa-ranasal sinuses: a single institution experience. Cancer, 2009, 115(20):4705–4714

[24] Kobayashi W, Teh BG, Sakaki H, et al. Superselective intra-arterial chemoradiotherapy with docetaxel-nedaplatin for advanced oral cancer. Oral Oncol, 2010, 46(12):860–863

[25] Rasch CR, Hauptmann M, Schornagel J, et al. Intra-arterial versus intravenous chemoradiation for advanced head and neck cancer: Results of a randomized phase 3 trial [published correction appears in Cancer. 2010 Aug 1; 116(15):3750. Hilgers, Frans J added]. Cancer, 2010, 116(9); 2159–2165

[26] Nishio R, Saito K, Ito H, et al. Selective intraarterial chemoradiation therapy for oropharyngeal carcinoma with high-dose cisplatin. Jpn J Radiol, 2011, 29(8):570–575

[27] Doweck I, Denys D, Robbins KT. Tumor volume predicts outcome for advanced head and neck cancer treated with tar-geted chemoradiotherapy. Laryngoscope, 2002, 112(10): 1742–1749

[28] van den Broek GB, Rasch CR, Pameijer FA, et al. Pretreatment

probability model for predicting outcome after intraarterial chemoradiation for advanced head and neck carcinoma. Cancer, 2004, 101(8):1809–1817

[29] Abramson DH, Dunkel Ⅱ, Brodie SE, et al. A phase I/Il study of direct intraarterial (ophthalmic artery) chemo-therapy with melphalan for intraocular retinoblastoma initial results. Ophthalmology, 2008, 115(8): 1398–1404, el

[30] Vajzovic LM, Murray TG, Aziz-Sultan MA, et al. Supraselective intra-arterial chemotherapy: evaluation of treatment-related complications in advanced retinoblastoma. Olin Ophthalmol, 2011, 5:171–176

[31] Reese AB, Hyman GA, Merriam GR Jr, et al. Treatment of retinoblastoma by radiation and triethylene-melamine. AMA Arch Opthalmol, 19544, 53(4):505–513

[32] Yamane T, Kaneko A, Mohri M. The technique of ophthalmic arterial infusion therapy for patients with intraocular retino-blastoma, Int J Olin Oncol, 2004, 9(2):69–73

[33] Materin MA, Kuzmik GA, Jubinsky PT, et al. Verification of supraselective drug delivery for retinoblastoma using intra-arterial gadolinium. J Neurointerv Surg, 2013, 5(6):e42

[34] Abramson DH, Dunkel IJ, Brodie SE, et al. Super-selective ophthalmic artery chemotherapy as primary treatment for retinoblastoma (chemosurgery). Ophthalmology, 2010, 117(8): 1623–1629

[35] Peterson EC, Elhammady MS, Quintero-Wolfe S, et al. Selective ophthalmic artery infusion of chemotherapy for advanced intraocular retinoblastoma: initial experience with 17 tumors. J Neurosurg, 2011, 114(6): 1603–1608

[36] Gobin YP, Dunkel IJ, Marr BP, et al. Intra-arterial chemotherapy for the management of retinoblas-toma: four-year experience. Arch Ophthalmol, 2011, 129(6): 732–737

[37] Marr BP, Brodie SE, Dunkel IJ, et al. Three-drug intra-arterial chemotherapy using simultaneous carboplatin, topotecan and melphalan for intraocular retinoblastoma: preliminary results. Br J Ophthalmol, 2012, 96(10): 1300–1303

[38] Gobin YP, Dunkel IJ, Marr BP, et al. Combined, sequential intravenous and intra-arterial che-motherapy (bridge chemotherapy) for young infants with retinoblastoma. PLoS ONE, 2012, 7(9): e44322

[39] Shields CL, Kaliki S, Shah SU, et al. Minimal exposure (one or two cycles) of intra-arterial chemotherapy in the man-agement of retinoblastoma. Ophthalmology, 2012, 119(1): 188–192

[40] Suzuki S, Yamane T, Mohri M, et al. Selective ophthalmic arterial injection therapy for intraocular retinoblastoma: the long-term prognosis. Ophthalmology, 2011, 118(10): 2081–2087

[41] Vijayakrishnan R, Shields CL, Ramasubramanian A, et al. Irradiation toxic effects during intra-arterial chemotherapy for retinoblastoma: should we be con-cerned? Arch Ophthalmo1, 2010, 128(11):1427–1431

[42] Gobin YP, Rosenstein LM, Marr BP, et al. Radiation exposure during intra-arterial chemotherapy for retinoblastoma. Arch Ophthalmol, 2012, 130(3):403–404, author reply 404–405

[43] Namba H, Kobayashi S, Iwadate Y, et al. Assessment of the brain areas perfused by superselective intra-arterial chemotherapy using single photon emission computed tomography with technetium-99m-hexamethyl-propyleneamine ox-ime-technical note. Neurol Med Chir (Tokyo), 1994, 34(12): 832–835

[44] Wilson CB, Hoshino T. Current trends in the chemotherapy of brain tumors with special reference to glioblastomas. J Neuro-surg, 1969, 31(6):589–603

[45] Mariani L, Schroth G, Wielepp JP, et al. In-tratumoral arteriovenous shunting in malignant gliomas. Neu-rosurgery, 2001, 48(2): 353–357, discussion 357–358

[46] Charalambous C, Chen TC, Hofman FM. Characteristics of tumor-associated endothelial cells derived from glioblastoma multiforme. Neurosurg Focus, 2006, 20(4):E22

[47] Mahaley MS Jr, Hipp SW, Dropcho EJ, et al. Intracarotid cis-platin chemotherapy for recurrent gliomas. J Neurosurg, 1989, 70(3):371–378

[48] Stewart DJ, Belanger JM, Grahovac Z, et al. Phase I study of intracarotid administration of carboplatin. Neurosurgery, 1992, 30(4):512–516, discussion 516–517

[49] Lamer JM, Phillips CD, Dion JE, et al. A phase 1-2 trial of superselective carboplatin, low-dose infusional 5-fiuorouracil and concurrent radiation for high-grade gliomas. Am J Clin Oncol, 1995, 18(1):1–7

[50] Madajewicz S, Chowhan N, Tfayli A, et al. Therapy for patients with high grade astrocytoma using intraarterial chemotherapy and radiation therapy. Cancer, 2000, 88(10):2350–2356

[51] Dropcho EJ, Rosenfeid SS, Vitek J, et al. Phase II study of intracarotid or selective intracerebral infu-sion of cisplatin for treatment of recurrent anaplastic gliomas. J Neurooncol, 1998, 36(2):191–198

[52] West CR, Avellanosa AM, Barua NR, et al. Intraarterial 1,3-bis(2-chloroethyl)-l-nitrosourea (BCNU) and systemic chemotherapy for malignant gliomas: a follow-up study. Neurosurgery, 1983, 13(4):420–426

[53] Hochberg FH, Pruitt AA, Beck DO, et al. The rationale and methodology for intra-arterial chemotherapy with BCNU as treatment for glioblastoma. J Neurosurg, 1985, 63(6): 876–880

[54] Bashir R, Hochberg FH, Linggood RM, et al. Pre-irradiation internal carotid artery BCNU in treatment of glioblas-toma muitiforme. J Neurosurg, 1988, 68(6):917–919

[55] Elsås T, Watne K, Fostad K, et al. Ocular complications after

intracarotid BCNU for intracranial tumors. Acta Ophthalmol (Copenh), 1989, 67(1):83–86

[56] Shapiro WR, Green SB, Burger PC, et al. A randomized comparison of intra-arterial versus intravenous BCNU, with or without intravenous 5-fiuorouracil, for newly diagnosed patients with malignant glioma. J Neurosurg, 1992, 76(5):772–781

[57] Imbesi E, Marchioni E, Benericetti E, et al. A randomized phase III study: comparison between intravenous and intraarterial ACNU administration in newly diagnosed primary glioblastomas. Anticancer Res, 2006, 26(1 B):553–558

[58] Iwadate Y, Namba H, Saegusa T, et al. Intra-arterial mannitol infusion in the chemotherapy for malignant brain tumors. J Neurooncol, 1993, 15(2): 185–193

[59] Neuwelt EA, Gilmer-Knight K, Lacy C, et al. Toxicity profile of delayed high dose sodium thiosulfate in children treated with carboplatin in conjunction with blood-brain-barrier disruption. Pediatr Blood Cancer, 2006, 47(2): 174–182

[60] Neuwelt EA, Barnett PA, Hellström KE, et al. Effect of blood-brain barrier disruption on intact and fragmented monoclonal antibody localization in intracerebral lung carcinoma xenografts. J Nucl Med, 1994, 35(11):1831–1841

[61] Neuwelt EA, Howieson J, Frenkel EP, et al. Therapeutic efficacy of multiagent chemotherapy with drug delivery enhancement by blood-brain barrier modification in glioblastoma. Neurosurgery, 1986, 19(4):573–582

[62] Fortin D, Desjardins A, Benko A, et al. Enhanced chemotherapy delivery by intraarterial infusion and blood-brain barrier disruption in malignant brain tumors: the Sherbrooke experience. Cancer, 2005, 103(12): 2606–2615

[63] Hall WA, Doolittle ND, Daman M, et al. Osmotic blood-brain barrier disruption chemotherapy for diffuse pontine gliomas. J Neurooncol, 2006, 77(3):279–284

[64] Jahnke K, Kraemer DF, Knight KR, et al. Intraarterial chemotherapy and osmotic blood-brain barrier disruption for pa-tients with embryonal and germ cell tumors of the central nervous system. Cancer, 2008, 112(3):581–588

[65] Siegal T, Zylber-Katz E. Strategies for increasing drug delivery to the brain: focus on brain lymphoma. Clin Pharmacokinet, 2002, 41(3):171–186

[66] Hunt MA, Jahnke K, Murillo TP, et al. Distinguishing primary central nervous system lymphoma from other cen-tral nervous system diseases: a neurosurgical perspective on diagnostic dilemmas and approaches. Neurosurg Focus, 2006, 21(5):E3

[67] Angelov L, Doolittle ND, Kraemer DF, et al. Blood-brain barrier disruption and intra-arterial methotrexate-based therapy for newly diagnosed primary CNS lymphoma: a multi-institutional experience. J Clin Oncol, 2009, 27(21):3503–3509

[68] Guillaume DJ, Doolittle ND, Gahramanov S, et al. Intra-arterial chemotherapy with osmotic blood-brain barrier disruption for aggressive oligo-dendroglial tumors: results of a phase I study. Neurosurgery, 2010, 66(1):48–58, discussion 58

[69] Warren K, Jakacki R, Widemann B, et al. Phase II trial of intravenous lobradimil and carboplatin in childhood brain tumors: a report from the Children's Oncology Group. Cancer Chemother Pharmacol, 2006, 58(3):343–347

[70] Black KL, Cloughesy T, Huang SC, et al. Intracarotid infusion of RMP-7, a bradykinin analog, and transport of gallium-68 ethylenediamine tetraacetic acid into human gliomas. J Neurosurg, 1997, 86(4):603–609

[71] Riley MG, Kim NN, Watson VE, et al. Intra-arterial administration of carboplatin and the blood brain barrier permeabilizing agent, RMP-7: a toxicologic evaluation in swine. J Neurooncol, 1998, 36(2): 167–178

[72] Riina HA, Fraser JF, Fralin S, et al. Superselective intraarterial cerebral infusion of bevacizumab: a revival of interventional neuro-oncology for malignant glioma. J Exp Ther Oncol, 2009, 8(2):145–150

[71] Burkhardt JK, Shin BJ, Schlaff CD, et al. Cost analysis of intraarterial versus intra-venous delivery of bevacizumab for the treatment of recurrent glioblastoma multiforme. J Exp Ther Oncol, 2011, 9(3):183–186

[74] Boockvar JA, Tsiouris AJ, Hofstetter CP, et al. Safety and maximum tolerated dose of superselective intraarterial cerebral infusion of bevacizumab after osmotic blood-brain barrier disruption for recurrent malignant glioma. Clinical article. J Neurosurg, 2011, 114(3):624–632

[75] Burkhardt JK, Riina H, Shin BJ, et al. Intra-arterial delivery ofbevacizumab after blood-brain barrier disruption for the treatment of recurrent glioblastoma: progression-flee survival and overall survival. World Neurosurg, 2012, 77(1): 130–134

[76] Gobin YP, Cloughesy TF, Chow KL, et al. Intraarterial chemotherapy for brain tumors by using a spatial dose fractionation algorithm and pulsatile delivery. Radiology, 2001, 218(3): 724–732

[77] Cloughesy TF, Gobin YP, Black KL, et al. lntra-arterial carboplatin chemotherapy for brain tumors: a dose escalation study based on cerebral blood flow. J Neurooncol, 1997, 35(2): 121–131

[78] Wen PY, Macdonald DR, Reardon DA, et al. Updated response assessment criteria for high-grade gliomas: response assess-ment in neuro-oncology working group. J Clin Oncol, 2010, 28(11): 1963–1972

第36章　硬化治疗

Wayne Yakes

介入放射学及介入神经放射学在微创治疗多种疾病方面走在医学前沿，包括躯干、脑、脊髓及头颈部区域的血管性疾病及非血管性疾病。介入手术常采用微创技术，通过直接穿刺或经导管技术进行多种疾病治疗。头颈部区域采用介入手段治疗的大多数疾病为血管性病变。

介入栓塞治疗是头颈区域疾病治疗的基本方法，可进行很多手术，如耳鼻喉科、整形与重建外科、神经外科、眼科、血管外科及小儿外科等多个领域的手术。多种治疗方法可以采用，如颈动脉封堵和栓塞鼻衄、青少年血管纤维瘤、血管球瘤、鳞状细胞癌、脑膜瘤、血管神经纤维瘤、转移性血管肿瘤、血管畸形和外伤性病变等。大多数病例中，介入治疗是栓塞病变的供血动脉，帮助外科切除病变，少部分病例无法接受手术切除，可采用向瘤内选择性灌注化疗药、酒精等，多可获得良好的疗效（图36.1）。在有些情况下，介入神经反射手术是主要的治疗手段。本章回顾了头颈部高流量动静脉畸形的介入治疗的基本适应证、目前所采用的技术手段及手术并发症。[1,2]

解剖特点

头颈部区域栓塞手术应该由经过良好培训并熟知功能血管解剖的介入医生完成。颈外动脉和颈内动脉及椎动脉之间存在血管吻合，不了解这些侧支血管可能出现颅内卒中事件。常见的动脉吻合包括枕动脉和椎动脉吻合、咽升动脉和椎动脉吻合、咽升动脉和颈内动脉吻合以及颌内动脉和颈内动脉吻合。此外还可能存在原发性胚胎型动脉，如三叉动脉、耳动脉、舌下动脉和寰前节间动脉。通常情况下，在栓塞过程中，这些吻合血管并不显影，随着血管栓塞、血流动脉力学改变后，这些吻合会十分明显，应即刻被发现。尽管存在危险吻合，可以采用以下技术降低栓塞风险：超选择性置管，球囊临时封堵近端血管以防止栓塞剂向颅内血管返流，对危险吻合行保护性栓塞以便临时控制吻合。对突然出现的危险吻合如不及时发现，可能会给患者带来灾难性后果。

颅神经及其颅外节段的血供多源自颈外动脉分支，所以颈外动脉分支末端闭塞后可能会导致颅神经麻痹。不同类型的栓塞剂决定着缺血的程度，也决定着颅神经麻痹是可恢复的还是永久性的。向头颈部颅神经供血的动脉包括咽升动脉、脑膜中动脉、枕动脉的茎乳支、耳后动脉、颌内动脉远端、面横动脉以及耳前动脉。

颅神经麻痹是可恢复性的还是永久性的取决于几个因素：如果动脉闭塞于毛细血管床水平，且神经滋养动脉完好，颅神经麻痹多为一过性；侧支血管开通恢复血供，即便神经功能不能完全恢复，也可恢复部分功能；栓塞剂（如液态栓塞剂）可进入毛细血管床水平，可阻断侧支血供的形成，可导致永久性或一过性颅神经麻痹。

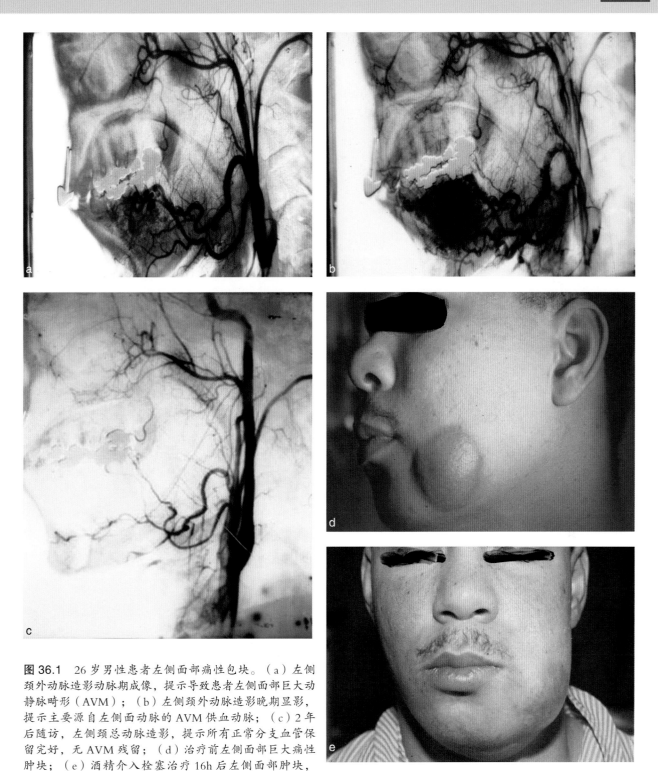

图 36.1 26 岁男性患者左侧面部痛性包块。（a）左侧颈外动脉造影动脉期成像，提示导致患者左侧面部巨大动静脉畸形（AVM）；（b）左侧颈外动脉造影晚期显影，提示主要源自左侧面动脉的 AVM 供血动脉；（c）2 年后随访，左侧颈总动脉造影，提示所有正常分支血管保留完好，无 AVM 残留；（d）治疗前左侧面部巨大痛性肿块；（e）酒精介入栓塞治疗 16h 后左侧面部肿块，左侧面部弥漫性肿胀但无皮肤损伤，1 周后皮肤肿胀及痛性肿块消失

血管畸形的临床表现

血管畸形是诊疗过程中遇到最难诊断和治疗的问题的一部分，其临床症状多种多样，可为无症状的胎记，也可为致命性的充血性心衰。面对这些罕见疾病的多样化临床表现，即使对经验最丰富的医生也是极大的挑战。

由于临床表现及血管影像变异极大，很难

对血管瘤和血管畸形进行分类，更多地用一系列描述性术语应用于具体的病例，试图将其区分为不同的病变。Mulliken 等发明了一个将血管瘤和血管畸形合理归类的方法，融入现代临床工作中。这种分类建立在内皮细胞特征的基础上，摒弃了先前文献中互相冲突的描述。[19-26]

头颈部区域的血管畸形最早是采取开刀治疗，早期的尝试是结扎 AVM 近端动脉，然而证实是无效的，因为 AVM 畸形巢会纳入其他动脉而重建血流，微瘘口演变成了大瘘口血供。完全切除 AVM 具有极大的难度和危险性，往往是姑息性的部分切除。部分切除术后早期疗效良好，但随后症状再发或者更严重。

随后引入介入放射技术被采用，行切除术前栓塞有助于 AVM 的全部切除，但大多数情况下，AVM 全切仍是难以企及的。头颈部血管畸形往往难以根治，常伴有功能受损。随着导管输送系统和栓塞剂的不断进展，介入栓塞治疗逐渐成为血管畸形的首选治疗手段。

血管瘤

血管瘤是一种儿童皮肤血管病变，出生时正常，第 1 月内出现症状，1 岁以内病变快速进展，90% 的病变会在 5~7 岁时自行缓解，接近完全消失。依据文献报道，血管瘤的发病率为 1%~2.6%，其特点为快速增长的增生期血管内皮细胞明显，快速增生形成合胞体团块，内皮细胞基底膜增厚，氚胸腺嘧啶核苷整合入内皮细胞，出现大量肥大细胞。在快速生长的增生期后，进入稳定期，血管瘤病变与患儿同步稳定生长。因为血管瘤的复杂特性，生长期过后逐渐进入退化期。退化期血管瘤内皮细胞逐渐消失，被纤维脂肪组织沉积取代，血管基底膜变为单层，氚胸腺嘧啶核苷不再整合进入内皮细胞，肥大细胞数量恢复正常。[10] 其他罕见的先天性血管瘤包括快速退化先天性血管瘤（rapidly involuting congenital hemangioma, RICH），非退化性先天

性血管瘤（noninvoluting congenital hemangioma, NICH）。Kaposi 样血管内皮细胞瘤是另一种罕见类型，易与儿童血管瘤相混淆，当该病变累及新生儿肝脏，会出现致命性高输出量心力衰竭，如累及躯干，会出现血小板消耗性凝血障碍，称为 Kasabach-Merritt 综合征。[24-31]

大多数血管瘤无须治疗，可待其自然痊愈。局部破溃或出血的血管瘤予以辅料包扎加压治疗即可。有些罕见的情况需要进行治疗：上睑血管瘤可导致屈光不正和弱视，声门下血管瘤可导致慢性喘鸣，皮肤和肝脏联合血管瘤或皮肤单发巨大血管瘤可导致充血性心力衰竭或凝血障碍。全身应用类固醇激素是有效的，30% 的儿童患者可以出现药物诱发的血管瘤退变。血管内栓塞治疗有利于控制高流量的瘘，直至其自然退变。Kasabach-Merritt 综合征是一种自限性疾病，由于血小板聚集出现血小板计数下降，从而导致凝血异常，有的需要治疗，也可不予处置。需要治疗的病例可予以类固醇激素疗法，随后予以 α 干扰素，有效率约为 50%；其他治疗方案包括环磷酰胺联合氨基己酸以及冷沉淀血浆。本文作者曾采用 50% 造影剂 / 酒精混合后栓塞治疗 1 例 Kaposi 样血管内皮细胞瘤，改善了血小板消耗性凝血障碍，血小板计数恢复正常。

血管畸形

血管畸形是一种出生时就存在的血管性疾病，并随着患儿生长同步增长。外伤、外科手术、避孕药物产生的激素改变、青春期及妊娠都可能导致畸形血流动力扩张。血管畸形无内皮细胞增殖，扁平的内皮细胞构成巨大血管腔道，血管基底膜呈单层，内皮细胞不摄取氚胸腺嘧啶核苷，肥大细胞计数正常。畸形血管可由以下结构联合组成：原始动脉血管，毛细血管，静脉及淋巴结构，伴或不伴有动静脉直接短路。血管畸形是血管形态学先天性缺陷导致的真性血管结构异常（图 36.2，图 36.3）。

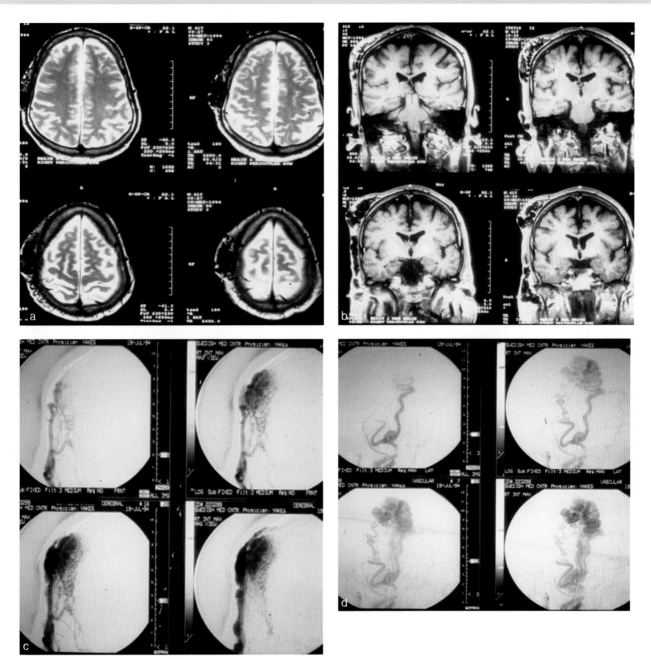

图 36.2 35 岁男性患者，右侧头皮巨大 AVM。（a）MRI 显示右侧头皮巨大软组织占位，内有血管流空影。（b）冠状位显示右侧头皮巨大软组织占位及其内血管流空影。（c）正位右侧颈外动脉造影，提示与 MRI 显示部位相符的右侧头皮内巨大 AVM。（d）颈外动脉侧位造影显示右侧头皮内巨大 AVM

血管畸形分为动脉畸形、毛细血管畸形、静脉畸形及淋巴畸形。"血管瘤"是另一种独立的儿科疾病，如上文所述，出生时未见，出生 1 月内增长明显，有快速生长期，5~7 岁时逐渐退化。

笔者将血管畸形分为高流量和低流量两种。高流量畸形为存在血管短路的病变，如 AVM 及动静脉瘘（AVF）。外伤也可导致 AVF。低流量畸形包括静脉畸形、淋巴畸形和混合病变畸形，造影可见病变具有正常的动脉和毛细血管床。"海绵状血管瘤""肝脏血管瘤"以及"椎体血管瘤"等疾病应确切地称为"静脉畸形"，因为如果这些疾病是真性血管瘤的话，是不应该在成人时期发病的。

遗传性出血性毛细血管扩张症

另外一种不常见的状况是由遗传性出血

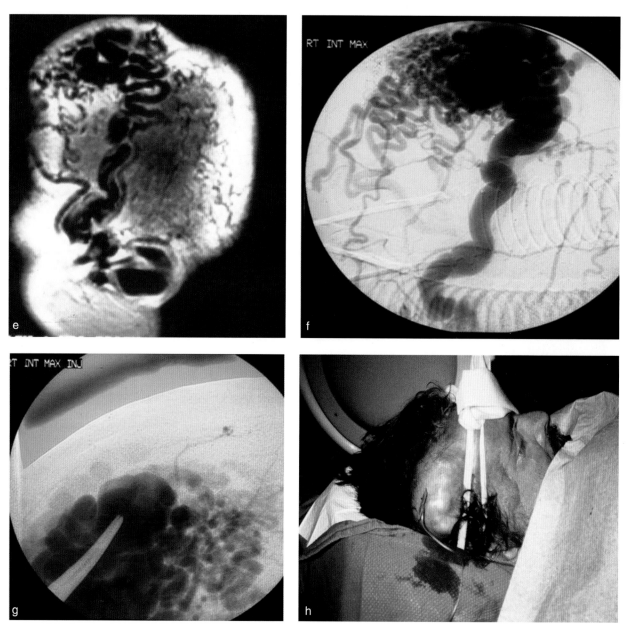

图 36.2（续）　（e）侧位 MRI 显示右侧头皮内巨大占位伴血管流空影，提示 AVM 诊断；（f）右侧颈外动脉造影，侧位静脉期显影，显示粗大的引流静脉；（g）右侧颈外动脉造影侧位像，将钳子置于 AVM 处透视，以确定经皮直接穿刺部位。该部位为 AVM 进针穿刺点，穿刺后注入无水酒精；（h）患者取仰卧位，显示患者右侧头皮内血管扩张区域，头部缠绕止血带以便于推注酒精时血管封闭及止血。注意直接刺入右侧头皮 AVM 内的穿刺针

性毛细血管扩张症（hereditary hemorrhagic telangiectasia, HHT）引起的严重鼻出血。HHT 是一种常染色显性疾病，可表现为皮肤、黏膜及内脏毛细管扩张，肺内动静脉瘘及脑内 AVM。最常见的症状为反复发作的鼻衄，可见于 90% 的患者，死亡率为 4%。这些患者常表现为自发性鼻衄，打喷嚏、跑步、黏膜干燥及情绪应激等因素很容易诱发出血。[13-18]

Babbington 在 1865 年首次发现了复发性家族性鼻衄，不久之后，Legg（1876 年）、Chari（1887 年）及 Chauffadin（1896 年）先后描述了该病，但他们将该疾病与血友病混为一谈。Rendu 在 1896 年将该疾病与血友病区分开来，Osler 在 1901 年发表了其经典论著，题为《家族性伴皮肤、黏膜毛细血管扩张的复发性鼻衄》，Weber 在 1907 年也报道了家族性鼻衄。所以该

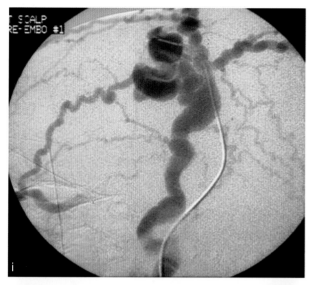

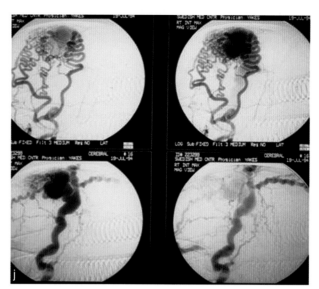

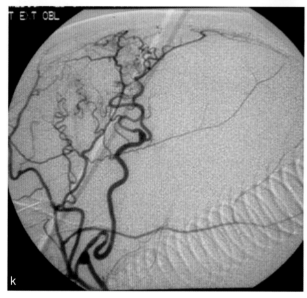

图36.2（续） （i）此位置为穿刺注射酒精的部位。注射酒精前，通过进入AVM的穿刺针推注造影（侧位成像），注意推注酒精的穿刺针位置十分理想。（j）右侧头皮内巨大AVM的左侧颈外动脉造影侧位成像，动脉期和静脉期。（k）术后2月随访，右侧颈外动脉造影侧位成像：正常血管均保留，AVM完全消失，异常引流静脉系统完全消失，右侧头皮异常搏动消失

疾病也被称为 Osler-Weber-Rendu 病。Hanes 在1909年建议将该疾病称为"遗传性出血性毛细血管扩张症"。

该疾病另一个症状同样引人瞩目：肺动静脉瘘（AVF），应对患者常规行血气分析，这些患者氧饱和度下降，出现相对低氧血症。血栓栓塞事件是另一种常见并发症，称为反常栓塞。当肺AVF直径超过3mm时，其神经系统并发症风险增加。此外，应对患者行常规脑血管造影明确有无脑AVM。脑AVM可导致蛛网膜下腔出血，出现相应神经功能缺损甚至死亡。肠道血管畸形可导致消化道出血。

鼻衄的治疗包括标准外科治疗等多种治疗方法，如雌激素疗法、鼻中隔皮肤成形术以及激光疗法等已应用于缓解鼻衄症状。[14-17]

目前最佳治疗方案尚未形成共识。血管内栓塞可作为缓解鼻衄症状的微创姑息性疗法，如鼻衄复发，可再次行栓塞治疗。应牢记，栓塞血管应包括颌内动脉和面动脉。这些患者应行介入和传统外科干预的联合治疗。[13-17]

头颈部血管畸形的诊断影像

彩色 Doppler 影像（Color Doppler imaging,

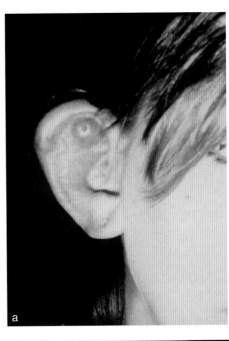
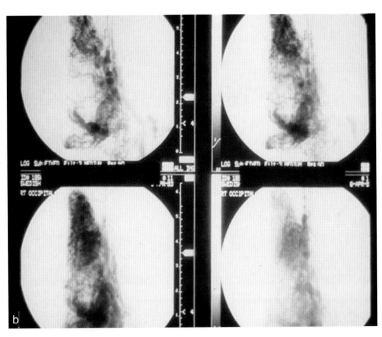
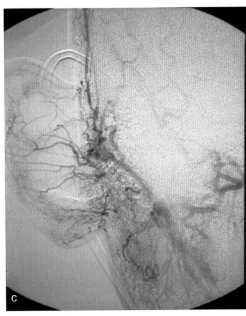
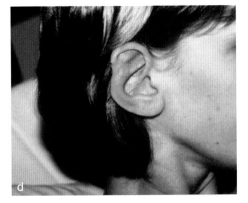

图 36.3　（a）24 岁女性，怀孕 2 次，右耳逐渐增大伴出血的浸润性 AVM。（b）右侧颈外动脉造影正位像，显示 AVM 侵及整个右耳。（c）介入治疗后的右侧颈外动脉造影正位，显示右侧血管完全正常，AVM 治愈后动静脉畸形消失。（d）术后 2 年随访，右耳外观大致正常。耳屏轮廓部分受损，为术后轻度变形所致

CDI）是血管畸形诊断的基本方法。无论是高流量还是低流量畸形均可通过 CDI 准确发现。此外，CDI 是一种无创检查手段用于治疗后患者的随访。高流量病变动脉内血流量降低以及静脉畸形内血栓形成均可通过无创的 CDI 准确记录。血管畸形和血管瘤诊断中，CT 检查意义远不如 MRI 检查。与 CT 相比，MR 可以轻易地辨别高流量和低流量病变。此外，MRI 可全面评估血管畸形或血管瘤与相邻的神经、肌肉、肌腱、器官、骨骼及脂肪等组织之间的关系。MRI

是很出色的无创检查，可以对患者进行随访以确定治疗效果，避免反复进行动脉或静脉造影。高流量病变中，T1 序列和梯度回波序列是确定是否有血栓、血管封闭以及病变萎缩的最佳方法。低流量病变（静脉和淋巴畸形）中，快速自旋回波 T2 压脂成像和短时反转序列（short tau inversion recovery, STIR）是确定病变轮廓范围的最佳方法。此外，治疗有效区域内的病变信号会降低，而未经治疗的病变区域 T2 信号会升高。

介入治疗

有多种栓塞制剂已被用于 AVM 的治疗。虽然大多数栓塞剂可达到满意的缓解疗效，但对血流再通以及新的血管加入而症状复发的患者应行造影随访。使用无水酒精栓塞时，未发现血流再通及血管新生，此外，未经治疗的供血动脉随着动静脉短路消失也出现管径缩小。治疗 AVM 时，超选择性放置微导管是绝对关键的。如导管到位困难，可行经皮直接穿刺病变。导管不能超选择性进入目标血管的情况下，不能使用无水酒精作为栓塞剂。高流量 AVM、先天性 AVF 及外伤性 AVF 均可采用酒精栓塞。[17-27]

静脉和淋巴畸形常见于舌、面及颈部等位置。这些病变由于其动脉是正常的，故经动脉途径栓塞不可行。可采用直接穿刺畸形的静脉或淋巴囊的方法进行治疗，不会影响其正常动脉。在笔者的病例中，直接穿刺进入病变部位，使用酒精注入这些低流量的畸形内，可使病变达到根治。在头颈部范围使用 n-BCA 胶、弹簧圈及其他机械性装置可导致组织侵蚀。N-BCA 中所含的钽粉可导致皮肤异常染色，而使用酒精在有效根治病变的前提下，通常不会在体内残留任何物体。在处理巨大动静脉瘘时，可使用酒精联合弹簧圈进行瘘口栓塞。

并发症的预防

颈外动脉向头皮及皮肤供血的皮支动脉应注意保留。如需在这些动脉内进行栓塞，超选择性置入微导管可避免头皮及皮肤缺血坏死的风险。如这些供血动脉因栓塞术而闭塞，可导致术后伤口愈合显著异常、组织坏死及继发感染，需要整形外科进行干预。颞浅动脉、颞深动脉、耳后动脉、枕动脉及椎动脉肌支均向头皮供血。如果头皮供血均被阻断，会出现头皮缺血及坏死。所以在这些血管内进行栓塞时，

注意不要阻断动脉主干。如果一根动脉被阻断，其邻近或侧支血管可代偿供血以改善组织缺血。栓塞范围过大则无法出现代偿供血。

大多数情况下，应有麻醉医生参与手术，应请麻醉医生会诊以确定是否行静脉内镇静麻醉或全身麻醉。如术中栓塞可能用到大量酒精，应行中心静脉压监测和动脉监测。麻醉疼痛管理也可延续至术后镇痛治疗。

当血管畸形病变累及患者气道，无论其为高流量或低流量病变，均应注意气道维护。如病变累及咽、舌根、声门及声带，行气管插管可导致局部水肿，拔管后患者气道阻塞窒息，在术前或全身麻醉之前应充分考虑到这个可能性。遇到这种情况时，应在术前行气管切开，以便于气道管理，更安全地处理畸形病变。所以，头颈部复杂血管畸形病变的治疗需多学科联合，以获取最佳的治疗方案。当畸形充分控制后，经气管切开插管可安全去除。

缺　陷

在介入手术中可出现多种并发症。AVM 患者的手术并发症发生率为 10%。在笔者的早期病例中，并发症发生率为 30%，其中 10% 为严重并发症，20% 为轻度并发症。随着经验增加，笔者手术并发症率降至 3%~5%。并发症率取决于被栓塞的组织。用酒精进行无目的性栓塞会导致正常动脉毛细血管床被破坏而出现组织坏死。所以，在使用酒精前必须超选择性置入导管。导管无法到达只栓塞病变和不影响正常组织的理想位置时，可采用直接穿刺技术进行病变栓塞。

血管痉挛，组织水肿及静脉血栓形成均可导致并发症，可出现局限性皮肤水泡，但多为较小损伤可自行愈合。邻近的肌肉、脏器和其他组织损伤较罕见。结肠为盆腔内最敏感的组织，应特别注意避免出现正常组织意外栓塞而

导致组织梗死。笔者经治的病例中只有1例出现结肠梗死，不得不进行移行结肠造口术，将病变节段旷置。此病例应为血管痉挛所致，因为其盆腔内动静脉畸形与直肠上动脉关系密切。

运动或感觉神经损伤也可能出现，笔者发现大多数神经损伤为组织肿胀压迫所致，并不是因为神经滋养血管被误栓。大剂量地塞米松（Decadron，Merck and Company，Whitehouse Station，NJ）可最大程度降低水肿反应，促进神经尽快恢复。永久性神经损伤并不常见。

血管内介入治疗可达到治愈的效果，所以手术切除AVM的方法逐渐式微。如果介入治疗无法达到治愈目的，可再次行导管介入治疗以缓解病情或（和）行手术切除。现代的影像成像系统可显示直径小于1mm的血管，这样可避免误栓正常组织供血血管，也便于谨慎地超选择性栓塞动静脉畸形巢。

血管畸形患者应在规范的医疗平台获得最佳的治疗。为达到最佳的疗效，应有一个专业化的团队进行病患管理，这个团队由介入放射学、多类型手术及临床专家组成，类似于肿瘤专家委员会。通过规范的接诊和治疗程序，团队可获得更多的经验，下达医疗决策，更好地进行并发症管理，从而达到最优治疗效果。不得不强调的是，血管畸形是最复杂、最具有挑战性的一类疾病，以任何傲慢的态度对待其治疗必然会导致显著的并发症和不良预后。[33]

关键点

- 面部血管畸形可经皮直接穿刺技术，有时需联合动脉内介入栓塞而达到治愈。
- 小心地选用无水乙醇可以达到客观的治愈率，但由于其低黏度和高渗透性，可导致明显的并发症。
- 用无水乙醇（混合造影剂）进行直接穿刺注射时应缓慢、小心。

并发症的预防

- 面部血管畸形行硬化治疗，如采用直接穿刺注射，应小心谨慎以避免穿刺部位皮肤的褪色。
- 在邻近面神经或三叉神经区域进行硬化治疗时应考虑使用类固醇激素。

并发症的处理

- 应严格、慎重地进行皮肤及黏膜评估。
- 如果确认出现了系统性并发症，应立即停止动脉内注射。

参考文献

[1] Yakes WF, Luethke JM, Sargent DW, et al. Embolization and delayed surgery of head and neck tumors. Scientific exhibit at the 76th Scientific Assem-bly of the Radiological Society of North America; November 25–30, 1990, Chicago, lllinois; Radiology, 1990, 177(P):351

[2] Yakes WF, Pevsner PH, Reed MD, et al. Serial embolizations of an extremity arteriovenous malforma-tion with alcohol via direct percutaneous puncture. AJR Am J Roentgenol, 1986, 146(5):1038–1040

[3] Vinson AM, Rohrer DG, Willcox CW, et al. Absolute ethanol embolization for peripheral arteriovenous malformation: report of two cures. South Med J, 1988, 81(8):1052–1055

[4] Yakes WF, Haas DK, Parker SH, et al. Symptomatic vascular malformations: ethanol embolotherapy. Radiology, 1989, 170(3 Pt 2):1059–1066

[5] Yakes WF, Parker SH, Gibson MD, et al. Alcohol embolo-therapy of vascular malformations. Semin Intervent Radiol, 1989, 6:146–161

[6] Yakes WF, Luethke JM, Parker SH, et al. Ethanol emboliza-tion of vascular malformations. Radiographics, 1990, 10(5): 787–796

[7] Yakes WF, Luethke JM, Merland JJ, et al. Ethanol embolization of arteriovenous fistulas: a primary mode of therapy. J Vasc Interv Radiol, 1990, 1 (1):89–96

[8] Yakes WF, Parker SH. Diagnosis and management of vascular anomalies//Castefida-Zuniga WR, Tadavarthy SM. Interventional Radiology. 2nd ed. Baltimore, MD: Williams and Wilkins, 1992

[9] Yakes WF. Extremity venous malformations: diagnosis and

management. Semin Intervent Radiol, 1994, 11:332–339

[10] O'Dwyer TP, Gullane PJ, Awerbuch D, et al. Percutaneous feeding gastrostomy in patients with head and neck tumors: a 5-year review. Laryngoscope, 1990, 100(1):29–32

[11] Mourao GS, Hodes JE, Gobin YP, et al. Curative treatment of scalp arteriovenous fistulas by direct puncture and embolization with absolute alcohol. Report of three cases. J Neurosurg, 1991, 75(4):634–637

[12] Vogelzang RL, Yakes WF. Vascular malformations: effective treatnlent with absolute ethanol//Pearce WH, Yao JST. Arterial Surgery: Management of Challenging Problems. Appleton and Lange, 1997:553–550

[13] AAssar OS, Friedman CM, White RI Jr. The natural history of epistaxis in hereditary hemorrhagic telangiectasia. Laryngoscope, 1991, 101 (9):977–980

[14] Siegel MB, Keane WM, Atkins JF Jr, et al. Control of epistaxis in patients with hereditary hemorrhagic telangiectasia. Otolaryngol Head Neck Surg, 1991, 105(5):675–679

[15] Illum R, Bjerring P. Hereditary hemorrhagic telangiectasia treated by laser surgery. Rhinology, 1988, 26(1): 19–24

[16] Bridget GP, Baldwin M. Microvascular free flap in hereditary hemorrhagic telangiectasia. Arch Otolaryngol Head Neck Surg, 1990, 116(1):85–87

[17] Richtsmeier W, Weaver G, Streck W, et al. Estrogen and progesterone receptors in hereditary hem-orrhagic telangiectasia. Otolaryngol Head Neck Surg, 1984, 92(5):564–570

[18] te Veldhuis EC, te Veldhuis AH, van Dijk FS, et al. Rendu-Osier-Weber disease: update of medical and dental considerations. Oral Surg Oral Med Oral Pathol Oral Radiol Endod, 2008, 105(2):e38–e41

[19] Mulliken JB, Zetter BR, Folkman J. In vitro characteristics of endothelium from hemangiomas and vascular malformations. Surgery, 1982, 92(2):348–353

[20] Finn MC, Glowacki J, Mulliken JB. Congenital vascular lesions: clinical application of a new classification. J Pediatr Surg, 1983, 18(6):894–900

[21] Upton J, MullikenJB, Murray JE. Classification and rationale for management of vascular anomalies in the upper extremity. J Hand Surg Am, 1985, 10(6 Pt 2):970–975

[22] Glowacki J, Mulliken JB. Mast cells in hemangiomas and vascular malformations. Pediatrics, 1982, 70(1):48–51

[23] Brix M, Soupre V, Enjolras O, et al. Antenatal diagnosis of rapidly involuting congenital hemangiomas (RICH) [in French]. Rev Stomatol Chir Maxillofac, 2007, 108(2): 109–114

[24] Gorincour G, Kokta V, Rypens F, et al. Imaging characteristics of two subtypes of congenital hem-angiomas: rapidly involuting congenital hemangiomas and non-involuting congenital hemangionlas. Pediatr Radiol, 2005, 35(12):1178–1185

[25] Debelenko LV, Perez-Atayde AR, Mulliken JB, et al. D2-40 immunohisto-chemical analysis of pediatric vascular tumors reveals positivity in kaposiform hemangioendothelioma. Mod Pathol, 2005, 18(11): 1454–1460

[26] Konez O, Burrows PE, Mulliken JB, et al. Angiographic features of rapidly involuting congenital lmm-angioma (RICH). Pediatr Radiol, 2003, 33(1): 15–19

[27] Stigmar G, Crawford JS, Ward CM, et al. Ophthalmic sequelae of infantile hemangiomas of the eyelids and orbit. Am J Ophthalmol, 1978, 85(6):806–813

[28] Overcash KE, Putney FJ. Subglottic hemangioma of the larynx treated with steroid therapy. Laryngoscope, 1973, 83(5): 679–682

[29] Argenta LC, Bishop E, Cho KJ, et al. Complete resolution of life-threatening hemangioma by embolization and corticosteroids. Plast Reconstr Surg, 1982, 70(6): 739–744

[30] Hurvitz CH, Alkalay AL, Sloninsky L, et al. Cyclophosphamide therapy in life-threatening vascular tumors. J Pediatr, 1986, 109(2):360–363malformations [in Chinese]. Zhonghua Kou Qiang Yi Xue Za Zhi, 2008, 43(6):327–332

[31] Warrell RP Jr, Kempin SJ. Treatment of severe coagulopathy in the Kasabach-Merritt syndrome with aminocaproic acid and cryoprecipitate. N Engl J Med, 1985, 313(5):309-312

[32] Rak KM, Yakes WF, Ray RL, et al. MR imaging of symptomatic peripheral vascular malformations. AJR Am J Roentgenol, 1992, 159(1):107-112

[33] Yakes WE Endovascular management of high-flow arteriovenous malformations [in Chinese]. Zhonghua Kou Qiang Yi Xue Za Zhi, 2008, 43(6):327-332

粥样硬化性疾病
Atherosclerotic Disease

第 37 章　动脉粥样硬化的病理生理学

Dimitrios Giannakidis, Daniel A. Nguyen, Yazan J. Alderazi, Chirag D. Gandhi

动脉粥样硬化是一个复杂的、涉及多因素的疾病，是对动脉壁脂质沉积的慢性反应性炎症引起，通常始于童年，在中老年期出现临床表现。动脉粥样硬化是心肌梗死、缺血性卒中和外周动脉疾病的根本原因。[1] 动脉粥样硬化这个词源于希腊词 "athero" 意思为米粥或粥和 "sclerosis" 意思为强化，其会累及所有直径的血管，包括中型弹性动脉。受影响的主要动脉是主动脉、冠状动脉、脑动脉和腘动脉。动脉粥样化（也称为动脉粥样硬化或动脉粥样硬化斑块）的特征是纤维帽覆盖胆固醇和胆固醇酯形成的动脉内膜的病变，粥样斑块突入血管腔内，病变大小为 0.3~1.5cm，取决于动脉基床或疾病的进展阶段，其也可以聚集在一起以形成更大的斑块（图 37.1）。[2] 除了机械性地阻碍血液流动，动脉粥样硬化斑块也可以削弱血管中膜的强度，可能导致动脉瘤形成。此外，不稳定斑块容易出现裂隙或糜烂，导致灾难性的血栓和终末器官急性缺血，[3] 结果为约 90% 的心肌梗死、60% 的脑卒中和大约 1/3 的老年痴呆症患者是由动脉粥样硬化引起的。[4]

流行病学

动脉粥样硬化在大多数发达国家是普遍的，而在中美洲和南美洲、非洲和亚洲的部分地区发病率则较低。例如，美国是世界上缺血性心脏疾病（ischemic heart disease, IHD）死亡率最高的国家，其死亡率比日本高约 5 倍。[5] 然而，日本的 IHD 病例数量一直在增加，目前是日本第二位的死亡原因。有趣的是，适应了美国生活方式和饮食习惯的日本移民和本地居民在动脉粥样硬化患病率上具有同样的易感性。[6] 就脑血管来讲，具有欧洲血统的人群严重动脉粥样硬化最容易发生的部位是颈内动脉（intracranial atherosclerosis, ICA）的起始处，而颅内动脉，特别是大脑中动脉（MCA），是非洲或亚裔后代最常见的受影响部位[7]。因此，白人更容易发生颅外动脉闭塞性疾病，亚洲人、黑人和西班牙裔人群患颅内动脉粥样硬化疾病（intracranial atherosclerosis, ICAS）的风险更高，这在世界范围内都是卒中的重要病因。因为这三个族群占的世界的人口大多数，可以推断 ICAS 是全球范围内常见的脑血管病变。[8] 有人认为，女性患颅内血管疾病的风险可能更高，且 60 岁后发病率增加更迅速，尤其糖尿病女性患者被认为存在更高的风险。已提出一些假说来解释脑动脉闭塞性疾病位置和严重程度为什么存在种族或性别差异，但原因仍然不确定。[9]

来自尸检研究的流行病学数据试图明确冠状动脉、颅外和颅内动脉粥样硬化疾病之间的关联，或者一个更广泛但是可变的分类，大血管和小血管或远端血管和近端血管之间的关联。在卒中数据库中，颅外段颈内动脉大于 50% 的狭窄更容易发生在白色人种，常常和高血压和冠状动脉疾病（coronary artery disease, CAD）

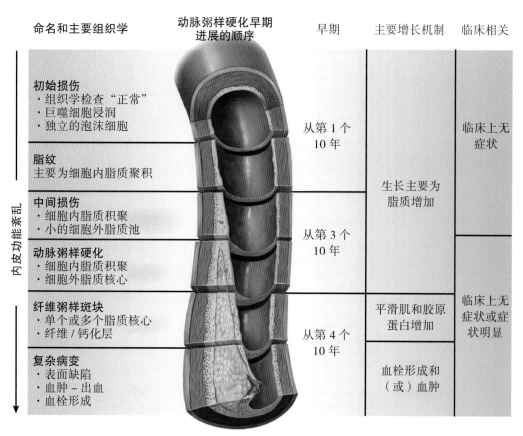

图 37.1 动脉粥样硬化内皮功能异常的各个阶段

存在相关性，而颅内 ICA 和 MCA 病变主要见于女性和糖尿病患者。[10] 似乎动脉粥样硬化更容易发生在较年轻患者的大血管，且病变进展更快，更容易发生并发症，如斑块破裂和血栓形成。颅外动脉粥样硬化的进展与年龄呈线性相关，而颅内血管粥样硬化与年龄呈指数相关。吸烟和高胆固醇血症与大血管病变关联性更强，而糖尿病更多累及小血管。同样的，高血压被认为容易导致脑动脉更末端病变。[11] 在一项超过 200 例标本尸检研究中，超过 40 岁的患者所有冠脉血管都存在动脉硬化，但甚至 70 岁的患者脑血管没有任何病变，脑血管动脉粥样硬化的进程没有超过纤维斑块的阶段。以 10 年划分的每个年龄段中，动脉粥样硬化最严重的部位都在基底动脉，大脑中动脉受动脉粥样硬化累及的严重程度与基底动脉具有紧密相似性，而大脑前动脉受到的影响最小。动脉粥样硬化的严重程度和数量与脑动脉疾病的程度呈正相关，

对脑血管来讲，分支之间的关联性比冠状动脉强烈的多。[12] 其他数据显示，与 ICAS 相比，颅外颈动脉硬化与 CAD 之间具有更强的相关性。这种差异和年龄、性别、糖尿病、高血压、高脂血症、吸烟或卒中史没有关系。[13]

危险因素

几个危险因素会影响动脉粥样硬化在个人和群体中的发病率和严重性。体质因素被认为是不可更改的，其他获得性的或与生活方式相关的因素是可改变的，后者是干预的目标。一个关键点是风险因素有倍增效应，因此，两个危险因素时发生心肌梗死的危险增加约 4 倍，3个危险因素时危险性增加近 7 倍。[14] 此外，IHD 和缺血性卒中具有一样的风险因素，IHD 的患者与无 IHD 患者相比，更容易发生缺血性卒中，具有早期动脉粥样硬化的高脂血症动物模型证

实了这个现象。[15] 在人类中，IHD 是卒中存活患者中常见的死亡原因。[16]

体质或不可改变的危险因素包括年龄、性别和遗传。[2] 年龄是一个关键因素，因为动脉粥样硬化通常是渐进的，在中年之前没有临床表现。在 40~60 岁人群中，心肌梗死的发生率增加了 5 倍，因 IHD 引起的死亡率随着年龄的增长而增加[2]。性别在疾病发生中也起着关键作用。

所有因素（年龄、健康等）都是等价的，在不存在如糖尿病、高血压和高血脂等其他危险因素的情况下，绝经前妇女和男性相比更不易发生动脉粥样硬化，对女性的这个保护因素可能的解释是雌激素的作用。然而，雌激素的动脉保护作用受年龄影响，也是开始应用激素治疗开始的时间。早期流行病学研究表明，对于绝经后妇女，雌激素治疗能够降低冠状动脉粥样硬化的发病率。然而，随机对照试验"妇女健康主动权"表明，绝经后妇女的雌激素治疗会导致 IHD 的风险增加，特别是超过 59 岁的女性。有人提出，雌激素治疗可能对 50~59 岁的一些低风险的妇女是有益的。[17,18] 绝经后妇女动脉粥样硬化疾病的发生率是增加的，实际上更大年龄时会超过男性。[19] 此外，在美国因卒中死亡的女性比男性多，这是因为卒中的发生与年龄相关，并且女性往往比男性长寿。[20]

最后，最重要的危险因素之一是遗传因素或家族史。各种基因多态性的传承以及其他家族危险因素的积累（如糖尿病和高血压）为动脉粥样硬化的形成创造了多方面的条件。[21] 另一方面，可改变的危险因素，如吸烟、高血脂、糖尿病、高血压，可因为日常生活的调整而改善。应该指出，对 IHD 产生影响的特定生活方式的调整是否也会对 ICAS 产生影响，目前尚不清楚因为很多研究的结论都是不确定的。

首先，习惯每天吸一包烟，会使 IHD 的死亡率加倍，[22] 戒烟后风险大幅度降低。现代女性吸烟的人数要超过过去几代的女性，这可能

是增加女性动脉粥样硬化的严重程度的原因。然而，关于 ICAS 和吸烟的研究没有明确发现二者之间存在关联。

第二，在没有其他风险因素的情况下，高脂血症（更特别的是高胆固醇血症）足以诱导病变的形成。增加风险的血清胆固醇的主要成分是低密度脂蛋白（low density lipoprotein, LDL），其是胆固醇输送到周围组织的形式。高 LDL 增加动脉粥样硬化的风险，相反，高密度脂蛋白（high density lipoprotein, HDL）从外周组织代谢胆固醇并将其传送至肝脏排出。[23] 高密度脂蛋白水平与动脉粥样硬化的风险降低相关。低密度脂蛋白的另一种形式脂蛋白（a），与冠状动脉和脑血管疾病有关，但是独立于总胆固醇水平或 LDL 水平。[24] 有关高胆固醇血症和动脉粥样硬化形成相关的另一个观察研究，使用降胆固醇药物能够减缓动脉粥样硬化的进展速度并导致斑块的消退。[25] 此外，具有遗传高脂血症的动物研究显示了颅外动脉的动脉粥样硬化形成。[26] 有些人存在异常脂蛋白血症的状况，即运输脂肪和胆固醇的血清脂蛋白水平处于不健康的水平。这可能由糖尿病、酗酒、甲状腺功能减退，或脱辅基蛋白受体突变引起，其可以阻碍或促进胆固醇的结合。这些因素通常导致脂蛋白异常以更常见的形式存在，如增加 LDL 水平，降低 HDL 水平。

第三，糖尿病诱导的高胆固醇血症，显著增加动脉粥样硬化的风险。晚期糖化终产物（advanced glycation end produce, AGE）也在细胞和（或）分子水平参与动脉粥样硬化形成的病理生理机制。在其他因素相同的情况下，糖尿病患者心肌梗死的概率是非糖尿病患者的两倍。[2] 此外，临床研究表明糖尿病也是 ICAS 的一个显著危险因素。令人瞩目的是，和高血压相比，糖尿病是无症状 ICAS 更有效的预测因素。[27]

最后，考虑收缩压和舒张压的水平，高血压是一个主要的危险因素。血压水平持续等于

或高于 140/90mmHg 被认为是高血压，其增加了 60% 的患 IHD 的危险。[2] 灵长类动物模型显示高血压能够加速脑动脉粥样硬化。[28]

超过 20% 的心血管事件发生在没有吸烟、糖尿病、高脂血症和高血压等危险因素时，此外，超过 75% 的既往身体健康女性，LDL 胆固醇水平低于 160mg/dL（通常表示低风险的临界值）经历过心血管事件。[2] 因此，一些补充因素对动脉粥样硬化的形成起到了推波助澜的作用，这些风险因素包括炎症、高同型半胱氨酸血症以及影响止血的因子（凝血酶、血小板衍生因子、高效价纤溶酶原激活物抑制剂 [1]），其他作用不突出的因素包括缺乏运动、不控制饮食和肥胖。表 37.1 总结了可改变的、不可改变的和遗传相关的各种风险因素。

组织学

颅内动脉解剖知识对理解颅内动脉粥样硬

化的病理生理机制是至关重要的，因为两者是密不可分的。解剖学能显示出神经血管病变的位置，概述动脉分支的作用，并确定对下游灌注的影响。解剖与病理生理学也紧密相关，因为，血管形态学能够影响血流动力学参数，同样也会影响血管壁成分，从而诱发动脉粥样硬化，加速斑块生长。颅内动脉与其他循环血管床如心脏或外周血管在解剖学和组织学上是不同的，这增加了脑血管介入的难度。首先，脑血管和颅外循环因为血管壁层数的差异更加脆弱。其次，不像颅外动脉，颅内动脉被骨骼或纤维和坚硬的组织所包围。此外，ICA 非常弯曲和僵化，使进入 MCA 成为挑战。这是一个问题，因为在大血管性动脉缺血性卒中（arterial ischemic stroke, AIS）约 80% 累及到 MCA。[29] 这些因素使在颅内血管内操作通过血管内装置变得复杂。在临床实践中考虑到这些差别至关重要的，因为特定卒中综合征决定特殊的治疗方案。

中枢神经系统的动脉来源于间质组成部分，

表 37.1 动脉粥样硬化的风险因素和它的并发症

不可改变因素	可改变因素	遗传因素	突变	基因多态性
年龄增加	高血压	MMP（MMP3- 基质溶素 -1）	胰岛素	各种阿朴脂蛋白
男性	糖尿病	SOD	LDL 受体	ABCA1，CETP（胆固醇转化）
亚洲裔＞黑人＞西班牙裔＞白人	高脂血症（总的血清胆固醇，β- 脂蛋白，LDL，HDL，阿朴脂蛋白 -α）	胶原蛋白	选择素	转录因子
家族史	吸烟	纤连蛋白	肾素 - 血管紧张素通路改变	脂肪氧合酶
基因异常	肥胖	瘦素	eNOS	ABO 血型系统
老年痴呆症	C 反应蛋白 - 炎症状态感染 - 支原体	B3- 肾上腺素能受体神经肽 -3	同型半胱氨酸代谢血浆内皮素 /V	9q21 位点
	镰状细胞病	PDGF-A/B	GST(连接蛋白) Ω1[a]	
	放射治疗	EGF	凝集级联蛋白和酶	
	脑膜炎 [a]			
	主动脉斑块 [a]			
	颅外颈动脉狭窄 [a]			

LDL：低密度脂蛋白；HDL：高密度脂蛋白；MMP：基质金属蛋白酶；SOD：超氧化物歧化酶；PDGF：血小板衍生生长因子；EGF：表皮生长因子；eNOS：内皮型一氧化氮合酶；vEGF：血管内皮细胞生长因子；GST：谷胱甘肽 S- 转移酶；ABCA：ABC 转运蛋白超家族；CETP：胆固醇酯转移蛋白；a：与颅内疾病有关。引自 Qureshi AI, Feldmann E, Gomez CR, et al. Intracranial a therosclerotic disease: an update. Ann Neurol, 2009, 66（6）：730-738. Kádár A, Glaxz T. Development of atherosclerosis and plaque biology. Cardiovasc Surg, 2001, 9（2）：109-121

其出现是为了创建覆盖神经管的表面管道。随着不断的进展，特定的通道被保留，并扩大成为主要的血管，而其他的慢慢消退。动脉的作用不仅仅供应和回流脑部的血液，还具有调节大脑内的血流中的重要作用。[30] 颅内动脉近端血管和血管壁，与其他生物物理因素和颅内的代谢调节，一起调控下游血流阻力。对比颅外血管是通过毛细血管前括约肌控制压力梯度，而颅内动脉缺乏这样的配置，其通过动脉和小动脉调节脑内压力梯度——脑的自主调节过程。此外，Willis 环是脑解剖的一个独特结构，能通过前向后和左向右的血管吻合分流或平衡脑血流。[31] 此外，在缺血的情况下，软脑膜侧支血管也能转移大脑前、中和后动脉之间的血流。这些特点突出了近端动脉循环对大脑是多么的关键，因为其扮演了代谢平衡中生理组成部分。因此，必须强调动脉壁的结构特点。

　　脑动脉血管壁由 3 个同心层组成：内膜，即最内层，由单层的内皮细胞和内弹性膜组成；中膜，由平滑肌细胞和一些弹性蛋白和胶原纤维组成；外膜，也称最外层，由胶原纤维、成纤维细胞和相关的细胞（血管周围神经，外皮细胞和星形细胞终足）构成（图 37.2）。与颅外动脉相比，颅内动脉有明显不同的特点，颅内动脉有一个发育良好的内弹力层，中膜内弹性纤维稀少，且无外弹性膜（颅外动脉有）。[32] 此外，颅内动脉与颅外对应的动脉相比，具有更薄的外膜，更为紧密的内皮连接，缺乏胞饮泡囊，以及动脉壁的酶分布不同。通常情况下，与颅外动脉相比，颅内动脉有更小的腔壁比。总体而言，内膜层占总管壁厚度的约 17%，中间层占 52%，而外膜只占 31%。[33]

　　脑血管内皮细胞排列成内膜层衬于动脉管腔内。内皮细胞没有窗孔，而是紧密连接，形成一个选择性渗透膜。脑血管内皮是血脑屏障的关键组成部分，因其独一无二的阻碍特性，可以调节溶质、水和营养物质在血液与大脑之

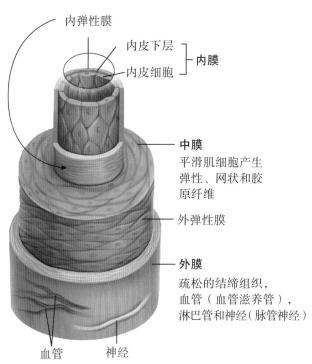

图 37.2　动脉壁的分层以及各层的组成成分

间进行交换。[34] 内皮细胞具有数量不多胞饮囊，同时含有高浓度的线粒体，凸显了其代谢功能的强大和对缺血的敏感性。此外，脑血管内皮细胞可以通过表达血管活性物质，如内皮素和一氧化氮，来调节血流动力学。[35] 与内皮细胞不同，内弹力膜有窗孔样结构，具有和动脉或动脉节段相对应的大小不等的孔，在远端分支内存在突起能够调节血流。[36] 这些结构也被称为分叉垫、内膜垫或内皮下突起，在动脉弯曲或分叉部更位明显，而这些部位常是动脉硬化发生的地方，因为受到血流的干扰；通过与内皮下基质蛋白之间形成的离子键，循环中的脂蛋白被截留在这些区域。

　　当越过管腔表面的内皮细胞在内皮下的物质内运动时，可以发现很多平滑肌细胞和胶原纤维缠绕在一起，其通过流体剪切应力机制来改变血流。[37] 这些平滑肌细胞在血管分叉部成环状排列，在功能上起到类似括约肌的作用而影响动脉流入阻力的测定。本章后面要讨论的流体剪切力或血流动力学，是动脉粥样硬化形成和代偿性动脉生成的一个关键因素。[38] 正

图中标注：
内弹性膜
内皮下层
内皮细胞
内膜
中膜
平滑肌细胞产生弹性、网状和胶原纤维
外弹性膜
外膜
疏松的结缔组织，血管（血管滋养管），淋巴管和神经（脉管神经）
血管　神经

常颅内动脉，平滑肌细胞大约构成中间层的72%，但在动脉粥样硬化或慢性高血压时会有极大的变化。[39]因此可以相信，动脉中间层会发生与年龄相关的改变。除分叉处，动脉中层的平滑肌细胞围绕着动脉管腔呈圆周状排列，平滑肌细胞数量越向远端越少。[38]相邻的弹性蛋白和胶原纤维垂直于这些平滑肌细胞，形成基底膜框架，并和内膜和外膜层连接，这使神经纤维能够从外膜层接触到中层。与全身血管相比，颅内动脉的薄中间层被认为是为了适应周围脑脊液的环境。在外膜内，结缔组织围绕着自主神经纤维，而纤维细胞环绕着动脉壁，这种结构保持血管稳定。

一旦进入硬脑膜，颅内动脉没有营养血管。这些区域的颅内动脉外表面与周围脑脊液直接接触，外膜的滋养血管网是能够通过大的蛋白质，允许蛛网膜下腔内脑脊液中的蛋白质进入或者进行交换。[40]然而，已经证实严重的动脉粥样硬化、巨大动脉瘤或夹层动脉瘤的患者，在颅内颈动脉近端、椎动脉和较少的基底动脉存在滋养血管，这些变化随着年龄的增长变得更为明显。[41]滋养血管增殖与斑块负荷的增加具有相关性，并与细胞变化有关系，而细胞变化在硬化斑块形成过程是关键，如炎症、斑块灌注和伴发的斑块内出血，[42]这些将在下文描述。尸检研究发现，颅内动脉粥样硬化比颅外动脉粥样硬化有更少的斑块内出血，据报道，只有不到1/3的症状性MCA斑块存在各个阶段的斑块内出血。[43]尽管颅外动脉的粥样硬化在大体病理上主要影响内膜，而颅内动脉退化过程主要影响血管的中膜，最终，肌肉细胞被纤维成分代替。与颅外动脉相比，颅内动脉几乎观察不到溃疡斑。[11]

如前所述，动脉粥样硬化在颅内动脉发生较晚，并且病变的严重程度通常不如颅外动脉明显。[44]到目前为止，研究者尚不清楚颅内动脉对高胆固醇血症的反应是否不同于颅外动脉，

这可能是脑动脉特异的解剖特点导致的，或颅内动脉粥样硬化的形成是由不同的动脉粥样硬化机制支配。颅内、外血管之间的几何学、血流动力学和组织学的差异，或甚至同一动脉的不同位置，至少可以部分解释这种差别，最近一些数据指出血管不同位置的内皮有不同的生物学性质。[11]血流动力学模式和剪切应力方面的差异，可导致血管内皮细胞不同的形态变化，显示了几种结构和功能参数的不同特点，包括细胞骨架组织、连接蛋白表达和定位、核因子κB转录通路的激活以及促炎细胞因子和黏附分子的表达等。[45]脑循环相对连续的高流速是具有动脉保护作用的。冠脉的血流是被干扰的，在心脏收缩期间，冠状动脉中的血液是中断的，舒张期间的峰值流速仅到达收缩峰值流速的40%，更近端的血管床中的血流动力学经常变化，产生间断的血流停滞，可能使血栓闭塞发生的可能性增大。[46]同样的原理，高剪切应力和湍流动力学使内皮细胞和脂蛋白有较长相互作用时间，有利于脂蛋白在内皮下聚集。另一种可能性是重复的心脏收缩，导致冠状动脉床受到物理的压力，促进了动脉粥样硬化。[47]此外，从主动脉到更远端动脉的脉冲放大可以解释血压对大血管和小血管中的不同影响。[11]

最后，动脉硬化的生成对高胆固醇血症的反应差异，是颅内动脉发病较慢的重要因素。动物实验中，暴露在相同水平的血浆胆固醇内，颅外动脉会出现绝对值和相对更大的病变。其他动物研究显示，在积极地治疗高脂血症时，颅外动脉病变的消退程度也最大，[48]在人体，和卒中相比，冠状动脉性心脏病患者死亡率降低的效果更明显，起效需要的时间也更短。[49]据另一研究，成人颅内动脉粥样硬化的起病机制可能与颅外动脉的有些不同。因为大部分大脑对胆固醇的需求是重新合成的，而不是从血浆LDL摄取的，正如笔者所说，颅内毛细血管的血管内皮对较大蛋白质考虑是一个紧密的屏

障。人们认为，降低的 LDL 通过性可以部分解释为何高胆固醇血症对颅内动脉的粥样硬化形成的致病性低。在颅内动脉也观察到，其包含明显更活跃的活性自由基清除剂超氧化物歧化酶（SOD）和其他抗氧化酶，其基因表达可以因为层流条件而上调。这将使血管更加耐受氧化过程，其结果将影响其他促粥样硬化分子的基因表达。这种保护作用随着年龄而下降，同时发生的是动脉粥样硬化形成加快。[48]

发病机制

概　述

既往认为动脉粥样硬化的成熟是单纯由胆固醇在动脉壁的积累引起的。然而，现在认识到是由于升高的 LDL 导致的多方面内皮功能障碍，自由基、感染性微生物、高血压、血流动力学和代偿性炎症反应是动脉粥样硬化的主要原因。[50] 颅内动脉壁内发生的导致缺血性卒中的事件类似于冠状动脉壁内，后者导致心肌缺血。这些事件包括血栓形成和闭塞、血栓性栓塞、血流动力学损害，或这些问题的组合。尽管动脉粥样硬化会影响颅内动脉和颅外动脉，病理特征上存在差别。例如，与颅外动脉相比，颅内动脉常更晚发病，并且严重程度较轻本。[51-52] 列出动脉粥样硬化的总体特征，并关注其是如何影响颅内动脉。

动脉粥样硬化的内膜病变是由于炎症反应，以及随后的平滑肌细胞的生长和动脉壁增厚，最终这些过程导致动脉粥样硬化斑块形成。在组织学上，动脉粥样硬化斑块的三个主要组成部分是细胞（如平滑肌细胞、巨噬细胞和其他白细胞）、细胞外基质（蛋白聚糖、胶原和其他结缔组织）和细胞内及细胞外脂肪。这三种成分可以以各种比例存在，导致不同程度的病变。[53] 图 37.3 提供的细胞相互作用的顺序。血流动力学力量会影响初始斑块的位置，也是斑

块不稳定的原因。

病变启动——内皮功能障碍

动脉粥样硬化斑块的形成是由于物理，机械或生物化学刺激造成的初始内皮损伤，导致血管内皮功能障碍，应用血管内膜损伤研究脑动脉粥样硬化起病的兔模型证实了这个理论。用尼龙线栓塞颅内 ICA 或 MCA 产生初始损伤后，血浆成分更容易渗过再生的内皮细胞。这种增高的内皮通透性是动脉粥样硬化形成的前提。[54]

内皮功能障碍期间，动脉的内皮细胞可能不产生一氧化氮（NO）。NO 在血压和血流的调节、平滑肌收缩、炎症和血小板激活中起着重要作用，此外一氧化氮已被证明有心脏保护作用。最近的研究表明，内皮 NO 合酶活性的改变和调控受到辅因子四氢生物蝶呤调节（BH4）的影响，进而引起 NO 消失，但其确切的分子机制尚不清楚。[55]

血红素加氧酶 -1（heme oxygenase-1, HO-1）是一种抗炎酶，在血管内皮功能障碍中具有细胞保护作用。HO-1 具有很强的保护作用，能够抗动脉粥样硬化，抗心肌缺血 / 再灌注损伤的作用，且在移植术后具有抗移植物排斥和动脉硬化加速的作用。HO-1 也通过生产胆红素和一氧化碳，从而降低促氧化血红素，并调节细胞铁以保护炎性应激期间的组织。[56]

活性氧是由动脉壁的酶产生的，和前述的危险因素同时增加，这些酶包括烟酰胺腺嘌呤二核苷酸磷酸（nicotinamide adenine dinucleotide phosphate, NADPH）氧化酶的还原形式，黄嘌呤氧化酶和 NO 合成酶。嗜中性粒细胞、单核细胞、内皮细胞、血管平滑肌细胞（vascular smooth muscle cell, VSMC）、成纤维细胞、巨噬细胞和肥大细胞内的 NADPH 氧化酶的活性是决定动脉壁内活性氧的主要因素。在内皮功能紊乱时的 NADPH 氧化酶家族活性不正常，导致产生过多的活性氧化物，如超氧化物，其通过促进内皮细胞凋亡、血管收缩、脂质过氧化作用、

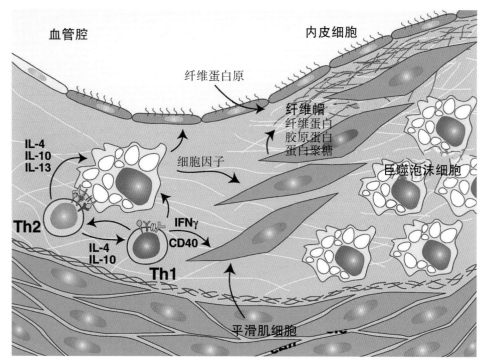

图 37.3　动脉硬化时理论上细胞作用的顺序。认为脂质过载和其他风险因素引起内皮损伤，导致血小板和单核细胞的黏附，并释放细胞因子，包括血小板衍生生长因子（platelet-derived growth factor, PDGF），引起平滑肌细胞的移动和增值。粥样硬化斑块内的泡沫细胞来自巨噬细胞和平滑肌细胞：巨噬细胞通过极低密度脂蛋白（VLDL）受体和清道夫受体识别修饰的低密度脂蛋白（氧化 LDL）；平滑肌细胞的机制不确定。细胞外脂肪来自血管腔内的 insudation，特别是存在高脂血症的时候，也可以来自泡沫细胞的降解。斑块内胆固醇的聚集反映了进入和排出之间的不平衡，高密度脂蛋白（HDL）可能帮助清除这种聚集。平滑肌细胞进入内膜，增殖，产生细胞外基质（ECM），包括胶原蛋白和蛋白聚糖。引自 Vinay Kumar, Abul K. Abbas, Nelson Fausto, et al. Robbins and Cotran Pathologic Basis of Disease. 8th. Elsevier, 2010（Chapter Blood Vessel–Atherosclerosis, figure 11.10）

细胞增殖和异前列烷形成从而加重内皮功能障碍，超氧反应也可以和 NO 相互作用从而对抗其心脏保护作用，其也可以提高其他活性氧的数量，包括过氧化亚硝酸盐。活性氧介导的相关过程参与了动脉粥样硬化的形成，包括炎症、细胞凋亡、血管平滑肌细胞的增殖、血管发生和基质产生等。NADPH 氧化酶的过度表达在动脉粥样硬化过程中发挥了举足轻重的作用。[57]

血流动力学的作用力，特别是低和振荡剪切应力，在特定位置导致了病变的进展，如血管分叉点或湍流区域等，[58] 例如动脉粥样硬化病变通常发生在 ICA 起始部，这是颈总动脉的分叉处，另外 MCA 的斑块位于 M1 段（第一段），动脉起始延伸至外侧裂血管分叉处。[59] 来自正常血压大鼠的动物研究进一步有力证明了血流动力学因素对病变形成的影响。将大鼠双侧或单侧颈总动脉结扎，或基底动脉结扎后，饲喂高脂肪胆固醇（high-fat cholesterol, HFC）10 周，研究人员成功地在大鼠的后交通动脉发现脂肪沉积，得出的结论为，除了高血压，血流动力学紊乱是脑动脉粥样硬化的重要因素。[60]

血液流动可以是层流、湍流或转换的。湍流在动脉分叉处常见，如 ICA 的起始部和冠状动脉，而层流可以在远端 ICA 和降主动脉看到。剪切应力是血流作用于血管内皮细胞的作用力。与高剪切应力和层流相比，低剪切应力和湍流情况下，内皮细胞更容易反转。[61] 因而，不同的流动情况下，不同的剪切应力水平对黏附分子的表达具有不同的影响，例如在体外实验中，与静态的相比，长期的振荡剪切应力能增加单细胞内皮层对以下分子的表单，包括 E- 选择素、血管细胞黏附分子 -1（vascular cell adhesion molecule-1，VCAM-1）、和细胞间黏附分子-1（ICAM-1）。[62] 另一方面，层流大大减少内皮VCAM-1 的表达，但引起内皮表面 ICAM-1 的表达显著增加。[62] 在兔和小鼠模型中，应用外科方式在颈动脉内产生剪切应力下，VCAM-1表达大大增加，但随着剪切力增加表达反而降低，[63] 低剪切力下 VCAM-1 的表达明显增加，[63] ICAM-1 与剪切力之间关系没有显著相关性。

人到中年之前，许多病变或脂肪条纹已经成熟成为纤维斑块，由泡沫细胞、平滑肌细胞、结缔组织和淋巴细胞组成的白色纤维帽隐藏在纤维斑块下。进展性动脉粥样硬化，斑块可能钙化、侵蚀或因内皮损伤而破裂，出现并发症（图37.1）。[64]

炎症反应

血小板黏附于功能失调的内皮细胞，整合素、选择素、纤维蛋白、血栓烷 A2 和组织因子刺激血小板黏附和聚集。[65] 随后，血小板被活化并在细胞表面释放多种炎症因子、蛋白酶和血管活性物质，进一步加重炎症和内皮功能障碍，[66] 这导致单核细胞和嗜中性粒细胞进一步相应位置吸附。此外，血小板可以直接结合白细胞，和在内皮和斑块形成细胞之间形成连接。[67] 当粥样硬化斑块释放血小板因子 4（platelet factor 4，PF4），单核细胞分化成为巨噬细胞，并摄取氧化低密度脂蛋白。[68]

由于内皮功能障碍，白细胞浸润包含黏附分子，并促使脂肪条纹的形成。首先，白细胞沿着动脉内皮表演滚动，促进内皮细胞表达选择素，包括 E-选择素和 P-选择素。第二，白细胞牢固地和内皮结合，借助 VCAM-1和 ICAM-1 的分泌而移动。损坏的内皮通透性将增加，允许白细胞穿过内皮迁移到趋化因子刺激的内膜。[69] 趋化因子与糖胺聚糖（glycosaminoglycan，GAG）结合存在于内皮表面或作为膜结合分子，[70] 通过同源的趋化因子受体引起单核细胞的强力结合。一旦进入内膜

中，单核细胞和 T 淋巴细胞成熟并且释放单核细胞趋化蛋白-1（MCP-1 或 CCL2），就会形成趋化因子浓度梯度从而增强炎症反应。此外，趋化因子可调节斑块中存在的巨噬细胞。[71]

在动脉粥样硬化斑块中，由于趋化因子配体 9，10 和 11（CXCL9，CXCL10 和 CXCL11），T 细胞也会聚集。对 CCL2 及其受体 CCR2 在动脉粥样硬化形成中作用的证据来自 ApoE -/- 小鼠，没有 CCL2 或 CCR2 的表达。与对照小鼠相比，这些小鼠巨噬细胞聚集水平显著降低和动脉粥样硬化斑块形成的少。[72,73] 随着动脉粥样硬化斑块的形成炎症反应也会进展，并会介导产生一系列炎性细胞因子，如干扰素 γ（interferon-γ，IFN-γ）、肿瘤坏死因子 α（TNF-α）、白介素-1（interlenkin-1，IL-1）、IL-2、IL-18 等，[74] 动脉粥样硬化过程中不同细胞因子作用综合在一起。

虽然适应性免疫（抗原特异性淋巴细胞介导的反应）在动脉粥样硬化中起着重要作用，先天免疫（非特异性巨噬细胞和中性粒细胞等吞噬细胞介导的应答）更是至关重要。内皮细胞上的 toll 样受体（Toll-like receptor，TLR）可通过低剪切应力诱导产生，[75]TLR 是一种病原体相关分子模式受体，当侵袭性微生物存在、被修饰 LDL 和损伤组织释放的化学信号时，TLR能够启动炎症反应。此外，一种短小的五聚蛋白，即 C-反应蛋白（C-reactive protein，CRP），是衡量 IHD 的预后标记，是先天免疫系统的一个组成部分。最近的一项研究表明，长五聚环蛋白 PTX3 通过补体途径为小鼠心脏提供保护作用。有趣的是，在小鼠和人类心肌缺血过程中，PTX3 的水平是提高的。[76]

最后，动脉壁上内皮细胞表达的过氧化物酶增殖物激活受体（peroxisome proliferator-activated receptor，PPAR）控制着单核细胞的募集，黏附和迁移。单核细胞、巨噬细胞和 T 细胞也被证实表达 PPAR。PPAR 表现出抗炎、降低氧化应激等特性，参与抗动脉粥样硬化的过程，包括

炎症分子的抑制和增加的胆固醇流出相关联。[77]

泡沫细胞形成

动脉改变的一个征象就是脂纹，可以早在 10 岁时就在主动脉内看到，或 30~40 岁时在脑动脉中找到。脂肪条纹临床症状不显著，却是以脂质填充的坏死废物和平滑肌细胞等为特征的更高级别病变的前期表现。内皮渗透性增加导致 LDL 侵入到血管壁，一旦出现在血管壁内，LDL 被修饰，并迅速被内皮细胞取代。[78] 在内皮内，如单核细胞集落刺激因子（monocyte colony stimulating facter, M-CSF）和细胞因子 TNF-α 和 IFN-γ 等生长因子被释放，引起单核细胞分化并且成熟，成为活性巨噬细胞。这使巨噬细胞增加表达清道夫受体 A 和 B1 以及 CD36，能够结合并吞噬低密度脂蛋白。[79] 虽然清道夫受体 A 能介导巨噬细胞最低限度的摄取氧化低密度脂蛋白，被认为可以促进动脉粥样硬化。清道夫受体 B 被认为可以防止动脉粥样硬化，这是由于清道夫受体 B 在肝脏中除去 HDL- 胆固醇酯的作用。[80] 巨噬细胞吞噬了修饰的 LDL 后逐渐转变成充满胆固醇的泡沫细胞，获得这个名字是大量脂滴的聚集一起，在显微镜下像泡沫一样。[81] 在正常情况下，巨噬细胞进入动脉内膜，迅速摄取低密度脂蛋白和清理血管内膜，并通过被称为胞吐作用的过程离开。然而，一旦巨噬细胞转化成泡沫细胞，脂质过载会改变泡沫细胞表面受体，阻止其离开。胞吐作用是巨噬细胞、血管平滑肌细胞和内皮细胞聚集主要因素，并最终结合成为泡沫细胞。另外，泡沫细胞释放的生长因子和细胞因子参与病变进展，基质降解金属蛋白酶（MMP）也会破坏基质成分。

肥大细胞产生的蛋白水解酶、胃促胰酶和类胰蛋白酶，已被证实能够改变 HDL 颗粒的结构和功能。此外，糜蛋白酶能够水解改变 LDL。[83] 因此，激活的肥大细胞可加速动脉内膜泡沫细胞的形成，肥大细胞能够与巨噬细胞可以相互作用。一定的环境条件，如内膜液体里富含来源于血浆的 LDL 和 HDL 颗粒，也将加速泡沫细胞的产生。

除了被巨噬细胞吞噬外，胆固醇可以通过 ABCA-1 和 ABCG-1 被输出到载脂蛋白 E（ApoE 基因）。ApoE 是一种细胞外的基于 HDL 的受体，并且整个过程被称为反向胆固醇运输。接着，胆固醇被卵磷脂酶酯化：血浆中的胆固醇酰基转移酶，从 HDL 转移至肝脏然后被清除。因而胆固醇流出被认为具有抗动脉粥样硬化的作用，是通过去除积聚的胆固醇而间接阻碍泡沫细胞形成的。[84] 巨噬细胞逆向转运胆固醇可能是一个治疗方法，预防或逆转动脉粥样硬化血管疾病，但这仍需要更多的临床研究。

巨噬细胞和单核细胞表现了极大程度的异质性，这使其能够发挥不同的作用。特别是动脉粥样硬化斑块内的两个重要巨噬细胞的表型 M1 和 M2，巨噬细胞表达的表型依赖于诱导巨噬细胞分化的化学信号。例如 Th1 细胞因子（IFN-γ，IL-1β 和脂多糖）刺激的"经典"活化形式称为 M1。相反，Th2 细胞因子（IL-4，IL-13）刺激的"替代"活化形式称为 M2。两个活化形式的作用截然不同，M1 巨噬细胞的作用是存进炎症，而 M2 巨噬细胞的作用是消炎的。[85] 巨噬细胞可在 M1 和 M2 的表型之间转换，因此，控制表型之间的转换是另一个可能的治疗动脉粥样硬化的方法。

纤维斑块形成

当脂肪条纹进展为成熟的粥样硬化斑块时，其表面会形成由血管平滑肌形成的纤维帽，这个纤维帽形成了病灶和动脉内腔之间的保护屏障。脂质条纹到成熟斑块的进程中需要血管平滑肌细胞从中膜迁移到内膜，一旦进入血管内膜，血管平滑肌细胞增殖和合成细胞外基质成分，一层细胞定位在脂质核心外形成粥样硬化斑块的纤维帽。纤维帽的形成是由生长因子和细胞因子刺激的，包括血小板衍生的生长因子（platelet-derived growth factor, PDGF）、纤维母细胞生长因子-2（fibroblast growth factor-2, FGF-2）和转移生长因子 β（transforming growth factor-β, TGF-β），这些因子是由巨噬细胞、脱颗粒的血小板、泡沫细胞、内皮细胞和血管平滑肌细胞释放的。此外，蛋白酶（如基质金属蛋白酶）能够调节基质降解和细胞-细胞间通信，这样能够让血管平滑肌细胞从中膜进入到内膜，进一步加快纤维斑块的形成。[86-87] 缺乏纤溶酶原表达的小鼠能够显著减慢内膜增厚，说明了纤溶酶在血管平滑肌细胞迁移入内膜中的作用。纤溶酶（一种蛋白酶）可以通过激活蛋白酶直接或间接地影响细胞外基质的降解。[88]

随着病变的更大和更为复杂，炎性细胞因子（inflammatory cytokine, IFN-γ）能够诱导巨噬细胞的凋亡，形成一个坏死核心，这是成熟病变的特征。巨噬细胞凋亡会刺激更多的炎症细胞的聚集，造成恶性循环。

小血管的营养血管网位于正常血管的外膜和中间层外层，在硬化斑块形成过程中，这些血管网络生长和扩张进入斑块中。[89] 颅内动脉没有滋养血管，因为其在颈动脉和椎动脉的颅内段就中断了。新生血管允许白细胞和脂蛋白侵入动脉粥样硬化病变，进而促进病变的进展。[90] 此外，这些新血管非常脆弱，并且可能导致斑块内出血，刺激更重的炎症反应，动脉粥样硬化过程中形成血栓性并发症，正如前面提到的不断形成恶性循环。[91] 组织蛋白酶在血管新生中的作用可见于肿瘤和伤口愈合过程，已经被证实在肿瘤浸润和血管生成过程中起到至关重要的作用。组织蛋白酶通过蛋白水解内皮基底膜和裂解细胞外基质，为新生血管创造空间。[92]

血栓形成

动脉血管可以对斑块生长产生反应，或正性重构，血管壁向外扩张，或负性重构，血管收缩。[93-94] 研究表明，正性重构可能是有利的，因为其有助于避免管腔狭窄。另一方面，正性重构也可能是有害的，因为明显的补偿性重塑让斑块更容易破裂。[95] 经历负性重构的血管可能与狭窄有更大的关联性，但是实际上可能更稳定。[96]

病理学研究表明，血栓导致的急性冠状动脉事件主要取决于斑块的结构和易碎性，而不是狭窄的严重程度。易损斑块通常具有薄的纤维帽和大量的炎性细胞，纤维帽的维持是由于细胞外基质的产生和降解，并且受到炎症细胞的影响。例如，T 细胞产生的 IFN-γ 通过平滑肌细胞抑制基质的形成，巨噬细胞产生蛋白酶降解基质。这些蛋白酶包括间质胶原酶、明胶酶和间质溶解素。[97] 通常斑块断裂发生在病灶边缘或肩部，这些部位含有丰富的泡沫细胞，表明影响炎症的因素也可能影响血栓形成。应该注意的是，心肌梗死和卒中的发生率在急性感染期间率是上升的。

钙化和新血管形成，是成熟病变共同特点，也决定了动脉粥样硬化病变的稳定性。内膜钙化包括外膜细胞样细胞产生基质框架，其变成钙质的，这个过程是受到过氧化固醇和细胞因子进行的调节。[98] 自中膜生长的小血管可以为炎性的进入创建一个通道。[99] 斑块内活化的炎性细胞引起内膜内平滑肌细胞凋亡时，就形成了不稳定斑块，进而分解代谢细胞外的基质，最终让细胞外基质的合成受到抑制并变得不稳定，使纤维帽更脆弱。一些巨噬细胞产生的促炎介质（如 TNF、氧自由基和氮物质以及促血栓形成因子）和促血栓因素，让更多的单核细胞进入病变，进而这些新纳入的单核细胞会分化成更多的巨噬细胞，形成更多的泡沫细胞，并延续以上的恶性循环。这直接损害内皮细胞的功能，通过加速 NO 衰变可破坏邻近组织，并降低了动脉血管的扩张性。[100]

病变核心的血栓形成取决于组织因子的存在。氧化 LDL、感染或有 CD40 的内皮细胞和具有 CD40 受体的炎性细胞的结合，会促进内皮细胞和巨噬细胞产生组织因子。[101]

结　论

关于动脉粥样硬化大多数研究都集中在颅外血管（冠状动脉）和脆弱及具有破裂倾向的斑块，斑块具有一个相当大的脂质核心，外面被非常薄的、不稳定的纤维帽封闭成。因此，中度狭窄的斑块破裂导致了一些急性冠状动脉疾病。[102]与此相反，引起颈动脉严重狭窄的动脉斑块具有最高风险。通常颅内动脉粥样硬化斑块的形成需要数十年的进展，并可能没有症状。形态学研究表明，和主动脉和冠状动脉相比，脑动脉的动脉粥样硬化的病变没有那么严重，显示出特定的形态学差异。[103]但成熟的斑块可能导致动脉狭窄，引起湍流，或降低脑灌注。血流动力学的改变或流量降低能够让血小板和凝集因子诱发血栓形成。已经发现，颈动脉粥样硬化导致脑栓塞性缺血的患者，在其动脉内膜表面可看到与血管腔内坏死物质和没有内皮的溃疡斑块相关的栓子。[3]总的来说，这些因素推动栓塞到达远端位置，从而引发了终末器官缺血。虽然动脉管腔阻塞的程度是卒中危险的一个显著指标，来自冠状动脉研究中识别易损斑块让大家更深地理解动脉粥样硬化性卒中。

任何类型的斑块，只要具有高血栓形成率或快速进展，都被认为是易损斑块（图37.4）。颈动脉斑块易损性的病理学和影像学特征包括糜烂、溃疡、血栓、钙化、颈动脉内膜和（或）中膜增厚、斑块炎症、斑块内出血、脂质核心的层次以及经颅多普勒检测到的微栓子信号。[104]尽管对易损斑块认识的进步和通过影像检查发现其能力有所改善，临床表现和狭窄程度仍是预测颅外颈动脉狭窄缺血风险的最可靠措施。

因此，暴露的成分、局部血流动力学、血小板活化、纤溶功能和终末器官缺血的敏感性等一系列血栓形成因素的结合，能够确定动脉粥样硬化的严重程度。表 37.2 总结了与斑块脆性和破裂有关的各个特征，图 37.5 提供了一个概念性的模型，描述斑块易损、破裂和血栓形成的可能的病理生理机制。目前对动脉粥样硬化病理生理步骤的理解是药物和介入治疗此类患者的关键。对病理生理步骤的进一步理解将促进在血浆中可检测到的疾病各个阶段的生物标志物用于临床。这方面的知识已经揭示了新治疗干预措施的潜在目标。

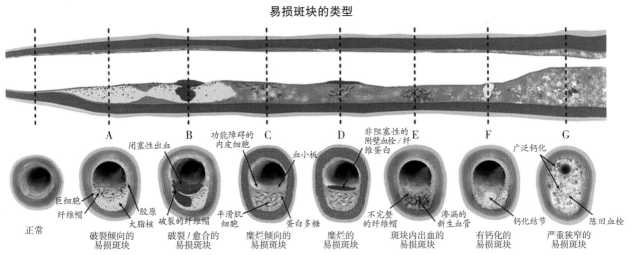

图 37.4 不同类型的易损斑块。引自 Naghavi M, Libby P, Falk E, et al. From vulnerable plaque to vulnerable patient: a call for new definitions and risk assessment strategies: Part I. Circulation, 2003, 108(14): 1664−1672

表 37.2 与斑块易碎性和破裂有关的特征

结构	细胞	功能	重构	斑块破裂的可能触发因素
大且软的脂质核心（>40% 的八块体积） 薄的且缺少胶原的纤维帽 新生血管和斑块内出血 裂开的帽变薄 大于 90% 的狭窄	破裂处（斑块肩部）缺少平滑肌细胞 破裂处巨噬细胞聚集和炎性细胞（活化 T 细胞、肥大细胞）浸润 外膜炎症 内皮裸露表层血小板聚集	受损的基质合成 基质降解增加（巨噬细胞衍生的基质金属蛋白酶）	扩张性（外向性或正性）血管重构	自发的 急性感染 不正当的药物应用（可卡因、安非他命、大麻） 受冻 极限身体运动，特别是平时不习惯常规运动的 严重的情感受创 性生活

引自 Falk E. Pathogenesis of atherosclerosis. J Am Coll Cardiol, 2006,18,47(8 Suppl): C7–12. Shah P. Mechanisms of plaque vulnerability and rupture. J Am Coll Cardiol, 2003,19,41(4 Suppl S):15S–22S.

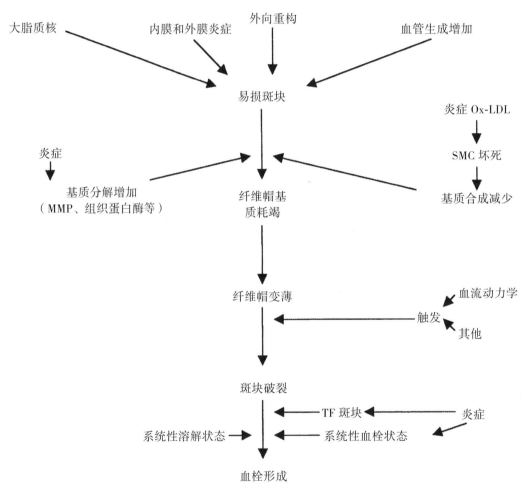

图 37.5 概念性模型，描述了斑块易损、破裂和血栓形成的可能的病理生理机制。Ox-LDL：氧化低密度脂蛋白；MMP：基质降解金属蛋白酶；SMC：平滑肌细胞

总 结

• 动脉粥样硬化斑块的形成是在连续步骤之后发生的，包括内皮损伤、巨噬细胞和血管平滑肌细胞进入、脂质核心和纤维帽形成和新生血管形成。

• 细胞因子、黏附分子、蛋白水解酶、血脂异常以及免疫系统介导了斑块形成的过程和易损斑块的改变。

• 颅内动脉粥样硬化和颅外动脉粥样硬化都

具有彼此不同的独特特点，并有别于其他区域血管的动脉粥样硬化。

- 解剖学和血管壁结构因素部分解释了不同血管床的动脉粥样硬化形成的一些差别和其并发症。
- 易损斑块多种形式的急性变化导致血栓形成，是大多数急性缺血性并发症的发生机制。

细胞因子在动脉硬化中的作用

- 氧化 LDL（诱导细胞氧化剂负荷）
- 调节脂质代谢
- 内皮激活（上调黏附分子的表达）
- Chemokine 的释放
- 诱导单核细胞分化为巨噬细胞
- 调节清道夫受体的表达
- 调节免疫应答（Th1/Th2/Treg/Th17）
- 调节平滑肌细胞的移入 / 增殖
- 降解基质（刺激 MMP 的表达）
- 诱导巨噬细胞的凋亡
- 血管生成
- 刺激斑块内新生血管形成
- 调节内皮的促凝聚活性 / 纤溶作用（PAI-1）
- 简写：LDL，低密度脂蛋白；MMP，基质金属降解蛋白酶；PAI-1，血浆酶原激活剂抑制因子 -1；VSMC，血管平滑肌细胞；Th1，T 辅助 1 型细胞；Th2，T 辅助 2 型细胞；Treg，T 调节细胞；Th17，T 辅助 17 型细胞。

引自 Sarah Jane George, Jason Johnson. Atherosclerosis Molecular and Cellular Mechnaisms; edited by Sarah Jane George and Jason Johnson, Wiley-Blackwell, ISBN 978-3-527-32448-4, chapter 4, page 66.

参考文献

[1] Lusis AJ. Atherosclerosis. Nature, 2000,407(6801):233–241

[2] Kumar V, Abbas AK, Fausto N, et al. Blood vessels//Robbins & Cotran Atherosclerosis. 8th ed. Philadelphia, PA: Saunders Elsevier, 2010

[3] Barnett HJ, Peerless SJ, Kaufmann JC. "Stump" on internal carotid artery—a source for further cerebral embolic ischemia. Stroke, 1978,9(5):448–456

[4] Hansson GK, Hamsten A. Atherosclerosis, thrombosis and vascular biology//Goldman's Cecil Medicine. 24th ed. Philadelphia, PA: Saunders Elsevier, 2012:409

[5] Ridker P, Libby P. Risk factors for atherothrombotic disease//Zipes D, et al. Braunwald's Heart Disease. 7th ed. Philadelphia PA: Saunders Elsevier, 2005:939

[6] Mitsuyama Y, Thompson LR, Hayashi T, et al. Autopsy study of cerebrovascular disease in Japanese men who lived in Hiroshima, Japan, and Honolulu, Hawaii. Stroke, 1979,10(4): 389–395

[7] Feldmann E, Daneault N, Kwan E, et al. Chinese-white differences in the distribution of occlusive cerebrovascular disease. Neurology, 1990,40(10):1541–1545

[8] Wong LKS. Global burden of intracranial atherosclerosis. Int J Stroke, 2006,1(3):158–159

[9] Gorelick P, Han J, Huang Y, et al. Epidemiology//Kim J. Intracranial Atherosclerosis. Hoboken, NJ: Blackwell Publishing, 2008:33–44

[10] Kunitz SC, Gross CR, Heyman A, et al. The Pilot Stroke Data Bank: definition, design, and data. Stroke, 1984,15(4): 740–746

[11] Aboyans V, Lacroix P, Criqui MH. Large and small vessels atherosclerosis: similarities and differences. Prog Cardiovasc Dis, 2007,50(2):112–125

[12] Mathur KS, Kashyap SK, Kumar V. Correlation of the extent and severity of atherosclerosis in the coronary and cerebral arteries. Circulation, 1963,27:929–934

[13] Bae HJ, Yoon BW, Kang DW, et al. Correlation of coronary and cerebral atherosclerosis: difference between extracranial and intracranial arteries. Cerebrovasc Dis, 2006,21(1-2): 112–119

[14] Chambless LE, Folsom AR, Sharrett AR, et al. Coronary heart disease risk prediction in the Atherosclerosis Risk in Communities (ARIC) study. J Clin Epidemiol, 2003,56(9): 880–890

[15] Ito T, Shiomi M. Cerebral atherosclerosis occurs spontaneously in homozygous WHHL rabbits. Atherosclerosis, 2001,156(1):57–66

[16] Hartmann A, Rundek T, Mast H, et al. Mortality and causes of death after first ischemic stroke: the Northern Manhattan Stroke Study. Neurology, 2001,57(11):2000–2005

[17] Manson JE, Hsia J, Johnson KC, et al. Women's Health Initiative Investigators. Estrogen plus progestin and the risk of coronary heart disease. N Engl J Med, 2003,349(6): 523–534

[18] Hsia J, Langer RD, Manson JE, et al. Women's Health Initiative Investigators. Conjugated equine estrogens and coronary heart

disease: the Women's Health Initiative. Arch Intern Med, 2006, 166(3):357–365

[19] Sweitzer N, Douglas P. Cardiovascular disease in women//Zipes D, et al. Braunwald's Heart Disease. 7th ed. Philadelphia,PA: Saunders Elsevier, 2005:1951

[20] Caplan LR, Gorelick PB, Hier DB. Race, sex and occlusive cerebrovascular disease: a review. Stroke, 1986,17(4): 648–655

[21] Miller DT, Ridker PM, Libby P, et al. Atherosclerosis: the path from genomics to therapeutics. J Am Coll Cardiol, 2007,49(15):1589–1599

[22] Ingall TJ, Homer D, Baker HL Jr, et al. Predictors of intracranial carotid artery atherosclerosis. Duration of cigarette smoking and hypertension are more powerful than serum lipid levels. Arch Neurol, 1991,48(7):687–691

[23] Wong KS, Ng PW, Tang A, et al. Prevalence of asymptomatic intracranial atherosclerosis in highrisk patients. Neurology, 2007,68(23):2035–2038

[24] Anuurad E, Boffa MB, Koschinsky ML, et al. Lipoprotein(a): a unique risk factor for cardiovascular disease. Clin Lab Med, 2006,26(4):751–772

[25] Glassberg H, Rader DJ. Management of lipids in the prevention of cardiovascular events. Annu Rev Med, 2008,59: 79–94

[26] Kong J, Tamaki N, Asada M. Early lesions of cerebral atherosclerosis from induced hypertension in Watanabe heritable hyperlipidemic rabbits. Kobe J Med Sci, 2000,46(1-2): 87–101

[27] Suwanwela NC, Chutinetr A. Risk factors for atherosclerosis of cervicocerebral arteries: intracranial versus extracranial. Neuroepidemiology, 2003,22(1):37–40

[28] Hollander W, Prusty S, Kemper T, et al. The effects of hypertension on cerebral atherosclerosis in the cynomolgus monkey. Stroke, 1993,24(8):1218–1226, discussion 1226–1227

[29] Casserly IP, Sachar R, Yadav S. Acute ischemic stroke. Practical Peripheral Vascular Intervention,2012,2:174

[30] Kim JS, Caplan LR, Wong KS. Anatomy of intracranial arteries. Intracranial Atherosclerosis,2008,1:3

[31] Kim JS, Caplan LR, Wong KS. Anatomy of Intracranial Arteries. Intracranial Atherosclerosis, 2008,1:4

[32] Walmsley JG. Vascular smooth muscle orientation in curved branches and bifurcations of human cerebral arteries. J Microsc, 1983,131(Pt 3):377–389

[33] Walmsley JG, Canham PB. Orientation of nuclei as indicators of smooth muscle cell alignment in the cerebral artery. Blood Vessels, 1979,16(1):43–51

[34] Farrall AJ, Wardlaw JM. Blood-brain barrier: ageing and microvascular disease—systematic review and meta-analysis. Neurobiol Aging, 2009,30(3):337–352

[35] McCarron RM, Chen Y, Tomori T, et al. Endothelial-mediated regulation of cerebral microcirculation. J Physiol Pharmacol, 2006,57(Suppl 11):133–144

[36] Hassler O. The windows of the internal elastic lamella of the cerebral arteries. Virchows Arch Pathol Anat Physiol Klin Med, 1962,335:127–132

[37] Takayanagi T, Rennels ML, Nelson E. An electron microscopic study of intimal cushions in intracranial arteries of the cat. Am J Anat, 1972,133(4):415–429

[38] Heil M, Eitenmüller I, Schmitz-Rixen T, et al. Arteriogenesis versus angiogenesis: similarities and differences. J Cell Mol Med, 2006,10(1):45–55

[39] Stehbens WE. Pathology of the Cerebral Blood Vessels. St. Louis, MO: CV Mosby, 1972

[40] Zervas NT, Liszczak TM, Mayberg MR, et al. Cerebrospinal fluid may nourish cerebral vessels through pathways in the adventitia that may be analogous to systemic vasa vasorum. J Neurosurg, 1982,56(4):475–481

[41] Takaba M, Endo S, Kurimoto M, et al. Vasa vasorum of the intracranial arteries. Acta Neurochir (Wien), 1998,140(5):411–416

[42] Langheinrich AC, Kampschulte M, Buch T, et al. Vasa vasorum and atherosclerosis-Quid novi? Thromb Haemost, 2007, 97(6): 873–879

[43] Xu WH, Li ML, Gao S, et al. Middle cerebral artery intraplaque hemorrhage: prevalence and clinical relevance. Ann Neurol, 2012,71(2):195–198

[44] Postiglione A, Napoli C. Hyperlipidaemia and atherosclerotic cerebrovascular disease. Curr Opin Lipidol, 1995,6(4): 236–242

[45] Dai G, Kaazempur-Mofrad MR, Natarajan S, et al. Distinct endothelial phenotypes evoked by arterial waveforms derived from atherosclerosis-susceptible and resistant regions of human vasculature. Proc Natl Acad Sci USA, 2004,101(41):14871–14876

[46] Derdeyn CP. Mechanisms of ischemic stroke secondary to large artery atherosclerotic disease. Neuroimaging Clin N Am, 2007,17(3):303–311, vii–viii

[47] Scott RF, Daud AS, Wortman B, et al. Proliferation and necrosis in coronary and cerebral arteries: a comparison of histologic characteristics, DNA, protein, collagen and lipids in coronary and cerebral arteries. J Atheroscler Res, 1966,6(6):499–509

[48] Napoli C, Witztum JL, de Nigris F, et al. Intracranial arteries of human fetuses are more resistant to hypercholesterolemia-induced fatty streak formation than extracranial arteries. Circulation, 1999, 99(15):2003–2010

[49] Hebert PR, Gaziano JM, Chan KS, et al. Cholesterol lowering

with statin drugs, risk of stroke, and total mortality. An overview of randomized trials. JAMA, 1997,278(4): 313–321

[50] Ross R. Atherosclerosis—an inflammatory disease. N Engl J Med, 1999,340(2):115–126

[51] Mathur KS, Kashyap SK, Kumar V. Correlation of the extent and severity of atherosclerosis in the coronary and cerebral arteries. Circulation, 1963,27:929–934

[52] McGarry P, Solberg LA, Guzman MA, et al. Cerebral atherosclerosis in New Orleans. Comparisons of lesions by age, sex, and race. Lab Invest, 1985,52(5):533–539

[53] Fuster V, Fayad ZA, Badimon JJ. Acute coronary syndromes: biology. Lancet, 1999,353(Suppl 2):SII5–SII9

[54] Masuda J, Tanaka K. A new model of cerebral arteriosclerosis induced by intimal injury using a silicone rubber cylinder in rabbits. Lab Invest, 1984,51(4):475–484

[55] Channon KM. Tetrahydrobiopterin: regulator of endothelial nitric oxide synthase in vascular disease. Trends Cardiovasc Med, 2004,14(8):323–327

[56] True AL, Olive M, Boehm M, et al. Heme oxygenase-1 deficiency accelerates formation of arterial thrombosis through oxidative damage to the endothelium, which is rescued by inhaled carbon monoxide. Circ Res, 2007,101(9):893–901

[57] Muzaffar S, Shukla N, Jeremy JY. Nicotinamide adenine dinucleotide phosphate oxidase: a promiscuous therapeutic target for cardiovascular drugs? Trends Cardiovasc Med, 2005,15(8):278–282

[58] Zarins CK, Giddens DP, Bharadvaj BK, et al. Carotid bifurcation atherosclerosis. Quantitative correlation of plaque localization with flow velocity profiles and wall shear stress. Circ Res, 1983,53(4):502–514

[59] Kim JS, Caplan LR, Wong KS. Anatomy of intracranial arteries. Intracranial Atherosclerosis, 2008,1:26

[60] Yamori Y, Horie R, Sato M, et al. Hemodynamic derangement for the induction of cerebrovascular fat deposition in normotensive rats on a hypercholesterolemic diet. Stroke, 1976,4:385–389

[61] Davies PF, Remuzzi A, Gordon EJ, et al. Turbulent fluid shear stress induces vascular endothelial cell turnover in vitro. Proc Natl Acad Sci U S A, 1986,83(7): 2114–2117

[62] Morigi M, Zoja C, Figliuzzi M, et al. Fluid shear stress modulates surface expression of adhesion molecules by endothelial cells. Blood, 1995,85(7):1696–1703

[63] Walpola PL, Gotlieb AI, Cybulsky MI, et al. Expression of ICAM-1 and VCAM-1 and monocyte adherence in arteries exposed to altered shear stress. Arterioscler Thromb Vasc Biol, 1995,15(1):2–10

[64] Navab M, Fogelman AM, Berliner JA, et al. Pathogenesis of atherosclerosis. Am J Cardiol, 1995,76(9):18C–23C

[65] Ross R. Atherosclerosis—an inflammatory disease. N Engl J Med, 1999,340(2):115–126

[66] Langer HF, Gawaz M. Platelet-vessel wall interactions in atherosclerotic disease. Thromb Haemost, 2008,99(3): 480–486

[67] Seizer P, Gawaz M, May AE. Platelet-monocyte interactions—a dangerous liaison linking thrombosis, inflammation and atherosclerosis. Curr Med Chem, 2008,15(20):1976–1980

[68] Nassar T, Sachais BS, Akkawi S, et al. Platelet factor 4 enhances the binding of oxidized low-density lipoprotein to vascular wall cells. J Biol Chem, 2003,278(8):6187–6193

[69] Libby P. Atherosclerosis: the new view. Sci Am, 2002,286(5):46–55

[70] Proudfoot AEI. The biological relevance of chemokine-proteoglycan interactions. Biochem Soc Trans, 2006,34(Pt 3): 422–426

[71] Barlic J, Zhang Y, Foley JF, et al. Oxidized lipid-driven chemokine receptor switch, CCR2 to CX3CR1, mediates adhesion of human macrophages to coronary artery smooth muscle cells through a peroxisome proliferator-activated receptor γ-dependent pathway. Circulation, 2006,114(8): 807–819

[72] Gosling J, Slaymaker S, Gu L, et al. MCP-1 deficiency reduces susceptibility to atherosclerosis in mice that overexpress human apolipoprotein B. J Clin Invest, 1999,103(6):773–778

[73] Boring L, Gosling J, Cleary M, et al. Decreased lesion formation in CCR2-/- mice reveals a role for chemokines in the initiation of atherosclerosis. Nature, 1998,394(6696): 894–897

[74] Tedgui A, Mallat Z. Cytokines in atherosclerosis: pathogenic and regulatory pathways. Physiol Rev, 2006,86(2): 515–581

[75] Yang QW, Mou L, Lv FL, et al. Role of Toll-like receptor 4/NFkappaB pathway in monocyte-endothelial adhesion induced by low shear stress and ox-LDL. Biorheology, 2005,42(3): 225–236

[76] Salio M, Chimenti S, De Angelis N, et al. Cardioprotective function of the long pentraxin PTX3 in acute myocardial infarction. Circulation, 2008,117(8):1055–1064

[77] Flavell DM, Jamshidi Y, Hawe E, et al. Peroxisome proliferatoractivated receptor alpha gene variants influence progression of coronary atherosclerosis and risk of coronary artery disease. Circulation, 2002,105(12):1440–1445

[78] Steinberg D. The LDL modification hypothesis of atherogenesis: an update. J Lipid Res, 2009,50(Suppl):S376–S381

[79] Li AC, Glass CK. The macrophage foam cell as a target for therapeutic intervention. Nat Med, 2002,8(11):1235–1242

[80] van Berkel TJC, Out R, Hoekstra M, et al. Scavenger receptors: friend or foe in atherosclerosis? Curr Opin Lipidol,

2005,16(5):525–535

[81] Libby P. Inflammation in atherosclerosis. Nature, 2002, 420(6917):868–874

[82] deCathelineau AM, Henson PM. The final step in programmed cell death: phagocytes carry apoptotic cells to the grave. Essays Biochem, 2003,39:105–117

[83] Kovanen PT. Mast cells in human fatty streaks and atheromas: implications for intimal lipid accumulation. Curr Opin Lipidol, 1996,7(5):281–286

[84] Ouimet M, Wang MD, Cadotte N, et al. Epoxycholesterol impairs cholesteryl ester hydrolysis in macrophage foam cells, resulting in decreased cholesterol efflux. Arterioscler Thromb Vasc Biol, 2008,28(6):1144–1150

[85] Bouhlel MA, Derudas B, Rigamonti E, et al. PPARgamma activation primes human monocytes into alternative M2 macrophages with anti-inflammatory properties. Cell Metab, 2007,6(2):137–143

[86] Newby AC. Matrix metalloproteinases regulate migration, proliferation, and death of vascular smooth muscle cells by degrading matrix and non-matrix substrates. Cardiovasc Res, 2006,69(3):614–624

[87] George SJ, Dwivedi A. MMPs, cadherins, and cell proliferation. Trends Cardiovasc Med, 2004,14(3):100–105

[88] Fay WP, Garg N, Sunkar M. Vascular functions of the plasminogen activation system. Arterioscler Thromb Vasc Biol, 2007,27(6):1231–1237

[89] Barger AC, Beeuwkes R Ⅲ, Lainey LL Ⅲ, et al. Hypothesis: vasa vasorum and neovascularization of human coronary arteries: a possible role in the pathophysiology of atherosclerosis. N Engl J Med, 1984,310(3):175–177

[90] Moulton KS, Vakili K, Zurakowski D, et al. Inhibition of plaque neovascularization reduces macrophage accumulation and progression of advanced atherosclerosis. Proc Natl Acad Sci USA, 2003,100(8):4736–4741

[91] Packard RR, Libby P. Inflammation in atherosclerosis: from vascular biology to biomarker discovery and risk prediction. Clin Chem, 2008,54(1):24–38

[92] Wang B, Sun J, Kitamoto S, et al. Cathepsin S controls angiogenesis and tumor growth via matrix-derived angiogenic factors. J Biol Chem, 2006,281(9):6020–6029

[93] Glagov S, Weisenberg E, Zarins CK, et al. Compensatory enlargement of human atherosclerotic coronary arteries. N Engl J Med, 1987,316(22):1371–1375

[94] Nishioka T, Luo H, Eigler NL, et al. Contribution of inadequate compensatory enlargement to development of human coronary artery stenosis: an in vivo intravascular ultrasound study. J Am Coll Cardiol, 1996, 27(7):1571–1576

[95] Schoenhagen P, Ziada KM, Kapadia SR, et al. Extent and direction of arterial remodeling in stable versus unstable coronary syndromes: an intravascular ultrasound study. Circulation, 2000, 101(6): 598–603

[96] Pasterkamp G, Wensing PJ, Hillen B, et al. Impact of local atherosclerotic remodeling on the calculation of percent luminal narrowing. Am J Cardiol, 1997,79(4): 402–405

[97] Libby P. Changing concepts of atherogenesis. J Intern Med, 2000,247(3):349–358

[98] Watson KE, Boström K, Ravindranath R, et al. TGF-β 1 and 25-hydroxycholesterol stimulate osteoblast-like vascular cells to calcify. J Clin Invest, 1994, 93(5):2106–2113

[99] Ribatti D, Levi-Schaffer F, Kovanen PT. Inflammatory angiogenesis in atherogenesis—a double-edged sword. Ann Med, 2008,40(8):606–621

[100] Kim JS, Caplan LR, Wong KS. Anatomy of intracranial arteries. Intracranial Atherosclerosis, 2008,1:22

[101] Schönbeck U, Mach F, Sukhova GK, et al. CD40 ligation induces tissue factor expression in human vascular smooth muscle cells. Am J Pathol, 2000,156(1):7–14

[102] Fuster V, Lewis A. Conner Memorial Lecture. Mechanisms leading to myocardial infarction: insights from studies of vascular biology. Circulation, 1994,90(4):2126–2146

[103] Kato H, Tokunaga O, Watanabe T, et al. Experimental cerebral atherosclerosis in the rabbit. Scanning electron microscopic study of the initial lesion site. Pathol Res Pract, 1991, 187(7):797–805

[104] Nighoghossian N, Derex L, Douek P. The vulnerable carotid artery plaque: current imaging methods and new perspectives. Stroke, 2005,36(12):2764–2772

第 38 章　"高风险"患者血管造影的改变

Babak S. Jahromi, Charles A. Guidot, J Mocco. Elad I. Levy, I. Nelson Hopkins

尽管无创的脑血管成像方法在很大程度上取代了导管造影，尤其在脑血管疾病的初始检查中，但是导管血管造影仍然是必不可少的，特别是在血管内介入治疗的范围不断扩大的情况下。[1]但导管脑血管造影是一种侵入性的检查，专业协会（表38.1）确定了并发症的阈值，这些阈值（特别是暂时性和永久性神经功能障碍）应该比实际情况的更高，特别是和有经验的中心的并发症发生率相比（表38.2）。[2-6]考虑到目前可用的无创性影像方法，神经造影的医生更有义务使用所有可能的办法来进一步降低血管造影过程中发生的风险。本章将讨论如何达到这一目标的策略，焦点为脑血管造影"高风险"的患者。本章提出的预防措施也适用于介入治疗的病例，虽然这类手术具有其特定的风险（在本书其他章节讨论）。

虽然没有严格定义哪些问题导致了患者脑血管造影的"高风险"，但对现在大宗血管造影的病例序列回顾研究（表38.2）确认如下患者的特点与围手术期并发症（通常是神经系统）的增高

有关：缺血性脑血管病、出血性脑血管疾病、心血管疾病、高龄和更长的操作时间。不幸的是，这样的危险因素常常不是孤立的，如高龄具有慢性肾衰竭的糖尿病患者因为卒中而需接受造影，其他可能的造影高风险患者可能常规神经血管造影医生不太熟悉的患者（如孕妇或儿童患者），或那些对有创手术和血管内造影剂应用有禁忌证的患者（如患者凝血功能障碍或肾功能障碍）。总体来看，可以分为以下几类：

- 动脉粥样硬化性疾病患者
- 肾功能减退患者
- 急性出血性卒中
- 急性缺血性脑卒中
- 凝血功能障碍患者
- 儿童患者
- 孕妇患者

接下来讨论在各种情况下降低风险的方法，这些防范措施的有效性只能通过详细追踪各自的并发症率来确定，目的在于保持低于发表的脑血管造影的并发症率（表38.2~表38.4）。

动脉粥样硬化性疾病患者

动脉粥样硬化患者构成了一个病变不同群体，包括曾患有心肌梗死（myocardial infarction, MI）、冠状动脉疾病、冠状动脉旁路移植术、短暂性脑缺血发作（TIA）、卒中或周围血管疾病的患者。本组患者往往年龄较大且有一个共同特

表 38.1　建议根据医院回顾的脑血管造影的并发症阈值

并发症	阈值
可逆性神经功能障碍	2.5%
永久性神经功能障碍	1%
不完全或者不成功的血管造影	2%
肾衰竭	0.2%
需要治疗的动脉闭塞	0.2%
动静脉瘘或假性动脉瘤	0.2%
需要手术或者输血的血肿	0.5%

表 38.2 诊断性脑血管造影的临床并发症

参考文献	例数	年龄（岁）	时间	ICVD	一过性神经功能并发症	永久性神经功能并发症	选择性非神经功能并发症	全部并发症	发现的关键风险因素	备注
5	1715	52.9（女性）52.5（男性）	2000—2008	16.1%	0.06%	0	0.2%-夹层 0.35%-穿刺点 0.06%-过敏/休克	0.7%	无正式分析。女性、高血压、股动脉疾病、使用穿刺点闭合装置和动脉瘤患者造影是可能的风险	高流量的中心，并发症发生率低
2	2924	45.4	2001—2006	罕见	0.3%	0	0.41%-穿刺点血肿 0.44%-无症状夹层	1.23%	急诊手术 ICH 和 SAH 造影	高选择性病例，几乎没有 ICVD，大部分青年轻和选择性造影
4	19 826	52.9	1981—2003	38.4%	2.45%	0.19%	4.2%-穿刺点血肿 0.06%-全因死亡 0.05%-因神经原因死亡 0.03%-过敏/休克 0.02%-急性肾衰竭	7.23%	SAH、ICVD 和 AVM 造影（OR=2.52、2.49、2.07）频发 TIA（OR=1.67）处于培训期内人员操作刚刚结束培训的	细心记录所有并发症；并发症发生率的最佳预测；排除了轻微并发症
6	2899	52.5	1996—2001	33.3%	0.9%	0.5%	0.4%-穿刺点血肿 0.25%-致残性卒中 0.0-肾衰竭	2.0%	心脏病史（RR=2.32）年龄大于 55 岁透视时间大于 10min（RR=1.97）	ICVD 患者和受培训术者有并发症增加
3	1000	53	1992—1993	22.7%	0.5%	0.5%	8.1%-轻微腹股沟血肿 0.2%-股动脉夹层	9.7%	几乎所有神经并发症发生于 ICVD 患者	高流量中心；前瞻性数据收集

AVM：动静脉畸形；ICVD：缺血性脑血管病；TIA：短暂性脑缺血发作；OR：比值比；RR：相对危险度

表 38.3　诊断性脑血管造影时影像学或静默性并发症

参考	病例数	年龄（岁）	ICVD	并发症	评估方法	发现的风险因素
10	107	49.6	35.5%	11.1%	DWI 病灶	受培训（19.6%）经验丰富术者（2%）；血管风险因素
8	50（肝素化）	49.3	32%	6%（4,40s）	DWI 新 病 灶（每次造影平均时间和微栓子数目）	血管病史（和增加透视时间和造影剂量有关）；使用肝素或者空气滤过气降低术后DWI 病灶
	50（空气过滤）	49.4	32%	6%（29,5s）		
	50（标准技术）	51.5	34%	22%（66,57s）		
9	66	N/A	36.4%	25.8%	DWI 新病灶	和以上最新研究相似

DWI, 弥散加权成像；ICVD, 缺血性脑血管病；N/A 未评估

表 38.4　具有 ICVD 患者行诊断性造影时神经功能并发症率

参考文献	时间	病例数	一过性	永久性	备注
4	1981—2003	7614	3.7%	0.3%	最大系列
6	1996—2001	965	1.1%	0.6%	最大现代前瞻性
3	1992—1993	227	1.8%	1.8%	高流量中心

点：随着疾病负担的加重，患者的血管更不容易进行血管操作。脑血管的动脉粥样硬化在脑血管造影时具有更高的神经功能损伤的风险（对比表38.2 非选择性患者和表 38.4 中表现为卒中或 TIA 的缺血性脑血管病患者），[4,6] 神经内科、神经外科和放射科等专业学术团队已经确认，脑动脉硬化患者脑血管造影时神经损伤的风险增加 2~3 倍。[7] 血管疾病和危险因素也与造影后磁共振成像（MRI）（表 38.3）上显示的无症状脑梗死有较高的关联。[8-10] 重要的是，要时刻记着神经损伤不是造影者唯一需要担忧的并发症，这些患者也有较高的风险发生其他部位的动脉栓塞，而造影者应该知道内脏和外周动脉栓塞的有关症状和体征。造影者需要面对的挑战包括进入血管的入路、狭窄扭曲的血管以及动脉弓解剖异常，这些因素导致导管操作时间延长，进而引起该组患者造影的风险增加（表 38.2~ 表 38.4）。

周围血管疾病会使造影者建立动脉通路的难度增加，髂股部疾病可能会导致右侧股动脉无法穿刺，迫使术者采用对侧腹股沟或桡 / 肱动脉穿刺法。[11] 如果需要在瘢痕组织包绕的、之前用过器械封堵的动脉或者血管替代物的动脉重建血管通路，需要更硬的导丝或微导丝，随后使用扩张器重新进入股动脉，应该在造影开始之前了解腹股沟区的疾病或手术。建立动脉通道之后，造影者要面对血管的曲折、狭窄或二者同时，在置入造影管前通过血管鞘造影是有帮助的。髂总动脉近端或股动脉严重迂曲时，更长和更硬的血管鞘有助于导管的远端操作。当导管或鞘通过接近闭塞的狭窄血管时，对血管狭窄的介入治疗要求血管造影快速和有效地完成。有时需要对髂动脉的狭窄提前处理，或需要转到另一通路。应该牢记一点的是通过严重动脉粥样硬化部位的穿刺点，不能采用经皮闭合装置，严重钙化的血管穿刺点由于血管顺应性较差而不能闭合，严重钙化血管的穿刺点更容易出现延迟性的"血块收缩性"出血。

可以尝试用桡动脉作为替代的血管通路（或肱动脉，如果患者 Allen 试验阳性[12] 或者需要更大的管腔）。事实上，在无名或锁骨下动脉严重狭窄和迂曲的情况下，桡动脉或肱动脉入路可能优于股动脉入路。应用手指脉搏血氧计确保桡动脉造影期间手部具有充足的侧支血流，桡动脉鞘也应尽快在手术完成后撤去，以避免桡动脉闭塞。

随着患者年龄和血管疾病的增加，造影医生应该预见到主动脉弓粥样硬化和导管不易通过的解剖（即Ⅱ或Ⅲ型弓，图38.1）。虽然全身肝素化和（或）使用空气过滤器已经证明可显著减少脑血管造影后微栓子 [扩散加权成像（DWI）后病灶可见]，[8] 但是没有确切的证据显示使用特定类型或尺寸的导管或冲洗系统能够降低风险。在这种情况下，术者可优先使用软头的 Simmons 导管，努力将导丝、器械和导管（即所谓的 helicoptering）在弓内的操作降到最低。动脉弓斑块栓塞的危险是真实存在的，这类患者的主动脉弓造影与大量栓子（类似并发症）相关联。[7] 主动脉弓溃疡性斑块引起动脉栓塞性并发症的风险特别高，如果在术中从导管能反复抽吸到黄白相间的凝聚颗粒，最好是重新评估血管造影的适应证和必要。尽管在规划缺血性脑血管病（ischemic cerebrovascular disease, ICVD）（如症状性的颈动脉狭窄行颈动脉支架术与颈动脉内膜剥脱术）的后续治疗时，了解主动脉弓的解剖和侧支循环很重要，但这些信息通常可以通过无创的方法获

得，因此作者会常规的限制高危患者有关血管的造影，最大限度地减少血管内操作、减少操作时间和降低造影剂的用量。

近期发生心肌梗死或冠状动脉旁路移植术是引起脑缺血损伤的风险因素，心功能差的患者出现造影剂肾病（CIN）的风险（表38.5）[13-17] 增加，应该相应地进行干预（在下节讨论）。其他预防措施包括严密监测和控制包括心率、呼吸频率、血氧饱和度、呼气末二氧化碳（CO_2）、血压（BP），进行疼痛控制（尤其是血管未通的冠状动脉缺血或不稳定型心绞痛）。同时确保阿司匹林、氯吡格雷、肝素或华法林的连续使用。进行脑血管造影时，需要仔细思考一些细节，使用显微穿刺术，并从患者之前的冠状动脉造影得到腹股沟穿刺点和闭合时的细节，椎动脉造影避免意外进入左右的内乳动脉（已经被用作或者正在考虑用作冠状动脉的桥血管）。介入病例可能会有额外的风险，有罕见的病例报道：由于卒中进行动脉溶栓，因为之前具有 MI，出现致命性的心脏破裂。[18]

肾功能不全患者

CIN 通常被定义为血管内应用造影剂后血清肌酐（Cr）比基线值增加25%，或绝对值增加了 0.5mg/dL（44.2umol/L），[13,16-17] 不太严格的定义为该数值翻倍（比基线增加50%或同比增加 1mg/dL，即 88.4umol/L）。[19] 通常在动脉或静脉造影后48~72h进行评估。[15]CIN 是脑血管造影的一种不常见但具有严重副作用的并发症，其能够大幅度增加院内并发症发生率、死亡率、在重症监护病房（ICU）的停留时间、住院总时间、使用透析的概率，并增加死亡率。[13,15-16]CIN 最重要的危险因素是既往存在肾功能障碍，其他风险因素列于表38.5。各种危险因素同时存在将大大增加 CIN 的风险，而没有所列的风险因素可基本排除肾功能损害。[13] 对于接受造影的大多数患者，肾功能障碍需充分估计，包括肾小球滤过

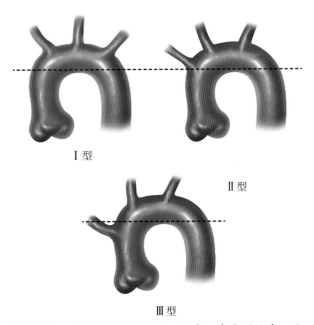

Ⅰ型

Ⅱ型

Ⅲ型

图38.1 延长主动脉弓的分类方案。在Ⅰ型弓中，头臂干和其他大血管从弓的顶部起源。在Ⅱ型弓中，头臂起源于与弓的较小曲率平行的假想线。在Ⅲ型弓中，头臂起源在小弯以下（引自 Pelberg R, Mazur W. Vascular CT Angiography Manual. New York: Springer, 2011. 经 Springer 许可转载）

表 38.5 发生造影剂肾病的患者风险因素

分类	关键样本 / 关键点
存在肾功异常	中等（高）风险 =GFR<60（30）mL/min，单肾，多囊肾
糖尿病	如果之前存在如下疾病则风险进一步升高，如肾功不全，蛋白尿
容量减少	败血症，脱水，休克或低血压
年龄	大于 70 岁
心脏疾病	充血性心衰，高血压，冠状动脉或外周血管病，急性心肌梗死，低 LVEF
全身因素	贫血，血清蛋白低
肾毒性药物	髓袢利尿剂（呋塞米），两性霉素 B，氨基糖苷类，万古霉素，NSAID，免疫抑制剂（环孢菌素），化疗
最近血管内应用造影剂	特别是过去 72h 内使用过

GFR：肾小球滤过率；LVEF：左心室射出分数；NSAID：非甾体抗炎药。改自参考文献 13~17

率（GFR）或 Cr 的清除率，而不是单独由血清 Cr 来评估。大量的在线计算器可根据患者的血清 Cr、年龄、性别、体重和种族来估计 GFR 和 Cr 清除率。[20-22]

虽然肾功能不全患者最有效的预防措施是不进行造影（通常是无创），采用不使用碘造影剂的无创方法，但有些情况不能替代造影或难以进行诊断。二氧化碳造影通常在膈下使用，脑和冠状动脉的血管反应性使这种造影受到了限制。钆（动脉内或静脉注射）的使用目前受到美国食品药物监督管理局的"黑盒子"警告，患者肾功能差时不能再使用钆（除非绝对必要）。因为最近研究表明这种方法有可能引起肾源性系统纤维化的风险。[23-25]造影医生应该对 CIN 高风险患者的造影进行调整，如造影剂的用量、造影剂类型、围手术期水化、患者的药物预防方案等。

造影医生降低 CIN 风险的最简单、最直观的方法是在保证图像质量的前提下使用最少量的造影剂，达到这个目的的关键是选择正确的导管和血管，而不是使用稀释的造影剂进行多个系列造影，实际上，高度选择血管造影使用的造影剂量比 CTA 少 1/4~1/3 。Freeman 等发现，造影剂用量超过 5（mL）× 体重（kg）/ 血 Cr（mg/ dL），透析的风险增加了 12 倍，院内死亡率增加了 4.3 倍，超过最大剂量的使用，相关风险会成指数增加。[26] 因此，造影剂最大用量很大程度上取决于患者的体重和基线肾功能。例如 70kg 的男性、Cr1.2 可能耐受 290mL 的造影剂，而在一个 60kg 的女性、Cr2，造影剂用量应低于 150mL（用量参阅 300mg/mL 非离子型造影剂）。在一般情况下，大多数造影医生诊断时应尽力保持造影剂用量在 100~150mL 以下，在这个水平，CIN 的风险被认为已降到较低的水平，[13,15,17] 但是大多数作者强调由于未考虑患者的基线肾功能从而缺乏相对精确的下降数值。

因为大多数机构均使用非离子低渗造影剂用于脑血管造影，这使造影剂的选择成为一个次要影响因素。碘化造影剂有很多形式和浓度，但基本上是参照是否为离子性（离子或非离子）和渗透压（高渗透压，低渗和等渗）进行分类。由于历史原因，与第一代高渗离子型造影剂（通常 > 1400~1600 mOsm/ L）相比，第二代造影剂如碘海醇（Omnipaque, GE Healthcare, Princeton,NJ）为低渗性的（通常 600~800mOsm/ L）。而第三代造影剂如碘克沙醇（Visipaque, GE Healthcare）是等渗并且具有比所谓的低渗造影剂更低的渗透压（290mOsm/ L）。[19] 离子型造影剂在脑血管造影时很少使用（或者任何造影检查都很少使用），原因是 Katayama 等具有里程碑意义的研究显示使用碘海醇（非离子型）与其他离子型造影剂相比不良反应下降 6 倍。[27] 同样，Rudnick 等证实非离子型造影剂具有较小的肾毒性，目前更多学者认为与离子造影剂的高渗透压有关（约 2 倍）。[14,19]

随着离子型造影剂的使用量下降，目前大多数的工作都集中在对肾毒性造影剂渗透压的研究上。31 个早期试验的 meta 分析表明低渗透压的造影剂最明显的益处是针对先前存在肾功损害的患者。[29] 随后的针对高危患者（血肌酐 1.5~3.5 的糖尿病患者）的随机对照试验发现，相比其他低渗造影剂（相对于全部血浆仍然为高渗性），使用等渗造影剂威视派克基本不会导致血肌酐增加超过 0.5g/L（比值比为 0.09）。[30] 最近一项收集 16 个试验 2727 例患者的荟萃 meta 分析发现，所有使用威视派克的患者 CIN 的发病率较低，尽管亚组分析发现只有先前存在肾功能不全的患者具有显著统计学差异。[31] 在笔者的医院，大部分工作常规使用低渗造影剂，在已知或预期可能发生肾功能障碍患者中则使用较昂贵的等渗造影剂威视派克（表 38.5）。

肾功能减退患者预防 CIN 最重要的措施是围手术期充足水化，盐的摄入量是防止 CIN 的一个关键因素，因为一个大的随机试验显示用同等量的 0.9% NaCl 比 0.45% NaCl 更有效。[32] 盐的类型选择（即氯化钠与碳酸氢钠）仍有些争议，最初的试验宣布碳酸氢钠优于生理盐水[33]，但在方法学上该实验一直被诟病，生理盐水依然是黄金标准。然而，最近的两个随机对照试验再次验证碳酸氢盐预防 CIN 的效果，[34-35] N- 乙酰半胱氨酸（N-acetylcysteine, NAC）伍用碳酸氢钠可能具有协同作用。[34] 一个大型的多中心、企业赞助的试验，旨在比较这两种药物的试验正在进行（评估碳酸氢钠降低患有肾脏疾病患者发生 CIN 概率）。笔者所在医院联合使用碳酸氢盐和 NAC，对于门诊患者，口服水化是可以使用的，尽管这种做法对于高危患者不是很可靠，应该补充氯化钠（如咸鸡汤，薯片）。最近一个试验显示，诊断慢性肾脏病 3 期的患者口服和静脉水化的效果一样，按 1g/10kg 体重 NaCl 的剂量于术前两天按连续服用 1~2g 片剂的方式给予。[36] 表 38.6 提供了预防 CIN 的水化方案。[13-14,16-17,32,36-37] 值得注意的是，即使在紧急情况下，也要有足够的时间在造影前进行液体团注及应用其他肾保护药物（即静脉内用药，而非口服 NAC，在下文中详细讨论）。

除了 CIN 的液体预防，建议针对肾功能障碍的患者于术中应用肾保护药物，其中最主要的是 NAC（Mucomyst, Bristol-Myers Squibb, Princeton, NJ），设想的作用机制是血管舒张和（或）抗氧化作用。[15,17] 最初的随机对照试验表明在造影的当天和前一天，每天两次口服 NAC600mg，慢性肾功能衰竭患者 CIN 的发病率降低（相对风险度为 0.1）（所有患者接受 0.45% 的 NaCl，1mL/kg，在手术前 12h 和术后 12h）。[38] 然而，许多其他随后的研究和 meta 分析提供了相互不同的和不一致的结果。最近的一个有关慢性肾功能衰

表 38.6　输液预防造影剂性肾病

种类	可能的策略
住院患者，前夜预防	NS，或碳酸氢钠 1mL/kg× 术前 12h 和术后 12h（关键总量不低于 1000mL）
住院患者，当天手术	NS，或碳酸氢钠 1~2mL/kg× 术前 3~6h 和术后 6~12h（关键 300~500mL 术前，总量不低于 1000mL）
住院或门诊患者，需快速准备	碳酸氢钠 3mL/（kg·h）（最大 300mL/h）× 术前 1h，随后 1mL/kg 术中和术后 6h
门诊患者	术前不低于 500mL 盐水（例如咸鸡汤），术后 2500mL/24h，考虑盐片补充[36]

NS：正常盐水。引自参考文献 13~14，16~17，37

竭患者口服 NAC 随机试验发现，使用高剂量的 NAC 取得显著疗效（1200mg 静脉注射，其次是术后 48h 每天口服 1200mg，每天两次），[39] 这可能是因为 NAC 经历广泛的首关代谢，其口服生物利用度低。[17] 总的来说，NAC 是相对便宜的药物，其用于肾脏保护剂量时没有明显的副作用，并且很容易通过口服和静脉途径给药。NAC 被认为是一种合理的（也许是协同）选择，但是不应该取代围手术期充足水化的关键性作用。

其他药物在预防 CIN 方面也许会有一定的益处，包括茶碱（腺苷 A1 受体拮抗剂，可能会阻断肾血流动力学对造影剂的反应）和抗坏血酸（大概通过其抗氧化作用）。关于茶碱的文献不多且混杂，结果更倾向于具有保护作用。[15,17] 随机试验中两个方案显示了该药物的功效：①造影前 0.5h 静脉注射 200mg（不给予多余的液体）。[40-41] ②术前 24h，手术后 48h，每天口服 200mg，每天两次服用该药物。[42] 前一个方案在紧急过程是必要的，因为很少有时间延长的液体预防过程。而后一个方案在术前 12h 以及术后 12h 还注射了 1mL/（kg·h）的 0.9% NaCl。有趣的是在 ICU 中至少有一个 CIN 危险因素，茶碱静脉内预处理优于 NAC 静脉预防。[40] 目前，茶碱也算是一种有益的选择，和 NAC 一样，其使用只是帮助而不是取代针对 CIN 的液体预防。关于抗坏血酸的随机研究结果更有争议，[34,43,44] 虽然其不被认为是有害的，但是其疗效尚未得到证实。

肾毒性药物有造成 CIN 的风险（表 38.5），应该在患者使用造影剂前停止使用该类药物（理想情况下，术后 48h），如果患者先前存在肾功能不全，这一点变得尤为重要。二甲双胍是一个特例，其常被误解为具有肾毒性作用。二甲双胍本身不会引起或加重 CIN，但其主要是由肾脏排出。糖尿病患者 CIN 的风险增加，这类患者由于 CIN 引起二甲双胍积累，引起乳酸中毒的风险随之增加。当前指南建议操作之前 48h 禁止使用二甲双胍（正常肾功能的糖尿病患者除外），当肾功能回基线水平时（通常为 48h）再恢复使用二甲双胍，[45] 此过程中可能需要其他的血糖控制方法。肾功能正常的患者，二甲双胍的血浆半衰期为 1.5~4.9h，因此，手术前晚上都可以安全使用二甲双胍。[17] 重要的是，造影医生与患者的主要监护医生必须针对这些预防措施进行商讨，以确保其他并发症控制良好，如充血性心脏衰竭或糖尿病等，应该禁止使用已经讨论过的药物。

肾功能衰竭或透析患者不能让造影医生任意使用造影剂的。如果患者仅是间断性透析和（或）没有达到无尿程度或只是少尿，必须要有讨论的所有预防措施，保留其剩余的肾功能。值得注意的是，尽管这样的患者接受血管造影后短时间内将进行透析，多个临床试验和 meta 分析均没有发现血液透析能够降低慢性肾功能衰竭患者 CIN 的发生率。[14,17] 完全依赖透析的无肾功能的患者，造影后透析没有好处，而且不是必要的（围手术期水化预防 CIN 也是不必要的）。

总体而言，CIN 仍然是一个危险的，但大多情况下可以预防的并发症。造影者必须获得患者的详细病史并仔细查看病历和近期的实验室检查，以正确评估 CIN 的风险，因为调查不应该仅仅局限在造影本身。有关预防的建议总结在表 38.6（如上所述），并在表 38.7 列出其他技术和系统的预防措施。只能在以下情况时才可以不采取预防措施：急诊病例，CIN 的风险足够低，即刻好处大于 CIN 的风险。如果不存在这样的情况，最安全的预防措施是使用一些替代方法（不使用造影剂的磁共振血管造影、多普勒超声），或者推迟造影直到患者已经接受足够的预防治疗，或全身或肾功能状态得到了改善。

急性出血性卒中患者

急性出血性卒中患者通常行脑血管造影，以排除可能的破裂动脉瘤、血管夹层或动静脉畸

表 38.7　技术和系统预防造影剂肾病的措施

技术措施	系统措施
应用最低量造影剂（提前放置导管，序列结束抽吸）	培训导管室护士、技师、秘书和门诊扫描 CRF（表 38.5）
避免主动脉弓和不必要的造影，不用路途或用造影当作路途	训练造影护士和医生遵循预防推荐措施（表 38.6）
用等渗造影剂	合适的时候考虑咨询肾病专家
需要时稀释造影剂	要求进行 GFR 评估随访（常在 48h），确认预防措施的效果，如果发生造影剂肾病，能够更早地诊断和治疗
用最有经验的术者	
分步手术	

CRF：急性肾衰竭；GFR：肾小球滤过率

形。在这些情况下，基本的 ABC 复苏是首要的，患者必须先稳定下来。较重的患者在全身麻醉下行血管造影更安全，因为其提供了呼吸道的保护，通过减少配合不佳患者的运动而加快造影的进程，必要时从诊断转为介入治疗很容易。当造影者注意力集中在操作过程时，对生理监测、血压以及颅内压等因素的控制需要由导管室护士完成，护士掌握使用适当的液体点滴和脑室外引流知识是非常重要的。

急性蛛网膜下腔出血（SAH）或颅内出血患者血管造影的危险性仍存在争议。Cloft 等早期的 meta 分析表明，神经功能障碍的风险较低（0.07％），[46] 而最近的更大的病例序列研究发现 SAH 和动静脉畸形与脑血管造影的风险增加相关，尤其是担心早期血管造影时动脉瘤再破裂。Komiyama 等回顾了文献中的 202 例患者，发现大多数造影再出血发生在出血后 6h 内的造影。[47] 这类患者大多数的结果是不佳的（79％死亡率）。[47] 一些作者也提出，血管造影过程中再出血具有更差的预后，因为血管造影过程中外渗的造影剂的毒性作用和（或）术中应用肝素化。[48]

目前还不清楚脑血管造影过程中动脉瘤再出血是存在因果关系或偶然的联系。文献报道中，SAH 后 6h 内血管造影动脉瘤再破裂率为 4.8％~8.7％。[49-51] 尤其是 Kusumi 等发现 3h 内的超早期

血管造影再出血的概率为 11/46（23.9％），而 3~6h 后造影的再出血概率为 2/103（1.9％）[50]。尽管这引起对 SAH 后超早期造影的担心，但是大多数（77％）早期造影的再出血均发生于状态较差（Hunt&Hess 5 分）的患者，提示早期血管造影就如"相机"一样捕捉到了破裂动脉瘤的自然病史。与此观点一致，Inagawa 及同事检查了 150 例 SAH 6h 内入院的患者，发现了 33 例再出血，29 例（88％）在 24h 内发生，23 例（70％）在发作 6h 内发生。[49] 考虑到这一点，几乎没有证据支持急性 SAH 的延期血管造影（只要患者已经稳定），特别是在这个状态下，破裂动脉瘤可通过血管内方法得到治疗。有趣的是，CT 血管成像时的动脉瘤再破裂的病例报告越来越多，[52] 这进一步支持了这个言论，这两种检查模式都可能只是观察到（而不是造成）动脉瘤破裂，尤其在大多数医院都早期进行快速诊断检查。尽管如此，造影者必须认识到运送急性重病患者（有时还不是很稳定）到达不具备 ICU 护理水平的造影设备时所造成的额外生理应激，应确保所有可能的危重病预防措施在操作开始前已经就位。

最后的技术改变来源于 Aoyagi 和 Hayakawa 的文献回顾分析，[53] 其发现 89％（58/65）的再次破裂发生在病变同侧造影过程中。Sorimachi 及同事在弹簧圈栓塞期间测量动脉瘤内的压力，[54] 发现患侧注射时瘤内压力增加（5~23mmHg），

并且在修正了微导管抑制效果后，三种情况下压力的增加是大于 20mmHg 的，压力上升可大于 30mmHg。大多数神经血管造影者观察到在脑血管造影过程中非生理性的远端侧支充盈（图 38.2），表明降低注入率/体积或使用更温柔手推造影，在造影过程中可能会降低动脉瘤再破裂的风险。

急性缺血性卒中患者

急性缺血性卒中患者脑血管造影时的严密监护要求与出血性卒中一样。在缺血性卒中的背景下，血压管理往往侧重于避免低血压而不是高血压。对于某些患者镇静治疗足够了（如右侧大脑中动脉闭塞的患者，虽然清醒但半身麻痹），但是对于无法配合的患者、失语患者和较大后循环卒中者建议全身麻醉。全身麻醉对于操作方面的优势，它使造影者能够集中精神进行操作，而另一个医生侧重于卒中患者的重症监护方面。[55] 对于急性椎基底动脉的脑卒中，全身麻醉有其独特的优势，尤其是在考虑进行干预时。此类患者很容易在操作过程内出现恶心或呕吐、血流动力学

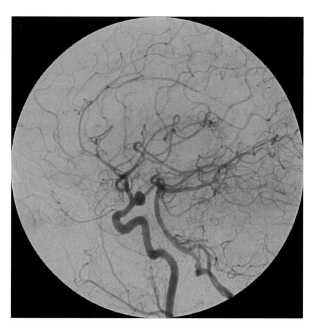

图 38.2 右颈内动脉压力注射旋转血管造影术。非生理压力梯度表现为通过右后交通动脉的逆向反流使整个后循环下至椎体远端动脉

不稳定、意识突然改变以及通气障碍。此外，鉴于后循环血管的相对更脆弱、更细小、更容易损害的特性，完全镇静以及静止可提高这些血管的可视化和设备操作的安全性。

急性缺血性卒中血管造影过程中的技术问题包括那些前面已讨论过的关于患者动脉粥样硬化疾病应注意的问题，同样考虑任何时候可以从诊断行血管造影转为干预治疗。造影者应牢记以下几点：[55]

1. 初始血管通路：考虑到随后的肝素化、溶栓和（或）使用糖蛋白 IIb/IIIa 抑制剂，穿刺的目标为单壁穿刺。考虑使用较大直径鞘来容纳导引或球囊导管和其他设备。考虑使用对侧股或桡/肱介入途径时（特别是术前已知相关弓或颈的解剖），需要迅速做出决策。

2. 设备功能：数字减影血管造影（DSA）应该是必须要用，路图功能是非常有帮助的，强烈建议使用双 C 机器。

3. 造影剂负荷：卒中患者可能在造影前刚刚行 CT 血管成像或 CT 灌注成像，造影后可能立即进行介入治疗，在进行脑血管造影时要严格控制造影剂的用量。

4. 高效的时间管理：时间就是大脑。首先在目标血管内进行导管操作，随后采集侧支循环图像（如果需要）。如果介入治疗是必要的，而目标血管进入困难，确保血管通路是首要（交换使用导引导管），随后进行其他血管的造影（如果需要，可通过对侧股动脉同时进行）。

5. 诊断精度：即使造影者有时间压力，准确诊断必须是关键目标，因为这将决定随后是否以及如何进行干预治疗。正确区分急慢性闭塞、严重狭窄导致的闭塞、夹层引起的动脉粥样硬化等病变，对治疗具有重要的意义。

6. 技术安全：当不能确定是否存在腔内血栓时，导管操作要轻柔，以及正确地将导丝推进到每根颈部和脑血管。应该预测到卒中患者可能存在弥漫动脉粥样硬化性疾病，同时并存急性血管

闭塞，应该避免医源性血栓栓塞性并发症。探测已知的闭塞血管时并不能保证远端血管床安全，已经有描述栓子可以通过侧支循环到达远端血管床，[56,57] 影像学检查时闭塞血管可能再通或仅是严重的狭窄。

在笔者的医院，导管室在准备血管造影时，卒中患者快速行术前 CT 血管造影和 CT 灌注成像，这样能提示选择鞘、引导导管和其他设备，为之后的动脉内卒中治疗准备。

血液病患者

造影者经常被要求给已经明确的或隐匿性凝血功能障碍疾病的患者做脑血管造影，当患者具有急性缺血性或出血性卒中或脑静脉血栓形成时，该疾病也是鉴别诊断的一部分，这些疾病可以是内在的（如血小板紊乱、凝血因子缺乏、镰状细胞病或恶性肿瘤）或医源性（如与抗血小板或抗凝血剂治疗相关）。这些患者血管通路的建立通过微穿刺技术和（或）超声引导来完成能够更安全一些，压迫封闭止血往往需要更长的压迫时间，经皮血管闭合设备或许会让患者受益。当担心患者的高凝状态，此时格外注意尽量减少导丝在导管内和（或）导管在血管内的操作时间。使用恒定的冲水系统，增加冲洗的速度，要警惕反流，确保在导管内没有血凝块，可能的情况下诊断造影过程中全身肝素化，[8] 这将有助于减少该组患者血栓栓塞并发症的发生。一个特例是肝素诱导的血小板减少症的患者，对他们来说，所有冲洗和手术台的液体必须禁止使用肝素。在介入完成时肝素可以被凝血酶抑制剂取代。[58]

儿童患者

大多数神经血管造影者对于儿科患者不太熟悉，因为即使在专门的神经介入中心，这些患者也不经常接受脑血管造影。但是除了血管通路之外，这样的患者在操作方面的没有什么挑战。简单的儿科血管解剖和没有动脉粥样硬化性改变，一个典型的四血管的脑血管造影可以仅使用 15~20mL 造影剂，2~3min 的透视时间，很少使用超过一个导管。[59] 与成人相比，儿童患者神经系统并发症的发生率不高，甚至更低，且由于儿童存在广泛的侧支循环，似乎神经系统并发症不太可能是永久性的。1981 年 Pettersson 等报道了 1581 例儿童造影中血栓栓塞的发生率为 0.9%，但是很少出现严重的后果（0.06% TIA，0 卒中）。[60] 现代儿童病例序列研究显示出类似的低并发症发生率。Fung 等（2005）报道了 150 例患者 176 次造影没有神经系统并发症。[61] Beuger 等（2006）报告 205 例儿童患者 241 次造影中仅 1 例出现神经系统并发症（造影后 3h 动静脉瘘破裂）。[59] 此外，ICAD（主要是烟雾综合征）可能不增加儿童患者脑血管造影的神经系统并发症，和成人的发生概率一样。Roberson 等比较了 112 例无烟雾综合征患者的 130 次造影和 40 例烟雾综合征患者的 60 例造影，发现神经系统并发症的发生率一样。[62]

儿童患者血管通路建立和穿刺点的管理是一个独特的挑战。股动脉穿刺是首要原则，因为桡动脉通常太细以及脐动脉仅在出生后还未萎缩的几天时才可以使用，股动脉穿刺可能会非常困难，原因在于血管的管径更小，缺少易被触及的搏动，更少的可识别解剖标志（有意外穿刺到膀胱的报道），[63] 和血管更表浅和更易移动，导致经皮穿刺时更容易"滚走"。相比于成人股动脉，儿童股动脉也更加容易发生血管痉挛（可能由于相对粗的导管影响血管）[64] 和闭塞。由于这个年龄段的儿童存在广泛侧支循环，小儿髂股动脉闭塞可能很容易被忽略，[59] 只能在以后的生活中出现双下肢不等长时才能发现，因而一些造影者进行儿科患者血管造影时也系统地肝素化。无论怎样，儿童的股动脉通路并发症的报告率（0~4.7%）[59,61,62] 与成人（表 38.2）并没有很多的不同。在笔者的医院大部分儿童诊断造影使用短微穿刺针进行，随后使用软"曲棍球棒"形状的4F造影导管。

尽管十几岁的儿童患者（或特别是能配合的轻患者）可在镇静状态下行血管造影，大部分儿童患者最好在全身麻醉下进行。造影剂的极限量必须根据体重来调整，但在其他方面和成年人一样（公式见第3部分），尽管有一些作者更严格限制造影剂的用量（即2~5mL/kg）。[59,61]新生儿和非常年轻的患者基于体重限制液体，要求严格监控液体滴注和冲洗，并进行技术调整，如造影前用造影剂充盈导管内无效腔和造影后回抽导管内剩余造影剂，能够有助于进一步降低液体用量。对于存在继发于颅内血管畸形的高输入量心衰的新生儿，这些防范措施更为关键。如果液体和（或）造影剂可能超过限量，造影者应考虑儿童患者的行分期造影。

在导管室内治疗新生儿需要考虑的另一个问题是监测和控制患儿的体温，新生儿暴露于凉的室内空气中和凉的液体里，可能发生快速的和有害的温度变化，特别是低温。介入工作人员必须对监测和纠正新生儿的体温很熟悉。

在有关造影的讨论时经常提出的一个问题，特别是儿童患者，即辐射暴露。Swoboda及同事最近更详细地研究了这个问题，在现代双通道DSA设备下行诊断和介入过程中，测量小儿实际接受的辐射剂量，其发现实时透视的中位辐射量为每分钟3.5~3.6mGy（每个通道），进行DSA图像采集时辐射量为0.91mGy/帧（前后位上，侧位更低一些）。[65]DSA图像采集导致了诊断性操作中86%的辐射剂量，治疗操作中71%的辐射剂量，前后位上诊断和治疗绝对的平均辐射剂量分别为252mGy和323mGy（侧位更少），剂量不能超过具有确定性效应的限制（如2Gy会出现短暂皮肤红斑）。[66]然而，不确定的效应引起患者、医生和父母更大的担心，并且能够通过确定性效果的剂量来估算，不确定效应的剂量远比

诊断性神经放射学中通过皮肤进入的剂量低[67]。Swoboda及同事[65]报道的平均通过剂量可以根据前后位上可能的确定效应的大约剂量17~22mSv进行粗算，[68]这在诊断性脑血管造影报道的成人接受的剂量范围为3.6~34mSv。[68-71]假设血管造影时100mSv（低于该剂量时确定性效应可忽略不计）的最大总剂量，未来出现癌症的随机风险为0.5%~0.6%，[66]这个风险不是微不足道的，尤其考虑多次造影时。重要的简化措施，如减少DSA的序列、适当的准确性、间断地旋转导管以改变皮肤进入位置、降低透视脉冲帧数以及使用主光束缩光器（在大多数现代双通道设备已经使用）等，这样神经介入血管造影时患者受到的辐射剂量能够减少50%以上。[72]

妊娠患者

考虑到可用的无创性神经血管成像方法，通常只有妊娠患者母亲能够从神经介入显著受益的情况下，才会进行脑血管造影，如蛛网膜下腔出血或急性卒中。虽然出版的文献比较少，在妊娠期间脑血管造影似乎是安全的。Selo-Ojeme等[73]回顾了9例弹簧圈栓塞动脉瘤的文献，发现所有的病例在技术上都是成功的，有8例患者随后进行了分娩，只有1例患者选择终止妊娠。然而，在妊娠期间血管造影有三个可能的担心方面：麻醉和产科问题、技术方面的考虑和胎儿的辐射。例如在不熟悉的血管造影室内，产科人员进行胎儿心脏速率监测常常是具有挑战性的。在急诊神经介入，新生儿团队应该随时待命，准备对"同时麻醉"的新生儿进行治疗。如果出现胎儿窘迫和（或）紧急生产的状况，手术夹闭破裂动脉瘤此时可能优于血管内治疗，因为所需的全身肝素化可能让并发的阴道分娩或剖宫产变得更复杂。[73]肝素本身对胎儿并不构成一个额外的风险，但其必须在分娩前迅速中和。同样地，造影剂中的碘不

造成已知的任何诱变或致畸作用，但是碘过载会造成胎儿甲状腺功能减退，这通常是暂时的，很容易被发现，在产后第1周可评估新生儿甲状腺功能并进行处理。最后的技术考虑经右侧股总动脉的建立血管通路，将孕妇的躯干向左旋转以避开腔静脉下面的妊娠子宫。[74]

类似于儿童患者，产妇脑血管造影过程中胎儿的辐射暴露始终是一个关键问题。国际放射防护委员会正式推荐，通过观察继发于辐射暴露的胎儿智力发育低下，发现两个辐射高敏感期：8~15周和16~25周，这两个时段1Gy曝光剂量分别额外增加了40%和9%智力低下的发生率。[66,75]两个放射敏感期的引起明显智力低下的下限是300mGy，剂量低于50~100mGy被认为不会导致任何可发现的畸形，生长受限或流产的概率增加。[73]这可与Selo-Ojeme及同事报道的母体脑血管造影时胎儿接受的剂量进行对比，[73]这些作者确定两个阈值：4.6mGy/min的直接子宫剂量和11mGy/min的散射子宫剂量。假定腹股沟暴露0~30s，头颅暴露15~45min，胎儿接受的剂量经计算为0.17~2.8 mGy，到15岁前引发致命癌症的风险增加1：19 4000~1：1 1000发生（比患病的自然风险低很多）。这些作者的得出结论产妇接受血管造影，在采取适当的预防措施情况，胎儿接受的辐射剂量是可以接受的。[73]产妇血管造影实用技巧包括射线束的准确照射、尽量减少腹股沟暴露、降低透视的帧数（颈部和动脉弓照射为3~5帧/秒，颅内照射为3-15帧/秒）、最低限度的DSA采集序列（这是辐射暴露的主要来源）等。额外的腹部防护虽然被经常使用，但并不像前述已经列出的简单预防措施一样被众所周知。重要的是，不应该因为危重患者在妊娠期间就避免基本的神经影像学检查。例如现代的CT设备电离是高度集中的，很少发生散射，因而在头部CT扫描时很少导致胎儿暴露。[73,76]

结　论

无创性的神经血管成像检查的使用越来越多以及影像质量的改进令有创导管造影的使用率逐渐下降。然而，由于在血管造影适应证上的相应变化，神经造影者遇到的患者往往病情较重或有很高的操作危险。操作者有责任采取一切可能的措施减少患者脑血管造影的风险。前面几节主要侧重于高风险患者，但所讨论的预防措施基本上适用于所有患者。虽然本章提供的细节水平可能超过血管造影室的日常工作所需，但仍希望其为同道和学员提供坚实的基础，成为实际操作人员的参考书目。

利益公开

Hopkins医生获得东芝公司的研究支持；作为雅培、波士顿科学，科迪斯*、Micrus和W.L. Gore公司的顾问；在AccessClosure、波士顿科学公司、*Claret医疗公司、Micrus有限公司和华莱医疗公司拥有财务权益；在AccessClosure，Claret医疗公司和Micrus有限公司担任董事会/信托/官员职位（截至2010年9月）；曾任职于雅培血管讲师团；从巴德、波士顿科学、科迪斯、纪念医疗系统、完整的会议管理体系、SCAI和克利夫兰诊所接受酬金（*波士顿科学公司的神经血管业务已经由Stryker收购）。

Levy医生获得的研究经费支持（首席研究员：支架辅助再通治疗急性缺血性卒中，SARIS）、其他研究支持（设备）、从波士顿科学*获得酬金支持，从科德曼＆舒特尔夫公司和EV3/ Covidien公司血管疗法部获得的研究支持；在Intratech医疗设备有限公司和Mynx/AccessClosure公司拥有所有者权益；作为科德曼＆舒特尔夫公司的科学委员会顾问；担任科德曼＆舒特尔夫公司、EV3/ Covidien公司血管治疗部和TheraSyn传感器公司每个项目和（或）每小时顾问；并接收来自雅培血管部和 EV3/ Covidien 公司血管疗法部颈动脉支架培训费。利维博士没有收到咨询的薪水安排。所有咨询都是以每个项目和（或）每小时计算的（*波士顿科学公司的神经血管业务一直由 Stryker 收购）。

Mocco 博士已经从脑动脉瘤基金会获得了研究经费。

其余的作者有没有潜在经济利益冲突。

总　结

- 高风险患者不仅包括解剖结构的高风险，还包括显著的动脉粥样硬化、肾功能不全、急性出血性或缺血性卒中、凝血功能障碍以及儿童和孕妇患者等情况。
- 对患者主动脉弓的清醒认识对于减少血管操作并发症十分重要。
- 显著肾功能减退的患者可进行高度选择性血管造影，以尽量减少造影剂的负载。

并发症的预防

- 可降低注射速度和用量或手推造影，以避免引起蛛网膜下腔出血患者的动脉瘤再破裂风险。
- 在急性缺血性卒中，导管应直接进入目标区域并安全进入有问题的血管。
- 通过右侧股动脉进行穿刺时，妊娠母亲的躯干向左旋转，避免穿刺到下腔静脉前的妊娠子宫。

参考文献

[1] American Society of Neuroradiology. American Society ofInterventional and Therapeutic Neuroradiology. Society ofCardiovascular and Interventional Radiology. Quality improvement guidelines for adult diagnostic neuroangiography. Cooperative study between the ASNR, ASITN, and the SCVIR. AJNR Am J Neuroradiol, 2000, 21(1):146–150

[2] Dawkins AA, Evans AL, Wattam J, et al. Complications of cerebral angiography: a prospective analysis of 2,924 consecutiveprocedures. Neuroradiology, 2007, 49(9):753–759

[3] Heiserman JE, Dean BL, Hodak JA, et al. Neurologic complications of cerebral angiography. AJNR Am J Neuroradiol, 1994, 15(8): 1401–1407, discussion 1408–1411

[4] Kaufmann TJ, Huston J III, Mandrekar JN, et al. Complications of diagnostic cerebral angiog-raphy: evaluation of 19,826 consecutive patients. Radiology, 2007, 243(3): 812–819

[5] Thiex R, Norbash AM, Frerichs KU. The safety of dedicated-team catheter-based diagnostic cerebral angiography in theera of advanced noninvasive imaging. AJNR Am J Neuroradiol, 2010, 31(2): 230–234

[6] Willinsky RA, Taylor SM, terBrugge K, et al. Neurologic complications of cerebral angiog-raphy: prospective analysis of 2,899 procedures and review ofthe literature. Radiology, 2003, 227(2): 522–528

[7] Connors JJ III, Sacks D, Furlan AJ, et al. NeuroVascular Coalition Writing Group. Training, competency, and credentialingstandards for diagnostic cervicocerebral angiography, carotidstenting, and cerebrovascular intervention. AJNR Am J Neuroradiol, 2004, 25(10): 1732–1741

[8] Bendszus M, Koltzenburg M, Bartsch AJ, et al. Heparin and air filters reduce embolic events caused by intraarterial cerebral angiography: a prospective, randomized trial. Circulation, 2004, 110(15): 2210–2215

[9] Bendszus M, Koltzenburg M, Burger R, et al. Silent ernbolism in diagnostic cerebral angiography and neurointerventional procedures: a prospective study. Lancet, 1999, 354(9190): 1594–1597

[10] Krings T, Willmes K, Becker R, et al. Silent microemboli related to diagnostic cerebral angiography: a mattelr of opera- tor's experience and patient's disease. Neuroradiology, 2006, 48(6): 387–393

[11] Levy El, Boulos AS, Fessler RD, et al. Transradial cerebral angi-ography: an alternative route. Neurosurgery, 2002, 51(2): 335–340, discussion 340–342

[12] Allen EV. Thromboangiitis obliterans: methods of diagnosis of chronic occlusive arterial lesions distal to the wrist with illus-trative cases. AmJ Med Sci, 1929, 178: 207–244

[13] Benko A, Fraser-Hill M, Magnet P, et al. Canadian Association of Radiologists. Canadian Association of Radiologists: consensus guidelines for the prevention of contrast-induced nephropathy. Can Assoc Radiol J, 2007, 58(2): 79–87

[14] Pannu N, Wiebe N, Tonelli M; Alberta Kidney Disease Net-work. Prophylaxis strategies for contrast-induced nephropathy.

JAMA, 2006, 295(23): 2765–2779

[15] Pucelikova T, Dangas G, Mehran R. Contrast-induced nephropathy. Catheter Cardiovasc Interv, 2008, 71 (1): 62–72

[16] Schweiger MJ, Chambers CE, Davidson EJ, et al. Prevention of contrast induced nephropathy: recommendations for the high risk patient undergoing cardiovascular procedures [published correction appears in Catheter Cardiovasc lnterv. 2007 May 1; 69(6): 931. Zang, Shaoheng removed]. Catheter Cardiovasc Interv, 2007, 69(1): 135–140

[17] Van Praet JT, De Vriese AS. Prevention of contrast-induced nephropathy: a critical review. Curr Opin Nephrol Hypertens, 2007, 16(4): 336–347

[18] Singh RB, Graeb DA, Fung A, et al. Cardiac rupture complicating cerebral intraarterial thrombolytic therapy. AJNR Am J Neuroradio1, 1997, 18(10):1881–1883

[19] Sandler CM. Contrast-agent-induced acute renal dysfunction-is iodixanol the answer? N Engl J Med, 2003, 348(6): 551–553

[20] National Kidney Disease Education Program. Health Professionals. GFR MDRD calculators for adults (conventional units). 2000–2002. http://www, nkdep.nih.gov/professionals/gfi-_calculators/orig_con.htm. Accessed February 4, 2008

[21] Fadem SZ. National Kidney Foundation. MDRD GFR calculator (with SI units). 2000–2007. http://www.kidney, org/professionals/kdoqi/gfr_calculator, cfm. Accessed February 4, 2008

[22] Fadem SZ, Rosenthal B. Chronic kidney disease worksheet. National Kidney Foundation K/DOQI Guidelines 2000–2002. http://nephron.com/cgi-bin/ckd_nic.cg. Accessed February 4, 2008

[23] Broome DR, Girguis MS, Baron PW, et al. Gadodiamide-associated nephrogenic systemic fibrosis: why radiologists should be concerned. AJR Am J Roentgenol, 2007, 188(2): 586–592

[24] Marckmann P, Skov L, Rossen K, et al. Nephrogenic systemic fibrosis: suspected causative role of gadodiamide used for contrast-enhanced magnetic resonance imaging. J Am Soc Nephrol, 2006, 17(9): 2359–2362

[25] Sadowski EA, Bennett LK, Chan MR, et al. Nephrogenic systemic fibrosis: risk factors and incidence estimation. Radiology, 2007, 243(1): 148–157

[26] Freeman RV, O'Donnell M, Share D, et al. Blue Cross-Blue Shield of Michigan Cardiovascular Consortium (BMC2). Nephropathy requiring dialysis after percutaneous coronary intervention and the critical role of an adjusted contrast dose. AmJ Cardiol, 2002, 90(10): 1068–1073

[27] Katayama H, Yamaguchi K, Kozuka T, et al. Adverse reactions to ionic and nonionic contrast media. A report from the Japanese Committee on the Safety of Contrast Media. Radiology, 1990,

175(3): 621–628

[28] Rudnick MR, Goldfarb S, Wexler L, et al. Nephrotoxicity ofionic and nonionic contrast media in 1196 patients: a ran-domized trial. The Iohexol Cooperative Study. Kidney Int, 1995, 47(1): 254–261

[29] Barrett BJ, Carlisle EJ. Metaanalysis of the relative nephrotoxicity of high- and low-osmolality iodinated contrast media. Radiology, 1993, 188(1): 171–178

[30] Aspelin P, Aubry P, Fransson SG, et al. Nephrotoxicity in High-Risk Patients Study of Iso-Osmolar and Low-Osmolar Non-Ionic Contrast Media StudyInvestigators. Hephmtoxic effects in high-risk patients undergoing angiography. N Engl J Med, 2003, 348(6): 491–499

[31] McCullough PA, Bertrand ME, Brinker JA, et al. meta-analysis of the renal safety of isosmolar iodixanol comparedwith low-osmolar contrast media. J Am Coll Cardiol, 2006, 48(4): 692–699

[32] Mueller C, Buerkle G, Buettner HJ, et al. Prevention of contrastmedia-associated nephropathy: randomized comparison of 2 hydration regimens in 1620 patients undergoing coronary angioplasty. Arch Intern Med, 2002, 162(3): 329–336

[33] Merten GJ, Burgess WP, Gray LV, et al. Prevention of contrast-induced nephropathy with sodium bicarbonate: a randomized controlled trial. JAMA, 2004, 291(19): 2328–2334

[34] Briguori C, Airoldi F, D'Andrea D, et al. Renal Insufficiency Following Contrast Media Administration Trial (REMEDIAL):a randomized comparison of 3 preventive strategies. Circulation, 2007, 115(10): 1211–1217

[35] Ozcan EE, Guneri S, Akdeniz B, et al. Sodium bicarbonate,N-acetylcysteine, and saline for prevention of radiocontrast-induced nephropathy: a comparison of 3 regimens for protecting contrast-induced nephropathy in patients undergoingcoronary procedures. A single-center prospective controlledtrial. Am Heart J, 2007, 154(3), 539–544

[36] Dussol B, Morange S, Loundoun A, et al. A randomized trial of saline hydration to prevent contrast nephropathy in chronic renal failure patients. Nephrol Dial Transplant, 2006, 21(8): 2120–2126

[37] Barrett BJ, Parfrey PS. Clinical practice. Preventing nephropathy induced by contrast medium. N Engl J Med, 2006, 354(4): 379–386

[38] Tepel M, van der Giet M, Schwarzfeld C, et al. Prevention of radiographic-contrast-agent-inducedreductions in renal function by acetylcysteine. N Engl J Med, 2000, 343(3): 180–184

[39] Marenzi G, Assanelli E, Marana I, et al. N-acetylcysteine and contrast-induced nephropathy in primary angioplasty. N Engl J Med, 2006, 354(26): 2773–2782

[40] Huber W, Eckel F, Hennig M, et al. Prophylaxis of contrast material-induced nephropathy in patients in intensive care: acetylcysteine, theophylline, or both? A randomized study. Radiology, 2006, 239(3): 793–804

[41] Huber W, Ilgmann K, Page M, et al. Effect of theophylline oncontrast material-nephropathy in patients with chronic renalinsufficiency: controlled, randomized, double-blinded study. Radiology, 2002, 223(3): 772–779

[42] Kapoor A, Kumar S, Gulati S, et al.The role of theophylline in contrast-induced nephropathy:a case-control study. Nephml Dial Transplant, 2002, 17(11): 1936–1941

[43] Boscheri A, Weinbrenner C, Botzek B, et al. Failure ofascorbic acid to prevent contrast-mediainduced nephropathy in patients with renal dysfunction. ClinNephrol, 2007, 68(5): 279–286

[44] Spargias K, Alexopoulos E, Kyrzopoulos S, et al. Ascorbic acidprevents contrast-mediated nephropathy in patients with renal dysfunction undergoing coronary angiography or intervention [published correction appears in Circulation. 2005 Jan25; 111(3): 379, Iacovis, Panagiotis corrected to lokovis, Panagi-otis]. Circulation, 2004, 110(18): 2837–2842

[45] Heupler FA Jr; Members of the Laboratory PerformanceStandards Committee of the Society for Cardiac Angiography and Interventions. Guidelines for performing angiography in patients taking metformin. Cathet Cardiovasc Diagn, 1998, 43(2):121–123

[46] Cloft HJ, Joseph GJ, Dion JE. Risk of cerebral angiography in patients with subarachnoid hemorrhage, cerebral aneurysm, and arteriovenous malformation: a meta-analysis. Stroke, 1999, 30(2): 317–320

[47] Komiyama M, Tamura K, Nagata Y, et al. Aneurysmal rupture during angiography. Neurosurgery, 1993, 33(5): 798–803

[48] Yasui N, Magarisawa S, Suzuki A, et al. Subarachnoid hemorrhage caused by previously di:agnosed, previously unruptured intracranial aneurysms: aretrospective analysis of 25 cases. Neurosurgery, 1996, 39(6): 1096–1100, discussion 1100–1101

[49] Inagawa T, Kamiya K, Ogasawara FI, et al. Rebleeding of ruptured intracranial aneurysms in the acute stage. Surg Neurol, 1987, 28(2): 93–99

[50] Kusumi M, Yamada M, Kitahara T, et al. Rerupture of cerebral aneurysms during angiography–a retrospective study of 13patients with subarachnoid hemorrhage. Acta Neurochir(Wien), 2005, 147(8): 831–837

[51] Saitoh H, Hayakawa K, Nishimura K, et al. Rerupture of cerebral aneurysms during angiography. AJNR Am J Neuroradiol, 1995, 16(3): 539–542

[52] Hashiguchi A, Mimata C, lchimura H, et al. Rebleeding of ruptured cerebral aneurysms during three-dimensional computed tomographic angiography: report oftwo cases and literature review. Neurosurg Rev, 2007, 30(2): 151–154

[53] Aoyagi N, Hayakawa I. Rerupture of intracranial aneurysms during angiography. Acta Neurochir (Wien), 1989, 98(3-4): 141–147

[54] Sorimachi T, Takeuchi S, Koike T, et al. Intra-aneurysmal pressure changes during angiography in coil em-bolization. Surg Neurol, 1997, 48(5): 451–457

[55] Barr JD. Cerebral angiography in the assessment of acute cerebral ischemia: guidelines and recommendations. J Vasc Interv Radiol, 2004, 15(1 Pt 2): S57–S66

[56] Barnett HJ, Peerless SJ, Kaufmann JC. "Stump" on internal carotid artery–a source for further cerebral embolic ischemia. Stroke, 1978, 9(5): 448–456

[57] Dagirmanjian A, Davis DA, Rothfus WE, et al. Detection of clinically silent intracranial emboli ipsilateral tointernal carotid occlusions during cerebral angiography. AJR Am J Roentgenol, 2000, 174(2): 367–369

[58] Hirsh J, Heddle N, Kelton JG. Treatment of heparin-induced thrombocytopenia: a critical review. Arch Intern Med, 2004, 164(4): 361–369

[59] Burger IM, Murphy KJ, Jordan LC, et al. Safety of cerebral digital subtraction angiography in children: complication rate analysis in 241 consecutive diagnostic an-giograms. Stroke, 2006, 37(10): 2535–2539

[60] Pettersson H, Fitz CR, Harwood-Nash DC, et al. Iatrogenic embolization: complication of pediat-ric cerebral angiography. AJNR Am J Neuroradiol, 1981, 2(4): 357–361

[61] Fung E, Ganesan V, Cox TS, et al. Complication rates of diagnostic cerebral arteringraphy in children. Pediatr Radiol, 2005, 35(12): 1174–1177

[62] Robertson RL, Chavali RV, Robson CD, et al. Neurologic complications of cerebral angiography in childhood moyamoya syndrome. Pediatr Radiol, 1998, 28(11): 824–829

[63] Cerullo LJ, Rajakulasingam K, Raimondi AJ. Femoral-cerebral angiography in infants and children: analysis and comparison with direct puncture/retrograde brachial technique: ChildsBrain, 1980, 6(1): 1–12

[64] Franken EA Jr, Girod D, Sequeira FW, et al. Femoral artery spasm in children: catheter sizeis the principal cause. AJR Am J Roentgenol, 1982, 138(2): 295–298

[65] Swoboda NA, Armstrong DG, Smith J, et al. Pediatric patient surface doses in neuroangiography. PediatrRadio1, 2005, 35(9): 859–866

[66] The 2007 Recommendations of the International Commission on

Radiological Protection. ICRP publication 103. Ann ICRP, 2007, 37(2-4): 1–332

[67] Gkanatsios NA, Huda W, Peters KR, et al. Evaluation of an online patient exposure meter in neuroradiology. Radiology, 1997, 203(3): 837–842

[68] Gkanatsios NA, Huda W, Peters KR. Adult patient dosesin interventional neuroradiology. Med Phys, 2002, 29(5): 717–723

[69] Boal T, Dixon R. Patient doses from neuroradiological procedures. Australas Phys Eng Sci Med, 1999, 22(4): 153–162

[70] Livingstone RS, Raghuram L, Korah IP, et al. Evaluation of radiation risk and work practices during cerebral interventions. J Radiol Prot, 2003, 23(3): 327–336

[71] Marshall NW, Noble J, Faulkner K. Patient and staffdosimetryin neuroradiological procedures. Br J Radiol, 1995, 68(809): 495–501

[72] Norbash AM, Busick D, Marks MP. Techniques for reducing interventional neuroradiologic skin dose: tube position rotation and supplemental beam filtration. AJNR Am J Neuroradiol, 1996, 17(1): 41–49

[73] Selo-Ojeme DO, Marshman LA, Ikomi A, et al. Aneurysmal subarachnoid haemorrhage in pregnancy. Eur J Obstet Gyne-col Reprod Biol, 2004, 116(2): 131–143

[74] Meyers PM, Halbach W, Malek AM, et al. Endovascular treatment of cerebral artery aneurysms during pregnancy: report ofthree cases. AJNR AmJ Neuroradio1, 2000, 21 (7): 1306–1311

[75] Streffer C, Shore R, Konermann G, et al. H R. Biological effectsafter prenatal irradiation (embryo and fetus). A report of theInternational Commission on Radiological Protection. Ann ICRP, 2003, 33(1-2): 5–206

[76] EI-Khoury GY, Madsen MT, Blake ME, et al. A newpregnancy policy for a new era. AJR Am J Roentgenol, 2003, 181(2): 335–340

第 39 章　颅外颈动脉血管成形术和支架植入术

Anu Bansal, Avi Mazumdar, Colin P. Derdeyn

在发达国家卒中是第三大致死原因，是首位的致残原因。卒中通常被分为出血性卒中（12%）和缺血性卒中（88%）。在美国每年有接近 70 万的卒中患者，15% 的缺血性脑卒中患者会出现一过性脑缺血发作。[1] 缺血性卒中的机制包括大血管的动脉粥样硬化性疾病、小血管的动脉粥样硬化性疾病、心源性疾病和血液的高凝状态。[2] 大血管动脉粥样硬化导致的缺血性脑卒中最常见的原因是颈动脉分叉处的动脉粥样硬化，大约占缺血性脑卒中的 8%~10%，[3-6] 其他位置的大血管动脉粥样硬化包括颅内血管和椎动脉起始部。

在过去的 30 年，颈动脉内膜剥脱术（carotid endarterectomy，CEA）已经被大的随机对照试验确认为是极其有效的一个手术，可以作为一级预防和二级预防方法用于症状性和无症状性颈动脉粥样硬化性狭窄。[7] 最近的颈动脉血管成形术及支架植入术的进步为颈动脉粥样硬化的治疗提供了一个替代的方法。

本章节主要介绍颈动脉支架植入术（carotid artery stenting，CAS）并回顾目前支持其应用的证据等级。本章首先回顾药物治疗（自然病史）和 CEA 大规模临床试验的结果，然后讨论血管内治疗技术和可用器械（包括栓子保护装置），最后分析最新的和正在进行中的对比 CAS 和 CEA 的临床试验，并展示 CAS 的适应证。

颈动脉粥样硬化的流行病学

基于人口的研究，通过多普勒超声检测发现，在超过 65 岁的人群中有 7% 的男性和 5% 女性至少有一支颈动脉有大于 50% 的狭窄。[8] 既往有心肌梗死或症状性外周血管疾病的患者中，20%~30% 具有超过 60% 无症状颈动脉狭窄。[9-11] 与卒中有关的主要危险因素吸烟、高血压、糖尿病、家族性卒中史和心肌梗死等都与颈动脉粥样硬化有关。[12]

病理生理学

动脉粥样硬化通常会影响颅外颈动脉分叉处，这可能是由于颈动脉球部动脉壁低剪切力引起的，[13] 低剪切力会通过许多机制形成动脉粥样硬化前状态，包括白细胞黏附、基因表达改变、缺氧状态。流行病学研究表明平滑肌细胞内的脂质沉积是斑块形成的第一步，但是机制尚未阐明。病理学内膜增厚的特点是较大无细胞区域广泛的细胞外脂质沉积。[14] 在冠脉循环中，和颈动脉中情况类似，纤维帽覆盖的粥样动脉硬化是真正损伤的第一步，其包括富脂质的坏死核心以及覆盖其上的纤维组织。[14] 在这些研究里面，斑块破裂似乎是引起急性血栓的主要因素。

颈动脉粥样硬化狭窄可以导致缺血性脑卒中，大约 10% 的卒中患者存在颈动脉狭窄。[3-6] 颈动脉狭窄导致卒中的首要机制为动脉粥样硬化性碎块或者斑块内血栓性物质脱落在远端血管形成栓子。[15] 无论对于症状性或无症状的狭窄，血流动力学因素和卒中风险增加有关。[16-17] 似乎血流动力学因素与栓塞机制具有协同作用，[18-19] 相比于血流灌注压力的患者，血流动力学受损的患者在发生栓塞或血栓形成时更容易出现缺血症状。

自然病史

预测疾病自然病程最重要的因素为是否具有和颈动脉狭窄对应的缺血表现，症状性患者比无症状性的未来出现卒中的风险大得多（表39.1）。[7,20-23] 另外，有脑缺血症状的患者，无论是短暂性脑缺血发作（TIA）还是梗死，将来都比视觉症状的患者具有更高的卒中风险。[24] 因此，详细的神经病学病史以及体格检查对于有颈动脉狭窄的患者来说至关重要。症状性患者的卒中风险具有时间依赖性，特别是对女性患者，[7] 距离上次缺血症状出现的时间间隔越长，发生卒中的危险越低。2~3年后发生卒中的概率与那些从未出现症状的人群危险度相似。[7]

对于症状性狭窄的狭窄程度是一个很重要的预测因素，但对于无症状性的则不是。颈动脉狭窄的测量是采用NASCET的方法，[25] 该方法是测量在最狭窄的角度测量狭窄的直径（分子），然后和球部以上正常血管直径进行比较（分母）。这个方法很必要，因为颈动脉球部往往会

表39.1 颈动脉内膜剥脱结果数据，5年同侧卒中和死亡的发生率

	药物治疗	CEA
北美症状性颈动脉剥脱试验[a]（NASCET）	26%	9%
无症状性颈动脉硬化研究（ACAS）	11%	5.1%
无症状性颈动脉手术试验（ACST）	11.8%	6.4%

ACAS：无症状颈动脉粥样硬化研究；ACST：无症状颈动脉外科试验；NASCET：北美症状性颈动脉内膜剥脱试验；a：2年卒中发生率

扩张。通过DSA测量的具有70%~79%的症状性患者，一年发生卒中的危险为11%，而狭窄超过90%的，危险程度增加到35%。两年时，狭窄为70%~99%的患者发生卒中的概率为26%。[7]

一个重要的亚组是那些接近完全闭塞或线性征影像的患者，这种现象是由颈内动脉狭窄的低血流量导致远端血管塌陷造成的。标志性的造影特点是颈内动脉远端直径小于颈外动脉，并且颈外动脉充盈先于颈内动脉。近闭塞患者有相当低的年卒中风险，5年为8%。[26] 最严重的狭窄和更低的卒中风险，这种矛盾关系的原因仍然不清楚，一种可能的解释是由于更低的血流，导致统计学上更少栓子，[26-27] 另一种可能性是由于管腔塌陷造成的低流量状况通常只发生在具有良好的侧支血流时。

无症状的颈动脉狭窄患者的卒中风险要低得多。无症状性 <60% 的狭窄患者年卒中的风险 <1%，无症状 >60% 的狭窄预计年卒中风险为 1%~2.4%。[22-23] 有一些证据表明，控制风险因素的药物进一步降低了药物治疗患者卒中发病的风险，有人呼吁应重新做试验。[28] 无症状颈动脉粥样硬化研究（Asymptomatic Carotid Atherosclerosis Study, ACAS）和无症状颈动脉外科试验（Asymptomatic Carotid Surgery Trial, ACST）两个研究显示，60%~99% 的狭窄其狭窄程度与年卒中风险没有明确关系（表39.2）。[22-23,29]

人们有很大的兴趣确认无症状狭窄患者中哪个亚组，将来发生卒中的风险高，因为这个人群

表39.2 颈动脉狭窄自然病史

	无症状患者（综合 ACAS 和 ACST）		
颈动脉狭窄	60%~69%	70%~79%	>80%
5年卒中率	7.8%	7.4%	5.1%
	症状性患者（NASCET 数据）		
颈动脉狭窄	<50%	50%~69%	>70%
5年卒中率	18.7%	22.2%	26%[a]

ACAS：无症状颈动脉粥样硬化研究；ACST：无症状颈动脉外科试验；NASCET：北美症状性颈动脉内膜剥脱试验；a：2年卒中发生率

更可能从血运重建的手术中受益。影像上无症状梗死的存在可能预示无症状患者有更高的卒中危险，[30] 这里包括两个研究途径：使用斑块分子影像方法来识别损伤斑块，使用血流动力学方法来评估侧支血流是否充足。更有趣的试验前期数据表明，血管扩张反应受损（预示先前存在自我调节功能障碍）的患者，比正常反应的患者具有更高的卒中风险。[16]

低灌注对神经认知功能的影响

这是一个有趣的、有争议的并未被证明的问题，然而这对于选择患者进行再通手术可能具有重大的影响。有很多临床观察报道血运重建术后患者的认知功能改善，但这是属于安慰剂效应还是手术的实际作用仍然没有确定。症状性或无症状颈动脉粥样硬化性疾病的患者经常存在认知功能受损，有许多可能的原因，大部分代表不可逆的缺血性损伤——小的亚临床脑白质损伤，这是由高血压、糖尿病或其他卒中的风险因素造成的。

然而也有这样的可能性，长期脑血流量减少引起可逆性代谢下调。[31] 流量和氧代谢通常会完美匹配，葡萄糖被主动转运，其水平不会对脑血流产生很大影响。在正常情况下，当氧代谢减少，流量减少。由于侧支循环不好导致血流减少时，代谢降低能减少血流减少的程度。已有报道颈动脉血管成形和支架植入术后可观察到认知改善，但仍存在大的混杂变量即缺乏一个对照组，事实上大多数患者在缺血性卒中后出现显著的神经功能恢复。[32-37] 如果发现血运重建可改善认知，这将大大增加 CEA 和 CAS 的新应用。

颈动脉内膜剥脱术

CEA 是用手术的方法清除斑块，该手术要求去除狭窄的斑块，恢复管腔直径，选择合适的症状性和无症状颈动脉狭窄患者，CEA 能够降低未来卒中的风险，其机制是解决了栓塞和血流动力学的问题。CEA 已经确定地证明了可以降低症状性患者 [7,20-21] 和适当的无症状性狭窄患者 [22-23] 的卒中风险。临床试验通常限于预见围手术期并发症低的患者，无症状患者的风险降低较小，但是仍有 1% 的年绝对风险降低。此外，本章下文将讨论，这样的好处仅限于健康男性，手术可能没有给无症状女性患者带来好处。

颈动脉血管成形术和支架植入术

血管成形术和支架植入术是治疗全身多处动脉粥样硬化狭窄的常用手术，其对于减少动脉狭窄程度非常有效。该过程涉及应用高压的球囊将粥样硬化斑块压裂并贴于动脉壁，随后释放支架将破碎物质拦住，防止其弹性回缩，并覆盖血管成形术所造成的任何血管夹层。该方法在能够解决引起缺血性卒中的栓塞和血流动力学机制。和 20 世纪 90 年代早期单纯球囊血管成形相比，无论用或不用栓子保护装置（embolic protection device, EPD），血管成形术和主要的支架植入术已经成为血管内治疗的正常治疗。

关于 CAS 技术的深入探讨超出了本章的范围，近来已在其他地方进行了很好的回顾。[38] 在进行 CAS 之前需要对几个特殊因素进行临床评估，有关患者耐受造影剂能力的信息是重要的，一些特殊的患者需要提前应用药物治疗，如造影剂过敏患者，或对有慢性肾功能不全的患者给予水化治疗。仍然无法确定注射碳酸氢钠或应用 Mucomyst（Bristol-Myers Squibb, Princeton,NJ）是否对肾功能不全患者有效。

此外，基于心脏冠脉支架的文献，抗血小板药物的使用（典型的是阿司匹林和氯吡格雷双抗治疗）对于减少血栓栓塞并发症的风险是重要的。[40] 不能耐受至少一种抗血小板药物的患者通常不适合行 CAS。血小板功能测定，例如 PFA（在 PFA-100 分析仪检测）和 VerifyP2Y12 测定（Accumetrics, San Diego, CA）能够帮助识别对传统剂量的阿司匹林和氯吡格雷没有反应的患者。尽管研究表明无反应患者围手术期卒中的风险增减，但增加剂量对这些患者是否有效还未被证实。和 CEA 相似，如果梗死体积不是非常小，神经介入医生常常在缺血性卒中之后的 2~4 周进行介入治疗，但是否能减少出血的风险仍未知。

实践中，通常术前给予阿司匹林（每天 325mg）和氯吡格雷（每天 75mg）5d 连续口服。虽然许多人主张使用单管针穿刺股动脉，笔者选择套管针进行股动脉穿刺。主动脉弓造影对于确定目标血管发出的角度非常重要，这个信息用于选择造影管。颈总动脉造影可用 5F 造影导管，或者取决于弓的拱形构造，使用同轴技术可将 6F 诊断导管放入 8F 导引导管中到达颈总动脉。造影可得到颈动脉和远端脑循环的基线图像，确定能够看到最狭窄处的工作角度。通过交换导丝将诊断导管交换为 8F 引导导管进入颈总动脉（也可使用 6F 长鞘置于病变近端）。给予全身抗凝，如果计划使用一个近端球囊闭塞系统，则使该球囊充盈几秒钟来测试患者是否耐受。将 0.014 导丝通过狭窄部位，如果使用远端栓子保护滤器，则在路图下将其送达颈内动脉（ICA）病灶以远。在放置支架前，先预扩张病变，支架送过病变后，仔细定位，回撤支架输送导管释放支架。如果残留狭窄大于预期，可重复进行血管成形术。然而，大多数治疗满意的结果是残留狭窄 <40%，镍钛合金自扩张支架将在之后 1 个月继续扩大血管腔。[41] 如果远端栓子保护装置（EPD）已被使用，支架释放后可撤出 EPD，并进行最后的血管造影，以确认没有任何栓塞事件（图 39.1）。

颈动脉血管成形术和支架植入术也在有的时候应用于急性卒中时。对于急性症状性颈动脉闭塞，在机械性取栓前或后行血管成形术和支架植入术往往可以非常有效的恢复血流。[41-43] 这种情况下可以进行机械取栓，包括应用导引导管进行机械抽吸，或者使用 Separator3D（Penumbra, Inc, Alamedia, CA）或 Merci 血栓取出装置（Concentric Medical, FREMONT, CA），可以动脉内使用组织纤维蛋白溶酶原活化剂，也可以不用。[44] 该术也可用于急性动脉夹层的治疗。通常使用一个微导管和微丝找到真腔，将微导管到达远端后，并通过注射造影剂确认在真腔内，然后进行血管成形术和支架植入术。[45]

支 架

美国食品药物监督管理局（FDA）批准了几个颈动脉支架系统，和这些系统同时生产的还有配套的远端 EPD（同时被批准）。简要地说，支架都是由镍钛合金制造的自膨系统，有开环和闭环之分。镍钛合金的适形性比不锈钢更强，有较少的短缩率和更可靠的展开性。

选择开环或闭环支架通常依赖于术者的偏好和经验，因为这两种类型支架对任何确定的病变都是足够的。闭环支架具有较高的径向力，对于严重钙化的病变稍好一点。闭环支架用于直径急剧变化的病变时开环支架。这使支架贴壁性不好，对高致栓性的病变是有好处的，因为理论上支架释放后更少的斑块突入管腔。开环支架更好到位，对颈动脉血管壁有很好的贴合，对分叉部病变非常理想，因为支架必须分别适合颈总动脉和颈内动脉管腔直径。

栓子保护装置

一般有两种类型的 EPD，近端和远端装置。[47] 近侧装置涉及颈总动脉（近端病变）和颈外动脉的短暂的球囊闭塞，这种装置理论上的优势是在导丝通过狭窄之前就有栓子保护作用。其中的一种是导引导管内腔通过过滤器与股静脉连接，实现持续的血流逆流，其他的近端保护装置是通过一个备用的工作通道间断地抽吸碎片。这两种装置均需要相当大的导引导管（10F）。此外，一些患者即使短暂闭塞颈动脉血流也不能耐受。

远端 EPD 有两种形式。第一种是远端阻塞

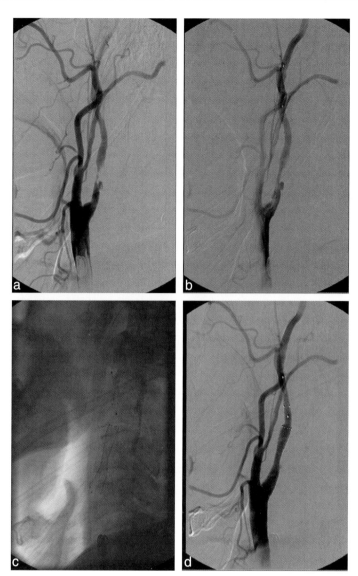

图 39.1　66 岁男性患者，在发病前 9 年曾有右侧腮腺恶性肿瘤的病史。病灶切除后放疗，出现了持续 10min 的右耳黑桃病发作。（a）导管造影（侧位投影）显示右侧颈内动脉近端高度局灶性狭窄。（b）将 7F 穿梭鞘置入 3.5 mm 的交换型血管成形术中，在 Spiderfx 远端栓塞保护装置（ev3 Neurovascular, Irvine, CA）上使用 Maverick 球囊（Boston Scientific，NatickMA）。（c）放置血管扩张颈动脉支架（Protege RX, ev3 Neurovascular, Irvine, CA）。（d）数字减影血管造影部署后射孔显示良好的血管造影效果

气囊，该装置需要中空的 0.014 镍钛合金导丝通过狭窄病变。在狭窄以远，导丝头端的位置附近充盈顺应性球囊，阻断 ICA 血流。在血管成形术和支架植入术后，从 ICA 抽吸含有游离碎屑的停滞血液，随后泄掉球囊。这种类型装置的缺点是颈动脉阻塞的不耐受，膨胀的球囊可能造成动脉损伤以及无法在球囊充盈是进行诊断性血管造影。

　　第二种类型的远端 EPD 是装在导丝上的过滤装置。这种装置有多个版本，基本上均采用多孔聚氨酯膜的覆盖镍钛合金筐，小孔的直径为 100~200μm，允许血流通过滤器，其被安装在直径 0.014in 或 0.018in 的导丝上。该过滤器被送到待治疗的狭窄以远，放置于颈段 ICA 内。血管成

形术和支架植入术中释放的栓塞物质理论上可被过滤器捕捉，在手术结束时用各种过滤回收装置收回。目前只有这种远端过滤装置被 FDA 批准在 CAS 中使用。鉴于其相似的设计，这些设备往往存在一样的弱点。首先，导丝和 EPD 必须通过病变，可能导致动脉粥样化物质的脱落。该过滤器可能无法完全贴于颈动脉血管壁，导致栓子通过 EPD 周边而发生栓塞。最终 EPD 可能被栓子填满阻塞血流导致脑缺血。

颈动脉支架的临床证据

　　鉴于目前所知的颈动脉狭窄的自然病史和 CEA 的优点，可以对 CAS 文献分为四类进行讨

论。非常适合手术的症状性患者，没有证据就表明 CAS 的效果是一样；手术风险高的症状性患者，病例序列研究的有限数据表明 CAS 让患者获益；适合手术的无症状患者，也没有证据表明 CAS 都是等效的，尤其是卒中或死亡的风险；高手术风险的无症状患者，数据有限并存在争议。本节将回顾这些数据。

目前缺乏来自随机临床试验的前瞻性数据，比较 CAS（使用或者不使用的 EPD）与 CEA，或与最佳药物治疗的对比。然而，也积累了很多证据（非前瞻性），主要从众多的单中心观察性研究和非随机自愿多中心登记研究中取得。首先对这些研究的结果进行了回顾，随后讨论过去和目前的随机试验。

在美国，许多对 CAS 的早期报告的作用有限，主要因为随访期短、独立的神经功能评估、患者数量少、症状和无症状患者的混杂以及不同类型 EPD 和颈动脉支架。一个很好的 meta 分析汇总了 1990—2002 年的 26 项研究的观测数据。[48] 这个分析包括 2537 例未使用远端保护装置 CAS 和 896 例使用保护装置的 CAS 病例。不幸的是，许多研究没有区分有症状和无症状患者的结果，致使这些患者群体不能单独评估。总的 30d 卒中和死亡率在使用 EPD 的患者中为 1.8%，未使用 EPD 者为 5.5%。笔者评论说，这种差异主要是由于轻型卒中事件（未使用 EPD 者为 3.7%，使用 EPD 者为 0.5%）和重型卒中事件（未使用 EPD 者为 1.1%，使用 EPD 者为 0.3%）的下降。

几个自愿登记研究的结果增加了笔者对 CAS 影响和效用的认识。然而，这些结果也存在独立监督和装置标准化的问题。ELOCAS 注册研究包括欧洲的 4 个高流量中心 1993—2004 年收治 2172 例患者，[49] 有 99.7% 的技术成功率，85.9% 患者使用 EPD，超过一半的患者为无症状者。结果显示 30d 主要卒中或死亡率症状性患者为 1.4%，无症状者为 1%（无统计学显著差异）。[49] Pro-CAS 注册研究包含 3 853 例患者，

症状性（56%）和无症状（44%），来自德国的 38 个中心。技术成功率是 98%，64% 的患者采用了几种类型的 EPD。6% 患者出现 TIA，69d 的严重卒中或死亡率为 2.8%。用或不用 EPD 之间以及症状性和无症状性之间，都没有显著统计学差异。[50] 更大的注册研究（全球颈动脉支架注册研究）包括 12 392 例 CAS 手术。该技术成功率为 98.9%，术后 30d dTIA（3.1%），轻型卒中（2.1%），严重卒中（1.2%）和死亡（0.6%）等结果都非常好。无症状患者 30d 卒中或死亡的风险为 2.9%，有症状的患者为 4.9%，使用 EPD 治疗的患者为 2.8%，没有使用 EPD 治疗的患者为 6.2%[51]。

当前正在进行的前瞻性多中心登记研究确定在高危患者中使用 EPD 的 CAS 安全性和有效性，许多为研究器械豁免而进行的试验获得 FDA 批准。因此，这些试验更加标准化了，具有监督委员会、独立的神经功能评价、预先确定的纳入和排除标准、相似的主要和次要终点。BEACH 试验入选 747 例高危患者（有症状和无症状），显示术后 30d 内心肌梗死（MI）、卒中或死亡的风险为 5.8%。[52] CREATE 研究包括 419 例手术高风险的患者，术后 30d MI、非致死性卒中或死亡风险为 6.2%。[53] 分为三部分的 ARCHrR 试验包括 581 例患者，并证实 30d 内心肌梗死、卒中或死亡的风险为 8.3%，然而，大多数记载的卒中都是小卒中，30d 严重的或致命性卒中的风险为 1.5%。[54] 还有另外几个登记研究，大部分研究显示出类似的结果。

一般情况下，比较 CAS 和 CEA 的早期随机试验受限于早期的技术和术者的经验。例如在颈动脉和椎动脉腔内血管成形术的研究（CAVATAS）中，随机分配到血管内治疗组患者只有 22% 的患者血管成形后接受支架治疗，[55] 在这项试验中，30d 主要卒中或死亡的风险在介入治疗组为 6.4%，CEA 组为 5.9%（无显著统计学差异）。SAPPHIRE 试验经常被引用，主要因

为这是唯一一个完成的高风险手术患者比较 CAS（使用 EPD）和 CEA 的随机对照试验，[56] 如许多 CAS 试验，纳入标准包括症状性狭窄 >50% 或无症状狭窄 >80%，尽管由于入组缓慢而试验提前停止，该试验仍纳入 334 例患者。该试验的技术成功率为 95.6%，CAS 术后 30d 心肌梗死、卒中和死亡率为 4.8%，而 CEA 为 9.8%。在纳入的 100 例症状性狭窄患者，两种治疗结果相似（CAS 组 16.8%，CEA 组 16.5%），这归因于 CAS 手术后的卒中率很高。在 234 例无症状患者中观察到的结果有较大的差异（CAS 组 9.9%，CEA 组 21.5%），这种极高的事件发生率产生了这样的问题，对于无症状高手术风险患者，尽管 CAS 的结果优于 CEA，但事实上是否优于药物治疗。[57]

一个 meta 分析包括了 5 个比较 CAS 与 CEA 的随机临床试验，共 1269 例患者，术后 30d 的心肌梗死、卒中或死亡率无显著性差异（CAS 为 8.1%，CEA 为 7.8%），1 年卒中或死亡率亦无显著性差异（CAS 为 13.5%，CEA 为 13.3%）。然而，作者注意到 5 个试验是有差异的。[58] 随机试验的最新数据是 SPACE 和 EVA-3S 研究。[49-50]SPACE 试验包括 1183 例症状性狭窄的患者，该试验的早期分析结果显示，根据 30d 卒中或死亡风险这一主要终点，未能证明 CAS 的非劣效性（CAS 为 6.84%，CEA 为 6.34%），[59] 更长期的结果即将公布。EVA-3S 试验招募 527 例有症状狭窄 >60% 患者后提前停止，在这项试验中，30d 卒中或死亡的风险，CEA 为 3.9%，CAS 为 9.6%。[60]

颈动脉血管重建术：对比颈动脉内膜剥脱和与颈动脉支架试验（CREST）是最近完成的对比 CEA 与 CAS 的随机对照试验。[61] 这项研究有两个值得注意的特征，其许多结果争议的基础：准入标准包括症状性和无症状的患者，将 MI 作为主要终点（等于卒中或死亡）。总体上，初步分析发现 CAS 和 CEA 之间无显著差异。但 CAS 患者的卒中风险显著增高，而 CEA 患者心肌梗死的风险较高。对于纳入试验的约 1300 例症状性狭窄患者，30d 卒中或死亡的风险 CEA 为 3.2%，CAS 为 6%，如将 MI 计算在内，风险分别为 5.4% 和 6.7%。对年轻患者而言 CAS 似乎提供更大获益。最近国际颈动脉支架研究（ICSS）公布了中期（120d）数据，[62] 该试验仍然在随访中，仅限于有症状的患者，卒中或死亡的风险 CAS 为 4%，CEA 为 3.2%，卒中、死亡或心肌梗死的风险 CAS 为 8.5%，CEA 为 5.2%。其他正在积极进行的试验包括无症状颈动脉狭窄支架植入术与内膜切除术对比试验（ACT I）和第二个无症状颈动脉外科手术试验（ACST-2）。

使用栓子保护装置的证据

尽管栓子保护的概念有非常强的合理性，目前很少有数据支持使用的栓子保护装置可降低手术的风险。[63] 有趣的是，在 EVA-3S 试验中（明确失败为 CAS 组）大多数患者用远端保护装置，而在 SPACE 试验中（CAS 和 CEA 效果相同）大多数患者则没用栓子保护装置。

总 结

- 患者具有缺血症状应该评估是否可能存在颅外颈动脉疾病。
- CEA 是症状性狭窄 >50% 的患者的治疗选择，围手术期卒中和（或）死亡的风险 <6%。
- CEA 是无症状男性狭窄 >60% 患者的治疗选择，围手术期风险 / 死亡 <3%，患者预期寿命 >5 年。
- 对于手术风险增加的症状性颈动脉狭窄患者，CAS 是 CEA 的一个合理替代治疗手段，尽管缺少随机试验数据的支持。
- CAS 对无症状颈动脉狭窄患者的作用尚不

明确。尽管缺乏随机试验数据的支持，考虑到无症状患者手术的解剖风险因素，考虑应用 CAS 是合理的。

- 没有很好的证据支持当前的远端栓子保护装置可减少围手术期卒中的风险。

- 较直的血管和短的向心性病变是 CAS 的最佳选择。

- 应在手术过程中密切监测血压，因为在颈动脉体进行球囊扩张和支架植入时有低血压的风险。

- 血压必须密切监测，并保持在正常范围内，因为血运重建后颅内出血或高灌注的风险增加。

- 为了早期识别可能的栓塞并发症，基线的神经功能检查和基线的血管造影极其重要，因为需要精确确定新的神经功能障碍，或术中术后发现新的分支血管闭塞。

参考文献

[1] Thom T, Haase N, Rosamond W, et al. American Heart Association Statistics Committee and Stroke Statistics Subcommittee. Heart disease and stroke statistics–2006 update: a reportfrom the American Heart Association Statistics Committeeand Stroke Statistics Subcommittee. Circulation, 2006, 113(6):e85–e151

[2] Adams HP Jr, Bendixen BH, Kappelle LJ, et al. Classification of subtype of acute ischemic stroke. Definitions for use in a multicenter clinical trial. TOAST. Trial of Org 10172 in Acute Stroke Treatment. Stroke, 1993, 24(1):35–41

[3] Mead GE, Shingler H, Farrell A, et al. Carotid disease in acute stroke. Age Ageing, 1998,27(6): 677–682

[4] Bogousslavsky J, Van Melle G, Regli F. The Lausanne Stroke Registry: analysis of 1,000 consecutive patients with first stroke. Stroke, 1988, 19(9):1083–1092

[5] BalowJ, Alter M, Resch JA. Cerebral thromboembolism: a clinical appraisal of 100 cases. Neurology, 1966,16(6):559–564

[6] Thiele BL, Young JV, Chikos PM, et al. Correlation of arteriographic findings and symptoms in cere-brovascular disease. Neurology, 1980, 30(10): 1041–1046

[7] Rothwell PM, Eliasziw M, Gutnikov SA, et al; Carotid Endarterectomy Trialists' Collaboration. Analysis of pooled data from the randomised controlled trials of endarterectomy for symptomatic carotid stenosis. Lancet, 2003,361(9352):107–116

[8] O'Leary DH, Polak JF, Kronmal RA, et al. The CHS Collaborative Research Group. Distribution and correlates of sonographically detected carotid artery disease in the Cardiovascular Health Study. Stroke, 1992,23(12): 1752–1760

[9] Hennerici M, Aulich A, Sandmann W, et al. Incidence of asymptomatic extracranial arterial disease. Stroke, 1981, 12(6): 750–758

[10] Berens ES, Kouchoukos NT, Murphy SF, et al. Preoperative carotid artery screening in elderly patients undergoing cardiac surgery. J Vasc Surg, 1992,15(2):313–321, discussion 322–323

[11] Derdeyn CP, Powers WJ. Cost-effectiveness of screening for asymptomatic carotid atherosclerotic disease. Stroke, 1996, 27(11): 1944–1950

[12] O'Leary DH, Polak JF, Kronmal RA, et al. The CHS Collaborative Research Group. Distribution and correlates of sonographically detected carotid artery disease in the Cardiovascular Health Study. Stroke, 1992, 23(12): 1752–1760

[13] Malek AM, Alper SL, Izumo S. Hemodynamic shear stress and its role in atherosclerosis. JAMA, 1999,282(21):2035–2042

[14] Virmani R, Kolodgie FD, Burke AP, et al. Lessons from sudden coronary death: a comprehensive mor-phological classification scheme for atherosclerotic lesions. Arterioscler Thromb Vasc Biol, 2000,20(5):1262–1275

[15] Molloy J, Markus HS. Asymptomatic embolization predicts stroke and TIA risk in patients with carotid artery stenosis. Stroke, 1999,30(7): 1440–1443

[16] Silvestrini M, Vernieri F, Pasqualetti P, et al. Impaired cerebral vasoreactivity and risk of stroke in patients with asymptomatic carotid artery stenosis. JAMA, 2000, 283(16): 2122–2127

[17] Powers WJ, Press GA, Grubb RL Jr, et al. The effect of hemodynamically significant carotid artery disease on the hemodynamic status of the cerebral circulation. Ann Intern Med, 1987, 106(1):27–34

[18] Grubb RL Jr, Derdeyn CP, Fritsch SM, et al. Importance of hemodynamic factors in the prognosis of symptomatic carotid occlusion. JAMA, 1998,280(12): 1055–1060

[19] Omae T, Mayzel-Oreg O, Li F, et al. Inapparent hemodynamic insufficiency exacerbates ischemic damage in a rat microembolic stroke model. Stroke, 2000,31(10): 2494–2499

[20] North American Symptomatic Carotid Endarterectomy Trial Collaborators. Beneficial effect of carotid endarterectomy in symptomatic patients with high-grade carotid stenosis. N Engl J Med, 1991, 325(7):445–453

[21] European Carotid Surgery Trialists' Collaborative Group. MRC European Carotid Surgery Trial: interim results for symptom-

atic patients with severe (70-99%) or with mild (0-29%) carotid stenosis. Lancet, 1991, 337(8752): 1235–1243

[22] Executive Committee for the Asymptomatic Carotid Athero sclerosis Study. Endarterectomy for asymptomatic carotid artery stenosis. JAMA, 1995,273(18): 1421–1428

[23] Halliday A, Mansfield A, Marro J, et al. MRC Asymptomatic Carotid Surgery Trial (ACST) Collaborative Group. Prevention of disabling and fatal strokes by successful carotid endarterectomy in patients without recent neurological symptoms: randomised controlled trial. Lancet, 2004,363(9420): 1491–1502

[24] Lovett JK, Dennis MS, Sandercock PAG, et al. Very early risk of stroke after a first transient ischemic attack. Stroke, 2003, 34(8):el38–e140

[25] Fox AJ. How to measure carotid stenosis. Radiology, 1993, 186(2):316–318

[26] Rothwell PM, Warlow CP. Low risk of ischemic stroke in patients with reduced internal carotid artery lumen diameter distal to severe symptomatic carotid stenosis: cerebral protection due to low post stenotic flow? On behalf of the European Carotid Surgery Trialists' Collaborative Group. Stroke, 2000,31(3):622– 630

[27] Morgenstern LB, Fox AJ, Sharpe BL, et al. North American Symptomatic Carotid Endarterec-tomy Trial (NASCET) Group. The risks and benefits of carotid endarterectomy in patients with near occlusion of the carotid artery. Neurology, 1997, 48(4):911– 915

[28] Naylor AR, Gaines PA, Rothwell PM. Who benefits most from intervention for asymptomatic carotid stenosis: patients or professionals? Eur J Vasc Endovasc Surg, 2009,37(6): 625–632

[29] Rothwell PM, Goldstein LB. Carotid endarterectomy for asymptomatic carotid stenosis: asymptomatic carotid surgery trial. Stroke, 2004,35(10):2425–2427

[30] Kakkos SK, Sabetai M, Tegos T, et al. Asymptomatic Carotid Stenosis and Risk of Stroke (ACSRS) Study Group. Silent embolic infarcts on computed tomography brain scans and risk of ipsilateral hemispheric events in patients with asymptomatic internal carotid artery stenosis. J Vasc Surg, 2009, 49(4): 902 -909

[31] Chmayssani M, Festa JR, Marshall RS. Chronic ischemia and neurocognition. Neuroimaging Clin N Am, 2007,17(3): 313– 324, viii

[32] Turk AS, Chaudry I, Haughton VM, et al. Effect of carotid artery stenting on cognitive function in patients with carotid artery stenosis: preliminary results. AJNR Am J Neuroradiol, 2008,29(2):265–268

[33] Hamster W, Diener HC. Neuropsychological changes asso-

ciated with stenoses or occlusions of the carotid arteries. A comparative psychometric study. Eur Arch Psychiatry Neurol Sci, 1984,234(1):69–73

[34] Mathiesen EB, Waterloo K, Joakimsen O, et al. Reduced neuropsychological test performance in asymptomatic carotid stenosis: The Tromso Study. Neurology, 2004, 62(5):695–701

[35] Rao R. The role of carotid stenosis in vascular cognitive impairment. Eur Neurol, 2001, 46(2):63–69

[36] Johnston SC, O'Meara ES, Manolio TA, et al. Cognitive impairment and decline are associated with carotid artery disease in patients without clinically evident cerebrovascular disease. Ann Intern Med, 2004, 140(4):237–247

[37] Moftakhar R, Turk AS, Niemann DB, et al. Effects of carotid or vertebrobasilar stent placement on cerebral perfusion and cognition. AJNR Am J Neuroradiol, 2005, 26(7): 1772–1780

[38] Moran CJ, Cross DT Ⅲ, Derdeyn CP. Techniques of carotid angioplasty and stenting. Neuroimaging Clin N Am, 2007, 17(3): 337–353, viii

[39] Reddan D, Laville M, Garovic VD. Contrast-induced nephropathy and its prevention: What do we really know from evidence-based findings? J Nephrol, 2009,22(3):333–351

[40] Holmes DR Jr, Kereiakes DJ, Kleiman NS, et al. Combining antiplatelet and anticoagulant therapies. J Am Coll Cardiol, 2009,54(2):95–109

[41] Lownie SP, Pelz DM, Lee DH, et al. Efficacy of treatment of severe carotid bifurcation stenosis by using self-expanding stents without deliberate use of angioplasty balloons. AJNR AmJ Neuroradiol, 2005,26(5):1241–1248

[42] Imai K, Mori T, lzumoto H, et al. Emergency carotid artery stent placement in patients with acute ischemic stroke. AJNR Am J Neuroradiol, 2005,26(5): 1249–1258

[43] Sugg RM, Malkoff MD, Noser EA, et al. Endovascular recanalization of internal carotid artery occlusion in acute ischemic stroke. AJNR Am J Neuroradiol, 2005, 26(10):2591–2594

[44] Lutsep HL, Clark WM, Nesbit GM, et al. Intraarterial suction thrombectomy in acute stroke. AJNR Am J Neuroradiol, 2002,23(5):783–786

[45] Malek AM, Higashida RT, Phatouros CC, et al. Endovascular management of extracranial carotid artery dissection achieved using stent angioplasty. AJNR AmJ Neuroradiol, 2000, 21(7): 1280–1292

[46] Wholey MH, Finol EA. Designing the ideal stent: stent cell geometry and its clinical significance in carotid stenting. Endovascular Today, 2007. http://www, evtoday, com/PDF articles/0307/EVT0307 01 .php

[47] Eskandari MK. Design and development of mechanical embolic

protection devices. Expert Rev Med Devices, 2006,3(3): 387–393

[48] Kastrup A, Grbschel K, Krapf H, et al. Early outcome of carotid angioplasty and stenting with and without cerebral protection devices: a systematic review of the literature. Stroke, 2003, 34(3): 813–819

[49] Bosiers M, Peeters P, Deloose K, et al. Does carotid artery stenting work on the long run: 5-year results in high-volume centers (ELOCAS Registry). J Cardiovasc Surg (Torino), 2005, 46(3): 241–247

[50] Theiss W, Hermanek P, Mathias K, et al. German Societies of Angiology and Radiology. Pro-CAS: a prospective registry of carotid angioplasty and stenting. Stroke, 2004, 35(9): 2134–2139

[51] Wholey MH, A1-Mubarek N, Wholey MH. Updated review of the Global Carotid Artery Stent Registry. Catheter Cardiovasc Interv, 2003,60(2):259–266

[52] White CJ, Iyer SS, Hopkins LN, et al. BEACH Trial Investigators. Carotid stenting with distal protection in high surgical risk patients: the BEACH trial 30 day results. Catheter Cardiovasc Interv, 2006,67(4):503–512

[53] Safian RD, Bresnahan JF, Jaff MR, et al. CREATE Pivotal Trial Investigators. Protected carotid stenting in high-risk patients with severe carotid artery stenosis. J Am Coll Cardiol, 2006, 47(12):2384–2389

[54] Gray WA, Hopkins LN, Yadav S, et al. ARCHER Trial Collaborators. Protected carotid stenting in high-surgical-risk patients: the ARCHER results. J Vasc Surg, 2006,44(2):258–268

[55] Endovascular versus surgical treatment in patients with carotid stenosis in the Carotid and Vertebral Artery Transluminal Angioplasty Study (CAVATAS): a randomised trial. Lancet, 2001, 357(9270): 1729–1737

[56] Yadav JS, Wholey MH, Kuntz RE, et al. Stenting and Angio-plasty with Protection in Patients at High Risk for Endarterectomy Investigators. Protected carotid-artery stenting versus endarterectomy in high-risk patients. N Engl J Med, 2004,351 (15): 1493–1501

[57] Derdeyn CP. Carotid stenting for asymptomatic carotid stenosis: trial it. Stroke, 2007,38(2, Suppl):715–720

[58] Coward LJ, Featherstone RL, Brown MM. Safety and efficacy of endovascular treatment of carotid artery stenosis compared with carotid endarterectomy: a Cochrane systematic review of the randomized evidence. Stroke, 2005,36(4):905–911

[59] SPACE Collaborative Group, Ringleb PA, Allenberg JR, Bruck-mann H, et al. 30 day results from the SPACE trial of stentprotected angioplasty versus carotid endarterectomy in symptomatic patients: a randomised non-inferiority trial. Lancet, 2006, 368(9543): 1239–1247

[60] Mas JL, Chatellier G, Beyssen B, et al. EVA-3S Investigators. Endarterectomy versus stenting in patients with symptomatic severe carotid stenosis. N Engl J Med, 2006,355(16): 1660–1671

[61] Brott TG, Hobson RW II, Howard G, et al. CREST Investigators. Stenting versus endarterectomy for treatment of carotid-ar-tery stenosis. N Engl J Med, 2010,363(1): 11–23

[62] Ederle J, Dobson J, Featherstone RL, et al. International Carotid Stenting Study investigators. Carotid artery stenting compared with endarterectomy in patients with symptomatic carotid stenosis (International Carotid Stenting Study): an interim analysis of a randomised controlled trial [published correction appears in Lancet. 2010 Jul 10;376(9735):90. Nasser, H-C corrected to Nahser, H-C]. Lancet, 2010,375(9719):985–997

[63] Macdonald S. Is there any evidence that cerebral protection is beneficial? Experimental data. J Cardiovasc Surg (Torino), 2006,47(2): 127–136

第 40 章　椎动脉和大血管的成形术和支架植入术

Vikas Gupta, Nakul Sheth, Chirag D. Gandhi

和血管内治疗相关的椎动脉解剖

椎动脉（VA）通常起自锁骨下动脉的第一段的后上方，有 5%~6% 的病例左侧 VA 可以从左颈动脉和左锁骨下动脉之间的主动脉弓直接起源。[1] 约 0.18% 的患者中，右 VA 可以发自左锁骨下动脉远端或右侧颈总动脉。[1-2] 大约一半的患者，左 VA 的直径比右 VA 的大；[3] 约 25% 的个体双侧椎动脉直径相同；约 10% 的个体，一侧 VA 直径非常小，[3] 这种情况下，较小的 VA 可能会终止于小脑后下动脉（PICA），在 PICA 的起源处与基底动脉（BA）间存在一个发育不良的连接结构，通过这一结构向基底动脉少量供血。[3]

VA 通常被划分成四个部分：V1、V2、V3 和 V4（图 40.1，图 40.2）。第一段（V1）从椎动脉的起点开始直到其进入颈椎横突的椎间孔，通常是在 C6 或 C5 水平。47.2% 的人 V1 段显著扭曲，而这种扭曲被确认是支架内再狭窄的独立预测因素。[4] V2 段在 C6~C2 水平的颈椎横突椎间孔内走行，V2 扭曲和狭窄会使导引导管的到位和前进非常具有挑战性，容易出现夹层和血管痉挛。V3 段从 C2 横突延伸到 VA 在枕骨大孔穿过硬脑膜进入颅内的地方。V4 段或颅内段一直延伸到与对侧 VA 汇合形成基底动脉的部位。当 VA 近端狭窄或闭塞时，来自 V2 和 V3 段的脊髓和肌肉支提供重要的侧支循环。V4 段发出重要供血分支，如脊髓前 / 后动脉、供应脑膜和延髓

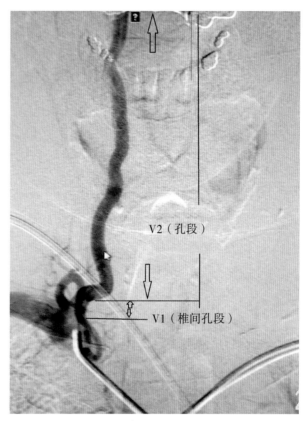

图 40.1 前后位造影显示右侧椎动脉的 V1 和 V2 段

的动脉和 PICA。PICA 可以起自颅外，一侧和两侧缺如的患者分别达到约 20% 和 2%。[5-6]

颅外段椎动脉疾病

椎动脉粥样硬化性狭窄是后循环缺血事件的常见原因，虽然在普通人群中该病的实际患病率是未知的。颅外动脉闭塞联合研究显示，3800 例症状性脑血管病患者中 40% 具有 VA 狭窄。[7] 此外，大样本的卒中记录已经表明，25%~30% 的

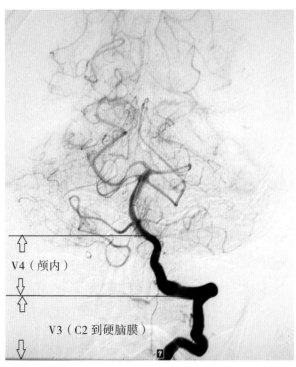

图 40.2　左侧椎动脉造影显示 V3 和 V4 段

缺血性脑血管事件发生于椎基底动脉，[8] 近端 VA 狭窄引起的事件可能占到 20%。[9]VA 动脉粥样硬化最常影响的部位是椎动脉起始部和颅外部的近端（V1 段）。这是狭窄第二最常见的位置，仅次于颈动脉分叉部。[8]

从历史的角度看，和前循环病变相比 VA 狭窄的诊断率低。因为如头晕、走路不稳、视力障碍和运动感觉障碍等症状常被视为非特异性症状，而容易忽略。此外，临床医生都认为 VA 近端狭窄是一种良性疾病，因为对侧 VA 可以弥补狭窄造成的血流不足。[8]虽然自然病史数据有限，但现在已认识到 VA 动脉粥样硬化狭窄是潜在的可以引起灾难性后果的疾病。药物难治的症状性椎基底动脉系统疾病 1 年卒中或死亡的风险为 5%~11%。[10]此外，由于椎动脉存在病变而引起短暂性脑缺血发作（TIA）的患者，5 年卒中发生为 30%~35%。[10]

由于缺乏随机试验和基于人群的患病率的数据，新英格兰后循环登记研究仍然是研究者对 VA 狭窄理解的主要基础，研究包括 407 例患者，均为后循环卒中和（或）TIA 等症状，这是

已发表的可用的最大病例序列研究之一。[11]20%（80/407）的患者发现 V1 段 > 50% 的狭窄，[12]其中接近一半的患者（37/80）有一侧 VA 是闭塞的。[13]此外，52.5%（42/80）的近端 VA 狭窄患者的对侧椎动脉存在疾病，而 27.5%（22/80）的患者同时存在的颅内椎基底动脉疾病。[12]VA 狭窄，特别椎动脉起始部的狭窄，被认定为 38 例患者卒中的唯一原因，这意味着，9% 的登记事件是由 VA 狭窄引起的。[11]

动脉 - 动脉栓塞、血栓形成性阻塞和血流动力学低灌注是椎基底动脉缺血的三种可能机制。注册研究发现，对于椎动脉狭窄，动脉 - 动脉栓塞是缺血最常见的机制。[12]80 例 VA 狭窄患者，39 例（49%）很可能或可能是动脉 - 动脉栓塞，只有 16%（13/80）患者的椎基底动脉缺血是源于血流动力学，[12]对侧椎动脉存在疾病时，92% 的缺血是因为血流动力学性的。[12]然而也可能各种因素联合发挥作用，因为远端灌注不能将血栓性栓子冲走。

虽然动脉粥样硬化是颅外 VA 狭窄最常见的病因，也要考虑其他较少见的原因，如夹层、增生骨赘的压迫、纤维带压迫和血管炎症。

颅内椎基底动脉粥样硬化

动脉粥样硬化疾病对颅内 VB 影响的数据来自华法林与阿司匹林治疗症状性颅内狭窄（WASID）试验。[14]

WASID 试验纳入的患者均为造影证实的颅内大血管（颈动脉，大脑中动脉，椎动脉或基底动脉）50%~99% 的狭窄，随机将患者分配至华法林组（目标 INR 2~3）和阿司匹林（1300mg/d）组，比较其预防卒中和血管性死亡的效果。[14]2 年随访期内，狭窄动脉供血区域卒中的发生率，在阿司匹林组为 15%，华法林组为 13%。[14]华法林在预防卒中和血管性死亡方面，并不比阿司匹林具有明显的好处，相反地，华法林引起胃肠道出

血的概率显著升高。[14]

椎动脉或颅内动脉症状性粥样硬化病变支架植入（SSYLVIA）试验是一项前瞻性多中心非随机试验，评估 Neurolink 颅内支架（Guidant, Indianapolis, IN）对症状性颅内动脉 50%~99% 狭窄患者的效果。[15] 虽然达到了 95% 的技术成功，1 年卒中发生率为 10.9%，再狭窄率为 35%。

在 2005 年，Henkes 等报道了应用自膨 Wingspan 支架系统（Stryker, Kalamazoo, MI）治疗颅内动脉 >50% 的狭窄患者，98% 的技术成功，30d 总的同侧卒中或死亡发生率为 4.5%，6 个月的全因卒中率为 9.5%。[15] 基于这些结果，2005 年美国食品药物监督管理局（FDA）批准的 Wingspan 支架系统人道主义器械豁免（HDE），用于治疗药物难治性颅内动脉粥样硬化性 >50% 的狭窄患者。

两个大型的多中心登记研究进一步提供了有关 Wingspan 支架系统的安全性和有效性数据。Fiorella 等报道了 Wingspan 治疗 50%~99% 的症状性颅内动脉粥样硬化狭窄患者，98.8% 技术的成功率，主要的围手术期并发症或死亡为 6.1%，支架内再狭窄率为 32%。[17]NIH 资助的多中心 Wingspan 支架注册研究，技术成功率为 96.7%，70%~99% 颅内动脉狭窄患者 30d 内任何卒中、脑出血或死亡或 30d 后同侧卒中的发生率为 14%。[18]

基于 Wingspan 数据，NIH 资助的对比支架植入术与积极药物治疗预防颅内动脉狭窄卒中复发（SAMMPRIS）试验于 2008 年 10 月启动，对比最佳药物治疗与应用 Wingspan 的支架植入手术。SAMMPRIS 试验在 2011 年 4 月被 DSMB 提前终止，因为 30d 卒中和死亡率血管内治疗组为 14%，而药物组为 5.8%。[19]

这项试验的结果表明，试验中提供的药物治疗优于使用 Wingspan 的 PTAS，后者具有更高的围手术期卒中或死亡的风险。试验没有评估单独血管成形术或其他装置（如球扩支架），其可能优于 Wingspan 系统（如一次性输送支架到位和释放，术后较少的残余狭窄）。介入组手术相关的并发症导致不好的结果可归因于多个因素的综合作用，如装置、术者（神经介入医生技术和经验）和没有选对合适的患者（患者斑块不稳定）。

椎基底动脉血流评估和短暂性脑缺血发作及卒中风险（VERITAS）研究是第一个评估症状性椎基底动脉狭窄（≥50%）或闭塞的前瞻性研究，目前正在录入的患者，基于定量 MR 和 MR 灌注测定的血流动力学状态来评估患者卒中的风险。[20] 分析血液流速和 MR 灌注数据，识别后循环卒中复发的高危患者。目的是识别亚组患者，因为其存在血流动力学灌注不足，所以尽管应用了最大的药物治疗仍然存在症状，可能从血管内治疗获益。

治疗选择

药物治疗

SAMMPRIS 试验已经确立了最佳药物治疗是颅内动脉粥样硬化狭窄（intracranial atherosclerotic disease, ICAD）患者卒中预防的新标准。现在，ICAD 患者每日必须服用 81mg 阿司匹林或更高剂量，或氯吡格雷每天 75mg，或每天两次噻氯匹定 250mg，或静脉内应用肝素进行抗凝（部分活化凝血酶时间是正常 >1.5 倍）或口服华法林（INR>2），目标收缩压（SBP）<140mmHg，低密度脂蛋白（LDL）<70mg/dL，如果仍然有症状，再考虑血管成形术或支架植入。

根据最新的美国心脏协会科学声明，尽管经过最佳的药物治疗，仍然存在症状的严重颅内动脉狭窄（>70% 的管腔狭窄），可以考虑通过球囊血管成形术和（或）支架植入进行血管重建（Ⅱb 类，C 级证据）。

适应证可以进一步延伸到自发的、医源性或创伤导致的急性或慢性夹层，尽管应用了最佳的药物治疗，仍然引起严重的血流动力学低灌注或血栓栓塞。其他有理由考虑应用球囊血管成形术和（或）支架植入术的情况，可能包括抗血小板和抗凝禁忌、侧支循环较差（如对侧 VA 闭塞或狭窄的神经功能状态不稳定的患者）、源自夹层的宽颈假性动脉瘤等。

药物治疗是针对卒中的血栓栓塞性病因，稳定斑块（他汀类），防止血栓的形成（抗血小板药）以及血压的控制，但是无法解决严重狭窄造成的灌注不足，并且其对明确的不稳定血栓栓塞病变的效果还不充分。

手 术

对症状性的椎动脉病变的开放手术血运重建技术包括：① VA 动脉内膜切除术；②颈动脉 – 椎动脉搭桥；③椎动脉起始部位置重置；④锁骨下动脉 – 椎动脉补片修补成形；⑤枕动脉 –PICA 搭桥。[8]手术总的死亡率和致残率为 10%~20%。[5]常见的手术并发症包括霍纳综合征（8%）、乳糜胸（5%）、淋巴囊肿（4%）、迷走神经与喉神经麻痹（2%）和即刻血栓形成（1.4%）。一般情况下，血管重建手术的远期结果很好，因为 10 年的通畅率高达 90%。[10]然而，由于手术的高风险，目前 VA 的开放重建手术做得很少。[8]

椎基底动脉狭窄的介入治疗

自 Sundt 等 1980 年报道了第 1 例 BA 狭窄腔内血管成形以来，VA 狭窄的治疗已经转移到腔内技术。[21]过去的几十年，临床实践中腔内支架的应用越来越多，因为和冠脉球囊成形术相比，其具有很高的手术成功率和持久的效果，[8]这尤其适用于颅外 VA。由于具有有利的解剖结构和位置，颅外 VA 支架植入并不像在颅内循环一样具有挑战性，因此已成为首选的治疗方法。[8]

最近对越来越多的回顾性病例序列研究进行了系统性回顾，发现对 VA 近端狭窄，经皮腔内血管成形术（PTA）无论是否使用支架都具有确定性的效果。在回顾 1099 例患者的 1117 次椎动脉手术（1981—2011 年发表的），VA 近端狭窄的介入治疗（血管成形术或支架植入术或两者同时使用）具有较低的围手术期卒中和死亡率是相对安全和有效的，[9]这些患者加权平均技术成功率为 97%（范围 36%~100%）。虽然综述的作者指出不同的研究对技术成功的定义是不一样的，但多数研究定义技术成功为残余狭窄 <20%。围手术期 TIA 和卒中的发生率分别为 1.5% 和 0.5%；30d 的死亡率为 0.5%，而平均总体卒中和死亡率为 1.1%。88% 的患者具有随访结果（平均随访时间介于 6~54 个月），椎基底动脉缺血症状复发率为 8%（65/967），而平均后期死亡率为 2%（21/967）。在随访期间，只有 1 例死因和后循环供血不足有关，尽管这个结果表明 VA 的血管内治疗能够预防二次卒中，但因 VA 狭窄自然病史的数据有限而无法进行比较。

椎动脉近端疾病介入治疗始终的担忧是再狭窄率和再次治疗率，随访发现总的再狭窄率和再次治疗率分别为 23%（0~58%）和 9%（范围 0~35%）。[9]再狭窄最常用的定义为 >50% 的狭窄。随访最常见的成像方式是超声和数字减影血管造影。

虽然前述的结果和并发症的发生率是来自迄今为止最全面的文献回顾，但是目前文献存在很大不同，包括选择患者的标准、治疗的适应证、支架的类型以及结果的定义等，这是数据的局限性。因此，一个大的随机试验（椎动脉支架试验）比较药物治疗和支架植入治疗症状性 VA 狭窄，其结果令人热切期待。[22]

到目前为止，中央和椎动脉腔内血管成形术研究（CAVATAS）是唯一的随机试验，对比药物治疗和介入治疗对症状性椎动脉狭窄的效果，试验未能显示出血管内治疗的好处，因为两组患者都没有发生椎基底动脉梗死。然而，这样的结果是有局限性的，①样本数量太小（每组只有 8 个患者）；②大多数血管内治疗的患者（6/8）仅接受血管成形术。[23]由于缺乏随机试验，目前没有Ⅰ级证据支持在最佳药物治疗方案之上，椎动脉内常规使用血管成形术和支架成形术。[10]总体上，虽然存在选择性偏倚，单中心回顾性病例序列研究表明血管内介入治疗是安全的，技术上是可行的。[10]

单纯血管成形与血管成形联合支架植入

虽然冠状动脉和周围血管的结果支持使用支架成形术，并不是所有的动脉在结构上和组织学上是一样的。早期有过担心，与血管成形术相比，支架可能会加速血管内膜增生，因为VA是小动脉，容易存在坚硬和橡胶样斑块。[24]因此，一些作者认为有些病例应该植入支架，如单独血管成形术扩张不充分的病例，或治疗出现并发症如夹层和急性血管闭塞的病例。[24]然而，早期的报告显示，椎动脉起始部单独成形术后常发生再狭窄，但支架术后少见。[25]在一项包括14例患者的研究中，支架植入比单独成形能够显著降低残留血管狭窄（82%降至13% *vs.*73%降至21%），[25]单纯血管成形术治疗后1年，全部4例患者都出现了多于70%的再狭窄。相反的，支架治疗的10例患者，随访33.6个月，只有1例患者发生再狭窄。因此，支架植入可以保持椎动脉起始通畅。[25]

早期尝试单独使用球囊血管成形术没有得到广泛接受，主要由于血管夹层和早期弹性回缩的问题。虽然单独血管成形术有较高的再狭窄概率，有些情况还是建议首选，如血管直径<2mm，病变长度需要多个支架重叠（>12mm），明显的病变血管迂曲无法让导引导管稳定以满足支架植入需求。由于远端血管细小或发育不良，微导丝在远端没有足够的放置空间，导致微丝的不稳定或使支架植入非常困难。在老年患者主动脉弓解剖不利，术者应考虑单独血管成形术不失为一个合理的治疗策略。颅内狭窄的病变动脉直径<2.5mm，治疗后出现再狭窄的概率很高，自膨支架的径向力较低，可以用于管腔直径 2~2.5mm 的

狭窄动脉，避免在直径<2mm的血管内放置支架。

支架治疗的合理性

在急性期，支架植入后远端脑灌注会立刻改善，因此对于症状是由血流动力学性的流量受限引起的患者非常有效。在亚急性期，植入的支架为内膜增生提供一个框架，不规则粥样硬化组织会变得的平滑，减少了湍流和血栓形成的可能。光滑的内膜降低了未来斑块破裂和血栓栓塞的风险。

近端椎动脉和远端椎基底动脉的后果对比

多于600例介入治疗数据显示，与近端VA的支架相比，远端椎基底动脉支架植入具有更大的风险。[26]近端VA支架围手术期具有1.3%的卒中风险，0.3%的死亡风险，2.6%的其他神经并发症风险和0.7%的随访后期卒中的风险。[26]远端VA或BA支架植入围手术期有10.6%的卒中风险，3.2%的死亡风险，6%的其他神经系统并发症风险和2%的随访后期卒中风险。[26]当颅内病变存在急性闭塞或病变解剖形态不佳的时候，和治疗相关的风险特别高。因此，本研究的作者建议，颅内病变应用血管内治疗时应该采取个体化策略。[26]虽然近端VA的治疗具有较低的死亡率，随访时脑缺血事件也少，但比远端治疗具有稍高的再狭窄率（25.7% *vs.*18.6%）。

支架植入术后的再狭窄是否与支架型号有关

文献报道的再狭窄率具有很大的变动范围。回顾性病例序列报告的再狭窄率可以低至0或高达66.7%。[27]这种差别可归因于多个决定支架内再狭窄的因素，包括内膜过度增生、弹性回缩、病变长度和位置、支架类型、再狭窄的定义不同和随访时间的长短。

药物洗脱支架和再狭窄

新内膜的过度增生是支架内再狭窄的因素之一。由于冠状动脉介入治疗的成功，释放抗增殖剂（如紫杉醇或西罗莫司）的药物洗脱支架已被一些术者用于 VA，防止支架内再狭窄。Antoniou 等人进行文献回顾发现 7 个研究（169例患者）是专门用药物洗脱支架治疗 VA 的。[9]平均随访时间 7~28 个月，这些患者的再狭窄率为 12%（0~25%）。[9]另一个包含 27 篇文章（980例患者）的文献综述也强调药物洗脱支架可以降低再狭窄率。827 项研究中，根据支架类型进行分类列出的再狭窄率，药物洗脱支架再狭窄率为 11.2%，而裸金属支架为 30%（平均 24 个月随访）。[28]

到目前为止，只有很少的分析对比药物洗脱支架与裸金属支架治疗症状性椎动脉狭窄的结果。一个回顾性研究包含 206 例症状性颅外或者颅内动脉狭窄患者的长期结果，与裸金属支架相比，药物洗脱支架可以显著降低靶血管的二次血运重建率，药物洗脱组的 5 年靶血管的二次血运重建率为 4.5%（5/112），而裸金属组为 19.1%（18/94），[27]此外，药物洗脱组症状复发率显著降低。这表明，相对于裸金属支架，药物洗脱支架可以让症状性椎动脉狭窄具有更大的临床获益，就像其在冠状动脉介入表现一样。[27]然而，两组之间的生存率无显著差异。两种支架的技术和临床成功率无差异显著，具有相似的安全性和可行性。[27]仍然需要进一步的随机对照试验，以进一步证明药物洗脱支架在症状性椎动脉狭窄介入治疗中的临床价值。

弹性回缩与再狭窄

虽然药物洗脱支架可降低再狭窄率，需要强调的是弹性回缩参与再狭窄的形成。VA 狭窄主要发生在近端血管，此外 VA 起始部的解剖特征类似于其他动脉开口，在开口可以看到不成比例的再狭窄，是由于强劲的平滑肌和弹性蛋白导致的弹性回缩造成的。[8]在椎开口的粥样硬化斑块往往较其他动脉口斑块要光滑，更坚硬，因此，由于其相对硬度，椎动脉病变更难以扩张，并有较大的回缩力量。[24]目前，弹性回缩和内膜过度增生在支架内再狭窄的形成中扮演的重要作用，目前尚没有被完全解释清楚。

病变长度对再狭窄的影响

除了新内膜增生和弹性回缩之外，动脉粥样硬化病变的长度也是参与支架内再狭窄形成的一个因素。在冠状动脉介入治疗中，已经认识到病变长度是支架内再狭窄的重要预测指标，更长的病变有更大的斑块负荷，因此具有更多的平滑肌细胞来源，可以增生形成内膜。[28]类似的机制也适用于近端 VA 支架。Lin 等发现再狭窄率与病变长度之间有直接的关系，VA 起始部病变的长度 <5mm、5~10mm 和 >10mm 分别对应的再狭窄率为 21%、29% 和 50%。[28]该研究中的 80 例症状性患者，病变长度被证明是支架内再狭窄唯一的有意义的独立预测因素。

血管的直径和迂曲度对再狭窄的影响

Zhou 等人证明 V1 段迂曲和支架直径小是支架内再狭窄的两个独立和有意义的预测因素。[29]V1 段迂曲相当普遍的，先前的报告指出的 47.2% 的 VA 从起始部到横突段存在迂曲。[6]在一个 61 例症状性患者的研究中，Zhou 等发现 V1 段的扭曲的患者更容易发生支架内再狭窄，与平直血管相比，迂曲的血管中行血管成形术和支架植入，会更大程度地损伤血管，这种损伤会更大程度地刺激内膜过度增生，从而增加支架内再狭窄的风险。小直径动脉更可能出现再狭窄，因为其承受最小量的内膜增生，血管介入过程中炎症反应是不可避免的。这项研究，和其他许多研究一样，发现不同类型支架之间再狭窄率的没有显著差异。因此，在行支架植入时，血管迂曲和血管直径小是需要慎重考虑的因素。[29]

Mori 等[30]已经分析了特定病变形态学特征对血管成形术和（或）支架植入术后再狭窄的预测价值。据 Mori 分类，A 型病变是同心或中度偏心、长度 <5mm 和闭塞时间 <3 个月，该型再狭窄的发生率最低（1 年内 0）和成功率最高（92％）；B 型病变是长度 5~10mm、极度偏心和闭塞时间 >3 月，再狭窄率为 33％和成功率为 82％；C 型病变长度 >10mm 和近端极度扭曲（>90 度成角）或闭塞超过 3 个月，并有最高的再狭窄和最低的成功率（1 年内再狭窄为 100％，成功率为 33％）。

与再狭窄有关的一些其他技术因素

一些作者注意到其他手术细节，如支架突入到锁骨下动脉和适当的支架类型和尺寸，也可能影响再狭窄率。[8]VA 开口处病变在锁骨下动脉常常具有斑块，需要将支架突入到锁骨下动脉，支架延伸入锁骨下动脉内的可预防快速的再狭窄，[31]没有成功地将支架延伸到锁骨下动脉可能会加速再狭窄，原因可能是支架近端内湍流增加。

再狭窄的意义

虽然支架内再狭窄是一个重要的观察指标，其临床意义尚不清楚。这是因为许多作者已经注意到临床症状和造影证实的再狭窄之间的不一致性。[8]例如，Albuquerque 等人指出，在他们的研究中（包括 33 例患者），缺血症状的持久性或复发与再狭窄的存在与否没有相关性，虽然存在相对高的再狭窄率（43.3％）。[24]此外，在许多研究中，存在影像收集的选择偏倚，往往只是对治疗后有症状的患者进行影像随访，而不是有一个全面的影像学随访规范。因此，在文献中所报告的再狭窄率可能被低估了。[8]此外，VA 在狭窄很大程度上是无症状的，即使椎动脉支架的发生率高于颈动脉支架。[31]

病变评估

临床的和形态学的病变分析能让术者确定狭窄可能的根本病因。虽然动脉粥样硬化是颅内外椎基底动脉狭窄最常见的病因，但是夹层需要被排除，因为病因不同治疗的选择也不同。设想的临床病史（如头颈部外伤），一个年轻的患者，或者病变累及多个节段，高度怀疑夹层。无创影像，特别是 MRIT1 脂肪饱和序列，有助于区分动脉粥样硬化和夹层，特别是在慢性期，壁间血肿表现为高信号病变，假性动脉瘤的存在高度提示病因可能为动脉夹层。

一个完整的三维（3D）血管造影评估病变，能够让术者选择合适大小的球囊和支架，内容包括：重点注意病变长度，狭窄的程度（用病变血管远心端正常段的百分比来表示），狭窄近端和远端正常血管的直径。血管造影的参考图像应保存在一个显示器上，术中随时对比，确定远端导丝能够放置的区域，球囊血管成形术和支架放置时近端和远端着放置的区域。放置支架时，需要具有充足的和安全的远端导丝到达空间，如果没有空间，可能只能行球囊扩张血管成形术。

远端保护装置的两难选择

围手术期远端栓子可能导致缺血性并发症，栓子释放的证据来自球囊成形术时看到微栓子和在远端过滤装置中看到大的碎片。[32]因此，一些作者认为 VA 支架植入过程中使用远端保护装置可为患者提供更大的好处。[32]

尽管初步研究的结果显示使用远端保护装置的技术可行性，多数作者不支持在小直径的 VA 中使用。[31]系统性地回顾了 980 例应用支架治疗的患者，Stayman 等发现只有 5％的患者应用了远端保护装置，[8]该研究发现，无论使用远端装置与否，在围手术卒中率没有差别。[8]然而由于 VA 支架的围手术风险低，目前很判断这些装置对预防卒中的效果，将来需要临床试验以评定这些装置的作用。[9]

球囊血管成形和支架植入的技术

案例 1：一例 57 岁男子左额颞急性缺血性卒中，发现左 ICA90％ 的狭窄，右 ICA（无症状）80％ 的狭窄，右椎动脉和左椎动脉分别为 70％ 和 99％ 的无症状狭窄，乙酰唑胺单光子发射计算机断层显像（SPECT）扫描显示双侧大脑半球和左小脑半球灌注显著下降。患者首先接受了左 ICA 的血管成形和支架植入的治疗，随后左 VA 开口病变接受治疗（图 40.3）。

路径选择: 桡动脉? 肱动脉? 还是股动脉?

基于计算机断层扫描血管造影（CTA）评估主动脉弓解剖和血管的迂曲程度，诊断性导管造影需要考虑选择血管入路的问题。双侧髂

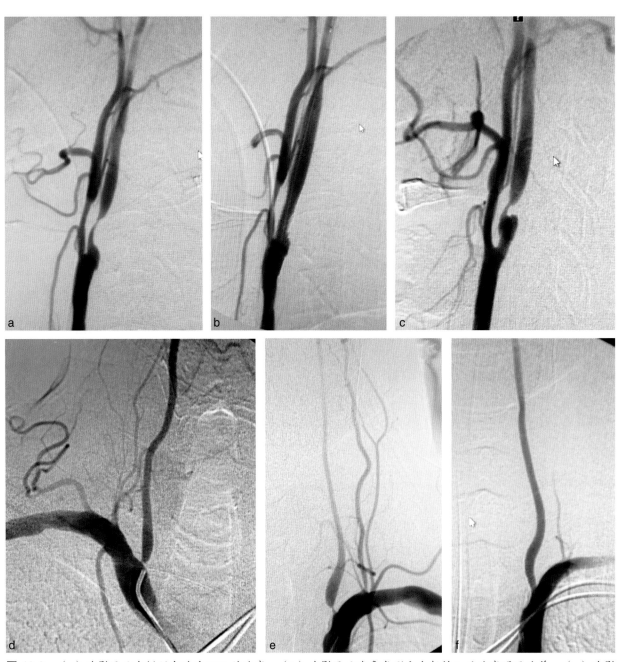

图 40.3　（a）造影显示左侧颈内动脉 90％ 的狭窄。（b）造影显示球囊成形和支架植入后狭窄明显改善。（c）造影显示右侧颈内动脉无症状性 80％ 狭窄。（d）前后位造影显示右侧椎动脉 V1 段 70％ 的狭窄。（e,f）左侧椎动脉 V1 段前后位的造影图像：血管成形支架植入前和后

动脉闭塞性疾病会导致股动脉途径不可行，因此需要同侧肱或桡动脉作为介入通路。虽然大多数介入手术可以通过在股动脉内应用标准的6F鞘来完成，但迂曲动脉弓解剖可能很难让导引导管的位置稳定，这种情况下强烈建议考虑桡动脉入路应用5F鞘，桡动脉穿刺另一个优点是容易止血，患者更快地康复。手来自尺动脉的侧支血供是否充分，应该在桡动脉穿刺前通过超声检查或临床（Allen试验）进行确认。

手术可以在意识镇静或全身麻醉下进行，首选全身麻醉，因为可以消除患者运动导致的伪像。全身麻醉下进行手术时，持续的电生理监测如脑干听觉诱发反应（brainstem auditory evoked response, BAER）、体感诱发电位（somatosensory evoked potential, SSEP）和脑电图（EEG）是有帮助的。手术之前5d，患者每天服用氯吡格雷75mg和阿司匹林325mg或术前6h负荷剂量服用氯吡格雷600mg和阿司匹林325mg，术后6个月患者服用氯吡格雷75mg/d和阿司匹林325mg/d，随后终身单服阿司匹林。使用VerifyNow P2Y12（Accumetrics, San Diego, CA）测定血小板抑制是否充分，如果阿司匹林反应单位>550或P2Y12反应单位<250或抑制率低于30%，在支架植入前静脉推注依替巴肽90μg/kg，随后12h注射1μg/（kg·min）。6F鞘放置在股总动脉，5F造影导管进到病变近端，行血管造影。然后肝素推注（3000 U），随后在整个的操作过程额外剂量的肝素滴定使得活化凝血时间（ACT）≥250。

放置导引导管

大多数情况下，将6F（甚至5F）的导引导管放在靠近VA开口的锁骨下动脉或VA的V2段，可以成功地对椎基底动脉狭窄行血管成形和（或）支架植入。导引导管通常在标准的亲水涂层的0.035导丝导引下进到设定的位置，有时需要0.035的交换导丝或更硬0.038导丝克服开口处的扭曲，将导引导管进入到V2段的位置，严重

的开口扭曲可能需要的0.014in或0.016in微导丝和预塑形的微导管合并使用，如ExcelsiorSL-10的45°微导管（BostonScientific, Natick, MA），在其导引下可以将5F或6F导引导管到位，较硬的0.014in微导丝有助于拉直开口处的扭曲。6F的Neuron具有0.053in的内腔直径（Penumbra, Inc., Alamedia,CA），末端为12cm的软头可以通过严重迂曲的动脉开口和V2~V3结合部，Neuron导引导管可以安全地置于P1段，为微导管提供前进的稳定平台。

同轴的方式在导引导管内通过一根0.018in微导丝放置在腋动脉，或VA开口处病变及颅内病变放置在远端VA，能够增加导引导管的稳定性。一个有力且能够到达远端的稳定支撑系统可以通过组合使用长鞘获得，如6F的90cm长的CookShuttle长鞘（CookMedical, Bloomington, IN）和6F的Neuron导引导管。8F的Neuron最大导引导管无法提供一个稳定的支撑，但是比CookShuttle能够到达更远端的位置。扭曲的主动脉弓往往需要5F造影导管和CookShuttle进行交换操作。需要强调导引导管到达稳定位置的重要性，如果无法获得稳定的导引导管位置，手术无法进行。

在导丝引导下，要求要缓慢地小心地送进导引导管，特使是在VA的V2和V3段，鉴于小直径的血管更容易血管痉挛和（或）夹层，要特别注意避免导丝和（或）导引导管引起血管痉挛和（或）夹层。撤出导引导丝后，轻柔注射造影剂排除意外的血管痉挛或夹层，至少一个角度上始终要能看见导引导管的头端，这能尽可能早地发现因为微导管和微导丝的前进而引起的导引导管后退，并进行补救措施。

罕见的双侧VA闭塞和症状性重度BA狭窄，可以考虑采用前循环入路通过后交通动脉进行手术，应用6F Neuron内径0.053in的导引导管。

对于颅内病变，引导导管应放置在椎动脉直的V2段并尽可能地远，如果导引导管不能直接

进入，可能需要在路图指引下使用 0.035in 交换导丝进行交换 6F 导引导管。

微导丝通过病变

在放大路图的指引下，微导管通过病变进入大脑后动脉，撤出微导丝，并在双 C 路图下将 300cm 的 0.14in 交换微导丝进入狭窄远端的血管，如 Synchro II 或者 Transcend 微导丝（BostonScientific, Natick, MA）。微导丝的尖端塑成轻度的 J 形，帮助通过狭窄并防止内膜夹层，在透视下安全地和尽可能远地放置微导丝，这样能为送入球囊和支架导管提供足够的支撑。如果由于某种原因（例如发育不全 P1 段），微导丝不能充分地到达远端，应考虑单独给予血管成形。由于微导丝走行的轨迹，可能会出现血管管腔变直的情况，任何意外微导丝运动应该进行造影，以排除导丝引起血管刺破。

对于没有进行球囊预扩的 BA 支架术，撤出微导管，通过交换微导丝将球扩支架的输送导管通过病变。和病变血管正常部分直径相比，支架的尺寸略大，这样能够降低夹层或破裂的危险。在持续双通道路图的导引下，支架跨过病变并通过充盈的方式进行释放，压力为生产厂家推荐的额定压，之后卸掉球囊并且移除支架输送导管。

随后进行造影确定残余狭窄，支架是否完全贴壁，是否需要球囊扩张，并排除夹层的可能。

如果计划球囊预扩，通过 0.014in 微导丝送入球囊，并跨过病变，球囊成形采用稍小直径的球囊且成形之后狭窄处血管没有达到最大程度扩张，撤回球囊导管之后，通过 0.014in 微导丝送入球扩支架，并如前所述的方式释放。

球囊的选择

球囊血管成形几乎都是支架植入前的一个先决条件，即便采用的是球扩支架，在狭窄非常严重的病例，球囊预扩可以让支架更容易通过。球囊的直径取决于近端和远端正常血管直径以及期望病变达到的直径（达到正常血管直径的约 80%）。术者应知道球囊的标准压（达到标定直径时的压力）和爆破压（达到该压力时半数球囊会破裂），球囊充盈不应超过预期血管直径；事实上更安全的策略是不完全充盈球囊，而不是冒着血管破裂的危险，试图达到好的影像结果。球囊充盈应该缓慢地在 30~60s 内完成，使用有音律的注射器，因为其每次注射的体积是精确的（0.02mL 每次点击），术者可以得到听觉反馈，确切地知道球囊充盈达到了什么样的预期程度。刻意缓慢地充盈球囊，确保较低程度的充盈达到最大的血管成形，将避免过多的斑块破裂和远端栓塞。理想的情况是进行一次扩张，然而，可能需要多次扩张，这取决于病变的长度，以确保能够相邻的正常近端和远端之间重叠。

支架的选择

支架的大小是根据需要覆盖的病变血管的最大直径。虽然球囊充盈的原则是总是偏小，当涉及支架时，支架的直径应始终超过病变血管直径，以允许支架的节点靠着血管壁，慢慢施加向外的径向力。自膨式颅内支架，如 Neuroform 和 Enterprise，不具备足够的径向力，不能够防止动脉粥样硬化性疾病时迟发性的支架内再狭窄。

唯一获得 FDA 批准的，用于治疗动脉粥样硬化性疾病的自膨式颅内支架就是 Wingspan 支架系统，随着 SAMMPRIS 试验的提前终止，FDA 发布一个通告限制了 Wingspan 只能用于一个极特殊的患者群体：具有严重的颅内血管狭窄，即使始终服用药物仍然反复发作卒中，在计划应用 Wingspan 治疗之前 7d 没有出现新的卒中症状。

Wingspan 支架系统目前只批准了用于 22~80 岁且满足以下所有条件的患者：

• 尽管进行了积极的药物治疗，还是出现两次或更多次的卒中。

• 计划进行支架治疗前，最近一次卒中时间超过 7d。

- 具有动脉粥样硬化性颅内动脉 70%~99% 的狭窄，且与反复的卒中有关。
- 从上次卒中恢复良好，在支架治疗之前的 mRS 评分 ≤ 3（Rankin 评分用来衡量卒中患者的残疾程度，分数越低表明残疾程度更轻）。

Wingspan 支架系统不建议在下列情形中使用：

- 治疗症状发作在 7d 内或者未经治疗的患者。
- 治疗短暂性脑缺血发作。

有报道显示 Wingspan 在弯曲的脑血管中释放、输送、收回具有一定的技术难度，以及其笨重的特点。

在开口处病变，冠脉的球扩支架是首选，因为其能精准定位且不会过度脱垂入锁骨下动脉，尤其是开口处迂曲时，冠脉支架能提供一些稳定性，此外，其被认为具有足够的径向力，较低的横断面，有限的缩短率。冠脉球扩支架也适用于较直的 V2 病变，但累及曲折的 V3 段病变，首选自膨的镍钛合金支架。

系统地回顾了 27 个病例序列研究，包含了 808 例椎开口病变的患者，327 例患者采用球扩支架治疗，118 例患者采用自膨支架。与自膨支架相比，球扩支架在随访时具有更低的卒中率（23% vs.1.4%）和更低的再狭窄率（31% vs.13%）。

此外，球扩支架的特定类型可能会影响结果，一个包括 48 处开口病变的研究，支架被归类为钴铬球扩支架、不锈钢球扩支架、药物洗脱球扩支架以及自膨支架。非钴铬支架组（后三类支架）与钴铬支架进行比较，前者的再狭窄率为 62%（21/34），而后者的再狭窄率则为 14%（2/14）。结果表明钴铬球扩支架与非钴铬支架相比，存在显著低的再狭窄率（P=0.002）和改善管腔增益（P=0.002）。此外，单独与不锈球扩支架相比，钴铬球扩支架也减少了再狭窄发生率（57.1% vs.14.3%），并改善了管腔增益（32.6% vs.64.9%）。[35]

支架长度应该能够覆盖病灶任何一端的正常血管（两端各约 4mm），并考虑到由于在血管壁的扭结和弯曲引起的支架缩短。在开口处病变，支架一端延伸入锁骨下动脉 1~2mm，远端至少延伸到正常 VA 段 3mm，选择的长度和（或）直径不够可以出现"西瓜子效应"——如果支架近端和远端血管直径差别很大和不合适的支架长度，导致慢性的纯粹的向近心端的力量，发生迟发的支架向近端移位。

在有小穿支的血管内放置支架时应该小心，尤其是患者在病变血管区域内曾有穿支梗死的历史。这一点在 BA 狭窄伴有脑干穿支血管卒中病史尤其重要，以避免"雪犁"效应的碎片堵塞小穿支血管口，这种情况下避免放置支架，或认为收益大于预期风险时才使用。

病因为夹层时的支架植入

不同于动脉粥样硬化性狭窄存在粥样硬化和钙化，需要高压力的球囊成形以撕裂斑块，夹层导致的狭窄具有更好的顺应性，要求低压力的支架植入。通过微导丝时要非常小心，通过微导管超选择造影确认导丝在真正血管腔内。急性夹层应该避免球囊血管成形，多个支架重叠可能去除流入区和假腔，并获得平滑的、造影证实的血管真腔。夹层应该使用裸金属支架，因为药物洗脱支架可干扰愈合的过程。

血管内治疗无名动脉、锁骨下动脉以及颈总动脉开口处狭窄

动脉粥样硬化性疾病可能累及头臂干，颈总动脉或锁骨动脉的起始部，这些部位的病变可能占症状性颅外脑血管疾病的 17%。[36] 动脉粥样硬化仍然是无名动脉 / 锁骨下动脉狭窄最常见的病因，其他少见的原因包括多发性大动脉炎、肌纤维发育不良、创伤、胸廓出口综合征和辐射诱发狭窄，[37-38] 其临床表现包括锁骨下动脉窃血综合征，VA 内血液逆流引起椎基底动脉供血不足，

同侧运动相关的手臂不能运动和手指缺血。[39]由于作为搭桥供体的乳内动脉内血液逆流，导致冠状动脉-锁骨下动脉窃血，从而引起心肌缺血。[40]

临床评估疑似锁骨下或头臂闭塞性疾病患者的方法，包括双臂血压测量（差值 >20mmHg 具有提示意义）和应用超声测量臂间指数（受影响的手臂的收缩压和对侧手臂收缩压的比率），随后用动脉弓造影确认。

手术治疗的选择包括颈动脉-锁骨下动脉搭桥和腋动脉-腋动脉搭桥，已报道具有较高的致病率和死亡率，meta 分析显示 3% 的死亡率，2% 的卒中率和 16% 的总体并发症发生率。[41-42]

支架治疗动脉粥样硬化性头臂干和锁骨下动脉狭窄/闭塞性病变的安全性、有效性和中期通畅率已经有报道。[43] 可用的数据来自回顾性病例序列研究，因为缺乏类似血管内治疗 VA 起始部病变的临床对照研究。和血管成形治疗颅内动脉粥样硬化性疾病相似，单独对主动脉弓以上主干血管行成形具有高再狭窄率，范围为 5%~22%。[44]随着支架使用，再狭窄率降低到 0~16%。[44]

血管内治疗无名动脉起始部狭窄是具有挑战性的，原因在于大直径的病变血管，短的病变长度，且靠近颈总动脉起始部。锁骨下动脉窃血现象可能在球囊成形和支架植入过程中具有逆向保护作用，从而降低了使用栓子保护装置的需要。[45]

血管重建手术

所有患者术前至少 3d 给予双重抗血小板药物（325mg 阿司匹林和 75mg 氯吡格雷）。手术应在全身麻醉下进行，以消除患者不必要的或呼吸循环有关的运动，此类运动可能限制了血管开口的识别和导致支架不能达到最佳的释放效果。股动脉穿刺通常是首选，然而患者股动脉闭塞性疾时，需要桡动脉或肱动脉入路。大多数患者桡动脉入路的限制是最大鞘只能 6F，

并且具有陡峭的学习曲线。整个手术过程中要充分抗凝，推注肝素（50~60U/kg），每小时维持注射使 ACT 达到 250~300s。在左前斜位上用 5F 猪尾导管行主动脉弓造影，看清弓解剖，有助于选择适当的引导导管和球囊/支架等装置。

由于广泛动脉硬化斑块的存在，或者接近闭塞部位，有时可能发生选择性插管困难的情况，这样的状况下或者弓解剖迂曲时，例如 II 型弓和 III 型弓，无名动脉的起始部在弓最高点的水平之下，选择逆向的右侧肱动脉入路或者颈动脉直接入路，对在无名动脉开口处放置支架更适合。双导丝技术是在升主动脉内放置一根 260cm 的导丝，软头端抵在主动脉瓣上，这样导丝贴着主动脉外侧弧线走形，而另一根导丝以顺行或逆行的方式放在无名动脉或锁骨下动脉内，让术者时刻清楚开口病变的确切位置。这可能会降低术中需要造影确认病变位置的要求。

通过病变

通常用 0.035 导丝带着 5F 导引导管通过病变，可以交换成更稳定的系统，一个 6F90cmCook Shuttle 长鞘提供了一个非常稳定的平台，在肱动脉内放置一个 8F 或 7F 的导引导管也是足够的。使用路图技术，将 0.018in 导丝放置在腋动脉或颈外动脉分支来增加导管稳定性（并行导丝），导引导管头端刚好在病灶近端，然后将兼容 0.014in 微导丝的球囊导管和栓子保护装置送到位置。将球囊导管牢固地保持在跨过病变的位置，防止随着主动脉弓的搏动而移动，并在主动脉弓高度移动的节段迅速地行血管成形术和支架植入术。

完全闭塞的病例需要更硬的导丝穿过病变，这种情况预扩张是必需的，使用 1~2mm 小尺寸球囊。对于较短的严重钙化的病变，需要较高的径向力，球扩支架如 Palmaz 支架（Cordis Corp., Bridgewater, NJ）是首选，而对于较长病变（≥4cm）自膨支架更具有优势。[43] 与球扩支架相比，自膨

支架具有较低的慢性向外径向力，且更容易短缩和发生支架位移。由于球扩支架有不需要预扩张而直接放置支架的可能性，在大多数情况下成为治疗首选，而不是自膨支架，因为后者通常需要预扩张或后扩张。

支架长度应尽可能地短，能够允许精确的释放，并避免盖过颈动脉、乳内动脉或 VA 开口处，以降低血栓栓塞或血管闭塞的可能性。如果球囊导管存在闭塞 VA 开口的风险，应在锁骨下放置支架时将 0.014in 微导丝放在 VA 内进行保护，椎和锁骨下动脉的串联病变可以一期同时治疗。术后造影评估残留狭窄程度以及是否需要支架后球囊扩张，应该避免过度扩张以防止血管损伤。

在进行的锁骨下动脉血管成形时，应在 VA 开口放置一个充盈的球囊，以防止椎基底动脉系统发生栓塞。VA 或 ICA 的远端保护也可以通过在 VA 或 ICA 内放置一个基于过滤器的栓子保护装置来实现。球囊的优势是能够避免可以通过滤器孔的更小颗粒的栓塞，以及避免栓子保护装置的撤出过程中出现血栓栓塞的危险。可暂时充盈血压计袖带，压力超过同侧收缩压，在无名动脉狭窄时能够增加通过右侧 VA 的逆向血流，从而降低在血管成形和支架植入过程中通过 VA 发生的栓塞。

应当牢记的是使用栓子保护装置增加了一层复杂性，相关联的并发症发生率为 7.9%~13.1%。[46]一个锁骨下动脉血管成形和支架植入而不使用远端保护装置的病例序列研究，有 2.2% 的远端栓塞和 2.3% 的严重神经系统事件。[47]同样的，无名动脉支架植入被认为血栓栓塞的风险较低。[48]

并发症的预防

颅内动脉血管成形术和（或）支架植入术有很高的血管破裂风险以及致命的结果，原因在于缺乏周围支持的软组织和血管壁的组合部分（更少弹性组织，具有更高比例的平滑肌），这与冠状动脉或周围血管系统是不同的。

可能遇到的脑血管并发症有很多种，包括 TIA、栓塞性卒中、由于"雪犁效应"导致的穿支血管梗死、支架内血栓形成、血管夹层和血管破裂。一些可能的并发症可以通过细致的术前规划和术中处理而避免，可能需要考虑到的技术细节如球囊尺寸（长度和直径）、充盈球囊的压力，以及充盈的速度和持续时间。

1. 围手术期的血栓栓塞，包括支架内血栓形成：球囊血管成形和支架植入导致斑块破裂，血管内膜损伤，以及高致栓性内膜表面的暴露，促进血小板聚集。足够双重抗血小板治疗至少术前 3d 开始，治疗的效果需要在术前通过血小板即时检测进行确认，如用 VerifyNow，能够降低血栓栓塞的风险。如果阿司匹林反应单位 > 550 或 P2Y12 反应单位 <250 或抑制 <30%，在支架放置前静脉推注血小板糖蛋白 IIb/IIIa 抑制剂如依替巴肽（90μg/kg），随后是 12h 持续静脉注射。如果急诊放置支架并没有提前服用药物，可以通过鼻饲管给予负荷剂量的药物，阿司匹林 300mg 和氯吡格雷 600mg（Bristol-Myers Squibb, New York, NY）。手术过程中支架内或邻近的血管血栓形成，可考虑动脉内使用组织型纤溶酶原激活物（tPA），糖蛋白 IIb/IIIa 抑制剂和（或）机械溶栓或者再放置支架。

2. 血管痉挛：在一开始放置导引导管的过程中就可能遇到血管痉挛，或在随后调整导引导管位置时也可能出现。如果怀疑痉挛应立即撤出导引导管，并在几分钟后造影确认痉挛持续存在或缓解。如果调整导管不能解决血管痉挛，常常需要动脉内注射硝酸甘油 10mg 或维拉帕米 50~100μg。尽管重新调整了导管和注射硝酸甘油，血管痉挛仍持续存在，应怀疑血管夹层的可能。血管痉挛也可能出现在球囊成形后，因为内膜裸露，提供了高致栓性的基质。血管痉挛可能会通过血流动力学低灌注或血栓栓塞的机制导致梗死。

3. 内膜夹层：球囊血管成形和（或）支架植入可能造成血管内膜夹层。根据内膜瓣的大小和血流动力学结果，以及是否限制了血流或引起可见的血栓，治疗的方法有所不同，简单的仅仅是观察，可以静脉注射和（或）维持注射肝素，也可能动脉内应用 tPA，或开始使用糖蛋白 Ⅱb/Ⅲa 抑制剂。严重导致血流受限的动脉夹层可能需要重叠放置额外的支架。

4. 血管刺破：血管刺破可能是微丝引起的，并可能导致致命的出血。鱼精蛋白快速中和肝素，急诊行脑室外引流（external ventricular drain, EVD），在某些情况下可以挽救生命。需要记住的首要原则就是球囊充盈不超过正常血管直径的一半，以降低血管破裂的危险（根据泊肃叶定律，流量增加是管径增加的四次方）。

5. 支架断裂：支架断裂是颅内血管内介入治疗罕见的并发症。血管屈曲和挤压可以在支架上施加过多的机械应力，内在的来自血流搏动的应力也是支架断裂的原因。此外，更长的和过度扩张的支架更容易断裂。只有少数报道 VA 近端支架断裂[49]。系统性回顾应用支架治疗的 980 例患者，随访中发现只有 7 例支架断裂（<1%）。[8] 同样，只有孤立的报道发现支架移位或脱落。颈部运动的扭结和近段血管的扭曲也增加了 VA 内支架断裂的可能性。短期随访可能无法发现支架断裂，所以长期随访至关重要。此外，Tsutsumi 等人发现支架的类型影响支架断裂，开环设计和非弹性的自膨支架断裂的风险较高，而弹性的自膨支架更耐用。[49]

术后管理

颅内血管成形和（或）支架植入后应常规行 CT 平扫，以排除颅内出血（ICH）。患者术后至少 24h 应在专门的神经重症监护室内，接受严格的血流动力学监测。为了预防和治疗脑出血，术中和术后应积极控制系统血压。重叠应用两个支架是 ICH 的独立危险因素。根据冠脉的数据，裸金属支架应每日服用氯吡格雷 75 mg 并持续 4~6 周，药物洗脱支架应服用 6 个月至 1 年。阿司匹林（80~325mg/d）应该终身使用。

随　访

在术后当天进行多普勒超声检查。对椎基底动脉血管成形和支架植入后随访来讲，CTA 是除了金标准 DSA 外有价值的无创性影像方法，应该在术后 3 个月、6 个月和 12 个月分别行 CTA 检查，此后每年都应该进行检查。

结　论

椎基底动脉和大血管狭窄的血管成形和支架植入在技术上是安全可行的，对于药物难治性病变，其提供了替代的治疗方案。根据当前 AHA/ASA 的指南和最新的 SAMMPRIS 试验结果，小心地选择患者和装置能够改善临床后果，尤其对用其他方法治疗存在高致残率和死亡率的患者。

总　结

- 动脉粥样硬化疾病可累及椎动脉起始部、头臂干、颈总动脉或锁骨下动脉，占症状性颅外脑血管疾病的 17%~20%。
- 对药物难治性动脉粥样硬化性椎动脉和颅外大动脉的狭窄，血管成形和（或）支架植入是一种安全的和技术上可行的治疗选择。

并发症的预防

- 适当的双重抗血小板治疗（每日阿司匹林 325mg 和氯吡格雷 75mg）应该至少术前 3~5d 开始，并在手术当天即时检测阿司匹林的治疗效果，用 P2Y12 分析检测血小板功能。

- 如果阿司匹林反应单位 >550 或 P2Y12 反应单位 >250 或抑制小于 30%，可以选择额外给予负荷量阿司匹林 325mg 和氯吡格雷 600mg，并 6h 后检测药物水平。如果仍然没有治疗效果，考虑给予糖蛋白 Ⅱb/Ⅲa 抑制剂，如阿昔单抗、依替巴肽、替罗非班，负荷剂量并随后 12h 注射。
- 双重抗血小板治疗应持续至少 3 个月，如果放置两个支架或更多，需要更长时间的双抗。
- 冠脉球扩支架较自膨支架具有更高的径向扩张力，更适合颅外病变。
- 缓慢而谨慎地、以较小压力充盈的球囊可以防止血管破裂和夹层。
- 药物洗脱支架比裸金属支架具有较低的再狭窄和再次治疗率。

参考文献

[1] Meila D, Tysiac M, Petersen M, et al. Origin and course ofthe extracranial vertebral artery: CTA findings and embryologic considerations. Clin Neuroradiol, 2012,22(4):327–33310.1007/s00062–012–0171–0

[2] Nalamada K, Chitravanshi N, Duffis EJ, et al. Anomalous origin of the right vertebral artery fromthe right common carotid artery associated with an aberrantright subclavian artery. J Neurointerv Surg, 2013,5(5):e34. doi:10.1136/neurintsurg-2011–010229

[3] Brott TG, Halperin JL, Abbara S, et al. American College of Cardiology Foundation/American Heart Association Task Force on Practice Guidelines; American Stroke Assocation; American Association of Neuroscience Nurses; American Association of Neurological Surgeons; American College of Radiology; American Society of Neuroradiology; Congress of Neurological Surgeons; Society of Atherosclerosis Imaging and Prevention; Society for Cardiovascular Angiography and Interventions; Society of Interventional Radiology; Society of NeuroInterventional Surgery; Society for Vascular Medicine; Society for Vascular Surgery; American Academy of Neurology and Society of Cardiovascular Computed Tomography. 2011 ASA/ACCF/AHA/AANN/AANS/ACR/ASNR/CNS/SAIP/SCAI/ SIR/SNIS/SVM/SVS guideline on the management of patients with extracranial carotid and vertebral artery disease. Stroke, 2011, 42(8):e464–e540

[4] Matula C, Trattnig S, Tschabitscher M, et al. The course of the prevertebral segment of the vertebral artery: anatomy and clinical significance. Surg Neurol, 1997, 48(2):125–131

[5] Fujii K, Lenkey C, Rhoton AL Jr. Microsurgical anatomy of the choroidal arteries. Fourth ventricle and cerebellopontine angles. J Neurosurg, 1980,52(4):504–524

[6] Lister JR, Rhoton AL Jr, Matsushima T, et al. Microsurgical anatomy of the posterior inferior cerebellar artery. Neurosurgery, 1982,10(2):170–199

[7] Jenkins JS, Patel SN, White CJ, et al. Endovascular stenting for vertebral artery stenosis. J Am Coll Cardiol, 2010,55(6): 538–542

[8] Stayman AN, Nogueira RG, Gupta R. A systematic review of stenting and angioplasty of symptomatic extracranial vertebral artery stenosis. Stroke, 2011, 42(8):2212–2216

[9] Antoniou GA, Murray D, Georgiadis GS, et al. Percutaneous transluminal angioplasty and stenting in patients with proximal vertebral artery stenosis. J Vasc Surg, 2012,55(4): 1167–1177

[10] Lee CJ, Morasch MD. Endovascular management of vertebral artery disease. Expert Rev Cardiovasc Ther, 2011,9(5): 575–578

[11] Caplan LR, Wityk RJ, Glass TA, et al. New England Medical Center Posterior Circulation Registry. Ann Neurol, 2004,56(3): 389–398

[12] Wityk RJ, Chang HM, Rosengart A, et al. Proximal extracranial vertebral artery disease in the New England Medical Center Posterior Circulation Registry. Arch Neurol, 1998,55(4): 470–478

[13] Cloud GC, Markus HS. Diagnosis and management of vertebral artery stenosis. QJM, 2003,96(1):27–54

[14] Chimowitz MI, Lynn MJ, Howlett-Smith H, et al. Warfarin-Aspirin Symptomatic Intracranial Disease Trial Investigators. Comparison of warfarin and aspirin for symptomatic intracranial arterial stenosis. N Engl J Med, 2005,352(13):1305–1316

[15] SSYLVIA Study Investigators. Stenting of symptomatic atherosclerotic lesions in the vertebral or intracranial arteries (SSYLVIA): Study results. Stroke, 2004,35(6): 1388–1392

[16] Henkes H, Miloslavski E, Lowens S, et al. Treatment of intracranial atherosclerotic stenoses with balloon dilatation and self-expanding stent deployment (Wing-Span). Neuroradiology, 2005, 47(3):222–228

[17] Fiorella D, Levy EI, Turk AS, et al. US multicenter experience with the Wingspan stent system for the treatment of intra-

cranial atheromatous disease: periprocedural results. Stroke, 2007,38(3):881–887

[18] Zaidat OO, Klucznik R, Alexander MJ, et al; NIH Multi-center Wingspan Intracranial Stent Registry Study Group. The NIH registry on use of the Wingspan stent for symptomatic 70-99% intracranial arterial stenosis. Neurology, 2008,70(17):1518–1524

[19] Chimowitz MI, Lynn MJ, Derdeyn CP, et al. SAMMPRIS Trial Investigators. Stenting versus aggressive medical therapy for intracranial arterial stenosis. N Engl J Med, 2011,365(11): 993–1003 10.1056/NEJMoa1105335

[20] Amin-Hanjani S, Rose-Finnell L, Richardson D, et al. VERITAS Study Group. Vertebrobasilar Flow Evaluation and Risk of Transient Ischaemic Attack and Stroke study (VERITAS): ratio-nale and design. IntJ Stroke, 2010,5(6):499–505

[21] Sundt TM Jr, Smith HC, Campbell JK, et al. Transluminal angioplasty for basilar arterystenosis. Mayo Clin Proc, 1980,55(11): 673–680

[22] Compter A, van der Worp HB, Schonewille wJ, et al. VAST: Ver-tebral Artery Stenting Trial. Protocol for a randomised safety and feasibility trial. Trials, 2008,9:65

[23] Coward LJ, Mc Cabe DJ, Ederle J, et al. CAVATAS Investigators. Long-term outcome after angioplasty and stenting for symptomatic vertebral arterystenosis compared with medical treatment in the Carotid And Vertebral Artery Transluminal Angioplasty Study (CAVATAS):a randomized trial. Stroke, 2007,38(5):1526–1530

[24] Albuquerque FC, Fiorella D, Han P, et al. A reappraisal of angioplasty and stenting for the treatment of vertebral origin stenosis. Neurosurgery, 2003, 53(3): 607–614, discussion 614–616

[25] Cloud GC, Crawley F, Clifton A, et al. Vertebral artery origin angioplasty and primary stenting: safety and restenosis rates in a prospective series. J Neurol Neurosurg Psychiatry, 2003, 74(5): 586–590

[26] Eberhardt O, Naegele T, Raygrotzki S, et al. Stenting of vertebrobasilar arteries in symptomatic athero-sclerotic disease and acute occlusion: case series and reviewof the literature. J Vasc Surg, 2006,43(6): 1145–1154

[27] Song L, Li J, Gu Y, et al. Drug-eluting vs. bare metal stentsfor symptomatic vertebral artery stenosis. J Endovasc Ther, 2012, 19(2): 231–238

[28] Lin YH, Liu YC, Tseng WY, et al. The impact of lesion length on angiographic restenosis after vertebral artery origin stenting. Eur J Vasc Endovasc Surg, 2006,32(4):379–385

[29] Zhou Z, Yin Q, Xu G, et al. Influence of vessel size and tortuos-ity on in-stent restenosis after stent implantation in the vertebral artery ostium. Cardiovasc Intervent Radiol, 2011, 34(3):481–487

[30] Mori T, Kazita K, Chokyu K, et al. Short-term arteriographic and clinical outcome after cerebral angio-plasty and stenting for intracranial vertebrobasilar and carotid atherosclerotic occlusive disease. AJNR Am J Neuroradiol, 2000, 21(2):249–254

[31] Wehman JC, Hanel RA, Guidot CA, et al. Atherosclerotic occlusive extracranial vertebral artery disease: indications for intervention, endovascular techniques,short-term and long-term results. J Interv Cardiol, 2004, 17(4):219–232

[32] Qureshi AI, Kirmani JF, Harris-Lane P, et al. Vertebral artery origin stent placement with distal protection: techni-cal and clinical results. AJNR Am J Neuroradiol, 2006,27(5):1140–1145

[33] Borhani Haghighi A, Edgell RC, Cruz-Flores S, et al. Ver-tebral artery origin stenosis and its treatment. J Stroke Cere-brovasc Dis, 2011,20(4):369–376 10.1016/j.jstrokecerebrovasd is.2011.05.007

[34] Jenkins JS, Patel SN, White CJ, et al. Endovascular stentingfor vertebral artery stenosis. J Am Coll Cardiol, 2010,55(6):538–542 10.1016/j.jacc.2009.08.069

[35] Taylor RA, Siddiq F, Suri MF, et al. Risk factors for instent restenosis after vertebral ostium stenting. J Endovasc Ther, 2008,15(2):203–212 10.1583/07–2175.1

[36] Tyras DH, Barner HB. Coronary-subclavian steal. Arch Surg, 1977, 112(9):1125–1127

[37] Amor M, Eid-Lidt G, Chati Z, et al. Endovascular treatment of the subclavian artery: stent implantation with or without predilatation. Catheter Cardiovasc Interv, 2004, 63(3):364–370

[38] Brountzos EN, Malagari K, Kelekis DA. Endovascular treatment of occlusive lesions of the subclavian and innominate arteries. Cardiovasc Intervent Radiol, 2006,29(4):503–510

[39] Smith JM, Koury HI, Hafner CD, et al. Subclavian steal syndrome: a review of 59 consecutive cases. J Cardiovasc Surg (Torino), 1994,35(1):11–14

[40] Breall JA, Kim D, Baim DS, et al. Coronary-subclavian steal: an unusual cause of angina pectoris after successful internal mammary-coronary artery bypass grafting. Cathet Cardiovasc Diagn, 1991, 24(4):274–276

[41] Berguer R, Morasch MD, Kline RA. Transthoracic repair of in-nominate and common carotid artery disease: immediate and long-term outcome for 100 consecutive surgical reconstructions. J Vasc Surg, 1998,27(1):34–41, discussion 42

[42] Hadjipetrou P, Cox S, Piemonte T, et al. Percutaneous revascularization of atherosclerotic obstruction of aortic arch vessels. J Am Coll Cardiol, 1999, 33(5): 1238–1245

[43] Brountzos EN, Petersen B, Binkert C, et al. Primary stenting of subclavian and innominate artery occlu-sive disease: a single center's experience. Cardiovasc InterventRadiol, 2004, 27(6):

616–623

[44] Mtiller-Htilsbeck S, Both M, Charalambous N, et al. [Endovascular treatment of atherosclerotic arterial stenoses and occlusions of the supraaortic arteries:mid-term results from a single center analysis]. Rontgenpraxis, 2007, 56(4):119–128

[45] Ringelstein EB, Zeumer H. Delayed reversal of vertebral artery blood flow following percutaneous transluminal angioplasty for subclavian steal syndrome. Neuroradiology, 1984,26(3):189–198

[46] Shilling K, Uretsky BF, Hunter GC. Entrapment of a cerebral embolic protection device-a case report. Vasc Endovascular Surg, 2006,40(3):229–233

[47] Peterson BG, Resnick SA, Morasch MD, et al. Aortic arch vessel stenting: a single-center experienceusing cerebral protection. Arch Surg, 2006,141(6):560–563, discussion 563–564

[48] Htittl K, Nemes B, Simonffy A, et al. Angioplasty ofthe innominate artery in 89 patients: experience over 19 years.Cardiovasc Intervent Radiol, 2002,25(2):109–114

[49] Tsutsumi M, Kazekawa K, Onizuka M, et al. Stent fracture inrevascularization for symptomatic ostial vertebral artery stenosis. Neuroradiology, 2007,49(3):253–257

第41章 颅内动脉粥样硬化性疾病：治疗的时机与方法

Athos Patsalides, Y.Pierre Gobin

颅内动脉粥样硬化性疾病（intracranial atheromatous disease, ICAD）累及颅内大血管，大约在美国所有缺血性卒中的病因中占8%，意味着每年约有70 000的脑卒中或短暂缺血性发作（TIA）。[1]黑人、亚洲人及西班牙裔人患ICAD的风险更高，[1-4]黑人继发于ICAD的脑卒中风险是白种人的5.85倍，而西班牙裔人是白种人的5倍。[5]ICAD的危险因素包括：高龄、吸烟、高血压、高胆固醇血症及胰岛素依赖型糖尿病。[6-8]

即使采用最佳药物治疗，ICAD患者的预后仍然很差。根据国家指南，药物治疗包括积极的风险因素控制，如高血压、[9]高脂血症、[10]糖尿病[11]等。SAMPPRIS（支架植入术与积极药物治疗预防颅内狭窄的卒中复发）是目前唯一的随机对照试验，针对症状性严重颅内血管狭窄患者，评估支架植入术加最佳药物治疗和单纯最佳药物治疗的效果。这项研究因介入组的高卒中率而被提前终止（介入组30d内卒中率14.7%，最佳药物治疗组5.8%）。从此以后，颅内支架植入术被认为是最佳药物治疗失败后的备选治疗方案。[12]

发病机制

ICAD可能通过以下机制引起脑卒中：①血流动力学损害；②动脉-动脉栓塞；③原位血栓形成；④穿支动脉闭塞；⑤以上机制联合作用。血流动力学损害发生在指侧支循环不足以代偿重度狭窄所导致的灌注压降低时，这个现象导致血管反射

性扩张，氧摄取分数（oxygen extraction fraction, OEF）增加，以维持大脑正常的氧代谢，当这种代偿机制达到极限时便发生卒中。值得注意的是重度狭窄并不代表大脑的低灌注，而灌注成像才是诊断低灌注的非常重要依据。症状性大脑中动脉（middle cerebral artery, MCA）狭窄或闭塞的血流动力学影响是通过测量脑血流量（cerebral blood flow, CBF）和脑血容量（cerebral blood volume, CBV）来证实的，通过PET（positron-emission tomography）检测的OEF表明MCA闭塞会导致末梢循环的血流动力学受损，[13]然而MCA狭窄更多引起栓塞性缺血事件。MAC闭塞的动物模型研究表明CBF增加降低梗死灶体积，[14]这意味着血流动力学受损与动脉-动脉栓塞之间有协同作用。Lee等[15]回顾了185例急性缺血性卒中患者的MRI结果，所有患者均在症状发作48h内经DWI扫描加以确认，这些缺血病灶均位于单侧大脑中动脉支配区域或边界区域，患者存在相应的MCA病变、颈内动脉（ICA）病变或心源性栓塞，其中63例（34.1%）患者被诊断为MCA动脉粥样硬化性疾病，其诊断标准为磁共振血管成像（MRA）显示狭窄大于50%或闭塞。以下三种情况①伴发穿支动脉及软脑膜血管梗死（14/63）；②伴发穿支动脉、软脑膜血管及分水岭梗死（9/63）；③单个小穿支梗死（<2cm）（12/63）与MCA病变的关系较其余两个机制更为密切。这些发现表明穿支动脉闭塞及动脉-动脉栓塞，无论是否伴有血流动力学损

伤，在 MCA 疾病引起卒中的机制中共存，单个小穿支动脉的梗死与轻度 MCA 狭窄相关，而动脉 - 动脉栓塞与重度狭窄或闭塞相关。小穿支动脉梗死可能是由于动脉粥样硬化斑块或小栓子堵塞了穿支动脉的开口。

药物治疗的结果

华法林 - 阿司匹林治疗症状性颅内疾病研究

关于症状性颅内动脉粥样硬化性疾病自然病史的重要证据均来自两个华法林 - 阿司匹林治疗症状性颅内疾病（WASID）研究。第一个 WASID 是回顾性、非随机的，针对存在症状性颅内动脉粥样硬化的患者，比较了华法林与阿司匹林预防大血管事件（缺血性卒中、心肌梗死、猝死）的效果，[4] 入选标准是血管造影显示颅内大血管具有 50%~99% 狭窄，病变血管供血区域存在 TIA 或卒中。华法林治疗组（88 例，中位随访时间 14.7 个月）发生大卒中或死亡事件为 7%，而阿司匹林治疗组（63 例，中位随访时间 19.3 个月）为 24%。华法林组 6 例卒中组的 5 例和阿司匹林组 15 例卒中的 9 例，梗死病灶在颅内狭窄动脉供血区域内。华法林组 88 例患者有 13 例出现出血性并发症（随访 166 患者·年），而阿司匹林组 63 例中有 2 例（随访 143 患者·年）。这些研究结果表明，对症状性颅内大血管 50%~90% 的狭窄患者来说，华法林更能有效地降低卒中发作的风险。尽管华法林比阿司匹林的出血风险更高，但总体来说，风险与收益比有力地支持华法林的应用。狭窄血管供血区域的梗死，后循环狭窄患者的发病率高于前循环狭窄的患者。

在第一个 WASID 研究结果的基础上，1999至 2003 年开展的第二个 WASID 研究，是一项前瞻性、多中心、随机的、双盲对照临床试验。该试验假设症状性颅内动脉粥样硬化疾病的最佳抗栓治疗方法是未知的 [16]。入选标准包括：90d 内

的 TIA 或非致残性卒中（mRS 评分 ≤ 3），原因是血管造影证实的 50%~99% 狭窄，年龄为 40 岁以上。主要终点事件是缺血性卒中、脑出血及非卒中的血管性致死；共收入 569 例患者，从发生符合标准的入组事件到随机的中位时间是 17d。基线特征包括年龄、性别、种族、高血压、糖尿病、血胆固醇水平和吸烟状况，两组之间的基线特征无差别。所有患者随机接受华法林（INR 的目标为 2~3）或阿司匹林（650mg，每日 2 次）治疗。平均随访时间为 1.8 年。63.1% 的患者随访期内维持 INR 在目标范围内。最后，因为担心华法林组患者的安全，研究在美国国立神经疾病与脑卒中研究所（NINDS）执行监督委员会的一致建议下被提前终止。达到主要终点事件的患者在华法林组占 21.8%，在阿司匹林组占 22.1%；其中缺血性卒中的发生率在华法林组是 17.0%，阿司匹林组是 20.4%；狭窄动脉供血区缺血性卒中的 1 年发生率在华法林组是 11%，阿司匹林组是 12.0%，2 年发生率在华法林组为 13%，阿司匹林组是 15.0%。换言之，77 例狭窄动脉供血区发生的缺血性卒中有 60 例是发生在入选 1 年内。随访中，发现高血压控制不良和高低密度脂蛋白升高是卒中、血管死亡及心肌梗死最重要的危险因素。[17] 华法林组发生脑、胃肠、泌尿生殖系统及其他部位的大出血更多（8.3%vs.3.3%）。作者总结认为试验结果更不支持服用华法林，而是服用阿司匹林。与阿司匹林相比，华法林治疗导致更高的死亡率和大出血的发生率，却不能带来更有效的预防缺血性卒中的效果。该研究的另一个重要论是颅内动脉狭窄作为一个高风险疾病，其所引起的缺血性卒中的发生率比其他原因引起的卒中发生率更高。[18]

通过对 WASID 试验数据进一步的亚组分析，发现颅内狭窄动脉供血区域发生卒中的风险更高。两个高风险特征是严重狭窄及近期出现症状。[19] 作者发现大于 70% 的狭窄在其供血区再发卒中的风险显著高于 70% 以下的狭

窄 [危险比（HR）=2.03，95% 可信区间（CI）1.29~3.22（P=0.025）]。狭窄在 90% 以下时，风险会随着狭窄程度的增加而直线上升，而狭窄在 90%~99% 时无此规律，这可能是由于侧支供应增加或是因为重度狭窄所致缓慢血流使动脉 – 动脉栓塞的可能性降低。另一个重要发现是有卒中相关残疾的患者比以 TIA 为表现或无后遗症的卒中患者具有更高的卒中复发风险，发生入组事件 17d 纳入的患者另一个卒中复发风险较高的亚组，而狭窄位置（前循环或后循环）及发生入组事件时抗血栓治疗失败与病变血管供血区卒中复发风险增高没有关联。这些发现与之前的回顾性研究的结果相反，之前结果显示椎基底动脉疾病的患者[4] 及抗栓治疗预防卒中失败的患者卒中复发的风险更高。[20]

总而言之，WASID 试验得出以下结论：①对症状性颅内大血管狭窄 50%~99% 的患者，在预防卒中及血管死亡事件方面，阿司匹林与华法林有同等效果，且前者更安全。然而华法林治疗组中有相当大比例的患者 INR 没能控制在目标范围内，事后分析发现当 INR 在 2~3 时，缺血性卒中、心肌梗死（MI）及大出血发生的可能性更小，因此产生这样的问题：是否提高了保持 INR 在狭窄的治疗区间内的能力（如使用家庭监测装置、基因测试、新的药物），就会是另一个结果了。此外，华法林似乎对基底动脉狭窄的效果更好，但因样本例数较少，这一结论需谨慎看待。②以下亚组患者病变血管供血区域内卒中复发的风险最高：颅内狭窄 70%~99%、近期有 TIA 或缺血性卒中发作（入组前 17d 内）、症状性卒中（NIHSS 评分 >1）、糖尿病及女性患者。发病后第二年复发的风险就没有第一年那么高了。③狭窄 70%~99% 的患者和入组前 30d 内有 TIA 或卒中发作的患者，病变血管供血区缺血性卒中的发生率最高：1 年发生率 22.9%（95%CI 为 15.4%~30.4%），2 年发生率为 25%（95%CI 为 17.2%~32.9%），这部分患者将从血管重建术

中获益最多。④血压控制不良或低密度脂蛋白（LDL）偏高和更高的卒中、血管死亡事件或心肌梗死（MI）发生率具有相关性。因此想要具有 ICAD 患者达到最好的结果，包括那些应用血管成形和支架治疗的患者，必须积极治疗升高的 LDL 和高血压。

手术治疗

过去曾经对颅外（extracranial, EC）– 颅内（intracranial, IC）动脉搭桥手术治疗颅内动脉粥样硬化缺血性疾病的效果进行评估。EC-IC 搭桥研究[2] 评估手术的效果，针对的是卒中、TIA 和视网膜动脉栓塞同时具有同侧 ICA 或 MCA 狭窄或闭塞的患者，患者被随机分配到药物治疗组或颞浅动脉（superficial temporal artery, STA）和 MCA 吻合加药物治疗组。尽管搭桥患者术后再通率非常高（96%），但致命及非致命的卒中发作得更早且更频繁。这项研究表明颅内外搭桥术对预防脑缺血发作没有额外的益处。同样的结果发生在颞浅动脉 – 小脑上动脉搭桥治疗后循环狭窄的患者身上。[22] 然而这项研究并未根据血流动力学受损程度的区分亚组患者（当时没有可靠的方法），因此没能发现可能血流重建术中获益的亚组患者。

颈动脉闭塞手术研究（the Carotid Occlusion Surgery Study, COSS）评估了 STA-MCA 搭桥对有症状的颈内动脉闭塞且具有血流动力学受损患者的效果，后者是通过 PET 成像显示血氧摄取分数（OEF）的增加来判定的，但这一研究因无价值而早早终止。研究的主要终点事件是 30d 内卒中或死亡，以及两年内发生的同侧卒中。21% 的手术组患者和 22.7% 药物治疗组患者出现终点事件，手术组与药物治疗组 30d 卒中或死亡率分别为 14.4% 和 2%。作者总结认为：基于这些发现，没有证据表明 STA-MCA 搭桥术对血流动力学缺血及颈内动脉闭塞患者的疗效比药物治疗更好。

根据颅内外搭桥术研究及 COSS 研究的结果，直接血管重建术对颅内动脉粥样硬化及大血管闭塞似乎没有治疗效果。这样的结果并不让人感到惊讶，因为正如之前所提到的，患者卒中发作的机制很大程度上是穿支动脉闭塞及动脉 – 动脉栓塞，而不是单纯的血流动力学缺血。

血管内血流重建术

在过去的 20 年间，无论是放置支架与否，腔内血管成形术在治疗外周及冠状动脉粥样硬化性疾病方面有了显著提高，来自这些治疗的经验让笔者想以同样的方法治疗颅内循环。尽管冠状动脉与脑血管动脉的动脉粥样硬化疾病有很多相同点，必须要强调一些重要的差别：脑血管的直径更小，同样直径的冠脉血管相比血管壁更薄和外膜相对缺乏。此外，大的脑动脉都悬浮在脑脊液（CSF）中，而小分支及穿支固定在脑实质内。所有这些因素使脑动脉更脆弱，在脑血管中使用为冠脉设计的支架和球囊时应当极其小心。脑动脉独特的组织结构要求必须为颅内循环设计专门的装置。

球囊血管成形

球囊血管成形是第一个用在颅内循环的血管内血管重建技术，Sundt 等 [23] 的首次报道是用于治疗基底动脉狭窄。虽然没有前瞻性的随机对照研究，在过去的 20 年里有几个非对照研究结果已经发表。[24-41] 球囊成形的技术成功（定义为残留狭窄 <50%）率非常高，围手术期并发症的发生率为 5.8%~50%。[37,39]Marks 等 [38] 报道了应用球囊成形术治疗具有 124 处症状性颅内动脉狭窄的 120 例患者的临床和影像结果，所有患者均存在由 50% 以上颅内狭窄所引起的症状，98% 的患者症状发作时在服用抗血小板或抗凝药物。围手术期卒中和死亡的发生率为 5.8%，32.4% 的患者术后残留狭窄为 50%~69%，而 8.3% 的患者残

留狭窄 >70%。共 116 例患者接受随访（随访时间 1~128 个月，平均随访时间为 42.3 个月），接受治疗的血管区年卒中发病率为 3.2%。此外，24% 的患者末次随访时出现狭窄加重。另一项回顾性研究分析了 36 例接受球囊成形术的症状性颅内狭窄患者，平均随访时间 52.9 个月（6~128 个月），接受治疗的血管区域年卒中发病率为 3.36%。[37] 总之，单独球囊血管成形术的技术成功率高，且卒中复发率相对较低。然而这项技术有几个缺点，包括急性血管弹性回缩导致术后残余狭窄、血管夹层、急性血栓形成和再狭窄率高。

支架成形术

冠脉支架植入的确定性效果表明，可以用球扩支架或球囊成形加支架来克服单纯颅内球囊成形术的不足。

球囊扩张裸金属支架

椎动脉或颅内动脉症状性动脉粥样硬化性病变的支架成形术研究 [42] 是一项前瞻性、非随机的可行性试验，其评估了球扩裸金属支架（Neurolink system, Guidant, Indianapolis, IN）用于颅外椎动脉与颅内动脉粥样硬化性 >50% 狭窄引起 TIA 和卒中患者的安全性和可行性。61 例患者入组，其中 43 例为颅内狭窄，12 例为椎动脉小脑后下动脉近端（pre-PICA）狭窄，6 例为椎动脉开口处狭窄。58 例（95%）成功放置支架，3 例随访丢失，30d 时 4 例卒中发作，围手术期卒中发生率为 6.6%；其中 3 例发生在狭窄血管同侧，围手术期无死亡事件。另有 2 例卒中发生在术后 30 天到 12 个月间，发生在目标血管区内，因此 1 年卒中发生率为 10.9%（包括前 30d 内）。51 例患者术后 6 个月内行血管造影，结果显示 37 例颅内狭窄患者中 12 例（32%）发生再狭窄（复发狭窄 >50%），8 例 pre-PICA 狭窄患者中 2 例（25%）再狭窄，6 例椎动脉开口狭窄患者 4 例（67%）再狭窄。与再狭窄相关的因素包括糖尿病、残留狭窄 >30% 和术前血管直径小。6 个月时大

部分（67%）再狭窄患者没有无症状。

这项研究的数据表明颅内支架成形术是相对安全的，手术成功率较高。作者总结认为需要进一步的试验来对比支架成形术与最佳药物治疗。美国食品药物管理局（FDA）同意 Neurolink 支架人道主义器械豁免，用于治疗患有严重的颅内外动脉粥样硬化性疾病且药物治疗无效的高危患者。然而该公司决定放弃神经血管市场，停止出售支架。Jiang 等[43]报道了其选择性地应用支架成形治疗 220 例症状性颅内狭窄患者的经验，选择的支架包括 Apollo 支架（MicroPort Medical Shanghai, China）– 中国批准的颅内支架，及各种冠脉支架，主要是 BiodivYsio（Abbott Vascular Devices Ireland Limited, Galway, Ireland）。研究的目的是验证选择性应用球扩支架治疗后，症状性重度动脉粥样硬化颅内狭窄（>70%）是否比中度狭窄（50%~69%）具有更高的卒中发生风险。手术成功率是 92.3%，重度狭窄组 1 年时病变相关卒中和症状性脑出血的发生率为 7.2%，2 年时为 8.2%，这个概率比 WASID 试验中 >70% 狭窄的患者病变相关的缺血性卒中发生率低。中度狭窄组 1 年时病变相关卒中和症状性脑出血的发生率为 5.3%，2 年时为 8.3%，与 WASID 试验中对应组相比可以发现，中度狭窄患者可能不会从选择性支架术中获益。Freitas 等[44]描述了其在拉丁美洲 6 个中心使用球扩支架（Lekton Motion, Biotronik, AG, Bulach, Switzerland）的经验，32 例患者 33 处颅内病变（狭窄 >50%）接受治疗，手术成功率 97%（32/33）。30d 内并发症率为 15%，3 例死亡和 2 例非致命性并发症，3 例死亡病例与手术有关，但和支架植入没有直接关系。23 例行血管造影随访（1~36 个月，平均 10.2 个月），其中 2 例（8.7%）有 >50% 再狭窄，均无症状。

自膨式支架

　　Neuroform 支架（Boston Scientific, Natick, MA）是第一个颅内自膨式支架，用于辅助弹簧圈栓塞颅内宽颈动脉瘤。因为 Neuroform 的金属丝很薄且不需要球囊输送，比球扩支架更柔韧，即使迂曲的血管也可以通过。Hähnel 等人[45]最先报道了用 Neuroform 支架治疗 5 例 ICA 末梢及 MCA 动脉粥样硬化疾病患者的初步体验。5 例患者均成功放置支架，其中 1 例急性血栓形成但成功处置，1 例血管破裂而出血。

　　Wingspan 支架（Stryker, Kalamazoo, MI）（图 41.1）与 Neuroform 支架非常相似，但其金属丝更粗，且相互间连接点更多，因而径向力增加。首次报道的 Wingspan 支架相关数据是 2005 年，[46]同年，FDA 批准 Wingspan 支架人道主义器械豁免（HDE），并用于治疗药物难治性的颅内动脉 50%~99% 狭窄的患者。批准是基于一项国际 12 个中心联合开展的前瞻性、多中心、单臂试验研究（www.fda.gov/cdrh/pdf5/h050001b. pdf），共入组 45 例患者，均具有 50%~99% 狭窄且药物治疗时仍有卒中和（或）TIA 反复发作。支架释放成功率为 98%（44/45），术后 30d 内死亡或同侧卒中发生率为 4.5%，6 个月内狭窄同侧卒中发生率为 7.1%，所有原因引起的卒中发生率为 9.5%。40 例患者 6 个月时造影随访，再狭窄率为 7.5%。一个重要发现是术后 6 个月的血管造影结果与术后即刻结果相比，管腔狭窄改善了 3%，这可能源于支架对血管壁的外向径向压力。Fiorella 等[47]最近发表了其在美国 4 个中心开展的 Wingspan 支架的围手术期经验，共 78 例患者，82 处症状性颅内动脉粥样硬化性病变（卒中 48 例，TIA 28 例，1 例无症状但有灌注不足，1 例无症状重度基底动脉狭窄为冠脉搭桥术做准备），其中 54 例狭窄 >70%，病变部位有颈内动脉（n=32）、椎动脉（n=14）、基底动脉（n=14）和大脑中动脉（n=22）。手术成功率 98.8%，治疗前狭窄的平均程度为 76.4%，放置 Wingspan 支架后，平均残存狭窄为 27.2%。5 例患者出现围手术期严重的并发症，致围手术期严重病残率及死亡率为 6.1%，其中

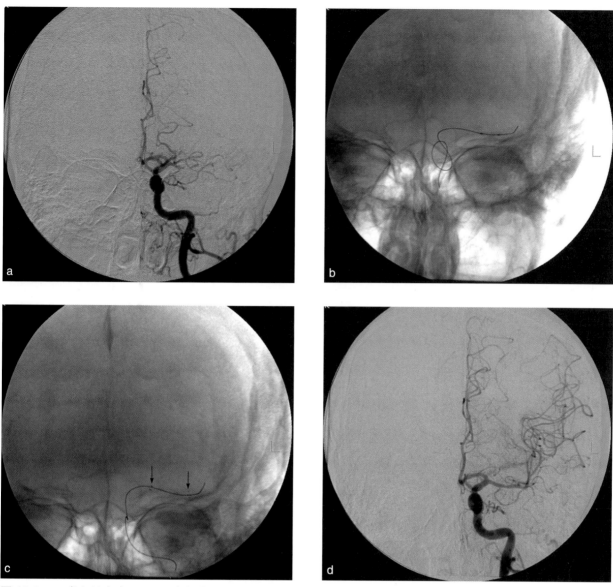

图 41.1 62 岁女性患者，MRA 诊断为症状性左侧大脑中动脉重度狭窄，经阿司匹林治疗后仍有 TIA 发作，症状与左侧大脑中狭窄相关。血管造影提示左侧大脑中动脉 M1 段重度狭窄（>90%），狭窄部恰好在颞前动脉起始的远端。（a）与同侧大脑前动脉相比，左侧大脑中动脉血流明显减少。（b）采用 1.5×9mm 和 2.25×15mm 的 Gateway 球囊进行血管成形。（c）3.5×15mm 的 Wingspan 支架跨过病变释放，非减影图像显示支架近端和远端不透射线的标记（箭头）。（d）支架植入后血管造影显示狭窄几乎完全消失，大脑中动脉血流明显改善，与大脑前动脉血流同步。患者的缺血症状消失，6 个月随访仍然无症状

2 例患者因血管刺破死亡，2 例因缺血性卒中死亡（其中 1 例是狭窄血管的对侧卒中），1 例为再灌注出血。

Levy 等[48] 最近报道了支架内再狭窄（instent restenosis，ISR）与血栓闭塞的发生率，数据来自多中心、前瞻性研究，共 78 例患者 84 处颅内动脉粥样硬化病变接受 Wingspan 支架治疗（随访 1.5~15.5 个月，平均随访 5.9 个月）。支架内

再狭窄（ISR）的定义要求病变要满足两个条件：①支架部位或邻近处（5mm 内）狭窄 >50%；②随访影像结果显示绝对管腔直径减小 >20%。作者加入第二个条件是为了避免将支架术后残留狭窄 30%~50% 的病变微小管径丧失归于支架内再狭窄。按照这个标准，29.7%（25/84）的病变出现 ISR，而 4.8%（4/84）的病变发生血栓闭塞。29 例 ISR 和血栓闭塞患者中，8 例（占

所有狭窄的9.5%）没有症状，1例严重卒中死亡，3例小卒中发作，4例TIA发作。ISR明显高于早期有关Wingspan的报道，且前循环较后循环的发生率更高（比值比4.7，95%CI为1.4~15.5）。发生ISR患者选择的球囊直径稍小，提示直径较小的血管更易发生再狭窄，其他因素如球囊后扩张和术后残留狭窄不是ISR的预测因素。

Levy等[49]发表的第二篇报道讨论了年龄与病变位置对Wingspan治疗后支架内再狭窄（ISR）的影响。分析包括了93处具有影像随访（2~18个月，平均7.3个月）的病变，Wingspan支架术后发生ISR的概率为29/93（31.2%），其中有症状的为9/93（9.7%）。根据患者年龄进行分层统计，发现有31例患者年龄≤55岁，主要为前循环病变患者（26例前循环，5例后循环）；62例年龄>55岁，病变在前后循环的分布无明显差别（29例前部，33例后部）。年轻组ISR的发生率为14/31（45.2%），前循环病变13/26（50%）发生ISR，而后循环病变1/5（20%）发生ISR，14例ISR患者中5例患者为症状性的，都发生在前循环。高龄组ISR的发生率为15/62（24.2%），其中9例病变（9/29，31%）在前循环，6例病变（6/33，18.2%）在后循环，15例ISR患者中4例为症状性的，3例发生在前循环。进一步的分析表明累及颈内动脉床突上段（ICA）的病变更易发生ISR，发生率为10/15（67%）；ICA床突上段病变，年轻组ISR的发生率为8/9（4/8为症状性的），而老年组ISR的发生率为2/6（2/2为症状性的）。这项研究表明年龄≤55岁的患者较年龄>55岁的患者在Wingspan支架后更易发生ISR，累及ICA床突上段的病变极易发生ISR。

药物涂层支架

在冠脉循环中使用涂有西罗莫司或紫杉醇的球扩支架可以将支架内再狭窄率降到10%以下。[50]到目前为止，只有一小部分颅内动脉硬化性疾病患者使用了药物涂层支架（Drug-Eluting Stents, DES），且随访结果有限。[51-53]最初的结果表明DES可以用于颅内血管，具有很高的技术成功率，但是缺乏有关安全性和长期效果的可靠性数据。有关颅内动脉使用DES担心主要有两点：药物涂层可能的神经毒性[54]和同普通金属支架相比DES需要更长的时间内皮化。BASKET-LATE研究[55]表明，在冠脉循环中，DES发生后期支架内血栓的风险是普通金属支架的2倍。这种现象也发生在颅内血管植入DES。[52]后期支架内血栓形成的机制可能是包含药物大分子聚合物的问题和药物的作用机制。[57]一个随机试验的meta分析研究[58]发现DES支架内血栓形成的风险更高，术后1年以后支架内血栓的发生率为0.5%。因此，DES术后可能需要更长时间的抗血小板药物治疗，而这可能又会增加严重出血的风险。因此，支架内再狭窄下降的好处与支架内血栓形成的高风险和延长抗血小板相关的风险相抵消了。

药物治疗与支架的比较

考虑到具有重度血管狭窄且药物治疗近期仍有症状的患者整体预后不良和颅内支架初步的效果是确定性的，开展了支架术对比积极药物治疗预防颅内狭窄患者卒中的研究（SAMMPRIS），用于对比支架手术和积极药物对卒中预防的效果[59]。颅内大动脉具有70%~99%狭窄且30d内具有卒中或TIA的患者随机分为两组：积极的药物治疗组（aggressive medical management, AMM）或AMM联合应用Wingspan支架和Gateway球囊系统（Boston Scientifi, Natick, MA）的经皮血管成形和支架植入组（percutaneous transluminal angioplasty and stenting, PTAS）。AMM治疗方案包括每日服用325mg阿司匹林，75mg氯吡格雷，共连续服用90d；治疗主要危险因素（如高血压和高脂血症）；改变生活方式，处理其他次要风险因素，如吸烟、糖尿病、肥胖及缺乏锻炼。

主要终点为入组 30d 内任何脑卒中或死亡，以及 30d 后症状性病变血管供血区内的卒中。由于担心支架组患者的安全试验被提前终止，该组患者入组后 30d 内卒中或死亡的风险是药物组的 3 倍左右，发生率分别为 14.7% 和 5.8%。30d 后症状性血管区内卒中的发生率在支架组 5.7%，而药物为 5.8%。

对 SAMMPRIS 研究有几个批评，包括支架组超过预期的高卒中和死亡率，这是之前病例序列研究和 NIH 资助的 Wingspan 登记研究的数据的 2 倍。此外，约 1/3 被纳入 SAMMPRIS 研究的患者发生入组事件的时候并未进行抗栓治疗，这不符合药物治疗失败的条件。自 SAMMPRIS 发表以后，FDA 将支架的使用限于如下患者：血管狭窄程度达到 70%~99%，经过药物保守治疗仍然有两次或多次卒中发作，且患者在最近 7d 内无卒中发作。一些具有额外风险因素的患者预后不好，包括血流动力学不稳定的患者，这类患者被排除在 SAMMPRIS 研究之外，其可能代表着可能从支架术中受益的一组患者。

Wingspan 支架植入技术

治疗前评估

颅内血管成形和支架植入的目标人群包括药物治疗无效的大血管（2.5~4.5mm）的症状性血管狭窄患者，意味着患者服用抗血小板药物或华法林期间仍然出现卒中或 TIA 发作。血管重建手术前应对患者进行评估，确认临床表现和病变血管的相关性，其他病因如血管炎和心源性栓子。CT 或 MRI 可用来发现颅内动脉狭窄。此外，很重要的正确区分缺血症状的原因，是由狭窄处穿支动脉病变引起，还是狭窄远端灌注降低引起的，或是动脉 - 动脉栓塞引起的，因为穿支血管原因的就不会从支架植入中获益。如果需要的话，可以用传统的 DSA 确认无创影像检查的发现。影像检查结果（缺血灶在分水岭区）或临床表现

（体位变动时出现症状）提示灌注不足，应进行灌注影像检查来确诊，包括 CT 灌注、MRI 灌注、PET、SPECT 和其他。笔者所在医院主要使用 CT 灌注，分别在使用血管舒张剂如乙酰唑胺前和后进行。正常的患者应用乙酰唑胺后 CBF 增加，血管狭窄的患者使用血管舒张剂后 CBF 维持不变，如果狭窄比较严重，血管舒张剂不足维持 CBF，脑血管储备消失。应用血管扩张剂后，CBF 维持不变或下降，特别是基线 CBF 比较低的情况，是之前血管已经达到最大扩张程度的征象，提示脑灌注严重受损和发生卒中风险更高。

提前药物治疗

冠脉支架的患者联合使用阿司匹林和其他抗血小板药物来预防支架内血栓形成和再狭窄，[2] 同样的策略用于 EC 和 IC 脑血管内支架。颅内支架最常用的抗血小板方案为联合使用阿司匹林和氯吡格雷。在理想的情况下，术前每天服用阿司匹林肠溶片 325mg 和氯吡格雷 75mg 至少 3d，替代的方法，术前 24h 服用小剂量阿司匹林 325mg，最少术前 6h 服用负荷剂量的氯吡格雷 300mg。支架术后标准的抗栓治疗是联合应用阿司匹林和氯吡格雷至少 28d，来自心脏介入的文献结果建议双抗治疗要长过 28d，PCI-CURE 研究发现，冠脉介入手术后联合服用阿司匹林和氯吡格雷 28d 以上，平均服用时间为 8 个月，发生心血管死亡事件或心肌梗死的概率减小（P=0.03）。[62-63] 在 CREDO 研究中，心脏介入术后，与单纯使用阿司匹林相比，联合使用阿司匹林和氯吡格雷 1 年可使发生心肌梗死、卒中或死亡的概率下降 26.9%[64]。另一方面，CHARISMA 试验表明，和单用一种药物相比，联合使用阿司匹林和氯吡格雷具有更高的出血风险。[65-66] 在 MATCH 试验中，治疗 3 个月后，联合用药比单用氯吡格雷有更高的严重颅内出血风险。CHARISMA 试验提示单用阿司匹林组与联合

用药组的颅内出血发生率无明显差别。这些研究提示支架术后联合服用阿司匹林（325mg/d）和氯吡格雷（75mg/d）应该持续28~90d，然后停止使用氯吡格雷，阿司匹林应该终身服用。

手 术

手术通常在全身麻醉后进行，可以实现对低灌注、低氧及患者情绪的更好控制。手术过程中使用肝素，使全血激活凝血时间（ACT）维持在250~300s。笔者常用70U/kg的负荷剂量，随后每小时注射1000U。手术一般采用股动脉入路，通过6 French系统进行操作，使用6F导引导管或需要更强支撑时使用6F Shuttle长鞘，到达目标血管。进行脑血管造影，对狭窄区域进行仔细评估，判断侧支血流。精确测量狭窄的长度和程度以及邻近正常血管的直径至关重要，这样才能选择合适的球囊和支架。狭窄血管直径通过两个角度的造影进行测量，狭窄程度的计算公式为：狭窄程度 ={[1－（Dstenosis/Dnormal）]×100}，其中Dstenosis代表狭窄最严重处血管直径，Dnormal代表邻近正常动脉直径。[67]通过0.014in微导丝带着微导管操作通过目标病变，之后退出微导管，沿微导丝送入Gateway成形球囊，球囊直径应当大约为正常血管直径的80%，长度与病变的长度相适应。缓慢、逐步地充盈球囊进行血管成形。[29]特殊的，球囊充盈的压力为6~8个大气压，持续120s。经过最初的经皮血管腔内成形(percutaneous transluminal angioplasty，PTA）后，撤出球囊，通过0.014in的交换导丝送入支架输送系统，支架的直径应当比正常血管大0.5~1mm，长度应当覆盖整个狭窄段且两端各3mm。支架植入后，患者必须在重症监护室内观察至少24h。应当避免高血压以降低再灌注性损伤的风险。

随 访

患者应在术后4周回院复查，在术后3~6个月进行首次影像随访，然后12个月进行影像随访，应用CTA检查，如果检查不能明确或提示支架内狭窄，应当进行DSA检查以明确诊断。

总 结

症状性颅内动脉粥样硬化性狭窄是高风险病变，必须积极地治疗。根据WASID试验结果，具有70%~99%的狭窄且入组前30d内发生TIA或卒中的患者具有最高的狭窄血管供血区域发生缺血性脑卒中的风险（1年为22.9%，2年为25%）。最佳的药物治疗包括积极的风险控制和抗栓治疗，是其他疗法的基石。狭窄程度达70%~99%且对药物治疗反应差或有其他风险因素的患者，可以考虑颅内动脉支架植入术。

关键点

- 严重的颅内动脉粥样硬化，即使应用药物治疗，仍有较高的卒中复发风险。
- 外科搭桥手术通常不会使这些患者获益。
- 介入治疗选项单纯血管成形术和血管成形联合支架植入。
- 不管采用何种疗法，应当积极控制患者的风险因素。

参考文献

[1] Sacco RL, Kargman DE, Gu Q. Race-ethnicityand determinants of intracranial atherosclerotic cerebralinfarction. The Northern Manhattan Stroke Study. Stroke, 1995, 26(1):14–20

[2] The EC/IC Bypass Study Group. Failure of extracranial-intra-cranial arterial bypass to reduce the risk of ischemic stroke. Results of an international randomized trial. N Engl J Med, 1985, 313(19):1191–1200

[3] Caplan LR, Gorelick PB, Hier DB. Race, sex and occlusive cerebro-vascular disease: a review. Stroke, 1986, 17(4):648–655

[4] Chimowitz MI, Kokkinos J, Strong J, et al. The Warfarin-Aspirin Symptomatic Intracranial Disease Study. Neurology, 1995, 45(8): 1488–1493

[5] White H, Boden-Albala B, Wang C, et al. Ischemic strokesubtype incidence among whites, blacks, and Hispanics:the Northern Manhattan Study. Circulation, 2005, 111(10):1327–1331

[6] Huang HW, Guo MH, Lin RJ, et al. Prevalence and risk factorsof middle cerebral artery stenosis in asymptomatic residentsin Rongqi County, Guangdong. Cerebrovasc Dis, 2007,24(1):111–115

[7] Ingall TJ, Homer D, Baker HL Jr, et al. Predictors of intracranial carotid artery ath-erosclerosis. Duration of cigarette smoking and hyperten-sion are more powerful than serum lipid levels. Arch Neurol, 1991, 48(7):68–691

[8] Wong KS, Ng PW, Tang A, et al. Prevalence of asymptomatic intracranial atherosclerosis in high-risk patients. Neurology, 2007, 68(23): 2035–2038

[9] Chobanian AV, Bakris GL, Black HR, et al. Joint National Committee on Prevention, Detection, Evaluation, and Treatmentof High Blood Pressure. National Heart, Lung, and Blood In-stitute; National High Blood Pressure Education Program Coordinating Committee. Seventh report of the Joint Na-tional Committee on Prevention, Detection, Evaluation, andTreatment of High Blood Pressure. Hypertension, 2003, 42(6):1206–1252

[10] Grundy SM, Cleeman JI, Metz CN, et al. Coordinating Committee of the National Cholesterol Education Program. Implications of recent clinical trials for the National CholesterolEducation Program Adult Treatment Panel III Guidelines. J AmCoil Cardiol, 2004, 44(3): 720–732

[11] American Diabetes Association. Standards of medical care indiabetes-2007. Diabetes Care, 2007;30(Suppl 1):S4–S41

[12] Chimowitz MI, Lynn MB, Derdeyn CP, et al. Stenting versusmedical therapy for intracranial arterial stenosis. New Engl J Med, 2011, 365:993–1003

[13] Derdeyn CP, Powers WJ, Grubb RL Jr. Hemodynamic effects ofmiddle cerebral artery stenosis and occlusion. AJNR Am J Neuroradiol, 1998,19(8):1463–1469

[14] Endres M, Laufs U, Huang Z, et al. Stroke protection by 3-hy-droxy-3-methylglutaryl (HMG)-CoA reductase inhibitors me-diated by endothelial nitric oxide synthase. Proc Natl Acad Sci USA, 1998,95(15):8880–8885

[15] Lee DK, Kim JS, Kwon SU, et al. Lesion patternsand stroke mechanism in atherosclerotic middle cerebral artery disease: early diffusion-weighted imaging study. Stroke, 2005, 36(12): 2583–2588

[16] Chimowitz MI, Lynn MJ, Howlett-Smith H, et al. Warfarin-Aspirin Symptomatic Intracranial Disease Trial Investigators. Comparison of warfarin and aspirin for symptomatic intracranialarterial stenosis. N Engl J Med, 2005, 352(13): 1305–1316

[17] Derdeyn P, Chimowitz MI. Angioplasty and stenting for ath-erosclerotic intracranial stenosis: rationale for a randomized clinical trial. Neuroimaging Clin N Am, 2007, 17(3): 355–363, viii-ix

[18] Gorelick PB, Richardson D, Kelly M, et al. African American Antiplatelet Stroke Prevention Study Investigators. Aspirin andticlopidine for prevention of recurrent stroke in black patients: a randomized trial. JAMA, 2003,289(22):2947–2957

[19] Kasner SE, Chimowitz MI, Lynn MJ, et al. Warfarin Aspirin Symptomatic Intracranial Disease Trial Investigators. Predictorsofischemic stroke in the territory of a symptomatic intracranial arterial stenosis. Circulation, 2006,113(4):555–563

[20] Thijs VN, Albers GW. Symptomatic intracranial atheroscle-rosis: outcome of patients who fail antithrombotic therapy. Neurology, 2000, 55(4):490–497

[21] Kasner SE, Lynn MJ, Chimowitz MI, et al. Warfarin Aspirin Symptomatic Intracranial Disease (WASID) Trial Investiga-tors. Warfarin vs aspirin for symptomatic intracranial steno-sis: subgroup analyses from WASID. Neurology, 2006,67(7): 1275–1278

[22] Hopkins LN, Budny JL. Complications of intracranial bypass for vertebrobasilar insufficiency. J Neurosurg, 1989,70(2):207–211

[23] Sundt TM Jr, Smith HC, Campbell Jg, et al. Transluminal angioplasty for basilar arterystenosis. Mayo Clin Proc, 1980, 55(11): 673–680

[24] Higashida RT, Hieshima G8, Tsai FY, et al. Transluminal angioplasty of the vertebral and basilar artery. AJNR Am J Neuroradiol, 1987,8(5):745–749

[25] Higashida RT, TsaJ FY, Halbach VV, et al. Transluminal angioplasty for atherosclerotic disease of the vertebral and basilar arteries. J Neurosurg, 1993, 78(2): 192–198

[26] Clark WM, Barnwell SL, Nesbit G, et al. Safety and efficacy of percutaneous transluminalangioplasty for intracranial atherosclerotic stenosis. Stroke, 1995, 26(7): 1200–1204

[27] Touho H. Percutaneous transluminal angioplasty in thetreatment of atherosclerotic disease of the anterior cerebral circulation and hemodynamic evaluation. J Neurosurg, 1995,82(6):953–960

[28] Takis C, Kwan ES, Pessin MS, et al. Intracranial angioplasty: experience and complications. AJNR AmJ Neuroradiol, 1997, 18(9): 1661–1668

[29] Eckard DA, Zarnow DM, McPherson CM, et al. Intracranial internal carotid artery angioplasty: technique with clinical and radiographic results and follow-up. AJR Am J Roentgenol, 1999, 172(3):703–707

[30] Connors JJ III, Wojak JC. Percutaneous transluminal angioplasty for intracranial atherosclerotic lesions: evolution of technique and short-term results. J Neurosurg, 1999,91(3):415–423

[31] Phatouros CC, Higashida RT, Malek AM, et al. Endovascular stenting of an acutely thrombosed basilar artery: technical case report and review of the literature. Neurosurgery, 1999, 44(3): 667–673

[32] Phatouros CC, Lefier JE, Higashida RT, et al. Primary stenting for high-grade basilar artery stenosis. AJNR Am J Neuroradiol, 2000, 21(9): 1744–1749

[33] Nahser HC, Henkes H, Weber W, et al. lntracranial vertebmbasilar stenosis: angioplasty and follow-up. AJNR Am J Neuroradiol, 2000, 21(7): 1293–1301

[34] Mori T, Mori K, Fukuoka M, et al. Percutaneous transluminal cerebral angioplasty: serial angiographic follow-up after successful dilatation. Neuroradiology, 1997, 39(2): 111–116

[35] Alazzaz A, Thornton J, Aletich VA, et al. Intracranial percutaneous transluminal angioplasty for arteriosclerotic stenosis. Arch Neurol, 2000, 57(11): 1625–1630

[36] Marks MP, Marcellus M, Norbash AM, et al. Outcome of angioplasty for atherosclerotic intra-cranial stenosis. Stroke, 1999, 30(5): 1065–1069

[37] Marks MP, Marcellus ML, Do HM, et al. Intracranial angioplasty without stenting for symptomatic atherosclerotic stenosis: long-term follow-up. AJNR Am J Neuroradiol, 2005, 26(3): 525–530

[38] Marks MP, Wojak JC, Al-Ali F, et al. Angioplasty for symptomatic intracranial stenosis: clinical outcome. Stroke, 2006, 37(4): 1016–1020

[39] Gress DR, Smith WS, Dowd CF, et al. Angioplasty for intracranial symptomatic vertebrobasilar ischemia. Neurosurgery, 2002, 51(1): 23–27, discussion 27–29

[40] Gupta R, Schumacher HC, Mangla S, et al. Urgent endovascular revascularization for symptomatic intracranial atherosclerotic stenosis. Neurology, 2003, 61(12): 1729–1735

[41] Wojak JC, Dunlap DC, Hargrave KR, et al. Intracranial angioplasty and stenting: long-term results from a single center. AJNR Am J Neuroradiol, 2006, 27(9): 1882–1892

[42] SSYLVIA Study Investigators. Stenting of Symptomatic Atherosclerotic Lesions in the Vertebral or Intracranial Arteries (SSYLVIA): study results. Stroke, 2004, 35(6): 1388–1392

[43] Jiang WJ, Xu XT, Du B, et al. Comparison of elective stenting of severe vs moderate intracranial atherosclerotic stenosis. Neurology, 2007, 68(6): 420–426

[44] Freitas JM, Zenteno M, Aburto-Murrieta Y, et al. Intracranial arterial stenting for symptomatic stenoses: a Latin American experience. Surg Neurol, 2007, 68(4): 378–386

[45] Hahnel S, Ringleb P, Hartmann M. Treatment of intracranial stenoses using the Neuroform stent system: initial experiencein five cases. Neuroradiology, 2006, 48(7): 479–485

[46] Henkes H, Miloslavski E, Lowens S, et al. Treatment of intracranial atherosclerotic stenoses with balloon dilatation and self-expanding stent deployment (Wing-Span). Neuroradiology, 2005, 47(3): 222–228

[47] Fiorella D, Levy El, Turk AS, et al. US multicenter experience with the Wingspan stent system for the treatment of intracranial atheromatous disease: periprocedural results. Stroke, 2007, 38(3): 881–887

[48] Levy El, Turk AS, Albuquerque FC, et al. Wingspan in-stent restenosis and thrombosis: incidence, clinical presentation, and management. Neurosurgery, 2007, 61(3): 644–650, discussion 650–651

[49] Turk AS, Levy El, Albuquerque FC, et al. Influence of patient ageand stenosis location on Wingspan in-stent restenosis. AJNR Am J Neuroradiol, 2008, 29(1): 23–27

[50] Serruys PW, Kutryk MJ, Ong AT. Coronary-artery stents. N Engl J Med, 2006, 354(5): 483–495

[51] Abou-Chebl A, Bashir O, Yadav JS. Drug-eluting stents forthe treatment of intracranial atherosclemsis: initial experience and midterm angiographic follow-up. Stroke, 2005, 36(12): e165–e168

[52] Gupta R, Al-Ali F, Thomas AJ, et al. Safety, feasibility, andshort-term follow-up of drug-eluting stent placement inthe intracranial and extracranial circulation. Stroke, 2006, 37(10): 2562–2566

[53] Qureshi Al, Kirmani JE Hussein HM, et al. Early and intermediate-terrn outcomes with drug-eluting stents in high-risk patients with symptomatic intracranial stenosis. Neurosurgery, 2006, 59(5): 1044–1051, discussion 1051

[54] Levy El, Hanel RA, Tio FO, et al. Safety and pharmacokineticsof sirolimus-eluting stents in the canine cerebral vasculature: 180 day assessment. Neurosurgery, 2006, 59(4): 925–933, discussion 933–934

[55] Pfisterer M, Brunner-La Rocca HP, Buser PT, et al. BASKET-LATE Investigators. Late clinical events after clopidogrel dis-continuation may limit the benefit of drug-eluting stents: anobservational study of drug-eluting versus bare-metal stents. J Am Coll Cardiol, 2006, 48(12): 2584–2591

[56] Otsuka Y, Chronos NA, Apkarian RP, et al. Scanning electron microscopic analysis of defects in polymer coatings of three commercially available stents: comparisonof BiodivYsio, Taxus and Cypher stents. J Invasive Cardiol, 2007, 19(2): 71–76

[57] Daemen J, Wenaweser P, Tsuchida K, et al. Early and late coronary stent thrombosis of sirolimus-eluting and paclitaxel-eluting stents in routine clinical practice: data from a large two-institutional cohort study. Lancet, 2007, 369(9562): 667–678

[58] Bavry AA, Kumbhani DJ, Helton Tj, et al. Late thrombosis of drug-eluting stents: a meta-analysis of randomized clinical trials. Am J Med, 2006,119(12):1056–1061

[59] Chimowitz MI, Lynn MJ, Derdeyn CP, et al. SAMMPR1S Trial Investigators. Stenting versus aggressive medical therapy forintracranial arterial stenosis. N Engl J Med, 2011, 365(11): 993–1003

[60] Zaidat OO, Klucznik R, Alexander MJ, et al. NIH Multi-centerWingspan Intracranial Stent Registry Study Group. The NIH registry on use of the Wingspan stent for symptomatic 70-99% intracranial arterial stenosis. Neurology, 2008,70(17):1518–1524

[61] Derdeyn CP, Grubb RL Jr, Powers WJ. Cerebral hemodynamic impairment: methods of measurement and association withstroke risk. Neurology, 1999,53(2):251–259

[62] Mehta SR, Yusuf S, Peters RJ, et al. Clopidogrel in Unstable Angina to Prevent Recurrent Events Trial (CURE) Investigators. Effects of pretreatment with clopidogrel and aspirinfollowed by long-term therapy in patients undergoing percutaneous coronary intervention: the PCI-CURE study. Lancet, 2001, 358(9281): 527–533

[63] Yusuf S, Zhao F, Mehta SR, et al. Clopidogrel in Unstable Angina to Prevent Recurrent Events Trial Investigators. Effects of clopidogrel in addition to aspirinin patients with acute coronary syndromes without ST-segment elevation. N Engl J Med, 2001, 345(7):494–502

[64] Steinhubl SR, Berger PB, Mann JT Ⅲ, et al. CREDO Investigators. Clopidogrel for the Reduction of Events During Observation. Early and sustained dual oral antiplatelet therapy following percutaneous coronary intervention: a randomized controlled trial. JAMA, 2002,288(19):2411–2420

[65] Bhatt DL, Fox KA, Hacke W, et al; CHARISMA Investigators. Clopidogrel and aspirin versus aspirin alone for the prevention of atherothrombotic events. N Engl J Med, 2006,354(16):1706–1717

[66] Diener HC, Bogousslavsky J, Brass LM, et al. MATCH investiga-tors. Aspirin and clopidogrel compared with clopidogrel aloneafter recent ischaemic stroke or transient ischaemic attack inhigh-risk patients (MATCH): randomised, double-blind, place-bo-controlled trial. Lancet, 2004,364(9431):331–337

[67] Samuels OB, Joseph Gl, Lynn MJ, et al. Astandardized method for measuring intracranial arterial ste-nosis. AJNR AmJ Neuroradiol, 2000,21(4):643–646

急性卒中的干预
Acute Stroke Interventions

第 42 章　脑血管意外：初级读本

Mahmoud Rayes, Paritosh Pandey, Sunil Manjila, Andrew R.Xavier

急性卒中通常被称为脑血管意外（CVA），其定义为突发的神经功能障碍，持续缺血导致的脑或视网膜细胞死亡。[1] 局部脑、脊髓或视网膜的缺血导致短暂的神经功能紊乱，没有急性梗死，称为一过性脑缺血发作（TIA）。[2] 在美国，大约有 75 万人罹患过一次卒中，每年有 15 000 人（女性 9000 人，男性 6000 人）死于卒中，在美国随时都有 200 万~300 万的脑卒中幸存者。卒中作为全世界第三大致死原因，其发病率为 1‰~3‰，美国每年有 50 万确诊病例，这一数字将随着年龄的增长而增加。仅 2009 年，用于治疗卒中的直接和间接费用达 68.9 亿美元，这使其成为一个主要的公共健康问题。[3]

卒中类型

卒中是由脑血流的中断引起的，绝大多数是由脑血管的阻塞造成的（缺血性卒中，大约占所有卒中事件的 85%），然而，少数卒中是由脑血管破裂造成的（出血性卒中大约占卒中事件的 15%）。本章节主要讲述急性缺血性卒中（AIS）。

传统上，缺血性卒中是按照推测的病因学进行分类[4]：心源性栓塞性、颅外动脉性、颅内动脉性、小血管性、低灌注性及原因不明的卒中（表 42.1）。但这些基于病因学的分类更多的是与二次卒中的预防相关，而很少影响急性脑血管意外的治疗。在治疗急性缺血性卒中时

表 42.1　缺血性卒中 TOAST 分级

亚型	百分比
大动脉粥样硬化	13%
心源性脑栓塞	27%
腔隙性脑梗死	23%
其他确定病因导致的卒中	5%
病因不明导致的卒中	35%

更重要的变量包括卒中发生的时间、神经功能损害的程度和急性动脉闭塞与否位置。

缺血性卒中的机制

急性动脉闭塞是急性缺血性卒中的最主要的潜在机制，很罕见的是闭塞前的动脉病变能使局部脑血流减少到发生缺血性卒中的程度。对于大多数缺血性卒中的患者来说，可以很快地发现大动脉闭塞。[5] 大约 20% 的患者并未发现动脉栓塞，这些患者或者早期自发再通，或者是小血管腔隙性脑梗，总体来说，这些患者的神经功能障碍更轻微，且预后很好。[6]

在持久大血管闭塞的患者中，绝大多数闭塞是在前循环，后循环闭塞占到全部 AIS 的 10%。在前循环，大脑中动脉 M1、M2 段是闭塞最好发的节段，其次是颈内动脉和颈动脉"T"形处。[7] 大动脉闭塞往往在发病时有严重的神经功能障碍、更大的血栓负荷和更差的后果。闭塞大动脉的再通与神经功能的改善密切相关。[8]

另一个决定卒中预后的关键因素是达到动脉再通的时间。在实验研究中，局部脑血流的严重下降后数分钟就能看到神经元的不可逆损害。[9]但是，在大多数临床情况下，Willis 环和软脑膜侧支血管为急性缺血的大脑提供了残余灌注，留下一个开放的时间窗来重建脑部血流，并达到可能的神经功能恢复。[10]尽管没人怀疑更快的血流再通可以增加神经功能更好预后的机会，[11-12]但关于是否存在一个固定的时间窗仍在争论中。

急性卒中的治疗：再通策略

过去 20 年，急性卒中治疗的不同再通策略起着越来越重要的作用。1996 年美国食品药品管理局（FDA）批准静脉溶栓用于治疗急性缺血性卒中，这是基于里程碑式的 NINDS（美国国家神经病学和卒中研究所）发表的研究成果，[13]并且开始有意义地重新组织方法用于评估和治疗急性卒中。虽然 FDA 至今仍没有批准其他针对急性缺血性卒中的治疗方法，但许多仅用于斑块取出的装置被 FDA 批准。[14]这些器械的科学原理和在取栓过程中独特的角色将在后续的章节中进行描述。

对于缺血性卒中的再通策略概括起来可以分为两类：一类是系统的应用溶栓药物，另一类是使用更为直接的血管内途径。联合应用两种方式越来越多的引起大家的关注。

系统方法

系统应用的各种药物中，唯一被 FDA 批准且被实验证明有效的是静脉使用重组人组织型纤溶酶原激活剂（rt-PA），FDA 只批准对急性缺血性卒中发病 3h 内的患者使用。最近，欧洲的研究表明对于发病 4.5h 内的患者仍可获益，[15]这促进了静脉使用 rt-PA 的指南修订。[16]

静脉溶栓还有许多益处，最主要的是其可以广发地应用，建立静脉溶栓流程需要的技术和专业知识相对简单，可以在很多初级的卒中中心使用，应用静脉方法可以一个相当短的时间达到 rt-PA 治疗效果。然而，缺血性卒中治疗时静脉溶栓的作用也有严重局限性——在静脉溶栓相对安全的时间窗内，不到 20% 的卒中患者得到治疗。[17]再者，很多禁忌证令大多数卒中患者不能进行静脉溶栓治疗（参见框表"静脉使用 rt-PA 治疗的禁忌证"），甚至使用 rt-PA 治疗的相对较少的患者群里，对严重神经功能障碍的患者的效果也受到质疑，这些患者往往具有更近端的血管闭塞，通常有大血栓负荷，系统的溶栓治疗往往难以奏效。[5]据报道，

静脉 t-PA 治疗的禁忌证

绝对禁忌证：

颅内出血史

临床上怀疑的蛛网膜下腔出血

大于 1/3 大脑半球的多脑叶梗死

卒中发作时的癫痫状态

颅内动静脉畸形、动脉瘤或肿瘤病史

近 3 个月内进行颅内及脊髓的外科手术

3 周内心肌梗死、头部外伤及缺血性卒中

1 周内有不可按压部位的动脉穿刺

活动性内出血的证据

近 48h 内使用肝素且延长的 aPTT 时间超出正常范围

使用华法林，且 INR>1.7

血小板计数 <100 000

血压 ≥ 185/110mmHg

相对禁忌证：

近 3 个月发生过急性心肌梗死或心梗后心包炎

3 周内的胃肠道或泌尿道出血

2 周内大手术

血糖 <50mg/dL 或 >400mg/dL

缺血卒中系统溶栓总的再通率约为45%，[18]对远端动脉闭塞溶栓有最好的疗效，但近端动脉如颈内动脉或颈动脉分叉处的闭塞的再通率低于10%。[5]基于所有这些认识的结果，尽管在多方面均进行了努力，但卒中患者的静脉溶栓率仍旧很低。使用更新型的溶栓剂虽然给治疗带来新的希望，但是至今还未有有说服力的获益证据。许多工作仍需继续进行，需要找到替代的治疗策略。

血管内治疗方法

系统溶栓的局限性激起了人们采用介入方法的兴趣，将对抗缺血性卒中斗争的范围扩展到脑，带到了动脉闭塞的部位。介入方法的基础是选择性地将导管置入脑血管，并在动脉闭塞处放置各种机械或药物再通装置。将微导管置于斑块并注射溶栓药物，这个相当标准的方法，已经被多个试验研究过，包括里程碑式的"急性脑血栓栓塞试验（PROACT）"。[19]这个方法也被描述为动脉内溶栓，获得的再通率远高于系统静脉溶栓。许多不同类型的药物被临床医生和研究者使用[14]，但是仍然没有能提供足够的证据支持而能够获得FDA的批准用于日常临床。对于很多卒中专家来说，现有证据足够建议对特定患者进行动脉溶栓治疗，并且已被认定为"标准化治疗"（图42.1）。[20]

过去的十年中，人们有很大的兴趣使用各种取栓装置。从Merci装置开始（Concentric Medical, Frement, CA），这是第一个被FDA通过用于取栓的装置。大多数的急性栓塞是栓子性的，并且动脉血管本身往往是正常的，这使栓子取出策略非常具有吸引力。第二个被FDA批准的装置是Penumbra装置（Penumbra, Lnc., Alameda, CA），并且许多其他装置正在被研究论证。这些机械取栓装置常被用作动脉溶栓的附加治疗，并能够获得比单纯动脉溶栓治疗更高的再通率，尤其是治疗大的、近端动脉的闭塞。尽管越来

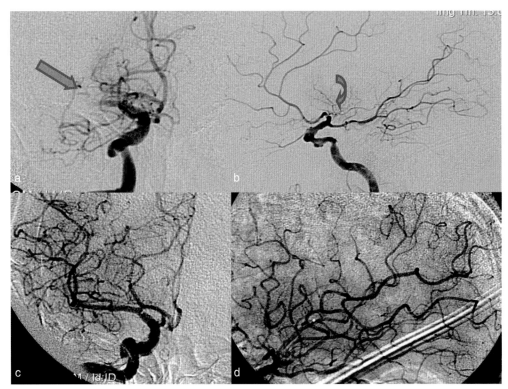

图42.1 （a）前后位和（b）侧位像示右侧大脑中动脉（MCA）突然中断影（箭头），（c,d）介入后造影显示闭塞血管再通

越多的神经介入医生在学习曲线中的位置越来越高，使介入治疗的并发症发生率有所降低，但出血性并发症的发生率仍在 10% 左右。

随着机械取栓工具的增加，大多数神经介入专家使用多模式途经[21]治疗急性动脉闭塞。这是一个重要的策略，因为缺血性脑卒中的动脉性闭塞的特性是极其多变的。大多数是栓子栓塞，并含有多种成分（凝血酶、血小板、纤维蛋白和钙化物质）。在少数患者中，闭塞是由继发与颅内血管动脉粥样硬化斑块破裂的血栓导致的，这使标准的溶栓和取栓方法效果很难保证。对于冠脉闭塞患者，几乎所有闭塞为血栓性的，机械球囊成形和支架植入是主要的治疗方法。参照这个例子，许多研究者开始试验这个治疗策略，应用支架血管成形选择性地治疗卒中闭塞，初步结果令人鼓舞[22-23]，高再通率和低并发症被报道，大的临床研究也在酝酿之中。

有关急性支架植入的相关问题之一是为了预防支架内的急性血栓需要紧急给予抗血小板药物，这有增加急性再通治疗的出血并发症的可能。此外，在急性缺血性卒中的支架治疗的患者中，已经发现支架内再狭窄。[24]为了解决这些担忧，使用完全的可回收支架系统逐渐引起大家关注。[25]

血管内治疗方法快速发展着，再通率稳步提高且并发症进一步下降，然而临床获益的证据参差不齐。以临床获益作为主要结果的随机试验将使介入方法广泛接受，用于更大血管神经病学领域。将介入方法作为主要治疗的另一个障碍是人员训练和提供介入治疗的卒中流程方面的缺陷。[20]和系统溶栓可以在许多初级卒中中心完成不同，血管内治疗仅能在专业的血管内治疗卒中中心完成。

联合治疗方法

血管内治疗的临床获益不能与静脉溶栓获益相匹敌，指南推荐静脉溶栓的入院至给药时间应为 60min，而对于血管内治疗没有相关推荐，但往往在患者转运至血管内治疗中心的过程中浪费了宝贵的治疗时间，在此期间往往发生不可逆的脑损害。即使患者到达了血管内治疗中心，常常出现严重的体制化延误，推后了再灌注时间。于是人们对结合两种方法越来越感兴趣，既发挥了静脉溶栓快速反应的特点，也发挥了机械取栓的效果确实的特点。静脉与动脉通路的联合治疗的初步结果是积极的，正在进行的 IMS 试验就是评价联合治疗。[26]

急性药物治疗

依照目前的技术、实用性和可行性，大约 10% 的急性缺血性卒中患者可以及时得到血管内治疗。在手术前、术中和术后，这些患者都需要得到最佳的药物治疗。在专业的神经血管中心（卒中单元或神经重症监护单元）治疗急性卒中患者是非常重要的。已经显示，在卒中单元治疗急性卒中患者能够明显改善总体结果。[27]

急诊背景下的药物最优治疗最大限度地减少了并发症且最大限度增大了血管再通的机会。对血管内治疗和溶栓治疗的反应取决于一些系统化因素，包括凝血状态、血压、心功能、血糖水平和其他伴发疾病的严重程度。因此，快速并仔细评估和筛选患者，以及细致地重症监护对保证最佳临床预后是很重要的（参见框表"怀疑为急性缺血性卒中的患者在急诊室的评估"）。

当患者被送往放射影像中心之前，应该已取得血液标本，用于检测患者基本新陈代谢状况（电解质、尿素、肌酐和血糖）、血常规（血球容积、血小板）和凝血参数（PT，APTT）。简要地询问病史，主要涉及既往服药史，尤其是使用抗凝药物史如华法林，抗血小板药物如阿司匹林和氯吡格雷服用史。

怀疑为急性缺血性卒中的在急诊室的患者评估

所有患者

非增强的头颅 CT 扫描

完成血细胞计数

凝血系列——PT/APTT/INR

血糖

血浆电解质

ECG

肌钙蛋白

患者可选择

头颅 MRI

血管影像——头颈部 MRA/CTA

灌注研究：CTP，MRP

动脉血气测试（如果患者出现呼吸困难）

X 线检查（如果怀疑有急性心、肺、主动脉疾病）

妊娠测试（育龄女性）

高凝状态检查（抗凝血酶、莱顿 V 因子、C 蛋白和 S 蛋白、抗磷脂抗体、狼疮抗凝检测）

毒理学筛查，包括血液中的乙醇水平（怀疑中毒时）

肝功能（如果怀疑代谢原因）

腰椎穿刺（如果怀疑蛛网膜下腔出血，且 CT 扫描阴性时）

脑电图（癫痫的可能性时）

免疫学研究——红细胞沉降率、C 反应蛋白、抗核抗体

一旦患者病情平稳，快速诊断和神经功能评估对良好的功能预后是非常重要的。如果诊断没有建立，应该快速评估潜在的神经病学的性质和严重性。如果怀疑缺血性卒中的病例，进行快速神经病学检查，大致定位病变位于半球或是脑干。应该对每个卒中患者由受训练的医生或护士进行 NIHSS 评分（表 42.2），评估卒中的严重程度。急诊行头部 CT 平扫，排除新近出血和已明确梗死病灶征象，发现出血或界限明显的梗死灶不能进行静脉溶栓或血管内治疗。CT 还可发现水肿、脑实质移位和脑积水的存在。神经影像技术的发展让我们不仅仅只用非增强 CT 评估缺血性卒中患者。

急性缺血性卒中的影像诊断

从临床上急性卒中得到信息量激增，这使我们可以更好地理解脑血管和组织病理学，并指导临床治疗，这能相对早地、精确的发现缺血、梗死的和低灌注的组织。头颅 CT 仍然是最初评估急性卒中的可选择的诊断方法，这个检查设备几乎都有，可以用于具有起搏器和使用呼吸机的患者，可以快速地用于意识不清和精神错乱的患者，对颅内出血和 SAH 有很高的检出率。[28-29]在最初的 6h，头颅 CT 对于发现缺血性病灶不敏感，但对确定溶栓的禁忌证是很有价值的，如颅内出血、蛛网膜下腔出血、占位、梗死体积的较早期改变（大于 1/3 脑叶）。再者对于发病时间不明的患者，CT 扫描也是很有用的。[13,28]更特别的是，当患者为"醒后卒中"不知道发病的时间时，CT 影像学上没有缺血改变时可作为血管内治疗病例选择标准之一。[30]一般来说，发病 6h 后梗死病灶的 CT 影像已经非常明显：表浅皮层梗死时，灰白质分界不清且脑沟消失；脑深部梗死时可以出现基底节区的低密度灶。[31]高密度的大血管影（高密度的 MCA 或较强的 MCA 影像）常提示持久的大血管阻塞和较差的预后，[32-33]这个征象的存在提示存在较大的血栓负荷，需要考虑采用血管内治疗。

先进的 CT 影像还包括 CTA，对发现大血管阻塞非常敏感。CTA 已经被用于对大血管闭塞患者开通后的随访。[34-35]另一个应用渐广的 CT 技术是 CT 灌注成像（CT perfusion, CTP），

表 42.2　NIHSS 评分

项目	评分标准	分数
意识水平（LOC）	清醒	0
	嗜睡	1
	昏睡	2
	昏迷	3
意识水平提问	两个问题回答正确	0
	一个问题回答正确	1
	两个问题回答错误	2
意识水平指令	能正确执行两个任务	0
	能正确执行一个任务	1
	两个任务均未正确执行	2
凝视	正常	0
	部分凝视麻痹	1
	被动凝视	2
视野	无视野缺损	0
	部分偏盲	1
	完全偏盲	2
	双侧偏盲	3
面瘫	正常	0
	最小麻痹	1
	部分麻痹	2
	全身麻痹	3
上肢运动（每个单独评分）	无下落	0
	下落	1
	能对抗一些重力	2
	不能对抗重力	3
下肢运动（每个单独评分）	无下落	0
	下落	1
	能对抗一些重力	2
	不能对抗重力	3
	无运动	4
肢体共济	无共济失调	0
	一个肢体有	1
	两个肢体均有	2
感觉测试	正常	0
	轻微感觉缺失	1
	严重感觉丧失	2
语言功能	正常	0
	轻微失语	1
	严重失语	2
构音	正常	0
	轻度构音障碍	1
	严重构音障碍	2
忽视	没有忽视症	0
	轻微（一种感觉）	1
	严重（多于一种感觉）	2

CTP 提供的有用信息包括灌注不足，粗略评估微血管床低灌注和低代谢的程度，并包括显示脑梗死及其周围的半暗带。[36-37]

有条件的中心，MRI 检查可以作为卒中影像的主要无创方法。MRI 能提供非常好的解剖学细节，区分缺血和梗死的脑组织，除外颅内出血，并能提供脑血管和脑实质的血管造影和灌注的详细信息。对于识别类似卒中的其他脑部疾病方面，如脑水肿、血管畸形、肿瘤、传染病、炎症和新陈代谢性疾病，MRI 比 CT 更高的敏感性和特异性。[38]MRI 的另一个好处是使患者避免辐射暴露，其不利的方面是价格偏高。有许多 MRI 相关的绝对和相对禁忌证，也限制了其应用，如心脏起搏器和其他金属材料植入物。MRI 系列，特别是弥散系数（ADC）和弥散加权成像（DWI）在血管闭塞的最初几小时内是非常敏感的。梗死在 ADC 序列显示黑信号，在 DWI 序列显示亮信号。DWI 上信号变化的区域是否包括除了梗死的组织外，还包括缺血状态仍然可以挽救的脑组织，或者只是包括无法救治的坏死组织，这一命题至今仍然存在争论。当病变进展，其在 ADC 上信号变亮。梗死的区域在急性和亚急性期 DWI 扫描时均保持明亮。[38-41] 在卒中患者的影像中另一个重要的应用序列是 FLAIR MRI。FLAIR 可以在卒中的超急性期检测出动脉床中的慢速血流，在较暗的脑组织信号背景下的高信号，导致高血管信号（hyperintense vessels sign, HVS）。HVS 是一个可逆的信号，更多的是与未梗死的低灌注相关。发病 2~4h 时可在 T1WI 上发现脑实质的解剖学改变，包括皮层脑沟细微的消失和低密度。[38,42]另一个在急性卒中处置中应用日益增多的序列是 PWI 序列，CBV、CBF、MTT、TTP 可被计算出来。PWI 显示的低灌注区较 DWI 大，这显示出更大区域的组织有梗死风险——弥散和灌注不匹配，提示脑组织受到威胁的部分仍然可被挽救。[38,43]

MRA 是一个无创的和敏感的脑血管成像方法。但是，其敏感仅限于大血管，远端皮质分支和小的穿支血管在 MRA 上常不可见。MRA 可以在卒中的超急性期用来检测患者的动脉阻塞。[44]

围手术期的监护

静脉溶栓或接受血管再通手术的患者常在神经血管监护中心监护，重点观察神经病学和血流动力学状态（参见框表"静脉溶栓管理指南"）。需强力降压，减少出血并发症的概率（表42.3）。早期进行康复治疗、抗栓治疗、特殊患者进行抗凝治疗、评估吞咽困难并防止误吸、预防深静脉血栓和积极控制高血糖等措施对于改善急性卒中患者的后果是相当重要的。

总体来说，急性卒中是一个严重的公共健康问题，尽管在卒中预防方面已有明显的进步，随着系统溶栓治疗的引进，神经影像学技术的快速发展和血管内治疗工具增加，急性卒中的紧急处理在快速发展着。各种血管内治疗方法将在下述章节中加以讨论。

静脉溶栓监护指南

- 将患者送往神经血管监护中心
- 神经病学监护
- 在静脉 t-PA 溶栓后的 30min，每 15min 测一次

- 在前 6h，每 30min 测一次
- 随后，在接下来的 18h，每 1h 测一次
- 血压监测
- 在静脉 t-PA 完成后的 30min 内，每 15min 测一次
- 在前 6h，每 30min 测一次
- 在接下来的 18h，每 1h 测一次
- 保持血压 <185/110mmHg
- 保留鼻饲导管、尿管、动脉插管
- 在完成静脉 t-PA 溶栓的 24h 后重复头颅 CT

总 结

- 动脉阻塞的及时再通是急性治疗的主要核心。
- 再通策略包括系统溶栓、动脉溶栓、机械取栓或多模式方法。
- 由于时间窗和禁忌证的限制，很少有患者接受静脉溶栓治疗。
- 介入方法已经显示出比系统溶栓更高的血管再通率，但是这并不代表临床获益。正在进行的随机临床试验将阐述清楚血管内治疗在急性卒中治疗中的作用。
- 非增强 CT 仍是评估急性可疑卒中的影像模式。因为其应用方便，能快速排除出血。
- CT 和 MRI 灌注成像是有前景的评估方法，其在治疗急性卒中患者的过程中可以提供更多的有价值信息。

表 42.3 急性缺血性卒中的动脉血压控制

血压参数	治疗选择
如果再灌注治疗未被指明或考虑 如果 BP ≥ 220/120mmHg 另外没有必要治疗	拉贝洛尔每 1~2min 静脉 10~20mg，24h 最大剂量 300mg。如果降压无效，可用尼卡地平注射，开始 5mg/h，滴速逐渐增大至 20mg/h 的最大剂量，并保持动脉压至目标水平
如果再灌注治疗明确或考虑 目标 BP ≤ 185/110mmHg	拉贝洛尔每 1~2min 静脉 10~20mg，24h 最大剂量 300mg。如果降压无效，可用尼卡地平注射，开始 5mg/h，滴速逐渐增大至 20mg/h 的最大剂量，并保持动脉压至目标水平

参考文献

[1] Saver JL. Proposal for a universal definition of cerebral infarction. Stroke, 2008,39(11):3110–3115

[2] Easton JD, Saver JL, Albers GW, et al; American Heart Association; American Stroke Association Stroke Council; Council on Cardiovascular Surgery and Anesthesia; Council on Cardiovascular Radiology and Intervention; Council on Cardiovascular Nursing; Interdisciplinary Council on Peripheral Vascular Disease. Definition and evaluation of transient ischemic attack: a scientific statement for healthcare professionals from the American Heart Association/American Stroke Association Stroke Council; Council on Cardiovascular Surgery and Anesthesia; Council on Cardiovascular Radiology and Intervention; Council on Cardiovascular Nursing; and the Interdisciplinary Council on Peripheral Vascular Disease. The American Academy of Neurology affirms the value of this statement as an educational tool for neurologists. Stroke, 2009,40(6):2276–2293

[3] Lloyd-Jones D, Adams R, Carnethon M, et al; American Heart Association Statistics Committee and Stroke Statistics Subcommittee. Heart disease and stroke statistics–2009 update: a report from the American Heart Association Statistics Committee and Stroke Statistics Subcommittee. Circulation, 2009,119(3):480–486

[4] Adams HP Jr, Bendixen BH, Kappelle LJ, et al. Classification of subtype of acute ischemic stroke: definitions for use in a multicenter clinical trial. TOAST. Trial of Org 10172 in Acute Stroke Treatment. Stroke, 1993, 24(1):35–41

[5] del Zoppo GJ, Poeck K, Pessin MS, et al. Recombinant tissue plasminogen activator in acute thrombotic and embolic stroke. Ann Neurol, 1992,32(1): 78–86

[6] Kassem-Moussa H, Graffagnino C. Nonocclusion and spontaneous recanalization rates in acute ischemic stroke: a review of cerebral angiography studies. Arch Neurol, 2002,59(12): 1870–1873

[7] American Society of Interventional and Therapeutic Neuroradiology. Intraarterial thrombolysis: ready for prime time? Executive Committee of the ASITN. AJNR Am J Neuroradiol, 2001,22(1): 55–58

[8] Smith WS, Sung G, Starkman S, et al; MERCI Trial Investigators. Safety and efficacy of mechanical embolectomy in acute ischemic stroke: results of the MERCI trial. Stroke, 2005, 36(7):1432–1438

[9] Jones TH, Morawetz RB, Crowell RM, et al. Thresholds of focal cerebral ischemia in awake monkeys. J Neurosurg, 1981, 54(6):773–782

[10] Liebeskind DS, Kim D, Starkman S, et al. Collateral failure? Late mechanical thrombectomy after failed intravenous thrombolysis. J Neuroimaging, 2010,20(1): 78–82

[11] Saver JL. Time is brain–quantified. Stroke, 2006,37(1):263–266

[12] Christou I, Alexandrov AV, Burgin WS, et al. Timing of recanalization after tissue plasminogen activator therapy determined by transcranial Doppler correlates with clinical recovery from ischemic stroke. Stroke, 2000,31(8):1812–1816

[13] The National Institute of Neurological Disorders and Stroke rt-PA Stroke Study Group. Tissue plasminogen activator for acute ischemic stroke. N Engl J Med, 1995, 333(24): 1581–1587

[14] Nogueira RG, Schwamm LH, Hirsch JA. Endovascular approaches to acute stroke, I: Drugs, devices, and data. AJNR Am J Neuroradiol, 2009,30(4):649–661

[15] Hacke W, Kaste M, Bluhmki E, et al; ECASS Investigators. Thrombolysis with alteplase 3 to 4.5 hours after acute ischemic stroke. N EnglJ Med, 2008,359(13):1317–1329

[16] Del Zoppo GJ, SaverJL, Jauch EC, et al; American Heart Association Stroke Council. Expansion of the time window for treatment of acute ischemic stroke with intravenous tissue plasminogen activator: a science advisory from the American Heart Association/American Stroke Association. Stroke, 2009, 40(8): 2945–2948

[17] Hills NK, Johnston SC. Why are eligible thrombolysis candidates left untreated? Am J Prev Med, 2006,31(6, Suppl 2): S210–S216

[18] Rha JH, Saver JL. The impact of recanalization on ischemic stroke outcome: a meta-analysis. Stroke, 2007,38(3): 967-973

[19] Furlan A, Higashida R, Wechsler L, et al. Intra-arterial prourokinase for acute ischemic stroke. The PROACT II study: a randomized controlled trial. Prolyse in Acute Cerebral Thromboembolism. JAMA, 1999,282(21):2003–2011

[20] Meyers PM, Schumacher HC, Higashida RT, et al; American Heart Association. Indications for the performance of intracranial endovascular neurointerventional procedures: a scientific statement from the American Heart Association Council on Cardiovascular Radiology and Intervention, Stroke Council, Council on Cardiovascular Surgery and Anesthesia, Interdisciplinary Council on Peripheral Vascular Disease, and Interdisciplinary Council on Quality of Care and Outcomes Research. Circulation, 2009, 119(16):2235–2249

[21] Gupta R, Vora NA, Horowitz MB, et al. Multimodal reperfusion therapy for acute ischemic stroke: factors predicting vessel recanalization. Stroke, 2006,37(4):986–990

[22] Levy EI, Siddiqui AH, Crumlish A, et al. First Food and Drug Administration-approved prospective trial of primary intracranial stenting for acute stroke: SARIS (stent-assisted recanalization in

acute ischemic stroke). Stroke, 2009, 40(11):3552–3556

[23] Tiwari A, Purai N, Kansara A, et al. Safety and feasibility of intracranial stenting for acute ischemic stroke beyond 8 hours of symptom onset. Neurology, 2010,74(9):A583–A584

[24] TJwari A, Kansara AC, Rayes M, et al. In-stent restenosis on follow-up angiography among patients treated with stenting in acute ischemic stroke. Neurology, 2009, 72(11):A4

[25] Castafio C, Dorado L, Guerrero C, et al. Mechanical thrombectomy with the Solitaire AB device in large artery occlusions of the anterior circulation: a pilot study. Stroke, 2010, 41(8): 1836–1840

[26] Khatri P, Hill MD, Palesch YY, et al; Interventional Management of Stroke III Investigators. Methodology of the Interventional Management of Stroke III Trial. Int J Stroke, 2008,3(2): 130–137

[27] Indredavik B. Stroke unit care is beneficial both for the patient and for the health service and should be widely implemented. Stroke, 2009,40(1): 1–2

[28] Rosamond W, Flegal K, Furie K, et al; American Heart Association Statistics Committee and Stroke Statistics Subcommittee. Heart disease and stroke statistics–2008 update: a report from the American Heart Association Statistics Committee and Stroke Statistics Subcommittee [published correction appears in Circulation, 2010, 6(1): el 0. Kisseta, Bret corrected to Kissela, Brett]. Circulation, 2008,117(4):e25–e146

[29] Bang OY, Saver JL, Alger JR, et al; UCLA Collateral Investigators. Determinants of the distribution and severity of hypoperfusion in patients with ischemic stroke. Neurology, 2008,71(22): 1804–1811

[30] Kuruvilla A, Norris GM, Xavier AR. Acute endovascular recanalization therapy in wake-up stroke. J Neurol Sci, 2011, 300(1-2): 148–150

[31] Truwit CL, Barkovich AJ, Gean-Marton A, et al. Loss of the insular ribbon: another early CT sign of acute middle cerebral artery infarction. Radiology, 1990,176(3): 801–806

[32] Bakshi R, Mazziotta JC. Acute middle cerebral artery thrombosis demonstrated by cranial computed tomography: the "dense MCA" sign. Arch Neurol, 1998,55(12): 1577

[33] Bastianello S, Pierallini A, Colonnese C, et al. Hyperdense middle cerebral artery CT sign. Comparison with angiography in the acute phase of ischemic supratentorial infarction. Neuroradiology, 1991, 33(3):207–211

[34] Verro P, Tanenbaum LN, Borden NM, et al. CT angiography in acute ischemic stroke: preliminary results. Stroke, 2002, 33(1):276–278

[35] Wildermuth S, Knauth M, Brandt T, et al. Role of CT angiography in patient selection for thrombolytic therapy in acute hemispheric stroke. Stroke, 1998,29(5): 935–938

[36] Eastwood JD, Lev MH, Azhari T, et al. CT perfusion scanning with deconvolution analysis: pilot study in patients with acute middle cerebral artery stroke. Radiology, 2002,222(1): 227–236

[37] Mayer TE, Hamann GF, Baranczyk J, et al. Dynamic CT perfusion imaging of acute stroke. AJNR Am J Neuroradiol, 2000, 21(8):1441–1449

[38] Bakshi R, Ketonen L. Brain MRI in Clinical Neurology. Philadelphia, PA: Lippincott, Williams & Wilkins, 2001

[39] Fiebach JB, Jansen O, Schellinger PD, et al. Serial analysis of the apparent diffusion coefficient time course in human stroke. Neuroradiology, 2002,44(4): 294–298

[40] Mintorovitch J, Yang GY, Shimizu H, et al. Diffusion-weighted magnetic resonance imaging of acute focal cerebral ischemia: comparison of signal intensity with changes in brain water and Na^+, K^+-ATPase activity. J Cereb Blood Flow Metab, 1994, 14(2): 332–336

[41] Warach S, Mosley M, Sorensen AG, et al. Time course of diffusion imaging abnormalities in human stroke. Stroke, 1996, 27(7): 1254–1256

[42] Kamran S, Bates V, Bakshi R, et al. Significance of hyperintense vessels on FLAIR MRI in acute stroke. Neurology, 2000, 55(2): 265–269

[43] Røhl L, Ostergaard L, Simonsen CZ, et al. Viability thresholds of ischemic penumbra of hyperacute stroke defined by perfusion-weighted MRI and apparent diffusion coefficient. Stroke, 2001, 32(5):1140–1146

[44] Patrux B, LaissyJP, Jouini S, et al. Magnetic resonance angiography (MRA) of the circle of Willis: a prospective comparison with conventional angiography in 54 subjects. Neuroradiology, 1994, 36(3): 193–197

第 43 章　动脉内溶栓

Kristine Blackham, Daniel P. Hsu, Jason Wilson, Robert W.Tarr

急性缺血性卒中的溶栓治疗在很多方面是令人兴奋的，40多年来研究者一直在进行积极的探索。[1]开通闭塞动脉的概念，进而精准"营救"仍存活的脑细胞，吸引着药理学专家、神经科学专家和神经介入专家。在医院的花费和接下来的亚急性和长期护理的可行性，急性溶栓治疗显示出经济合理性。[2]在个体水平，当看到一个患者在最初的治疗后解决了偏瘫和失语的问题，是一个多么令人欣喜的药物治疗的奇迹。

目前，唯一有证据支持的治疗急性缺血性脑卒中的溶栓药是静脉使用阿替普酶（重组人组织纤溶酶原激活剂，rt-PA），美国 AHA 和欧洲卒中联盟的指南中推荐选择性地应用。[4]阿替普酶，可以用于发病3h内的静脉溶栓，其理论基础来源于综合的数据，包括来自 NINDS、ECASS 和 ATLANTIS 的试验的结果，[5]这些试验显示治疗3个月后，接受 rt-PA 治疗的患者中，没有或有很小功能损害的比接受安慰剂的患者数量明显提高（11%~13%）。ATLANTIS 和 ECASS 试验将时间窗扩展到6h、90d，所得到的临床结果显示没有明显的获益，与 NLNDS 相比颅内出血的风险增加了。[6]动脉溶栓是静脉溶栓的补充治疗或是静脉溶栓的替代治疗，或者可作为主要的治疗方法，或者是适合血管内治疗患者的备选治疗方式。尽管一些成功个案病例报道和 PRDACT II 试验的结果已经提供了充足的具有科学性的阳性证据证实动脉溶栓治疗急性缺血性卒中是安全有效的，但这个结果不能达到药物批准所需的可控性要求，药物批准需要一个压倒性的阳性结果或两个试验提供足够的阳性结果来证明治疗的有效性。[7]无论是机械取栓还是药物溶栓，一个最大的担忧和再灌注可能致命的副作用就是颅内出血，这需要针对脑缺血、卒中影像和神经保护概念进行大量的研究。颅内出血将抵消溶栓的收益，这是治疗时间窗概念的基础。

这一章节讨论动脉内溶栓的技术、优缺点、可用的药物，以及支持和限制其使用的数据，包括前循环和后循环，筛选患者时影像评估的作用，其他降低潜在风险的问题也会被涉及，这将作为持续努力的一部分以增加溶栓治疗安全性和有效性。

适应证

自1980年代晚期就已经开展动脉内溶栓，当发生急性缺血性卒中并有脑内血管闭塞时，在局部以血管内的方式应用溶栓药物。1999年和2001年有关围手术期和手术后使用动脉溶栓药的报道确立了其安全性。[8-9]

动脉溶栓的最大优势是可以直接将药物输送至血栓内，这样可以达到很高的局部药物浓度，同时还可以用一根标准的微导管或超声导管进行机械碎栓。第二个优势是可以得到脑血管和侧支循环的初始影像，这将使50%的患者修改治疗方案或中止治疗，而且能够知道什么时候停止治疗，一旦血凝块溶解即可停止治疗[10]。当单独使用时，动脉溶栓应用药物剂量比静脉溶栓更低，避免了其他器官受到药物影响。[6]早期研究显示，动脉溶栓有更低的脑出血率。[11]与静脉溶栓相比，一些研究显示了动脉溶栓具有更高的再通率（60%~80%vs.20%~60%）。[6-12]13%~21%的患者在静脉使用t-PA后的前30~60min完全再通闭塞的颅内血管，这被经颅多普勒超声所证实。[13]但是，单独的静脉溶栓在治疗大负荷血栓患者的作用有限，80%的此类患者NIHSS评分在10分以上，在最初的静脉rt-PA治疗后造影证实存在顽固的大动脉闭塞。[6,13-16]在这种特殊情况下，血管内治疗技术（化学和机械）已经显示出能增高的血管再通率。[6,17-18]正如在PROACT和PROACT Ⅱ随机对照试验中所描述的，在卒中发生6h内动脉溶栓是安全性的，可使患者获益。

动脉溶栓的缺点是开始治疗时间的延后，手术（包括诊断性血管造影）的启动和实施都拖后；治疗需要更多人参与，花费较高，而且只有很少的初级卒中中心可以开展。[12]继发的风险涉及操作并发症，包括夹层、蛛网膜下腔出血、腹膜后血肿、穿刺点假性动脉瘤形成和肾功能恶化，尽管这些的并发症的发生率较低（<5%）。[6]

动脉溶栓可单独进行或与静脉溶栓合并进行，静脉溶栓需在卒中发生3h内给药。如果可能联合动脉溶栓和静脉溶栓，静脉溶栓剂量应减少。在经验丰富的卒中中心，动脉溶栓治疗可在3h内有效开展。[19]目前动脉溶栓正与其他介入技术联合应用，如球囊成形、支架成形或者使用新的机械取栓装置。

药 物

FDA唯一批准的溶栓药是静脉用rt-PA。t-PA通过转化纤维蛋白溶酶原（纤溶酶原主要和纤维血凝块结合）到其激活形式——纤溶酶，其可以降解纤维蛋白、纤维蛋白原、其他的血浆蛋白和血凝块成分。血管内皮细胞、神经细胞和胶质细胞均可产生t-PA。尿激酶和链激酶也是血纤溶酶原激活剂，尿激酶通常由肾实质细胞产生并分泌入尿，而链激酶由β溶血性链球菌产生。[1]这些药物有着与t-PA不同的激活机制。然而，所有血纤维蛋白溶酶原激活物的作用机制都是最终导致系统性的纤维溶解。尿激酶原是一个尿激酶的酶原前体，其作用的焦点在于纤维原结合的纤维蛋白溶酶原（赖氨酸纤维蛋白溶酶原），这样产生高度的纤维原特异性，类似于rt-PA，和链激酶相比最终产生较低的全身纤维蛋白溶解。尽管尿激酶原和链激酶是最早的纤维蛋白溶酶原激活物，使rt-PA让溶栓治疗更为广泛地应用变为可能。几种基因工程的阿替普酶派生物已经被研究用于心梗和卒中的治疗，如瑞替普酶、替奈普酶、拉诺替普酶，其具有半衰期更长、纤维蛋白特异性更强、溶解速度更快。

在20世纪90年代，有几个使用链激酶的随机对照试验，在卒中发生4~6h进行溶栓治疗，这些试验的meta分析没有发现给任何亚组患者带来明显的获益，并且观察到发病到开始治疗的时间越长、联合使用阿司匹林以及增加链激酶的剂量，都将会导致更差的结果。[20]尿激酶是广泛应用的动脉溶栓药物，直至其退出美国市场，在此之前在许多非随机试验中得到应用，最著名的是尿激酶在第2阶段的PROACT和第3阶段的PROACT II试验的被用于动脉内治疗。

去氨普酶从吸血蝙蝠的唾液腺中提取，是纤维原特异性的纤维蛋白溶酶原激活物，[21]在静脉溶栓中显示出良好的应用前景。在一个随机、对照、双盲安慰剂试验的第二阶段中（急性缺血性卒中去氨普酶试验DIAS）[22]和一个剂量增加的试验中（急性缺血性卒中去氨普酶剂量增加试验DEDAS），[23]急性缺血性卒中发生后 3~9h 静脉使用去氨普酶，这些试验显示出更高的再灌注率和良好临床预后，高剂量组的结果更引人注目（静脉使用 125μg/kg 的去氨普酶，具有 53.3% 再通率，60% 的患者临床结果很好，而应用安慰剂只有 37.5% 的再通率和 25% 的临床结果好）。[22] 然而，在第 16 届欧洲卒中会议上发布的第 3 阶段试验 DIAS Ⅱ 的初步结果，无法肯定 DIAS Ⅰ 的发现，显示与使用安慰剂对比，静脉使用去氨普酶并未显示出益处。[24]

糖蛋白 Ⅱb/Ⅲa 受体抑制剂（如阿昔单抗、埃替非巴肽和盐酸替罗非班）是抗血小板药，而不是特异的溶栓药，其阻断了血小板聚集的最终共同通路，这样可以改变并降低血小板之间的黏附。但是，溶栓药物也经常促使血小板活化，这将导致快速血栓再形成和血管部分闭塞。传统的治疗方式静脉注射 Ⅱb/Ⅲa 受体抑制剂，现在越来越多地在动脉内使用。介入治疗动脉瘤的急性血栓事件中，动脉内使用阿昔单抗显示出很好的效果，[25-26] 但是专门用于治疗急性卒中发作时，其结果令人失望（阿昔单抗急性卒中治疗试验 ABESTT Ⅰ 和 Ⅱ）。与安慰剂相比，阿昔单抗具有更高的症状性或严重的出血，而且没有治疗效果（ABESTT Ⅱ）。[27-28] 动脉内应用糖蛋白 Ⅱb/Ⅲa 受体抑制剂可以作为对常规治疗无效时的补充治疗，[29] 但需要注意是，对于急性缺血性卒中，动脉内系统的应用糖蛋白 Ⅱb/Ⅲa 受体抑制剂还没有在临床采用。

技 术

正如在神经血管联盟的声明中所述，对于急性缺血性卒中的血管造影指南应该包括诊断性头颈部血管造影、颈动脉支架和脑血管介入的培训、能力和认证的标准。[30] 在急诊情况下的血管造影应该尽可能地安全和快速，以便给后续的介入治疗留下时间。主动脉弓造影通常可以省略，受影响的颈总动脉造影通常首先进行，包括头部和颈部，如果导管放置在颈内动脉和闭塞的位置不是特别容易看到时，可行更详细的颅内循环的造影以发现动脉闭塞的位置。闭塞性病变和随后的血管再通在定义和命名上有很大的变化，然而 Tomsick 定义的血流恢复在造影图像上有两个内容[31]：主要动脉闭塞的再通；闭塞后的再灌注，血液进入远端动脉血管床及终末分支后有组织染色。TIMI（心肌梗死溶栓）评分是评价心脏再灌注手术效果的标准；尽管没有一致的报道标准，类似的评分系统被用于颅内溶栓，如脑梗死溶栓（TICI）和脑缺血溶栓（TIBI）评分。

如果大脑中动脉或大脑前动脉闭塞，侧支血流将会显现，特别是有胚胎起源的大脑后动脉存在时。在颈动脉末端闭塞时，想看到同侧大脑前动脉或大脑后动脉的侧支血流，需要行对侧颈总动脉和（或）优势椎动脉造影。侧支血流的评估必须要考虑留给介入治疗的时间，如果 NIHSS 分很高评估不是很重要。

一些作者建议对急性缺血性卒中患者采用全身麻醉，但没有得到广泛应用。大多数患者不能听从指令进行配合和不能保持安静，这两种情况将增加诊断的危险性，令介入治疗变得复杂，因而可能增加了并发症的风险，比如夹层和血管刺破。再者，许多患者在手术过程中有恶心和呕吐的情况，这将导致误吸。[32]

将 6F 导引导管置于颈内动脉，在 0.14in 微导丝引导下将大口径微导管（内腔直径 0.21in）送到闭塞部位，遵从 IMS Ⅰ 和 Ⅱ 指南采用合理的溶栓治疗方法，溶栓药物被灌注至血栓以远和血栓内。开始时，通过手推注射将小剂量的 1~2mg rt-PA 注入血栓远端和血栓内，随后注入的 2.5mg rt-PA 应在 10~15min 以上通过注射泵泵入，以确保药物注入是匀速的。治疗的目标应为 rt-PA 注射的速度大约为每小时 10mg，总量为 0.3mg/kg，每 15min 做血管造影来评估再通情况；在这时，可用微导丝带着微导管穿过血栓 4~5 次来实施机械碎栓。每 15min 检查一次患者（图 43.1）。如果患者不是参加特定的研究，可依靠医生的喜好、操作舒适度和训练，确定精确的药物剂量和注射速度，以及决定是否和什么时候使用机械取栓装置。

动脉溶栓的效果

1994 年至 1995 年，PROACT I 试验（动脉内直接应用重组尿激酶原治疗急性大脑中动脉卒中试验，第二阶段）是第一个随机、双盲、多中心研究，针对发病 6h 以内的患者经造影证实存在于近端大脑中动脉闭塞，动脉内注射 6mg 尿激酶原与安慰剂，对比其安全性、再通率和临床效果。105 例 NIHSS 大于 4 的患者接受造影，40 例为完全性 M1 或 M2 闭塞，进行随机、完成治疗，并随访。26 例接受 r- 尿激酶原治疗，14 例使用安慰剂，给药的中位时间为症状发作后 5.5h。安慰剂组是将盐水通过微导管注射于血栓内，26 例使用 r- 尿激酶原的患者中有 15 例（57.7%）在治疗开始后 120min 可见部分或完全再通，而 14 例使用安慰剂的患者中 2 例再通（14.3%）；重组尿激酶原组 15% 的患者出现症状性出血，而安慰剂组 7% 存在症状

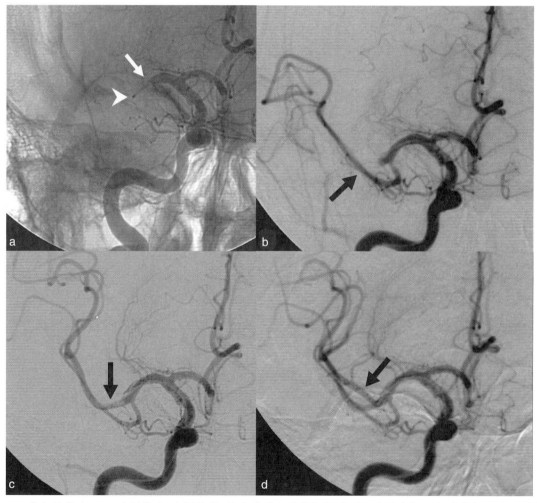

图 43.1 54 岁女性发病 1.5h，左侧偏瘫、左侧偏盲、构音障碍和严重忽视。（a）正位的右侧颈内动脉（ICA）脑血管造影，显示右侧 MCA 的 M1 段完全闭塞（箭头）。微导管头已被放置于充盈缺损内（箭头）。（b）在动脉应用了 7mg rt-PA 后造影，显示右侧大脑中动脉的颞后干再通。（c）在右侧大脑中动脉的颞后干使用 9.5mg rt-PA 后的影像。（d）在右侧大脑中动脉的颞后干使用 12mg rt-PA 血管内再通的影像（箭头）。此时，造影证实血管再通后，患者在手术台上原有的神经功能障碍完全消失

性出血。90d 时，就良好的神经病学结果讲，重组尿激酶原组比安慰剂组有 10%~12% 的绝对增加。[6,33] 最初当确认存在阻塞性血栓，所有患者均静脉使用高剂量的肝素，73% 患者在 24h 内出现颅内出血，安全委员会降低了肝素的使用剂量，策略为团注剂量 2000U（不管体重），随后以 500U/h 持续 4h。然而，当采用了低剂量肝素策略后，再通率也相应地降低了，从 82% 降至 40%。

1999 年，进行了一个重要的随机对照试验的第三阶段——PROACT Ⅱ 研究。该研究包括 180 例患者，急诊造影证实 MCA 近端闭塞且 NIHSS 评分 >4，随机分为动脉内应用 9mg r-proUK 联合低剂量肝素方案治疗（n=121）和单独接受单独低剂量肝素治疗（n=59）两组，两组均不允许机械碎栓。动脉注射 1h 后（4.5mg r-proUK）造影确认血管通畅情况，如果血栓没有完全溶解或部分溶解，给予剩余剂量的药物。r-proUK 组 TIMI2~3 级的再通率为 66%，但对照组为 18%；40% 的 r-proUK 患者和 25% 的对照患者有良好临床结果（MRS ≤ 2）。但是，由于小的试验样本，这个研究仅有临界的统计学差异。两组 3 个月死亡率相近，r-proUK 有 10% 的症状性出血，而对照组为 2%。[34] 中位治疗时间为 5.3h，基线 NIHSS 中位评分是。[17] 药物的剂量从 PROACT Ⅰ 的 6mg 增加到 9mg r-proUK，增加的再通率为 26%，但症状性的颅内出血率增加 4%。[6] 以这个试验为基础，2003 年的美国心脏学会卒中委员会的指南改变了治疗急性卒中的动脉溶栓状态，对于发病在 6h 以内的卒中，将研究背景下的试验性治疗转变可接受的治疗选择（图 43.2）。[14]

联合治疗的概念是发挥静脉溶栓方便和快速，同时也发挥了动脉溶栓再通率高的特点，3 个对照的预备试验对联合治疗进行了评估。1999 年卒中急诊治疗（EMS）桥接试验的结果发表，建立了联合静脉和动脉 rt-PA 治疗可行性、

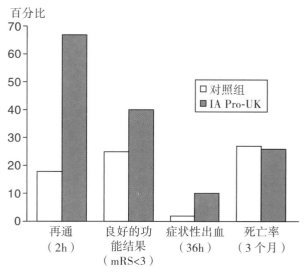

图 43.2　PROACT Ⅱ 的结果。引自 Saver JL.Intra-arterial thrombolysis. Neurology, 2001,57(5 Suppl 2):S58-60

有效性和安全性，35 例急性卒中患者（NIHSS>6）被随机纳入研究，给予患者 0.6mg/kg 静脉 rt-PA 负荷剂量或安慰剂，随后两组均行脑血管造影，并动脉内给予最大剂量 0.3mg/kg 的 rt-PA。通过微导管注射 1mg rt-PA 到血栓远端血管内，然后回撤微导管，将 1mg rt-PA 注入血栓内，然后以 10mg/h 的速度用微量泵持续泵入。每 15min 造影 1 次，如果血管未通，继续注射，注射时间最长为 2h 或直到血栓完全溶解。90d 时患者的临床结果没有差别，然而该研究的样本很小，并且联合治疗组有较多的与治疗无关的不良事件。此外，联合组达到 TIMI 3 级的再通率更好（P=0.03），11 例患者就有 6 例，而对照组 10 例患者只有 1 例，对照组为静脉安慰剂加动脉溶栓的患者，这提示联合方法较单独动脉治疗在血管再通方面更为有效。6% 症状性脑出血率在两组之间没有差异，与 NINDS 试验的静脉 rt-PA 溶栓相似。EMS 研究首次显示急性卒中患者大动脉血栓和 NIHSS 评分直接相关，所有 NIHSS>15 患者均在血管造影中发现闭塞性血栓存在（图 43.3）。

2005 发表的国际卒中治疗研究（IMS）[16] 也评估了联合方式的急诊溶栓，试验纳入患者的要求为 NIHSS>10，同时存在大动脉闭塞，80

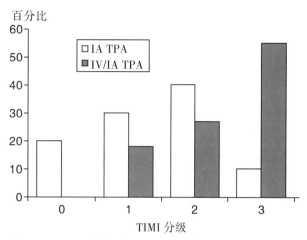

图 43.3 EMS 桥接试验再通率。急性心梗血栓溶解评分（TIMI）0= 无再通；TIMI 1= 弥散超出原梗阻区，但末梢血管床无灌注；TIMI 2= 不完全再通，末梢血管缓慢灌注；TIMI 3= 完全再通灌注。引自 Saver JL.Intra-arterial thrombolysis. Neurology, 2001, 57（5 Suppl 2）：S58-60

例中位 NIHSS 评分为 18 分的患者，在症状发作 3h 之内，静脉应用 0.6mg/kg 的 rt-PA（最大剂量为 60mg），注射时间超过 30min。然后进行脑血管造影，剩余的 rt-PA 通过微导管在血栓处给药，用药时间 2h 以上直至总量达到 22mg 或血栓溶解，与 EMS 的操作流程类似，除了不需要将 2mg 的 rt-PA 被注入血栓远端和血栓内，随后通过微量泵在血管内以 9mg/h 的速率给药，最长 2h。动脉内治疗需在症状出现 5h 内开始并在 7h 内结束或停止。动脉内应用的 rt-PA 剂量不能超过 22mg，应用的最大剂量（动脉和静脉）为 82mg，而 NINDS rt-PA 的卒中试验是 90mg。此研究没有设安慰剂对照组，而是选用 NINDS rt-PA 治疗组相似年龄和 NIHSS 评分的患者进行对比。3 个月时，根据 mRS0 和 1 分测量的主要结果，IMS 研究的对象比 NINDS 安慰剂组有更好的临床预后，症状性颅内出血和严重的全身出血与 NINDS rt-PA 治疗组类似。但 IMS 试验中无症状性的出血明显高，为 43%。增高的出血率可能有几个解释，包括同时使用低剂量肝素、更多的早期再灌注和梗死灶中造影剂的存在和影响。

IMS Ⅱ 研究方案与 IMS Ⅰ 相同，除了在动脉溶栓时增加了 EKOS 小血管超声注射系统（EKOS 公司，Bothell，WA），这个系统在微导管的尾端上使用低能量超声来改变血栓的结构，从而方便 rt-PA 通过，目的是为了加速血栓溶解。辅助性肝素应用策略是动脉治疗时推注 2000U 随后持续静脉注射 450U/h，直到手术结束。该研究假设 3 个月 mRS 评分 0~1 的患者比例优于 EMS 桥接试验（29%）和 NINDS 安慰剂组（17%），结果显示 33% 的 IMS Ⅱ 患者有良好的预后，这肯定了 IMS Ⅰ 和 EMS 桥接治疗的发现。此外，在 NINDS 卒中研究中静脉动脉联合治疗的安全性与全量静脉使用 rt-PA 类似，IMS Ⅱ 中症状性颅内出血的患者为 9.9%，这与 NINDS 卒中研究中 rt-PA 治疗的 6.6% 的出血率无明显差异。IMS Ⅱ 与 NINDS 中 rt-PA 治疗组的患者类似，都具有好的临床预后。IMS Ⅱ 的再灌注率和 PROCAT Ⅱ 试验以及 MERCI（机械取栓）试验所报道的再灌注相似，尽管 IMS Ⅱ 的再灌注率被低估，因为有的患者通过单纯静脉 rt-PA 就已经再通，不需要额外治疗。与标准微导管给药 56% 的 2~3 级再通率相比，EKOS 系统给药达到 73% 的再通率。因此得到结论如下，静脉动脉联合方式应用 rt-PA 的结果支持进行大的第三阶段试验，对联合治疗方法进行进一步的评估。这就是已经实现的 IMS Ⅲ 试验，[35] 具体细节在第 44 章讨论。

笔者所在医院检查了应用动脉 / 静脉溶栓治疗急性缺血性损伤的可行性。一系列发病在 3h 内的 45 例患者，CT 扫描排除出血，接受 0.6mg/kg rt-PA 治疗并急诊行头颅 MRI（T2、DWI 以及并 PWI 序列）检查。从急诊室转运 MRI 室和获得影像让进行造影的决定平均延迟时间为 17min。20 例患者在皮层和皮层下区域存在 PWI/DWI 的不匹配而进行脑血管造影，随后动脉应用溶栓药物。发现存在闭塞血管后，需要 31~39min 进行股动脉穿刺和脑血管造影，通过动脉给予尿激酶（最大剂量 750 000U）或 rt-PA

（最大剂量 0.3mg/kg），10 例患者给予尿激酶，10 例给予 rt-PA。3 个月的随访时，77% 的生存者有良好预后（Barthel index>95）。这组患者症状性脑出血的发生率为 4.4%（表 43.1）。[36]

近来 SYNTHESIS 扩展试验旨在对比动脉溶栓和静脉溶栓的预后。[37] 该试验共纳入 362 例诊断为卒中且发病在 4.5h 内的患者，随机进行动脉或静脉 t-PA 治疗，181 例患者为动脉组，进行动脉 t-PA 注射。主要结果为无残障的自由生活，定义为 mRS 1 分以内，动脉组 30.4% 的患者和静脉组 34.8% 的患者达到良好临床预后。两组的症状性颅内出血率均为 6%。这个研究有一些缺点，包括患者的筛选缺乏影像确认的大血管血栓或闭塞，此外动脉治疗开始的中位时间明显长于静脉治疗（3.75h 和 2.75h），这些均会降低动脉治疗的获益。而且，两组均没有再通率的数据。

基底动脉的闭塞

未治疗的基底动脉阻塞（basilar artery occlusion, BAO）几乎无一例外的都是致死性的 [38]。即使急诊干预治疗，死亡率和致残率高达 80%[39-40]。

考虑到未治疗患者的较的预后，治疗窗常规扩展到症状发作后的 3~6h 之后，[41] 甚至有个案报道一位确诊 BAO 的患者在症状出现 80d 后得到治疗。[42] 另外，尽管大约 50% 的后循环卒中是由来源于近端大血管病的栓子所致，仍然有很高比例的闭塞发生在原位狭窄，[43] 这可能需要血管成形和（或）支架植入等辅助治疗。

表 43.1　需要进行治疗的时间，临床结果和治疗后影像再通的时间

性质	IV. rTPA/IA. UK（n=13）	IV. rTPA/IA. rTPA（n=11）	只 IV.rTPA（n=21）
开始治疗时间（min）	126 ± 34	115 ± 34	128 ± 30
结束静脉治疗时间（min）	155 ± 33	146 ± 33	158 ± 30
开始造影时间（min）a	199 ± 34	208 ± 39	
结束动脉内治疗时间（min）	282 ± 41	290 ± 38	
影像再通			
完全	5	4	
部分	5	4	
未通	3	3	
中位 NIHSS 评分（范围）			
基线	13（5~19）	12（5~28）	8（4~29）
24h	4（0~9）b	4（0~42）b	4（0~42）
120h	4（0~9）b	2（0~42）b	2（0~42）
出院			
回家	6	4	12
康复	6	4	6
死亡	1	3	3
3 个月时 Barthel 指数 ≥ 95	12（92%）	7（64%）	14（66%）

a：开始造影的时间指获取第一张血管阻塞造影图像的时间；b：$P<0.05$（Wilcoxon 秩和检验）。NIHSS：美国国立卫生研究院卒中量表；rTPA：重组组织型纤溶酶原激活剂。引自 Suarez JI, Zaidat OO, Sunshine JL, et al. Endovascular administration after intravenous infusion of thrombolytic agents for the treatment of patients with acute ischemic strokes. Neurosurgery, 2002, 50(2): 251–259, discussion 259–260

BAO 通过动脉治疗的再开通率高于静脉溶栓治疗（65%vs.53%），38% 的再通患者有良好的临床预后（不论溶栓治疗的方法如何）。[39]更为突出的是，无法再通的基底动脉闭塞患者没有良好临床预后的机会。[39]

图像筛选患者

急性缺血性卒中治疗的影像标准限于头颅 CT 平扫的排除标准。[45]任何额外影像检查均需要更多的时间，这将延缓确定性治疗的进行，尤其是临床表现明显提示大血管闭塞或高龄患者需要更多时间进行介入操作到达大血管或可能需要多次交换操作。然而，已经显示快速的 MRI 检查包括 DWI 和 PWI，可以用于急性缺血性卒中患者的筛选，其平均影像检查时间<15min。[46]灌注影像可以使用 MRI 或 CT，能发现缺血半暗带中可挽救的脑组织，缺血半暗带可以独立存在或环绕已经梗死的核心。所以要积极探索灌注影像在患者治疗筛选中的作用，可能会扩展治疗的时间。

与来自 ATLANTIS、ECASS、NINDS rt-PA 卒中试验[47]的综合静脉溶栓结果相比，在症状发作后 3~6h 使用 MRI PWI/DWI 来选择患者行静脉 t-PA 具有更好和良好的临床预后。在一项研究中对两组患者静脉应用 t-PA 的效果进行对比，一组是症状发生 0~3h 只用平扫 CT 做影像评估，另一组症状出现 3~6h 用 MRI PWI/DWI 筛选患者，发现用 MRI 筛选的患者结果良好的比例更高。[48]此外，也研究了 MRI 成像和 CT 血管成像，这些影像可快速获得并确认近端血管阻塞的存在和位置，因而可以让神经介入医生在血管造影开始前准备血管内治疗的装置。

风险降低

即使没有任何特别的治疗，中等到大的缺

血性卒中都会伴有出血的风险。出血可以分为瘀斑型和实质型两个亚型，如 ECASS 2 试验中，[49]2 型出血的脑实质血肿（PH-2）与并发症发生率和死亡率的增加相关。研究表明如果治疗延迟会有增加出血的趋势。[49]急性再通试验中症状性出血或者 PH-2 出血的预测因素，包括溶栓治疗本身、溶栓药物剂量、头颅 CT 可见的水肿和占位效应和卒中的严重程度，其他危险因素包括高血糖、同时使用高剂量肝素、血小板减少症和心脏病史包括房颤。[50-51]尽管未控制的高血压导致症状性出血的风险是未知的，临床指南推荐在常规临床实践中将这些患者排除在静脉 rt-PA 治疗之外。最新有关 T2 MRI 序列上微出血的数据指出，微出血存在时出血的风险似乎没有超过溶栓的获益。[52]尽管静脉 rt-PA 试验荟萃分析的多因素分析把高龄定义为出血的危险因素，但这是一个有争议的危险因素，几个研究显示 80 岁以上患者的症状性出血率与低于 80 岁的患者没有差别。[51,53]笔者所在医院有 490 例连续使用静脉或静脉加动脉溶栓的患者，发现 80 岁以上的急性缺血性卒中患者的症状性出血率和80 岁以下的患者相比没有区别。[54]MRI 影像特征正在作为症状性颅内出血（SICH）的可能预测因素被积极探索着。

和静脉溶栓相比，IA 试验更高的 SICH 率可能的原因是更高的基线 NIHSS 评分、更长的症状发作到治疗的时间，和对"症状性"的不同定义。即使动脉溶栓有更高的早期出血事件发生率，不积极治疗的患者也会发生出血，虽然发生的时间比较晚，可能是由于延迟的自然再通。总体来说，动脉溶栓治疗早期出血的预后并不比卒中的自然史更差，因此这个风险可被接受。

结 论

对于急性缺血性卒中，动脉溶栓是安全和

有效的治疗；3~6 h 的时间窗仍然是其特别有效的时段，在这个时间窗内动脉溶栓是治疗更近端更大负荷的血栓包括基底动脉闭塞的最佳方式。联合治疗应用了静脉溶栓简易的特点和选择性动脉溶栓结合，提供一个有前景的解决办法，克服了需要动脉溶栓患者的介入手术在时间延迟方面的缺陷。进一步探索急性缺血性卒中的影像，有助于发现能从溶栓治疗中获益最多的患者。

关键点

- 动脉溶栓允许药物在局部进行输送，这可能助于防止静脉溶栓的系统并发症。
- 重组人组织纤溶酶原激活剂是唯一被 FDA 批准的在卒中使用的纤溶药物。
- 动脉溶栓应该用于大血管闭塞发生的 6 h 内的卒中患者。

参考文献

[1] Meretoja A, Tatlisumak T. Thrombolytic therapy in acute ischemic stroke-basic concepts. Curr Vasc Pharmacol, 2006, 4(1):31–44

[2] Fagan SC, Morgenstem LB, Petitta A, et al. Cost-effectiveness of tissue plasminogen activator for acute ischemic stroke. NINDS rt-PA Stroke Study Group. Neurology, 1998,50(4):883–890

[3] Adams HP Jr, del Zoppo G, Alberts MJ, et al. American Heart Association, American Stroke Association Stroke Counci1, Clinical Cardiology Counci1, Cardiovascular Radiology and Intervention Council, Atherosclerotic Peripheral Vascular Disease and Quality of Care Outcomes in Research lnterdisciplinary Working Groups. Guidelines for the early management of adults with ischemic stroke: a guideline from the American Heart Association/American Stroke Association Stroke Council, Clinical Cardioolgy Council, Cardiovascular Radiology and Intervention Council, and the Atherosclerotic Peripheral Vascular Disease and Quality of Care Outcomes in Research Interdisciplinary Working Groups: the American Academy of Neurology affirms the value of this guideline as an educational tool for neurologists. Stroke, 2007,38(5):1655–1711

[4] Toni D, Chamorro A, Kaste M, et al. EUSI Executive Committee; EUSI Writing Committee. Acute treatment of ischaemic stroke. European Stroke Initiative. Cerebrovasc Dis, 2004,17(Supp1 2):30–46

[5] Hacke W, Donnan G, Fieschi C, et al. ATLANTIS Trials Investiators; ECASS Trials Investigators; NINDS rt-PA Study Group Investigators. Association of outcome with early stroke treatment: pooled analysis of ATLANTIS, ECASS, and NINDS rt-PA stroke trials. Lancet, 2004,363(9411):768–774

[6] Ng PP, Higashida RT, Cu1len SP, et al. Intra-arterial thrombolysis trials in acute ischemic stroke. J Vasc Interv Radiol, 2004,15(1 Pt 2):S77–S85

[7] American Society of lnterventional and Therapeutic Neuroradiology. Intra-arterial thrombolysis: ready for prime time? Executive Committee of the ASITN. AJNR Am J Neuroradiol, 2001, 22(1): 55–58

[8] Chalela JA, Katzan I, Liebeskind DS, et al. Safety of intra-arterial thrombolysis in the postoperative period. Stroke, 2001,32(6): 1365–1369

[9] Katzan IL, Masaryk TJ, Furlan AJ, et al. Intra-arterial thrombolysis for perioperative stroke after open heart surgery. Neurology, 1999, 52(5):1081–1084

[10] Selman W. Brain Attack. Philadelphia, PA: WB Saunders, 1997. Mayberg M, ed. Neurosurgery Clinics of North America; No.8

[11] Lewandowski CA, Frankel M, Tomsick TA, et al. Combined intravenous and intra-arterial r-TPA versus intra-arterial therapy of acute ischemic stroke: Emergency Management of Stroke (EMS) BridgingTrial. Stroke, 1999,30(12):2598–2605

[12] Saver JL. Intra-arterial thrombolysis. Neurology, 2001,57(5,Suppl 2):S58–S60

[13] IMS II Trial Investigators. The Interventional Management of Stroke (IMS) II Study. Stroke, 2007,38(7):2127–2135

[14] Edgell R, Yavagal DR. Acute endovascular stroke therapy. Curr NeuroI Neurosci Rep, 2006, 6(6):531–538

[15] Tomsick T, Brott T, Barsan W, et al. Prognostic value of the hyperdense middle cerebraI artery sign and Stroke Scale score before ultraearly thrombolytic therapy. AJNR Am J Neuroradiol, 1996,17(1):79–85

[16] IMS Study Investigators. Combined intravenous and intra-arterial recanalization for acute ischemic stroke: the Interventional Management of Stroke Study. Stroke, 2004,35(4):904–911

[17] Zaidat OO, Suarez JI, Santillan C, et al. Response to intra-arterial and combined intravenous and intra-arterial thrombolytic therapy in patients with distal internal carotid artery occlusion. Stroke, 2002,33(7):1821–1826

[18] Smith WS, Sung G, Saver J, et al. Multi MERCI Investigators. Mechanical thrombectomy for acute ischemic stroke: final

results of the Multi MERCI trial. Stroke, 2008, 39(4):1205–1212

[19] Bourekas EC, Slivka AP, Shah R, et al. Intraarterial thrombolytic therapy within 3 hours of the onset of stroke. Neurosurgery, 2004, 54(1):39–44, discussion44–46

[20] Comu C, Boutitie F, Candelise L, et al. Streptokinase in acute ischemic stroke: an individual patient data meta-analysis: The Thrombolysis in Acute Stroke Pooling Project. Stroke, 2000, 31(7):1555–1560

[21] Krlitzschmar J, Haendler B, Langer G, et al. The plasminogen activator family from the salivary gland of the vampire bat Desmodus rotundus: cloning and expression. Gene, 1991, 105(2): 229–237

[22] Furlan AJ, Eyding D, AIbers GW, et al. DEDAS Investigators. Dose Escalation of Desmoteplase for Acutelschemic Stroke(DEDAS): evidence of safety and efficacy3 to9 hours after stroke onset. Stroke, 2006, 37(5):1227–1231

[23] Hacke W, Albers G, Al-Rawi Y, et al. DIAS Study Group. The Desmoteplase in Acute Ischemic Stroke Trial (DIAS): a phase II MRI-based 9-hour window acute stroke thrombolysis trial with intravenous desmoteplase. Stroke, 2005,36(1):66–73

[24] Abstracts of the16th European Stroke Conference, May 29 June 1, 2007, Glasgow, United Kingdom. Cerebrovasc Dis, 2007, 23(Suppl 2):1–147

[25] Song JK, Niimi Y, Fernandez PM. et al. Thrombus formation during intracranial aneurysm coil placement: treatment with intra-arterial abciximab. AJNR Am J Neuroradiol, 2004, 25(7): 1147–1153

[26] Aviv RI, O'Neill R, Patel MC, et al. Abciximab in patients with ruptured intracranial aneurysms. AJNR Am J Neuroradiol, 2005, 26(7): 1744–1750

[27] Abciximab Emergent Stroke Treatment Trial (AbESTT) Investigators. Emergency administration of abciximab for treatment of patients with acute ischemic stroke: results of a randomized phase 2 trial. Stroke, 2005,36(4):880–890

[28] Adams HP Jr, Effron MB,Torner J, et al. AbESTT-II Investigators. Emergency administration of abciximab for treatment of patients with acute ischemic stroke: results of an international phase II trial: Abciximab in Emergency Treatment of Stroke Trial (AbESTT-II). Stroke, 2008,39(1):87–99

[29] Deshmukh VR, Fiorella Df, Albuquerque FC, et al. Intra-arterial thrombolysis for acute ischemic stroke: preliminary experience with plateletglycoprotein IIb/IIIa inhibitors as adjunctive therapy. Neurosurgery, 2005,56(1):46–54, discussion54–55

[30] Connors JJ m, Sacks D, Furlan AJ, et al. American Academy of Neurology; American Association of Neurological Surgeons; American Society of Interventional and Therapeutic Neuroradiology; American Society of Neuroradiology; Congress of Neurological Surgeons; AANS/CNS Cerebrovascular Section; Society of Interventional Radiology; NeuroVascular Coalition Writing Group. Training, competency, and credentialing standards for diagnostic cervicocerebral angiography, carotid stenting, and cerebrovascular intervention: a joint statement from the American Academy of Neurology, the American Association of Neurological Surgeons, the American Society of Interventional and Therapeutic Neuroradiology, the American Society of Neuroradiology, the Congress of Neurological Surgeons, the AANS/CNS Cerebrovascular Section, and the Society ofinterventional Radiology. NeuroIogy, 2005,64(2):190–198

[31] Tomsick T. TIMI, TIBI, TICI: I came, I saw, I got confused. AJNR Am J Neuroradiol, 2007,28(2):382–384

[32] Barr JD. Cerebral angiography in the assessment of acute cerebral ischemia: guidelines and recommendations. J Vasc Interv Radiol, 2004, 15(1 Pt 2):S57–S66

[33] del Zoppo GJ, Higashida RT, Furlan AJ, et al. PROACT: a phase II randomized trial of recombinant prourokinase by direct arterial delivery in acute middle cerebraI artery stroke. PROACT Investigators. Prolyse in Acute Cerebral Thromboembolism. Stroke, 1998,29(1):4–11

[34] Furlan A, Higashida R, Wechsler L, et al. Intra-arterial prourokinase for acute ischemic stroke. The PROACT II study: a randomized controlled trial. Prolyse in Acute CerebraI Thromboembolism. JAMA, 1999,282(21):2003–2011

[35] Smith WS, Sung G, Starkman S, et al. MERCI Trial Investigators. Safety and efficacy of mechanical embolectomy in acute ischemic stroke: results of the MERCI trial. Stroke, 2005, 36(7): 1432–1438

[36] Suarez Jl, Zaidat OO, Sunshine JL, et al. Endovascular administration after intravenous infusion of thrombolytic agents for the treatment of patients with acute ischemic strokes. Neurosurgery, 2002,50(2):251–259, discussion 259–260

[37] Ciccone A, Valvassori L, Nichelatti M, et al. SYNTHESIS Expansion Investigators. Endovascular treatment for acute ischemic stroke. N Engl J Med, 2013,368(10):904–913

[38] Archer CR, Horenstein S. Basilar artery occlusion: clinical and radiological correlation. Stroke, 1977,8(3):383–390

[39] Lindsberg Pf, Mattle HP. Therapy of basilar artery occlusion: a systematic analysis comparing intra-arterial and intravenous thrombolysis. Stroke, 2006,37(3):922–928

[40] Becker KJ, Monsein LH, Ulatowski J, et al. Intraarterial thrombolysis in vertebrobasilar occlusion. AJNR Am J Neuroradiol, 1996, 17(2): 255–262

[41] Levy EI, Firlik AD, Wisniewski S, et al. Factors affecting survival

rates for acute vertebrobasilar artery occlusions treated with intra-arterial thrombotytic therapy: a meta-analytical approach. Neurosurgery, 1999,45(3);539–545, discussion545–548

[42] Yu W, Kostanian V, Fisher M. Endovascular recanalization of basilar artery occlusion 80 days after symptom onset. Stroke, 2007, 38(4):1387–1389

[43] Caplan LR. Vertebrobasilar disease and thrombolytic treatment. Arch Neurol, 1998,55(4):450–451

[44] Hacke W, Zeumer H, Ferbert A, et al. Intra-arterial thrombolytic therapy improves outcome in patients with acute vertebrobasilar occlusive disease. Stroke, 1988,19(10):1216–1222

[45] The National Institute of Neurological Disorders and Stroke rt-PA Stroke Study Group. Tissue plasminogen activator for acute ischemic stroke. N Engl J Med, 1995,333(24):1581–1587

[46] Sunshine JL, Tarr RW, Lanzieri CF, et al. Hyperacute stroke: ultrafast MR imaging to triage patients prior to therapy. Radiology, 1999,212(2):325–332

[47] Thomalla G, Schwark C, Sobesky J, et al. MRl in Acute Stroke Study Group of the German Competence Network Stroke. Outcome and symptomatic bleeding complications of intravenous thrombolysis within 6 hours in MRI-selected stroke patients: comparison of a German multicenter study with the pooled data of ATLANTIS, ECASS, and NINDS t-PA trials. Stroke, 2006, 37(3):852–858

[48] Schellinger PD, Thomalla G, Fiehler J, et al. MRI-based and CT-based thrombolytic therapy in acute stroke within and beyond established time windows: an analysis of 1210 patients. Stroke, 2007, 38(10):2640–2645

[49] Tomsick TA. Intravenous thrombolysis for acute ischemic stroke. J Vasc Interv Radiol, 2004,15(1 Pt 2):S67–S76

[50] Khatri P, Wechsler LR, Broderick JP. Intracranial hemorrhage associated with revascularization therapies. Stroke, 2007, 38(2):431–440

[51] Lansberg MG, Albers GW, Wijman CA. Symptomatic intracerebral hemorrhage following thrombolytic therapy for acute ischemic stroke: a review of the risk factors. Cerebrovasc Dis, 2007, 24(1):1–10

[52] FiehlerJ, Albers GW, Boulanger JM, et al. MR STROKE Group. Bleeding Risk Analysis in Strokelmaging before thrombolysis (BRASIL): pooled analysis of T2*-weighted magnetic resonance imaging data from570 patients. Stroke, 2007, 38(10):2738–2744

[53] Kim D, Ford GA, Kidwll CS, et al. UCLA Intra-ArteriaI Thrombolysis lnvestigators. Intra-arterial thrombolysis for acute stroke in patients 80 and older: a comparison of results in patients younger than 80 years. AJNR Am J Neuroradiol, 2007, 28(1):159–163

[54] Pundik S, McWilliams-Dunnigan L, Blackham KL, et al. Older age does not increase risk of hemorrhagic complications after intravenous and/or intra-arterial thrombolysis for acute stroke.J Stroke Cerebrovasc Dis, 2008,17(5):266–272

第44章 颅内机械性取栓

Yince Loh, Gary R.Duckwiler

在美国每年发生超过 700 000 的卒中，成为美国的第 3 致死原因，每年卒中所致的财政负担高达 500 亿美元。[1,2] 近 85% 的卒中为缺血性，因颅内大血管闭塞（>2mm）引起的卒中具有最高的致残率和死亡率。[3-7] 血管内再通技术正越来越多地被用于治疗这种闭塞，该技术应用的可行性增加，且效果也越来越被了解。机械取栓或血块抽吸是本章的焦点。

颅内取栓的最早病例是使用显微外科技术完成的，在动物模型和个案报道的人体病例中，使用显微外科技术对颅内大血管进行取栓，发现血管重建能够改善神经功能后果，显然这一技术不可能被广泛接受。[8,9]

血管内治疗的进步要归功于现代血管影像技术之父 Egas Moniz，自 1927 年血管造影出现开始，就成为诊断颅内疾病的方法。[10,11] 10 年之后，尽管颅内血管病诊断金标准仍是全脑血管造影，[9] 但对于大多数病例而言，无创诊断技术已经代替了脑血管造影。自 20 世纪 80 年代以来，经皮的微创血管内治疗开始普及，成为传统治疗的替代方法，用于治疗其他脑血管病，包括动脉瘤、颈动脉狭窄和颅内动静脉瘘等。血管造影的再次兴起推动了微导管和微导丝设计的进步，这也依次改变了科学和技术平台，将颅内机械取栓带到了现在的实践阶段。

血管内机械取栓技术用于脑血管很久之前，已被用于其他部位的动脉。20 世纪 70 年代之前，金属丝捕获器和球囊导管用于机械性去除动脉阻塞，这一技术被广泛地用于血管手术和介入放射界，[12-14] 10 年后使用机械方法进行神经介入治疗被首次报道。[15]

对于缺血性卒中治疗的有三种机械方法，大多数经历了 1 个阶段或 2 个阶段的临床试验，分别为增强纤维蛋白溶解、颅内血管成形和支架植入、血栓破碎和抽吸。[16] 一些技术和三类中的某些较为相似，后文将对此进行详细讨论。

在最初的脑缺血机械取栓（MERCI）试验后 Merci 取栓系统（Stryker Neurovascular, Fremont, CA）被命名，首次证明了在颅内大血管闭塞中机械取栓的临床效用。151 例入组患者中的 46% 达到了血管再通，高于 18% 的自然血管再通率。[6] 成功机械再通组的死亡率降低，90d 时良好的临床结果（mRS ≤ 2）的概率是 46%，而没有再通的只有 10%。二代取栓装置在 Multi-MERCI 试验中被研究，纳入的 131 例患者中 57.5% 取得再通，69.5% 的患者辅助应用了溶栓治疗。[18] 第二个被 FDA 批准用于颅内大血管闭塞的是 Penumbra 系统（Penumbra, Ine, Alameda, CA），[19] 该系统使用一根再灌注微导管和一个球状头端分离导丝，既可以捣松血栓，又可以清除微导管内抽吸的栓子。在最近的预备试验的报道中，McDouyall 及其同事们完成了 125 例患者的机械开通治疗，再通率达 82%，并且 41.6% 患者获得良好预后（出院 NIHSS 评分改善 4 分，或 30d mRS ≤ 2 分）。

最近，回收支架装置已经可以用于临床，快速取代了第一代装置，成为颅内取栓的首选。第一个 FDA 批准的可回收支架装置是 Solitaire FR 回收器（Coviden, Irvine, CA），在多中心随机试验中，将该装置与 Merci 可回收装置进行对比，[20] 由于 Solitaire FR 装置压倒性的阳性临床结果，该研究被 DSMB 提前中止。使用 Solitaire FR 装置的病例中，60.7% 患者成功再通，而使用 Merci 装置的患者仅有 24.1% 成功再通（非劣势 $P \leq 0.000\ 1$；优势 $P=0.000\ 1$），成功再通的概念是达到 TIMI 分级达 2~3 分，没有症状性颅内出血（SICH）。好的临床结果被定义为 mRS<2 或 NIHSS 评分改善，和应用 Merci 装置相比，使用 Solitaire FR 具有更好的良好临床结果（58.2%vs.33.6%）和更低的死亡率（17.2%vs.38.2%）（两者非劣势，$P=0.000\ 1$）。

Trevo Pro 和 Trevo ProVece 支架回收装置（StryKer Neurovascular, Fremont, CA）与 Solitaire 装置相近，在一个随机非劣势试验中将其与 Merci 装置进行疗效对比。TICI 评分 2 或更好被定义为再通。TREVO 2 再通达到 86%，而 Merci 装置为 60%（两者相比，TREVO 2 OR 4.22, 95%CI 1.92~9.69；优势 $P<0.000\ 1$）。主要的安全终点事件在两种装置之间没有明显的统计学差异。[21]

一个最近的欧洲病例组，60 例连续的病例单独使用 Trevo 支架回收装置，显示再通率为 73%（TICI 2b-3）。[22] 如果使用辅助装置这一数字增至 93%（TICI 2a-3），更加显著的是，90d 时 45 % 的患者达到 mRS 评分 ≤ 2，可以和目前市场上销售的装置的临床结果相媲美。作者观察到 11.7% 的症状性颅内出血率和 28% 的死亡率，这个结果与先前血管内再通治疗研究相当。该研究中基线中位 NIHSS 评分为 18，这可能与相应的高死亡率有关。

适应证

临 床

尽管已经对动脉内应用溶栓药物治疗颅内大血管闭塞在随机对照试验中进行了研究，[22,23] 机械方法仍未被严格地评估。大多数报道为病例报道，[25-34] 或评估安全性和效果。[4,6,34] 在本章中讨论的装置和技术都没有被 FDA 批准用于急性卒中的颅内取栓，除了 Merci 取栓装置、Penumbra 抽吸装置和 Solitaire FR 回收装置。Alligator 回收装置（ARD）（Coviden, Irvine, CA）被 FDA 批准可用于取出颅内的异物，[35] 其他已经或正在被超说明书使用的装置包括 NeuroNet（Guidant, Indianapolis, IN），Attractor，Microsnare（Covidien PLC, Dublin, Ireland），Vasco 35，Catch，AngioJet（Medrad, Inc., Pittsburgh, PA），Intime, 和 Phenox。[26,36-42] 图 44.1 显示多种装置。

Merci 回收装置是第一个完成第 1 阶段和第 2 阶段试验研究的装置，因而有着最为明确的适应证。但是，最初的 MERCI 试验的准入条件是来自 2 个前期研究的扩展——NINDS rt-PA 试验[43] 和 PROACT 试验。[24] 第一个研究将其准入条件建立在前期数据基础上即血栓溶解可增加颅内出血率，尽管症状发生 3h 内给予药物治疗可能获益。后一个研究纳入的患者包括不适合静脉使用 rt-PA 的，这样将治疗窗延伸到症状出现后 3~6h，此外 PROACT 要求存在影像证实的大脑中动脉 M1 和 M2 的闭塞或近闭塞。

尽管 MERCI 安全试验纳入患者为发病 8h 内，无论是静脉 rt-PA 治疗失败还是不适合的大血管闭塞患者，但其目前的适应证已不再有特定的时间限制。Penumbra 系统是第 2 个被 FDA 批准的装置，设计和用于吸出急性血管闭塞中负荷的血凝块。该系统第 2 阶段的研究结果赢得了 FDA 批准，纳入标准和最初的 MERCI 安全试验一样，为症状发作 8h 内的卒中患者。[35]

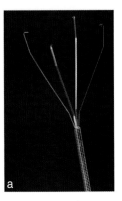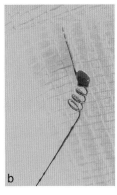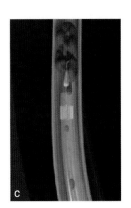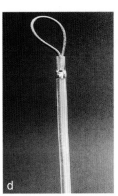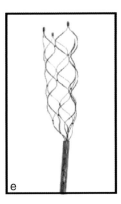

图 44.1　几种常用的血栓取出装置。（a）Alligator 取栓装置（coviden），（b）Merci 取栓系统（Concentric Medical），（c）Penumbra 系统（Penumbra,Inc.），（d）Microsnare（Covidien），（e）Solitaire FR 装置（Stryker Neurovascular）。值得注意的是，在本书编写时，只有 Merci 取栓系统、Penumbra 系统和 Solitaire FR 装置被 FDA 批准用于颅内血栓取出。Alligator 取物装置被 FDA 批准用于颅内异物取出

发病 3h 内不适合于静脉溶栓或静脉溶栓失败者，也符合试验的纳入标准。采用相似的筛选标准，后续的有关取栓装置的研究都用现有的装置作为对照。正如前面所讨论的，更新一代的支架回收装置在关键的临床试验时与第一代装置进行对比，因此具有相似的适应证。

放射影像

用于评估急性卒中的主要影像方法因医院而异，更多取决于特定医院所能提供的影像条件。现今，卒中再通治疗常常只能由第 3 级的医疗中心提供，这些中心有大量的卒中患者，并使用高质量的影像技术。每种方法均有其优缺点，两个主要的影像技术即 CT 和 MRI，可为血管内治疗术者提供足够的信息决定是否进行血管开通。一些医院应用经颅多普勒超声（TCD），但是通常作为辅助方法。

磁共振 DWI 序列和表面弥散系数（ADC）图像是诊断急性卒中和取栓前患者筛选的金标准，[46] 尽管有证据显示早期、轻度的 DWI 高信号病变是可逆的。[47] 如果在 DWI/ADC 序列上仍未梗死，PWI 能够显示动脉通过时间延迟的脑部区域，被设想代表了神经元存在死亡的风险，这个半暗带就是再通治疗要保护的组织。补充的方法是 MRA、梯度回波（gradient recall echo, GRE）和 FLAIR，颅内 MRA 序列使用时间飞跃（TOF）的方式获取，速度快并且可随着后期软件升级而更好。如果没有 PWI，MRA 能发现闭塞远端异常缓慢或逆行血流，但是必须利用神经血管知识推断半暗带的准确范围。FLAIR 序列能帮助决定 DWI 阳性病变的时间，显示不正常的慢流和逆流，或预测再灌注后的出血转化。[48] GRE 能帮助定位血栓，同时发现之前存在的出血，出血是动脉或静脉溶栓的禁忌。

一些医院首选是 CT 影像，包括 CTA 和 CTP。尽管没有和 DWI 和 ADC 图像等价 CT 影像，通过比较组织局部的平均通过时间（mean transit time, MTT），脑血流（CBF）和脑血容量（CBV），可估算半暗带。[49] CT 的优点是快速，相对于 MRI 而言，包括获取图像和患者转移速度，这主要得益于 CT 没有 MRI 所需的特殊轮床或泵。CT 扫描也能提供有关栓子位置的信息，被称为 MCA 高密度影像。尽管 GRE 序列是探测微出血的良好模式，[50,51] CT 也能反映先前的出血。CT 灌注图像的另一个优点是 MTT，CBF 和 CBV 能够定量描述病变，优于 MRI 的等价影像。但是定量测量需要术者画出感兴趣的区域，这可能要耗费时间。CTA 和 CTP 的另一个缺点是需要大量的造影剂，加上紧随其后的血管造影，可能增加造影剂肾病的风险。

颈部血管影像是有益的，如果不是必需的，当患者被扫描时可按顺序去获得，这将有助于判定是否存在动脉-动脉栓塞，并且给予血管内治疗术者判断取栓前或取栓后是否需要颈动脉成形和支架（CAS）。造影剂增强的颈部MRA（CE-MRA）优于TOF MRA，因为其有更高的影像质量。[52,53]然而在实践中，序列的优先权通常决定第1个轧团注用于PWI序列，如果设计CE-MRA必须进行第2次团注，在大多数病例中，TOF MRA可以提供足量的数据。尽管仅凭颈部CTA筛选颈部狭窄患者行介入治疗常常是不充分的，在急性卒中时使用其可以为术者提供足够的信息，考虑患者是否需要治疗前或者治疗后行CAS。[54,55]

正如前述，TCD几乎不能作为急性卒中时的主要影像模式，但可以是一个很有用的辅助工具。TCD不能够提供脑实质状态的信息，但可以确认近端闭塞的存在，[56]其也可以提供实时的持续的再通评估。TCD也是唯一的影像方法，能够通过流变学特点增强溶栓作用。[57,58]

其他考虑

与如颈动脉成形和支架（CAS）等类型的血管再通不同，其已经定义了更多的相对和绝对禁忌证，[39,60]急性颅内取栓几乎没有一致的排除标准，因为很少有其他可行的选择，求助于机械取栓的患者往往有严重的NIHSS评分和有来自颅内大动脉闭塞的严重症状。这样，只要放射影像发现有可能存活的组织（看早期讨论），这些患者即可接受治疗，并且对于不能接受或禁忌早期静脉溶栓治疗的患者也可选择血管内开通治疗。

然而，个体状况的许多方面会导致血管内再通治疗的相对并发症。在大多数情况下，急性卒中取栓被认为需耗费较大精力。大多数家庭成员，遇到治疗选择时，会选择继续进行，因为急性颅内大血管闭塞预后不良，再通则会

明显地提高预后。[60]在下面章节将呈现神经病学和解剖学方面的考虑，这些应该在术前的告知中和家属一起讨论。

神经病学的考虑

神经病学的考虑主要和长期的生存质量有关。急性卒中患者年龄偏大，一定要考虑大于80岁的患者即使开通病变也会有较差的功能预后。[62]Kim及其同事们展示了接受动脉溶栓治疗的卒中患者，尽管再通率相近，80岁以上的患者只有26%的良好功能结果（mRS ≤ 1），而80岁以下的患者为40%。此外，研究中所有的老年患者，无论开通与否，住院期间的病死率增加两倍，出院后的死亡率也增加。这个发现也被另外一个取栓病例序列描述。[63]老年患者倾向于具有更严重的病残状态，随着发病前功能缺陷严重程度的增加，取栓不能提高功能预后或长期残疾的概率增加。一个家庭应被告知颅内大血管闭塞开通失败的自然史，并根据他们了解的患者之前的残障状态进行权衡。发病时，应考虑患者梗死位置和体积的结果，这与患者表达的临终愿望有关。

解剖学的考虑

任何血管造影手术都需要安全的血管通路，解剖学考虑主要与通过这个途径到达颅内病变的介入能力相关。细致的病史采集通常可以评估通路的禁忌证，但也可能在手术已经开始仍未可知。慢性高血压和血管病变是进展性外周血管狭窄和夹层的危险因素，或有治疗这些疾病的外科手术血管重建病史，两种情况都会让通路建立变的危险。不能通过股动脉建立通路是很少遇到的，这需要通过肱动脉或桡动脉途径。不幸的是，替代的通路限制了一些系统的应用，如6F鞘、为Merci取栓系统设计的8F或9F球囊导管系统。

一个困难或扭曲的通向阻塞病变的血管内

通路会妨碍取栓治疗。胸部、颈部和颅内血管解剖随着年龄和慢性高血压而改变，使血管通过和稳定地到位变得困难。主动脉弓、头臂干和颅颈血管的迂曲会严重地阻碍取栓安全有效地进行，如Ⅲ型弓等（无名动脉起始部位于主动脉弓的内下弯尾部）。这种解剖结构可能需要交换导管的操作，否则将导致导引导管位置不稳定。[60]对于这样严重的颅颈动脉起始角度，如果导管交换失败，可能需要肱动脉或桡动脉通路。

了解近端颈动脉形态对决定什么时候取栓可能是非常重要的。当遇到颈动脉闭塞或动脉-动脉栓塞时，想了解塌陷的颈动脉、颈动脉狭窄或颈部颈动脉血栓形成之间的差别非常困难，尽管可以参考颈部 CTA 或 TOF MRA 的影像，但这对规划介入计划至关重要。

颈段颈动脉闭塞和颈内动脉塌陷，取栓没有任何困难。但是，沿着颈内动脉推送微导管造影是必须的，以此来决定是否有腔内血栓存在，如果有，程度如何。

动脉-动脉栓塞时，近端病变的位置和特性决定了是否使用其他的神经介入操作，如果需要，应该确定是在取栓之前还是之后进行，相反，对颅内侧支血流的分析决定哪个病变需要治疗。这种情况将在下文进行详尽的讨论。

技　术

应用常规造影技术确定的导管位置对于取栓来说是必需的。针对特定的患者血管解剖，最初导管和导丝的选择取决于术者的喜好，最节约时间的方法是将导引导管或者长鞘置于升主动脉内，更普遍的选择是 6F 鞘或 8F 球囊导引导管，接下来，一根 120cm 造影导管以同轴的方式进入，前循环闭塞时选择进入 CCA，后循环闭塞时选择进入锁骨下动脉，之后鞘或导引导管同轴地沿造影导管进入。造影评估颈内

动脉或椎动脉起始部狭窄，如果安全，以同样的方式选择进入颈内动脉或椎动脉。当术者确认存在闭塞并计划取栓时，可以采用这项技术。

替代的技术应用造影导管选择颈总动脉或锁骨下动脉近端，一旦确认存在颅内大血管闭塞，并决定进行取栓，术者可以通过交换导丝用导引导管或血管介入鞘交换造影导管。应用任何一个技术，导管或鞘的头端应进入颈段颈内动脉或椎动脉，或当存在动脉粥样硬化性病变时，放到颈总动脉的远端和或锁骨下动脉。

球囊导引导管是一个双腔导管，一个球囊装于导管头端，常被作为近端栓子保护装置（EPD）使用，有时用于 CAS。没有随机对照试验对比用或不用近端球囊闭塞的取栓术疗效，但前向血流停止，理论上降低远端栓塞的可能性，尤其是栓子取出达到部分开通或形成血栓碎片时。在取栓过程中，充盈头端球囊增加了近端导管的稳定性，这在非常迂曲的血管内是有用的。

一旦导引导管到达最佳位置，可以连接一个旋转的止血阀门，通过此导管，微系统以同轴的方式进入，同时允许持续的冲洗并防止空气进入系统，微导管和微导丝同轴地前进到闭塞部位。在大多数情况下，微系统的选择由术者决定，除非使用 Merci 取栓装置特异设计的微导管。基于取栓装置的选择，微导管放于栓子近端、内部或远端，例如使用 ARD36 或 Penumbra 抽吸导管[19] 时，在装置释放之前将微系统置于血栓近端。还有一些需要置入血栓内的装置，比如 Microsnare 和 EKOS 超声加强微导管，要求微系统部分通过血栓嵌入在血栓内部。一些系统需要到达血栓远端，如 NeuroNet[37] 和 Merci 取栓装置，要求在装置释放前将微系统穿过血栓建立远端血管通路。

一旦微导管到位，可撤出微导丝，如果需要，通过微导管超选造影来确定位置和管腔直径。使用需要远端通路的装置，要限制造影剂应用，

因为没有正向血流的冲刷可能增加了脑实质造影剂中毒和出血的风险。[65]

下一步需要释放装置。每个装置的使用细节超出了本章的范围，具体可参照每个装置的使用说明。如果在栓子取出或破坏过程中需要近段栓子保护，下一个选择包括近端球囊充盈阻断正向血流，如球囊导引导管。在本书写作时，Merci 取栓装置、Penumbra 再灌注导管和 Solitaire FR 回收装置已被广泛使用并且得到 FDA 批准，本章的剩余部分将简要讨论这些装置的使用。

Merci 取栓装置

Merci 取栓装置的头端用镍钛合金制作，推出微导管后具有保持形态的记忆。镍钛被塑形为重复的环状，形成渐细的螺旋锥形物或不是渐细的圆柱形（图 44.1b），有各种环长可以使用，并且一些具有缝合物质，用来加强血栓取出。并在少见的器械断裂时提供安全的保障。为了使用 Merci 回收装置，特别设计了硬壁导管可允许预塑形的镍钛头端前进。首先，所有的环均置于远端血管，然后微导管前进经过镍钛环和微导丝杆之间的过渡区，用来保护过渡区，这里是系统承受压力最大的地方。接下来，透视下缓慢回拉整个系统。如果在回收的过程中环保持了它们的形态，证明栓子正被有效结合，已经被拉移位，如果环被拆解并张开，张力消失，预示着装置通过栓子明显地运动，说明没有充分抓住栓子或出现栓子的运动。在栓子取出过程中，通过导引导管的管腔进行轻微抽吸。一旦所有的环被取出或血栓被完全取出，在泄掉球囊和正向血流的重建前，从导引导管抽吸血液，防止破碎的血栓残留于血管内，图 44.2 说明了这些步骤。在本书写作时，Merci 装置仍在美国使用，但是面对更广泛应用的第二三代再灌注技术，厂家已计划不再生产此装置。

Penumbra System

Penumbra 再灌注导管是头端柔软的大直径微导管，在持续将栓子抽吸至体外收集器的负压的作用下，也不会有塌陷的趋势，其设计使用分离导丝，具有球形、柔软和无损伤的头端，能够侵入任何阻塞管腔的栓子（图 44.1c）。这种微导管倾向于管腔越大效果越好，系列产品中最大的导管有 0.054in 的内径，为了通过虹吸部，需要一个小的同轴微导管和一个大直径的导引导管（7F 导引导管或 6F 长鞘）。在较粗的血管内应用更大的再灌注导管抽吸是最好的，比如 M1 或颈内动脉末端；更远血管的取栓，如 M2 需要更细的再灌注导管，有各种尺寸的分离导丝匹配不同的再灌注导管。图 44.3 说明了这些步骤。

支架和 "支架回收装置"

最新的急性缺血性卒中（AIS）的再灌注治疗水平是 "支架取栓"，其显示了确定的安全性和有效性。该技术的基础是源于观察到急性颅内自膨支架植入的有效性。独立的回顾性或小病例序列研究中，只有 33%~66% 的治疗患者有好临床预后，但 80%~100% 的患者达到良好再灌注。[66-71]

第一个完全回收的颅内支架，Solitaire FR，治疗 AIS 患者时显示了良好的临床和影像的效果。最初该支架设计是作为临时性的动脉瘤 "桥" 装置 [AB 型是一个血管再构装置（VRD）]，并被欧盟和美国 FDA 批准。据报道成功的血管再通为 90%，45%~50% 患者达到良好的神经功能结果，死亡率为 18%~20%（图 44.1e）。[72,73] Solitaire FR 取栓有两个直径尺寸，4mm 直径取栓装置能够通过 0.021in 内径的微导管进行释放，尽管其说明书要求在取栓过程中使用球囊导引导管阻断前向血流，可以使用 6F 导引导管。更大的 6mm 回收装置需要一个 0.027in 内径的

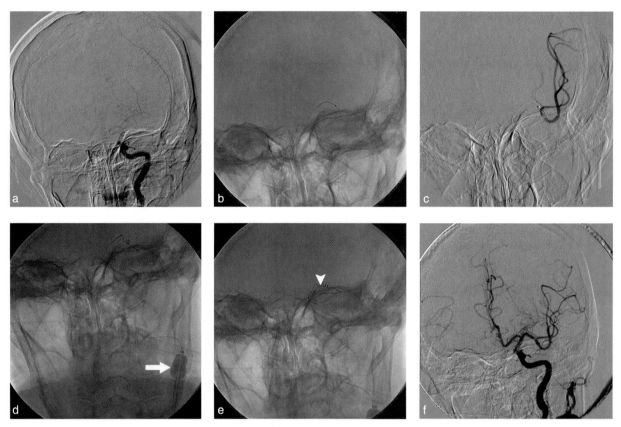

图 44.2 显示 Merci 取栓装置（Stryker Neurovascular）用于颈动脉末端闭塞的使用步骤。所有图像均为前后位。（a）取栓前左侧颈动脉（CCA）的 DSA 图像，大脑前动脉和大脑中动脉不显影。（b）微导管和微导丝选择性地进入左侧大脑中动脉 M1 段。（c）超选择性地左侧 M1 段造影显示腔内导管位置。（d）所有装置环进入 M1 且充盈近端球囊时的透视像（箭）。（e）力量施加于取栓装置，环松开的地方（箭头）显示装置与血栓界面。（f）最后左侧颈动脉 DSA 显示完全再通（动脉闭塞损伤评分 =3，脑缺血血栓溶解评分 =3）

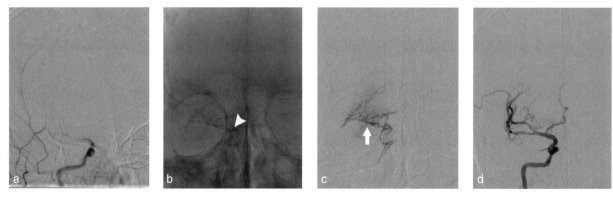

图 44.3 以一个颈内动脉末端为例使用 Penumbra 系统的步骤说明。（a）取栓前右侧颈总动脉斜位 DSA，汤位，右侧大脑前动脉和大脑中动脉均未显影。非减影像（b）显示 Penumbra 再灌注导管的位于颈内动脉末端邻近疑似栓子的近端（箭头）。（c）在此位置超选造影确认腔内导管位置和血栓边界。在此位置吸栓后。（d）右侧颈内动脉最终的 DSA 显示完全开通（动脉闭塞损伤评分 =3，脑缺血血栓溶解评分 =3）

微导管，并且需要至少 0.078in 内径导引导管，如 8F 球囊导引导管或 6F 长鞘。Trevo Pro, Trevo Proave 和现有的 Trevo XP 装置（Stryker Neurovascular, Fremont, CA）与 Solitaire 装置非常相近，并且已经获得 FDA 批准。可用的 Trevo 支架回收系统是 4mm×20mm，但是最大可张开到 5.5mm，可通过一个 0.021in 内径的微导管释放。

支架回收装置的释放和 Merci 回收装置相似。置管于血管阻塞以远，然后支架被释放到远端血管内。与 Merci 取回装置不同，此时支架被搁置在原位，让在支架金属丝和血栓结合，同时允许短暂的血液复流。接着，微导管向前推进轻度塌陷的支架近端，并且在透视下将整个系统拉出。因为计划使用球囊导引导管，在取栓时通过导引管轻轻抽吸。剩下的技术与Merci系统类似，图44.4说明这些步骤。

Trevo系列装置的相似之处是带有螺旋网孔的管状设计以对抗扭结，都是均呈锥形过渡至推送导丝来增加取回的容易度，同时将回撤时的损伤降到最低。Trevo是完全闭环，而Solitaire展开时像卷起来的纸张，整个薄片本身有着封闭的网孔。再者，Trevo产品聚合头端呈锥形变细形成导丝样头端，尽管最新的XP将有一个像Solitaire那样的远端。为了可视化操作，Trevo Proave和XP全长都是不透X射线的，这与Solitaire仅仅是远端有所不同。Solitaire有4mm和6mm两个直径和不同长度，但是Trevo装置只有4×20mm可用，在美国以外还有许多其他几个装置可用，这些均超出了本章的讨论范围。

再通率，病残率和死亡率

最初的Merci研究首次显示151例颅内大脑中动脉闭塞的患者中40%达到再通，高于已知的18%的自发再通率（来自PROACT Ⅱ）。[6,23] 大约27%的患者在90d达到良好的临床结局（mRS ≤ 2），死亡率为43.5%。与那些未开通患者相比，成功开通者有更多良好预后（46%vs.10%；P<0.000 1），及更少的死亡率（32%vs.54%；P=0.01）。Multi-Merci研究中的164例患者，68%的患者成功再通，良好功能结局更多与成功再通相关（49%vs.9.6%，P<0.001），并且死亡率也相似地降低（24.5% vs.52%）。[18]

欧洲一个关于Penumbra系统安全性的研究，在所有治疗的血管均实现了再通。30d良好预后或NIHSS改善≥ 4分的比例达45%，但30d时的死亡率为45%。[73] 在两个单中心研究中可以看到相似的结果，成功再通达93%，90d的良好预后为37.9%，死亡率为13.8%。[75,76]

在Penumbra关键卒中研究（Pivotal）中，125例急性卒中患者使用Penumbra系统进行治疗。纳入患者为症状发作8h以内，再通率达81.6%，90d良好预后达到25%，死亡率为32.8%。相对于未开通者成功再通患者倾向于较好的预后。[19]

类似的预后和死亡率在Penumbra上市后登

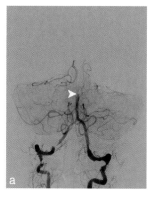 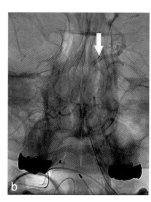 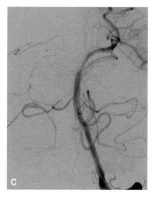 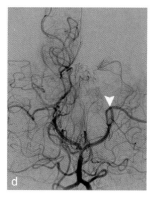

图44.4 在基底动脉闭塞使用Solitaire FR（Ev3 Neurovascular）回收装置的操作步骤说明。所有的操作均显示前后位。（a）取栓前左侧椎动脉的DSA造影，基底动脉中段以远血管未显影（箭头）。非减影像（b）显示Solitaire FR定位于远端基底动脉，支架远端位于左侧大脑后动脉近端（箭），当经导引导管造影时确认短暂的血液复流进入左侧大脑后动脉。当从导引导管内回撤系统并抽吸后，最终左侧椎动脉造影显示左侧大脑后动脉远端闭塞（箭头），而基底动脉完全再通（动脉闭塞损伤评分 =3，脑缺血血栓溶解评分 =2b）。没有继续处理左侧大脑后动脉阻塞，因为左侧枕叶在行介入治疗前的MRI显示已经完全梗死（影像未提供）

记研究中被证实。7 个中心连续治疗的 157 例 AIS 患者，平均手术时间 41min，症状性颅内出血 6.4%，良好预后率 41%，死亡率 20%。与 Pivotal 试验和 Merci 试验类似，成功再通的患者（TIMI Ⅱ 或 Ⅲ）与未再通者相比有更好的 90 天预后（45%vs.13%，P=0.014）和更低的死亡率（16%vs.50%，P=0.001）。[75]

Solitaire FR 装置是经过 FDA 批准的，依据是 SWIFT 试验结果，该研究随机使用 Solitaire FR 装置和 Merci 装置。Solitaire 组的再通率为 80.4%，而 Merci 组为 57.4%（P<0.000 1），90d 的良好临床结果 Solitaire 组更好（58.2%vs.33.3%，P=0.017），死亡率也是如此（17.2%vs.38.2%，P=0.02），而症状性颅内出血 Solitaire 组低于 Merci 组（1.7%vs.10.9%，P=0.057）。[20]

在 Trevo2 研究中，88 例患者随机分配使用 Trevo 装置组，90 例患者随机分入使用 Merci 取栓装置组，两组进行对比。76 例患者（86%）在 Trevo 组和 54 例患者（60%）在 Merci 组达到主要终点 TICI ≥ 2（OR4.22，95%CI 1.92~9.69），而主要安全终点操作相关不良事件在 Trevo 组的发生率为 15%，在 Merci 组为 23%。[21]

Merci，Trevo 和 Trevo 2 荟萃分析中，Shi 及其同事调查成功再通患者的残疾状况，发现一半的成功再灌注的患者 mRS ≥ 3，他们发现残疾的预测因素包括年龄增大、NIHSS 评定的更严重的卒中程度和再灌注延后的时间。更进一步的是，再灌注时间大于 5h 是残疾的独立预警因素。

与静脉溶栓的对比

第 3 个卒中介入治疗试验（IMS Ⅲ）试图对比单独静脉溶栓和静脉溶栓与机械取栓联合治疗的结果，被称为卒中发生后 3h 内的桥接治疗。[44]试验被数据安全监控委员会提前中止，因为预先计划中期分析结果显示无效。

90d 时患者到达主要终点 mRS ≤ 2 的比例在介入和静脉组之间没有明显差异，分别为 40.8% 和 38.7%，死亡率和颅内出血没有明显差别。有关 IMS Ⅲ 的几个问题已被提出，限制了临床研究结果在实践中的应用，最主要的问题是实际上该试验进行一半时，都没有将 CTA 作为选择大血管闭塞患者的影像工具（血管内治疗的目标），而且超过 20% 的随机进入血管内治疗组的患者，在造影中却没有大血管闭塞，这组患者可能代表了不适合血管内治疗的小血管闭塞，或者经过开始的静脉 rt-PA 溶栓再通的患者。因而 IMS Ⅲ 不能得出阳性结果，即血管内治疗对大血管闭塞且静脉 rt-PA 没有再通的患者或症状发作 3h 后的患者效果不明显，后者代表大多数 AIS 患者。

影像筛选和标准治疗的对比

正如前述，大多数 AIS 患者已经超出了常规的 3h 静脉溶栓时间窗，但是其中部分患者仍能从血管内治疗中获益。正如前期讨论的，影像学方法可用来筛选有明显"半暗带"组织的患者，即有可能进展成为梗死区但仍未梗死的组织。机械取栓和取栓术治疗卒中血块再通试验（MR RESCUE）随机将发病 8h 内的 AIS 患者分为机械取栓组（使用 Merci 和 Penumbra 装置）或标准药物治疗组，[45]所有患者基线时均进行半暗带影像评估，该研究未发现血管内治疗和标准治疗对于整个群体或基线时存在半暗带的亚组患者有何不同。在影像检查和介入手术之间有相当长时间的延误，可能是导致试验的阴性结果的原因，因为半暗带组织不是静止的，相反地，这是个动态过程。试验中应用第一代装置导致低再通率也对结果有影响，事实上标准治疗的患者已经具有相当不错的再通率，这一现象难以解释。

特殊情况

同时溶栓

缺血性卒中机械取栓只是血管内治疗方法的超适应证使用，是很多可以选择的技术中的一种，如前面提及的，其他技术包括增强纤溶作用的，颅内血管成形和（或）支架植入和血栓破碎。[16,17] 这些技术之间不是互相排斥的，也不禁止辅助性的非机械性治疗方法。例如在最初的机械取栓失败后、部分再通或者完全再通但有远端栓塞，常常直接动脉内溶栓，相反地全量的静脉溶栓失败后，可以采用机械取栓，如 Mult-MERCI 一样。[6] 其他的已经桥接治疗用了 2/3 剂量的静脉 rt-PA，再转而行机械取栓治疗，如 IMS 一样。[42] 如果静脉溶栓给予部分剂量或根本没有静脉溶栓，和由于血栓负荷较重机械取栓失败，可以行动脉内溶栓。尽管大家都尊重 PROACT 所用的安全性时间 6h，但并不是严格地坚持，一些人认为机械取栓的患者筛选应该基于放射影像证实的可挽救脑组织，如恒定的 PWI/DWI 不匹配，而不是严格地遵循发病开始的时间，即使静脉溶栓也是如此。这种情况使用溶栓药物应该做出正确判断，一定要考虑取栓前影像所显示的梗死病灶的位置和体积。

抵抗取栓的闭塞非常少，一旦发生，术者能够感受到取栓装置和血栓接触过程中不同的触觉反应，和（或）血栓是固定的不能移动。当应用 Merci 取栓时，可以见证到在闭塞的部位弹簧圈环打开。最新型的 Trevor ProVue 和 XP 全长不透射线的，可看到在闭塞部位类似塌陷后者不扩张的现象。这种情况可能会怀疑是否存在非常硬的血栓或者存在颅内动脉硬化性疾病（ICAD），产生这个问题的临床指征是中国人、非裔美国人和西班牙人种，[78] 和特异性的闭塞位置，如基底动脉中段而不是顶端。此时，术者可以选择继续超适应证使用血栓侵入技术，

如单独使用球囊血管成形或者血管成形加支架植入（ICAS）。这些技术传统地需要在围手术期单抗或双抗血小板治疗，[79,80] 这就需要再次考虑术前梗死的位置和体积。这些技术的细节超出本章的范畴，但读者要记住可以超适应证使用这些技术。

串联病变

有一些不太常见的情况需要在取栓前或后需要其他一些辅助性治疗。有些情况需要在常规适应证之外行 CAS 或椎动脉血管成形和支架（vertebral angioplasty and stenting, VAS），当需要将导管放置在近端狭窄或者夹层病变的远端时，就会出现这样的场景，常常在颈动脉或椎动脉，这就是动脉 - 动脉栓塞。了解近端病变的性质和位置是至关重要的，了解侧支循环也是一样重要，包括其与患者症状的关系。近端病变引起全脑的低灌注必须要治疗，那些仅仅是远端栓子来源的病变有时可以不处理。例如孤立的大脑半球需要治疗近端的病变，而前交通和后交通动脉非常粗大能够提供足够的侧支循环保证神经元的存活，只治疗远端症状性病变。相反的，我院个体的经验，当近端闭塞被成功纠正之后远端的病变可以自然再通，这可能是正向血流恢复之后增强了远端病变内在的溶栓作用。

近端病变引起远端栓塞首先要超适应证治疗近端病变，即使狭窄的程度没有符合 AHA/ASA 关于症状性患者血管重建的建议[59] 和 CMS 授权表。[60] 在确定机械取栓需要辅助 CAS 或 VAS 时，颈动脉近端的动脉 - 动脉栓塞首先需要 CAS 或 VAS 提供到达远端的通路（图 44.2）。事实上，近端狭窄 50% 被认为禁止使用 Merci 系统，[6] 目前是 MR RESCUE 的排除准入的排除标准。[45] 和 Merci 系统对比重要的区别，这样的串联病变累及近端颈动脉狭窄可能适用于 Penumbra 系统。例如一个长鞘至狭窄近

端，将再灌注微导管通过狭窄到达颅内血管，一个重要的差别是近端病变是狭窄还是夹层。如果是狭窄，管腔下降的比例和最窄处的直径相比不是那么重要，如果其足够通过释放装置的微系统（如裸露的 Merci 回收装置的弹簧圈环或 Microsnare 的环），但是不能通过造影鞘和导引导管，将鞘或导管放置于病变近端，能避免 CAS 或 VAS。如果不足以让取栓装置通过病变，或者必须选择一个更小直径的取栓装置，术者可以继续进行动脉溶栓；或者首先需对颈部病变行介入治疗。单独近端血管成形是一个可行的选择，成功后可以允许导引导管或介入鞘通过，且不用担心让一个新放置的支架移位。可以完成颅内取栓之后放置支架，如果介入治疗前缺血范围较大而双抗治疗有太多风险，可以在后期再放置支架。

在动脉 – 动脉栓塞的夹层血管中取栓时，夹层的位置是比夹层管腔狭窄程度是更重要的考虑因素。如果需要远端取栓时，首先应该处理夹层。近端支撑系统直接通过未治疗的内膜瓣或直接回收已经释放的远端取栓装置都是非常危险。这种情况下 Penumbra 系统又有一个优势，不需要大的球囊导管或 Merci 取栓装置的回收，只要再灌注导管通过夹层区就可以了。

安全通过 Merci 取栓装置时需要放置支架。但是，如果远端闭塞适合动脉内溶栓并且不存在全脑低灌注，近端病变可以先不处理，微系统向前通过病变。另一个需要考虑的问题是夹层是存在血栓的可能性，这比狭窄更重要。

颈动脉或椎动脉的颈部夹层存在动脉 – 动脉栓塞时，与常规 CAS/VAS 最大的不同之处是不需要球囊成形，当颅内闭塞时也不需要应用远端栓子保护装置，相反地用一个交换导丝是可行的，能够更节省时间。然而建议应用近端栓子保护装置，如球囊导引导管。在任何尝试机械取栓之前弄清血栓负荷是有用的。如果首先需要放入支架，保持远端通路是至关重要的，

可以安全推进近端支撑系统通过支架。在更高或更迂曲的夹层位置，如颅内夹层，首先要放支架，接下来的取栓需要用一个细的装置，如 Penumbra 再灌注导管，这是因为近端支持系统很难安全地通过支架，并且粗的装置如 Merci 取栓装置可能和刚放置的支架金属丝互相缠绕。这种情况下，选择远端取栓装置限于细的系统，如颅内支架，[66-68]ARD，[36] 或 Penumbra 系统。[19] 替代的方案，延期治疗夹层，通过像 ARD 或 Penumbra 再灌注导管首先治疗远端的闭塞，也是合理的。

并发症

神经血管手术具有一套共同的并发症，和需要到达颅内血管的工具相关。制造微导丝和微导管时努力达到整个微系统硬度和顺应性的平衡，并在各个部分之间实现无缝传导，硬度下降降低导管打折，增加稳定性、通过能力和可操作性，而顺应性是为了将损伤达到最低。然而，这一平衡从来没能达到真正的无损伤微系统，这和其他手术一样，取栓会出现夹层和斑块刺破，从腹股沟至目标动脉，任何支撑系统通过的地方，大的血管也会出现创伤性损伤。机械取栓的并发症是每个装置特有的，应该个体化地单独描述。

管腔损伤

术者可选择不同直径的再灌注装置。如果和血管直径相比回收装置或支架取栓装置较大，原因或是因为有意的或是过高估计，接触内皮表面将是不可避免的。现今，更新一代的支架取栓装置仅仅被批准用于有限的通路，就是因为担心血管内皮损伤。血管造影证实的夹层病例很少，然而微夹层是常见的。事实上，无论如何努力也无法将血栓取出时，其存在可能是原因。[81]

大约 20% 经历 Merci 取栓的患者术后即刻

CT 可以在中脑周围和环池蛛网膜下腔看到高密度的外渗物质，与增加的取栓尝试次数有关[84]。尽管很难定量和无法系统地研究，较高的回撤力量能够见到颅内血管的移动，可能会增加蛛网膜下腔出血的风险，这个并发症的临床意义目前仍然不能确定。蛛网膜下腔聚集的液体是造影剂和血的混合物，因为许多病例高密度物的清除快于真正的蛛网膜下腔出血，所以很少引起临床症状，[84]并且 TCD 所测流速很少提高到动脉瘤性蛛网膜下腔出血所致的速度范围。蛛网膜下腔外溢和（或）出血很有意思，然而因为每个事件代表血管壁三层的完全破裂，可以在组织病理学水平证明取栓带来的真实损伤程度。使用 Penumbra 再灌注导管这种蛛网膜下腔渗出发生频率少一些。[84]最新的支架取栓装置的风险未知，但是初步报道显示发病率低于20%。[20,72]

据报道，单纯接受动脉内溶栓治疗的蛛网膜下腔渗出和（或）出血率为 7.7%~9.5%，[84-86]和 multi-Merci 试验中的 9.9% 相比可以接受。[18]在 Penumbra 安全试验中，蛛网膜下腔出血实际上小于 3.2%，这是对其期望的优点之一，因其可能的低损伤和基于抽吸的设计。[19,31]

在大脑中动脉 M1 段取栓时，越是向远端出现蛛网膜下腔渗出事件的概率越高。[84]确切的机制不清楚，可能和以下几个因素有关：远端血管缺乏周围支撑结构，有更薄的基底层和更薄的血管壁，或者任何这些因素的组合。

在超过岛叶，MCA 分叉后（M2 段）部位或更远位置取栓的经验有限，这种情况常常选择不是过于积极的技术。汇集分析包括 Merci 和 multi-Merci 试验显示 M2 闭塞，无论在临床上还是再通成功方面均好于 M1 段闭塞。[88]有意思的是，这些研究者发现了对孤立的 M2 和 M1 闭塞进行取栓，具有一样的出血率和手术并发症，与认为的远端闭塞取栓的并发症结果相反。然而，M2 部位取栓的次数低于 M1 段（2.1 $vs.$ 3.1），

可能减轻了更远的 M2 闭塞取栓潜在的损害。

总体来看，避免蛛网膜下腔渗出唯一可能有帮助的措施就是限制取栓次数，限制取栓力量和选择合适尺寸的取栓器械。应用远端支撑导管可以在用力回撤时限制血管的偏移或折叠，这样可以进一步减少损伤。如前所述，使用 Penumbra 系统 SAH 的危险更低。[84]在 Trevo 2 试验中，使用 Trevo 器械的相关蛛网膜下腔出血事件是 8%，而使用 Merci 是 19%（$P<0.05$）。[21]分析 Swift 的病例发现症状性蛛网膜下腔出血为 1.1% $vs.$ 7.3%（$P=0.07$）。术者应该更慎重地选择对远端 MCA 闭塞病例进行取栓。[87]

再灌注出血

卒中后不论是否进行干预治疗，均存在脑实质出血转化（hemorrhagic transformation，HT）的问题，这是与特定解剖结构的组织状态的一个功能，[89,90]和治疗方法、患者新陈代谢状态以及发病和治疗时血压等有关。再灌注出血，是血管再通后即刻发生的突发出血转化并发症，实质上可能就是 HT，溶栓后更常出现，比单纯机械取栓多。在取栓后 HT 的预警因素已被清晰地描述之前，术者必须应用溶栓文献筛选患者，如 CT 证实的梗死大小和入院是血糖水平等。[91,92]代谢参数如血糖水平，尽管已是确立的静脉溶栓后 HT 的独立预警因素，但在机械取栓患者上的意义仍未被评估。如果存在相似的关联并最终被发现，了解其预测价值将不会影响病例选择，其在术后监护阶段是可能有用的，就如在静脉溶栓治疗之后一样。

在颅内大的血管闭塞后，许多进行机械取栓的患者具有严重的高血压，确切的机制不明确，可能是一个自动调节机制试图通过软膜侧支或儿茶酚胺激增保持脑灌注压，[93]不管什么原因引起了该机制，严重高血压是取栓的禁忌证。

由于单纯机械取栓导致的再灌注出血，即治疗后即刻影像上清楚地看到的脑实质 HT，可

能是因为在无法控制的高血压危象期间达到的成功再通。因为组织渗透性在深部灰质结构和皮层结构之间存在很大变化，所以治疗前病变的位置和范围也在再灌注 HT 中发挥重要作用，[89,90] 根据静脉溶栓指南的推断，当收缩压高于 185mmHg 或舒张压高于 110mmHg 时，突然再通的理论危险是非常明确的。出于安全的考虑不可能进行一个随机对照研究，血压高于指南所说的范畴仍然是栓子取出尝试的相对禁忌证。

器械断裂

器械断裂是已知的 Merci 装置的并发症，特别是在进行扭转操作时。第一代 Solitaire 装置（AB），开始设计为 VRD，也存在支架解脱的问题，因而被不可脱型号的 FR 所替代。

最近发布的远端通过导管（DAC, Stryker Neurovascular, Fremont, CA）是具有大管腔、不同大小的微导管（可用的有 3.9F, 4.3F 和 5.2F），提供额外的支撑到达血栓部位，并且其可帮助导引导管达到更远端的位置。Navien 导引导管是一个类似的远端导引导管，最近刚刚上市用于 Solitaire FR（ev3 Neurovascular Irvine, CA）取栓。理论上，这些远端导管可以减少取出栓子所需的回撤力量和张力，可以减少器械断裂的总体风险，但是这个结论需要更多使用 DAC 和 Navien 导管的来验证。

血栓破碎

整体回撤装置的取出血栓时存在血栓破碎的风险。这种情况可以发生在侵入血栓时破碎而致远端栓塞，或者部分血栓取出但随后在移动时脱落。前一种情况，尽管不是最好的治疗结果，但没有必要认为那是并发症，因为近端再通情况下的远端栓塞可以总体上增加皮质的侧支血流，可以大大增加内在的血栓溶解，并改善临床预后。后一种情况是并发症，理论上可以通过球囊导引导管来解决，球囊充盈时，通过阻断血流类似于近端栓子保护装置。在动态血栓取出过程中，通过导引导管管腔轻轻抽吸，能够让没有附着在远端装置的碎块在球囊泄掉前被移除。但是，这一设计不是十分安全的。

如果没有完全从导引导管吸除，碎片生成两个或更多的小栓子，随着球囊泄掉后血流的恢复，可能栓塞远端血管。尽管理论上将导致闭塞血管的远端血管床栓塞，但可以意外栓塞之前未累及的血管，因而临床情况更糟。一个例子是 M1 闭塞再通失败，导致 ACA 近端的栓塞，而先前该血管是没有闭塞的。术语"新区域的栓塞（ENT）"已经被用来描述这个并发症，其越来越被认为与较差的预后有关。[44]IMS Ⅲ 中使用 Penumbra 系统时 ENT 的发生率为 3.7%，使用 Merci 系统时为 22.1% 以及使用 Solitaire 系统为 40%，但 434 例患者仅有 6 例随机使用 Solitaire，因此无法进行器械之间的对比。[44] 在回撤取栓装置的时候，正确采用近端血流阻断和轻轻抽吸，理论上可以将血栓破碎和远端栓塞的概率降到最低。

腹股沟穿刺并发症

因为 Merci 系统的第一代球囊导引导管只有 9F，动脉切开和关闭是一个繁重的任务，需要预置动脉缝线，如使用 Perclose 装置（Abbott Laboratories, Abbott Park，IL）。尽管闭合动脉可以在治疗结束后单独进行，[92] 但是常规使用前闭合技术，即通过小动脉切口预置缝线，这需要在使用 9F 鞘通过的扩张器之前放置。使用更新的 8F 球囊导引导管和动脉闭合装置后，止血不是一个严重的问题。但是静脉 rt-PA 合并使用 8F 或 9F 的机械取栓手术时，增加了股动脉并发症的风险，因为后者相应地需要更大的股动脉鞘，这些患者需要观察和适当的处理。

结　论

　　颅内大血管机械取栓的技术和器械正快速地进步着，卒中团队具有更多的治疗选择去处理这种原来无法治疗的疾病，随着方法的改善和患者的选择更明确，更多中心可以进行机械取栓治疗。相似地，手术进行的越来越多，术者将会具有更高超的技术和更好的效果，而公众将更多了解到这个技术的影响。但是，在其变得普遍以前，健康管理系统必须改进。[95,96] 未来，急诊医疗服务领域的人员将能识别急性卒中患者，就地进行神经保护治疗并转运患者到最近的综合卒中中心（或该地区待命的中心），而中心具有一系列快速和无创影像检查手段，能够提供给卒中医生需要的信息并开始溶栓治疗、机械取栓或者二者联合治疗。这里的系统化治疗能够减少这个灾难性疾病造成长期残疾，并减少卫生保健系统的负担。

关键点

- 几种装置用于 AIS 的机械取栓，虽然没有被批准用于治疗卒中，但被通过用于取栓。
- 支架取栓装置正快速替代旧的 Merci 系统和 Penumbra 装置，因为使用新装置有更高的再通率。
- 目前为止最大的随机对照试验，IMS Ⅲ 对比单独静脉 rt-PA 或静脉 rt-PA 联合机械取栓，并未发现这两种方法之间有显著差别，但是试验的几个缺点限制了其临床适用性。

参考文献

[1] Kleindorfer D,Panagos P, Pancioli A, et al. Incidence and short-term prognosis of transient ischemic attack in a population-based study. Stroke, 2005,36(4):720–723

[2] Thom T, Haase N, Rosamond W, et al. American HeartAssociation Statistics Committee and Stroke Statistics Subcommittee. Heart disease and stroke statistics-2006 update: a report from the American Heart Association Statistics Committee and Stroke Statistics Subcommittee. Circulation, 2006,113(6):e85–e151

[3] Katz JM, Gobin YP. Merci Retriever in acute stroke treatment. Expert Rev Med Devices, 2006,3(3):273–280

[4] Gobin YP, Starkman S, Duckwiler GR, et al. MERCI 1: a phase 1 study of mechanical embolus removal in cerebral ischemia. Stroke, 2004,35(12):2848–2854

[5] Martinez H, Zoarski GH, Obuchowski AM, et al. Mechanical thrombectomy of the internal carotid artery and middle cerebral arteries for acute stroke by using the retriever device. AJNR Am J Neuroradiol, 2004, 25(10):1812–1815

[6] Smith WS, Sung G, Starkman S, et al. MERCI Trial Investigators. Safety and efficacy of mechanical embolectomy in acute ischemic stroke: results of the MERCI trial. Strok, 2005,36(7):1432–1438

[7] Bamford J, Sandercock P, Dennis M, et al. Classification and naturaI history of clinically identifiable subtypes of cerebral infarction. Lancet, 1991,337(8756):1521–1526

[8] Okada Y, Shima T, Oki S, et al. Experimental microsurgical embolectomy after middle cerebral artery embolization in the dog. J Neurosurg, 1983,58(2):259–266

[9] Linskey ME, Stephanian E, Sekhar LN. Emergent middle cerebral. artery embolectomy: a useful technique for cranial base surgery. Skull Base Surg, 1993,3(2):80–86

[10] Sattenberg RJ, Saver JL, Gobin YP, Cerebral angiography// Mohr JP, Choi DW, Grotta JC, et al. Stroke: Pathophysiology, Diagnosis, and Management.4th ed. Philadelphia, PA: Churchill Livingstone, 2004

[11] Levy EI, Kim SH, Bendok BR, et al. Interventional neuroradiologic therapy//Mohr JP, Choi DW, Grotta JC, et al. Stroke; Pathophysiology, Diagnosis, and Management. 4th ed.Philadelphia, PA: Churchill Livingstone, 2004

[12] Fogarty TJ, Cranley JJ, Krause RJ, et al. A method for extraction of arterial emboli and thrombi. Surg Gynecol Obstet, 1963,116:241–244

[13] Short D, Vaughn GD Ⅲ, Jachimczyk J, et al. The anatomic basis for the occasional failure of transfemoral balloon catheter thromboembolectomy. Ann Surg, 1979, 190(4):555–556

[14] Herrera M, Castaneda-Zuniga WR, Rusnak BW, et al. Removal of partially extruded steel coils. Radiology, 1982, 144(3):644–645

[15] Kuether TA, Nesbit GM, Bamwell SL. Other endovascuIar treatment strategies for acute ischemic stroke. Neuroimaging Clin N Am, 1999,9(3):509–525

[16] Nesbit GM, Luh G, Tien R, et al. New and future endovascular

treatment strategies for acute ischemic stroke. J Vasc Interv Radiol, 2004,15(1 Pt 2):S103–S110

[17] Katz JM, Gobin YP, Segal AZ, et al. Mechanical embolectomy. Neurosurg Clin N Am, 2005,16(3):463–474, v

[18] Smith WS, Sung G, Saver JL, et al. Multi MERCI Investigators. Mechanical thrombectomy for acute ischemic stroke: final results of the Multi MERCI trial. Stroke, 2008,39(4):1205–1212

[19] Penumbra Pivotal Stroke Trial Investigators.The Penumbra Pivotal Stroke Trial: safety and effectiveness of a new generation of mechanical devices for clot removal in intracranial large vessel occlusive disease. Stroke, 2009,40(8):2761–2768

[20] Saver JL, Jahan R, Levy EI, et al. SWIFT Trialists. Solitaire flow restoration device versus the Merci Retriever in patients with acute ischaemic stroke (SWIFT): a randomised, parallel-group, non-inferiority trial. Lancet, 2012,380(9849):1241–1249

[21] Nogueira RG, Lutsep HL, Gupta R, et al. TREV02 Trialists. Trevoversus Merci retrievers for thrombectomy revascularisation of large vessel occlusions in acute ischaemic stroke(TREV02): a randomised trial. Lancet, 2012,380(9849):1231–1240

[22] San Romin L, Obach V, Blasco J, et al. Single-center experience of cerebral artery thrombectomy using the Trevo device in 60 patients with acute ischemic stroke. Stroke, 2012,43(6):1657–1659

[23] Furlan A, Higashida R, Wechsler L, et al. Intra-arterial prourokinase for acute ischemic stroke. The PROACT II study: a randomized controlled trial. Prolyse in Acute Cerebral Thromboembolism. JAMA, 1999,282(21):2003–2011

[24] del Zoppo GJ, Higashida RT, Furlan AJ, et al. PROACT: a phase II randomized trial of recombinant pro-urokinase by direct arterial delivery in acute middle cerebral artery stroke. PROACT Investigators. Prolyse in Acute Cerebral Thromboembolism. Stroke, 1998,29(1):4–11

[25] Lutsep HL, ClarkWM, Nesbit GM, et al. Intraarterial suction thrombectomy in acute stroke. AJNR Am J Neuroradiol, 2002,23(5):783–786

[26] Fourie P, Duncan IC. Microsnare-assisted mechanical removal of intraprocedural distal middle cerebral arterial thromboembolism. AJNR Am J Neuroradiol, 2003,24(4):630–632

[27] Imai K, Mori T, Izumoto H, et al. Successful thrombectomy in acute terminal internal carotid occlusion using a basket type microsnare in conjunction with temporary proximal occlusion: a case report. AJNR Am J Neuroradiol, 2005, 26(6):1395–1398

[28] Lansberg MG, Fields JD, Albers GW, et al. Mechanical thrombectomy following intravenous thrombolysis in the treatment of acute stroke. Arch Neurol, 2005,62(11):1763–1765

[29] Qureshi AI, Janjua N, Kirmani JF, et al. Mechanical disruption of thrombus following intravenous tissue plasminogen activator for ischemic stroke. J Neuroimaging, 2007,17(2): 124–130

[30] Horiuchi T, Nitta J, Sakai K, et al. Emergency embolectomy for treatment of acute middle cerebral artery occlusion. J Neurosurg, 2007, 106(2):257–262

[31] Gonzilez A, Mayol A, Martinez E, et al. Mechanical thrombectomy with snare in patients with acute ischemic stroke. Neuroradiology, 2007,49(4):365–372

[32] Yu W, Binder D, Foster-Barber A, et al. Endovascular embolectomy of acute basilar artery occlusion. Neurology, 2003, 61(10):1421–1423

[33] Wikholm G.Transarterial embolectomy in acute stroke. AJNR Am J Neuroradiol, 2003,24(5):892–894

[34] Chopko BW, Kerber C, Wong W, et al. Transcatheter snare removal of acute middle cerebral artery thromboembolism: technical case report. Neurosurgery, 2000,46(6):1529–1531

[35] Smith WS. Safety of mechanical thrombectomy and intravenous tissue plasminogen activator in acute ischemic stroke. Results of the multi Mechanical Embolus Removal in Cerebral Ischemia (MERCI) trial, part I. AJNR Am J Neuroradiol, 2006, 27(6):1177–1182

[36] Lee R, Lui WM, Cheung RT, et al. Mechanical thrombectomy in acute proximal middle cerebral artery thrombosis with the Alligator Retrieval Device. Cerebrovasc Dis, 2007, 23(1):69–71

[37] Gralla J, Schroth G, Remonda L, et al. Mechanical thrombectomy for acute ischemic stroke: thrombus-device interaction, efficiency, and complications in vivo. Stroke, 2006,37(12):3019–3024

[38] Mayer TE, Hamann GF, Brueckmann HJ.Treatment of basilar artery embolism with a mechanical extraction device: necessity of flow reversal. Stroke, 2002,33(9):2232–2235

[39] Schumacher HC, Meyers PM, Yavagal DR, et al. Endovascular mechanical thrombectomy of an occluded superior division branch of the left MCA for acute cardioembolic stroke. Cardiovasc Intervent Radiol, 2003,26(3):305–308

[40] Versnick EJ, Do HM, Albers GW, et al. Mechanical thrombectomy for acute stroke. AJNR Am J Neuroradiol, 2005, 26(4): 875–879

[41] Bellon RJ, Putman CM, Budzik RF, et al. Norbash AM. Rheolytic thrombectomy of the occluded internal carotid artery in the setting of acute ischemic stroke. AJNR Am J Neuroradiol, 2001, 22(3):526–530

[42] Henkes H, Reinartz J, Lowens S, et al. A device for fast mechanical clot retrieval from intracranial arteries (Phenox Clot Retriever). Neurocrit Care, 2006,5(2):134–140

[43] The National Institute of Neurological Disorders and Stroke rt-PA Stroke Study Group. Tissue plasminogen activator for acute ischemic stroke. N Engl J Med, 1995,333(24):1581–1587

[44] Broderick JP, Palesch YY, Demchuk AM, et al. Interventional Management of Stroke (IMS) III Investigators. Endovascular therapy after intravenous t-PA versus t-PA alone for stroke. N Engl J Med, 2013, 368(10):893–903

[45] Kidwell CS, Jahan R, Gornbein J, et al. MR RESCUE Investigators. A trial of imaging selection and endovascular treatment for ischemic stroke. N Engl J Med, 2013,368(10):914–923

[46] Suzuki S, Kidwell CS, Starkman S, et al. Use of multimodal MRI and novel endovascular therapies in a patient ineligible for intravenous tissue plasminogen activator. Stroke, 2005, 36(9): e77–e79

[47] Kidwell CS, AIger JR, Di Salle F, et al. Diffusion MRI in patients with transient ischemic attacks. Stroke, 1999,30(6):1174–1180

[48] Hermier M, Nighoghossian N, Derex L, et al. Hypointense transcerebral veins at T2*-weighted MRI: a marker of hemorrhagic transformation risk in patients treated with intravenous tissue plasminogen activator. J Cereb Blood Flow Metab, 2003,23(11):1362–1370

[49] Wintermark M, Meuli R, Browaeys P, et al. Comparison of CT perfusion and angiography and MRI in selecting stroke patients for acute treatment. Neurology, 2007,68(9):694–697

[50] Kakuda W, Thljs VN, Lansberg MG, et al. DEFUSE Investigators. Clinical importance of microbleeds in patients receiving IV thrombolysis. Neurology, 2005,65(8):1175–1178

[51] Roob G, Fazekas F. Magnetic resonance imaging of cerebral microbleeds. Curr Opin Neurol, 2000,13(1):69–73

[52] Mitra D, Connolly D, Jenkins S, et al. Comparison of image quality, diagnostic confidence and interobserver variability in contrast enhanced MR angiography and 2D time of flight angiography in evaluation of carotid stenosis. Br J Radiol, 2006, 79(939):201–207

[53] Remonda L, Senn P, Barth A, et al. Contrast-enhanced 3D MR angiography of the carotid artery:comparison with conventional digital subtraction angiography. AJNR Am J Neuroradiol, 2002, 23(2):213–219

[54] Hirai T, Korogi Y, Ono K, et al. Prospective evaluation of suspected stenoocclusive disease of the intracraniaI artery: combined MR angiography and CT angiography compared with digital subtraction angiography. AJNR Am J Neuroradiol, 2002,23(1):93–101

[55] Nonent M, Serfaty JM, Nighoghossian N, et al. CARMEDAS Study Group. Concordance rate differences of 3 noninvasive imaging techniques to measure carotid stenosis in clinical routine practice: results of the CARMEDAS multicenter study. Stroke, 2004,35(3):682–686

[56] Sharma VK, Tsivgoulis G, Lao AY, et al. Role of transcranial Doppler ultrasonography in evaluation of patients with cerebrovascular disease. Curr Neurol Neurosci Rep, 2007, 7(1): 8–20

[57] Alexandrov AV, Demchuk AM, Burgin WS, et al. CLOTBUST Investigators. Ultrasound-enhanced thrombolysis for acute ischemic stroke: phase I. Findings of the CLOTBUST trial. J Neuroimaging, 2004,14(2):113–117

[58] Alexandrov AV, Wojner AW, Grotta JC; CLOTBUST lnvestigators. CLOTBUST: design of a randomized trial of ultrasound enhanced thrombolysis for acute ischemic stroke. J Neuroimaging, 2004, 14(2):108–112

[59] Sacco RL, Adams R, Albers G, et al. American Heart Association; American Stroke Association Council on Stroke; Council on Cardiovascular Radiology and Intervention; American Academy of Neurology. Guidelines for prevention of stroke in patients with ischemic stroke or transient ischemic attack: a statement for healthcare professionals from the American Heart Association/ American Stroke Association Council on Stroke: cosponsored by the Council on Cardiovascular Radiology and Intervention: the American Academy of Neurology affirms the value of this guideline. Stroke, 2006,37(2):577–617

[60] Loh Y, Duckwiler GR. Extracranial stenosis: endovascular treatment. Neuroimaging Clin N Am, 2007,17(3):325–336, viii

[61] Linfante I, Llinas RH, Selim M, et al. CIinical and vascular outcome in internal carotid artery versus middIe cerebral artery occlusions after intravenous tissue plasminogen activator. Stroke, 2002,33(8):2066–2071

[62] Kim D, Ford GA, Kidwell CS, et al. UCLA lntra-Arterial Thrombolysis Investigators. Intra-arterial thrombolysis for acute stroke in patients 80 and older: a comparison of results in patients younger than80 years. AJNR Am J Neuroradiol, 2007,28(1):159–163

[63] Loh Y, Kim D, Shi ZS, et al. Higher rates of mortality but not morbidity fol1ow intracranial mechanical thrombectomy in the elderly. AJNR Am J Neuroradiol, 2010,31(7):1181–1185

[64] Tsivgoulis G, Alexandrov AV. Ultrasound enhanced thrombolysis in acute ischemic stroke: potential, failures, and safety Neurotherapeutics, 2007,4(3):420–427

[65] Khatri P, Broderick JP, Khoury JC, et al. IMS I and II Investigators. Microcatheter contrast injections during intra-arterial thrombolysis may increase intra-cranial hemorrhage risk. Stroke, 2008, 39(12): 3283–3287

[66] Zaidat OO, Wolfe T, Hussain SI, et al. Interventional acute ischemic stroke therapy with intracranial self-expanding stent. Stroke, 2008,39(8):2392–2395

[67] Levy EI, Mehta R, Gupta R, et al. Self-expanding stents for

recanalization of acute cerebrovascular occlusions. AJNR Am J Neuroradiol, 2007,28(5):816–822

[68] Brekenfeld C, Schroth G, Mattle HP, et al. Stent placement in acute cerebral artery occlusion: use of a self-expandable intracranial stent for acute stroke treatment. Stroke, 2009, 40(3): 847–852

[69] Mocco J, Hanel RA, Sharma J, et al. Use of a vascular reconstruction device to salvage acute ischemic occlusions refractory to traditional endovascular recanalization methods. J Neurosurg, 2010,112(3):557–562

[70] Suh SH, Kim BM, Roh HG, et al. Self-expanding stent for recanalization of acute embolic or dissecting intracranial artery occlusion. AJNR Am J Neuroradiol, 2010,31(3):459–463

[71] Levy EI, Siddiqui AH, Crumlish A, et al. First Food and Drug Administration-approved prospective trial of primary intracranial stenting for acute stroke: SARIS(Stent-Assisted Recanalization in Acute Ischemic Stroke). Stroke, 2009, 40(11): 3552–3556

[72] Castaiio C, Dorado L, Guerrero C, et al. Mechanical thrombectomy with the Solitaire AB device in large artery occlusions of the anterior circulation: a pilot study. Stroke, 2010, 41(8): 1836–1840

[73] Roth C, Papanagiotou P, Behnke S, et al. Stent-assisted mechanical recanalization for treatment of acute intracerebral artery occlusions. Stroke, 2010,41(11):2559–2567

[74] Bose A, Henkes H, Alfke K, et al. Penumbra Phasel Stroke Trial Investigators. The Penumbra System: a mechanical device for the treatment of acute stroke due to thromboembolism. AJNR Am J Neuroradiol, 2008,29(7):1409–1413

[75] Grunwald IQ, Walter S, Papanagiotou P, et al. Revascularization in acute ischaemic stroke using the Penumbra system: the first single center experience. Eur J Neurol, 2009,16(11):1210–1216

[76] Kulcsar Z, Bonvin C, Pereira VM, et al. Penumbra system: a novel mechanical thrombectomy device for large-vessel occlusions in acute stroke. AJNR Am J Neuroradiol, 2010, 31(4): 628–633

[77] Shi ZS, Lieveskind DS, Xiang B, et al. Multi MERCI, TREVO, and TREVO 2 Investigators. Predictors of functional dependence despite successful revascularization in large-vessel occlusion strokes. Stroke, 2014,45(7):1977–1984

[78] Gorelick PB, Caplan LR, Hier DB, et al. Racial differences in the distribution of anterior circulation occlusive disease. Neurology, 1984,34(1):54–59

[79] Fiorella D, Levy EI, Turk AS, et al. US multicenter experience with the Wingspan stent system for the treatment of intracranial atheromatous disease: periprocedural results. Stroke, 2007, 38(3): 881–887

[80] Zaidat OO, Klucznik R, Alexander MJ, et al. NIH Multi-center Wingspan Intracranial Stent Registry Study Group. The NIH registry on use of the Wingspan stent for symptomatic 70-99% intracranial arterial stenosis. Neurology, 2008, 70(17):1518–1524

[81] Levy E, Horowitz M, Jovin T, et al. Successful management of posttumor resection middle cerebral artery thrombosis with stent-assisted angioplasty and thrombolytic therapy: case report. Neurosurgery, 2004,55(3):713

[82] Levy EI, Sauvageau E, Hanel RA, et al. Self-expanding versus balloon-mounted stents for vessel recanalization following embolic occlusion in the canine model: technical feasibility study. AJNR Am J Neuroradiol, 2006, 27(10):2069–2072

[83] Loh Y, Jahan R, McArthur DL, et al. Recanalization rates decrease with increasing thrombectomy attempts. AJNR Am J Neuroradiol, 2010,31(5):935–939

[84] Shi ZS, Liebeskind DS, Loh Y, et al. UCLA Endovascular Stroke Therapy Investigators. Predictors of subarachnoid hemorrhage in acute ischemic stroke with endovascular therapy. Stroke, 2010, 41(12):2775–2781

[85] Schulte-Altedorneburg G, Bruckmann H, Hamann GF, et al. Ischemic and hemorrhagic complications after intra-arterial fbrinolysis in vertebrobasilar occlusion. AJNR Am J Neuroradiol, 2007,28(2):378–381

[86] Mangiafico S, Cellerini M, Nencini P, et al. Intravenous glycoprotein IIb/IIIa inhibitor(tirofiban) followed by intra-arterial urokinase and mechanical thrombolysis in stroke. AJNR Am J Neuroradiol, 2005,26(10):2595–2601

[87] Akins PT, Amar AP, Pakbaz RS, et al. SWIFT Investigators. Complications of endovascular treatment for acute stroke in the SWIFT trial with solitaire and Merci devices. AJNR Am J Neuroradiol, 2014,35(3):524–528

[88] Shi ZS, Loh Y, Walker G, et al. MERCI and Multi MERCI investigators. Clinical outcomes in middle cerebral artery trunk occlusions versus secondary division occlusions after mechanical thrombectomy: pooled analysis of the Mechanical Embolus Removal in Cerebral Ischemia (MERCI) and Multi MERCI trials. Stroke, 2010,41(5):953–960

[89] Loh Y, Towfighi A, Liebeskind DS, et al. Basal ganglionic infarction before mechanical thrombectomy predicts poor outcome. Stroke, 2009,40(10):3315–3320

[90] Bang OY, Saver JL, Alger JR, et al. UCLA MRI Permeability Investigators. Patterns and predictors of blood-brain barrier permeability derangements in acute ischemic stroke. Stroke, 2009,40(2):454–461

[91] Lou M, Safldar A, Mehdiratta M, et al. The HAT Score: a simple

grading scale for predicting hemorrhage after thrombolysis. Neurology, 2008,71(18):1417–1423

[92] Yong M, Kaste M. Dynamic of hyperglycemia as a predictor of stroke outcome in the ECASS-II trial. Stroke, 2008,39(10):2749–2755

[93] Cechetto DF, Wilson JX, Smith KE, et al. Autonomic and myocardial changes in middle cerebral artery occlusion: stroke models in the rat. Brain Res, 1989, 502(2):296–305

[94] Layton KF, White JB, Cloft HJ, et al. Use of the Perclose ProGlide device with the 9 French Merci retrieval system. Neuroradiology, 2006, 48(5):324–326

[95] de la Ossa NP, Sanchez-Ojanguren J, Palomeras E, et al. Induence of the stroke code activation source on the outcome of acute ischemic stroke patients. Neurology, 2008,70(15): 1238–1243

[96] Suarez JI, Kent TA. The time is right to improve organization of stroke care. Neurology, 2008,70(15):1232–1233

第 45 章　急性缺血性卒中治疗时的球囊成形和支架植入

Sha-naz Khan, Andrew J.Ringer

卒中是发达国家致死的第二位病因，是发展中国家第三位的致死病因，是北美第三致死的病因（每 3.5min 就有一人死亡），且是首要的致残病因。[1,2]8%~10% 缺血性卒中是由颅内动脉粥样硬化性狭窄引起的。

目前指南推荐如果症状在前循环，卒中发生 3h 内进行静脉溶栓。后循环卒中治疗窗会更长一些，因为其更低的梗死后出血转化率。[3]对于不稳定的短暂的缺血性症状和逐渐加重的短暂脑缺血发作（TIA），可以静脉给予肝素或糖蛋白 Ⅱb/Ⅲa 阻滞剂，如阿昔单抗或依替巴肽。如果一个孤立病损如颈段颈动脉狭窄引起的小卒中或 TIA，推荐在 2 周内尽快进行 CEA。[4]

尽管给予足量的药物治疗，但仍持久存在症状的颅内动脉狭窄患者，越来越多的证据建议采取更积极的治疗方法，因为这种情况下的卒中和死亡事件的发生率 >50%。[5]对药物治疗和静脉溶栓无效的患者，源自球囊成形、支架植入或两者兼有的神经功能性并发症的风险为 0~28%。[6,7]单独球囊成形是一个可行的选择，即刻（在静脉溶栓后即刻残留狭窄 >70% 时急性球囊成形）和延迟（对于症状性再狭窄或再闭塞后几小时或几天内）球囊成形的技术成功率升至 100%，对于急救性球囊成形（因为无效的化学或机械溶栓时，持续存在血管闭塞或

狭窄）的成功率为 71%。[8-10]球囊成形后仍然狭窄的血管可考虑支架植入，栓塞性卒中单独球囊成形仅产生暂时性再通时也可以考虑植入支架。[11]基于系统的病例系列研究，颅内血管成形和支架植入卒中和死亡率是 9.5%，[12]再狭窄率为 32.4%~35%，其中 50% 是症状性的。[13,14]一个近期随机对照试验发现，70%~99% 的狭窄患者接受支架治疗后 30d 有 14.7% 卒中和死亡率，[15]但是这个研究有其局限性，大约 1/3 患者在支架植入前并没有经历药物治疗失败或无效的情况。颅内外血管搭桥的研究结果不支持常规颅内外搭桥手术，其不能给患者带来好处，具有更高的致死和非致死性卒中发生率。[16]

当药物治疗或静脉给予 rt-PA 效果不佳时，前述的统计学分析支持血管内治疗。此外，静脉 rt-PA 的再通率约为 30%，[17]有必要进行桥接治疗，动脉用 rt-PA 的再通率为 50%~60%。[11]研究显示球囊成形和支架植入是安全有效的，[9,11,18]球囊扩张和支架植入的技术成功率达 98%~99%。[11,19,20]

本章介绍颅内血管成形术和支架植入的适应证，并提供一个可行的详细的内容能够实施这些手术。这章也讨论在介入过程中发生的可能的并发症，并提供成功解决的实践技巧。

手术概况

适应证

如患者在症状发作的 3h 时间窗内且没有绝对禁忌证，适于化学溶栓，静脉内给予 rt-PA。[21] 卒中的血管内治疗通常包括动脉内化学溶栓，动脉内机械碎栓和取栓等。动脉内应用 rt-PA 的患者为症状出现 3~6h 内能够进行血管造影并治疗的，NIHSS>4 或 NIHSS>20 且能在 6h 内被治疗。[3,22] 在治疗前，进行头颅 CT 扫描，排除出血性梗死或累及超过 1/3 大脑中动脉供血区的低密度病灶以及与梗死一致的占位效应。取栓装置比如 Merci（Concentric, Medical, Fremont, CA）和 Penumbra 系统（Penumbra, Inc, Alameda, CA），都是可以的选择，并且对于再通可发挥不同的作用。[5,23,24] 但是，重新开放的动脉在溶栓或痉挛后会发生再闭塞，在这样的病例中，救急性球囊成形用或不用支架可在一个狭窄动脉中防止再闭塞，并允许溶栓物质进入远端血管。[9] 再者，使用一个机械取回装置或球囊成形将血栓破碎，具有更大的面积吸附药物，进而提高化学溶栓的效果。[14]

综上所述，局限的症状性颅内狭窄且能够顺利到达的（如 A2、M2、P2 近端）可选择球囊成形。在血管夹层发生时支架植入变得必要，此外，在化学溶栓和单独球囊成形明确不能保持血管通畅，也需植入支架。

术前处理

保持两路静脉通路，最好 18G 或更大的针头，插入一个 Foley 导管。

确认实验室检查数值，包括血小板计数，血尿素氮（BUN）、CR、APTT、PT/INR 和 β- 人绒毛膜促性腺激素（β-hCG）（育龄妇女）。对于肾功不全者、糖尿病或充血性心衰，确认使用稀释的非离子造影剂和详细计划保证造影剂负荷量最小。

急诊情况下，没有机会在血管内介入和支架植入前给予药物治疗，可以给予患者负荷量氯吡格雷（Plavix;Bristol-Myers Squibb, Bridge water, NJ），口服 600mg（8 片），如果患者的状态能够安全服用。如果能在介入前 6h 给药的话，药物口服剂量可以减至 300mg（4 片），通常在治疗前进行 3~5d 每天口服氯吡格雷 75mg。替代的方法，按 0.25mg/kg 的负荷剂量给予阿昔单抗（ReoPro Eli Lilly and Co,Indianapolis,IN），随后静脉输 0.125μg/（kg·min）（最大 10μg/min）共 12h。阿昔单抗的使用应该在血管通路建立之后，且能够安全地进行介入治疗。如果支架植入已经完成，可每天口服氯吡格雷 75mg，至少 4 周，此外，患者每天口服阿司匹林 81~325mg。在急性卒中时，时间是最重要的，术前准备和手术应该急诊实施，才不至于浪费干预的狭窄时间窗。

技 术

术中监护应该包括脉搏血氧、心电图（ECG）、氧气（氧饱和度）、心率和心律、呼吸频率和血压。股动脉通路用 6F 鞘（如 Pinnacle, Terumo Medical Corp., Somerert, NJ），年龄较大的或有明显周围血管病的患者，需要更长的鞘（45cm）或 Shuttle 长鞘（90cm）。如果计划使用 Merci 或 Penumbra 装置，需要一个更大直径（8F 或 9F）鞘，在开始时就使用，或者备一个在需要时很容易就进行交换。

如果脑部病变的部位不确定，用 5F 猪尾导管在主动脉弓造影快速评估阻塞的位置和所有侧支血流，图像增强器或探测器的中心放在患者头部上方，确保左、右侧均包括在内了，以 20mL/s 共 30mL 的速度注射造影剂。这将有助于发现闭塞位置同时确定所有的侧支循环。

一旦确认病变且认为适合行球囊成形或支架植入，对于 TIA 患者静脉给予肝素令活化凝血时间（ACT）达到 300~350s，通常应用 50~70 U/kg 的肝素剂量即可。术中每小时测试 ACT 值，并且静脉应用肝素以保持目标 ACT。

急性卒中患者，给予低剂量的2000~3000U肝素并且给予持续给予400U/h。准备一个6F导引导管（Envoy Cordis Endovascular Systems, Miami Lakes, FL），持续肝素盐水冲洗，使用一个儿科用传感器在管道间控制速度，来确保持续肝素盐水的流速为30 mL/h。

在进行导管操作之前，应该确认颈动脉和椎基底动脉显示清楚，目的是为了辨认任何无症状的病变，包括狭窄和动脉硬化性斑块，也要注意串联病变的可能性。

进入导引导管并到达一定位置以便在病变血管内提供足够的支撑力，放在病变的近心端。当有证据证实动脉闭塞和与急性神经功能障碍一致时，考虑动脉溶栓，通过微导管注射药物（Rapidtransit, Cordis Endovascular Systems, Miami Lakes, FL）。经导引导管在微导丝（Transcend, Boston Scientific, Natick MA）导引下将微导管送到病变部位，全程使用路途和X线透视。可能的情况下，将微导管送至阻塞部位的远端并且通过斑块逐步回拉使溶栓剂在阻塞段远端、阻塞段内和近端注射。[9]手推rt-PA至主要闭塞部位以远，随后用0.5mg/mL的浓度20 mL/h的速度注射（10mg/h）。注射需做以下准备，将10mg t-PA溶在20mL生理盐水内，制成1mg/2mL浓度（或0.5mg/mL），当导管逐步

退出血凝块后，每15min行血管造影（在2.5mg rt-PA注射后）。每15min造影后动脉仍然闭塞，微导管再次穿过病变，手推1~2mg rt-PA，并且重新开始t-PA注射。动脉给予rt-PA的最大剂量是22mg（包括团注和注射）。最大动脉剂量的计算不包括静脉注射的，在笔者的流程中静脉注射剂量为0.6mg/kg，这低于被批准的0.9mg/kg剂量。[22]以下情况注射不再继续：①已达到足够再通；②在造影时可见血管外造影剂；③已经给予50mg的最大剂量，或④已经接近最大剂量而没有临床或影像的改善。动脉溶栓的其他药物包括：阿昔单抗、尿激酶和尿激酶原。如果溶栓导致血流不足或再通失败，可行球囊成形（参阅球囊成形）。[9]

如果狭窄是引起症状的原因，适合行球囊成形和支架植入（图45.1a）。在血管造影上测量狭窄的长度和直径，以及狭窄远心端和近心端正常血管的直径。选择成形的球囊直径大约为狭窄近端和远端尺寸的75%~80%（图45.1b）。

如果需要植入支架，支架直径应等于或稍大于正常血管的直径，支架长度应该超出狭窄的远近端各2~3mm。在开始球囊成形前，再次确认导引导管位置良好，能够支撑球囊成形微导管和支架系统。选择一个工作角度，用足够

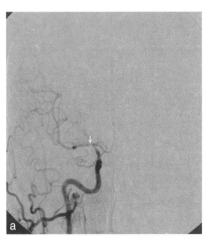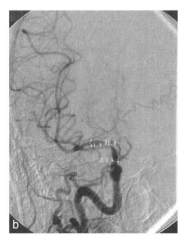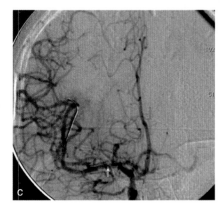

图45.1 （a）术前造影显示大脑中动脉近心端的狭窄。（b）狭窄及病变远端血管的测量。（c）支架释放后，微导丝在大脑中远端的位置，狭窄明显好转（箭头）

的放大倍数显示目标动脉。同时，作为路途的补充，一个实时透视影像应在全程存在。

血管成形

血管成形的目标是扩张狭窄达到狭窄近端和远端正常管腔的大约75%~80%，尝试达到正常直径或者过度扩张，可能会导致夹层或血管破裂。如果在栓塞性闭塞时实施血管成形，目的重新建立通过闭塞血管的血流。

准备球囊导管，将造影剂稀释，比例为2/3造影剂和1/3盐水，用于充盈球囊。笔者的做法是不在体外清洗球囊导管，以便当其通过病变时保持正常的光滑轮廓。相反，在球囊到位跨过病灶时应用一个装有2~3mL稀释造影剂的20mL注射器抽吸管腔形成负压，并且释放负压，如果注射器处于直立的状态，从管腔中溢出的空气将在注射器内形成气泡上升，然后管腔被稀释的造影剂充填。

充盈装置压力计的准备

用10mL造影剂和5mL肝素化盐水（2/3：1/3浓度）充填一个20mL注射器。在充盈装置上接一个三通，并且在三通的另一路连接20mL装有造影剂的注射器。将造影剂吸入充盈装置，只留2~3mL造影剂在注射器内。冲洗出充盈装置，导管和三通远端内的空气，将充盈装置放于桌上备用。

经皮腔内球囊导管的放置

确认双腔导管或允许导丝通过的球囊导管（Gateway, Boston Scientific, Natick, MA）在0.014in 的交换微导丝（长度300cm）导引下进入导引导管，保持持续肝素盐水冲洗。一旦球囊导管的远端进入导引导管，伸出微导丝以便其能够引导球囊导管。持续推进球囊导管和导丝直至球囊导管近端标记与导引导管的末端RHV（旋转止血阀）重合，提示球囊导管的头端已经到达导引导管的远端。透视确认微导管、导丝和导引导管的位置。在合适的工作角度造影来显示和治疗病变，通过导引导管上的三通手推造影剂完成造影。在路图的导引下，以一个恒定的半旋运动推动导丝通过病变，微导丝送至病变远端足够的长度，为球囊前进提供支撑，直到球囊导管头端的两个标记带（标明成形球囊的近端和远端）已经通过病变，为了更好地看清标记，必要时使用透视像和放大像。造影确认球囊与狭窄的相对位置，每次球囊调整时需重复造影，直至球囊位置完全满意。

应用装有稀释造影剂的充盈装置，通过三通抽吸注射器（管口朝下），将球囊成形系统内的空气冲洗干净，慢慢释放注射器的活塞，用针筒内的造影剂置换空气。旋转三通直至充盈装置开通，使用球囊导管提供的图表来预测充盈时的球囊直径。慢慢充盈扩张球囊，通过转动螺旋柄缓慢充盈，保持的速率<1atm/15s（使血管是扩展，而不是撕裂）。不断透视来观察球扩进程。在充盈过程中，球囊因狭窄而出现"腰部"，随着球扩的进程"腰部"将消失。一旦到达目标压力，在此压力以上增加1~2 atm并保持10~30s。即刻造影评估球囊完全泄掉后球扩结果。为了完全泄掉球囊，打开三通用注射器抽吸导管，当抽吸充分时关闭通向注射器的三通，并在透视下确认球囊完全泄掉。如果需要，可按上述步骤重复进行球囊扩张成形。

撤出经皮腔内成形的球囊导管

透视确认球囊完全泄掉，在持续透视下，开始撤回球囊导管，同时保持微导丝通过病变的位置。这需两个人同时操作：主要的术者在RHV处控制导引导管的尾端，另一个操作者沿着导丝回拉球囊导管，同时在显示器上密切观察导丝头端来确认其没有被意外撤出。整个装置应保持伸直，以确保良好的控制和可操作性。当沿着导丝撤出导管时，第二个术者逐步远离第一个术者来保持系统的伸直状态。整个过程中，小心地避免导丝和导管不接触未消毒地方。一旦球囊导管的远端出了RHV的尾端，第一个术者抓住导丝并且做一个小环而控制其不动，拧紧 RHV 旋钮固定导丝，然后当第二个术者将导管撤离导丝时，第一个术者由近及远用湿纱布条擦拭体外的导丝。

使用肝素盐水擦洗球囊导管并将其保存在盛有同样溶液的盆中，以备再次使用。造影检测并评估结果，如果结果满意，可撤出导丝，如果计划下一步放置支架，保持导丝在病变远端。

释放支架

支架的尺寸等于或稍大于正常血管直径，小尺寸的支架有向前移动或错位的风险。支架应该超过狭窄段的远端或近端各 2mm。

下文描述 Wingspan 支架的使用技术（Boston Scientific,Natick,MA）。

选择合适的支架

研究血管造影来选择合适尺寸的支架，测量病变远端和近端正常血管的直径，选择等于或稍大于正常血管直径的支架，支架长度最少应该覆盖远近端各 2mm，例如对于 4.4mm 直径的血管和 4mm 长的病变，使用 4.5 支架（其可以扩张至 4.9mm），用一个 9mm 或者更长的支架（参考产品包装内尺寸指南表格）。

支架的准备

用一个 15mL 注射器使用盐水冲洗支架包装盘，从托盘中轻轻拔出系统的近端部分，找到外层导管的 RHV 并且拧紧，固定于支架系统的内层稳定导管上，将整个系统取出放于桌上。检查支架系统是否存在损坏或裂纹，包括支架接近导管远端的位置。将 RHV 连接到内层导管的尾端，这是该系统最近端的部分。使用肝素盐水冲洗内层导管的管腔，放松前面拧紧的外层导管的 RHV，用肝素盐水冲洗管腔排气，缓缓推进内层导管的推动杆直到近端不透光的标记带到达支架的近端。再次拧紧外导管的 RHV 使其锁定在内层导管上，这样整个系统作为一个单元移动。选择内管和外管 RHV 侧臂接肝素盐水冲洗。

支架放置

透视下确认导丝仍在病变以远，工作角度造影，从导丝后端装载支架系统，放松导引导管 RHV 的毂环并且推入支架系统。当支架系统仍然在导引导管内时，做路图来辅助导引。通过微导丝推进支架系统直至支架通过病变，并且支架上的远端标记带已经到达病变远端，确认微导丝头端位置、支架头端的标记带和支架推送杆上近端的标记带，导丝的远端应该通过病变并且在支架的远端标记带以远。支架上的远端标记带保持在病变远端以远，近端标记带在病变的近端。经典地，首先推送支架标记到达病变的远端，然后拉回到跨过病变的位置，这将确保去除了输送系统上多余的力量，限制了推送过程中支架前移，造影确定支架位置，必要是调整支架位置，并重复造影。

拧松外层导管的 RHV 并且轻拉外部导管的尾端，直到支架直接与病变重合。锁紧 RHV，如果需要时后撤系统确保所有松弛被去除，系统完全伸直，造影确认最终位置满意，确保能够看见病变远端的血管，拧松外层导管的 RHV。

在持续透视下释放支架，一手稳定住内层导管，同时另一只手抓住外部导管的尾端并回撤，透视下看到支架远端的标记带扩展成多个小标记时，提示支架张开，以流畅的运动持续释放支架，直到支架完全释放。一旦开始释放支架，不要尝试移动支架或推送外层导管。当支架彻底释放后，再次拧紧外层导管的 RHV 并回撤整个系统，保持导丝在病灶以远。一旦系统撤出导引导管的 RHV，将导丝成环并在导引导管的毂环端固定住。停止透视并从导丝上移除系统，正如前述移除球囊一样，这个操作也需要两个人完成。

在撤出导丝前，行血管造影，包括标准前后位和侧位像，与操作前的血管造影比较，确认满意的结果，并排除任何提示栓塞的远端血管的中断或改变。当成功球囊成形和支架植入后，先前阻塞的或狭窄的血管将显现出明确的再通。笔者倾向于在清醒镇静下进行手术，仔细地检查患者以发现任何新的神经功能障碍，而后撤出导丝。如果计划经皮封闭股动脉穿刺点，撤回导引导管至股动脉并且以同侧45°斜角行股动脉造影。如果动脉切开在股动脉分叉的近端并且血管直径≥4.9mm，笔者建议用Angio Seal进行血管缝合（St.Jude Medical.St.Paul,MN），使用无菌纱布覆盖穿刺点。

替代的支架系统

在<4.5mm的血管中使用Enterprise血管重建装置（Cordis Corp.Bridgewater, NJ）越来越多，因为其释放简单，优于目前在市场中其他系统，其局限性是它仅有一个直径型号：4.5mm，其释放简单描述如下。

内径0.021的Prowler Select Plus（Cordis）导管持续肝素盐水冲洗，在0.010或0.014微导丝导引下进入血管内，微导管头端放置于狭窄远端。小心地从包装内拿出血管重塑装置，将输送导丝从卡环的夹子里释放出来，同时抓住输送导丝和导引器，防止支架移动。确认整个系统没有受到损伤，输送导丝的头端保持在导引器中。将导引器部分送入Prowler微导管尾端的RHV内，在导引器周围拧紧RHV并冲洗排掉所有气泡，确认盐水到达引导器的近端。前送导引器直至其前端完全和微导管贴合并拧紧RHV，前送输送导丝将支架自导引器内推入微导管，继续送入导丝直至输送导丝参考点（距导丝顶端150cm）进入导引器，松开RHV并移去导引器。自此开始，透视下监视支架到达微导管头端。支架的定位是将输送导丝上的标记和病变重合而完成，支架要超过病变的远近端各5mm，当支架到位良好时，小心回撤微导管同时保持输送导丝在一个固定位置。当微导管回撤后支架张开，如果位置不理想，支架可被回收并且重新定位，除非支架的近端定位标记

与微导管的远端标记带重合。在微导丝上维持一些张力来保持支架稳定。不要多于1次尝试回收支架和重定位，一旦支架完全释放，上推并定位微导管远端至支架以远。在这种情况下，在撤出输送导丝后通路仍被保留，撤出并丢弃输送系统。

可能的并发症和并发症处理

问题和解决方法

问题： 串联病变。

确定如果远端病变无法到达，扩张近端的病变是否受益，确定是否所有的病变都需要扩张，能否做同样的治疗。

问题： 因为血管迂曲不能到达病灶或保持通路顺畅。

策略： 置一个长鞘（45cm）或一个Shuttle长鞘（90cm）（Cook Medical, Bloomington, IN）以获得更好的支撑。前循环病变的患者，在降主动脉的上段放置Shuttle长鞘，在导丝引导下将一个H1导管进入目标颈总动脉（common carotid artery, CCA），然后通过导丝和H1导管将Shuttle长鞘进入CCA。

考虑股动脉以外的其他经皮通路（如桡动脉或肱动脉），直接颈动脉通路可大大消除血管迂曲的影响，但是并发症的风险增加，包括可能的致死性栓子等。

问题： 尽管前推球囊导管，但球囊导管没有向前移动。

这种情况的发生可能是导引导管位置改变，后退掉入颈外动脉（ECA）、CCA或更近端。

策略： 定位导引导管的头端，当其已经掉下的情况下，松开与导引导管的连接的RHV，同时回撤球囊导管和导丝去除系统上的松弛的部分，直到襻消失系统被拉直。沿着微导管和微导丝推进导引导管到预想的位置。

问题： 球囊导管不能通过病变。

策略：使用一个小尺寸球囊导管通过病变，行球囊扩张来"预扩"病变，然后再尝试使用理想尺寸的球囊导管。可选择顺序扩张技术，将球囊定位于狭窄近端，充盈球囊扩张，然后泄掉，推动球囊至病变远端，再次充盈球囊，必要时重复以上步骤，直至整个病变被覆（"冲撞和跑"技术）。

问题：在球囊扩张过程中的充盈装置断开。

策略：在球囊导管尾部侧端接一个大针筒注射器，并在回撤之前抽吸完全吸扁球囊。

问题：球囊成形后造影显示远端血流消失（这可能是急性血管痉挛或球囊成形夹层所致）。

策略：保持导丝在病变远端，快速植入支架跨越病变，可考虑重复球囊成形；如果怀疑是痉挛，也可考虑通过微导管给予维拉帕米，随后完成球囊成形和支架植入。

问题：在球囊成形过程中，导丝的近端/头端接触未消毒的地方而污染（如穿刺针或静脉电极）。保持导丝在病变的远端是必须的，因此，绝对禁止撤出或丢弃导丝。

策略：使用酒精纱布去擦洗暴露的导丝，作为一个额外的预防，用第二块纱布重复擦洗。

在支架放置过程中的问题和解决办法。

问题：支架近心端和远心端血管直径的不同。

策略：使用自膨支架，使用较大直径的血管测量值，例如，如果基底动脉测量4mm，大脑后动脉2mm，支架尺寸应该≥4mm。

问题：推进支架系统时的阻力。

策略：确认系统是直的并且没有松弛的部分，否则将导致多余的张力附加于系统，轻轻回撤支架系统和导丝消除张力。检查导引导管位置良好可提供足够的支撑，如果位置不佳，推进导引导管。如果在支架系统中有任何成襻，回撤使其变直。对于Wingspan支架，考虑换用柔软的（floppy）微导丝，而不是更硬的支撑微导丝，使支架系统具有更好的可操作性。确保冲洗系统正常。相反地，如果采用了一个很软

的导丝，要考虑换一个更硬点的，这可以提供更好的支撑。

一旦开始前推支架系统，就持续推进，即使已经到达病变的远端，因为系统从远端至近端比较容易，反向运动则困难得多。尽管操控正确，仍有持续的不可控的阻力，应考虑到继续使用该导丝可能引起损伤，应放弃其并更换新的导丝（如是Wingspan系统），同时，检查和考虑更换支架系统。

问题：释放支架时感觉到阻力。

对策：通常会遇到一定程度的阻力，这是可以遇见的。但如果阻力过多，应检查确认整个系统是直的并且没有额外的张力。轻轻回撤系统和导丝来去除额外的张力。

检查导引导管的位置来确认其能够提供良好的支撑，如果不行，进一步前送导管。如果始终存在额外的张力，可考虑放弃支架系统并更换一个新系统。如果已经开始释放支架，不要尝试重新回收支架，应继续完成操作。但Enterprise系统能在操作中被回收1次，支架的近端位置标记与微导管的远端标记带重合时，提示支架即将释放，在此之前属于可回收的范围，可以回收支架。

问题：支架释放过程中错位。

策略：如果释放时支架向远端移位，小心地整体回撤系统，直到其回到预想部位，再继续释放。如果回撤困难，就在现有的位置释放支架，然后植入第2个支架来覆盖需要的区域。

如果释放支架时支架向近心端移位，不要尝试向前推动支架到设想的位置，就原位释放Wingspan支架，保持导丝通路，然后植入另一个支架覆盖远端的位置。Enterprise支架可以回收一次并且重新定位。

问题：支架仅覆盖部分病变。

策略：保持到达病变的通路顺畅，丢弃用过的支架系统，更换一个新的系统，其应该等于或者大于第一个支架尺寸。在第一个支架内

放置第二个支架（套管式）以便整个病变被覆盖，至少在每一端各覆盖 2mm 的正常血管。

问题：在支架释放后回收系统过程中的阻力。

对策：确保整个系统（在患者体内和体外）是直的并且没有张力附加，轻轻回撤系统和导丝去除多余的张力。整个过程中保持导丝头端在病变以远。如果张力始终存在，松开支架系统外层的 RHV 并拉回内层导管直到其头端和外层导管头端重合。拧紧外层 RHV 并撤出整个支架系统。

问题：导丝在支架内缠绕无法撤回。

对策：这通常发生在支架释放前放入导丝的过程中。这种情况下，导丝撤回时保持支架的稳定防止支架移位是非常重要的，可沿导丝推送一个成形球囊到达其遇到阻力的地方，在这一点导丝穿过支架的结点。按照邻近动脉直径充盈球囊，固定球囊导管，然后用力撤回导丝。

问题：释放支架中出现破损或机械失败。

策略：如果支架被部分释放，部分仍在鞘内，考虑将整个系统和支架一起撤出患者体外，或者无法完全撤回，撤回并释放到一个无关紧要的位置（如颈外动脉及其分支）。

假如支架已经完全释放，撤回并丢弃支架系统，通过导丝进入一根微导管 [如 Excelsior SL 10（Boston Scientific）或 Prowler Select Plus]，通过微导管进入 Alligator 抓捕器或者相似的取栓装置，抓住支架并拉回至微导管头端，如果可能的话，撤回支架和微导管进入导引导管，一旦进入导引导管，撤出整个系统，除了导丝。如果支架不能够撤入导引导管，放置在导管头端并且撤出整个系统（除了导丝）。

总　结

卒中是非常常见的急诊，并随着人口老龄化变得更加普遍。成功处理卒中，时间是最重要的，目前推荐对于 3~6h 前循环卒中可行血管内介入治疗。如果是后循环卒中，时间限制不清楚，介入能在 24~48h 内尝试进行。一旦建立血管通路，给予全程肝素化令 ACT 目标值维持到 300~350s，以减少医源性栓塞风险。如果技术难度源于血管迂曲，快速解决这一问题，而不是无效地重复相同的方法。如果长鞘不能解决问题，考虑另外可行的路径来规避迂曲血管（如桡动脉和肱动脉入路）。保证导引导管在安全的前提下尽可能地靠近病变，以提供足够的支撑确保球囊和支架安全释放。整个系统必须保持伸直以避免操作困难或支架球囊系统的脱出。应避免球囊成形时的过度扩张或小直径支架的使用。如果支架已经植入，至少静脉使用肝素 12h 和氯吡格雷口服 4 周，直至支架内膜化已经发生，以避免支架内血栓形成。

总　结

- 药物治疗无效的颅内血管狭窄患者，卒中的复发率或死亡率很高。
- 药物难治的颅内狭窄，可考虑颅内血管成形和（或）支架成形。
- 单独球囊成形有很高的技术成功率。当单独球囊成形不能达到满意的效果时，可考虑支架植入。

并发症的预防

- 要频繁行脑血管造影，始终清楚介入装置在血管内的位置。
- 在介入治疗中每小时监测 ACT，目标 ACT 值是 300~350s。
- 保持整个系统伸直，避免操作困难和材料脱出。
- 如果遇到阻力，不要推或拉器械对抗阻力，寻找阻力的原因并解决。

- 球囊形成后狭窄的直径不能超过正常血管的直径。
- 不能使用小直径的支架。

并发症的处理

- 支架释放后没有正确地覆盖病变，以套叠的方式植入第2个支架，覆盖病变远近端血管最少2mm。
- 由于血管迂曲导致到达病变困难时，考虑置长鞘或Shuttle长鞘。
- 假如导丝在支架内缠结，首先在支架内充盈成形球囊达到血管的直径，然后再尝试撤出导丝。

参考文献

[1] Lopez AD, Murray CC. The global burden of disease, 1990-2020. Nat Med, 1998,4(11):1241–1243

[2] Helgason CM, Wolf PA. American Heart Association Prevention Conference IV: prevention and rehabilitation of stroke: executive summary. Circulation, 1997,96(2):701–707

[3] Adams HP Jr, del Zoppo G, Alberts MJ, et al. American Heart Association; American Stroke Association Stroke Council; Clinical Cardiology Council; Cardiovascular Radiology and Intervention Council; Atherosclerotic Peripheral Vascular Disease and Quality of Care Outcomes in Research Interdisciplinary Working Groups. Guidelines for the early management of adults with ischemic stroke: a guideline from the American Heart Association/American Stroke Association Stroke Council, Clinical Cardiology Council, Cardiovascular Radiology and Intervention Council, and the Atherosclerotic Peripheral Vascular Disease and Quality of Care Outcomes in Research Interdisciplinary Working Groups: the American Academy of Neurology affirms the value of this guideline as an educational tool for neurologists. Stroke, 2007,38(5):1655–1711

[4] Rothwell PM, Eliasziw M, Gutnikov SA, et al. Carotid Endarterectomy Trialists Collaboration. Endarterectomy for symptomatic carotid stenosis in relation to clinical subgroups and timing of surgery. Lancet, 2004,363(9413):915–924

[5] Thijs VN, Albers GW. Symptomatic intracranial atherosclerosis: outcome of patients who fail antithrombotic therapy. Neurology, 2000,55(4):490–497

[6] Boulos AS, Agner C, Deshaies EM. Preliminary evidence supporting the safety of drug-eluting stents in neurovascular disease. Neurol Res, 2005,27(Suppl 1):S95–S102

[7] Gupta R, Schumacher HC, Mangla S, et al. Urgent endovascular revascularization for symptomatic intracranial atherosclerotic stenosis. Neurology, 2003,61(12):1729–1735

[8] Ueda T, Sakaki S, Nochide I, et al. Angioplasty after intra-arterial thrombolysis for acute occlusion of intracranial arteries. Stroke, 1998,29(12):2568–2574

[9] Ringer AJ, Qureshi AI, Fessler RD, et al. Angioplasty of intracranial occlusion resistant to thrombolysis in acute ischemic stroke. Neurosurgery, 2001,48(6): 1282–1288, discussion 1288–1290

[10] Michels KB, Yusuf S. Does PTCA in acute myocardial infarction affect mortality and reinfarction rates? A quantitative overview (meta-analysis) of the randomized clinical trials. Circulation, 1995, 91(2):476–485

[11] Levy EI, Ecker RD, Horowitz MB, et al. Stent-assisted intracranial recanalization for acute stroke: early results. Neurosurgery, 2006, 58(3):458–463, discussion458–463

[12] Cruz-Flores S, Diamond AL. Angioplasty for intracranial artery stenosis. Cochrane Database Syst Rev, 2006,3(3):CD004133

[13] SSYLVIA Study Investigators. Stenting of Symptomatic Atherosderotic Lesions in the Vertebral or Intracranial Arteries (SSYLVIA): study results. Stroke, 2004,35(6):1388–1392

[14] Puetz V, Gahn G, Becker U, et al. Endovascular therapy of symptomatic intracranial stenosis in patients with impaired regional cerebral bloodflow or failure of medical therapy. AJNR Am J Neuroradiol, 2008,29(2):273–280

[15] Chimowitz MI, Lynn MJ, Derdeyn CP, et al. SAMMPRIS Trial Investigators. Stenting versus aggressive medical therapy for intracranial arterial stenosis. N Engl J Med, 2011,365(11):993–1003

[16] The EC/IC Bypass Study Group. Failure of extracranial-intracranial arterial bypass to reduce the risk of ischemic stroke. Results of an intemational randomized trial. N Engl J Med, 1985, 313(19):1191–1200

[17] Wolpert SM, Bruckmann H, Greenlee R, et al. Neuroradiologic evaluation of patients with acute stroke treated with recombinant tissue plasminogen activator. The rt-PA Acute Stroke Study Group. AJNR Am J Neuroradiol, 1993,14(1):3–13

[18] Levy EI, Siddiqui AH, Crumlish A, et al. First Food and Drug Administration-approved prospective trial of primary intracranial stenting for acute stroke: SARIS (Stent-Assisted Recanalization in acute Ischemic Stroke). Stroke, 2009,40(11):3552–3556

[19] Roubin GS, Yadav S, Iyer SS, et al. Carotid stent-supported angioplasty: a neurovascular intervention to prevent stroke. AmJ Cardiol, 1996,78(3A):8–12

[20] Fiorella D, Levy EI, Turk AS, et al. US multicenter experience with the Wingspan stent system for the treatment of intracranial atheromatous disease: periprocedural results. Stroke, 2007, 38(3): 881–887

[21] The National Institute of Neurological Disorders and Stroke rt-PA Stroke Study Group. Tissue plasminogen activator for acute ischemicstrol«e. N EngI J Med, 1995,333(24):1581–1587

[22] Khatri P, Hill MD, Palesch YY, et al. Interventional Management of Stroke III Investigators. Methodology of the Interventional Management of Stroke III Trial. Int J Stroke, 2008,3(2):130–137

[23] Smith WS, Sung G, Starkman S, et al. MERCI Trial Investigators. Safety and efficacy of mechanical embolectomy in acute ischemic stroke: results of the MERCI trial. Stroke, 2005, 36(7):1432–1438

[24] McDougall C, et al. The Penumbra Pivotal StrokeTrial: safety and effectiveness of a new generation of mechanical devices for clot removal in acute ischemic stroke//Intemational Stroke Conference Proceedings. New Orleans, LA: American Stroke Association, 2008

第 46 章　视网膜中央动脉阻塞

Roger E.Turbin, Charles J.Prestigiacomo

眼球和眶部循环

颈内动脉（ICA）和颈外动脉（ECA）为眼球和眶部结构提供血供。尽管 ICA 通过眼动脉（Ophthalmic Artery，OA）是主要的供血模式，眶部结构还接受来自 ECA 的血供，包括脑膜中动脉通过脑膜泪腺动脉和面动脉通过眼睑动脉等方式。眶部血管作为 ICA 与 ECA 之间显性的或者潜在的侧支循环而存在，眼球内也通过视网膜和脉络膜循环而存在双重血供，然而正常血流模式下，两个循环的母血管均为 ICA 循环的分支，尽管 OA 的终末分支和颈外动脉形成侧支循环。更特别的是，视网膜的内层由视网膜中央动脉（Central Retinal Artery，CRA）供血，视网膜外层血供则源于睫状后动脉的脉络膜循环，这两支血管都是眼动脉的分支。此外，当存在原始颈内动脉或颈外动脉为主供血的循环模式时，眶部血供存在很多不同的模式。

眼动脉循环

OA 起自硬脑膜内的位置（90%），通常是颈内动脉第一个主要分支，在 C5 段和 C6 段的结合部发出，[1] 其常在 ICA 下侧方紧临视神经，因为二者都要经视神经孔入眶，视神经管内 OA 常在中央从外向内的方向通过到达视神经。有些情况下，OA 发源于颈动脉海绵窦段（8%）并且通过眶上裂（superior orbital fissure，SOF）入

眶，更少见的是 OA 源于 C3~C4 的颈内动脉虹吸段、大脑前动脉（ACA）或通过脑膜中动脉或通过脑膜副动脉起自颌内动脉（0.5%）。[1,2] 眼动脉在眶内发出多变的分支，如泪腺动脉、内侧和外侧睫状后动脉、无名的肌支、视网膜中央动脉、筛前动脉和筛后动脉、更末梢的眼睑中央动脉、鼻背动脉和滑车上动脉（图 46.1）。[3]

眼动脉的变异

成人眼动脉是胚胎腹侧眼动脉和背侧眼动脉的融合，胚胎腹侧眼动脉起源于大脑前动脉并通过视神经管进入胚胎眶部，背侧眼动脉从颈内动脉虹吸段发出并经眶上裂入眶。背侧眼动脉逐渐退化，只剩下成年眼动脉单一起源于颈内动脉床突上段经视神经管入眶。但是也有背侧眼动脉不退化的情况，这导致 8% 的眼动脉起源于颈内动脉海绵窦段经过眶上裂进入眼眶。还存在其他的模式，特别是如果颅内起源的眼动脉不能很好地发育或不能适当的退化，则主要由颈外动脉通过 IMA 供血（图 46.2）。[1-3]

视网膜循环

眼动脉起源的视网膜中央动脉的 4 个主要分支（鼻上支、颞上支、鼻下支、颞下支）供应视网膜（起自双极细胞的神经纤维层）的内层（大约 2/3）。在罕见的情况下，CRA 起源于睫状中后动脉，每一主干分支在远端继续分叉

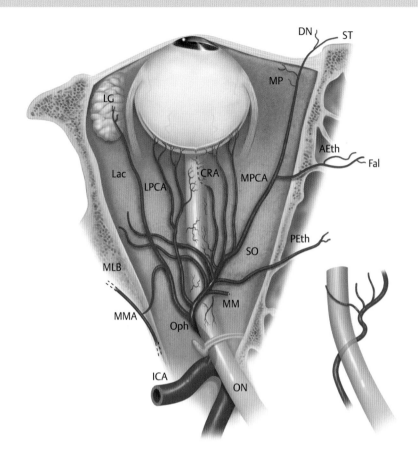

图 46.1　眼动脉眶内分支的上面观。眼动脉（Oph）通常通过视神经上方并发出分支，成为中央肌支（MM）、上斜支（SO）、筛后支（PEth）、筛前支（AEth）、大脑镰支（Fal）、睑内侧支（MP）、鼻背支（DN）、滑车上支（ST）、睫状内侧（MPCA）和侧后动脉（LPCA）、视网膜中央动脉（CRA）、泪腺动脉（Lac）。在眶内，脑膜中动脉（MMA）的脑膜泪腺支（MLB）通过眶上裂到达泪腺动脉（Lac）。在较为少见的情况下，眼动脉在视神经下方通过，血管分支模式不同

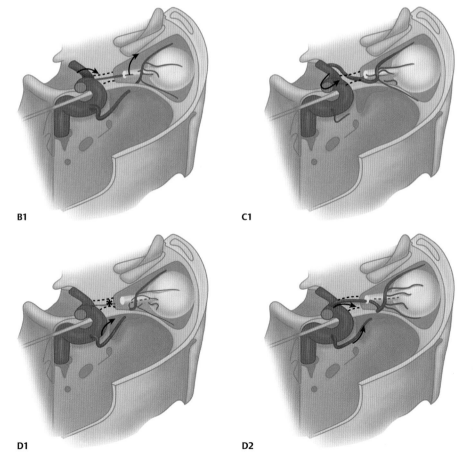

图 46.2　代表两根原始眼动脉（OA）独立存在且互不吻合。第一根 OA 起自颈内动脉床突上段，第二根原始 OA 发自颈内动脉海绵窦段。变异的 C1 代表 OA 源于大脑前动脉，原因是腹侧 OA 和颈内动脉虹吸段之间没有吻合支存在。变异的 D1 代表 OA 发自海绵窦段，原因是腹侧支发生退化，而背侧的原始 OA 仍存在。变异的 D2 代表背侧 OA 未退化，源于海绵窦段的腹侧 OA 和背侧 OA 通过眶上裂（SOF）持续供血

形成血管树，这将形成节段性放射状视网膜毛细血管网。深部的视网膜外层（光感受器）接受来自脉络膜毛细血管的血供，源于睫状后动脉终末支的节段性叶状功能血供。眼球滋养血供是分散的，正常情况下视网膜循环和睫状后血管间常常不存在直接吻合。在一些情况下，在外围视网膜、鼻侧视网膜、视盘周围视网膜

和乳头黄斑区视网膜由脉络膜血管或脉络膜循环少见的回返支供血，如睫状视网膜动脉。后者可以通过经 CRA 主干行荧光造影进行鉴别，有时血管在视盘表面以下分开，可能被误认为睫状视网膜动脉（图 46.3）。

视神经的血供是复杂的，存在一定争议，不是本章讲述的范围。作者们讨论了源于软脑膜、睫状后血管、脉络膜毛细血管、CRA 细小的神经内末梢血管和 HallerZinn 不完整的动脉环的血供，在视神经板前部、板部、板后部和视盘表面等部位相关血供分布（图 46.4，图 46.5）。在功能上，视神经远端很少有侧支循环，这将导致其血流容易被影响，导致不正常血流状态的发生。

临床表现

典型的视网膜中央动脉闭塞（CRA occlusion，CRAO）是一种不可逆的视网膜梗死，表现为无痛性、常常严重的视力丧失合并同侧瞳孔传入神经损害、动脉流量降低引起的视网膜水肿、视网膜内动脉和静脉的血流碎片化（巨大的）和视网膜水肿后出现的樱桃红点征象（图

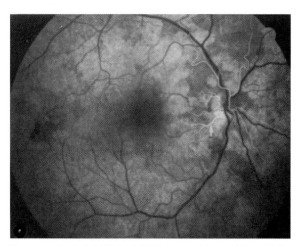

图 46.3　静脉注射荧光造影剂后 12s 的视网膜和睫状"双循环"的早期影像。背景的睫状循环首先充盈，补丁样表象代表了部分充盈。在最初眼内脉络膜变红后几秒钟可以看到鼻上、颞上、鼻下、颞下视网膜分支被部分充盈。染色还未转变，视网膜静脉未被充盈。白箭标出一根偶然发现的睫状视网膜动脉早期显影，它是由脉络膜循环而非中央视网膜循环供血的，更早期的图像证明这支睫状视网膜动脉由脉络膜动脉而并非视网膜中央动脉的深部分支供血

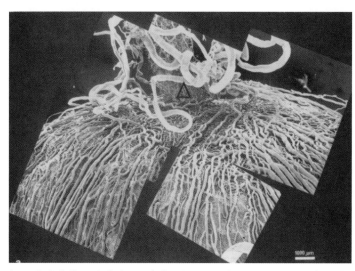

图 46.4　在终板后视神经与眼球的连接处的动脉、小动脉、毛细循环电子扫描显微照片的拼接图。最大的血管（空箭头）显示源自眼动脉的睫后血管，软脑膜血管网覆盖更后部的视神经，并且眼的睫状血管网能够看得很清楚。视网膜中央动脉没有显示

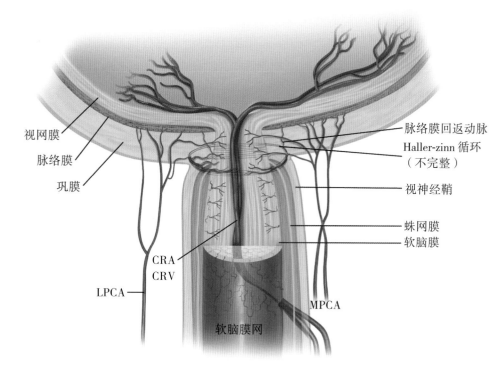

图46.5 视神经近端的血供和源自睫状内侧（MPCA）和侧后动脉分支（LPCA）的脉络膜血管、不完整的Haller-Zinn循环、软膜血管网、脉络膜回返动脉。和视网膜中央动脉（CRA）相比，脉络膜动脉的血供源于眼动脉（OA）的不同分支，视网膜中央动脉也是眼动脉的分支

46.6）。CRAO是导致视力丧失的少见原因，作者在一个为200 000人口服务的三级医疗中心，估计急性CRAO的发生率为每年0.85/100 000。[5]

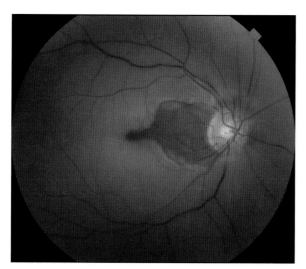

图46.6 右眼的彩色照片，视网膜中央动脉闭塞。缺血视网膜广泛的变白。中央区存在樱桃红点。此外，樱桃红点和视盘之间的很小区域是存活的，这里睫状视网膜动脉持续灌注着这片正常的视网膜孤岛。高倍放大时，可见在变细的动脉和静脉中的平行血流（引自Michael W.Lazar）

典型表现为单侧突发、严重、无痛性同侧视力丧失等，最常见的是20/400范围内只有光感，偶尔患者可能没有光感，视力好于20/400的情况很少见，除非为短暂性闭塞或部分（分支动脉）的阻塞。尽管CRA的闭塞更常发生于视神经头的筛状板部或更深的水平，但可以在CRA或其分支内观察到视网膜栓子。CRAO的原因包括血管内血栓形成；黄胆固醇栓子所致的栓塞，栓子源于动脉粥样硬化斑块（74% Hollenhorst斑块）、血小板-纤维蛋白斑块（15.5%Fisher斑块）、钙斑（10.5%）、医源性/外源性（肿瘤/脂肪注射或栓塞/皮质类固醇/滑石粉）、[6]颈动脉阻塞性病变、血管炎、血管痉挛、压迫和血液病。

CRAO急性期荧光血管造影显示视网膜动脉的显影延迟或充盈消失，且动静脉循环时间延长，很少的侧支循环通过视盘周围毛细血管充盈动脉树。有些情况下，通过开放的睫状视网膜动脉保持着中央黄斑乳头的灌注。多数CRAO

模式中，深部脉络膜循环得以保存，CRAO 的血管炎（混合型）模式中可以看到异常的脉络膜循环，如巨细胞（颞部）动脉炎，原因是存在 OA 主干闭塞，几乎都不是因为 CRA 起始部多发栓子脱落导致的。

视网膜眼底镜检查可以显示不同程度的视网膜水肿，严重程度取决于闭塞的严重程度和时间。已经进展到完全闭塞的 CRAO，中央凹区的视网膜节细胞层消失，和周围肿胀的、存在更多神经节细胞的视网膜相比显得更加透明，更深的脉络膜循环邻近肿胀和苍白黯淡的视网膜，红色是能够被看到，这样就产生了樱桃红点现象（图 46.6）。眼动脉闭塞时，樱桃红点可能消失，并可能出现眼球运动障碍。

预后估测因素

许多作者讨论闭塞的阶段（不全、次全和完全）和时间、睫状视网膜动脉侧支循环的存在、患者年龄、共患病因素和栓塞物的类型等均会影响 CRAO 的视力结果。Schmidt 定义不全闭塞（阶段Ⅰ）为轻度视网膜水肿，血流延迟但未完全阻断，并有樱桃红点征；阶段Ⅱ，次全闭塞，视力高度下降，明显水肿，樱桃红点征，间断血流；阶段Ⅲ，完全闭塞，大面积水肿，没有光感，没有樱桃红点征。[7]Hayreh 分级包括非动脉炎性 CRAO、非动脉炎性 CRAO 未累及睫状视网膜动脉、动脉炎性 CRAO 和短暂性非动脉炎性 CRAO。本章内后面的所有讨论均指非动脉性 CRAO。

非动脉炎性 CRAO 的自然史和视力结果

一个回顾性（1973—2000 年）研究纳入连续 244 例 CRAO 患者，均未治疗，74% 的患者视力仅有指数（counting fingers，CF）或更糟，

在亚组中 88% 的缺血性 CRAO 患者表现比 CF 差。未累及睫状视网膜动脉或短暂性非动脉炎性 CRAO 的临床表现稍好，视力在 CF 以下的比例分别为 51% 和 34%。上述三组患者的最终视力为 CF 或更差的比例分别为 80%、38% 和 13%。[8]Hayreh 和 Zimmerman 有关自然病史的数据显示某些患者可以自然改善，尽管在纯粹的非动脉炎性缺血模式的患者中比较少见（表 46.1）。在 Eagle 试验的准备时，Mueller 等分析了 71 例采用常规方法进行治疗的完全性 CRAO 患者，65% 的患者在 24h 内被治疗，59% 在 12h 内被治疗，11 例患者视力至少改善了 3 条 Snellen 线，28% 患者最终达到 BCVA 至少 20/400，15% 患者达到治疗前水平，没有患者恢复的比 20/60 更好。"新鲜 CRAO"患者好转平均数仅为 1 行视力，笔者得出结论这些"微创"的传统治疗没有统计学意义的治疗效果。[9]

20%~40% 的急性 CRAO 患者能够发现视网膜动脉栓子，据信主要来自颈动脉，而不是心源性。[10]尽管症状性栓子可能与后续的眼和脑血管卒中发作的风险相关，无症状性视网膜栓子不具有同样的预测价值。[11,12]最近的一个回顾性研究，针对 68% 的存在 CRAO 或 Hollenhorst 斑块，且之前没有一过性黑矇的患者使用双重影像检查，发现颈动脉疾病的比例比预想的低。和患眼同侧的颈动脉分叉处病变，68% 的患者狭窄程度小于 30%，22% 的患者的狭窄程度为 30%~60%，大于 60% 的狭窄程度仅存在于 8% 的患者中。[13]Benavente 也发现了一个现象，和经历半球 TIA 的患者相比，经历短暂单眼盲患者具有更低 CRAO 发生率和更轻的皮层 CVA 严重性，尽管单眼盲患者同侧严重颈动脉狭窄的发生率几乎是后者的 2 倍（31.7% vs.16.2%）。笔者推测反常的低卒中率可能是由于单眼 TIA 组存在更好的颈动脉侧支循环，或者视网膜比大脑对血小板性微栓子更加敏感。经历短暂单眼视力丧失且确认没有颈动脉侧支循环的患

表 46.1 CRAO 类型的最初和最终视敏度

CRAO 类型	视敏度	20/15	20/20	20/25	20/30	20/40	20/60	20/70	20/80	20/100	20/200	20/400	CF	HM	LP	NLP	全部 a
非动脉炎型	初始	–	–	–	1	–	–	–	–	6	13	–	66	44	28	12	171
	最终	–	–	1	1	1	–	–	–	9	14	–	43	23	19	12	122
非动脉炎型末累及睫动脉视网膜炎型	最初	1	4	2	3	–	3	1	–	2	–	–	7	9	2	–	35
	最终	–	2	–	2	3	3	–	–	6	2	–	4	6	–	1	29
动脉炎型	最初	–	–	–	–	–	–	–	1	–	1	2	2	2	–	7	13
	最终	–	–	–	–	–	–	–	–	1	1	–	–	1	–	8	11
短暂的非动脉脉炎型	最初	2	9	4	2	2	2	2	1	3	2	–	10	4	–	–	41
	最终	3	8	4	5	3	2	2	1	3	3	–	5	3	–	–	38
所有 CRAO	最初	3(1.2%)	13(5%)	6(2.3%)	6(2.3%)	–	5(1.9%)	4(1.5%)	1(0.4%)	11(4.2%)	16(6.3%)	2(0.8%)	85(32.7%)	59(22.7%)	30(11.5%)	19(7.3%)	260
	最终	3(1.5%)	10(5%)	5(2.5%)	7(3.5%)	7(3.5%)	5(2.5%)	1(0.5%)	1(0.5%)	19(9.5%)	20(10%)	1(0.5%)	52(26%)	30(15.5%)	19(9.5%)	21(10.5%)	200

CF：指数；CRAO：视网膜中央动脉阻塞；HM：手动；LP：光感；NLP：无光感；a：统计的最初和最终的视敏度的眼睛总数量不同是由于有些患者只就诊了 1 次

者，继发视网膜卒中的永久性盲的年发生率为 1%~2%，[14]3 年卒中发生率 16%，这一数据优于经历半球 TIA 并缺乏颈动脉侧支循环的患者，其 3 年卒中发生率为 34.4%。

传统治疗

对非血管炎性 CRAO 的传统治疗策略理论为增加视网膜的灌注，治疗可以直接取出或毁损可见的栓子 [眼球按摩、经腔内钕：钇－铝－石榴石（Nd:YAG）激光器血栓溶解]。[15]其他一些专家通过降低眼压来提高灌注压（局部和系统地控制房水、使用乙酰唑胺、静脉注射甘露醇、口服甘油、前房穿刺等）。还有一些治疗可以直接增加灌注或氧供（等容血液稀释疗法、注射右旋糖酐、加压供氧、口服阿司匹林、使用肝素及己酮可可碱等），或扩张动脉血管[混合氧（$95\%O_2,5\%CO_2$），舌下含服异山梨醇二硝酸盐，硝苯地平]（表 46.2）。不幸的是，前瞻性对照试验被过度限制，[16]不管欧洲眼部溶栓研究（EAGLE）的结论如何，大多数权威机构认定，没有足够的数据支持传统治疗的效果明确或优于自然病史。神经介入技术已在卒中治疗中得到很好的应用，最近受到关注。

神经介入策略

治疗的目的是破碎存在的血凝块，从而增加视网膜的灌注而保护视力。视网膜血管的不全闭塞尽管阻塞了部分血管，但仍能够为药物到达视网膜提供通路，使急性受影响且存在缺血半暗带的组织中存活的视网膜功能得以恢复。

CRAO 时溶栓可经动脉或静脉通路进行。在本章的下文部分，血栓溶解和纤维蛋白溶解被交替使用。受训后的人员可以在急诊室进行静脉溶栓。目前的回顾性研究已经证实现代溶栓药物的有效性，48.5% 的患者受益，视力能够

表 46.2 CRAO 的治疗方案 [4]

研究	患者数量	医疗处理	最终结果
Karjalainen,1971[19]（动脉栓塞患者未包括）	91	无评论	58% 盲，21% 好或视敏度好转
Neubauer 等,2000[20]	65	乙酰唑胺，阿司匹林，球部按摩，乙酮可可碱，β 受体阻滞剂，前房穿刺	15% 显示直接好转（至少提高 3 个视敏度等级）
Schmidt 等,1992[18]（常规治疗为对照组，另一组为少量局部经动脉纤溶治疗的患者）	41	眼部按摩，乙酮可可碱，前房穿刺	几乎没有视力提高，仅有 1 例患者视敏度提高至 20/50
Atebara 等,1995[8]	40	前房穿刺，混合氧疗	9 例患者（22.5%），视力提高
Augsburger, Magargal, 1980[21]	34	前房穿刺，眼部按摩，吸入治疗（95%O_2 和 5%CO_2），乙酰唑胺，阿司匹林	对 12 例患者有帮助（35%）（视敏度 ≥ 20/100）
Duker 等,1991[9]	33	混合氧疗（95%O_2 和 5%CO_2），眼部按摩，前房穿刺，局部马来酸噻吗洛尔，乙酰唑胺	29 例患者，低视力（指数或手动）；1 例患者视力恶化从 20/40 至指数；2 例患者最终视敏度 20/40；1 例患者 20/50；1 例患者 20/20
Wolf 等,1989[10]	20	急性扩容稀释或等容血液稀释疗法	10 例患者，中心视力提高
Margargal, Goldberg, 1977 [22]	20	前房穿刺	5 例患者视力明显提高，5 例患者视力中度提高
Lorentzen,1969[23]	12(10 年随访)	无评论	没有患者有视力提高，全部恶化
Rumelt 等,1999[14]	11	眼部按摩，舌下含服硝酸异山梨酯，乙酰唑胺，甘露醇或甘油，甲泼尼龙，链激酶，球后妥拉唑林注射	8 例患者视力提高
Gombos,1970[24]	7	右旋糖酐（葡聚糖盐酸罂粟碱）	2 例患者完全恢复；3 例患者明显恢复
Perkins 等,1987[13]	5	乙酰唑胺，吸入治疗（95%O_2 和 5%CO_2）	3 例患者随后提高至 20/50 或更好；2 例患者在治疗后提高至 20/80 或更好
Beiran 等,1993[11]	4	加压供氧病眼球按摩，硝苯地平和甘油	3 例患者开始治疗时间 <100min，有较好的视力恢复；1 例患者开始治疗时间为 6h，无恢复

提高 4 行以上。因此，一个前瞻性的阶段 2、安慰剂对照、双盲和随机对照静脉使用 t-PA 的试验正在进行。

动脉用药需要专业的神经介入医生团队，其可以置管于颈内动脉和颈外动脉，并且超选注射药物。历史上曾经使用链激酶，现在被尿激酶和更新的 t-PA 所替代，将药物注入眼动脉，如果眼动脉无法到达，可将药物注入其他颈外动脉分支。此外，存在不同的治疗方案可以同时使用肝素和（或）阿司匹林。

治疗的基本原理

根据治疗后视力提高的状况，确定合适的研究终点事件，但是仍然存在争论。一些专家参考双侧视角，认为大约是 3 行的提高，其他人认为合适的功能提高应好于 20/200，后者符合美国对于盲的法律界定，这一指标经常作为功能独立的阈值被引用。[17] 依据未治疗患者的自然病史和患者接受传统治疗的结果，很少有患者的视力低于 20/200 满足这些终点事件（表 46.1）。

静脉溶栓

静脉用 t-PA 治疗缺血性卒中和心肌梗死的效果已经明确，这引起了研究者浓厚的兴趣，就是系统应用 t-PA 对 CRAO 中血小板 – 纤维蛋白斑块的作用。[18-20]Biousse 等系统回顾了 103 例急性 CRAO 患者给予静脉 t-PA 治疗（表 46.3），发现 48.3% 患者有至少 3 行的视力提高。[21] 在此研究的次年，Hattenbach 及同事发表了 28 例急性 CRAO（<12h，平均 6.5h）接受静脉 rt-PA（rt-PA 50mg）合并肝素（1200U/h）5d，同时口服阿司匹林（100mg/d），最终 32% 的患者的视力提升至少 3 行，在 6.5h 内治疗的 41% 患者的最终视力为 20/50 或更好，而 6.5h 后治疗的患者视力恢复没有超过 20/50 的。[22] 考虑到静脉给予 t-PA 的简便和基于 t-PA 治疗心肌梗死的 GISSI–2 试验报道的 0.3% 的低颅内出血率，Chen 等的澳大利亚试验组发表了一个试验方案：为安慰剂对照、双盲和随机对照试验，计划纳入症状发作 24h 内的 CRAO 患者，试验组使用阿替普酶（0.9mg/kg，10% 在最初的 1~2min 团注，随后 90% 在 1h 内注射），对照组使用安慰剂。Chen 的方案中 24h 内没有抗凝或抗血小板治疗。主要的终点事件是视角提升 2 倍（3 行提高），次要终点事件是在 6 个月时平均 Snellen 视力提高和平均视野偏差（db）。[23]

超选动脉溶栓（纤维蛋白溶解）

8 个大型非盲的临床试验显示局部动脉内纤溶治疗 CRAO 是有效的。[7,24-29] 尽管每篇文章都展示了该治疗可能对经过选择的患者有潜在的益处，但除了 Schmidt 外没有作者建议将局部动脉纤溶（local intra-arterial fibrindysis, LIP）作为一个标准治疗，直到有进一步的随机对照数据研究结果。常被引用的、来自一项荟萃分析结果，总体改善概率为 35%。[9]2010 年，第一个前瞻性、随机、多中心 LIF 试验开始进行，尽管笔者认为试验存在重大设计缺陷，这可能导致了试验的提前中止，EAGLE 研究组推荐"不要使用 LIF 治疗急性、非动脉炎性 CRAO 患者"。

2000 年 Beatty 和 AuEong 对 16 篇已发表文献进行荟萃分析，每篇文献至少包含 7 例患者，详细描述 100 例 CRAO 患者的 LIF，不幸的是所有研究均为回顾性的和非随机性的。这一结果与传统方法治疗 CRAO 相比仅为边缘获益，14% 患者最终视力为 20/20，27% 患者最终视力为 20/40 或更好，37% 患者最终视力 20/200 或更好，且根据先前发表的数据，得出结论：不推荐使用超选择性纤溶治疗 CRAO。[25] 在 2008 年，Nobel 等发表了一个系统回顾研究，23 个研究中仅有 8 个研究符合"系统回顾的标准"，作者没有另外定义标准。[30] 这些研究中仅有 4

表 46.3 静脉使用 t-PA 治疗急性视网膜中央动脉阻塞

	静脉溶栓 [a]	动脉溶栓 [b]
总例数	103	249
CRAO 后治疗延迟时间（范围）	1h 至 10d（平均 $16 \pm 27h$, 中位数 6h）	3h 至 14d（平均 $10.3 \pm 8h$, 中位数 8h）
报道的并发症	12.6%（10 例出血），2 例死亡，1 例卒中	10%，12 例 TIA，6 例小脑梗，2 例严重脑梗，2 例脑出血，3 例股动脉穿刺点血肿
视敏度提高（至少 4 Snellen 行）	48.5%	87/249（34.9%）
视敏度提高（至少 4 Snellen 行，但不多于 8 线）	34%	19.3%
"完全恢复"或视敏度提高 8 Snellen 线以上	14.5%	15.6%

a：多种 t-PA、尿激酶、链激酶剂量；b：选择进入颈内动脉、眼动脉、颈外动脉的 1 条分支

个研究发表于 Beatty 和 AuEong 的回顾之后，且不包含先前已发表的数据。同样的，这些研究本质上都是非随机的回顾性研究。然而，Beatty 和 Au Eong 报道了喜人的结果，93% 的患者感觉到"某种程度的改善"，13% 的患者达到20/20 或更好，25% 的患者达到 20/40 或更好，41% 的患者达到 20/200 或更好。[25]

唯一的前瞻性、随机、对照（多中心）研究（EAGLE 研究）包含了来自 9 个中心的84 例患者，患者年龄 18~75 岁，视力 <0.32，CRAO 发病时间最长 20h。该研究在没有完成病例纳入时就中止了，原因是相对于保守标准治疗（conservative standard therapy，CST），LIF没有让患者获益，且 LIF 具有更高的不良事件（34.3% vs. 2.1%），其中包括 LIF 组的 2 例颅内出血。[16] 试验中患者被随机分配至 rt-PA 组，将能够被整除剂量 15mg、30mg、45mg，最大剂量 50mg 的药物直接注入眼动脉，对照组为多模式 CST 治疗，包括等容血液稀释疗法、眼球按摩、局部使用噻吗洛儿和静脉使用乙酰唑胺等，该组不进行前房穿刺。两组患者均给予低剂量肝素和阿司匹林。两组在疗效上没有差异，CST组 60% 的患者得到明显改善，而 LIF 组 57.1%的患者得到改善。尽管患者在症状出现 12h 内接受治疗可以得到更好地改善，晚期治疗（CST组为 20h，LIF 组为 23h）时两组患者均有改善，但 CST 和 LIF 疗效对比没有差异，即使治疗时间都在 12h 内。笔者得出结论：与该病的自然病史比，CST（使用阿司匹林和肝素）和 LIF 可以更大程度地提高视力，患者应该进行治疗，然而不是应用 LIF。

Hopkins 组进行了单中心非随机介入治疗研究，连续纳入 1999—2006 年间 42 例 CRAO患者，从视力丧失到治疗的平均时间为 9.3h，LIF 组有最长治疗间隔时间为 15h。患者接受3mg 整倍数剂量的 t-PA 眼动脉内推注，直至视力提高或达到治疗最大剂量 20mg，平均用量为

11.25mg。除了 2 例腹股沟血肿，没有明显并发症，这两例患者逐渐恢复无后遗症。超过 22% 的经LIF 治疗患者有 1 行以上的视力提高，并且在事后分析中发现视力提高 3 行的概率是以前的 13倍。[28]

与上面研究不同，EAGLE 研究者推荐不使用 LIF"治疗急性非动脉炎性 CRAO 患者"，但是，可能的混杂因素影响 LIF 治疗结果，包括LIF 治疗时间比 CSF 平均晚 2h；经验丰富的中心的结果支持 LIF，而经验较少的中心的结果支持 CSF。研究者因为治疗方案而争论，CST 组包括两种抗栓药物同时进行等容血液稀释疗法，可能较其他"标准治疗"更为有效。

笔者已经对 6 例急性 CRAO 患者实施了超选择性眼动脉溶栓，包括医源性术中 CRAO的患者和自发性栓塞 CRAO（图 46.7）。即使在一个经验丰富的中心，快速识别和正确诊断CRAO 的能力仍然是快速治疗的障碍。急性超早期 CRAO，在出现视网膜缺血性肿胀之前，检眼镜的证据是非常敏感的。对于超早期的病例，当诊断困难时，其治疗早于出现不可逆的缺血性改变可能获益最大，患者在急诊分诊可能造成更长的诊断延误。

治疗时间窗和治疗基础

经过筛选的非血栓性卒中患者，动脉内使用溶栓药物的时间窗如下，发病 3h 内的患者可以合并静脉溶栓，发病 6h 内的可以选择性动脉溶栓，而与 CRAO 相关的溶栓治疗窗尚不明确。

试验数据显示完全闭塞的 CRAO 模型视网膜耐受缺血的时间非常短，恒河猴 CRAO 试验模型确认阈值时间大约为 105min，在血流阻断97~98min 时，视网膜和视神经损害是可逆的，血流阻断 105min 时这种损害变得不可恢复了。[31]Hayreh 修正了试验，当通过侧支循环仍有"中等数量的剩余循环"存在时，估计视网膜缺血耐受时间能有 3~4h，[32,33] 人类 CRAO，短暂

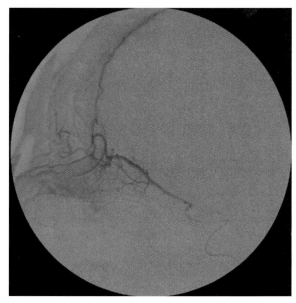

图 46.7 一例 78 岁健康女性在发生单眼视力丧失 2h 就诊于眼科，很快诊断为急性视网膜中央动脉闭塞（CRAO），实施了前房按摩和穿刺术，急诊分诊到笔者的卒中中心。到达时，荧光造影确认患者为非血管炎性 CRAO 且持续没有灌注。再次行前房抽吸术并行头颅 CT 检查，患者与家属共同协商同意行超选择性眼动脉溶栓术。在症状出现大约 6h 行常规的两根血管造影后得到的侧位像，透视下通过 Agility14 微导丝的引导将一根 2.3F，150cm 的 Prowler Plus 微导管（Depuy Orthopaedics,inc,Warsaw,IN）置于眼动脉，将阿替普酶（1U 用 10mL 生理盐水稀释）持续注入眼动脉，脉络膜的延迟变红首先在上方脉络膜区看到，在灌注期间可见延迟的眼动脉充盈恢复，血流恢复是治疗终点。表现为指数的视力最终得到改善，3 年后视力仍然维持在 20/70 水平。术后 24h，患者出现很小的左额叶梗死，症状轻微，较轻的表达性失语随后几乎完全恢复。后续的检查发现患者的右侧颈内动脉海绵窦段有近 70% 的狭窄

的视网膜缺血耐受时间引起了充分研究治疗的困难。

有趣的是，各种治疗措施的临床研究显示一个可能更长的治疗窗。先前对传统治疗的回顾性研究，当开始治疗的真实时间被虚拟确定时，显示了不同的治疗延迟时间范围从几小时到几周。例如不管 Hayreh 的试验性视网膜耐受时间，Feist 的病例使用 ND：YAG 激光在栓塞性 CRAO 发生 7d 后进行腔内溶栓，检眼镜证实 CRAO 恢复正常，即使仍然存在缺血也具有持久的视力恢复，从 CF 至 20/30。EAGLE 研究参考另外的例证，尽管持续缺血时间超出 Hayreh 的估计，仍然可见视力的恢复。其他广为熟知的

例证可能与很多复杂因素相关，不仅仅包括治疗效果，也有自发好转，特别是对于不完全栓塞的病例，也存在人为测试假象的不确定性（学习到的反常视野）。[30,34]

研究者提出当在发病 4h、6h、7h 和 12h 溶栓时有更好的临床效果，但其他的回顾性分析不建议这种时间依赖性治疗。[5,7,9,20,24] 事实上，唯一有关动脉内溶栓的前瞻性、随机、对照研究，纳入了症状出现后 20h 的患者，这个实验被提前终止，因为与标准的治疗对比没有获益，且具有更高的不良事件。尽管 EAGLE 试验的推荐不支持 LIF，即使治疗延迟的平均时间分别为 10.99h（CST）和 12.78h（LIF），两个治疗组都达到了统计学相似的改善率，57.1%（LIF）和 60%（CST）。

结 论

尽管不能推荐采用 LIF 治疗所有急性 CRAO 患者，且最近的 EAGLE 研究推荐不支持 LIF 治疗，但仍要基于每个病例的特点，考虑对急性非血管炎性 CRAO 酌情使用保守治疗、急性静脉溶栓和局部动脉溶栓等治疗，并且将个体化评估可能的获益风险比而提供相应的治疗。对有些问题要特别注意，如待命的介入团队对特定并发症的经验、患者的可能的健康问题、急诊状况下患者或家庭理解知情同意中复杂问题的能力、可识别的症状出现到治疗之间短的时间间隔。作者认为 LIF 和静脉溶栓与传统治疗相比有其自身的理论优势，在恰当地选择患者后都是可以采用的治疗方式。

总 结

- 有关急性非血管炎性 CRAO，对照良好的治疗试验和自然病史研究非常少，但是已经形成的共识，未经治疗的患者总体预后

较差。明确肯定治疗优于自然病史的研究数据也很有限。

- CRAO 的临床特点和绝大多数荟萃分析显示，被证实治疗卒中有效的方法对该病具有效果。

- 尽管 EAGLE 试验的作者反对常规使用局部动脉纤溶疗法，但存在传统治疗、局部动脉纤溶治疗和静脉溶栓治疗的支持者。

并发症的预防

- 如果将局部动脉纤溶作为治疗选择，应小心检查并妥当处理眼动脉可能的解剖变异以及颈内动脉和颈外动脉在眶部显性存在和潜在的侧支循环。

- 在 EAGLE 试验中，相对于局部动脉纤溶来说，静脉纤溶是一个可行的选择，具有较低的不良反应发生率。

- 目前为止病例研究已经排除血管炎性的 CRAO，选择介入治疗时，除外血管炎性 CRAO 是非常重要的。

并发症的处理

- 除了系统溶栓的潜在缺陷，CRAO 和治疗 CRAO 时的局部眼部并发症，都要求一个经验丰富的神经介入医生团队和合适的眼科医生进行处置。

- 所有病例的术后处理应该包括监测视网膜和眶部出血并发症。

参考文献

[1] Osborn A. Diagnostic Cerebral Angiography. 2nd ed. Philadelphia, PA: Lippincott Williams & Wilkins, 1999:94–99

[2] Lasjaunias P, Berenenstein A. Surgical Neuro-Angiography. Berlin, Germany: Springer-Verlag, 1987(1):35–60

[3] Kupersmith MJ, Berenstein A. Neuro-Vascular Neuro-Oph-thalmology. Berlin, Germany: Springer-Verlag, 1993:1–55

[4] Olver JM, Spalton DJ, McCartney AC. Microvascular study of the retrolaminar optic nerve in man: the possible significance in anterior ischaemic optic neuropathy. Eye (Lond), 1990, 4(Pt 1):7–24

[5] Rumelt S, Dorenboim Y, Rehany U. Aggressive systematic treatment for central retinal artery occlusion. Am J Ophthalmol, 1999, 128(6):733–738

[6] Arruga J, Sanders MD. Ophthalmologic findings in 70 patients with evidence of retinal embolism. Ophthalmology, 1982, 89(12):1336–1347

[7] Schmidt DP, Schulte-Mönting J, Schumacher M. Prognosis of central retinal artery occlusion: local intraarterial fibrinoly-sis versus conservative treatment. AJNR Am J Neuroradiol, 2002, 23(8): 1301–1307

[8] Hayreh SS, Zimmerman MB. Central retinal artery occlusion: visual outcome. Am J Ophthalmol, 2005, 140(3):376–391

[9] Mueller AJ, Neubauer AS, Schaller U, et al. European As-sessment Group for Lysis in the Eye. Evaluation of minimally invasive therapies and rationale for a prospective random-ized trial to evaluate selective intra-arterial lysis for clinically complete central retinal artery occlusion. Arch Ophthalmol, 2003, 121(10):1377–1381

[10] Brown GC, Magargal LE. Central retinal artery obstruction and visual acuity. Ophthalmology, 1982, 89(1): 14–19

[11] Bunt TJ. The clinical significance of the asymptomatic Hollen-horst plaque. J Vasc Surg, 1986,4(6):559–562

[12] Schwarcz TH, Eton D, Ellenby MI, et al. Hollenhorst plaques: retinal manifestations and the role of carotid endarterectomy. J Vasc Surg, 1990,11(5):635–641

[13] Dunlap AB, Kosmorsky GS, Kashyap VS. The fate of patients with retinal artery occlusion and Hollenhorst plaque. J Vasc Surg, 2007, 46(6): 1125–1129

[14] Benavente O, Eliasziw M, Streifier JY, et al. North American Symptomatic Carotid Endarterec-tomy Trial Collaborators. Prognosis after transient monocular blindness associated with carotid-artery stenosis. N Engl J Med, 2001, 345(15):1084–1090

[15] Feist RM, Emond TL. Translumenal Nd:YAG laser embolysis for central retinal artery occlusion. Retina, 2005,25(6): 797–799

[16] Schumacher M, Schmidt D,Jurklies B, et al. EAGLE-Study Group. Central retinal artery occlusion: local intra-arterial fibrinolysis versus conservative treatment, a multicenter randomized trial. Ophthalmology, 2010, 117(7): 1367–1375, e1

[17] Chen CS, Lee AW. Management of acute central retinal artery occlusion. Nat Clin Pract Neurol, 2008,4(7):376–383

[18] The National Institute of Neurological Disorders and Stroke rt-

PA Stroke Study Group. Tissue plasminogen activator for acute ischemic stroke. N Engl J Med, 1995,333(24):1581–1587

[19] Gruppo Italiano per lo Studio della Sopravvivenza nell'lnfarto Miocardico. GISSI-2: a factorial randomised trial of alteplase versus streptokinase and heparin versus no heparin among 12,490 patients with acute myocardial infarction. Lancet, 1990, 336(8707):65–71

[20] Kattah JC, Wang DZ, Reddy C. Intravenous recombinant tissue-type plasminogen activator thrombolysis in treat-ment of central retinal artery occlusion. Arch Ophthalmol, 2002,120(9):1234–1236

[21] Biousse V, Calvetti O, Bruce BB, et al. Thromboly-sis for central retinal artery occlusion. J Neuroophthalmol, 2007, 27(3):215–230

[22] Hattenbach LO, Kuhli-Hattenbach C, Scharrer I, et al. In-travenous thrombolysis with low-dose recombinant tissue plasminogen activator in central retinal artery occlusion. Am J Ophthalmol, 2008, 146(5):700–706

[23] Chen CS, Lee AW, Campbell B, et al. Efficacy of intravenous tissue-type plasminogen activator in central retinal artery occlusion: report from a randomized, controlled trial. Stroke, 2011, 42(8):2229–2234

[24] Arnold M, Koerner U, Remonda L, et al. Comparison of intra-arterial thrombolysis with conventional treatment in patients with acute central retinal artery occlusion. J Neurol Neurosurg Psychiatry, 2005,76(2): 196–199

[25] Beatty S, Au Eong KG. Local intra-arterial fibrinolysis for acute occlusion of the central retinal artery: a meta-analysis of the published data. Br J Ophthalmol, 2000,84(8):914–916

[26] Richard G, Lerche RC, Knospe V, et al. Treatment of retinal arterial occlusion with local fibrinolysis using recombi-nant tissue plasminogen activator. Ophthalmology, 1999, 106(4):768–773

[27] Schumacher M, Schmidt D, Wakhloo AK. Intra-arterial fibrino-lytic therapy in central retinal artery occlusion. Neuroradiology, 1993,35(8):600–605

[28] Aldrich EM, Lee AW, Chen CS, et al. Local intraarterial fibrino-lysis administered in aliquots for the treatment of central retinal artery occlusion: the Johns Hopkins Hospital experience. Stroke, 2008,39(6): 1746–1750

[29] Butz B, Strotzer M, Manke C, et al. Selective intraarterial fibrinolysis of acute central retinal artery occlusion. Acta Radiol, 2003, 44(6):680–684

[30] Noble J, Weizblit N, Baerlocher MO, et al. Intra-arterial thrombolysis for central retinal artery occlusion: a systematic review. Br J Ophthalmol, 2008,92(5):588–593

[31] Hayreh SS, Weingeist TA. Experimental occlusion of the central artery of the retina. IV: Retinal tolerance time to acute ischaemia. Br J Ophthalmol, 1980,64(11):818–825

[32] Hayreh SS. Retinal arterial occlusion with LIF using rTPA. Oph-thalmology, 1999, 106(7): 1236–1239

[33] Hayreh SS, Zimmerman MB, Kimura A, et al. Central retinal artery occlusion. Retinal survival time. Exp Eye Res, 2004, 78(3): 723–736

[34] Hayreh SS. Retinal arterial occlusion with LIF using rTPA. Oph-thalmology, 1999, 106(7): 1236–1239

[35] Rumelt S, Dorenboim Y, Rehany U. Aggressive systematic treatment for central retinal artery occlusion. Am J Ophthalmol, 1999,128(6):733–738

脊柱病变

Lesions of the Spine

第47章 经椎弓根入路和椎弓根外入路到达椎体的脊柱解剖和放射影像解读

Ira M. Goldstein

随着脊柱植入材料的进步和术中影像的发展，微创脊柱手术的时代已经到来，这些手术涵盖的范围包括增强脊柱的骨水泥注射，到螺钉为基础的脊柱融合术（图47.1～图47.3）。在手术室内可以用单C或者双C的透视系统进行指导（图47.4），轴向的影像的获得可以应用中心透视影像（Siremobil Iso-C, Siemens Medical Solutions, Malvern PA）（图47.5）和计算机断层扫描（CT）的成像系统（BodyTom, Neurologica Corp., Danvers, MA）获得，或者应用术前或术中影像采集的无框架的影像导航系统(StealthStation, Medtronic, Inc. Minneapolis, MN; VectorVision, Brainlab, Inc., Westchester, IL; SpineAssist, Mazor Robotics, Orlando, FL）。在造影室内双通道的透视导引是基本原则，因此本章重点为在透视下的脊柱骨性解剖。

影像指导下手术的关键因素是医生对图像上相关解剖结构的识别能力。双通道造影室内高质量的图像上骨性结构很容易识别，介入医生的首要任务就是在调整针进入患者脊柱前找到一个安全的通道。本章讨论经后入路的经椎弓根入路（腰段和胸段）和椎弓根外入路（胸段）。

经椎弓根入路

经椎弓根入路总体上是最安全地进入椎体的入路。椎弓根的识别普遍比较直接，一旦破入皮层骨质后通路几乎都在骨质内（图47.6，图47.7），[1-3]不会通过神经孔和椎管，在这个入路的手术过程中不会面对神经的问题。从切皮开始到皮层骨质所有的失血都是在椎管后方，将硬膜外血肿和严重出血的风险降到最低。

这个入路受到椎弓根的横截面面积的大小限制，特别是上颈段脊柱，椎弓根松质骨的体积有限。由于形态异常、侧凸和变窄的椎弓根，到达脊柱侧弯畸形的凹面特别困难（图47.8），在非常窄的没有松质骨的骨质内将穿刺针的导入大大增加了皮层骨质刺破和侵入椎管的风险。

有了这些考虑，患者必须摆好体位，以保证透视角度能够垂直于目标椎体节段。如果没

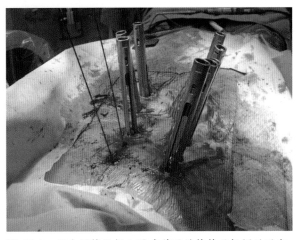

图47.1 经皮经椎弓根入路多节段胸椎椎弓根螺丝固定

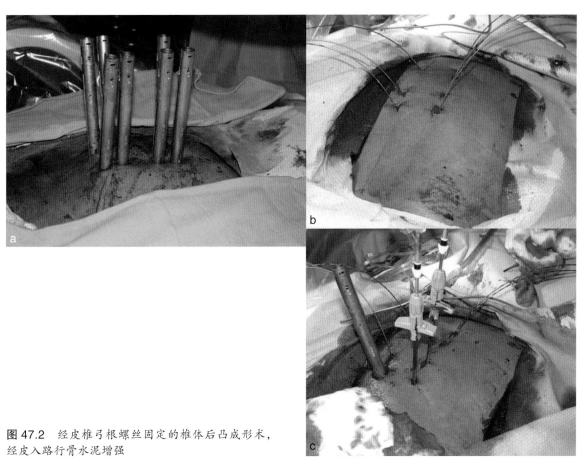

图 47.2 经皮椎弓根螺丝固定的椎体后凸成形术，经皮入路行骨水泥增强

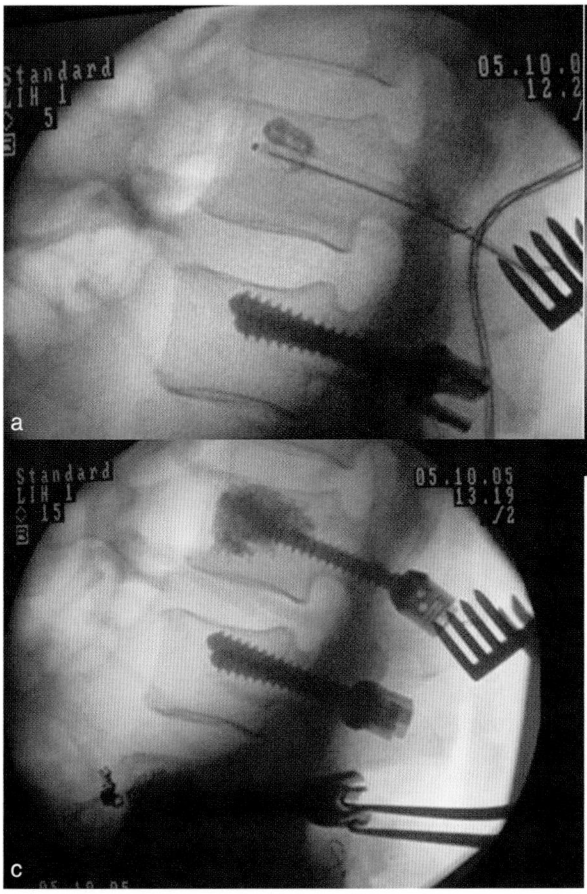

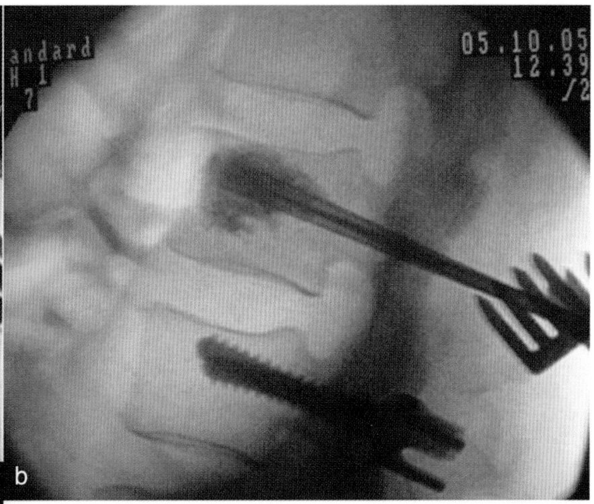

图 47.3 椎体后凸成形的椎弓根固定后行骨水泥增强（开放性器械使用），可见明显骨质疏松的骨头

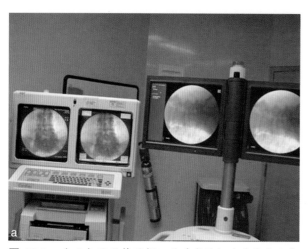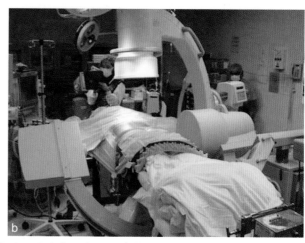

图 47.4 （a,b）用于椎弓根入路手术的标准手术室配备，应用双通道透视的双 C 臂系统

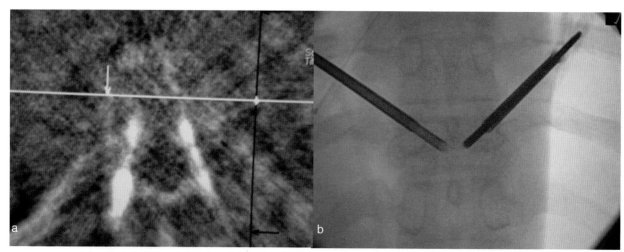

图 47.5 T9 椎体后凸成形术中，单 C（Siemens）显示双侧经椎弓根入路的操作，（a）轴位图透视像和（b）前后位透视像

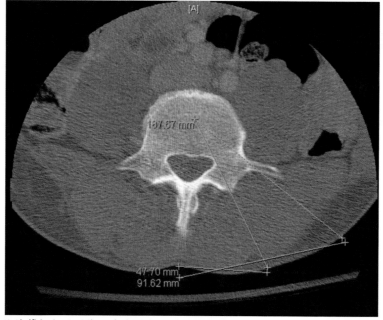

图 47.6 L4 椎体的轴位计算机断层图像。直线划出了到达椎体中心的经椎弓根入路的内侧和外侧边缘，中线与这些线出皮肤处之间的距离能够进行中线定位，越低的腰穿节段椎弓根短而宽

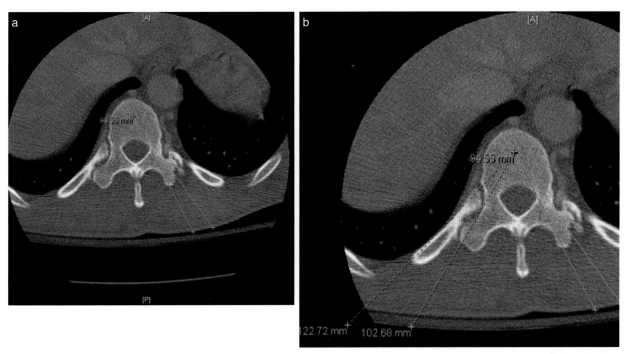

图 47.7　（a，b）T10 椎弓根轴位计算机断层图像。由于越窄的椎弓根具有越大的冠向走行，很难在松质骨内获得通道到达椎体中线

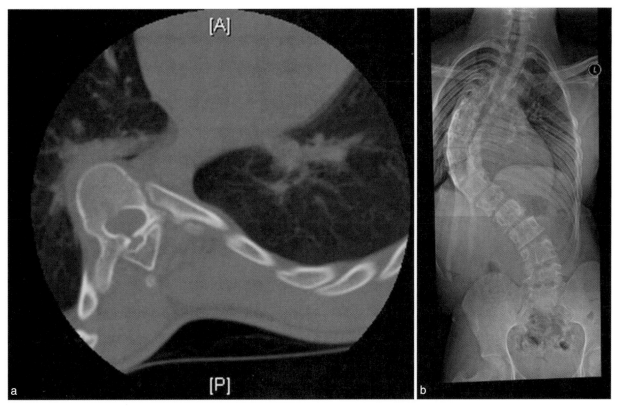

图 47.8　（a）轴位计算机断层图像和（b）前后位 X 线扫描显示了一个右侧脊柱侧凸的青少年的严重变窄和硬化的左 T6 椎弓根，同时也能见到明显的扭转排列

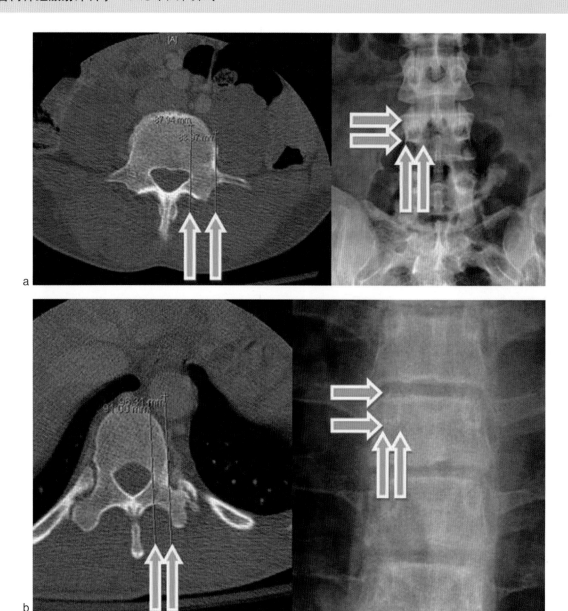

图 47.9　轴位计算机断层图像（CT）和前后位（AP）的 X 线图像显示 L4（a）和 T10（b）椎弓根。绿线 / 橙色箭头描绘出椎弓根的边界，CT 上显示为猫头鹰眼样（内侧和外侧边界用橙色箭头显示，而头端和尾端的边界在前后位 X 线图像用蓝色箭头显示）。眼睛的边缘和皮层骨质 AP 位上最大的维度一致，在轴位象上用绿线标志

有冠状畸形或者扭转畸形，这个透视角度应该和脊柱其他部位成直角。一旦正确识别了要接近的节段（在侧位像上从骶骨向头端计数，或设想存在 12 对肋骨，在前后位图像上数肋骨），通过一定的视角得到一个正确的前后位的图像，该角度上棘突和椎弓根之间的距离是相等的，然后将透视机转向头尾方向上平行于上端板（图47.9），然后行侧位透视，细心地显示椎弓根和神经孔，和对侧相对应的结构一定要保持绝对

的水平（图 47.10）。

根据患者的体型确认皮肤进针的放置，皮肤到骨的距离越大，针进入皮肤的点的越向侧方，Jamshidi 针在椎弓根侧缘 10 点或 2 点的位置进入，腰椎的椎弓根位于横突外侧和上关节突内侧的结合部（图 47.11），当进入到椎弓根的后外侧边缘，继续深入直到在前后位图像上非常接近椎弓根的内侧壁，在这点上从侧位透视上评估，确认针开始进入椎体。如果到

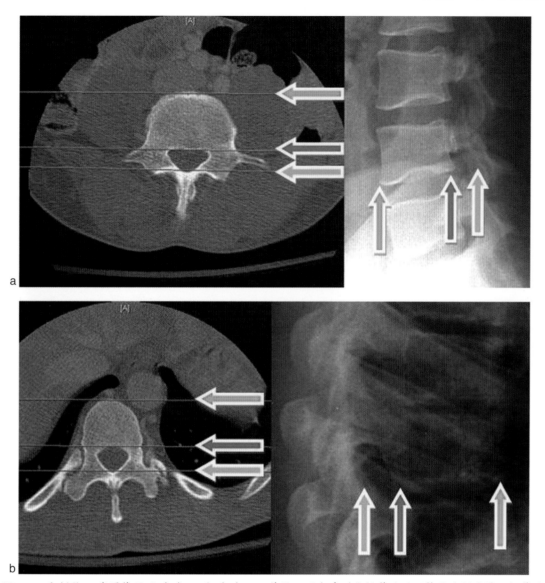

图 47.10　CT 和侧位 X 线图像显示（a）L4 和（b）T10 节段，两个序列上绿箭头显示椎体腹侧边界，红箭头显示椎体后方边界，橙箭头显示椎管后方的腹侧骨板

达了内侧壁，但是针不在或者超过了椎体的后缘，可能会刺破椎弓根的内侧壁，会引起脑脊液漏和神经损伤。如果针进入的长度已经超过25mm 仍然没有通过椎弓根的中点，需要采用更外侧进入通路。在任何一种这样的状况下，将Jamshidi 针撤到后部皮层骨质的进入点，再小心地进入达到我们需要的方向。在到达椎体腹侧1/3 时，一定要停止进针，将针或水泥跑到椎体前的风险降到最低（图 47.12）。

椎弓根外入路

　　当在经椎弓根入路的刺破内侧壁风险较小的情况下，无法到达想进入的椎体内时，可以选择椎弓根外入路（图 47.13）。[4,5] 非常年轻的患者，患者具有脊柱侧弯或者良性的椎体内病变，中段胸部水平能够预见椎弓根的直径比较细，不允许通过标准的入路到达椎体。术前的CT 图像能够很清楚地显示没有足够的松质骨直径允许使用通过椎弓根的工具，椎弓根外入路

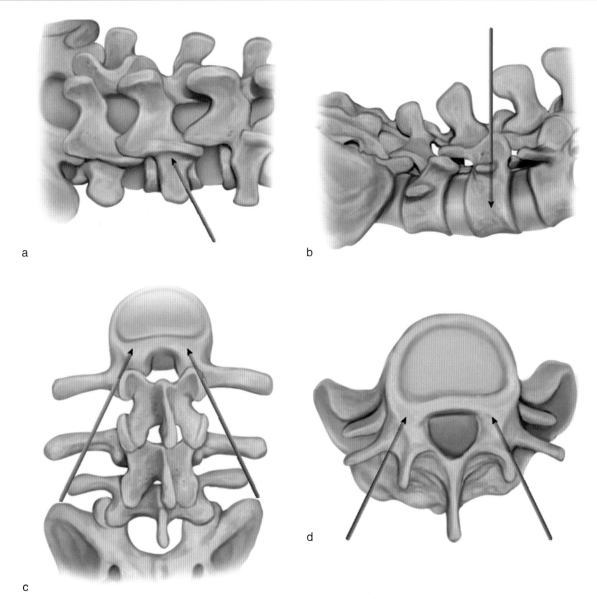

图 47.11 L4 椎体的经椎弓根入路的（a）背外侧、（b）侧位、（c）背侧和（d）轴位视角的 Sawbone 模型。黑色手柄标记了进入的点，位于横突重点外侧和上关节图内侧和结合部

是最安全的到达椎弓根的通路。

这个入路不受椎弓根形态的限制，可以令较大的物体接近椎体，例如通过大的通道放置的椎体增强装置（OptiMesh, Spineology, Inc., St.Paul, MN;StaXx XD, Spine Wave, Inc., Shelton, CT）。和经椎弓根入路相比，该通道的定位更加靠近中线，允许中线部位进入，而经椎弓根入路在大部分胸段脊柱是无法中线进入的。[6] 椎弓根外入路能够更容易到达椎体内骨折的地点，应用水泥后能够更大地恢复高度。[7] 总体上椎弓根外入路不适合用于 L2 以下水平，因为大量的

运动神经根发出，在椎弓根的外侧和横突的腹侧通过套管针可能损伤神经，如果腰部经椎弓根入路不能采用，可以应用肌电图指导（EMG）或者患者清醒的状态下采用此入路能够把风险降到最低。

和经椎弓根入路的病例一样，获得可以信赖的图像至关重要，首先要确认需要做的脊柱节段，或者通过前后位像计算肋骨（如果 5 节腰椎和 12 对肋骨存在），或者在侧位像上从骶骨向头端计数，通过一定的视角得到一个正确的前后位的图像，该角度上棘突和椎弓根之间

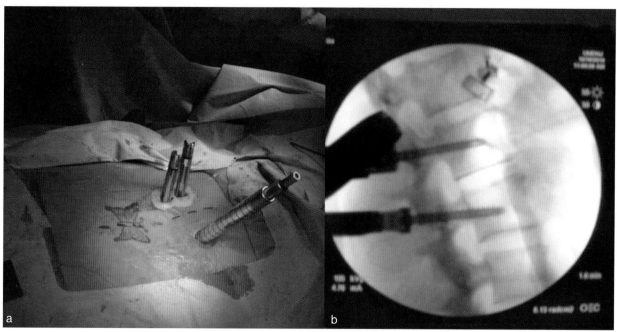

图47.12 （a）经皮椎弓根螺丝固定和（b）术中透视图像。螺丝没有延伸到椎体腹侧的1/3，将导丝突破腹侧骨皮层的风险降到最低

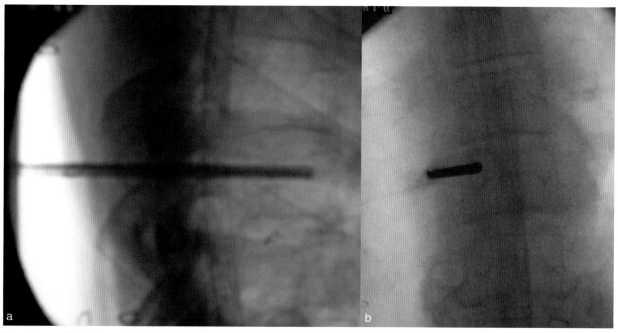

图47.13 （a）椎体后凸成形导入器进入到椎体的1/3。（b）前后位图显示没有到达中线，表明没有充分内斜。尽管没有充分内斜，可以考虑应用可调控的导引针或者定向性球囊接近中线

的距离是相等的，然后将透视机转向头尾方向上能够清晰看到上端板，再行侧位透视显示椎弓根和神经孔清晰地在一条线上。

和经椎弓根不一样的是，椎弓根外入路在针在接触骨头之前，正位和侧位图像导引都非常重要，两个视角都必须清楚显示椎弓根，一旦Jamshidi针在侧位视角上到达椎弓根的腹侧，在前后位视角上必须到达椎弓根的外侧壁（3点方向或9点方向）。向内侧斜大约30°~45°（图47.14，图47.15），肋骨可以用作导引从外侧向内侧进针（图47.16）。针进入椎体的后外缘后，持续进入直到正侧位图像上均显示到达椎体的

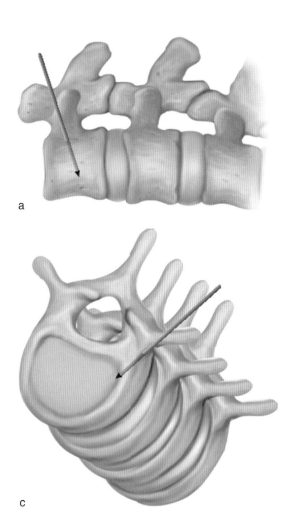

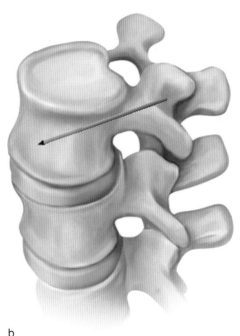

图 47.14 （a）侧位、（b）背外侧和（c）轴位视角显示椎弓根外入路。红色手柄显示器械进入通路位于椎体和椎弓根结合处的外侧，有一个明显的内斜的角度，比手柄直径大的器械可以采用进入椎体

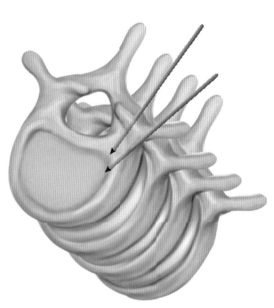

图 47.15 轴位图像对比经椎弓根入路和椎弓根外入路。狭窄的椎弓根冠向走行禁止了较大角度的内斜，椎弓根外入路可以轻易让较大的器械进入椎体中线

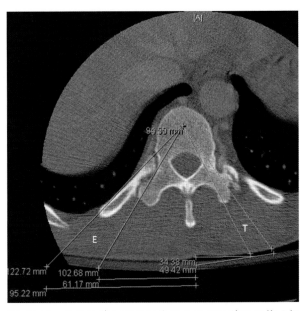

图 47.16 轴位计算机断层图像显示了 T10 节段经椎弓根（T）和椎弓根外入路（E）可以允许的通道范围。此患者破皮处椎弓根外入路的范围到中线距离几乎是经椎弓根入路的两倍（61~95cm *vs.* 34~49cm），更宽阔的范围提示椎弓根外入路相对容易，而传统的入路变得更难

中间点。

经椎弓根入路最大的风险是在进入骨质到达椎体之前，与此不同的是椎弓根外入路的风险是在进入皮肤和到达椎体之前，如果不充分向中线靠拢可能会引起肌间神经束或者胸膜的损伤，过度的中线靠拢可能损伤椎管，特别是经过神经孔进针的时候。对此入路来说，经常从正侧位采集图像多观察是至关重要的。

关键点

- 对于椎体骨折，无论采用经椎弓根入路还是椎弓根外入路都可以安全有效地使用骨水泥。
- 椎弓根外入路可以更容易到达胸椎椎体的中线部位，将水泥溢到椎管的风险降到最低。
- 经椎弓根入路在腰椎上使用更容易，因为腰椎较宽大的椎弓根和更接近中线的入路通道可以更容易到达椎体的中线。

参考文献

[1] Deramond H, Depriester C, Galibert P, et al. Percutane-ous vertebroplasty with polymethylmethacrylate. Technique, indications, and results. Radiol Clin North Am, 1998,36(3): 533–546

[2] Garfin SR, Yuan HA, Reiley MA. New technologies in spine: kyphoplasty and vertebropiasty for the treatment of painful osteoporotic compression fractures. Spine, 2001,26(14): 1511–1515

[3] Kim AK, Jensen ME, Dion JE, et al. Unilateral transpedicular percutaneous vertebroplasty: initial experience. Radiology, 2002, 222(3):737–741

[4] Husted DS, Yue JJ, Fairchild TA, et al. An extrapedicular approach to the placement of screws in the thoracic spine: an anatomic and radiographic assessment. Spine, 2003,28(20):2324–2330

[5] Han KR, Kim C, Eun JS, et al. Extrapedicular approach of percutaneous vertebroplasty in the treatment of upper and mid-thoracic vertebral compression fracture. Acta Radiol, 2005, 46(3): 280–287

[6] Ringer AJ, Bhamidipaty SV. Percutaneous access to the vertebral bodies: a video and fluoroscopic overview of access techniques for trans-, extra-, and infrapedicular approaches. World Neurosurg, 2013,80(3–4):428–435

[7] Erkan S, Wu C, Mehbod AA, et al. Biomechanical comparison of transpedicular versus extrapedicular vertebroplasty using polymethylmethacrylate. J Spinal Disord Tech, 2010,23(3):180–185

[8] Boszczyk BM, Bierschneider M, Hauck S, et al. Transcostovertebral kyphoplasty of the mid and high thoracic spine. Eur Spine J, 2005, 14(10):992–999

第 48 章　椎管肿瘤

David Altschul, Gaurav Jain, Allan L. Brook

和大脑凸面相比椎管肿瘤少于同类型肿瘤，其可以是原发病变，也可能是继发病变。大部分典型的原发肿瘤来源于脊髓相邻结构的肿瘤细胞（如脊柱的血管或骨细胞）。血管瘤、神经纤维瘤和脑膜瘤是最常见的原发髓外硬膜内或硬膜外的肿瘤，[1] 不到 5% 的原发脊柱肿瘤起源于脊髓实质内的物质（如髓内肿瘤、室管膜瘤和星形细胞瘤）。[2]

继发性椎管肿瘤更常见，代表着播散到脊柱的转移性病变，通常起源于肺部、胸部、前列腺、肾、甲状腺或造血系统。

转移瘤和原发肿瘤可以因为机械性不稳定的原因导致疼痛，压迫脊髓和（或）神经根引起神经功能障碍。脊柱不稳定和神经功能障碍降低生活的质量，局部治疗选择可以行外部放射治疗和手术减压和脊柱固定。很多因素影响治疗决定，包括选择不干预、放射治疗或者手术治疗，包括组织学、原发疾病的状况、运动状况和受累脊柱节段的数目。积极地通过前入路和（或）后入路部分或者全部切除肿瘤，然后行节段性内固定融合对保留神经功能和改善疼痛能够具有明显的好处。

有关辅助性介入技术的作用目前表述的不是很清楚，有数篇同行评议的文章描述了术前栓塞减少肾源性转移瘤术中出血的作用，[3] 例如切除高血运的椎管肿瘤是非常危险的，或者因为致命性的出血需要终止手术。本章阐明介入技术对椎管肿瘤的诊断价值，描述对于肿瘤治疗的辅助性作用（图 48.1）。

诊断性操作

诊断性血管造影

虽然比脑血管造影用得少，脊髓血管造影仍然是重要的放射诊断工具，脊髓血管造影最普遍地用于脊髓动静脉畸形的诊断和对脊柱和椎管血管性肿瘤的认知。不太常用的适应证是在手术涉及胸部降主动脉或脊髓腹外侧入路时术前的脊髓血管结评估。无论是介入还是手术治疗，了解正常的和变异的动静脉路径是重要的。如果行介入治疗，了解侧支循环通路和相互联系的水平是必须的。

脊髓血管造影应该考虑到三个关键点：①病变的确切位置和解剖形态；②病变的血管分布，识别所有的供血动脉和静脉；③描述局部和病变有关系的脊髓血管解剖。[4]

脊髓血管造影常常比较复杂，需要大量时间、多个序列和大量的造影剂，低渗性造影剂被认为能够将造影剂负荷的害处降到最低。为了提高检查的质量和降低手术风险，全身麻醉是比较有用的，能够让患者更加舒服并保持彻底不动。栓塞前，脊髓血管造影应该提供所有的正常血管结构和肿瘤的供血动脉，识别脊髓主要的供血动脉如 Adamkiewicz 动脉是有帮助的。供血动脉的管径和血流的速度对决定采用何种类型的栓塞剂是非常重要的。一个脊髓节段的检查清单对于完成报告单和不漏掉任何一根血管非常有帮助。仔细评价血流和邻近侧支血管非常重要，能够避免返流进入正常的动脉。超选、尽可能到达远端血管和应用同轴技术对防止栓塞剂返流到近心端血管是有帮助的。

经皮活检

对任何怀疑可能为肿瘤的病变进行诊断检查时，精准的活检是关键的，对于绝大部分椎管肿瘤来讲开放式活检是金标准。近来随着影像导引技术的提高和患者倾向选择创伤小的技术，经皮针刺活检应用越来越广泛。

目前的技术能够做到对全脊柱骨性基础的病变通过经皮针刺活检，从而进行安全和精确的诊断。快速大孔径 CT 设备的发展和薄壁活检针，令在门诊局麻条件下和患者最低不适的情况下进行活检成为现实。

根据病变的大小和位置，几个不同入路可以用于接近椎管肿瘤，大部分胸段、腰骶段和颈段病变可以采用后入路，对特定的颈段活检可以采用前入路。关键的正常解剖结构的位置能够改变入路的选择，颈部椎管关键解剖结构包括脊髓、颈部大血管、咽部、下咽部、气管、食管、甲状腺和肺尖；胸段椎管关键的解剖结构包括脊髓、肺和主动脉；腰段关键解剖结构包括主动脉、下腔静脉、肾脏、大肠和小肠、圆锥体和发出的神经根。

脊柱内病变的位置也影响入路的选择（如椎体的病变和后部结构的病变采用不同入路），根据病变特定的部位，后入路（后外侧、经椎弓根入路或跨肋椎入路）可以进行修改，后外侧入路可以用于腰椎的椎体、椎间盘或椎旁软组织的病变，经椎弓根入路可以用于安全地接近胸腰椎体的病变，跨肋椎入路可以用于胸椎间盘间的病变、胸段椎旁软组织占位或椎体的病变。

活检装置（细针穿刺活检和空心针刺活检）的选择仍然存在争议。[6] 应用细针穿刺抽吸活检只能取到很小的样本组织，组织结构很难保持原样，因此只可能进行细胞学检查，要获得组织学诊断很困难也不精确，因为获得的组织少也可能发生采样错误。最近一项回顾研究对比了 359 例具有肌肉骨骼系统病变的患者行细针抽吸活检和空心针刺活检的结果，发现细针抽吸活检的准确率远低于空心针刺活检（$P>0.04$），[5] 较大的空心针刺活检可能的好处是更大的采样体积和保持结构完整，因而增加病理诊断的准确性。[7-9] 有些医生发现大孔的针刺活检的并发症率（如血肿、感染等）也较高。[10]

目前大部分操作都是在门诊完成的，必须详细检查患者排除凝血紊乱的可能和最近服用干扰血小板功能的药物。并发症不常见，但了解局部解剖和病变结构非常重要，和椎管病变相关的并发症包括血肿、血管损伤、短暂性或

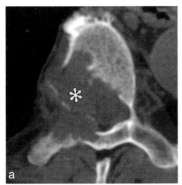 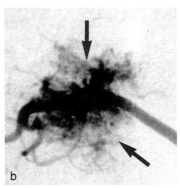 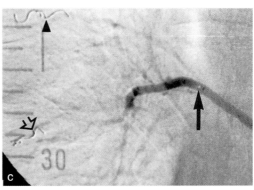

图 48.1 （a）肺癌 T7 椎体（*）转移患者的计算机断层扫描。（b）第 7 肋间动脉选择性发现高血供占位（箭头）且没有正常的脊髓血供。（c）进一步插入导管后（实心箭头显示导管头端）进行注射，应用弹簧圈（空心箭头）保护性栓塞肋间动脉肿瘤供血动脉远端，然后用聚乙烯醇颗粒进行栓塞。肿瘤染色消失，经过栓塞后发现弹簧圈（箭头）在第 6 肋间动脉内

者持久的神经功能障碍、气胸和包括脑膜炎在内的感染。安排活检前应该回顾放射学和核医学的影像检查以及查体。

辅助治疗

术前动脉栓塞：手术概况

对于高血运的椎管肿瘤，在术前经动脉进行栓塞能够有效去除血管床，避免了大量的失血。[1-7] 有的病例已经证实栓塞能够降低病变的大小和体积，从而避免了手术的需求，[11,12] 去除高血运肿瘤的血管结构能够让不可切除的肿瘤变得可以切除。[13] 对于哪个肿瘤属于高血运的概念目前仍然在争议中。根据患者的症状和体征，病变的大小、位置和肿瘤的类型做出治疗的决定。

栓塞的目标是超选到肿瘤供血动脉内而保留正常中枢神经结构的供血动脉，为了去除肿瘤血管床可以经股动脉到达任何区域的供血动脉系统。有很多栓塞剂可以使用，可以安全地栓塞很多肿瘤。

经皮动脉入路导管栓塞椎管肿瘤大部分采用同轴导管系统，直接超选到达病变。股动脉置入 5-6F 鞘后，应用 4-6F 的导管首先行血管造影看清楚肿瘤，血管造影必须能够看到肿瘤上下至少两个节段动脉，需要看清楚或者排除供应脊髓的动脉。当选择性导管到达稳定的位置后，经过选择性导管导入微导管（1.5-2.7F）。[14] 无论出于术前栓塞的目的还是姑息治疗的目的，栓塞手术的技术目标消除肿瘤的大部分血管床，单纯栓塞主要的肿瘤供血动脉常常是不充分，因为高血运的骨肿瘤通常存在高流量的侧支循环。[15] 由于供血动脉的走行和尺寸，超选择性插管有时非常困难或不可能，对于这样的病例为了充分去除血管床并避免并发症，有时需要控制血流以确保血流和栓塞剂进入肿瘤供血动脉而不是正常血管，最常用的

技术是用弹簧圈栓塞正常组织供血动脉的近心端，这不会带来缺血的风险，因为广泛的侧支循环和吻合供血。

椎管内的血管吻合大部分从背侧和腹侧横跨到达硬膜鞘，椎管外的吻合主要是纵向的相邻的节段动脉之间。[11] 当无法成功超选插入微导管或者仍然存在供应正常的分支时，优先血流或者血流翻转也是有用的控制血流的方法。在供血动脉的近心端血管内试验性推注造影剂，推注的方式类似推注颗粒，由于肿瘤高血运的原因，如果大部分造影剂都优先进入供血动脉内，即使少量血流进入正常分支，就可以使用聚乙烯醇（PVA）颗粒。[13] 用稀释的溶液小心地缓慢地推注颗粒，路图技术是有帮助的，同时进行造影比较也是需要的。如果血流向正常组织供血动脉增加明显了，PVA 的注射可以停止了，以避免正常组织缺血。[13]

栓塞材料的选择取决于个体化的肿瘤血管结构，包括有没有动静脉分流、血管口径以及来自或者进入正常组织的侧支循环。可以选用的液体栓塞剂如 n-BCA 和 Onyx，颗粒包括 Embosphere（Biosphere, France）、PVA 颗粒（Contour, BSIC）和 Gelfoam（Pharmacia, USA），通常液体栓塞剂能够更加彻底地去除肿瘤血管，但是存在更高的过渡返流或者粘管的风险，特别是使用组织黏合剂的时候（氰基丙烯酸酯）。[14] 颗粒状栓塞材料更容易操作，选择的颗粒大小不合适可能导致经静脉端漏出，引起肺栓塞的风险，如果颗粒过大、注入的量过多，或者注射太快，有过渡返流的可能。[16]

PVA 颗粒是最常用的栓塞材料，这些颗粒是不能生物降解的。直径在 150~250μm 的颗粒可以用于毛细血管水平的栓塞，因为肿瘤内的毛细血管直径通常 200μm。当试图采用血流导向性栓塞，或者之前的超选造影发现存在正常组织供血分支或重要的吻合而避免正常组织缺血，可以采用更大的直径达 500μm 的颗粒。[13]

如果能够超选到肿瘤的供血动脉，吸收性明胶海绵颗粒是最合适的，吸收性明胶海绵可以用于临时封闭而栓塞近心端血管，由于酶的吸收作用，用明胶闭塞的血管可以随着时间而再通。[13] 其他的可能用的栓塞材料是纯酒精，其已经被证实用于转移性肾细胞癌栓塞时能够引起广泛的肿瘤坏死，[17-19] 这种材料只能在超选到位的时候使用，其能够引起器官坏死，应该慎重采用，且应该由经验丰富的医生使用。

弹簧圈可以用作颗粒栓塞的辅助材料，或者单独使用闭塞正常组织血供近心端血管从而降低发生神经功能障碍的风险，因为颗粒可能跑到别的位置。由于弹簧圈的直径大，不会在节段动脉的侧支循环内移位，单纯栓塞近心端动脉不能够预防术中出血，[20] 研究显示单纯应用颗粒栓塞，以及联合应用颗粒和弹簧圈栓塞对减少术中出血的作用是一样的，[21] 此时应用弹簧圈的作用有限。当栓塞比较大的椎管肿瘤时，数毫升的球状栓塞颗粒足够了，[14] 当大口径的椎间、肋间和腰部肿瘤供血动脉存在时，建议在超选栓塞肿瘤血管之前用弹簧圈阻塞动脉远端（闭塞"后门"）。[14]

可以用利多卡因进行脊髓的 Wada 试验来评估栓塞后神经功能恶化的风险，一些作者也讨论应用巴比妥类药物做刺激试验或者体感诱发电位。[22-24]

适应证

总体上，脊柱病变的分类是根据其起源的解剖部位：

1. 硬膜外病变
2. 硬膜下髓外病变
3. 髓内病变

这个分类可以进一步延伸分为良性病变和恶性病变。

高血运性肿瘤的分类

- 转移癌
  - 肾细胞癌
  - 甲状腺癌
  - 胸腺癌
  - 前列腺癌
  - 肝细胞癌
- 血管瘤
- 血管网状细胞瘤
- 巨细胞瘤
- 动脉瘤样骨囊肿
- 浆细胞瘤
- 骨髓瘤
- 恶心神经纤维瘤
- 脊膜瘤
- 施万细胞瘤
- 副神经节瘤
- 血管外皮瘤

良性高血运肿瘤

椎体血管瘤是慢性生长、良性、原发的毛细血管性新生物，呈海绵状和静脉起源的，病变由一些未成熟的薄壁的血管构成，中间具有较大、充满血的和内皮衬里的空间。这是椎体内非常普遍的病变，很少突入硬膜外空间引起脊髓或神经根症状，[25] 通常该病变是没有症状的，20% 的主诉症状为疼痛（脆弱的骨小梁骨折），以进展性神经功能障碍的主诉的很罕见。[26] 血管造影的表现变化很大，可能是正常的或者浓密的高血运染色。[27] 以疼痛为表现的患者传统的治疗方法是药物治疗，如镇痛药或者放疗，[26,28] 经皮椎体成形是已经证实的能够改善疼痛症状的新技术。[11,12,29-34] 如果引起神经功能障碍，放疗和减压性手术是标准的治疗方法。手术通常伴有较大量的失血，[35-37] 术前血管造影和栓塞被证实能够降低术中出血和相关的并发症。有报道显示不需要手术经动脉颗粒栓塞对缓解疼痛和脊髓压缩是有效的，[38-42] 而有的研究显示栓塞不能缓解压迫，因此手术仍然被作为确定性治疗方法。[43] 恰当的手术治疗取决于血管瘤进展的范围，对于快速进展性神经功能障碍的患者需要急诊行椎根切除术行减压；如果扩展到骨质外，建议行全椎体切除，因椎体血管瘤行半椎体切除的患者，需要从前入路也可从后入路进行器械进行融合固定（图 48.2）。

动脉瘤样骨囊肿

动脉瘤样骨囊肿（aneurysmal bone cyst, ABC）是良性的、内部充满血、内皮衬里的纤维囊性病变，主要发生于 20 岁以下的患者。临床表现主要是局部侵蚀性的，占原发性骨肿瘤的大约 1% 左右，15% 发生于脊柱，[44,45] ABC 的临床症状有疼痛、强直、肿胀、斜颈和运动范围受限。因为 ABC 比较罕见，没有标准治疗策略存在。治疗 ABC 的方法包括手术切除，放疗，手术加放疗，注射甲泥尼龙、降钙素或者放射性核素以及经皮注射酒精。脊柱 ABC 刮除术大约具有 31% 的复发率，[46] 对于脊柱 ABC 症状为神经功能障碍的彻底切除为治疗选择，完整切除具有最高的治愈率，具有良好的预后。[44,47-51] 手术必须完整地切除囊壁，因为部分切除具有较高的复发率。[44,47,49-59] 通常后方的结构被累及的更多，常常首先考虑的是后入路。选择性动脉栓塞 ABC 的主要目的是减少血管床，作为辅助手段而减少术中出血。[60-65] 已经有报道骨盆和长骨的 ABC 可以单纯栓塞进行成功治疗。[66-71] 手术后复发的病变，或者患者无法耐受手术，且患者没有病理性骨折和神经功能障碍的患者，栓塞可以作为基本的治疗。[51,61,62,65,71] 中等大小（250~350μm）的颗粒最常作为栓塞剂，因为更小的颗粒具有更高的引起脊髓缺血的风险。[65] 一旦识别了供血动脉，在患者清醒情况下及注射

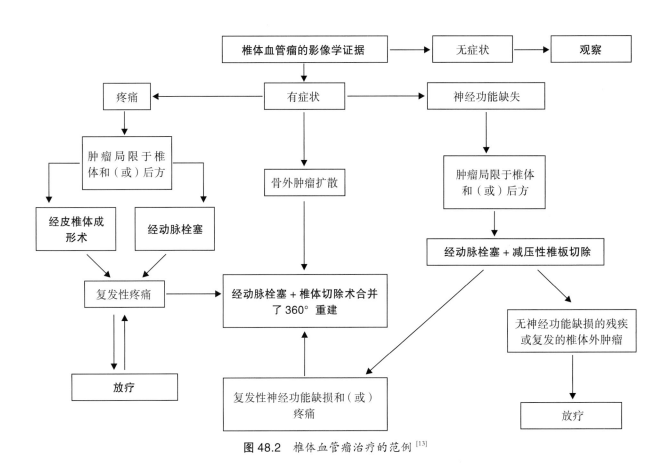

图 48.2　椎体血管瘤治疗的范例 [13]

异戊巴比妥钠性行闭塞测试，如果没有引起功能异常，在体感诱发电位监测下注射栓塞剂，栓塞需要严密监测患者，因为可能的肿胀会压迫脊髓。栓塞后 2~3d 内在侧支新生血管形成之前应该进行手术。[64] 偶尔无法识别供血动脉，经皮穿刺囊腔内注射硬化剂溶液（玉米醇溶蛋白）可以有效治疗患者，87% 的病例彻底改善，13% 的病例部分改善，5% 出现严重并发症。[72] 放疗的适应证有限，考虑到 ABC 为良性病变和手术切除的高治愈率，相关的并发症令放射治疗不可行，并发症包括放疗后脊髓病变、放疗诱发恶性肿瘤、儿童生长紊乱和放疗后骨肉瘤。[49,59,73-79] 对于不能手术的病变、侵袭性复发疾病或者全身状况比较差而手术风险较高的患者，放疗可以作为辅助的治疗方法。

巨细胞瘤

巨细胞瘤是囊性的、扩张性的、局部侵蚀性的原发良性肿瘤，常侵蚀到骨皮质但是突破骨膜很罕见，组织学上巨细胞瘤是窦状隙的血管中包含高血运的基质，能够占到原发性骨肿瘤的 5% 左右。[27] 大部分巨细胞瘤患者年龄在 20~50 岁，30 岁为高发年龄，累及椎体的巨细胞瘤女性高发。疼痛和神经功能障碍是最普遍的症状。[80] 该肿瘤倾向发生在骶椎水平以上。选择性栓塞最初用来控制术中出血，对于不能手术的病例栓塞后随访 8~21 年发现能够有效控制肿瘤的生长。[60,71,81]

血管网状细胞瘤

血管网状细胞瘤不是常见病变，占到脊髓肿瘤的 1%~5%，可以是单发病变或者属于 Hippel-Lindau 病，后者大约占到全部病例的 1/3。绝大部分病例，病变位于小脑，而 1/4 位于椎管内，[82] 75% 的椎管内血管网状细胞瘤位于髓内，常常位于脊髓的后半侧，其他 10%~15% 肿瘤既包括髓内和髓外硬膜内。[27,83-85] 大部分髓内或髓外的椎管血管网状细胞瘤位于颈部和胸部节段。现发现术前栓塞能够降低围手术期的出血，栓塞可以引起肿瘤肿胀进一步加重压迫，引起神经功能障碍或者脑积水，取决于肿瘤的位置。

转移性疾病

最常见的高血运转移到椎体的肿瘤为肾性的、甲状腺的、胸部的、前列腺的和原发性肝细胞癌。[87]

对于脊柱不稳定、神经功能缺失和严重疼痛患者，而保守药物治疗和局部放射治疗无法控制，手术减压和固定仍然是最好的治疗选择。例如肾细胞癌和甲状腺癌，常常由于已知的血管病理性改变，手术常常伴有大量的术中出血。颈部、胸部和腰部等症状出现的位置并不影响血管分布，栓塞颈部椎管的转移瘤的技术更具有挑战性，因为颈动脉、椎动脉和锁骨下动脉之间的多发的吻合。手术干预与否取决于很多因素，包括患者的总体预后、神经功能症状、肿瘤的位置、患者原发疾病的状况和整体的状况。供应血管取决于肿瘤的解剖位置。

结 论

治疗原发性和继发性脊髓肿瘤时详尽的和成熟的计划是关键。病史、身体检查和传统影像检查序列（如 CT、MRI 和核医学检查）能够提供重要的诊断信息，对指导药物和手术治疗有帮助。脊髓介入技术对这些病变的诊断和治疗也有非常明确的作用。

局麻下 CT 导引的经皮针刺活检是一个安全的、精确的和很少并发症的方法，能够获得病理的诊断，诊断性脊髓血管造影能够清楚显示肿瘤的血管分布和局部的血管解剖。造影能够发现高血运的原发和继发肿瘤，采用术前经动脉栓塞可以降低术中出血、低血压和卒中的风险。因此，当描述椎管肿瘤性病变的诊断或治疗策略的时候，应该考虑介入手术。

总　结

- 脊髓血管造影应该表明病变的确切部位和解剖形态，病变特殊的血管解剖，重要的是和病变有关的脊髓局部血管解剖。
- 当诊断和治疗脊柱的骨性病变时，神经介入医生应该把活检（针刺抽吸或者空心针穿刺）作为一个手段。如果安全，应该倾向于选择空心针活检，因为其能保持肿瘤的组织结构和提供更高诊断准确性，尽管并发症有可能增高。
- 当采用经动脉栓塞椎管肿瘤的技术时，要更早地明确治疗的目标，采用合适的策略以达到目标。

并发症的预防

- 进行活检时，详细回顾影像的前提下做好术前计划是至关重要的，确定到达靶点可能的通道和改变靶点的位置帮助降低风险。
- 如果有任何疑虑涉及神经功能障碍的可能，应该考虑行脊髓 Wada 试验。
- 经微导管注射时应该小心地和缓慢地，以便注入的颗粒优先进入到病变内，明确颗粒不能进入的区域，即造影剂染色不可见的地方（正常解剖），且明确一点为了防止其发生可以随时调整注射。

并发症的处理

- 活检时出血，可以考虑移出针之前用针进行冲水，再次采集图像确认针没有进入关键结构，重新评估出凝血状况。
- 如果患者栓塞后出现迟发性神经功能异常，考虑激素和急诊手术减压或切除。
- 如果栓塞后立即出现神经功能障碍，重新

评估可能的脊髓缺血，继发于脊髓动脉的栓塞，考虑应用肝素和升高平均动脉压大于 85mmHg。

参考文献

[1] Weinstein JN, McLain RF. Primary tumors of the spine. Spine, 1987, 12(9):843–851

[2] Cooper P, Hida K. Intramedullary spinal cord tumors//Dickman CA, Fehlings MG, Gokaslan ZL. Spinal Cord and Spinal Colunm Tumors. New York, NY: Thieme, 2006:315–334

[3] Ellman BA, Parkhill BJ, Marcus PB, et al. Renal ablation with absolute ethanol: mechanism of action. Invest Radiol, 1984, 19(5):416–423

[4] Nelson PK, Setton A, Berenstein A. Vertebrospinal angiography in the evaluation of vertebral and spinal cord disease. Neuroimaging Clin N Am, 1996, 6(3):589–605

[5] Hau A, Kim I, Kattapuram S, et al. Accuracy of CT-guided biopsies in 359 patients with musculoskeletal lesions. Skeletal Radiol, 2002, 31(6):349–353

[6] Kattapuram SV, RD. Percutaneous needle biopsy of the spine// Sundaresan N, Schmidek HH, Schiller AL, et al. Tumors of the Spine: Diagnosis and Clinical Management. Philadelphia, PA: WB Saunders, 1990

[7] Moore TM, Meyers MH, Patzakis MJ, et al. Closed biopsy of musculoskeletal lesions. J Bone Joint Surg Am, 1979, 61 (3):375–380

[8] Skrzynski MC, Biermann JS, Montag A, et al. Diagnostic accuracy and charge-savings of outpatient core needle biopsy compared with open biopsy of musculoskeletal tumors. J Bone Joint Surg Am, 1996, 78(5):644–649

[9] van der Bijl AE, Taminiau AH, Hermans J, et al. Accuracy of the jamshidi trocar biopsy in the diagnosis of bone tumors. Clin Orthop Relat Res, 1997, (334): 233–243

[10] Nourbakhsh A, Grady JJ, Garges KJ. Percutaneous spine biopsy: a meta-analysis. J Bone Joint Surg Am, 2008, 90(8): 1722–1725

[11] Bart JD, Barr MS, Lemley TJ, et al. Percutaneous vertebroplasty for pain relief and spinal stabilization. Spine, 2000, 25(8):923–928

[12] Feydy A, Cognard C, Miaux Y, et al. Acrylic vertebroplasty in symptomatic cervical vertebral haemangiomas: report of 2 cases. Neuroradiology, 1996, 38(4):389–391

[13] Shi HB, Suh DC, Lee HK, et al. Preoperative transarterial embolization of spinal tumor: embolization techniques and results.

AJNR Am J Neuroradiol, 1999, 20(10):2009–2015

[14] Radeleff B, Eiers M, Lopez-Benitez R, et al. Transarterial embolization of primary and secondary tumors of the skeletal system. EurJ Radiol, 2006, 58(1):68–75

[15] Kauffmann G, Wimmer B, Bischoff W, et al. Fundamental experiments for therapeutic artery occlusion by angiography catheters (author's transl). Radiologe, 1977, 17(12):489–491

[16] Brown KT. Fatal pulmonary complications after arterial embolization with 40-120-microm trisacryl gelatin microspheres. J Vasc Interv Radiol, 2004, 15(2 Pt 1):197–200

[17] Sundaresan N, Choi IS, Hughes JE, et al. Treatment of spinal metastases from kidney cancer by presurgical embolization and resection. J Neurosurg, 1990, 73(4): 548–554

[18] Ekelund L, Jonsson N, Treugut H. Transcatheter obliteration of the renal artery by ethanol injection: experimental results. Cardiovasc Intervent Radiol, 1981, 4(1): 1–7

[19] Ellman BA, Green CE, Eigenbrodt E, et al. Renal infarction with absolute ethanol. Invest Radiol, 1980, 15(4):318–322

[20] Gellad FE, Sadato N, Numaguchi Y, et al. Vascular metastatic lesions of the spine: preoperative embolization. Radiology, 1990, 176(3):683–686

[21] Berkefeld J, Scale D, Kirchner J, et al. Hypervascular spinal tumors: influence of the embolization technique on perioperative hemorrhage. AJNR Am J Neuroradiol, 1999, 20(5):757–763

[22] Berenstein A, Young W, Ransohoff J, et al. Somatosensory evoked potentials during spinal angiography and therapeutic transvascular embolization. J Neurosurg, 1984, 60(4): 777–785

[21] Doppman JL, Girton M, Oldfield EH. Spinal Wada test. Radiology, 1986, 161(2):319–321

[24] Katsuta T, Morioka T, Hasuo K, et al. Discrepancy between provocative test and clinical results following endovascular obliteration of spinal arteriovenous malformation. Surg Neurol, 1993, 40(2): 142–145

[25] Acosta FL Jr, Dowd CF, Chin C, et al. Current treatment strategies and outcomes in the management of symptomatic vertebral hemangiomas. Neurosurgery, 2006, 58(2):287–295, discussion 287–295

[26] Fox MW, Onofrio BM. The natural history and management of symptomatic and asymptomatic vertebral hemangiomas. J Neurosurg, 1993, 78(1):36–45

[27] Osborn A. Diagnostic neuroradiology//Tumors, Cysts and Tumorlike Lesions of the Spine and Spinal Cord. St. Lou-is, MO: Mosby, 1994(1):877–916

[28] Faria SL, Schlupp WR, Chiminazzo H Jr. Radiotherapy in the treatment of vertebral hemangiomas. Int J Radiat Oncol Biol Phys, 1985, 11(2):387–390

[29] Bandiera S, Gasbarrini A, De lure E, et al. Symptomatic vertebral hemangioma: the treatment of 23 cases and a review of the literature. Chir Organi Mov, 2002, 87(1): 1–15

[30] Gabal AM. Percutaneous technique for sclerotherapy of vertebral hemangioma compressing spinal cord. Cardiovasc Intervent Radiol, 2002, 25(6):494–500

[31] Gangi A, Guth S, Imbert JP, et al. Percutaneous vertebroplasty: indications, technique, and results. Radio-graphics, 2003, 23(2): e10

[32] Larsen D. Percutaneous vertebroplasty. Nurs Stand, 2004, 18(31): 33–37

[33] Murugan L, Samson RS, Chandy MJ. Management of symptomatic vertebral hemangiomas: review of 13 patients. Neuroi India, 2002, 50(3):300–305

[34] Peh WC, Gilula LA. Percutaneous vertebroplasty: indications, contraindications, and technique. Br J Radiol, 2003, 76(901):69–75

[35] Healy M, Herz DA, Pearl L. Spinal hemangiomas. Neurosurgery, 1983, 13(6) :689–691

[36] Nguyen JP, Djindjian M, Gaston A, et al. Vertebral hemangiomas presenting with neurologic symptoms. Surg Neurol, 1987, 27(4):391–397

[37] Pastushyn AI, Slin'ko El, Mirzoyeva GM. Vertebral hemangiomas: diagnosis, management, natural history and clinicopathological correlates in 86 patients. Surg Neurol, 1998, 50(6):535–547

[38] Hekster RE, Luyendijk W, Tan TI. Spinal-cord compression caused by vertebral haemangioma relieved by percutaneous catheter embolisation. Neuroradiology, 1972, 3(3): 160–164

[39] Hekster RE, Endtz LJ. Spinal-cord compression caused by vertebral haemangioma relieved by percutaneous catheter embolisation: 15 years later. Neuroradiology, 1987, 29(1):101

[40] Gross CE, Hodge CH Jr, Binet Eh Kricheff II. Relief of spinal block during embolization of a vertebral body hemangioma. Case report. J Neurosurg, 1976, 45(3):327–330

[41] Jayakumar PN, Vasudev MK, Srikanth SG. Symptomatic vertebral haemangioma: endovascular treatment of 12 patients. Spinal Cord, 1997, 35(9):624–628

[42] MacErlean DP, Shanik DG, Martin EA. Transcatheter embolisation of bone tumour arteriovenous malformations. Br J Radiol, 1978, 51(606):414–419

[43] Smith TP, Koci T, Mehringer CM, et al. Transarterial embolization of vertebral hemangioma. J Vasc Interv Radiol, 1993, 4(5):681–685

[44] Ameli NO, Abbassioun K, Saleh H, et al. Aneurysmai bone cysts of the spine. Report of 17 cases. J Neurosurg, 1985, 63(5):685–

690

[45] Dahlin DC, McLeod RA. Aneurysmal bone cyst and other non-neoplastic conditions. Skeletal Radiol, 1982, 8(4):243–250

[46] Cottalorda J, Bourelle S. Modern concepts of primary aneurysmal bone cyst. Arch Orthop Trauma Surg, 2007, 127(2): 105–114

[47] Boriani S, De lure F, Campanacci L, et al. Aneurysmal bone cyst of the mobile spine: report on 41 cases. Spine, 2001, 26(1): 27–35

[48] Ozaki T, Halm H, Hillmann A, et al. Aneurysmal bone cysts of the spine. Arch Orthop Trauma Surg, 1999, 119(3–4):159–162

[49] Papagelopoulos PJ, Currier BL, Shaughnessy WJ, et al. Aneurysmai bone cyst of the spine. Management and outcome. Spine, 1998, 23(5):621–628

[50] Turker RJ, Mardjetko S, Lubicky J. Aneurysmal bone cysts of the spine: excision and stabilization. J Pediatr Orthop, 1998, 18(2):209–213

[51] Liu JK, Brockmeyer DL, Dailey AT, et al. Surgical management of aneurysmal bone cysts of the spine. Neurosurg Focus, 2003, 15(5):E4

[52] Cybulski GR, Anson J, Gleason T, et al. Aneurysmal bone cyst of the thoracic spine: treatment by excision and segmental stabilization with Luque rods. Neurosurgery, 1989, 24(2):273–276

[53] de Kleuver M, van der Heul RO, Veraart BE. Aneurysmal bone cyst of the spine: 31 cases and the importance of the surgical approach. J Pediatr Orthop B, 1998, 7(4):286–292

[54] Gupta VK, Gupta SK, Khosla VK, et al. Aneurysmal bone cysts of the spine. Surg Neurol, 1994, 42(5): 428–432

[55] Mehdian H, Weatherley C. Combined anterior and posterior resection and spinal stabilization for aneurysmal bone cyst. Eur Spine J, 1995, 4(2):123–125

[56] Nicastro JF, Leatherman KD. Two-stage resection and spinal stabilization for aneurysmal bone cyst. A report of two cases. Clin Orthop Relat Res, 1983, (180):173–178

[57] Pang D, Tomita T, Byrd S, et al. A 14-year-old young woman with a five-week history of back pain. Pediatr Neurosurg, 2000, 32(2): 100–108

[58] Parrish FF, Pevey JK. Surgical management of aneurysmal bone cyst of the vertebral column. J Bone Joint Surg Am, 1967, 49(8): 1597–1604

[59] Vandertop WR Pruijs JE, Snoeck IN, van den Hout JH. Aneurysmal bone cyst of the thoracic spine: radical excision with use of the Cavitron. A case report. J Bone Joint Surg Am, 1994, 76(4):608–611

[60] Chuang VR Soo CS, Wallace S, Benjamin RS. Arterial occlusion: management of giant cell tumor and aneurysmal bone cyst. AJR Am J Roentgenol, 1981, 136(6): 1127–1130

[61] De Cristofaro R, Biagini R, Boriani S, et al. Selective arterial embolization in the treatment of aneurysmal bone cyst and angioma of bone. Skeletal Radiol, 1992, 21(8):523–527

[62] DeRosa GP, Graziano GP, Scott J. Arterial embolization ofaneurysmal bone cyst of the lumbar spine. A report of two cases. J Bone Joint Surg Am, 1990, 72(5):777–780

[63] Disch SR Grubb RL Jr, Gado MH, Strecker WB, et al. Aneurysmal bone cyst of the cervicothoracic spine: computed tomographic evaluation of the value of preoperative embolization. Case report. Neurosurgery, 1986, 19(2):290–293

[64] Green JA, Bellemore MC, Marsden FW. Embolization in the treatment of aneurysmal bone cysts. J Pediatr Orthop, 1997, 17(4):440–443

[65] Koci TM, Mehringer CM, Yamagata N, et al. Aneurysmal bone cyst of the thoracic spine: evolution after particulate embolization. AJNR Am J Neuroradiol, 1995, 16(4, Suppl): 857–860

[66] Cory DA, Fritsch SA, Cohen MD, et al. Aneurysmal bone cysts: imaging findings and embolotherapy. AJR Am J Roentgenol, 1989, 153(2):369–373

[67] DiCaprio MR, Murphy MJ, Camp RL. Aneurysmal bone cyst of the spine with familial incidence. Spine, 2000, 25(12): 1589–1592

[68] Misasi N, Sadile E. Selective arterial embolization in orthopaedic pathology. Analysis of long-term results. Chir Organi Mov, 1991, 76(4):311–316

[69] Murphy WA, Strecker EB, Schoenecker PL. Transcatheter embolisation therapy of an ischial aneurysmal bone cyst. J Bone Joint Surg Br, 1982, 64(2): 166–168

[70] Radanović B, Simunić S, 5tojanović J, et al. Therapeutic embolization of aneurysmal bone cyst. Cardiovasc Intervent Radiol, 1989, 12(6):313–316

[71] Wallace S, Granmayeh M, deSantos LA, et al. Arterial occlusion of pelvic bone tumors. Cancer, 1979, 43(1):322–328

[72] Guibaud L, Herbreteau D, Dubois J, et al. Aneurysmal bone cysts: percutaneous embolization with an alcoholic solution of zein–series of 18 cases. Radiology, 1998, 208(2):369–373

[73] Frassica FJ, Frassica DA, Wold LE, et al. Post-radiation sarcoma of bone. Orthopedics, 1993, 16(1): 105–106,109

[74] Lichtenstein L. Aneurysmal bone cyst; observations on fifty cases. J Bone Joint Surg Am, 1957, 39-A(4):873–882

[75] MacCarty CS, Dahlin DC, Doyle JB Jr, et al. Aneurysmal bone cysts of the neural axis. J Neurosurg, 1961, 18:671–677

[76] Sabanas AO, Dahlin DC, Childs DS Jr, et al. Postradiation

sarcoma of bone. Cancer, 1956, 9(3):528–542

[77] Sim FH, Cupps RE, Dahlin DC, et al. Postradiation sarcoma of bone. J Bone Joint Surg Am, 1972, 54(7):1479–1489

[78] Tillman BP, Dahlin DC, Lipscomb PR, et al. Aneurysmal bone cyst: an analysis of ninety-five cases. Mayo Clin Proc, 1968, 43(7):478–495

[79] Vergel De Dios AM, Bond JR, Shires TC, et al. Aneurysmal bone cyst. A clinicopathologic study of 238 cases. Cancer, 1992, 69(12):2921–2931

[80] Shikata J, Yamamuro T, Shimizu K, et al. Surgical treatment of giant-cell tumors of the spine. Clin Orthop Relat Res, 1992, (278):29–36

[81] Hosalkar HS, Jones KJ, King JJ, et al. Serial arterial embolization for large sacral giant-cell tumors: mid-to long-term results. Spine, 2007, 32(10):1107–1115

[82] Conway JE, Chou D, Clatterbuck RE, et al. Hemangioblastomas of the central nervous system in yon Hippel-Lindau syndrome and sporadic disease. Neurosurgery, 2001, 48(1):55–62, discussion 62–63

[83] Emery E, Hurth M, Lacroix-Jousselin C, et al. Intraspinal hemangioblastoma. Apropos of a recent se-ries of 20 cases [in French]. Neurochirurgie, 1994, 40(3): 165–173

[84] Wanebo JE, Lonser RR, Glenn GM, et al. The natural history of hemangioblastomas of the central nervous system in patients with yon Hippel-Lindau disease. J Neurosurg, 2003, 98(1):82–94

[85] Biondi A, Ricciardi GK, Faillot T, et al. Hemangioblastomas of the lower spinal region: report of four cases with preoperative embolization and review of the literature. AJNR Am J Neuroradiol, 2005, 26(4): 936–945

[86] Takeuchi S, Tanaka R, Fujii Y, et al. Surgical treatment of hemangioblastomas with presurgical endovascular emboli-zation. Neurol Med Chir (Tokyo), 2001, 41(5):246–251, discussion 251–252

[87] Jones K. Meyers P, Gobin P, Ai-Hsi L. Embolization of spinal tumors. Operative Techniques in Neurosurgery, 2003, 6(3):156–162

第 49 章　脊髓血管性疾病

Neil V. Patel, Gabriela Spilberg, Ajay K. Wakhloo

介绍和概况

脊髓血管病是分成几种不同类型的复杂的、罕见的病变，无论是了解还是治疗都是令人着迷的，也是具有挑战性的。分类中最多的病变是动静脉瘘（arteriovenous shunt, AVS），是因为动脉和静脉之间的异常连接，动脉可能是供应脊髓、硬脊膜，有时来自椎动脉和供应椎旁结构。分类为动静脉瘘的多样性反映了脊髓循环内在的复杂性，基于每一种瘘亚型的解剖、生理和血管造影表现，几种分类方法受到推荐。全部脊髓血管病变也包括椎管动脉瘤和明显血管受累的肿瘤性病变。本章将回顾重要的脊髓血管解剖，展示脊髓血管病的分类，讨论每一种病变类型的临床表现、影像发现和血管内治疗。

简要回顾脊髓血管解剖

全面了解正常脊髓血管的解剖，对于理解脊髓血管疾病的结构和病理生理是至关重要的，为了深入讨论其解剖，建议读者读一下Lasjaunias的经典描述，[1]下文回顾其主要观念。

与胚胎起源和成熟的脊髓大体结构一致，脊髓的血管供应呈现节段性分布。每一节段脊髓的神经结构来源于胚胎期的神经壳和神经管的特定部分，神经壳和神经管与沿着脊索发育的胚胎体节有关联。总体上，某一特定节段的神经和躯体的派生物被称作体节。体节的节段性动脉发自相应的脊髓水平的载体动脉，包括椎动脉、椎动脉弓、髂动脉和其他动脉，节段性动脉根据脊神经计数，后者和脊髓神经孔对应。每一节段动脉发出分支供应椎旁肌肉组织（肌支）和椎体（体支）（图 49.1，图 49.2）。起自节段性动脉的根动脉在每一水平供应腹侧和背侧神经根，根动脉发出供应硬膜的分支，在某些水平根动脉的其他分支参与供应脊髓前动脉（anterior spinal artery, ASA）、脊髓后动脉（posterior spinal artery, PSA）和软膜血管网（图 49.3）。

根动脉主要供应 ASA 的分支命名为根髓动脉，主要供应 PSA 的分支命名为根软膜动脉。每一根髓动脉和根软膜动脉发出的节段变化很大。总体上，在颈部有 2~4 支根髓动脉，在胸部有 2~3 支，在腰骶部有 0~4 支；PSA 的供应动脉具有更多的侧支循环：在颈部具有 3~4 支根软膜动脉，在胸部有 6~9 支，在腰骶部有 0~3 支。胸腰段脊髓的 ASA 的最主要供血来源于一支根髓动脉分支：Adamkiewicz 动脉（AKA），典型的起自 T9~T12 的水平之间，30%~50% 的病例中，AKA 也明显地向 PSA 供血。

ASA 在脊髓腹侧沟内软膜下走行，发出 200~400 支沟连合动脉穿过中央灰质，向外发出分支进入白质（图 49.4），这种离心型分布的微循环供应着大部分脊髓的灰质和腹侧白质。脊髓后动脉是一对动脉，走行在背侧沟内，发出广泛的软膜动脉血管网包绕着脊髓，PSA 和软膜血管网发出的穿支血管形成向心型的微循

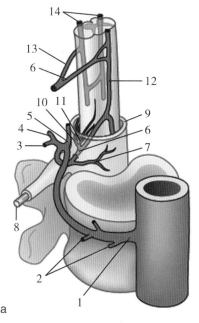
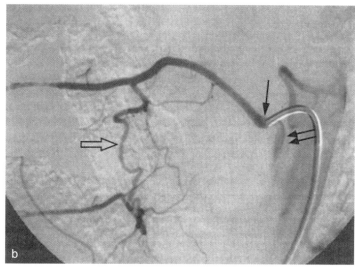

图 49.1 （a）显示了节段动脉和分支，供应同侧相应体节的所有衍生物：肌肉、皮肤、骨头、脊神经和脊髓。1. 节段性动脉；2. 供应椎体的体支；3. 肋间动脉或肌肉支；4. 脊髓背侧干；5. 椎旁纵向吻合；6. 根髓动脉；7. 背侧体支；8. 脊神经；9. 硬膜鞘；10. 到背侧神经根的根支；11. 到腹侧神经根的根支；12. 脊髓前动脉；13. 根软膜动脉；14. 脊髓背侧动脉。（b）选择性肋间动脉造影（箭）显示相邻节段动脉间纵向横向前吻合（空箭）。明显的造影剂返流进入腹主动脉（双箭）和对侧肋间动脉

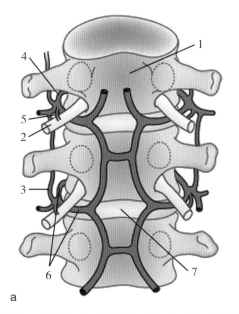
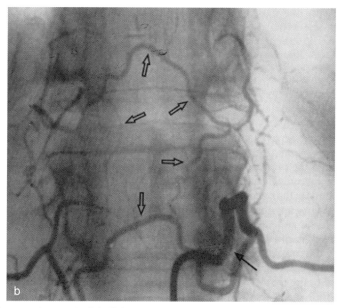

图 49.2 椎体血供。草图（a）和腰动脉造影（b）显示背侧体支（空箭）和六角形吻合。1. 椎体；2. 神经根；3. 横前纵向吻合；4. 节段性动脉；5. 根动脉；6. 节段性动脉；7. 相应的椎间盘

环，供应脊髓背侧白质和周围灰质。软膜血管网之间的吻合以及髓内血管间吻合正常存在，这些吻合将离心型和向心型系统连接起来。

脊髓静脉回流的方式和动脉供血的方式类

似，但是相反的是没有特别显著地向前或者向后的通道（图49.5）。脊髓深部物质的回流是通过内在的系统，由向腹侧和背侧引流的沟连合静脉组成，进而汇入纵向的引流静脉：前正

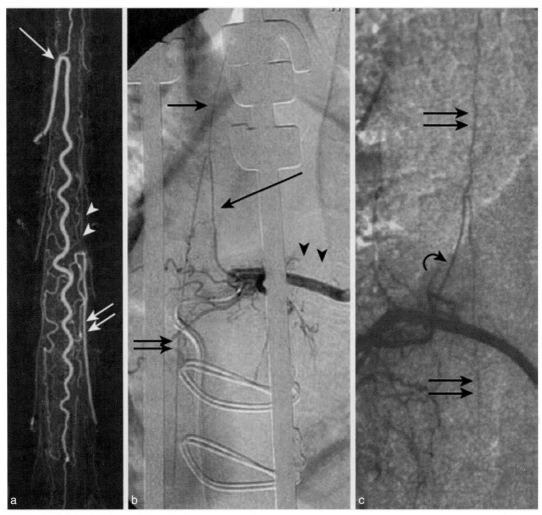

图49.3 （a）脊髓动脉网的X线显微照片显示根髓动脉（Adamkiwicz动脉）和脊髓前动脉（箭）之间经典的发卡样吻合，位于低段的胸髓和高段的腰髓，可见大的根软膜动脉（双箭头）供应脊髓后动脉（箭）。（b）左侧T10肋间动脉（双箭头）造影显示根髓动脉（箭）和脊髓前动脉（双箭）。（c）低胸段肋间动脉造影显示根软膜动脉（弯箭）和右侧肋间后动脉（双箭），明显的更小半径的发卡样形状

中静脉和后正中静脉。环绕的外在系统由引流脊髓边缘的穿支血管组成，汇入脊髓表面的根静脉，根静脉之间有额外的纵向静脉相连，和引流静脉不同的是其并不覆盖脊髓全长。这构成了冠状静脉丛，和内在系统一样也是汇入纵向引流静脉，在颈段汇入根髓静脉，根静脉随着神经根出神经孔，然后汇入硬膜外静脉丛。

诊断性图像的采集方法

采集脊髓血管结构图像最基本的挑战就是获得足够的空间分辨率，能够可靠地描述主要的结构，包括 AKA（直径 0.55~1.2mm），ASA（0.2~0.5mm）和 PSA（0.1~0.4mm）。时间分辨率的图像采集也是需要的，因为这能够提供一个方法能够彻底地了解和血管畸形相关的血流方式。因为其优越的时间分辨率和空间分辨率，DSA 仍然是评估脊髓血管疾病的参考标准，结合优越的空间分辨率能够辨别重叠的结构，三维旋转血管造影（3D-RA）能够进一步增加DSA 的作用。[2] 脊髓血管造影是安全的，尤其在经过训练的专家应用现代技术前提下，该检查应该不会比外周其他系统的血管造影具有更高的并发症风险，然而 DSA 也存在缺点：其是有创的，连续在多个水平的节段性动脉进行插

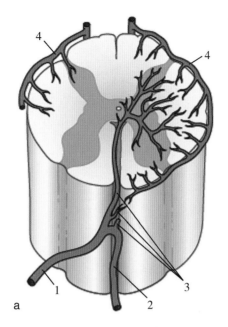

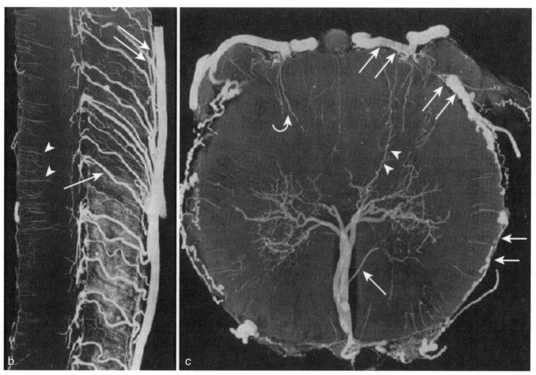

图 49.4 （a）显示离心性和向心性动脉网在髓内的吻合。1. 根髓动脉；2. 脊髓前动脉；3. 沟联合动脉；4. 来源于脊髓后动脉的冠状动脉系统。（b）注射造影剂的脊髓微循环的 X 线显微照片。矢状位正中平面显示脊髓腹侧裂内来源于脊髓前动脉（双箭）的上升的沟联合动脉（箭）和来源于脊髓后动脉（箭头）的背侧穿支血管。（c）轴面显示沟联合动脉和供应灰质（箭）的前穿支动脉，前穿支动脉和后穿支动脉之间的髓内吻合（箭头）；后软膜血管网和脊髓后动脉（双箭）；表浅的软膜动脉和脊髓前动脉（小箭）之间的吻合；来源于软膜血管网的进入白质的侧面穿支动脉（弯箭）

管耗费时间，为了让患者舒适或者造影时呼吸停止全身麻醉是经常的。随着更新技术的出现和技巧的提高，无创性的替代检查方法扮演的角色越来越重要。

可能诊断为脊髓血管性疾病的患者的最初选择的评估方法倾向的是核磁共振成像（MRI），MRI 能够评估其他更多的引起患者症状的病变，而不需要有创的检查或接受应用离子辐射。脊

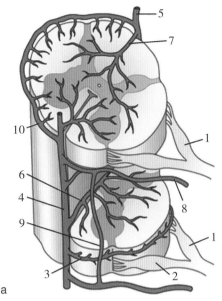

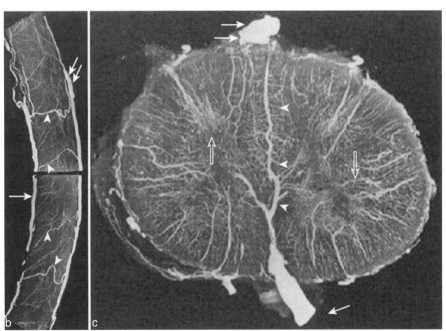

图 49.5 脊髓深部和浅部的静脉引流。（a）草图：1.背侧神经根；2.腹侧神经根；3 和 10.根静脉 / 冠状静脉；4.前正中静脉；5.后正中静脉；6.髓内吻合；7.背侧沟静脉；8.根髓静脉；9.腹侧纵静脉。（b）矢状位正中平面和（c）轴位平面注射标本的 X 线显微照片。腹侧正中静脉（箭）和背侧正中静脉（双箭）之间多发的髓内吻合（箭头）。放射状起源的深静脉系统（空箭）引流进入表浅软膜静脉网和髓内吻合

髓核磁血管成像（MRA）的早期研究者采用时间飞跃和相位对比技术，[3,4] 但研究显示钆增强剂首次通过时采集 MRA 能够更好地显示血管结构，目前已经成为标准操作。[5-8] 时间可分辨的 MRA 是可行的，但是和 DSA 相比时间分辨率还是很低的，[9] 随着时间分辨率和空间分辨率的进一步改善，MRI/MRA 可能会成为诊断脊髓血管

疾病的基本诊断方法。

电脑断层血管成像（CTA）也已经用于评估脊髓的血管畸形，[10-13] 其具有优于 MRA 的空间分辨率，不需要依赖对非血管结构的抑制而能够看清血管结构，同时显示血管畸形和相邻的骨性结构及软组织能够为制定治疗计划提供额外的好处。和 MRI 相比，提高的空间分辨率

来自明显缺失的软组织对比，这限制了对神经结构的评价。因此，尽管对已经用其他方法明确诊断的脊髓血管畸形，CTA 能够以无创的模式对血管结构进行评价，但其不能取代 MRA 成为无创评价的基本方法。

脊髓血管性疾病

分类方法和基本原则

动静脉短路中，散在的毛细血管前的动脉和静脉直接的连通命名为动静脉瘘（AVF），而多发的异常毛细血管前连通异常叫作动静脉畸形（AVM）。AVM 在造影上和病理上显示几个明显的异常扩张的静脉，和一紧密的血管团及瘘相连，血管团 - 巢 - 内的结构在造影上无法彼此辨别。AVM 更多被认为是先天性疾病，而 AVF 常常是后天获得性疾病。脊髓的 AV 短路可以起源于椎旁组织、硬膜外血管、硬膜下空间和脊髓内，由于解剖的多样性，临床的表现、影像发现和治疗方法也是变化很大。

脊髓的动脉瘤典型的和 AV 短路相关，也可能是源于外伤。肿瘤如血管瘤和海绵状血管瘤可以是起源于血管的，或者是通过增长的血流动力学需求诱发血管参与，如动脉瘤样骨囊肿和高血运的转移瘤。

下文的讨论是 Spetzler 及其同事设计的分类方法（表 49.1），[14] 把脊髓血管疾病大体分为 AV 短路、脊髓动脉瘤和肿瘤，然后根据解剖位置把 AV 短路进一步分型。脊髓 AV 短路经典的命名（Ⅰ～Ⅳ型）被广泛地应用，这在表 49.1 均列出以备参考。细化 Spetzler 分类，笔者区分开椎旁和硬膜外 AV 短路，其具有明显的解剖特征和不同的临床表现。

• 椎旁动静脉短路：椎旁动脉和静脉的异常连接，常常为单瘘口，可以直接引流或者通过硬膜外静脉系统和奇静脉系统间接引流入中心静脉系统。

• 硬膜外动静脉瘘：硬膜外动静脉之间的瘘型连接，引起硬膜外静脉系统瘀滞扩张。

• 硬膜内背侧动静脉瘘：硬膜动脉和根静脉之间的瘘型连接。这是最常见的脊髓血管畸形，经典的命名为硬膜动静脉瘘（DAVF）。

• 硬膜内腹侧动静脉瘘：ASA 和外在静脉系统之间的瘘，位于硬膜内髓外。

• 脊髓圆锥动静脉畸形：畸形包括直接的瘘和球状的畸形团，位于脊髓圆锥和马尾。供血动脉来自 ASA 和 PSA，典型的畸形团位于髓外，但是这个部位的病变可以具有髓内的组成部分。

• 髓内动静脉畸形：畸形团位于脊髓实质内，由动脉和静脉微循环之间毛细血管前连接构成，畸形团可以是散在的或者致密的（球型）。

• 硬膜外硬膜下动静脉畸形：畸形同时累及同阶段硬膜外和硬膜下的血管结构，这可以包括任何或者所有相应胚胎期体节的衍生物，脊髓、硬膜、椎体、肌肉和皮肤。当所有结构都累及的时候，这种异常称为 Cobb 综合征。

当讨论脊髓血管病变的时候，可以从最表浅的病变开始，之后进一步到最深的病变，根据这样的连续性，有关的病理生理和疾病结构的讨论也发展成这样的趋势。

动静脉短路产生症状的机制有几个，可以因为扩张血管（常常静脉端）的占位效应，可以因为静脉端高压引起的静脉瘀滞，可以因为供血动脉引起的血液偷流，可以因为蛛网膜下腔出血或脊髓出血。最表浅的病变可以对神经结构产生压迫作用，最深的病变倾向于引起脊髓出血和蛛网膜下腔出血，二者之间的病变可以通过这四个机制引起症状。

手术接近比较深的病变常常伴随着神经功能并发症的增加，介入治疗的作用越来越重要。同样，具有较大供血动脉和引流静脉的高流量病变术中出血的风险明显增大，但这个解剖特点对于辅助性或者治愈性栓塞是有非常有帮助的。

表 49.1 调整后的脊髓动静脉分流（Spetzler 等之后）分类 [14]

类型	经典命名	位置	动脉血供	静脉引流
椎旁 AVF/AVM		椎旁软组织	椎动脉，肋间动脉或腰骶动脉	椎旁静脉
瘘	硬膜外 硬膜外 AVF	硬膜外空间	根动脉硬膜外分支	硬膜外静脉丛
	硬膜下背侧 I 型 DAVF	髓外硬膜下	根动脉硬膜支	根静脉
	硬膜下腹侧 IV 型，软膜瘘	髓外硬膜下	ASA，PSA（B，C 亚型）	冠状静脉丛
	圆锥部	髓外硬膜下 +/- 髓内部分	ASA，PSA	静脉微循环
动静脉畸形	髓内 II 型，经典 AVM	髓内硬膜下	ASA，PSA	静脉微循环
	髓外 - 髓内 III 型，未成熟 / 体节型 AVM	硬膜外和硬膜下	多发	多发
脊髓动脉瘤		蛛网膜下腔	动脉微循环	—
肿瘤	动脉瘤样骨囊肿	椎体	体支	椎静脉丛
	血管瘤	椎体	体支	椎静脉丛
	血管网状细胞瘤	硬膜下，髓内	动脉微循环	静脉微循环
	海绵状血管瘤	硬膜下，髓内	动脉微循环	静脉微循环
	富血运转移瘤	任何位置	变化	变化

血管内干预的总体考虑

越来越多的患者的脊髓血管疾病是通过无创的血管成像方法发现的，特别是 DAVF。MRA 作为指导诊断性血管造影是有作用的，能够帮助确定最像被累及的节段。[4,7,15] 脊髓插管造影最普遍的适应证：①在大动脉手术或者介入前定位 AKA；②怀疑脊髓血管病的定位或者进一步明确其特点。评估脊髓血管病需要广泛的血管造影，包括主动脉弓、降主动脉、胸腹主动脉和盆腔动脉，对于颈髓的血管畸形，需要评估椎动脉、甲状颈干和颈升动脉，最后如果怀疑脑内血管畸形存在脊髓的引流，需要行 4 根血管的脑血管造影。对于经验丰富的医生，诊断性脊髓血管造影不应该比常规外周血管造影并发症高，尽管不常见，对于老年多发硬化患者可以发生无症状性髂主动脉夹层，这是典型的小并发症，不会产生临床后果。

对于介入治疗的病例，多型号的鞘、导引导管、导丝、微导管和微导丝都可以选择，对于较高节段的病例，股动脉长鞘是比较有用的，特别是髂主动脉广泛硬化的患者。通过动脉鞘，选择 5F 或 6F 的导引导管利于微导管插管，如果导引导管需要交换，要选择亲水图层的交换导丝，这样可以更容易且低创伤地扳直节段性动脉的近端，能够让导引导管到达一个更稳定的位置。微导管和微导丝应在导引下选择性到达靶病变部位，并和要求的栓塞材料具有相容性。

尽管为了防止意外的栓塞事件，有时在微导管超选脊髓血管的过程中使用肝素，对于诊断性造影和介入治疗病例不常规使用。当高流量短路由 ASA 或 PSA 直接供血的时候，选择性地应用抗血小板药物（阿司匹林和波立维），这样做的目的是防止因为短路栓塞后血流量锐减引起的逆向性动脉栓塞。

椎旁动静脉短路
背景和临床特点

椎旁 AV 短路是罕见的病变，由位于椎管外的动脉和静脉间毛细血管前的连接组成，它们是高流量的病变，具有多个静脉引流通道，基本上通过多支扩张的椎旁静脉引流进入硬膜外静脉丛，[16,17]也发现存在硬膜下髓周静脉引流。[18,19]尽管椎旁 AV 短路在病理病因上是明确的病变，但其与硬膜外 AV 短路具有相似的临床表现，文献中有时一起报道。

椎旁 AV 短路可以是外伤性的或者先天的，AVF 比 AVM 更多见。在颈段，椎动脉颈髓的 AVF 是明显，通常是外伤或者医源性损伤的结果，保持在中线位置。[20,21]先天性的椎动脉颈髓 AVF 也可能发生，和外伤性的（常在 C4~C5）相比，通常在更高（C1~C2）或者更低（C6~C7）的位置。[16,22,23]胸段椎旁 AVF 女性更多见，常常是肋间动脉和椎旁静脉间的连接。[19,24]有报道骶前动脉的 AVF 可以通过间接的静脉引流引起神经功能症状，其导致硬膜外和硬膜下的静脉扩张。[18,25]和椎旁 AV 短路的发生发展相关的一些疾病有神经纤维瘤病、肌纤维发育不良和 Ehlers-Danlos 综合征。[17,19,20]

成人椎旁 AV 短路，典型临床症状的发展是由于扩张的硬膜外静脉压迫神经结构，或者继发性硬膜内静脉高压引起的瘀滞性脊髓病变，一个患者症状的发生可能涉及一个机制，也可能两个都涉及。查体时可能听到杂音，罕见的扩张的硬膜下静脉破裂引起蛛网膜下腔出血导致患者急性发病。儿童可以在短路的位置，典型的在椎旁或者胸骨旁听到杂音，或者由于高流量的短路血流引起新生儿心衰。[16,24]对于典型的症状性患者可以识别出来，而无症状的椎旁 AV 短路患者可能偶然发现的。

影像发现

MRI 检查 T1 和 T2 加权序列上可以看到扩张引流静脉引起的蛇形流空信号，其可以在椎旁的软组织内看到，也可硬膜外和硬膜下空间内看到，后者反映了继发性静脉瘀滞的程度。因为在硬膜外和硬膜下的 AV 短路也可以产生硬膜外和（或）硬膜下静脉扩张，识别椎旁的扩张静脉是鉴别这些诊断的关键。在识别神经根和脊髓压迫时 MRI 是非常出色的，能够看到由于搏动性静脉扩张的占位效应引起的骨质受侵蚀和神经孔扩大，存在具有瘀滞性脊髓病变时，受影响的脊髓在 T2 像上能够看到和水肿一致的高信号。

脊髓 DSA 能够看清供血动脉、短路的位置和静脉引流的方式，供血动脉是典型的肋间动脉或椎动脉的分支（颈部短路）。外伤性椎动脉颈髓 AVF，可以直接累及椎动脉。供血动脉在瘘口之上的部分不可见预示高流量的短路导致动脉偷流。能够直接看到椎管外瘘的位置或 AVM 畸形团可以明确椎旁 AV 短路的诊断，DSA 可以看到从畸形团发出的引流进入到扩张的椎旁静脉，有时可以看到硬膜外和硬膜下静脉系统。

治 疗

椎旁 AV 短路的治疗选择包括手术断流和血管内闭塞。很多血管内的装置已经被使用，包括覆膜支架和其他全部的栓塞材料（可脱球囊，弹簧圈和 NBCA），血管内治疗的目的是彻底消除短路。

硬膜外动静脉短路
背景和临床特点

硬膜外（extradural，通常叫 Epidural）动静脉短路是罕见的疾病，是硬膜外动脉和硬膜外静脉丛之间的直接连通。和椎旁 AV 短路相比，硬膜外的 AV 短路是低流量的，位于椎管内，几乎都是动静脉瘘。

对于引流静脉全部是硬膜外静脉的硬膜外 AV 短路患者，表现出的症状可为压迫性脊髓病或者是硬膜外静脉丛张力性扩张引起的神经根病；[17]对于最初引流静脉为硬膜外静脉而继而进入硬膜下静脉系统的患者，可能表现为瘀滞性脊髓病或者内在的和外在的静脉系统高压引起蛛网膜下腔出血。[26]和椎旁 AV 短路一样，硬膜外 AV 短路儿童患者可以听到杂音，有些患者可以是无症状的。

影像发现

应用无创的方法很难直接看到这些小的低流量的短路，因此很难在插管造影前区分开硬膜外的 AVF 和硬膜内背侧 AVF（DAVF）。MRI 关键的发现是椎管内蛇形的、线样的或者弯曲的血管影像，在 T2 像通常是髓周的流空影，[24]如果应用钆增强剂能够提高这些扩张静脉的可视性。瘀滞性脊髓病典型的表现是髓内的高 T2 信号，受影响的区域出现缓慢的进展性的强化。

治 疗

和 DAVF 一样，硬膜外 AVF 采用液体栓塞材料（n-BCA，Onyx）进行血管内治疗，尽管无法通过动脉入路到位时经静脉栓塞具有很大价值，经动脉途径是最普遍的。[17]手术断流是有效的治疗方法，也是无法安全地行血管内治疗时的必需选择。

硬膜下背侧动静脉短路

硬膜下背侧动静脉短路常常是指硬膜动静脉瘘，是最常见的脊髓血管畸形，是面对成人进行性恶化的脊髓病变时需要考虑的重要鉴别诊断。这些畸形常常位于背侧神经根的部位，是根动脉的硬膜支和根髓静脉之间的异常连通（图 49.6），很罕见的病例中，供应硬膜的动脉可以来自根髓动脉。大多数作者把种短路划分为单支供血动脉（A 型）或者通过硬膜下侧支循环网的多支供血动脉（B 型）。

和颅内硬膜动静脉瘘一样，脊髓 DAVF 也被认为是获得性病变，有一个事实支持这个想法，就是该病几乎不发生在右心房水平以上，这预示着脊髓 DAVF 的发生部分依赖于低节段脊髓静脉丛相对较高的静水压。硬膜下背侧 AVF 几乎都发生在 T4 到 L3 之间，最多见的是 T7 至 T12 节段间，尽管较高节段的病变也有报道。[27,28]

DAVF 的病理生理也是压力相关的。冠状静脉丛的正常压力为 23mmHg，大约是硬膜外静脉丛的 2 倍，这个压力梯度是保持脊髓正常回流所必需的。DAVF 导致根髓静脉动脉化，增高的压力逆向传导到冠状静脉丛，平均静脉压升高到系统平均动脉压的 74%。一个病例序列研究显示冠状静脉丛测到的压力为 40mmHg。[14,29]显著的静脉高压引起进展性瘀滞性脊髓病变，诱发脊髓梗死。

硬膜下背侧 AVF 多影响年龄较大男性：79%~85% 的患者为男性，86% 的患者出现症状的年龄超过 40 岁（平均 55 岁）。[27,28,30,31]大部分患者表现为进展性下肢轻瘫，背部疼痛，直肠和膀胱功能异常和性功能障碍。[32]症状的进展是持续性的，尽管有的患者经历了阶梯式恶化或者时好时坏的过程，症状的发展过程经年累月，明确诊断的 3 年半以内可以导致严重的功能障碍。[33-35]10%~20% 的表现为急剧恶化，被认为是因为短暂的中心静脉压升高，这样升高可能来自直立体位或运动引起的腹内压升高，也可以反过来增高腹内压。

临床鉴别诊断包括缺血性脊髓梗死，横贯性脊髓炎，退行性椎间盘病变引起的脊髓病变或神经根病变。罕见的，脑内的 AV 短路或后颅凹的硬膜 AV 短路通过桥延静脉引流进入脊髓静脉系统，这产生的瘀滞性脊髓病变的效果和脊髓 DAVF 相似，但是致病的原因并不在脊髓内。因此评估脊髓完整的血管造影必须包括评估颈外动脉、颈内动脉和椎动脉。

影像发现

动脉化的后正中静脉在 MRI T_2 上常常可看到脊髓背侧蛇形的流空信号影（图 49.6），相似的流空信号环绕脊髓和冠状静脉丛一致。可能条件下能够识别扩张的根髓静脉很重要，这样可以进行更精准的导管造影，从而减少患者受辐射剂量和造影剂用量。[4]上面描述的静脉高压引起脊髓水肿，T1 加权像显示脊髓肿胀，T2

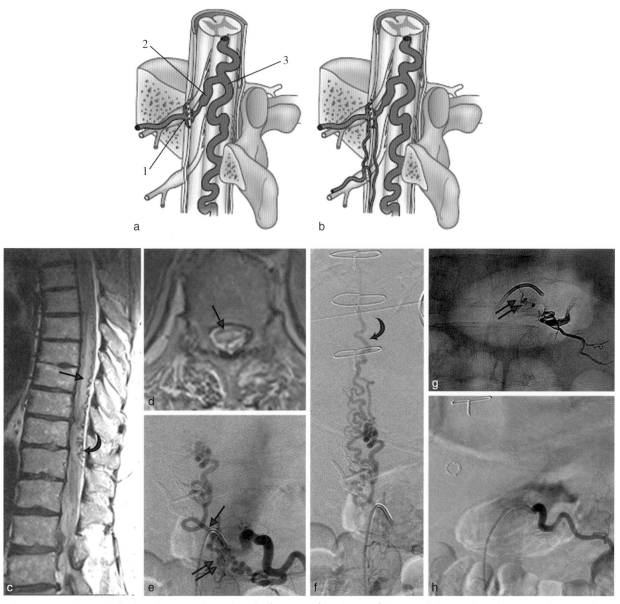

图 49.6 硬膜动静脉瘘（硬膜下 AVF）。（a,b）草图显示单一瘘口和单支供血（ⅠA 型）和多支血供（ⅠB 型）。1.根动脉硬膜支，在硬膜内供应动静脉短路；2.动脉化的根髓静脉；3.扩张的脊髓后正中静脉。展示 79 岁老年男性患者病例，表现为进展性下肢无力、步态不稳和膀胱功能异常。（c）矢状位和（d）轴位 T2 像 MRI 显示低位脊髓和圆锥水肿（箭）伴有蛇形流空影（弯箭）。（e）早期和（f）晚期左侧 T11 肋间动脉造影，前后位显示一硬膜动静脉瘘（DAVF，双箭），具有扩张的逆向充盈的根髓静脉（箭）、圆锥的静脉丛和向上引流的扩张、淤滞的脊髓前正中静脉（弯箭）。（g）应用 n-BCA 经动脉栓塞 DAVF 的透视影像（双箭）。（h）T11 肋间动脉造影随访显示瘘彻底消失

加权像显示中心火焰状的高信号，受累的区域内具有增强表现提示静脉梗死，是神经功能恢复预后不佳的预测因素。

脊髓插管造影能够最完整地描述重要的血管解剖。通过确认造影剂从根硬膜动脉流入脊髓背侧面扩张的根髓静脉和髓周静脉丛的位置，可以发现血流短路，相邻节段的血管需要检查，以便发现其他的分支血供，其可以来自椎动脉到骶动脉的任何一支。此外，一定要确认 Adamkiewicz 动脉从而计划安全的治疗方法。

治 疗

开刀修补是治愈性的。在瘘口的位置打开硬膜，将引流静脉和硬膜供血动脉断开（图 4,9.6）。[32]2002 年一个团队报道了他们的病例

结果，90% 的病例通过血管内治疗的方式让瘘消失，但复发率高达 23%。[30] 从那以后，血管内的方式越来越多地被有经验的医生采用，液体栓塞剂包括 nBCA（n-BCA, Codmann&Shurtleff, Raynham, MA） 和 Onyx（ev3 Neurovascular Irvine, CA）的使用进一步改善了治疗的结果和降低了复发率。

经动脉栓塞的目标是弥散过瘘口和近心端的根髓静脉而保留靠近脊髓的静脉。血管栓塞是微创的，具有较低的并发症率，能够立即提供影像确认瘘口已经消失。这些优点支持很多中心把血管内治疗作为治疗的首选。如果栓塞不成功，患者将进一步需要手术修补。手术中，栓塞的材料可以作为透视的标记起到引导作用。

硬膜下腹侧动静脉短路
背景和临床特点

硬膜下腹侧 AV 短路典型的被命名是软膜 AVF 或者 IV 型 AVF，比硬膜下背侧短路发生的位置更深，是脊髓前动脉和冠状静脉丛的连接。这些短路根据管径和短路血流的程度划分为三个亚型（A、B 和 C），[14,36] 越高的亚型，意味着通过背外侧软膜动脉网来自脊髓后动脉的血供量越大，这导致引流静脉系统的膨胀更明显。

和脊髓 DAVF 不同，硬膜下腹侧 AV 短路的患者常常在 40 岁前发病，通常是 20~30 岁，其他不同点是相当多数量的患者是以急性蛛网膜下腔出血为临床表现发病的。[37] 大多数的硬膜下腹侧 AV 短路患者的临床表现和背侧短路的相似，为进展性双下肢无力或者瘫痪，某些作者认为蛛网膜下腔出血只出现在 C 型病变。[38,39] 神经功能症状是由于压迫性脊髓病变引起，也可以因为血液偷流引起的脊髓缺血。硬膜下腹侧 AV 短路可以发生在脊髓的任何节段，尽管一些大的、复杂的短路更多地发生在脊髓圆锥，后者已经被单独分类。

影像发现

A 亚型（Merland I 亚型）包括非常小的短路，导致静脉高压但不至于引起 ASA 的扩张，只引起上升引流静脉很轻微的扩张。[36] 此病变在影像上引起的改变非常轻微，很多时候被识别出来只是因为 ASA 汇入引流静脉的地方血管直径的改变。[40] 高速的血管造影比较有用，其能够显示异常血流的方式和血流从高阻力的动脉进入低阻力的静脉时速度的增高。[41,42] A 亚型的软膜 AV 短路只有来自 ASA 的供血，典型地沿着脊髓圆锥的前表面或近心端的终丝走行较远。

B 亚型（Merland II 型）是中等大小的短路，由中等扩张的 ASA 供血，引流入中等程度扩张的髓周静脉，扩张的静脉丛标志着瘘的位置。[36] 尽管瘘的位置在前面，在 T2 像上可以看到脊髓的前方或后方的蛇形流空影像。B 亚型软膜 AV 短路可以伴有血流相关的动脉瘤或者静脉扩张。和 A 亚型软膜 AV 短路不一样，该病变包含多支血供来自 ASA 和一或两支来自 PSA，来自 PSA 的血供非常多的时候病变可能位于脊髓腹外侧，甚至背外侧。典型的 B 亚型病变位于脊髓圆锥，通过迂曲扩张的静脉向上引流。

C 亚型（Merland III 型）是大的短路，血供来自 ASA 和 PSA 多支大的动脉，[36] 通过巨大扩张的静脉引流，静脉扩张可以压迫进入脊髓实质。这些扩张在 MRI 上显示的很清楚，T2 像上很多蛇形流空信号中能够发现扩张的动脉和静脉，在无创影像检查上很难分辨是动脉还是静脉。A 亚型病变由于解剖结构变化非常小很难定位，而 C 亚型病变由于其巨大的扩张引流静脉也很难定位。[38] 和 B 亚型一样，位置在腹外侧或者背外侧提示来自 PSA 的血流量非常大，和 B 亚型及 A 亚型不一样是经典的 C 亚型发生在颈胸段。

治　疗

硬膜下腹侧 AVS 的治疗根据亚型而不同。

A 亚型血流量低，轻微或没有动脉扩张，通过血管内的方式安全到位很困难，因而开刀治疗是倾向的选择，需要进行栓塞的时候，可能无法放置弹簧圈或液体栓塞剂，这些病例可以考虑应用 PVA 颗粒。

B 亚型病变血管内治疗是治愈性的，因扩张动脉和增加的血流足够让微导管到达短路的位置，应用液态栓塞剂是最好的选择。血管内治疗用于 C 亚型病变也是合适的，应用液体栓塞剂可以达到永久闭塞的效果，对于流量太大注射液体栓塞剂不安全的病例，可以用弹簧圈后者可脱球囊作为辅助手段，减少流量从而让液体栓塞剂更容易地栓塞。为了达到有效的治疗，对于特别复杂的病例需要结合血管内和开刀的方法进行治疗。

脊髓圆锥的动静脉畸形

和硬膜下腹侧 AV 短路一样，脊髓圆锥的 AVM 最常见的是在髓外，可能具有髓内的组成部分，由 ASA 和 PSA 供血（图 49.7）。圆锥畸形比较复杂，存在多发的直接动静脉瘘和球状畸形巢。该病变可以很广泛，伴随着终丝的全长，其可以通过提及的四个机制引起症状：扩张的血管压迫神经结构，脊髓静脉性瘀滞，血管偷流引起的脊髓缺血，和蛛网膜下腔出血，此外圆锥 AVM 可以看到髓内受累及，有报道髓内出血的病例。由于靠近马尾，圆锥 AVM 是唯一的容易引起脊髓病变和神经根病变的疾病。[14] 治疗这个复杂的病变需要结合血管内栓塞和随后的手术切除。

髓内的动静脉短路

背景和临床特点

髓内的 AV 短路是传统地被命名为"脊髓 AVM"的病变，后来被划分为 II 型脊髓 AVM。该病是第二位常见的脊髓血管畸形，仅次于 DAVS，其由 ASA 和（或）PSA 供血，通过扩张

髓内静脉和髓周静脉引流。髓内的 AVS 有两种典型的类型：具有紧凑的畸形巢（球型 AVM）和存在更散在的瘘丛（弥散性 AVM）。弥散性髓内 AVM 被称作"不成熟型"，不过这些病变和硬膜外 – 硬膜下 AVM 是有区别的，描述如下（图 49.8）。

大部分髓内 AV 短路患者 40 岁前发病，常是由于髓内或蛛网膜下腔出血引起的急性脊髓病变。[14,38] 少部分患者可以观察到由于静脉性瘀滞、血液偷流和压迫性脊髓病变引起的进展性症状，这些患者的典型表现为恶化的肢体症状、肠道和膀胱功能异常。慢性症状患者可以经历反复的小出血，从而导致神经功能状态阶梯式的恶化。对于髓内 AVM，进展性无力可能经历快速的、灾难性的过程。一项包含 60 例患者进行了 8 年的研究显示 36% 的 41 岁以下的患者和 48% 的 41~60 岁的患者，在诊断的 3 年内生活在轮椅上。[43]

影像发现

两种类型的髓内 AV 短路均能在图像上识别出来，表现为聚集在一起的扩张动脉和静脉集中在脊髓上。髓周和髓内血管可能受到累及，在 MRI T2 像上可以看到蛇形的流空信号，而 T1 像上表现为不同强度的信号，这种不一样的信号是由于血流的方向和速度的不同引起的。T2 加权像是显示脊髓水肿和肿胀最好的图像，能够看到 T2 像的高信号和脊髓肿胀，对于发现由慢性胶质增生和新近的缺血引起的高信号 T2 加权像也是理想的。[44] 梯度回声序列对于发现髓内和蛛网膜下腔出血是最有用的。插管造影是最好的明确识别动脉血供和静脉回流的工具，这是规划治疗所必需的。

治疗

介入方式治疗是髓内 AV 短路的首选方法（图 49.8），这些病变的手术治疗非常困难，因为在脊髓实质内。更复杂的手术治疗是对于具有来自 PSA 和沟连合动脉细小供血支的病变。

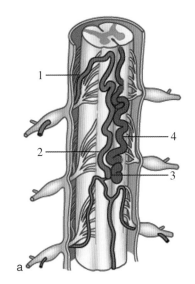

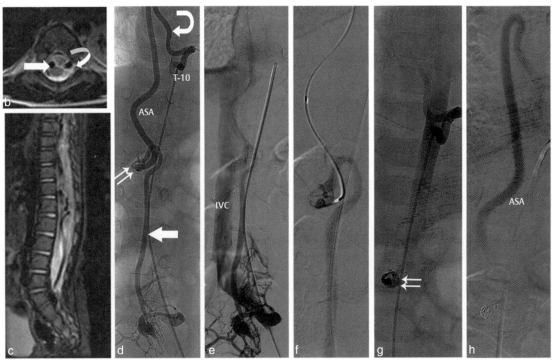

图 49.7　（a）草图显示软膜动静脉短路（Ⅳ型）。1. 根髓动脉；2. 脊髓前动脉；3. 动静脉瘘；4. 动脉化、淤滞的脊髓前静脉。展示圆锥动静脉短路的病例，6 个月大男婴在正常神经功能发育后经历下肢无力，MRI 和 MRA 检查发现圆锥动静脉短路持续扩大比较明显。（b）轴位和（c）矢状位 T2 加权像显示扩张的脊髓前动脉（ASA，箭）和根髓动脉（弯箭），为蛇形流空信号。（d）早期和（e）晚期左侧 T10 肋间动脉造影，前后位显示多发动静脉短路（AVS，双箭）伴有扩张的终丝静脉引流进入扩张的硬膜外和椎旁静脉系统；早显的短路进入扩张的下腔静脉（IVC）。（f）应用微导管在接近瘘巢部位的 ASA 超选造影。（g）应用弹簧圈在巢内进行栓塞降低动静脉短路流量，结合注入 n-BCA（双箭）。（h）左侧 T10 造影随访，显示瘘完全消失，ASA 血流量下降

应用液体栓塞剂的分步栓塞是治愈性的，尽管应用 PVA 颗粒栓塞是安全的治疗，但无法提供永久的闭塞，最适合用于临时和姑息性栓塞，[45,46]有的时候术前栓塞是为手术做准备。

硬膜外和硬膜下动静脉畸形
背景和临床特点

　　硬膜外 – 硬膜下 AVM 被称作Ⅲ型，幼稚型或体节性脊髓 AVM，是先天性的异常，累及胚胎性体节的多个衍生物，包括脊髓、硬膜、骨

头、肌肉和皮肤（图 49.9）。当 AVM 累及全层的时候，这个疾病被称为 Cobb 综合征。硬膜外 - 硬膜下 AVM 是罕见病例，在脊髓血管畸形病例研究中只有很少数的病例。[47] 就如"幼稚型"所提示的，患者通常发病在青春期和年轻成人，其分布到全部胚胎节段性衍生物，支持该病是先天性的理论。

硬膜外 - 硬膜下 AVM 的症状可能是四个基础机制综合作用的结果：扩张静脉压迫神经结构，脊髓静脉性瘀滞，血液偷流导致的脊髓缺血和蛛网膜下腔出血，患者也可以表现为慢性的进展性脊髓病变或急性神经功能障碍，直立体位或增加腹腔压力的行为如咳嗽、用力和妊娠等能够加重症状。

影像发现

该病变可以看到大的血管性占位，累及脊髓和多个椎旁组织，动脉瘤和囊状扩张常见，可以形成自发血栓。CT 在显示受累的椎体时非常有用，包括皮层骨质扇形改变和椎弓根间空间变宽。从概念上，此病变既累及硬膜外空间也累及硬膜下空间。MRI 可以显示任何与水肿、

胶质增生和髓内出血的表现，T1 加权像可显示为脊髓的受累扩张节段的混杂 T1 信号，而 T2 加权像能够显示肿胀和 T2 高信号代表着细胞毒水肿、血管源性水肿或者胶质增生。梯度回声序列能发现在陈旧出血区域内磁敏感灶。由于该病变解剖和血流动力学的复杂性，插管造影对于全面分析其结构和血流特点是必需的。

治 疗

由于其尺寸、复杂性和跨空间扩展，硬膜外 - 硬膜下 AVM 是脊髓血管疾病中最难治疗的（图 49.9），完全的手术切除是有风险的，在分期手术和进一步栓塞之前通常行血管内治疗以降低短路的流量。有的病例，单纯进行分阶段栓塞就能治愈。

脊髓动脉瘤
背景和临床特点

和颅内动脉瘤不同，脊髓动脉瘤几乎都和其他相关的脊髓血管畸形相伴发生。很少有报道的病例是经过血管造影证实的，回顾超过 3000 例脊髓血管造影，Djindjian 只发现 1 例。[48] 蛛网

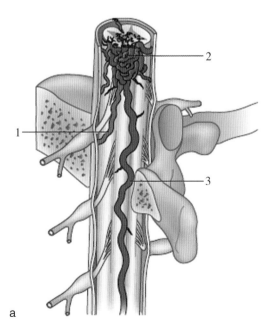
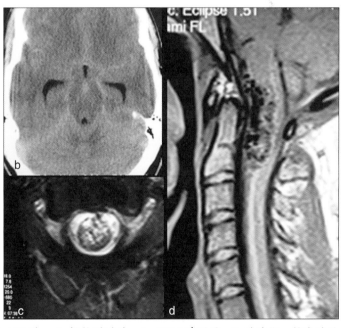

图 49.8　（a）草图显示髓内的动静脉畸形（Ⅱ脊髓 AVM）：1. 根软膜动脉；2. AVM 畸形团；3. 动脉化、扩张的后正中静脉。展示脊髓 AVM 的病例，21 岁男性患者严重头痛，无其他神经功能症状。（b）CT 证实弥散的蛛网膜下腔出血（SAH）。（c）T2 加权轴位象和（d）T1 加权像矢状位显示髓内的动静脉畸形，在颅颈交界处典型的广泛的血管流空影

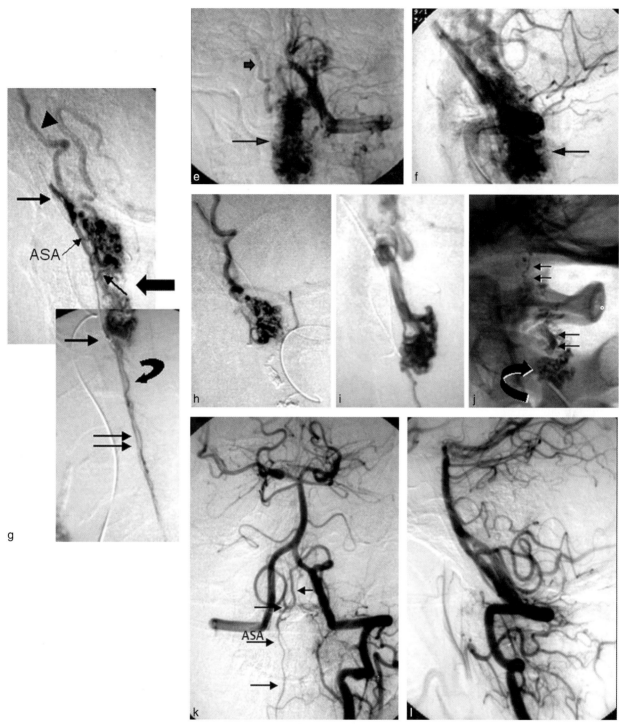

图 49.8（续） （e）前后位和（f）侧位的椎动脉造影显示 AVM 畸形团（箭）和早期引流进入桥旁静脉（箭头）。（g）微导管超选进入 ASA，在部分栓塞后（大箭）不同水平注射造影剂造影（箭，两个阶段集锦照相）描述了沟联合动脉（小箭）供血的球型畸形的详细结构，显示了直的脊髓前动脉（双箭）和扩张延长的前正中静脉（弯箭）之间的密切关系。（h）和（i）显示两个不同 AVM 单元的沟联合动脉的超选择造影，分阶段用 n-BCA 栓塞。（j）显示畸形团内胶的透视影像（弯箭），通过 AVM 进入引流静脉（双箭）。（k）前后位和（l）侧位 6 个月的椎动脉随访造影显示 AVM 彻底消失，通畅的 ASA 轻度移位（箭），与消失的髓内 AVM 占位效应有关

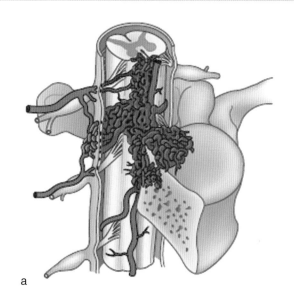

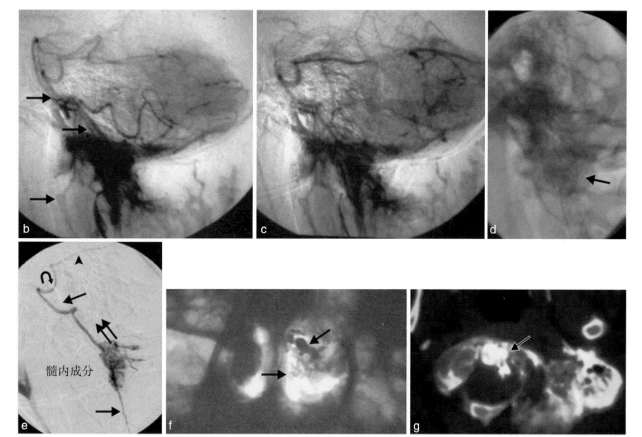

图 49.9　（a）草图显示硬膜外 / 硬膜下动静脉畸形（体节的 / 未成熟 AVM 或者Ⅲ型脊髓 AVM），显示体节所有的衍生物都受到累及（如皮肤、肌肉、骨骼、硬膜和脊髓），血供来自节段性动脉的分支。展示颅颈交界部体节性 AVM 的病例，42 岁男性患者表现为颈部疼痛、头痛和反复发生脑脊液鼻漏。椎动脉造影的（b）动脉期和（c）静脉期显示早期静脉引流（箭）时颅颈交界部脊髓、硬膜、软组织和椎体的广泛血管分布。（d）微导管超选进入脊髓前动脉（箭）。（e）脊髓前动脉造影显示颅颈交界部脊髓 AVM，向下引流进入前正中静脉（箭），向上经前正中髓静脉（双箭）引流进入桥前正中静脉（小箭），经桥横静脉（弯箭）引流进入岩上静脉（箭头）。（f）通过脊髓前动脉应用 n-BCA 栓塞，显示 AVM 畸形团内（箭）的胶铸型。（g）增强轴位 CT 扫描显示胶铸型邻近齿状突（箭），显示发育不良的枕骨髁状突、寰枕关节和两侧与 AVM 相关的寰椎侧块

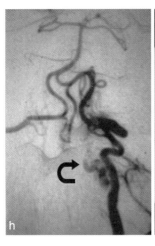
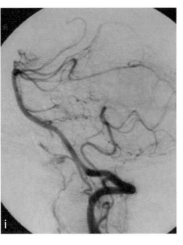

图 49.9（续） 通过 C1 肌肉支（弯箭头）、颈升动脉（未显示）和脊髓前动脉多次分阶段栓塞后行左侧椎动脉对比造影的正位（h）和侧位（i）影像显示畸形血管明显减少

膜下腔出血也是不太普遍，自发的血栓形成可以让脊髓造影无法看到这些病变。[49] 一个团队报道了一个病例，1 例患者因 Sjögren 综合征形成了一枚破裂的脊髓动脉瘤，这个动脉瘤应用激素治疗后消失，这支持了原来的设想，即脊髓动脉瘤的形成和血管炎相关。[50]

高达 20% 的髓内 AVM 患者具有相关的脊髓动脉瘤。已经有报道脊髓动脉瘤和圆锥 AVM 相关，也是硬膜外 - 硬膜下 AVM 特征。[51,52] Biondi 及其同事发现伴发脊髓动脉瘤的髓内 AVM 病例发生蛛网膜下腔出血的概率高于没有脊髓动脉瘤的病例，[52] 他们强调，不可能确认出血是因为 AV 短路还是动脉瘤，两者可能都起作用。

影像发现

对于囊性脊髓动脉瘤，T2 加权像可以显示在脊髓表面圆形空信号，[51] 增强 T1 加权像也能发现病变，[49] 报道比较常见的梭形动脉瘤在无创影像检查上辨别起来更困难。

治 疗

尽管孤立的囊性脊髓动脉瘤有时可以用弹簧圈栓塞的方式治疗，大部分脊髓动脉瘤是梭形的，[51] 既不容易开刀夹闭也不容易血管内弹簧圈栓塞，这些病例可以使用纤维胶。[49] 而脊髓动脉瘤和髓内 AVM 伴发时，治疗 AVM 会常常导致动脉瘤部分萎缩。[45]

和脊髓血管畸形相关的综合征
遗传性出血性毛细血管扩张症（Osler-Weber-Rendu 综合征）

遗传性出血性毛细血管扩张症（HHT）是常染色体显性遗传综合征，包含内脏 AVM 和皮肤黏膜毛细血管扩张症。HHT 至少和 5 个不同位点的基因突变有关。三个已知的基因编码蛋白参与到转化生长因子 β（TGF-β）作用于血管内皮的过程，[53] 每一个都和不同的疾病亚型相关。HHT1（和基因编码蛋白内皮糖蛋白的突变相关）总体上是最普遍的，与脑 AVM 相关性较大。所有 HHT 患者中具有脊髓血管畸形的大约 1%，属于罕见，但是比普通人群更普遍。这些病变属于 C 亚型硬膜下腹侧瘘，在新生儿患者中最常见。

Klippel-Trenaunay 综合征和 Parkes Weber 综合征

最开始描述大约是在 20 世纪初，Klippel-Trenaunay 和 Parkes Weber 综合征是一组有关联的疾病，用描述性词语"血管扩张性肥厚"组合在一起。这是罕见的状况，患者表现为多发的大的静脉淋巴管畸形，多数典型的病变影响下肢，引起显著的非对称性的肢体肥大和皮肤毛细血管畸形。两个综合征之间的区别没有很好地定义，但 Parkes Weber 综合征普遍用于动静脉短路更明显的病例，这些病例中脊髓可能受到累及，和 HHT 一样病变更普遍是硬膜下腹侧 AV 短路。

肿瘤性脊髓血管病变

动脉瘤样骨囊肿

动脉瘤样骨囊肿（ABC）是良性、膨胀性生长、溶骨性病变，占到所有骨肿瘤的 1.4%~2.3%，[54] ABC 具有轻微的女性多发倾向，更普遍地发生在儿童和年轻成人患者，80% 的患者年龄小于 20 岁。[55]"动脉瘤样骨囊肿"这词是 1942 年 Jaffe 和 Lichtenstein 在一篇关于单组成部分的骨囊肿的文章中首先提出来的，[56] 他们描述了一个大的膨胀性的骨性病变，是囊性的包含血腔。[56] 尽管病变组织学上既不是动脉瘤也不是囊性的，这个词一直在使用。[57,58]

从组织学上，ABC 的特点是多叶充满血液的病变，周围被破骨细胞样巨噬细胞和骨样的或骨细胞的产生物质形成的梭形细胞基质包绕，这些细胞没有产生没有间变。该病变具有完整的或者不完整的内皮，但是和血管不一样，没有弹力层或肌肉层。[58] 有一种非常罕见的 ABC 变异类型，大约占到该病变的 3.4%~7.5%，主要是由梭形细胞增殖组成。[59]

绝大部分病例 ABC 是原发病变，29%~35% 的病例是由于以前的肿瘤产生的继发现象，[60] 最常见的相关病变是骨巨细胞瘤，其他和 ABC 相关病变包括骨母细胞瘤、软骨母细胞瘤、骨肉瘤、纤维发育不良、纤维组织细胞瘤、纤维肉瘤、嗜酸性肉芽肿、非骨化性纤维瘤和转移癌。[55,60] 有关这些病变的发病机理提出两个主要的理论：①外伤引起血流动力学不平衡；②静脉阻塞或者基础病变引起的动脉静脉短路。

至少 12%~30% 的 ABC 起自椎体内，[55] 其次最常受累及的是长骨，典型的股骨、胫骨、肱骨和腓骨。[61] 脊柱中最容易受累的是胸椎，其次是腰椎、颈椎，最后是骶椎。[59] 脊椎 ABC 典型地起自后部结构，可以扩展进入椎弓根和椎体，[57] 也有报道显示可以扩张进入相邻的椎体、椎间盘、肋骨和（或）椎旁的软组织。[62] 椎体 ABC 的临床症状包括背部疼痛，症状和体征产生的和脊髓，神经根或二者均受压有关。[54]

图 像

典型的 X 线影像是"肥皂泡"样表现。[56] CT 和 MRI 均可以帮助该病的诊断和评估（图 49.10），核磁共振影像对于评估软组织受累情况，病变和椎管及神经根的关系特别有用。两种检查都能够显示和不同时期出血相对应的多发液平面，虽然 MRI 显示的更可靠一些，[62] 尽管这是非特异性的，这个现象高度提示 ABC。环绕的外周骨膜在 MR 序列上也能够显示，为围绕着病变的黑色信号圆圈，[62] 病变边缘和分隔可以看到增强影像，严重改变的骨小梁分布结构能够引起病理性椎体骨折和压缩。[63]CT 对于评估皮层骨质的连续性和病变内部钙化情况是有用的。血管造影对于诊断的意义不大，但是对于制定治疗计划有时是有用的。

治 疗

尽管该疾病不是恶性的，但具有局部侵蚀性，因而必须进行治疗。如果可能，开刀切除病变是最有可能治愈的，但是具有大出血的并发症。有的病变可以单独用刮除术治疗，但存在 19% 的复发率。[64] 微创治疗的趋势让术前栓塞（图 49.10）在降低开刀术中并发症方面发挥一定的作用，栓塞可以作为单独的治疗方法，[65] 栓塞可以治愈疾病，或者数年内症状消失，[66,67] 已经有关于经皮注射致纤维化药物的报道。[68] 放射治疗可以考虑，但是作用有限，因为有引起脊髓病变和射线诱发畸形及肉瘤的风险。[62]

椎体血管瘤

背景和临床特点

椎体血管瘤属于最常见的良性脊髓血管性异常，高达全部患者的 11%，[69]30% 的患者

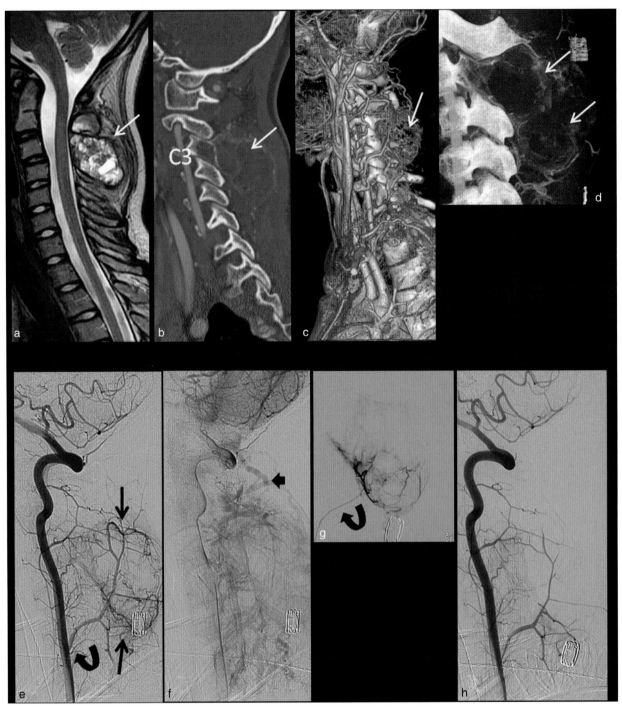

图49.10 12岁女孩伴有难治性颈部疼痛，具有动脉瘤样骨囊肿。（a）T2加权像矢状位MRI。（b）CTA。（c）三维CTA和（d）锥束CT显示中心位于C3椎体的高血运膨胀性病变，信号不均匀，因为血液成分的存在导致多发的液－液平面（箭），图像特征符合典型的动脉瘤样骨囊肿（箭）。左侧椎动脉造影（e）早期和（f）毛细血管期显示由肌肉支动脉（弯箭）供血的高血运占位（箭）伴中心的无血管区。（g）肌肉支超选择造影（弯箭）显示造影剂密集的高血运区域，术前应用PVA颗粒去除病变血管。（h）栓塞后复查造影显示动脉瘤样骨囊肿的血供明显减少

为多发病变（图49.11）。最常见的是没有症状，被发现主要是多层面的影像检查而偶然发现，其是因为毛细血管后血管胚胎发育异常导致的，病理上分为毛细血管型、海绵状型和混合型。[70]

出现症状的患者普遍是年轻成年人，通常是女性（3:1），这种性别差别可能和雌性激素的作用有关，一个事实支持这个理论，就是症状性病变的发展和妊娠有关，由于怀疑导致腹压增高进而引起脊髓静脉高压也支持这种关系。

高于70%的症状性病变发生在胸椎。[69-71]

尽管只有不到1%的血管瘤患者是症状性的，但局部疼痛、神经根病变和脊髓压迫的症状是比较明显的。血管瘤可以延伸进入硬膜外空间，严重膨胀到骨头，出血进入硬膜外空间，或病理性椎体压缩骨折可以引起神经功能症状。扩张的供血动脉和引流静脉也可以压迫神经结构，[70]具有压迫症状的病例，血管瘤通常非常大，扩展到全部椎体，65%的病例进入后部结构，23.2%的病例中病变只是部分累及椎体，但是延

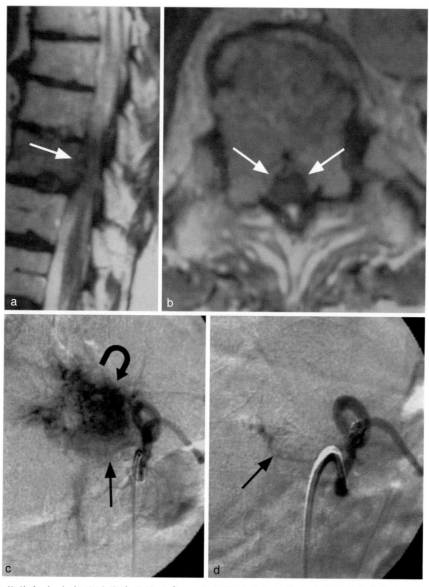

图49.11 （a）矢状位和（b）轴位的快速旋转回声T2加权像显示胸部椎体的血管瘤伴有椎管狭窄，轴位增强T1加权像显示增强的血管瘤向骨质外硬膜外扩展，压迫脊髓（箭）。（c）左侧肋间动脉造影显示椎体高血运分布（弯箭），由躯体肌肉支供血（箭）。（d）PVA颗粒栓塞后对比造影显示血管瘤大量的血运消失

伸到后部结构，10个症状性椎体血管瘤患者中大约1例患者病变仅在椎体内。

Djindjin及其同事根据其临床和影像特点将椎体血管瘤分为三个类型（A型，B型和C型），[72]A型临床表现为脊髓压迫的症状和体征，而B型引起局部疼痛和压痛或神经根症状，C型病变是最多见的，是无症状的常常是偶然发现的。

影像发现

椎体血管瘤在CT或者MRI上的表现是具有诊断体征的。CT显示的透明病变，具有明显的垂直分布的骨小梁，矢状位重建表现为典型的"灯芯绒"现象，MRI T1和T2像上骨小梁为低信号，T1加权序列显示骨小梁中间间杂着脂肪信号，但是病变扩展到椎体外通常脂肪很少，[73]T2加权像没有特异性，具有增高的信号强度，很难和其他高信号的病变区分开来。CT和MRI显示病理性骨折也是非常有用的。

A型病变常常向骨外扩张，尽管原发病变并不是破坏性的，这些血管瘤能够弱化骨质引起不全骨折，并通过骨折向外生长。有一特点高度提示病变的性质是良性的，即很大的扩展到硬膜外的血管瘤外周的骨膜仍然是完整的，他们受到后纵韧带的限制，这导致病变沿着椎体的后缘呈现双叶状。[69]造影的时候，A型病变显示为浓密的造影剂聚集，在动脉中期出现持续到静脉期。供应受累椎体的躯体分支动脉可能会增大，但是从其发出来的典型的脊髓节段动脉是正常管径（图49.11）。

B型病变也是大的病变，与A型病变具有相似的血管造影表现，但其通常没有骨外的组成部分，影像评估的关键点是划定骨质皮层破坏和硬膜外扩张的面积，以及后部结构的累及的情况。具有这些特点的疼痛性病变，特别是年轻患者位于胸部的病变，具有最大的可能性是继续生长和脊髓受压。[74]因为偶然发现的血管瘤太常见了，在确认患者的症状是由于血管瘤引起之前，其他原因引起的背部疼痛必须排除。

C病变包括绝大多数血管瘤。与A型和B型病变不同，这些病例的血管造影是阴性的，没有临床症状。如果病变不是太大或患者没有出现症状，不需要进行影像学随访。年轻的患者，非常大的病变可以每年监测其生长情况，如果不出现症状则治疗不是必需的。

治疗

A型病变经典的治疗是联合应用术前栓塞和手术脊髓减压两种方法。有些病例可以允许直接手术切除，随后进行脊髓重建。术前的血管内栓塞通常使用颗粒或者n-BCA。对于急性症状需要及时治疗的患者采用乙醇经皮硬化治疗1~2d可能受益，这些手术需要在麻醉下进行，因为乙醇注射诱发疼痛。在CT或MRI导引下，穿刺针定位在椎体和椎弓根结合部，应用造影剂确认靶病变直接染色，静脉增强扫描能够帮助进行精准定位。当穿刺针的位置满意后，在病变内强力注入添加泛影葡胺示踪的脱水乙醇进行硬化。对于较低的胸段或较高的腰椎病变，在手术前必须识别Adamkiwicz动脉。MRI随访能够显示治疗的病变转归情况。

没有累及后部结构或骨外扩展的症状性B型病变通常应该采用PMMA行经皮椎体成形，也有报道可以应用PVA或n-BCA进行成功栓塞，对60%~100%的患者有效。[70]

脊髓血管网状细胞瘤
背景和临床特点

血管网状细胞瘤是高度血管化的病变，这和血管原发肿瘤的起源一致。70%~80%的病变是单发的，而20%~30%病变的发生和von Hippel-Lindau（VHL）综合征相关。[75,76]血管网状细胞瘤最普遍在颅内发生，32%的发生在椎管内，占到脊髓肿瘤的3%~4%。[77,78]脊髓血管网状细胞瘤最常位于胸段，其次是颈段，最少见的是腰段。[77] 男女比例相当。脊髓血管网状细胞瘤最常见的临床症状是感觉减退、无力、步态不稳、反射亢进、疼痛和尿失禁,[79] 病变越大症状越明显。

影像发现

MRI 是明确诊断最好的方法（图 49.12）。关键的影像表现是椎管内一个明亮增强的、边界清楚的结节，T2 像是高信号的，未增强的 T1 像是低到中等信号的。血管网状细胞瘤是严重血管化的病变，瘤巢内为多发的蛇形血管流空影。类似于颅内血管网状细胞瘤典型的"囊内有附壁结节"的表现，脊髓血管网状细胞瘤可以和脊髓空洞相关。插管造影时，血管网状细胞瘤表现为富有血管的占位，有髓动脉支供血。病变可能具有较高的血流量，表现像 AVM，但是不会引起 AV 短路，不存在典型的 AVM 的巢内血管。

治 疗

和所有脊髓肿瘤一样，治疗首选手术切除。要想获得满意的手术结果，止血是关键，所以术前栓塞对降低手术风险是具有价值的（图49.12）。栓塞首选液体栓塞剂，但是当微导管不能充分超选的时候，颗粒也可以用于栓塞。[80]

海绵状血管畸形
背景和临床特点

海绵状血管畸形是罕见的中枢系统血管性病变，在 40~50 岁是发病高峰期，轻度女性多发（1.5∶1）。[81] 海绵状血管畸形可能发现在脑或脊髓的任何部位，是小的、边界清楚的、红色到紫色的病变，具有桑葚样外观，显微镜下显示由发育不良的毛细血管构成，外周由假性囊壁环绕，不同程度环绕的角质化层，这为手术提供一个清晰的手术界面。该病变可以通过以下机制引起症状，反复的微量出血、大量出血、占位效应压迫相邻结构，[82] 尽管其发生率和自然病史不是很清楚，人们相信脊髓海绵状血管

畸形的患者更容易出现局灶性神经功能症状。

影像发现

在 T1 和 T2 像上，海绵状血管畸形典型的表现是圆的、边界清楚的、不同信号强度的病变，这种信号不均匀是由于诸多小叶内不同时期出的血引起的。造影剂能够显示增强信号，梯度回声序列特征性的开花样 T2 低信号，这个低信号是源于反复微出血引起的含铁血黄素沉积，是诊断海绵状血管畸形最敏感的影像表现。环绕水肿的存在和 T2 像低信号环的消失提示急性出血。尽管 MRI 表现是特征性的，海绵状血管畸形造影是不显影的。

治 疗

因为是造影不显的病变，血管内治疗对海绵状血管瘤的治疗是没有意义的，症状性病变需要手术，大多数病例能够改善。[82]

高血运转移瘤
背 景

脊髓是癌症转移最常见的位置之一，60% 的脊髓转移瘤是高血运的。[83] 肾细胞癌和甲状腺癌的转移癌常常被描述为具有高血运的倾向，其他常见癌症（如胸、肝和黑色素瘤）也能产生高血运转移瘤。尽管转移瘤最常累及的是椎体，也可以累及脊髓和周围神经结构。

影像发现

脊髓转移瘤具有不同的起源、不同的组织学特点和不同的诱发硬化或溶骨的倾向，脊髓转移瘤影像表现的多样性能够反映出来这些不同。诊断时，T1 和 T2 像上任何信号样式的局灶性病变，要考虑到这些鉴别诊断。高血运转移瘤能够快速摄入增强剂。在椎体病变的病例，由于较强的 T1 和 T2 低信号背景，很难发现病变。减影图像比较有用，应用 18- 氟脱氧葡萄糖（18-FDG）的 PET 能够帮发现病变内的高代谢，对于存在原发病变的患者这高度提示转移瘤。

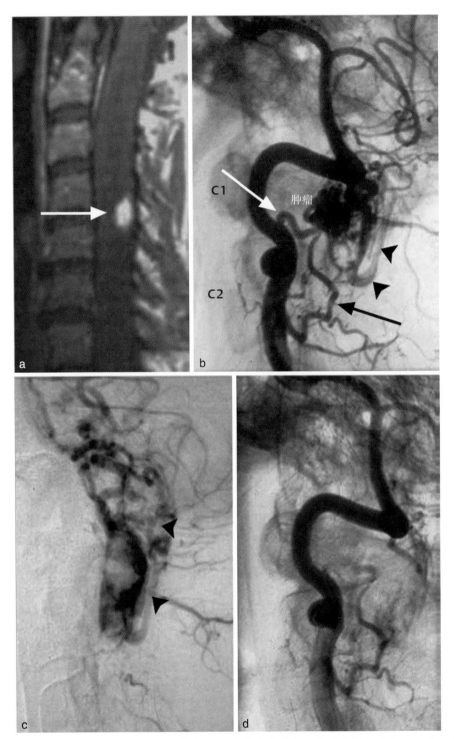

图 49.12 （a）造影剂增强的矢状位 MRI T1 加权像显示伴有脊髓肿胀的位于背侧增强均匀一致的血管网状细胞瘤（箭）。复发的颅颈交界部血管网状细胞瘤行左侧椎动脉造影的（b）动脉期和（c）毛细血管期显示肿瘤来自 C1 和 C2 肌肉支（箭）的广泛血供（与图 a 不是同一患者），经过扩张的后正中静脉引流入颅（箭头）。（d）应用微导管技术和 PVA 颗粒大量去除瘤内血管床后对比的动脉造影

治 疗

血管内治疗的基本角色是辅助性的，用于手术前或活检。术前栓塞能够显著降低手术切除时的出血量，[84-87] 栓塞的目标是通过闭塞毛细血管和毛细血管前的血管从而去除靶病变的血管床。所以吸收性明胶海绵、PVA 颗粒和无水乙醇都可以使用，选择这些材料是利用其令组织坏死的能力，因此仔细地阐明局部血管解剖是关键，防止出现非靶病变血管的栓塞和导致脊髓梗死。椎管内肿瘤坏死引起的水肿可以导致脊髓受压，这样的病例可以应用大剂量皮质激素进行预防。[88] 这些材料可以通过血管内或者经皮途径使用，注入聚甲基丙烯酸甲酯或者 PMMA 对治疗椎体病变是有效的，可以通过经皮途径进行，PMMA 具有另外的机械性稳定脊柱的作用，对于因皮层骨质和骨小梁缺失引起椎体脆弱的病例的作用较好。

栓塞有时是为了减轻症状，尤其是无法切除的病变引起疼痛或者神经根症状的患者，[89] 尽管栓塞能够降低肿瘤的大小，但是不是根治性的。

总 结

- 识别和治疗脊髓血管短路和肿瘤需要详细地理解正常血管解剖。
- 脊髓血管短路是不同类别的疾病，其临床特点和最佳治疗取决于它们的位置、大小和动静脉短路的程度。
- 血管内治疗常常是手术切除脊髓血管性肿瘤的辅助手段。

参考文献

[1] Lasjaunias P, Berenstein A, terBrugge KG. Surgical Neuroangiography. Clinical Vascular Anatomy and Variations.2nd ed. Berlin: Springer-Verlag, 2001

[2] Prestigiacomo CJ, Niimi Y, Setton A, et al. Three-dimensional rotational spinal angiography in the evaluation and treatment of vascular malformations. AJNR Am J Neuroradiol, 2003, 24(7): 1429–1435

[3] Mascalchi M, Ferrito G, Quilici N, et al. Spinal vascular maiformations: MR angiography after treatment. Radiology, 2001, 219(2):346–353

[4] Saraf-Lavi E, Bowen BC, Quencer RM, et al. Detection of spinal dural arteriovenous fistulae with MR imaging and contrast-enhanced MR angiography: sensitivity, specificity, and prediction of vertebral level. AJNR Am J Neuroradiol, 2002,23(5):858–867

[5] Binkert CA, Kollias SS, Valavanis A. Spinal cord vascular disease: characterization with fast three-dimensional contrast-enhanced MR angiography. AJNR Am J Neuroradiol, 1999, 20(10): 1785–1793

[6] Farb RI, Kim JK, Willinsky RA, et al. Spinal dural arteriovenous fistula localization with a technique of first-pass gadolinium-enhanced MR angiography: initial experience. Radiology, 2002, 222(3):843–850

[7] Luetmer PH, Lane JI, Gilbertson JR, et al. Preangiographic evaluation of spinal dural arteriovenous fistulas with elliptic centric contrast-enhanced MR angiography and effect on radiation dose and volume of iodinated contrast material. AJNR Am J Neuroradiol, 2005, 26(4):711–718

[8] Mull M, Nijenhuis RJ, Backes WH, et al. Value and limitations of contrast-enhanced MR angiography in spinal arteriovenous malformations and dural arteriovenous fistulas. AJNR Am J Neuroradiol, 2007, 28(7):1249–1258

[9] Ali S, Cashen TA, Carroll TJ, et al. Time-resolved spinal MR angiography: initial clinical experience in the evaluation of spinal arteriovenous shunts. AJNR Am J Neuroradiol, 2007, 28(9):1806–1810

[10] Lai PH, Weng MJ, Lee KW, et al. Multidetector CT angiography in diagnosing type I and type IVA spinal vascular malformations. AJNR Am J Neuroradiol, 2006,27(4):813–817

[11] Lai PH, Pan HB, Yang CE et al. Multi-detector row computed tomography angiography in diagnosing spinal dural arteriovenous fistula: initial experience. Stroke, 2005,36(7): 1562–1564

[12] Ou P, Schmit P, Layouss W, et al. CT angiography of the artery of Adamkiewicz with 64-section technology: first experience in children. AJNR Am J Neuroradiol, 2007,28(2):216–219

[13] Yamaguchi S, Eguchi K, Kiura Y, et al. Multi-detector-row CT angiography as a preoperative evaluation for spinal arteriovenous fistulae. Neurosurg Rev, 2007,30(4):321–326, discussion 327

[14] Spetzler RF, Detwiler PW, Riina HA, et al. Modified cla-

ssification of spinal cord vascular lesions. J Neurosurg, 2002, 96(2, Suppl):145-156

[15] Pattany PM, Saraf-Lavi E, Bowen BC. MR angiography of the spine and spinal cord. Top Magn Resort Imaging, 2003, 14(6):444-460

[16] Niimi Y, Berenstein A, Fernandez PM, et al. Pediatric nonvertebral paraspinal arteriovenous fistulas along the segmental nerve: clinical, imaging, and therapeutic con-siderations. J Neurosurg, 2005, 103(2, Suppl): 156-162

[17] Goyal M, Willinsky R, Montanera W, et al. Spontaneous vertebrovertebral arteriovenous fistulae clinical features, angioarchitecture and management of twelve patients. Interv Neuroradiol, 1999,5(3):219-224

[18] Cognard C, Semaan H, Bakchine S, et al. Paraspinal arteriove-nous fistula with perimedullary venous drainage. AJNR Am J Neuroradiol, 1995,16(10):2044-2048

[19] Saito A, Takahashi T, Ezura M, Tominaga T. Intercostal arte-riovenous fistula associated with neurofibromatosis mani-festing as congestive myelopathy: case report. Neurosurgery, 2007, 61(3): E656-E657, discussion E657

[20] Halbach VV, Higashida RT, Hieshima GB. Treatment of verte-bral arteriovenous fistulas. AJR Am J Roentgenol, 1988,150(2): 405-412

[21] Debrun G, Legre J, Kasbarian M, et al. Endovas-cular occlusion of vertebral fistulae by detachable balloons with conservation of the vertebral blood flow. Radiology, 1979, 130(1):141-147

[22] Núñez F, Martínez-Costa C, Soler F, et al. Arteriovenous fistula of the vertebral artery in a female infant with hypotonia and cephalocorporal disproportion. Acta Paediatr, 2010,99(9):1434-1436

[23] Fotso A, Aubert D, Saltoun K, et al. Congenital paravertebral arteriovenous fistula: a case report. J Pediatr Surg, 2006, 41(3): e21-e23

[24] Rodesch G, Lasjaunias P. Spinal cord arteriovenous shunts: from imaging to management. Eur J Radiol, 2003,46(3):221-232

[25] Kendall BE, Logue V. Spinal epidural angiomatous malfor-mations draining into intrathecal veins. Neuroradiology, 1977, 13(4):181-189

[26] Clarke MJ, Patrick TA, White JB, et al. Spinal extradural arte-riovenous malformations with parenchymal drainage: venous drainage variability and implications in clinical manifestations. Neurosurg Focus, 2009,26(1):ES-E5

[27] Oldfield EH, Bennett A III, Chen MY, et al. Successful management of spinal dural arteriovenous fistulas unde-tected by arteriography. Report of three cases. J Neurosurg, 2002,96(2, Suppl): 220-229

[28] Oldfield EH, Di Chiro G, Quindlen EA, et al. Successful treatment of a group of spinal cord arteriovenous malformations by interruption of dural fistula. J Neurosurg, 1983, 59(6):1019-1030

[29] Hassler W, Thron A, Grote EH. Hemodynamics of spinal dural arteriovenous fistulas. An intraoperative study. J Neurosurg, 1989, 70(3):360-370

[30] Niimi Y, Berenstein A, Setton A, et al. Embolization of spinal dural arteriovenous fistulae: results and follow-up. Neurosurgery, 1997,40(4):675-682, discussion 682-683

[31] Van Dijk JMC, TerBrugge KG, Willinsky RA, et al. Multidisciplinary management of spinal dural arteriovenous fistulas: clinical presentation and long-term follow-up in 49 patients. Stroke, 2002, 33(6): 1578-1583

[32] Atkinson JL, Miller GM, Krauss WE, et al. Clinical and radiographic features of dural arteriovenous fistula, a treatable cause of myelopathy. Mayo Clin Proc, 2001, 76(11):1120-1130

[33] Merland JJ, Reizine D. Treatment of arteriovenous spinalcord malformations. Semin Intervent Radiol, 1987,4(4):281-290

[34] Merland JJ, Reizine D, Laurent A, et al. Embolization of spinal cord vascular lesions. Interventional Neuroradioiogy: Endo-vascular Therapy of the Central Nervous System. New York: Raven Press, 1992:153-165.

[35] Merland JJ, Riche MC, Chiras J. Intraspinal extramedullary ar-teriovenous fistulae draining into the medullary veins. J Neu-roradiol, 1980,7(4):271-320

[36] Gueguen B, Merland JJ, Riche MC, et al. Vascular malfor-mations of the spinal cord: intrathecal perimedullary ar-teriovenous fistulas fed by medullary arteries. Neurology, 1987, 37(6): 969-979

[37] Rosenblum B, Oldfield EH, Doppman JL, et al. Spinal arteriovenous malformations: a comparison of dural arteriove-nous fistulas and intradural AVM's in 81 patients. J Neurosurg, 1987,67(6):795-802

[38] Hodes JE, Merland JJ, Casasco A, et al. Spinal vascular malformations: endovascular therapy. Neurosurg Clin N Am, 1999, 10(1): 139-152

[39] Ricolfi F, Gobin PY, Aymard A, et al. Giant perimedullary arteriovenous fistulas of the spine: clinical and radiologic features and endovascular treatment. AJNR Am J Neuroradiol, 1997, 18(4):677-687

[40] Bao YH, Ling F. Classification and therapeutic modalities of spinal vascular malformations in 80 patients. Neurosurgery, 1997,40(1):75-81

[41] Rudin S, Wakhloo AK, Lieber BB, et al. Microdroplet track-ing using biplane digital subtraction angiography for cerebral arteriovenous malformation blood flow path and velocity

determinations. AJNR Am J Neuroradiol, 1999,20(6): 1110–1114

[42] Wakhloo AK, Lieber BB, Rudin S, et al. A novel approach to flow quantification in brain arteriovenous malformations prior to Enbucrilate embolization: use of insoluble contrast (ethiodol droplet) angiography.J Neurosurg, 1998,89(3):395–404

[43] Aminoff MJ, Logue V. Clinical features of spinal vascular maiformations. Brain, 1974, 97(1): 197–210

[44] Krings T, Mull M, Gilsbach JM, et al. Spinal vascular maiformations. Eur Radiol, 2005,15(2):267–278

[45] Biondi A, Merland JJ, Hodes JE, et al. Aneurysms of spinal arteries associated with intramedullary arteriovenous malformations. II. Results of AVM endovascular treatment and hemodynamic considerations. AJNR Am J Neuroradiol, 1992,13(3):923–931

[46] Biondi A, Merland JJ, Reizine D, et al. Embolization with particles in thoracic intramedullary arteriovenous malformations: long-term angiographic and clinical results. Radiology, 1990, 177(3):651–658

[47] Spetzler RF, Zabramski JM, Flom RA. Management of juvenile spinal AVM's by embolization and operative excision. Case report. J Neurosurg, 1989,70(4):628–632

[48] Berenstein A, Lasjaunias P, terBrugge KG. Surgical Neuroangiography: Endovascular Treatment of Spine and Spinal Cord Lesions. 1st ed. Berlin: Springer-Verlag, 1992(5):33

[49] Berlis A, Scheufier K-M, Schmahl C, et al. Solitary spinal artery aneurysms as a rare source of spinal subarachnoid hemorrhage: potential etiology and treatment strategy. AJNR Am J Neuroradiol, 2005,26(2): 405–410

[50] Klingler J-H, Glasker S, Shah MJ, et al. Rupture of a spinal artery aneurysm attributable to exacerbated Sjögren syndrome: case report. Neurosurgery, 2009,64(5):E1010–E1011, discussion E1011

[51] Lavoie P, Raymond J, Roy D, et al. Selective treatment of an anterior spinal artery aneurysm with endosaccular coil therapy. Case report. J Neurosurg Spine, 2007,6(5): 460–464

[52] Biondi A, Merland JJ, Hodes JE, et al. Aneurysms of spinal arteries associated with intramedullary arteriovenous malformations. I. Angiographic and clinical aspects. AJNR Am J Neuroradiol, 1992,13(3):913–922

[53] Govani FS, Shovlin CL. Hereditary haemorrhagic telangiectasia: a clinical and scientific review. Eur J Hum Genet, 2009, 17(7): 860–871

[54] Rodallec MH, Feydy A, Larousserie F, et al. Diagnostic imaging of solitary tumors of the spine: what to do and say. Radiographics, 2008, 28(4): 1019–1041

[55] Kransdorf MJ, Sweet DE. Aneurysmal bone cyst: concept, controversy, clinical presentation, and imaging. AJR Am J Roentgenol, 1995,164(3):573–580

[56] Jaffe HL, Lichtenstein L. Solitary unicameral bone cyst with emphasis on the roentgen picture, the pathologic appearance, and the pathogenesis. Arch Surg, 1942, 44:1004–1025

[57] DiCaprio MR, Murphy MJ, Camp RL. Aneurysmal bone cyst of the spine with familial incidence. Spine, 2000,25(12): 1589–1592

[58] Bonakdarpour A, Levy WM, Aegerter E. Primary and secondary aneurysmal bone cyst: a radiological study of 75 cases. Radiology, 1978, 126(1):75–83

[59] Suzuki M, Satoh T, NishidaJ, et al. Solid variant ofaneurysmal bone cyst of the cervical spine. Spine, 2004,29(17):E376–E381

[60] Martinez V, Sissons HA. Aneurysmal bone cyst. A review of 123 cases including primary lesions and those secondary to other bone pathology. Cancer, 1988,61(11):2291–2304

[61] Fay LY, Wu JC, Huang WC, et al. One-stage posterior resection is feasible for a holovertebral aneurysmal bone cyst of the axis: a case report and literature review. Surg Neurol, 2009, 72(Suppl 2): S80–S85

[62] Murphey MD, Andrews CL, Flemming DJ, et al. From the archives of the AFIP. Primary tumors of the spine: radiologic pathologic correlation. Radiographics, 1996,16(5):1131–1158

[63] Chan MS, Wong YC, Yuen MK, et al. Spinal aneurysmal bone cyst causing acute cord compression without vertebral collapse: CT and MRI findings. Pediatr Radiol, 2002,32(8): 601–604

[64] Vergel De Dios AM, Bond JR, Shives TC, et al. Aneurysmal bone cyst. A clinicopathologic study of 238 cases. Cancer, 1992, 69(12): 2921–2931

[65] Cory DA, Fritsch SA, Cohen MD, et al. Aneurysmal bone cysts: imaging findings and embolotherapy. AJR Am J Roentgenol, 1989, 153(2):369–373

[66] Radanović B, Simunić S, Stojanović J, et al. Therapeutic embolization of aneurysmal bone cyst. Cardiovasc Intervent Radiol, 1989, 12(6):313–316

[67] De Cristofaro R, Biagini R, Boriani S, et al. Selective arterial embolization in the treatment of aneurysmal bone cyst and angioma of bone. Skeletal Radiol, 1992,21(8):523–527

[68] Adamsbaum C, Mascard E, Guinebretière JM, et al. Intralesional Ethibloc injections in primary aneurysmal bone cysts: an efficient and safe treatment. Skeletal Radiol, 2003, 32(10):559–566

[69] Doppman JL, Oldfield EH, Heiss JD. Symptomatic vertebral hemangiomas: treatment by means of direct intralesional injection of ethanol. Radiology, 2000,214(2):341–348

[70] Fox MW, Onoffio BM. The natural history and management

of symptomatic and asymptomatic vertebral hemangiomas. J Neurosurg, 1993, 78(1):36–45

[71] Jayakumar PN, Vasudev Mk, Srikanth SG. Symptomatic vertebral haemangioma: endovascular treatment of 12 patients. Spinal Cord, 1997,35(9):624–628

[72] Djindjian R, Merland JJ, Djindjian M, et al. Vertebral hemangiomas and metameric angiomatosis (Cobb's syndrome)// Nadjmi M, Piepgras U, Vogelsang H. Angiography of Spinal Column and Spinal Cord Tumors. Stuttgart: Georg Thieme, 1981

[73] Ross JS, Masaryk TJ, Modic MT, et al. Vertebral hemangiomas: MR imaging. Radiology, 1987, 165(1):165–169

[74] Reizine D, Laouiti M, Guimaraens L, et al. Vertebral arteriovenous fistulas. Clinical presentation, angiographical appearance and endovascular treatment. A review of twenty-five cases. Ann Radiol (Paris), 1985,28(6):425–438

[75] Neumann HP, Eggert HR, Weigel K, et al. Hemangioblastomas of the central nervous system. A 10-year study with special reference to yon Hippel-Lindau syndrome. J Neurosurg, 1989, 70(1):24–30

[76] Neumann HR Eggert HR, Scheremet R, et al. Central nervous system lesions in yon Hippel-Lindau syndrome. J Neurol Neurosurg Psychiatry, 1992,55(10):898–901

[77] Gläsker S. Central nervous system manifestations in VHL: genetics, pathology and clinical phenotypic features. Fam Cancer, 2005, 4(1):37–42

[78] de San Pedro JR, Rodriguez FA, Niguez BF, et al. Massive hemorrhage in hemangioblastomas. Literature review. Neurosurg Rev, 2010,33(1):11–26

[79] Wanebo JE, Lonser RR, Glenn GM, et al. The natural history of hemangioblastomas of the central nervous system in patients with yon Hippel-Lindau disease. J Neurosurg, 2003, 98(1):82–94

[80] Rodesch G, Gaillard S, Loiseau H, et al. Embolization of intradural vascular spinal cord tumors: report of five cases and review of the literature. Neuroradiology, 2008,50(2):145–151

[81] Zevgaridis D, Medele RJ, Hamburger C, et al. Cavernous haemangiomas of the spinal cord. A review of 117 cases. Acta Neurochir (Wien), 1999,141(3):237–245

[82] Kivelev J, Niemela M, Hernesniemi J. Outcome after microsurgery in 14 patients with spinal cavernomas and review of the literature. J Neurosurg Spine, 2010,13(4):524–534

[83] Truumees E, Dodwad S-N, Kazmierczak CD. Preoperative embolization in the treatment of spinal metastasis. J Am Acad Orthop Surg, 2010,18(8):449–453

[84] King GJ, Kostuik JP, McBroom RJ, et al. Surgical management of metastatic renal carcinoma of the spine. Spine, 1991, 16(3):265–271

[85] Gellad FE, Sadato N, Numaguchi Y, et al. Vascular metastatic lesions of the spine: preoperative embolization. Radiology, 1990, 176(3):683–686

[86] Broaddus WC, Grady MS, Delashaw JB Jr, et al. Preoperative superselective arteriolar embolization: a new approach to enhance resectability of spinal tumors. Neurosurgery, 1990, 27(5): 755–759

[87] Hilal SK, Michelsen JW. Therapeutic percutaneous embolization for extra-axial vascular lesions of the head, neck, and spine. J Neurosurg, 1975,43(3):275–287

[88] Jensen ME, Hendrix LE, Dion JE, et al. Preoperative and palliative embolization of vertebral body metastases. Proceedings of the 31 st Annual Meeting of the American Society of Neuroradiology. Vancouver, British Columbia, 1993

[89] Evans AJ, Jensen ME, Kip kE, et al. Vertebral compression fractures: pain reduction and improvement in functional mobility after percutaneous polymethylmethacrylate vertebroplasty retrospective report of 245 cases. Radiology, 2003,226(2):366–372

第50章 椎体成形的原则

Albert J. Yoo, Ruchira M. Jha, Joshua A. Hirsch

简 介

骨质疏松是比较常见的疾病，世界范围内 2 亿人受到影响。[1]骨质疏松引起的骨折在女性患者的发生率是每 10 万人中 150 人（男性是女性一半），引起患者严重疼痛和疾病，而需要医疗处理[2]。仅在美国每年大约有 70 万人出现骨质疏松性椎体压缩骨折。[3]椎体成形术是微创的和图像引导下的手术，包括水泥注射到骨折的椎体内，首要的目标是缓解疼痛，其次使病变椎体的稳定和高度恢复。椎体后凸成形术和椎体成形术有关内容，将在第 51 章内讨论。

在经皮椎体加强之前，压缩骨折的治疗包含不同程度的卧床休息，疼痛控制（非激素类抗炎药物，降钙素和麻醉药）和背部制动，[4]根据 ACR 的实践指南，椎体成形术是用于这些保守治疗失败的患者的二线治疗。目前的医生经常讲述其自己轶事样的经历和大量报道的关于椎体成形术显著的减轻疼痛的效果和最小的并发症率，[5-10]但有关这个治疗在很多领域仍然存在着争议，包括手术的费用和相关的效果，尝试恢复高度的效果和收益。[11]有关椎体成形术对骨质疏松性骨折最大的随机对照试验的结果显示，接受椎体成形的患者和药物保守治疗的患者相比 1 个月时的结果并没有显著的统计学改善，[12]但是这个试验有几个缺点，包括作为交叉研究设计随访时间太短，亚组分析的不全面，排除了一些急性骨折，适合的患者但拒绝

参加试验的发生率高，接近 70% 的病例都是在一个中心完成的。相似的批评意见也给予另外一个由 Buchbinder 主持的试验，[13]从任何一个大的试验得出有限的结论，椎体成形术仍然是一个可行的治疗选择。

适应证

椎体成形术的基本适应证是疼痛性的，应用传统药物治疗无法治愈的压缩性骨折，这种治疗失败代表着应用麻醉类药物不能得到足够的疼痛缓解，或者出现不期望的副作用，或者住院时间过长。在美国，绝大多数需要治疗的骨折患者和原发性骨质疏松有关，其他治疗的骨折包括激素诱发的骨质疏松（移植的接受者、慢性阻塞性肺疾病患者和自体免疫性疾病患者），[14]转移性疾病，血液系统的肿瘤（白血病和多发性骨髓瘤），或者罕见的外伤。[15]如果椎体没有骨折，但存在致痛性肿瘤或者血管性肿瘤如血管瘤也可以接受手术。

禁忌证

对椎体成形来讲绝对的禁忌证很少：存在系统或者脊髓的感染，无法纠正的出血性因素，心肺状态不佳无法耐受镇静或全身麻醉，继发于骨折的椎管狭窄或神经孔狭窄引起的脊髓病变或者神经根病变。感染的情况下，患者必须接受足够疗程的抗生素治疗，手术前必须达到无发热，白细胞增多彻底消失。具有和骨折相

关的神经功能异常的患者，很多医生认为神经根病和一些经过挑选的脊髓病病例，是相对禁忌证。[14]ACR 时间指南也把对水泥或显影剂过敏列为绝对禁忌证。

相对禁忌证增加了手术的风险或技术难度，具有如下骨折特征的患者手术应该由经验最丰富的医生完成。

• 后缘骨质破裂增加了水泥向后渗漏的风险，因而也增加脊髓或神经根受压的风险，后缘骨质的完整性最好用 CT 扫描进行评估。[15]

• 在病理性骨折的情况下肿瘤向硬膜外扩展，提供了水泥进入椎管的通道，因为通常水泥填充脊髓内软组织空间。[16]Shimony 等已经展示了在这样的情况下可以安全地行椎体成形，甚至已经看到硬膜外的肿瘤和脊髓或神经根接触。[17]

• 严重的椎管狭窄（无神经功能异常）增加了手术的风险，即使只有很少一点的泄露都可能引起神经功能异常，然而即使脊髓变形或 MRI 上脊髓信号异常，手术也可以进行，达到很高的疼痛缓解率而没有不良神经功能结果。[18]

• 明显的椎体高度损失（大于 70% 的高度损失）让手术变得困难，因为放置套管的空间非常小。

• 在透视时看不清骨质结构增加了穿刺针错位和水泥渗漏的风险，但是可以应用 CT 扫描克服这个问题。

结 果

椎体成形缓解疼痛的机制尚不清楚，[19]假想的理论包括机械性稳定移动的骨折碎片，热性神经坏死或化学性神经坏死，尽管仍然没有随机对照试验验证椎体增强的效果，大量的文献论述了该手术缓解疼痛的显著的效果，继发于骨质疏松或良性肿瘤的骨折的患者 75%~90% 能够达到疼痛缓解，继发于恶性肿瘤的病理性压缩具有相似或更小比例的患者能够达到同样

效果，[14,17,20] 普遍的在 24~72h 疼痛能够缓解和活动能力增加。非随机的对比椎体成形和药物的试验，椎体成形患者能够更早地缓解疼痛，减少住院时间，尽管长期结果相似，[6] 这些发现凸显了椎体加强的重要优点，防止了与长期疼痛和制动的相关并发症。应用已知的结果评分，Zoarski 已经证实了在椎体增强术后 2 周患者报告了精神和躯体功能得到改善，据有更好的生活质量，这个状态持续到 18 个月。[1]

就高度恢复来讲，结果改变不明显，研究显示椎体成形后高度增加的平均值为 2.2mm（椎体后凸成形为 4mm），[10,21] 这显示高度恢复更多的功能是骨折碎片（如 Kummel 病）动力学稳定，而不是椎体增强的种类，[21] 这已经被一个研究证实了。含有气体的骨折比没有气体的骨折能够获得更大的高度恢复。[22]

依赖于细腻的技术和最佳的可视性，手术的并发症和死亡风险都非常低，与恶性肿瘤相关的骨折风险会大一点，总体的并发症率为 5%~10%，而骨质疏松的骨折并发症为 1%~3%。[2,19]

手术概况

术前病情检查

决定继续手术一定要建立在良好的病史、身体检查、合适的实验室检查和影像检查的基础上。

病 史

• 这些骨折的发生有轻微或无外伤史。

• 急性椎体压缩骨折的经典症状包括突然出现的深部疼痛，位于中线部位，运动时（尤其是弯曲时）和站立时加重，可能存在沿着皮肤侧向放射样疼痛。

• 确认传统的药物治疗效果不佳很重要，这包括通过卧床和麻醉药物，疼痛没有得到足够缓解，不能耐受镇痛药（副反应，受限制）。保守治疗的试验不能超过 4~6 周，因为压缩骨

折引起的疼痛通常在这个时间内就该消失了。[23]

• 患者是否接受抗凝治疗很重要，一定要采取合适的步骤，在手术的时候达到充分的抗凝。

查 体

• 经典的体征是骨折的椎体棘突部位的关节压痛，这是接受治疗后效果最佳的预测指标，[14] 对于存在多发压缩骨折的患者，定位在某一节段对于帮助确定治疗的靶病变是有益的，因为某些病变能够治愈而不需要手术。

• 没有典型的局部关节压痛也不能排除无法治愈的骨折存在，一项研究显示压痛存在与否不会引起治疗结果的差别。[24]

• 对于症状提示存在脊髓病、神经根病或者椎管狭窄可能的患者，评估下肢的神经功能状态尤其重要。

化验评估

每一例患者必须行血常规检查、出凝血时间检查和基础代谢检查。

影 像

• 所有病例要取得脊髓的影像，以确认急性疼痛性骨折并发现可能存在的困难。

• X 线片可以作为最初的影像评估，如果有最新的 X 线片，可以发现新的压缩骨折。此外在某特定的可能是引起疼痛节段，存在骨质内真空的现象（Kummel 病或者椎体内囊肿裂），预示着疼痛缓解和高度恢复的效果较好。[25]

• MRI 是进一步评估的选择，如无禁忌，所有的患者都应该检查。单一的最有用的评估序列是短时回复序列（STIR），不能愈合的骨折显示为高信号，和骨髓内的水肿信号一致。MRI 对评估是否存在椎管狭窄和神经受压，以及是否存在肿瘤以及硬膜外扩展与否很重要。椎体内囊性裂显示直线条状 T1 低信号和 T2 低或高信号。

• 如果患者无法进行 MRI 检查（如有起搏器），骨扫描是测试的选择，无法治愈的骨折会摄入注射的示踪剂锝 99 亚甲基二磷酸盐（^{99m}Tc-MDP），具有更高的浓度，骨扫描高度预示着椎体成形术的治疗阳性反应。[26]

• CT 对于术前评价椎体后缘骨质的完整性有作用，如果其作用和解剖特异性不一致，可以应用核医学的药物扫描也是有用的（表 50.1）。

解 剖

1. 每一节脊椎包括椎体和椎体后弓，特别重要的是一对椎弓根，是连接椎体和椎体后弓的桥梁，位于椎管的侧面，也构成神经管的顶部。

2. 当椎体沿着脊髓轴向运动时，椎弓根的方向是变化的。总体上，腰椎的椎弓根的长轴平行于矢状平面，而胸椎椎弓根的角度向前内指向。

3. 松质骨内空间和静脉通道网络之间存在交通，这些通道的一部分汇集到一起形成中线部位后方的椎基底静脉丛，其他的穿过椎体边缘剩余部分的骨质皮层。这些静脉和硬膜外、神经孔及椎旁组织的静脉丛相沟通，[27] 进而来主要引流进入腰静脉和奇静脉。这些静脉通道很重要，因为其可能是 PMMA 在到达骨质外的通道。

技术方面
镇 静

尽管治疗时只是应用局部麻醉，不能有痛

表 50.1　麻省理工总医院使用的设备

影像系统	双通道或单通道透视系统，或计算机断层扫描
椎体成型进入装置	11-G 或 13-G 探针、套管针、锤子、针持
聚甲基丙烯酸甲酯（PMMA）水泥	甲基丙烯酸甲酯苯乙烯共聚物粉末，甲基丙烯酸甲酯液，硫酸钡示踪剂
水泥输入装置	PMMA 旋转注射系统

感对于椎体成形是必须的。对于绝大多数病例，达到这个目标通过在局部应用镇痛药物（利多卡因联合巴比妥钠或丁哌卡因）和中等程度的镇静（静脉内应用咪达唑仑和芬太尼）达到的。有些病例需要插管，全身麻醉以确保患者舒适和安全。术中持续监测心电图、血压和血氧饱和度，这取决于术者和医院的选择，监测可以由麻醉师、麻醉护士或有资质的护理人员执行，术前至少 4~6h 患者不能进食或饮水。

患者体位

对于胸椎和腰椎的患者俯卧位或侧俯位是理想的体位，除了容易接近这个明显的优点外，这个体位加上合适的垫子能够最大限度地扩展骨折的部分，减轻脊柱后凸畸形，[22] 患者的双臂要充分向头顶放置，保持在透视的范围之外。

抗生素的预防应用和皮肤准备

按照标准的手术室指南做好皮肤无菌准备、铺单、术者刷手和穿好无菌的衣服、面罩和手套，感染的风险能够达到最低，可以在手术开始时静脉内应用抗生素如头孢唑啉（1g）或克林霉素（600mg，如青霉素过敏）。虽然有报道术后出现脊髓感染，但是支持或者反对抗生素应用的数据很少，[23,28] PMMA 的存在让这些感染成功治疗的难度非常大。

穿刺针的置入

置入穿刺针最重要的是保持针道的走行在内侧骨皮质的外侧，在椎弓根下缘皮质之上，这能防止针进入椎管和神经孔。穿刺针可以通过经椎弓根、椎弓根旁或椎弓根外入路进入，经椎弓根入路从椎弓根后表面进针，经椎弓根的全长进入椎体，长的骨质内通路保护了节后的神经根和其他软组织，然而椎弓根的形态限制了针尖接近中线部位的能力。椎弓根旁入路是针沿着椎弓根外侧面在椎弓根和椎体的结合部进入椎体，这个入路允许针尖更向内侧。这里将描述经椎弓根入路。

有两个可能的图像导引策略，从头至尾图像（沿着圆筒）和前后位图像，更直接的方法是从头至尾图像，该策略采用同侧倾斜的视角，将透视的光束和针的走行互相平行的角度。

- 将图像增强器首先转到真正的前后位，在两个椎弓根之间和棘突排成一线。
- 改变头尾方向的角度将椎弓根放到椎体中间部位，然后将图像增强器向目标椎弓根转动 20° 左右，以便椎弓根的内部皮质在椎体的中 1/3 位置。脊椎类似"苏格兰狗"外形，椎弓根应该在图像的中央，防止由于视角差别导致的不精确。
- 针放置的时候要针尖在图像增强器上显示为一个圆点，该圆点位于椎弓根皮质形成的圆圈的中心。
- 皮肤和外周骨膜采用 22G 的针根据设计的入路应用利多卡因进行麻醉。
- 在皮肤上做一个小的刻痕，进入 11G 或 13G 的钻石头的针芯（套在针管内）。
- 一旦到达骨头，可以采用钻动的形式和控制着前向压力，或者用骨科锤敲打针柄进针。
- 针必须在内侧皮质的外侧和下缘皮质的上方，直到侧位显示针已经完全通过椎弓根（图 50.1）。
- 侧位上针继续深入到椎体前缘的 1/3~1/4。

水泥注入

当准备好注射的时候，水泥的均质性应该和牙膏类似，作用时间 20~40min 不等，取决于温度或特殊的 PMMA 组成。有很多用于水泥的输送系统可以选择，一个旋转推进的注射器具有长的柔软的管道，具备让术者受到最低射线辐射的优点。[29]

- 当针芯移走后，在针管内注入盐水防止空气压力性注入和气栓。
- 将输送系统连接到针管，开始缓慢注射水泥。
- 在侧位上仔细进行透视监测，以确保水泥完全在椎体内，在水泥注射过程中出现中线部

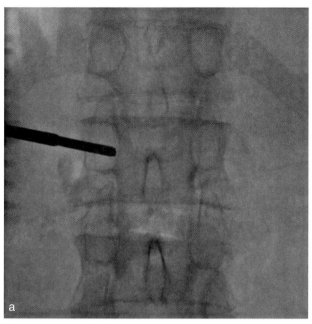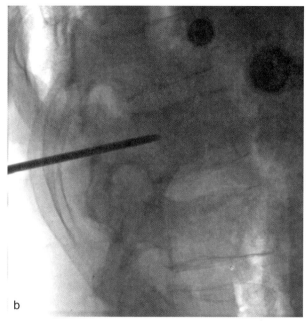

图 50.1 （a）在前后图像上，针尖应该在椎弓根内侧骨皮质的外侧，下缘骨皮质的上面，（b）直到在侧位像上进入椎体内

位疼痛和骨折相关的疼痛是可以接受的，出现不一样的新的疼痛需要调整角度监测。[30]

• 水泥注射的终点包括水泥已经超过骨髓的范围，侧位像上水泥到达椎体的后 1/4 位置。当存在水泥泄露时，需要等待 1~2min 让水泥固化，然后再次注射并观察水泥是否在椎体内改变方向。[11] 理想的情况下，在注射结束前水泥应该延伸过中线到达对侧椎弓根（图 50.2）。

• 最后的水泥可以通过放入针芯送入，然后让水泥进行固化，撤针时轻微抖动，令套管内针尖的水泥分离，针管（cannula）移出后手压迫止血。

术后及随访护理

除了椎体囊性裂需要在透视床上保持屈曲位 15~20min 以便让水泥在裂内固化外，所有患者术后需立即转移到担架上，术后患者需要仰卧在床上平躺 2h，患者可以在医院观察过夜或者当天晚点的时间回家。[2,31,31] 术后短时间内评估患者可以发现背部疼痛立刻缓解或改善，常

常患者需要辨别新的和手术相关的疼痛，后者应用非激素类抗炎药物在 24~72h 内消失。当怀疑由于水泥泄露引起临床恶化时，需要做多个层面的影像检查。

患者的术后随访很重要，高达 1/3 的患者在 1 年内复发椎体骨折，最常见于激素诱发的骨质疏松。[32,33] 建议患者报告背部疼痛的加重或者出现新的疼痛很重要，因为这常提示新的骨折，这种情况下需要进行影像检查以查明患者新的疼痛的原因。在分析已治疗的椎体髓内水肿的原因时一定要谨慎，因为据一个研究结果显示，经过椎体成形治疗的椎体术后正常的 MRI 表现包括持续存在的或加重的骨髓水肿，接近 1/3 的患者具有该表现，可以持续到术后 6 个月时间。[34]

特殊主题

弯形针的使用

椎体成形可以通过单侧或者双侧置针完成，[35] Kim 等发现两种方法对于疼痛的缓解上无统计学的差别。[36] 应用单椎弓根方法时，直

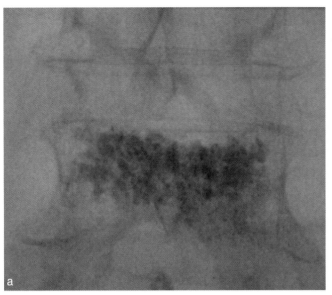
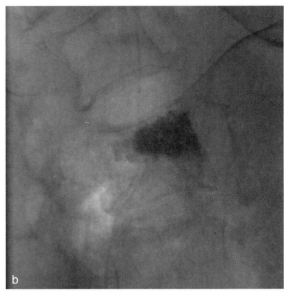

图 50.2 （a）在理想的前后位像上，骨水泥应该从一侧椎弓根扩展另一侧椎弓根。（b）在侧位像上，骨水泥一旦到达椎体后部的 1/4，注射立即停止

的针尖放到内侧可能受到椎弓根外形的限制，采用弯形的钛金属的针可以解决这一问题（图 50.3）。这种针最早由 WE Cook 公司发明，现在很多商家都可以制作，现在可用的钛针为 13G，具有 4cm 长弯度为 80° 的末端，其通过 10G 或 11G 的椎体套管针进入椎体。可以采用经椎弓根入路利用安全的没有急角的套管针进入椎体，利用其弯度能让 PMMA 更容易沉积在中线位置。

具有椎体内囊性裂的骨折（Kummel 病）

MRI 上骨质内真空现象或液体充满的骨裂是一样的征象，认为这种情况下的疼痛是未愈合的骨折碎片运动引起的。有的情况下，呼吸引起椎体高度改变，这种现象能够在透视下看到。手术中屈曲位能够促进高度恢复，因为牵引力跨过到椎体，针尖应该放入骨裂内，或者尽量靠近骨裂，这样水泥才能进入骨裂内。骨裂内的水泥表现为均匀一致的外观，这和松质骨骨小梁空间的骨水泥的网状表象正相反（图 50.2，图 50.3）。在骨质内具有真空现象的情况下，椎体加强能够获得显著的

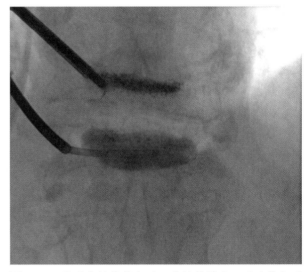

图 50.3 使用弯针将针尖放入囊性骨裂内，显示骨水泥在骨裂内均匀一致的外观

疼痛缓解效果，[25,37] 根据笔者经验也能够获得较大的高度恢复。在注射结束后将患者移出透视床之前保持屈曲位 15~20min，让水泥在骨裂内固化非常重要。

并发症的预防和治疗

在签署手术同意书之前就应该向患者解释可能的并发症，包括水泥泄露；神经根或脊髓

损伤导致瘫痪或胃肠和（或）膀胱功能障碍；[21,38] 肺栓塞（继发于水泥或脂肪栓子）；[16,21,39] 椎管旁血肿；骨折（肋骨、椎弓根或者椎体[28]）；低血压或心脏功能抑制（继发于游离的甲基丙烯酸甲酯单体和脂肪栓子）；[16,21] 疼痛加重或治疗失败。如果选择合适的患者，高质量的图像和严格地应用正当的技术，并发症率能够达到最低。

少量的水泥泄露非常普遍，2/3 的治疗椎体会发生，病理性骨折发生的概率更高一些，[8,16,39] 大部分骨质外的水泥不会产生症状或者没有长期的并发症，然而即使少量的 PMMA 颗粒接近神经根，包括水泥在神经孔静脉内，也产生神经根性疼痛。[39] 有经验的椎体成形术者报道的骨质疏松骨折发生症状性水泥泄露的概率为 0~1%，[7,8] 而转移癌性骨折的发生率为 4%~8%。[40,41] 当因为水泥泄露产生神经根病时，可以采用神经根阻滞和系统性应用激素的方法治疗疼痛，需要手术减压的情况比较罕见，但是当在神经孔内水泥足够多，导致神经根直接受压迫，或者椎管内水泥较多，造成脊髓受压或产生马尾综合征，减压是必须的。[40,42]

有关水泥注射的最佳量目前是有争议的，有的术者支持注射最大量充满整个椎体，而其他的支持注射相对少的量而重点放到安全性上。基于一个体外的生物机械研究，Mathis 和 Wong 建议注射椎体残余体积的 50%~70%，[43] 然而和更大量的注射相比，更小量（3mL）的水泥注射产生的临床效果似乎一样的。[23]

在存在硬膜外肿瘤或椎管狭窄的时候，需要充分了解和硬膜外或神经孔水泥相关的神经功能并发症，将水泥限制在椎体的前 2/3 是一个好的方法，手术开始之前可以鞘内缓慢注射造影剂，这样可以在水泥注射过程中看到由于肿瘤或者骨质错位对脊髓硬膜囊产生的占位效应。

关键点

- 压缩性骨折是引起老年人疼痛或丧失生活自理能力的常见原因。

- 椎体成形术是传统药物治疗失败后治疗压缩性骨折的经皮手术，基本目的是缓解疼痛和改善相关的运动能力。

- 椎体成形的客观效果还存在巨大的争议，但很多小型研究阐述了其惊人的疼痛缓解作用，高度恢复的临床益处仍然没有被很好地理解。

- 并发症是少见的，常因为没有意识到注入的 PMMA 骨质外泄露，为了能够安全地完成手术，高质量的图像是必需的，通常首选双通道的透视设备。

参考文献

[1] Zoarski GH, Snow P, Olan WJ, et al. Percutaneous vertebroplasty for osteoporotic compression fractures: quantitative prospective evaluation of long-term outcomes. J Vasc Interv Radiol, 2002,13(2 Pt 1):139–148

[2] Mathis JM, Barr JD, Belkoff SM, et al. Percutaneous vertebroplasty: a developing standard of care for vertebral compression fractures. AJNR Am J Neuroradiol, 2001, 22(2):373–381

[3] Phillips FM. Minimally invasive treatments of osteoporotic vertebral compression fractures. Spine, 2003,28(15, Suppl): S45–S53

[4] Silverman SL. The clinical consequences of vertebral compression fracture. Bone, 1992,13(Suppl 2):S27–S31

[5] Coumans JV, Reinhardt MK, Lieberman IH. Kyphoplasty for vertebral compression fractures: 1-year clinical outcomes from a prospective study. J Neurosurg, 2003,99(1, Suppl): 44–50

[6] Diamond TH, Champion B, Clark WA. Management of acute osteoporotic vertebral fractures: a nonrandomized trial comparing percutaneous vertebroplasty with conservative therapy. Am J Med, 2003,114(4):257–265

[7] Evans AJ, Jensen ME, Kip KE, et al. Vertebral compression fractures: pain reduction and improvement in functional mobility after percutaneous polymethylmethacrylate vertebroplasty retrospective report of 245 cases. Radiology, 2003, 226(2):366–372

[8] Hodler J, Peck D, Gilula LA. Midterm outcome after vertebro-plasty: predictive value of technical and patient-related factors. Radiology, 2003,227(3):662–668

[9] Ledlie JT, Renfro M. Balloon kyphoplasty: one-year outcomes in vertebral body height restoration, chronic pain, and activity levels. J Neurosurg, 2003, 98(1, Suppl):36–42

[10] Lieberman IH, Dudeney S, Reinhardt MK, et al. Initial out-come and efficacy of "kyphoplasty" in the treatment of painful osteoporotic vertebral compression fractures. Spine, 2001, 26(14): 1631–1638

[11] Mathis JM, Ortiz AO, Zoarski GH. Vertebroplasty versus ky-phoplasty: a comparison and contrast. AJNR Am J Neuroradiol, 2004,25(5):840–845

[12] Kallmes DF, Comstock BA, Heagerty PJ, et al. A randomized trial ofvertebroplasty for osteoporotic spinal fractures. N Engl J Med, 2009,361(6):569–579

[13] Buchbinder R, Osborne RH, Ebeling PR, et al. A randomized trial of vertebroplasty for painful osteoporotic vertebral fractures. N Engl J Med, 2009,361 (6):557–568

[14] Stallmeyer MJ, Zoarski GH, Obuchowski AM. Optimizing pa-tient selection in percutaneous vertebroplasty. J Vasc lnterv Radiol, 2003, 14(6): 683–696

[15] Chen JF, Lee ST. Percutaneous vertebroplasty for treatment of thoracolumbar spine bursting fracture. Surg Neurol, 2004, 62(6): 494–500, discussion 500

[16] Laredo JD, Hamze B. Complications of percutaneous verte-broplasty and their prevention. Skeletal Radiol, 2004,33(9): 493–505

[17] Shimony JS, Gilula LA, Zeller AJ, et al. Percutaneous vertebroplasty for malignant compression fractures with epidural involvement. Radiology, 2004,232(3):846–853

[18] Appel NB, Gilula LA. Percutaneous vertebroplasty in patients with spinal canal compromise. AJR Am J Roentgenol, 2004, 182(4):947–951

[19] Deramond H, Wright NT, Belkoff SM. Temperature elevation caused by bone cement polymerization during vertebroplasty. Bone, 1999, 25(2, Suppl):l7S–21S

[20] Halpin RJ, Bendok BR, Sato KT, et al. Combination treatment of vertebral metastases using image-guided percutaneous radiofrequency ablation and vertebroplasty: a case report. Surg Neurol, 2005,63(5):469–474, discussion 474–475

[21] Nussbaum DA, Gailloud P, Murphy K. A review of complications associated with vertebroplasty and kyphoplasty as reported to tile Food and Drug Administration medical device related web site. J Vasc lnterv Radiol, 2004,15(11):1185–1192

[22] Teng MM, Wei CJ, Wei LC, et al. Kyphosis correction and height restoration effects of percutaneous vertebroplasty. AJNR Am J Neuroradiol, 2003, 24(9): 1893–1900

[23] Kallmes DF, Jensen ME. Percutaneous vertebroplasty. Radiology, 2003,229(1):27–36

[24] Gaughen JR Jr, Jensen ME, Schweickert PA, et al. Lack of preoperative spinous process tender-ness does not affect clinical success of percutaneous vertebro-plasty. J Vasc lnterv Radiol, 2002, 13(11):1135–1138

[25] Peh WC, Gelbart MS, Gilula LA, et al. Percutaneous vertebroplasty: treatment of painful vertebral compression fractures with intraosseous vacuum phenomena. AJR Am J Roentgenol, 2003, 180(5): 1411–1417

[26] Maynard AS, Jensen ME, Schweickert PA, et al. Value of bone scan imaging in predicting pain relief from percutaneous vertebroplasty in osteoporotic vertebral fractures. AJNR Am J Neuroradiol, 2000,21(10): 1807–1812

[27] Groen RJ, du Toit DF, Phillips FM, et al. Anatomical and patho-logical considerations in percutaneous vertebroplasty and ky-phoplasty: a reappraisal of the vertebral venous system. Spine, 2004, 29(13):1465–1471

[28] Yu SW, Chen WJ, Lin WC, et al. Serious pyogenic spondylitis following vertebroplasty–a case report. Spine, 2004, 29(10): E209–E211

[29] Komemushi A, Tanigawa N, Kariya S, et al. Radiation exposure to operators during vertebroplasty. J Vasc lnterv Radiol, 2005, 16(10): 1327–1332

[30] Guglielmi G, Andreula C, Muto M, et al. Percutaneous vertebroplasty: indications, contraindications, technique, and complications. Acta Radiol, 2005, 46(3):256–268

[31] Jensen ME, Evans AJ, Mathis JM, et al. Percutaneous polyme-thylmethacrylate vertebroplasty in the treatment of osteoporotic vertebral body compression fractures: technical aspects. AJNR Am J Neuroradiol, 1997, 18(10):1897–1904

[32] Harrop JS, Prpa B, Reinhardt MK, et al. Primary and secondary osteoporosis' incidence of subsequent vertebral compression fractures after kyphoplasty. Spine, 2004, 29(19): 2120–2125

[33] Tanigawa N, Komemushi A, Kariya S, et al. Radiological follow-up of new compression fractures following percutaneous vertebroplasty. Cardiovasc Intervent Radiol, 2006,29(1):92–96

[34] Dansie DM, Luetmer PH, Lane Jl, et al. MRI findings after successful vertebroplasty. AJNR Am J Neuroradiol, 2005,26(6): 1595–1600

[35] Ortiz AO, Zoarski GH, Beckerman M. Kyphoplasty. Tech Vasc Interv Radiol, 2002,5(4):239–249

[36] Kim AK, Jensen ME, Dion JE, et al. Unilateral transpedicular percutaneous vertebroplasty: initial experience. Radiology,

2002,222(3): 737–741

[37] Lane JI, Maus TP, Wald JT, Thielen KR, et al. Intravertebral clefts opacified during vertebroplasty: pathogenesis, technical implications, and prognostic significance. AJNR Am J Neuroradiol, 2002, 23(10): 1642–1646

[38] Ratliff J, Nguyen T, Heiss J. Root and spinal cord compression from methylmethacrylate vertebroplasty. Spine, 2001, 26(13): E300–E302

[39] Barragán-Campos HM, Vallée JN, Lo D, et al. Percutaneous vertebroplasty for spinal metastases: complications. Radiology, 2006, 238(1):354–362

[40] Deramond H, Depriester C, Galibert P, et al. Percutaneous vertebroplasty with polymethylmethacrylate. Technique, indications, and results. Radiol Clin North Am, 1998,36(3): 533–546

[41] Weill A, Chiras J, Simon JM, et al. Spinal metastases: indications for and results of percutaneous injection of acrylic surgical cement. Radiology, 1996, 199(1):241–247

[42] Shapiro S, Abel T, Purvines S. Surgical removal of epidural and intradural polymethylmethacrylate extravasation complicating percutaneous vertebroplasty for an osteoporotic lumbar compression fracture. Case report. J Neurosurg, 2003, 98(1, Suppl): 90–92

[43] Mathis JM, Wong W. Percutaneous vertebroplasty: technical considerations. J Vasc lnterv Radiol, 2003, 14(8):953–960

第 51 章 椎体后凸成形的原则

Ira M. Goldstein

骨质疏松性和病理性椎体骨折经常导致背部疼痛和变形，每年有 100 万的美国人遭受骨质疏松的痛苦，估计引起 70 万人出现椎体压缩骨折（vertebral compression fracture, VCF），估计 150 000 人需要住院，每年花费达到 7 亿美金。[1] 由于患者的运动不能、疼痛的药物治疗、肺功能不全和摄入热量不足，出现继发性残疾，最终的自理功能的丧失，这些都会接连发生。治疗已经存在的问题如原发性骨质疏松或转移性疾病能够帮助把以后出现骨折的风险降到最低，但是不能治疗已经存在的 VCF。

历史上，治疗骨质疏松性 VCF 的方法包括卧床、镇痛和使用护具，[2] 长期卧床会引起肌肉变形和骨矿物质丢失，[3,4] 卧床和护具进一步加重这些患者的肺功能不全，制动会引起深静脉血栓、溃疡性褥疮和其他后果，这些治疗过程可以预见地导致这些患者住院时间或者其他寄居时间的延长，恢复功能自理的时间推后。

机械性脊柱融合对于这些身体状态常常比较脆弱的患者来说会带来巨大的风险（图 51.1），开放性融合导致的失血和液体丢失常常是显著的，机械器具在明显疏松的骨质上不能得到足够力量，严重骨质疏松和转移性疾病的患者表现出来是骨质融合的能力受损。

在保守治疗和传统手术治疗该疾病存在很多风险的前提下，椎体成形术和更新的椎体后凸成形术作为治疗 VCF 的微创技术出现了，两种方法都需要在图像引导下用一根或两根小的

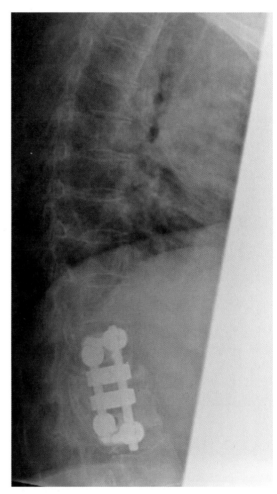

图 51.1 椎体压缩骨折的开放性手术：经胸入路 T12 椎体次全切除和 T11-L1 腹侧内固定融合术

针管接近椎体，将骨水泥注射进椎体稳定骨折和增强受累节段承受压力撕扯的能力。

历 史

第一例经皮椎体成形术于 1984 年在法国实

施，1 例年轻患者因为 C2 椎体血管瘤引起严重的颈部疼痛，[5] 手术之前，先在开放的背景下用水泥填补肿瘤切除后留下的空腔以增强脊柱，作为螺丝固定椎弓根的补充。之后椎体成形术很快在欧洲流行起来，1990 年后在美国变得广为接受，开始是由放射科实行，后来由脊柱医生进行，2001 年美国 69.7% 的椎体成形术由放射科医生完成，[6] 其余的由整形科医生（12.7%），神经外科医生（7.3%）和麻醉科医生（5.2%）完成，2003 年放射科医生完成手术的比例达到 75%。

经皮椎体成形术中，患者在可透射线的手术床上或血管造影床上保持屈曲体位，可以采用静脉内用镇静药物或者全身麻醉，在图像的引导下（2003 年 98.7% 的病例采用透视），[6] 识别椎体节段，用 11G 的穿刺针通过经椎弓根或者椎弓根外入路进入椎体，在显示针放置合适的位置后，骨水泥，通常为聚甲基丙烯酸甲酯（Polymethyl methacrylate, PMMA）注射进入椎体。注入的骨水泥应该是均匀一致的液态，这样能够进入并分部到松质骨的骨小梁结构内。

水泥注射进入骨折的骨质内必须达到足够的体积才能达到稳定受累节段的作用，同时必须适时停止防止其溢出到静脉结构，或者漏进椎管，或者其他椎体外的地方。有限的因素分析显示注射体积达到椎体体积的 14%（大约 3.5mL）就足够能够使椎体恢复到受伤状态前的硬度，[7] 额外的注射能够进一步增加硬度，水泥非对称性分布会在压缩性力量作用于接受治疗的节段时产生弯矩。人尸体研究发现 2mL 的水泥注入时就能恢复椎体的力量，[8] 患者的满意和注入水泥体积之间没有关系。[9]

已经报道的水泥泄露的发生率高达 67%，[10-13] 注射的体积和水泥侵入硬膜外之间有明确的关系，[14-15] 相邻的椎体骨折时，水泥溢出到椎间盘空间的风险增大。[16,17] 手术相关的水泥肺栓塞事件也有报道，发生率为 1.5%~6.8%。[19] 有的术者在注射水泥之前注入造影剂来确认不会发生大量的水泥进入静脉引流或进入椎管，这些骨质内的静脉造影仅能预测到 29% 的 PMMA 栓塞静脉结构的病例。[20]

椎体后凸成形术被引进是在 1990 年代后期，为了解决椎体成形术两个主要的担忧：脊柱变形和水泥外溢。尽管椎体成形具有较好结果，但是其不能解决和 VCF 相关的脊柱变形。[21] 笔者认为 VCF 的致残性超出了骨折段疼痛的症状。后凸结构能够损害患者整体矢状平衡，损害生活质量。[21-29] 已经显示 VCF 降低可预测的用力肺活量的 9%，[30] 更惊人的有 VCF 的患者死亡的风险增加 23%~34%，最主要的原因是肺栓塞。脊柱后凸畸形的程度和来源于肺栓塞的死亡率风险之间具有明确的关联性（$P=0.005$），[25] 即使没有骨折，脊柱后凸畸形也可以引起轴性疼痛、肺部压缩、运动受限和胃肠功能紊乱。[28,30] 此外，经过年龄校准后，发现骨质疏松性 VCF 引起的死亡率增加高达 30%。[25,31]

和经皮椎体成形术很像，椎体后凸成形也包括经皮途径椎体内应用骨水泥，该手术比椎体成形增加了一个步骤，用一个可以充气的球囊（inflatable bone tamp, IBT），放置到椎体内形成一个周围被压缩的松质骨包绕的空隙（图 51.2），这个空隙可以在低压力下应用更多的黏性水泥而降低水泥外溢的风险。[32,33] 此外，放置 IBT 的作用还有物理上提高后凸部分的终板，从而容易获得椎体高度恢复和纠正后凸畸形。一旦注射了水泥，这就能达到效果。[21,34,35]

技 术

椎体后凸成形术最普遍的是采用双侧经椎弓根入路完成。和在椎体成形术中一样，患者接受局部麻醉并静脉镇静或全身麻醉，在可透射线的床上保持屈曲位，做到可以行透视图像

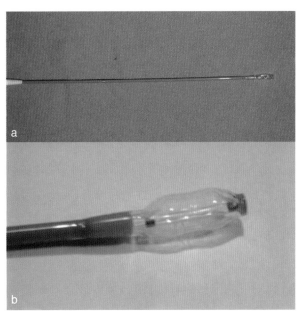

图 51.2 　（a）可充盈球囊和（b）装置头端放大图像。装置的工作端显示两个射线下可见的标记，二者表示可充盈部分的近心端和远心端

导引，在确认了靶病变的节段和图像质量足够好后，一个小针放到每一个椎弓根的上外缘，通过双通道的透视可以判断出椎弓根的走行和延伸入椎体确切的位置，如果位置满意，可以注射局部麻醉和用手术刀刺一个小的切口。

在双通道透视下进入 Jamshidi 针接近椎弓根，针道到达椎体前缘 1/3 的过程中不能侵犯椎体终板，在双通道透视下小心地进针是最有效果的，如果只有单通道透视可用，在前后位图像上要确认针的位置在椎弓根的外缘，然后调整的侧位图像上显示合适的针道，直到针已经到达椎弓根的内缘或者针已经前进了 2cm，再采用正位图像，在这一点上取得侧位像确认针道。明确这一点很重要，不能在侧位像上清晰地看到针尖已经进入椎体，以避免针意外进入椎管，此外一旦针尖安全通过椎管应该采用侧位透视图像，以避免侵犯椎体终板或椎体前缘。

一旦针进入椎体，继续向内向前深入，撤出针芯，将导丝通过针进入，撤出针后通过导丝进入带鞘的导引管，撤出导丝后，通过导引管用钻扩大椎体通道，直到达椎体前 1/3 内一个

位置，该点到椎体终板的距离相等。撤出钻后，通过导引管放入 IBT，一定要小心确认 IBT 超过导引管的头端，在正侧位图像上充盈 IBT 达到 3mL 或者压力达到 250PSI，或者球囊达到任何骨质边缘（图 51.3，图 51.4）。

在放置 IBT 的过程中由技师准备掺杂了钡的 PMMA，准备好后装填在几个水泥导入器内，每个导入器装 1.5mL 的水泥，其他的 PMMA 保存在注射器内，这个注射器要定时抽压以评估水泥均匀一致性。一旦水泥达到合适的黏稠度 [2mL 团注在重力条件下延长小于 3in（1in=2.54cm）]，泄掉 IBT 并撤出，将水泥导入器通过导引管进入到椎体内，在侧位像上确认其位置。在实时透视下或者为了最小化医生的辐射剂量每推入 0.5mL 水泥后采用点透视的图像监测，用针芯（推注器）将水泥推入椎体（图 51.5）。

当出现下列情况时，停止水泥注射，如水泥的体积超过 IBT 体积 1mL 时；椎体填充明显；受压的终板被水泥覆盖；椎体的后 1/3 能够看到水泥；或者明显的水泥溢出到椎间盘或任何椎体外的地方。如果怀疑溢出到静脉，需要拍肺部的片子排除肺栓塞，如果怀疑已经溢出到硬膜外，需要行唤醒试验，确认是否具有来源于受压或者热损伤的神经功能障碍。

最终，等待一定时间让水泥达到一定程度的固化，缓慢撤出水泥导入器和推注器，可以

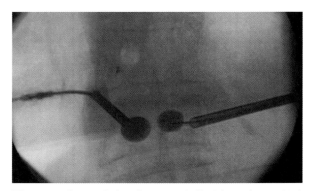

图 51.3 　前后位的透视像显示双侧椎弓根入路，双侧放置可充盈球囊（IBT）。IBT 的体积通过术者手术的压力计显示，也可以通过用于充盈 IBT 的造影剂体积来显示

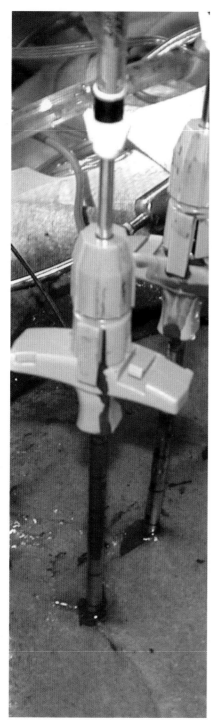

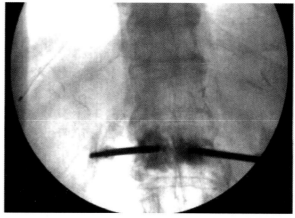

图51.5 前后位的透视显示的在双侧椎弓根导管放置的用于推注水泥的套管，水泥进入超过中心空白处

图51.4 椎体后凸成形的套管和球囊的照片，用于多节段的手术中

用其夯实任何水泥拖尾以避免可能致痛的皮下水泥沉积（图51.6~图51.8），再次注射局麻药并撤出导引管，皮肤切口缝一针即可（图51.9）。

患者的选择，适应证和禁忌证

和椎体成形术一样，椎体后凸成形术的适

用于治疗由原发或者继发性骨质疏松，或肿瘤性病变引起的痛性VCF。具有骨质疏松，癌症，或具有骨质疏松高风险因素患者的首发症状为背部疼痛，应该引起临床重视，行脊柱X线片是扫描检查的选择，如果存在一个或者多个碎裂椎体（或者存在癌症转移，具有明显的囊性部分），需要进一步评估。

骨折的严重程度可以用MRI评估，短时反转序列（STIR）是最好的可以发现椎体水肿（图51.10，图51.11）。现象表明，在术前MRI上显示为广泛椎体水肿的患者，对治疗的反应更好一些。[36]替代的检查是更便宜的骨扫描，发现破碎的椎体水平摄取的核素更多。自愈的骨折通常不会引起节段性疼痛，而慢性VCF引起的疼痛很难减弱。[37]MRI（平扫和增强）还具有发现其他病理原因的好处，如肿瘤、血肿、骨髓炎以及其他引起背部疼痛和畸形的疾病，此外MRI能够排除由VCF、肿瘤、椎间盘突出和其他病变引起的椎管狭窄，这会增加手术的风险。如果一个具有骨髓炎高风险因素（发热，IVDA病史，免疫抑制，血液透析，心内膜炎，糖尿病和新近的脓毒血症）的患者进行了骨扫描，需要检查血沉以排除这种可能性。如果无法行MRI检查，需要用X线片仔细评估椎体后缘的完整性，如行CT检查能够更清楚地进行评价。

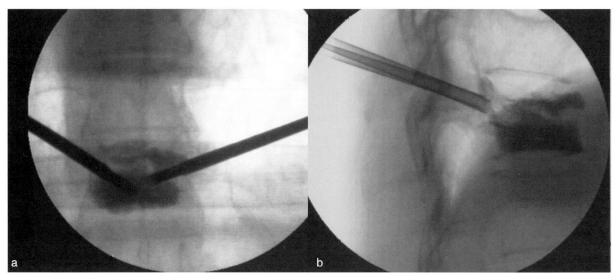

图 51.6 前后位和侧位透视，前后位显示套管和水泥导入器在位时水泥的应用，侧位显示撤出水泥导入器，提示导入器撤出没有水泥尾巴

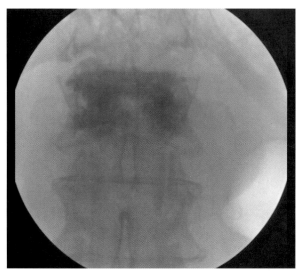

图 51.7 套管撤出后前后位透视图像，水泥分布的方式为原来 IBT 的位置最为密集和外周少量弥散，提示少量的水泥溢出椎间盘空间的上方

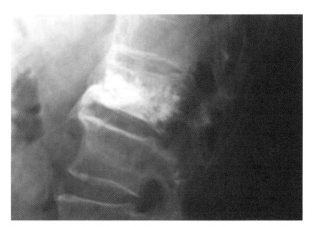

图 51.8 术后侧位 X 线片显示水泥的使用。聚甲基丙烯酸甲酯沉积最明显的是椎体中空部前方 1/2，后方少量在骨间质内不透 X 线的水泥，超过原来放置球囊的位置

术前评估应该包括患者的病史和查体。如患者病史中具有肾功能不全、肾上腺功能减退、甲状旁腺功能亢进、垂体功能低下、厌食症、胃旁路手术、酗酒以及长期应用激素、锂、甲状腺素或氨甲蝶吟，可能存在继发骨质疏松的风险。此外长期背部疼痛可能提示原来存在脊髓病变，显著的体重下降可能是癌症的信号。最后神经功能检查应该评估局部功能障碍或脊髓病变以排除神经结构受压，这会增加脊柱加强手术导致神经功能恶化的风险。

临床医生充分利用棘突压痛的价值，将其作为病变椎体节段的定位体征。如果是致痛的节段，轻轻敲击中线就会引出患者的反应，如果和影像的发现一致，这就提示脊柱疼痛确实是 VCF 引起的。最近的两个研究对这个查体的特征性提出质疑，[38,39] 较大量的病例序列研究显示，中线触痛和椎旁触痛对于预测从椎体加强手术中获益具有相同的效果。

由溶骨性病变引起的脊椎疼痛折磨着 70%的多发骨髓瘤或转移性癌症的患者，[40] 肿瘤性

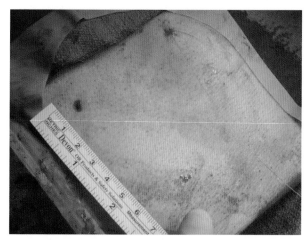

图51.9 椎体后凸成形术的双侧切口,大约3mm长度,用可吸收线缝一针闭合

合,同时也损害了开放性手术局部伤口的愈合。对于病理性骨折应用椎体后凸成形术和椎体成形术具有非常好的临床后果,椎体后凸成形术可让90%(n=52)的癌症患者达到疼痛缓解,超过40%的患者能够恢复高度,没有并发症,且未见患者反应疼痛加重。[41] 两个病例序列研究显示该手术的结果至少持续1年以上,[41-43] 另一个序列研究显示能够持续2年,[44] 后者在3个月至1年纠正的高度又恢复了。

VCF可以进展成脊柱后凸畸形和脊髓受压。患有晚期转移性疾病的患者无法耐受开放性手术,多节段病变和生存期较短的患者不是脊柱固定的适合人选。此外,放疗或化疗抑制了骨的融

结 果

椎体后凸成形减少外溢的效果

椎体后凸成形术的结果分析必须要阐明好于经皮椎体成形术的益处:水泥外溢的概率是否降低和椎体后凸畸形是否纠正。既往的数个

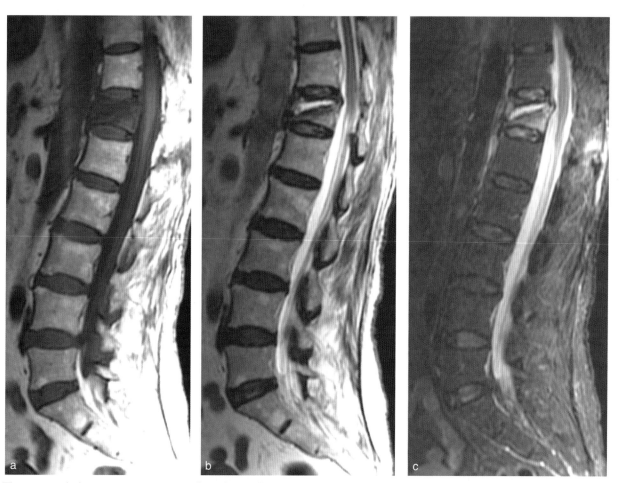

图51.10 (a)T1、T2和短时回返序列(STIR)矢状位MRI显示T12急性椎体压缩骨折。(b)显示高信号显示相邻上方椎体终板。(c)很小的后缘缺损没有明显的狭窄

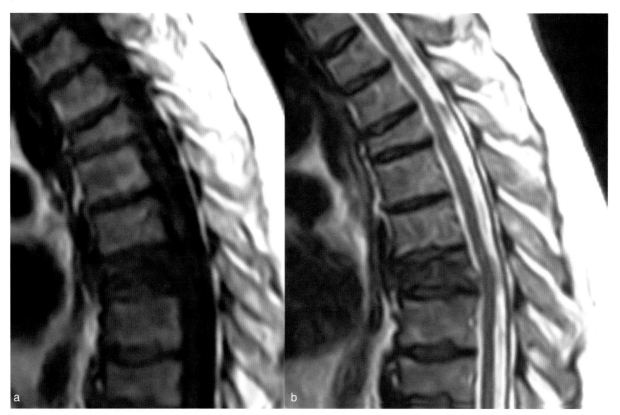

图 51.11 T1 和 T2 矢状位 MRI 显示两节垂直的椎体压缩骨折（VCF）。（a）T7 骨折显示正常的骨髓信号，与治愈的骨折一致。（b）T10 VCF 显示低骨髓信号，与急性骨折一致需要治疗。任何节段没有明显的椎管狭窄

研究显示椎体后凸成形术水泥外溢到静脉结构或硬膜外空间的发生率下降，[34,35,45,46] 这些也进一步地被回顾性荟萃分析所肯定。和椎体成形术相比，水泥外溢的发生率大约下降了 50%，[47,48] 椎体后凸成形时应用更黏稠的水泥且以更低的压力进行椎体内填充是引起这些风险下降的原因。[22,49] 令人惊奇的是骨质疏松性 VCF 的水泥外溢的发生率高于肿瘤性 VCF。

椎体后凸成形纠正畸形的效果

数个研究显示椎体后凸成形能够改善椎体畸形，[35,50-52] 文献荟萃分析肯定了这个结果，椎体成形只能有 0~1° 的改善，而椎体后凸成形有 6~7° 的改善，[47,48] 椎体后凸的角度能够看到达到约 5~7° 的降低，在这些研究里测量的病例能够纠正 40%~70% 的畸形。有一例尸检研究评估单侧经椎弓根入路的椎体后凸成形术，作者发现椎体高度、力量和硬度的矫正，和双侧椎弓根后

凸成形术相差不多，单侧椎弓根入路的冠状位非对称性更大，达 0.72mm，但不增加进展性冠状位畸形的风险。[53]

然而通过椎体后凸成形对整体矢状平衡的矫正不是很显著。一个研究用于评估这种测量方法，发现能够纠正 63% 跨越骨折椎体的后凸畸形；当测量接受治疗椎体上方和下方椎体时后凸畸形的矫正只有 20%；当测量 VCF 上面和下面两个椎体时矫正只有 13%；当测量治疗节段上面和下面三个椎体 Cobb 角时只能纠正 8%。[51] 相应地，作者怀疑椎体后凸成形术治疗 VCF 时对具有整体矢状平衡难以带来有意义的矫正。

椎体后凸成形术对疼痛和瘫痪的效果

椎体后凸成形术支持者认为骨折椎体的稳定能够缓解疼痛，但是额外的疼痛缓解和功能恢复与脊柱畸形的矫正紧密相连。数个有关椎

体后凸成形的病例序列研究结果已经发表，目前也能找到几篇对比药物治疗和椎体成形的文章。[41,52,54-61] 尽管文献越来越多，没有完结的对比椎体成形和椎体后凸成形的前瞻性随机对照研究。两个多中心的研究正在进行：CEEP（NCT00279877），计划纳入112例患者；椎体成形和椎体后凸成形对椎体压缩骨折的增强和恢复（KAVIAR）（NCT00323609），计划纳入1234例患者，随访期为2年。在这些研究结果出现之前，有关手术的对比性研究和荟萃分析结果支持这些手术的相对价值。

对比28例椎体后凸成形和23例经皮椎体成形的研究发现两者都能明显减轻疼痛。[54] 对于椎体后凸成形术，用视觉模拟评分方法测量的疼痛减轻在术后4个月就反弹到术前73%，但术后2年效果仍然非常显著（表51.1）。椎体后凸成形也能减轻瘫痪，用Oswestry伤残指数（ODI）测量，术后1年期内效果仍然非常明显，但是2年时大部分反弹到术前的水平，而椎体成形对瘫痪的改善基本不明显。作者进行了亚组分析，发现对椎体后凸畸形矫正角度较大的患者具有更大程度的疼痛缓解和瘫痪改善。

有关椎体后凸成形治疗VCF的荟萃分析已经发现8个对比性研究和35个病例回顾研究。[47] 在3个对比性研究中，和药物治疗相比，在术后3、6、12和36个月时，椎体后凸成形术患者具有显著的疼痛下降（VAS，$P<0.001$），[56,57,61] 椎体后凸成形组的患者找医生就诊也明显地减少，椎体后凸成形术后功能状态也明显改善，能够保持6~12个月。和药物治疗相比，在6个月时具有统计学意义的显著改善，而12个月时已经没有差别。[56,57]

有5个对比椎体成形术和椎体后凸成形术的研究，[41,54,58-60] 这些研究的结果用于荟萃分析。总之，椎体成形和椎体后凸成形都能降低疼痛（VAS）和改善功能状态（ODI），椎体后凸成形能够看到更大程度的功能改善和更长时间的疼痛缓解（表51.2）。[47]

单因素分析，唯一和疼痛缓解程度相关的是脊柱疼痛的时间，[47] 在干预之前，患者遭受疼痛的时间越长，疼痛缓解的程度越低。

最近开始评估经皮椎体加强手术和非手术治疗的效价比。在奥地利医院，椎体后凸成形患者的住院时间更短（9.2d vs. 14.4d），在研

表 51.1 椎体成形、椎体后凸成形以及椎体后凸成形加大于 5 度的畸形矫正后疼痛（VAS）和功能状态（ODI）[54]

评估阶段	椎体成形 VAS	椎体成形 ODI	后凸成形 VAS	后凸成形 ODI	后凸成形 5 度 VAS	后凸成形 5 度 ODI
术前	7.8	6.1%	7.4	61%	6.8	62%
术后	3.0	46%	3.5	3.8%	3.9	31%
4 个月	5.7		3.1	4.2%	2.2	33%
1 年	5.7	47%	2.7	42%		33%
2 年	5.6	52%	2.0	56%	1.3	46%

ODI：Oswestry 功能障碍指数；VAS：视觉模拟评分

表 51.2 椎体成形和后凸成形后疼痛（VAS）和功能状态（ODI）的改变

	椎体成形 VAS	椎体成形 ODI	后凸成形 VAS	后凸成形 ODI
6 个月	−6.2	−42.2	−6.3	−51
1 年	−3.9	−19	−5.3	−33
2 年	−3.2	−9	−5.4	−6

ODI：Oswestry 功能障碍指数；VAS：视觉模拟评分。注：阴性值越大，表示相对于术前值的改善程度越高

究的整个期间再次入院率更低，得出结论椎体后凸成形术在临床上和效价比上都优于药物治疗。[62] 对比椎体成形和药物治疗，发现前者具有更大程度的疼痛缓解和更快的功能恢复，每个患者的花费在 3 个月和 12 个月更低。[63] 这些后来的研究，手术治疗组和保守治疗组之间的差别随着时间延长而变小，而效价比也随着时间的延长也变差。

并发症

用于荟萃分析的 8 个对比研究和 35 个病例序列研究的结果也用来分析椎体后凸成形术负面事件的发生率（表 51.3）。[47] 据此发现手术相关的并发症率非常低，只有 1 例围手术期死

亡（0.01%），神经功能障碍的并发症率为 0.6%，症状性水泥泄露的概率为 0.2%，肺栓塞率为 0.1%，无症状性水泥泄露的发生率为 9%。和椎体成形和开放性手术比较这些数据是强有力的支持。

并发症的处理

和大多数手术类似，在仔细选择合适的患者，并细致地应用手术技巧和密切随访，椎体后凸成形和椎体成形最大可能是产生好的结果。尽管愿望美好，并发症还是可能发生的。如前面提及的，并发症最常见的是水泥泄露和新发或复发的椎体骨折，其他报道的并发症包括肺栓塞和脂肪栓塞，椎体内容物突入椎管和骨髓

表 51.3 椎体后凸成形的不良结果

	病例数	事件的数量，可逆性（95% 可信区间）[c]	每 1000 例患者骨折年事件发生率
水泥泄露 [a]			
总体	31	193/2239 9.0%（7.4%~11%）[c]	81
症状性	7	1/678 0.2%（0~0.3%）[c]	0.9
新的椎体骨折 [b]			
总体	16	172/1151 13.6%（9%~20.7%）[c]	111
邻近的	10	110/871 13.8%（11%~17.4%）[c]	94
不良事件 [b]			
肺动脉栓塞	7	1/377 0.10%（0~0.17%）	1.7
脊髓受压	8	1/431 0.2%（0~0.8%）	1.6
神经根痛或神经根病	9	2/173 0.40%（0~1.2%）[a]	1.7
死亡率			
总体	14	35/552 3.2%（0.7~5.6%）[c]	44
围手术期	11	1/406 0.01%（0~0.64%）	1.3

a：每个椎骨事件数；b：患者事件数；c：meta 分析随机效应。引自 Taylor RS, Fritzell P, Taylor RJ. Balloon kyphoplasty in the management of vertebral compression fractures: an updated systematic review and meta-analysis. Eur Spine J, 2007, 16(8): 1085–1100

炎。最常见的都将在下文阐述。

神经功能障碍

椎体加强手术后新出现的神经功能障碍可能源于水泥外溢进入椎管或者神经孔，骨或者软组织成分向神经结构移位，或者治疗的椎体或相邻椎体继发性骨折。[64,65] 因为水泥体积和外溢之间的某种关联已经明确，以及水泥黏稠度和位置控制之间的关系也已经明确，应用更小体积的高黏稠度水泥应该能够降低水泥外溢到神经结构或静脉结构的风险。没有接触到椎体后缘预示着水泥或椎体内容物从后部排出的风险比较低，IBT 放到椎体腹侧和水泥填充椎体腹侧 2/3 也应该能够降低这种风险。

在发现神经功能障碍的情况下，治疗要针对功能紊乱的原因。大部分继发于水泥侵入的功能障碍在手术结束后能够立即发现，[65] 功能障碍也可能在围手术期之外发生，是由于肿瘤的生长，相同节段、邻近节段或者远处节段的骨折。最大病例序列研究发现围手术期外的神经功能障碍平均发生在术后 37d，典型的之前存在的背部疼痛加重。[65] 如果术中已经发现水泥外突，手术结束之后应立即详细地检查患者的神经功能。

出现新的功能障碍，必须行神经结构减压手术，如果功能异常包含神经根病变和水泥进入该节段的神经孔，椎间神经孔后部切开术必须要做。继发于骨折或水泥导致的神经管狭窄，需要行减压和融合手术。如果功能障碍不是水泥泄露的结果，而更可能是由于肿瘤或骨折碎片以为进入椎管（或者肿瘤生长），治疗包括对于放疗敏感的病变（多发骨髓瘤）急诊放疗和激素，或者对放疗不明感的病变和移位的骨折碎片行手术减压及后部固定。

通过后入路移除椎管内的水泥比较困难，水泥通常和硬膜粘连导致不能轻易地以分块的方式移除，[64] 这样导致的后果需要行椎体次全切除和前方或前方结合后方固定的治疗策略，由于骨质量难以承受足够器械应用，需要在放置脊柱金属硬件后行椎体成形作为治疗补充。

新的骨折

椎体后凸成形和椎体成形后骨折可以发生在治疗的节段、相邻的节段和远处的节段，当水泥外溢到介于中间的间盘空间时，椎体加强后的骨折最常见的部位是相邻的节段，[16,17] 防止水泥泄露进入椎间盘，和防止其泄露进入椎管和静脉结构一样，使用高黏稠性的水泥很容易达到。此外，如果 IBT 充盈的时候已经看到他侵犯到椎间盘，泄露的风险增加，一旦水泥进入椎间盘，就应该停止水泥注射。

当水泥应用的量不够时能够看到治疗椎体的骨折，这时能够看到明显的水泥裂缝，[64] 令人感兴趣的是这些患者行椎体成形能够获得更大的后凸畸形的矫正。[66] 感觉似乎是使用黏稠度比较低的骨水泥时容易发生水泥骨折化改变，[67] 因为越是相间错杂水泥越是容易折断。针对这些患者的治疗是再次行椎体后凸成形或者椎体成形。如果采用的单侧椎弓根入路，这次采用对侧椎弓根；如果之前双侧椎弓根都已经使用了，采用椎弓根外入路是可行的。如果骨折和畸形相关（如垂直矢状位骨折），那么前路椎体次全切除和可能的后入路融合则是需要的。

相邻的和远处节段的骨折可以行椎体后凸成形或者椎体成形。一个研究显示在多个点治疗多发骨折和治疗单一骨折或者治疗多发骨折是一样的，[68] 采用经皮椎体加强治疗后来的相邻节段骨折和治疗最初的骨折节段一样效果好。

肺栓塞

水泥肺栓塞（pulmonary embolus, PE）相对来说不是常见的事件，椎体后凸成形荟萃分析其发生率为 0.10%，[47]532 例的椎体成形的病例研究中，11 例外溢到静脉中 8 例发生静脉栓塞，[69] 防止静脉外溢是防止肺栓塞的一部分。高黏稠的水泥、较少的使用体积、缓慢的注射速度、采用椎体后凸成形、经常地或持续性图像监测和一旦怀疑外溢立即停止注射等被认为是防止其发生的关键。

大部分报道的水泥肺栓塞的病例都是无症状的，[65,70] 有报道来自这些病例的死亡，是由于水泥外溢导致的心脏穿孔，[71] 有报道 1 例发生水泥肺栓塞的患者术后 3d 出现呼吸功能衰竭，[72] 症状性肺栓塞的治疗包含吸氧和抗凝。[72,73]

感染性脊柱炎

椎体加强部位的感染是一个灾难性的并发症，尽管感染的发生率是罕见的，但是治疗需要复杂的手术。经皮椎体成形或椎体后凸成形后的感染率目前尚不清楚，但是几个病例报告已经发表了，最大宗的病例报告包含 4 例患者，发现手术和症状发作之间的时间为 12.3 个月，[74] 背部疼痛在一段时间的改善后再次加重，同时伴有红细胞沉降率和血清 C 反应蛋白的升高，高度提示感染，水泥部位的增强 MRI 能够确定这种怀疑。尽管有些病例可以单独应用抗生素，但如果感染持续存在，或水泥移位，或进展性骨折，手术治疗是正确的选择，在感染的节段行前入路椎体次全切除，并用结构性自体的移植物或者椎间融合器进行重建，然后行内固定术，可能还要行后入路内固定重建以进一步增加稳定性。

新的方向

椎体后凸成形术演化自椎体成形术，是一种针对性地克服后者存在的两个缺点的方法。本章显示椎体后凸成形术在椎体成形术基础上就畸形矫正和水泥外溢这两点得到了改善，但也确定该手术还是有水泥外溢的风险，后凸畸形的矫正也不是彻底的，此外该手术也没有针对性解决骨折的风险，甚至风险更高。最后椎体后凸成形术是比椎体成形术更费钱和更耗时间的手术。

理想的椎体加强手术能够达到彻底的畸形矫正，而在治疗的椎体和周围的脊柱间没有明显的弹性模量不匹配。相似的这个手术也应该在矫正的同时没有外溢的风险，或椎体成分进入静脉结构或椎管的风险。骨传导性植入物能让手术用于年轻的创伤性患者，这类手术应该是花费不贵的、快速的和容易掌握的，几个新的发展已经用来治疗 VCF：水泥装载装置，高黏稠性 PMMA 和骨传导性的水泥。

第一个可用的经皮移植物装载系统是 OptiMesh（OptiMesh 1500,Spinology, Inc. St Paul MN），OptiMesh 本质上是由聚对苯二甲酸乙二醇酯（PET）制成的一个小囊，线之间的孔隙直径为 1500μm，该装置内填充的是颗粒移植物或自体移植物，而不是水泥。当移植物在增高的压力下进行填塞时，该装置会变形顺应其放置的位置的缺陷，而体积膨胀，随着移植物体积的增加，孔隙尺寸也有一定成增大，这让移植物表面区域和周围环绕的椎体融合到一起。该装置与 2005 年受到 FDA 批准，作为移植物装载装置用于椎体内非生物机械不稳定缺陷，但不接触椎体终板。目前产品标签将碎裂的椎体列为使用禁忌。有关其在压缩性骨折中的应用已经有描述能够有更好的矫正畸形的作用。[75,76]

水泥技术是另一个领域的发展。应用高黏稠度水泥行椎体成形术静脉泄露的发生率为 8.2%，远低于标准椎体成形术的 41.3%，如本章前面所描述的稍低于椎体后凸成形术。[77] 骨传导性和可生物降解性的水泥也得到了很大关注，[78-81] 生物活性陶已经用于椎体成形，具有好处理的特点，初期的良好结果非常明确。磷酸钙水泥也已经使用，但是其初期的结果让人有点担心。

结　论

椎体后凸成形术是治疗 VCF 相关性疼痛的微创手术。和椎体成形术比，该手术的花费更多且耗时更长。数个研究显示椎体后凸成形术具有非常有利的并发症率，短期效果非常好，和药物治疗和椎体成形相比疼痛缓解的效果更加持久，椎体的高度恢复和畸形矫正的效果中等，但优于椎体成形，功能的改善优于椎体成形但是持久性有限。有关对比二者效果的前瞻性随机对照研究正在进行中。发展中的水泥材料，移植物或水泥装载装置可能进一步增强经皮椎体加强手术的效果和安全性。

箴　言

- 避免水泥进入静脉丛而防止水泥诱发的肺栓塞。
- 在手术开始之前仔细评估椎体后缘而防止水泥侵入椎管或神经孔。
- 防止水泥进入椎间盘空间，将相邻椎体骨折的风险降到最低。

并发症的治疗

- 水泥突入神经孔可以通过后入路进行减压。
- 水泥突入椎管需要行前入路手术，随后行内固定手术。
- 肺栓塞的快速诊断很重要，症状性的患者需要治疗，包括吸氧和抗凝。

关键点

- 椎体后凸成形术能够改善后凸畸形。
- 和椎体成形术相比，椎体后凸成形术可以具有较低水泥外溢入静脉丛或突入到椎管的发生率。

参考文献

[1] Melton LJ III. Epidemiology of spinal osteoporosis. Spine, 1997, 22(24, Suppl):2S–11S

[2] Tamayo-Orozco J, Arzac-Palumbo P, Peón-Vidales H, et al. Vertebral fractures associated with osteoporosis: patient management. Am J Med, 1997, 103(2A): 44S–48S, discussion 48S–50S

[3] Convertino VA, Bloomfield SA, Greenleaf JE. An overview of the issues: physiological effects of bed rest and restricted physical activity. Med Sci Sports Exerc, 1997,29(2): 187–190

[4] Uhthoff HK, Jaworski ZF. Bone loss in response to long-term immobilisation. J Bone Joint Surg Br, 1978, 60-B(3): 420–429

[5] Galibert P, Deramond H, Rosat P, et al. Preliminary note on the treatment of vertebral angioma by percutaneous acrylic vertebroplasty [in French]. Neurochirurgie, 1987, 33(2): 166–168

[6] Morrison WB, Parker L, Frangos AJ, et al. Vertebroplasty in the United States: guidance method and provider distribution, 2001-2003. Radiology, 2007, 243(1): 166–170

[7] Liebschner MA, Rosenberg WS, Keaveny TM. Effects of bone cement volume and distribution on vertebral stiffness after vertebroplasty. Spine, 2001, 26(14): 1547–1554

[8] Belkoff SM, Mathis JM, Jasper LE, et al. The biomechanics of vertebroplasty. The effect of cement volume on mechanical behavior. Spine, 2001, 26(14): 1537–1541

[9] Kaufmann TJ, Trout AT, Kallmes DF. The effects of cement volume on clinical outcomes of percutaneous vertebroplasty. AJNR Am J Neuroradiol, 2006, 27(9):1933–1937

[10] Cotten A, Dewatre F, Cortet B, et al. Percutaneous vertebroplasty for osteolytic metastases and myeloma: effects of the percentage of lesion filling and the leakage of methyl methacrylate at clinical follow-up. Radiology, 1996,200(2): 525–530

[11] Weill A, Chiras J, Simon JM, et al. Spinal metastases: indications for and results of percutaneous injection of acrylic surgical cement. Radiology, 1996, 199(1):241–247

[12] Chiras J, Depriester C, Weill A, et al. Percutaneous vertebral surgery: technics and indications [in French]. J Neuroradiol, 1997, 24(1):45–59

[13] Deramond H, Depriester C, Galibert P, et al. Percutaneous vertebroplasty with polymethylmethacrylate: technique, indications, and results. Radiol Clin North Am, 1998, 36(3): 533–546

[14] Ryu KS, Park CK, Kim MC, et al. Dose-dependent epidural leakage of polymethylmethacrylate after percutaneous verte-broplasty in patients with osteoporotic vertebral compression fractures. J Neurosurg, 2002, 96(1, Suppl):56–61

[15] Cyteval C, Thomas E, Solignac D, et al. Prospective evaluation

of fracture risk in osteoporotic patients after low cement volume vertebroplasty [in French]. J Radiol, 2008, 89(6): 797–801

[16] Lin EP, Ekholm S, Hiwatashi A, et al. Vertebroplasty: cement leakage into the disc increases the risk of new fracture of adjacent vertebral body. AJNR Am J Neuroradiol, 2004, 25(2): 175–180

[17] Ahn Y, Lee JH, Lee HY, et al. Predictive factors for subsequent vertebral fracture after percutaneous vertebroplasty. J Neurosurg Spine, 2008, 9(2): 129–136

[18] Venmans A, Lohle PN, van Rooij WJ, et al. Frequency and outcome of pulmonary polymethylmethacrylate embolism during percutaneous vertebroplasty. AJNR Am J Neuroradiol, 2008, 29(10):1983–1985

[19] Duran C, Sirvanci M, Aydoğan M, et al. Pulmonary cement embolism: a complication of percutaneous vertebroplasty. Acta Radiol, 2007, 48(8):854–859

[20] McGraw Jk, Heatwole EV, Strnad BT, et al. Predictive value of intraosseous venography be-fore percutaneous vertebroplasty. J Vasc Interv Radiol, 2002, 13(2 Pt 1):149–153

[21] Theodorou DJ, Theodorou SJ, Duncan TD, et al. Percutaneous balloon kyphoplasty for the correction of spinal deformity in painful vertebral body compression fractures. Clin Imaging, 2002, 26(1): 1–5

[22] Heini PF, Orler R. Kyphoplasty for treatment of osteoporotic vertebral fractures. Eur Spine J, 2004, 13(3): 184–192

[23] Cook DJ, Guyatt GH, Adachi JD, et al. Quality of life issues in women with vertebral fractures due to osteoporosis. Arthritis Rheum, 1993, 36(6):750–756

[24] Gold DT. The clinical impact of vertebral fractures: quality of life in women with osteoporosis. Bone, 1996, 18(3, Suppl): 185S–189S

[25] Kado DM, Browner WS, Palermo L, et al. Study of Osteoporotic Fractures Research Group. Vertebral fractures and mortality in older women: a prospective study. Arch Intern Med, 1999, 159(11): 1215–1220

[26] Riggs BL, Melton LJ Ⅲ. The worldwide problem of osteoporosis: insights afforded by epidemiology. Bone, 1995, 17(5, Suppl):505S–511S

[27] Ryan PJ, Blake G, Herd R, et al. A clinical profile of back pain and disability in patients with spinal osteoporosis. Bone, 1994, 15(1): 27–30

[28] Schlaich C, Minne HW, Bruckner T, et al. Reduced pulmonary function in patients with spinal osteoporotic fractures. Osteoporos Int, 1998, 8(3):261–267

[29] Silverman SL. The clinical consequences of vertebral compression fracture. Bone, 1992, 13(Suppl 2):S27–S31

[30] Leech JA, Dulberg C, Kellie S, et al. Relationship of lung function to severity of osteoporosis in women. Am Rev Respir Dis, 1990, 141(1):68–71

[31] Cooper C, Atkinson EJ, Jacobsen Si, et al. Population-based study of survival after osteoporotic fractures. AmJ Epidemiol, 1993, 137(9):1001–1005

[32] Belkoff SM, Mathis JM, Fenton DC, et al. An ex vivo biomechanical evaluation of an inflatable bone tamp used in the treatment of compression fracture. Spine, 2001, 26(2):151–156

[33] Lieberman IH, Dudeney S, Reinhardt M-K, et al. Initial outcome and eficacy of "kyphoplasty" in the treatment of painful osteoporotic vertebral compression fractures. Spine, 2001, 26(14):1631–1638

[34] Phillips FM, Todd Wetzel F, Lieberman I, et al. An in vivo comparison of the potential for extravertebral cement leak after vertebroplasty and kyphoplasty. Spine, 2002, 27(19):2173-2178, discussion 2178–2179

[35] Garfin SR, Yuan HA, Reiley MA. New technologies in spine: kyphoplasty and vertebroplasty for the treatment of pain-ful osteoporotic compression fractures. Spine, 2001, 26(14): 1511–1515

[36] Tanigawa N, Komemushi A, Kariya S, et al. Percutaneous vertebroplasty: relationship between vertebral body bone marrow edema pattern on MR images and initial clinical response. Radiology, 2006, 239(1):195–200

[37] Crandall D, Slaughter D, Hankins PJ, et al. Acute versus chronic vertebral compression fractures treated with kyphoplasty: early results. Spine J, 2004, 4(4):418–424

[38] Rad AE, Kallmes DF. Pain relief following vertebroplasty in patients with and without localizing tenderness on palpation. AJNR Am J Neuroradiol, 2008, 29(9): 1622–1626

[39] Gaughen JR Jr, Jensen ME, Schweickert PA, et al. Lack of preoperative spinous process tenderness does not affect clinical success of percutaneous vertebroplasty. J Vasc lnterv Radiol, 2002, 13(11):1135–1138

[40] Siemionow K, Lieberman IH. Vertebral augmentation in osteoporosis and bone metastasis. Curt Opin Support Palliat Care, 2007, 1 (4):323–327

[41] Fourney DR, Schomer DF, Nader R, et al. Percutaneous vertebroplasty and kyphoplasty for painful vertebral body fractures in cancer patients. J Neurosurg, 2003, 98(1, Suppl): 21–30

[42] Chi JH, Gokaslan ZL. Vertebroplasty and kyphoplasty for spinal metastases. Curt Opin Support Palliat Care, 2008, 2(1): 9–13

[43] Pfiugmacher R, Beth P, Schroeder RJ, et al. Balloon kyphoplasty for the treatment of pathological fractures in the thoracic and lumbar spine caused by metastasis: one-year follow-up. Acta Radiol, 2007, 48(1):89–95

[44] Pfiugmacher R, Taylor R, Agarwal A, et al. Balloon kyphoplasty in the treatment of metastatic disease of the spine: a 2-year prospective evaluation. Eur Spine J, 2008, 17(8): 1042–1048

[45] Fribourg D, Tang C, Sra P, et al. Incidence of subsequent vertebral fracture after kyphoplasty. Spine, 2004, 29(20):2270–2276, discussion 2277

[46] Garfin SR, Buckley RA, Ledlie J; Balloon Kyphoplasty Outcomes Group. Balloon kyphoplasty for symptomatic vertebral body compression fractures results in rapid, significant, and sus-tained improvements in back pain, function, and quality of life for elderly patients. Spine, 2006, 31 (19):2213–2220

[47] Taylor RS, Fritzell P, Taylor RJ. Balloon kyphoplasty in the management of vertebral compression fractures: an updated systematic review and meta-analysis. Eur Spine J, 2007, 16(8):1085–1100

[48] Eck JC, Nachtigall D, Humphreys SC, et al. Comparison of vertebroplasty and balloon kyphoplasty for treatment of vertebral compression fractures: a meta-analysis of the literature. Spine J, 2008, 8(3):488–497

[49] Weisskopf M, Ohnsorge JA, Niethard FU. lntravertebral pressure during vertebroplasty and balloon kyphoplasty: an in vitro study [published correction appears in Spine. 2008 Apr 20; 33(9):1050. Weikopf, Markus corrected to Weisskopf, Markus]. Spine, 2008, 33(2):178–182

[50] Voggenreiter G. Balloon kyphoplasty is effective in deformity correction of osteoporotic vertebral compression fractures. Spine, 2005, 30(24):2806–2812

[51] Pradhan BB, Bae HW, Kropf MA, et al. Kyphoplasty reduction of osteoporotic vertebral compression fractures: correction of local kyphosis versus overall sagittal alignment. Spine, 2006, 31 (4):435–441

[52] Kasperk C, Hillmeier J, Nöldge G, et al. Treatment of painful vertebral fractures by kyphoplasty in patients with primary osteoporosis: a prospective nonrandomized controlled study. J Bone Miner Res, 2005, 20(4):604–612

[53] Steinmann J, Tingey CT, Cruz G, et al. Biomechanical comparison of unipedicular versus bipedicular kyphoplasty. Spine, 2005, 30(2):201–205

[54] Grohs JG, Matzner M, Trieb K, et al. Minimal invasive stabilization of osteoporotic vertebral fractures: a prospective nonrandomized comparison of vertebroplasty and balloon kyphoplasty. J Spinal Disord Tech, 2005, 18(3):238–242

[55] Grafe IA, Da Fonseca K, Hillmeier J, et al. Reduction of pain and fracture incidence after kyphoplasty: 1-year outcomes of a prospective controlled trial of patients with primary osteoporosis. Osteoporos lnt, 2005, 16(12):2005–2012

[56] Grafe I, DeFonseca K, Hillmeier J, et al. Kyphoplasty persistently reduces pain in patients with osteoporotic vertebral compression fractures-3 year outcome of a prospectively controlled cohort study. IOF World Congress of Osteoporosis. June 2, 2006; Toronto, Ontario, Canada

[57] Komp M, Ruetten S, Godolias G. Minimally invasive therapy for functionally unstable osteoporotic vertebral fracture by means of kyphoplasty: prospective comparative study of 19 surgically and 17 conservatively treated patients. J Miner Stoffwechs, 2004, 11(Suppl 1): 13–15

[58] Masala S, Lunardi P, Fiori R, et al. Vertebroplasty and kyphoplasty in the treatment of malignant vertebral fractures. J Chemother, 2004, 16(Suppl 5):30–33

[59] Nussbaum DA, Gailloud P, Murphy K. A review of complications associated with vertebroplasty and kyphoplasty as reported to the Food and Drug Administration medical device related web site. J Vasc lnterv Radiol, 2004, 15(11): 1185–1192

[60] Pfiugmacher R, Kandziora E Schrbder R, et al. Vertebroplasty and kyphoplasty in osteoporotic fractures of vertebral bodies-a prospective 1-year follow-up analysis [in German]. Rofo, 2005, 177(12):1670–1676

[61] Weisskopf M, Herlein S, Birnbaum K, et al. Kyphoplasty-a new minimally invasive treatment for repositioning and stabilising vertebral bodies [in German]. Z Orthop Ihre Grenzgeb, 2003, 141(4):406–411

[62] Becker S, Pfeiffer KP, Michael O. Evaluation of the treatment costs after balloon kyphoplasty vs. conservative treatment in osteoporotic vertebral fractures: an economical analy-sis. North American Spine Society Annual Meeting; October, 2008, Toronto, Ontario, Canada

[63] Masala S, Ciarrapico AM, Konda D, et al. Cost-effectiveness of percutaneous vertebroplasty in osteoporotic vertebral fractures. Eur Spine J, 2008, 17(9):1242–1250

[64] Yang SC, Chen WJ, Yu sw, Tu YK, Kao YH, Chung KC Revision strategies for complications and failure of vertebroplasties. Eur Spine J, 2008, 17(7):982–988

[65] Patel AA, Vaccaro AR, Martyak GG, et al. Neurologic deficit following percutaneous vertebral stabilization. Spine, 2007, 32(16):1728–1734

[66] Lin WC, Lee YC, Lee CH, et al. Refractures in cemented vertebrae after percutaneous vertebroplasty: a retrospective analysis. Eur Spine J, 2008, 17(4):592–599

[67] Bostrom MP, Lane JM. Future directions. Augmentation of osteoporotic vertebral bodies. Spine, 1997, 22(24, Suppl): 38S–42S

[68] Gray LA, Rad AE, Gaughen JR Jr, et al. Efficacy of percutaneous

vertebroplasty for multiple synchro-nous and metachronous vertebral compression fractures. AJNR Am J Neuroradiol, 2009, 30(2):318–322

[69] Venmans A, Lohle PN, van Rooij WJ, et al. Frequency and outcome of pulmonary polymethylmethacrylate embolism during percutaneous vertebroplasty. AJNR Am J Neuroradiol, 2008, 29(10): 1983–1985

[70] Harrington KD. Major neurological complications following percutaneous vertebroplasty with polymethylmethacrylate: a case report. J Bone Joint Surg Am, 2001, 83-A(7): 1070–1073

[71] Lira SH, Kim H, Kim HK, et al. Multiple cardiac perforations and pulmonary embolism caused by cement leakage after percutaneous vertebroplasty. Eur J Cardiothorac Surg, 2008, 33(3):510–512

[72] Abdul-Jalil Y, Barrels J, Alberti O, et al. Delayed presentation of pulmonary polymethylmethacrylate emboli after percutaneous vertebroplasty. Spine, 2007, 32(20):E589–E593

[73] Jang JS, Lee SH, Jung SK. Pulmonary embolism of polymethylmethacrylate after percutaneous vertebroplasty: a report of three cases. Spine, 2002, 27(19):E416–E418

[74] Shin JH, Ha KY, Kim KW, et al. Surgical treatment for delayed pyogenic spondylitis after percutaneous vertebroplasty and kyphoplasty. Report of 4 cases. J Neurosurg Spine, 2008, 9(3): 265–272

[75] Chiu JC, Stechison MT. Percutaneous vertebral augmentation and reconstruction with an intravertebral mesh and morcelized bone graft. Surg Technol Int, 2005, 14:287–296

[76] Lam S, Khoo LT. A novel percutaneous system for bone graft delivery and containment for elevation and stabilization of vertebral compression fractures. Technical note. Neurosurg Focus, 2005, 18(3):e10

[77] Anselmetti GC, Zoarski G, Manca A, et al. Percutaneous vertebroplasty and bone cement leakage: clinical experience with a new high-viscosity bone cement and delivery system for vertebral augmentation in benign and malignant compression fractures. Cardiovasc Intervent Radiol, 2008, 31(5):937–947

[78] Bai B, Jazrawi LM, Kummer FJ, et al. The use of an injectable, biodegradable calcium phosphate bone substitute for the prophylactic augmentation of osteoporotic vertebrae and the management of vertebral compression fractures. Spine, 1999, 24(15):1521–1526

[79] Bostrom MP, Lane JM. Future directions. Augmentation of osteoporotic vertebral bodies. Spine, 1997, 22(24, Suppl): 38S–42S

[80] Heini PF, Berlemann U. Bone substitutes in vertebroplasty. Eur Spine J, 2001, 10(Suppl 2):S205–S213

[81] Lieberman IH, Togawa D, Kayanja MM. Vertebroplasty and kyphoplasty: filler materials. Spine J, 2005, 5(6, Suppl): 305S–316S

[82] Grafe IA, Baler M, Nöldge G, et al. Calcium-phosphate and polymethylmethacrylate cement in long-term outcome after kyphoplasty of painful osteoporotic vertebral fractures. Spine, 2008, 33(11):1284–1290

第 52 章 骶骨成形术

Keith E. Kortman

病理性骶骨骨折是引起老年性患者严重低位背部疼痛的主要原因，但是诊断率较低。[1-9]这种损伤被命名为不全骨折，提示这些患者骨质的力量不足以承受正常机械性和运动的力量。[10]所谓的骶骨压力性骨折也出现了和涉及年轻患者的正常骨质暴露在异常和反复的压力下，特别是高水平负荷的运动员。[11,12]

骶骨不全骨折的发生最常见的是无外伤病史或轻微跌倒，很多患者能回忆起疼痛发作的精确时间，这很可能和骨折的发生相关。和骨折相关的疼痛令人变得虚弱，而该病常常和其他相混淆导致诊断延迟。

发生率

骶骨不全骨折的发生率仍然不清楚，主要的原因是诊断的困难性，报道的发生率明显少于骨质疏松引起的胸椎和腰椎骨折。然而，一篇关于急性低背部疼痛的老年患者的病例序列研究显示，X 线片阴性的患者接受核素扫描，在一家医院内 2 年期间发现 102 例骶骨骨折。[13]在另一个研究中，[14] 回顾分析 1017 例连续的超过 70 岁患者的骨扫描，发现 17 例 H 形的骶骨不全骨折（占所有骨折患者的 4%）。单中心的 10 年治疗大约 2000 例骨质疏松性椎体骨折的个人经验，175 例骶骨不全骨折被发现和治疗，提示其发生率至少为 7%，考虑到有些骨折没有证实和发现骨折而没有治疗的患者，其发生率可能高达 8%~10%。

病因和风险因素

受影响的患者主要为老年患者，多个报道病例研究平均年龄在 70~80 岁，[2,4,6,7,15,16] 具有非常强的女性高发倾向（90%），这反映了停经后骨质疏松的普遍性。其他报道的风险因素包括慢性皮质激素的治疗，前骨盆放疗，类风湿性关节炎和妊娠。在这些前提下似乎骨质疏松是普遍的致病因素。老年人生物机械状况改变如脊柱侧凸，严重的后凸畸形和臀部疾病可能在已经变弱的骨质诱发骨折。

机　理

骶骨不全骨折的机理仍然不清楚，研究也不多，似乎很复杂。骶骨在脊柱结构中是独一无二的，承受较大范围的静态和动态的机械压力。已经发现了很多骨折的方式，提示不同的患者承受着不同的压力。位于脊柱的基底部，骶骨比其他椎体承受更大的垂直负荷力量。通过模拟在骶髂关节内的和横跨的强有力的韧带连接，作用于骶骨的轴向负荷能够产生纵向的剪切力。[17] 作为牢固的骨盆环的一部分，骶骨对于侧向冲击和水平旋转力量的抗冲击力也是脆弱的。

在年龄较大的患者，骶骨内骨密度和骨小

梁变化非常大，在中间体的地方最高，在两翼的地方最少，[18]因此均匀一致的机械力量可能在骶骨内产生不同的局部压力。

作者提出了对应于不同骨折的机理，有些建立在生物模型的基础上，[18]但是其中没有一个能够充分诠释所有不全骨折的模式，或无法区分不全骨折和无骨质疏松患者的外伤性骶骨骨折。

高达70%的骶骨不全骨折能够看到H型或者U型的骨折方式，而正常骨的外伤性骨折看不到，这种骨折方式可以很好地用骶骨数个韧带的分布来解释，这些韧带把骶骨和L5椎体、髂骨翼、坐骨棘和坐骨粗隆结合到一起。这种强大的和半弹性的结构加强了各个骨结构和骶骨各面的连接点。H型和U型骨折线的分布在骶骨的裸露面，骨质疏松的患者，这些区域比韧带连接点更容易碎裂，这样更倾向于机械性疲劳和骨折。

垂直翼的骨折通常和坐骨和耻骨支骨折相关，当同侧时，这一系列的损伤预示着承受了非对称性垂直的和（或）侧向旋转力，这可能在具有脊柱侧凸、臀或膝关节退行性变，或两腿长度不一致的患者中常见。

远端骶骨的横行骨折和尾骨骨折关系密切，这可能更多和跌落或直接冲击损伤有关。

S1椎体上终板的骨折偶尔可以见到，在具有腰骶融合的患者中更多见一些，而这可能更多被认为是典型的腰椎或胸椎压缩骨折的终板骨折的变异，更像来自轴向负荷的力量。

病残率和病死率

报道骶骨不全骨折的病例序列研究数量都是小样本的，大部分少于20例。[2,4,6,7]这些报道大部分阐述的影像发现，只有最近的才涉及经皮治疗。只有不多的研究涉及这类骨折的临床表现和自然病史等资料。最大宗的病例报道包含60例患者，[20]因为控制疼痛需要住院治疗，平均住院时间为45d，50%的患者发现长期的自理能力下降，25%的患者需要住院，1年的死亡率为14%。

在作者中心治疗的前100例骶骨不全骨折的患者，诊断时50%需要住院控制疼痛，其他的25%需要技巧性护理和康复设备。

回顾性分析194例通过闪烁扫描术发现的椎体和椎体外不全骨折患者，在诊断的2年内86例死亡，[14]其他更小的序列显示的结果稍好一点。

临床诊断

骶骨不全骨折经常漏诊或者误诊，这反映了其无特异性的临床表现和传统的一线影像检查对其的不敏感性。

受累的患者主诉为严重低背部或者臀部疼痛，突然发病，通常没有先前经历过跌落或直接外伤病史，负重时疼痛加重，一些患者不能走动。疼痛可以累及腹股沟或髋关节，有时和前骨盆环相关的骨折有关联。

并发胸椎或腰椎椎体骨折可能会转移对诊断骶骨损伤影像诊断和临床的注意力，查体时骶骨上没有特异性的局部触痛。

鉴别诊断需要考虑的包括其他原因的低背部疼痛，如退行性椎间盘病、小关节病和（或）骶髂关节病和腰椎压缩性骨折，常常需要MRI以确定特异性诊断。

影　像

传统的脊柱X线片对于发现骶骨不全骨折的效果不明显，数个发表的回顾性病例分析序列研究显示敏感性不足50%，[4,6,7,15]有的研究和个人经验显示敏感性低于10%。只有成角和错位的骨折能够看见，而这是经典的晚期并发症，可以提前筛除经皮介入治疗效果不佳的患者。不幸的是，X 线检查阴性结果可能使乐于进行这些检查的基础护理人员或急诊医生产生一种足够的错觉，不再应用其他影像检查而延误诊断。

用骨闪烁扫描术和 PET 能够很好地显示骶骨不全骨折，线性或者 H 型骨折增加了放射性核素的摄取是特点鲜明的，[15,21,22,23] 可以借和转移性病变鉴别（图 52.1），[24] 尽管异常但是对称性摄入增高可能被不熟悉疾病的读片人忽略或当作正常变异。更合适的是，大多用多探头 CT 或 MRI 检查替代骨闪烁扫描。个人不超过 100 例骶骨成形的经验，术前只有 5 例患者行骨扫描术。

CT 评价骶骨不全骨折的敏感性中等，特异性很高，[25] 骶骨翼前缘骨皮质的轻度破坏是 CT 诊断的标志（图 52.2），H 型或 U 型骨折的水平部分在轴位图像不太典型或者不明显，但在高分辨矢状位重组图像上能够看到。一定

数量的骨折在 MRI 上显示而 CT 不可见，这些代表着压力性或疲劳性损伤，不会发展成皮质破坏。

MRI 是评估骶骨不全骨折高度敏感和具有特异性的方法，[26-28] 在垂直和非垂直平面上都可以看到骨折，典型的要求至少在两个平面上看到骨折才能精确确定骨折的方式和指导经皮治疗，骨髓水肿能够在 T1 加权像上很好地显示，但是 T2 压脂像和短时反转（STIR）序列能够显示的更明显（图 52.3）。

由于骶骨骨折引起的低背部疼痛患者常常行腰椎的 MRI 检查，这些检查中骶骨通常在矢状位片子上的视野底端部位能够看到，这样的结果是骶骨骨折常常是像街角电话的角色被发现或者被忽略。当临床怀疑骶骨骨折的可能非常大时，建议行以骶骨为中心的专门的小视野 MRI 检查。事先设好的排除腰椎压缩骨折的检查参数至少在两个层面要包含完整的骶骨。

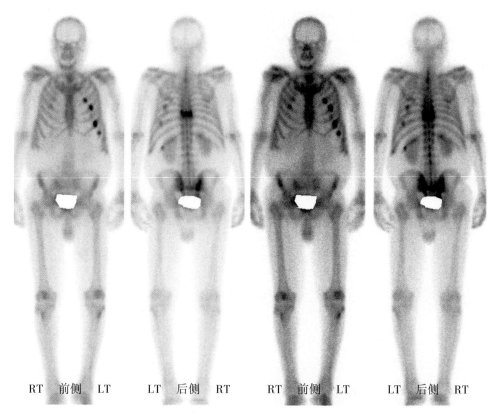

RT 　前侧　LT　　　LT 　后侧　RT　　　　RT 　前侧　LT　　　LT 　后侧　RT

图 52.1 骶骨不全骨折：核素扫描图像表现。全身核素扫描图像显示骶骨内放射性核素 H 形（Honda 征）分布，其他摄取增加的点包括并发的 T8 和 T9 压缩骨折，以及左侧多发肋骨骨折

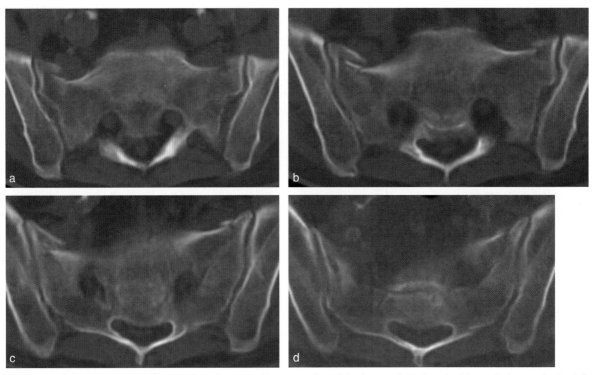

图 52.2 H 形骨折的 CT 图像表现。（a~c）轴位图像显示垂直的骨折线，骶骨翼前方皮层轻微的破坏。（d）图中稍下方显示清晰的水平骨折线

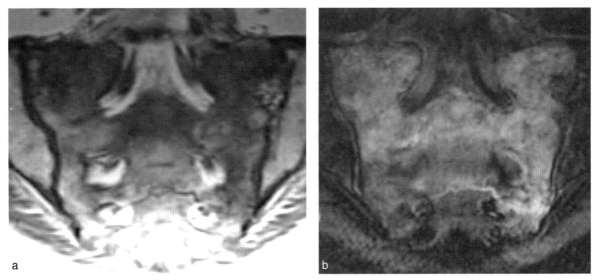

图 52.3 H 形骨折 MRI 图像表现。（a）倾斜的冠状位图像 T1 加权像很好地显示了骨折线。（b）T2 压脂图像显示骨髓水肿的效果更好

骨折方式

骶骨不全骨折的患者可以看到很多骨折的方式，根据骨闪烁扫描首先描述的就是 H 形骨折,[15.21]被认为是这类患者中标志性的骨折类型，垂直的部分平行骶髂关节神经孔外侧沿着骶骨翼走行，而水平的部分延伸过中部骶骨椎体或残留椎间盘空间，典型的是在 S2 水平。不完整的 H 形骨折也有描述,[15]包括单一的垂直部分和水平的通过线（图 52.4），这种骨折可能骶髂关节牵拉致同侧垂直翼骨折相关。

有一些骨折以前被认作是 H 形骨折，水平的部分累及更低的部位，连接着两个垂直部分

的最下方，这种骨折更精确地应该被称为 U 形骨折（图 52.5）。

单侧或者双侧的垂直的位于骶骨翼骨折可能看不到水平的部分（图 52.6），这样的损伤和前骨盆环（耻骨支或上下耻骨联合）骨折的高发有关。

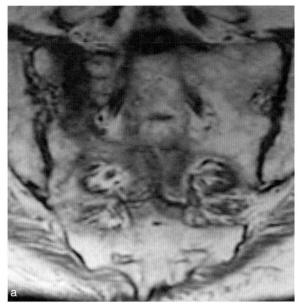
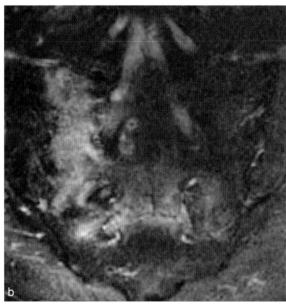

图 52.4 不完整的 H 形骨折。（a）倾斜冠状位 T1 加权像和（b）T2 压脂像显示垂直部分位于右侧骶骨翼和水平部分延伸到左侧骶髂关节

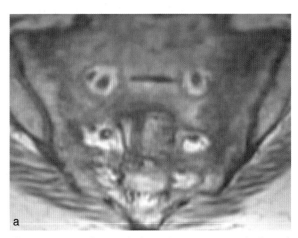
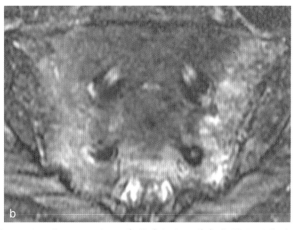

图 52.5 U 形骨折。（a）倾斜冠状位 T1 加权像和（b）T2 压脂像显示双侧骶骨翼骨折和骶骨底部横行延伸的水平骨折

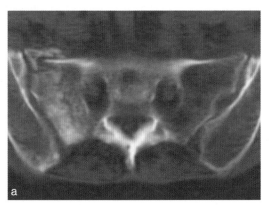
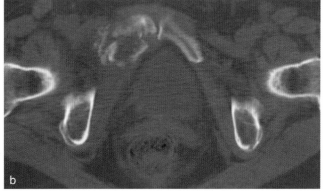

图 52.6 单侧骶骨翼骨折。（a）CT 图像显示右侧骶骨翼骨折（b）同侧的耻骨支粉碎性骨折

累及骶骨更低部分的横行骨折在机制上和尾骨骨折相似（通常是直接冲击），预后良好。具有腰骶关节融合的患者容易出现 S1 上终板的压缩性骨折。

相关损伤

典型的骶骨不全骨折患者为老年人，身体单薄和有骨质疏松，因此容易受到相关的损伤。几个研究阐述了前骨盆环（耻骨支或上下耻骨联合）骨折的高发性，[29-31]尤其是和垂直骶骨翼骨折具有相关性，这通常发生在单侧骶骨损伤的同一侧。同时并发盆骨环骨折可以延误骶骨骨折的治愈，延长病程。[32]

大约 20%~30% 的骶骨骨折患者同时存在胸椎和（或）腰椎椎体骨折，也有存在腕、肘和肋骨骨折的报道。

治 疗

历史上，治疗骶骨不全骨折的策略是卧床，局部热敷，麻醉镇痛和治疗存在的骨质疏松。最近，在经历了最开始的卧床后，采取早期运动和物理治疗的方法，[33]对药物治疗的反应通常比较慢，骨折疼痛持续数周或者数月，常常需要延长住院日期和（或）住院应用康复器械。手术固定骨折是可行的，主要是由于下降的骨性力量和这些老年患者存在多发疾病的高风险。

骶骨成形术

已经证实经皮椎体成形术是治疗胸腰段骨质疏松性压缩骨折的有效方法，能够达到疼痛缓解和防止进展性椎体破碎发生的效果。[34-37]设想的疼痛缓解的机制是沿着骨折线的黏附性固定，消除了邻近骨折碎片的移动。通过水泥注射增强了椎体的力量，[38,39]将再次骨折或者进一步高度丧失的可能性降到最低。

相同的想法应该适用于骶骨骨折。通过实验分析注射了甲基丙烯酸甲酯水泥后的尸体骶骨，发现局部对骨的机械压力显著降低，同时沿着模拟的骨折线的细微运动也下降。[40,41]

置经皮治疗的理论基础不管，即使有经验的医生也不愿意将传统的椎体成形术用于骶骨骨折，这主要是由于骶骨解剖的相对复杂性和重要的骶骨解剖标志在透视下可视性很差，例如神经孔和椎管。因而，可以预见水泥外溢和神经损伤的风险增加。

经皮骶骨成形术第一次被报道是在 2000 年，用于治疗症状性转移病变，[42,43]有关于骶骨成形术治疗不全骨折的第一个病例报道是在 2002 年，[44]次年发表一个小样本的病例序列研究，[45]这些报道的病例除了 1 例患者，其余均在透视影像导引下完成的手术。这之后其他的病例报道相继出来。[46-49]Whitlow 回顾性分析 12 例应用骶骨成形术治疗的患者，发现疼痛缓解的效果和传统的胸腰椎体成形相当。[50]一个发表的前瞻性多中心随机对照研究证实了 37 例患者应用骶骨成形术的安全性和效果。[51]

已经出版的报道中骶骨成形术均在透视影像的指导下完成的，有关技术的描述重点放在针的放置和沿着位于神经孔和骶髂关节间垂直的骶骨翼骨折线的水泥注射。[42,44,45]沿着骨折线放置两或三根针，经典的角度是从内向外，针尖的深度是到达骶骨中点，由侧位透视像判定。在连续透视的监测下，通过鞘管注入 2~5mL 的水泥。

另外也可以只用一根针治疗骶骨翼骨折，角度为头尾方向沿着垂直骨折线平行于骶骨轴，[48]在注射的过程中可以逐步后撤针，能够让水泥在骨折全长内弥散。

Brook 报道了 3 例应用 CT 图像导引的骶骨成形术，[51]随后有两个小的病例序列报道，[46,48]在 CT 导引下置入穿刺针，然后将患者转到双通道透视室行水泥注射。CT 透视已经应用骶骨成形术，[47,52] 此外也可以在 CT 室内应用 C 型臂透视设备。

CT 导引的骶骨成形术

经皮骶骨成形术是 CT 图像导引的理想适应证，局部的图像能够显示关键的骶骨解剖和骨折线，从而选择一定位置作为最佳的鞘管进入点，鞘管可以直接沿着骨折线置入。水泥注射过程中间断地采集图像能够发现和防止水泥外溢。笔者曾在没有透视的情况应用 CT 图像导引进行 175 例骶骨成形术。

患者的选择和术前评估

和脊髓其他部位的椎体成形术一样，选择合适的患者对于良好的临床后果至关重要，骶骨成形术只适用于那些传统药物治疗止痛效果不好而影响日常生活的患者。骨折应用用骨闪烁扫描、CT 和 MRI 确诊，MRI 因为其综合的敏感性、特异性、对解剖细节和骨折线的显示而作为首选。在骨扫描上治愈的骨折也是"热点"，即使疼痛已经消失。CT 扫描在急性骨折可以产生假阴性的结果，对存在皮层畸形和硬化的治愈骨折可以产生假阳性结果，这都会干扰选择合适的患者。

MRI 上骨髓水肿的存在是预示着骶骨成形术的效果较好。对于骨髓水肿消失后仍然疼痛的患者，应该考虑为骶髂关节病或骶骨神经根病的注射治疗。

除了合适的图像，术前评估应该包括详细的病史，查体和常规的实验室检查。具有活动性、未治疗的感染或凝血功能异常的患者应该推迟手术或者不手术。

对于合适的患者应该签署正式的手术同意书，告知内容包括来自水泥溢出到骨松质外的神经损伤。因为没有 FDA 的批准和特别针对骶骨椎体成形的 Medicare 法案，进行适应证范围外应用骨水泥的讨论应该比较合适。

患者准备

患者从转运平车上搬运到手术床上应该保持屈曲位，特别注意不要造成二次损伤，应该在肩部、肘部、臀部、膝盖和踝关节放置保护性衬垫。分次少量应用芬太尼和咪达唑仑可以获得神经镇静的效果，提前使用可以方便平车转运和摆体位。整个手术过程中需要监护生命体征和血氧饱和度。

尽管没有发表的研究结果支持术中应用抗生素，还是在术中常规使用，1g 头孢唑啉能够覆盖所有皮肤的病原，所有患者都可以使用，除了对头孢菌素过敏或对青霉素严重过敏的，针对这些患者可以用万古霉素替代。

低背部需要用抗菌溶液彻底消毒，骶骨区域需要铺单，医生和手术辅助人员应该采用标准的手术室无菌技术，包括洗手、穿戴无菌服、帽子、口罩和手套。

针的放置

穿刺针的放置对于有效的和安全的水泥弥散至关重要，进针的路线和针尖的位置取决于骨折的类型和骶骨解剖。疼痛缓解依赖于沿着骨折平面上碎片的固定。单一的骶骨翼骨折需要水泥沿着垂直轴分布，为了达到这个目的可以把针放到骨折线最高点和最低点的中点，或者将一根针放到骨折的顶端而另一根针放到骨折的底部。和这种方式类似，对于横行骨折可以沿着水平轴放置一根或两根针。理论上，典型的 H 形骨折需要在垂直轴和水平轴均采取固定。在笔者医院，选择放置三根针，每侧的骶骨翼骨折线内放置一根针，第三根针由外侧向内放置到骶骨中点，经典的在 S2 的水平（图 52.7）。一定要小心地放置针的位置，因为针走行的前内侧方接近骶管，后外侧方接近 S1 神经孔。有的术者支持采用经髋入路将针放到中间位置。

商业上有多种设备可以用于椎体成形，但

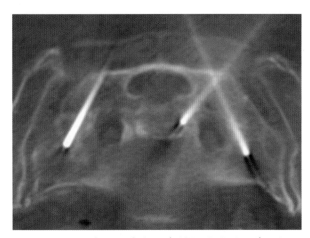

图 52.7 H 形骨折骶骨成形穿刺针的放置。单一轴位 CT 图像显示 S2 部位三根针沿着水平骨折线排列，特别注意中心针走行在椎管和右侧 S1 神经孔之间

作者应用 13G 骨穿活检针注射水泥取得了非常好的结果。采集局部轴位 CT 图像之后，选择穿刺的位置，然后应用 1% 的利多卡因进行局部皮肤和皮下组织麻醉，可以采用 22G 的腰穿针和利多卡因或丁哌卡因进行骨膜麻醉，之后再采集图像确认腰穿针的位置以验证是否在最佳的穿刺位置和针的轴向。

在穿刺点用手术刀做一个小的切口，用手调整穿刺针的方向到达骶骨的后缘，密切接触后部骨皮层让针稳定。之后多次采集 CT 图像，在进针之前进行必要的纠正，扫描时将鞘管内的套管针去除，能够将金属发散的伪影降到最低。然后将针逐渐地进入 1cm 直到到达目标地点，应用无菌手术锤进针能够比手的压力更加稳定，具有可控性。骶骨翼针能够进到距离前方骶骨皮层几毫米。中心点放置针的最佳位置是椎体矢状和冠状平面上都在中点的位置。

水泥注射

各种甲基丙烯酸甲酯水泥制剂可商购。对于 CT 引导的骶骨成形术，需要较长的工作时间，以便可以在 5~10min 的时间内注入非常厚的水泥。这样可以通过多个针头进行增量注射，并可以通过间歇性 CT 成像来监控水泥的分布。通过在使用前对单体进行冷藏可以延长工作时间。水泥混合后，填充几个 1mL 注射器，然后将其放入装有冰冷无菌生理盐水或水的容器中，可以将额外的水泥放入 3 或 5mL 注射器中，以用于测试稠度。注射前，将水泥增稠至牙膏的稠度。在套管内留有"死"空间时，应通过每个针头注入 0.5mL 水泥，然后应通过 CT 评估水泥的分布。使用 3 层或 5 层活检模式有助于快速成像。以间歇性 CT 监视的方式，以 0.5mL 的增量注射额外的水泥。为了固定典型的 H 形骨折，总共需要注入 3~5mL 水泥（图 52.8）。如果无法使水泥增稠，则无法通过针头从注射器进一步注入，则可通过插入套管针来清除套管中的内容物。

在注射过程中，可以小心地以 1cm 为增量小心地拔出翼状针，以促进水泥在冠状平面内的分布。

结 果

所有发表的有关骶骨成形术的报道均称接受治疗的患者获得根本性的疼痛缓解。Frey 报道了一个前瞻性的多中心研究，37 例疼痛性不全骨折患者在透视导引下接受了骶骨成形术，[51] 表明手术是安全的和高效的，手术后 1 整年疼痛能够得到持续缓解。Whitlow 报道了 12 例骶骨成形术患者疼痛缓解的效果和 21 例接受椎体成形术患者的效果相当。[50] 笔者个人超过 175 例手术的经验，除了 3 例外其余患者都经历戏剧化的疼痛缓解，能够迅速恢复到行走的状态。

缺 陷

报道的并发症是罕见的。松质骨外水泥外溢可能发生但是通常没有明显的临床症状，水泥进入骶骨神经孔会引起根性疼痛，在作者 100 例患者出现了 1 例，该患者接受数次的经神经孔皮质激素注射，随后进行了手术神经孔减压。

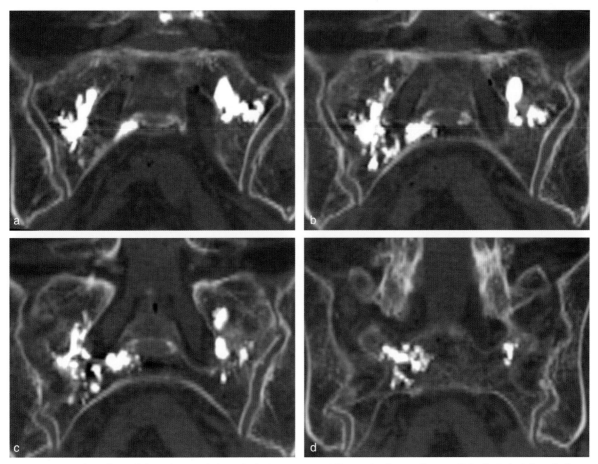

图 52.8 （a~d）骶骨成形术水泥弥散。重建的冠状 CT 图像显示较厚，沿着 H 形骨折线对称的水泥分布

1 例患者术后 1 周出现进展性的骨折错位。患者单侧骶骨翼骨折可能发生对侧骶骨翼骨折或其他骨盆环部位骨折，甚至在术后也可能发生。

通过细心的患者筛选，详尽的手术计划，小心的穿刺针置入和密切的水泥弥散观察能够最佳地避免并发症。成形术后持续的或者复发的疼痛应该进行评估是否存在胸腰段椎体或者骨盆环等其他部位骨折。如果患者术后疼痛始终定位在骶骨上，可以考虑骶髂关节内注射皮质激素。

总 结

在相对高龄、比较虚弱、具有不明原因背部疼痛的患者中，骨质疏松性骶骨不全骨折相对常见，已经证实骶骨成形术是安全有效的治疗方法。CT 图像导引能够达到骨折线最佳的可视性、精准的经皮套管置入和精确的水泥弥散评估。

箴言／并发症的预防

- 选择合适的患者并采取迅捷的干预对获得良好的结果至关重要。
- CT 图像导引能够让骶骨神经孔、针尖的位置和水泥的弥散具有最佳的可视性。
- 小心地放置穿刺针和注射黏稠的水泥能够让神经孔内水泥泄露的风险达到最低。

关键点

- 骶骨不全骨折的诊断率比较低是由于影像检查不完备，尤其是过多地应用 X 线检查和过少地应用 MRI。
- 对于骶骨不全骨折患者 CT 导引下的骶骨成形术是安全有效的治疗方法。

参考文献

[1] kourie H. Spontaneous osteoporotic fracture of the sacrum. An unrecognized syndrome of the elderly. JAMA, 1982, 248(6):715–717

[2] Cooper KL, Beabout JW, Swee RG. Insufficiency fractures of the sacrum. Radiology, 1985, 156(1): 15–20

[3] Gaucher A, Régent D, Paul JP, et al. Fractures caused by bony insufficiency of the sacrum. Clinical, radiographic, scintigraphic and x-ray computed tomographic symptomatology [in French]. J Radiol, 1987, 68(6–7):433–440

[4] Rawlings CE Ⅲ, Wilkins RH, Martinez S, et al. Osteoporotic sacral fractures: a clinical study. Neurosurgery, 1988, 22(1 Pt 1):72–76

[5] Cotty P, Fouquet B, Mezenge C, et al. Insufficiency fractures of the sacrum. Ten cases and a review of the literature. J Neuroradiol, 1989,16(2):160–171

[6] Weber M, Hasler P, Gerber H. Insufficiency fractures of the sacrum. Twenty cases and review of the literature. Spine, 1993, 18(16):2507–2512

[7] Gotis-Graham I, McGuigan L, Diamond T, et al. Sacral insufficiency fractures in the elderly. J Bone Joint Surg Br, 1994, 76(6):882–886

[8] Grasland A, Pouchot J, Mathieu A, et al. Sacral insufficiency fractures: an easily overlooked cause of back pain in elderly women. Arch Intern Med, 1996,156(6): 668–674

[9] Dasgupta B, Shah N, Brown H, et al. Sacral insufficiency fractures: an unsuspected cause of low back pain. BrJ Rheumatol, 1998, 37(7):789–793

[10] Pentecost RL, Murray RA, Brindley HH. Fatigue, insufficiency, and pathologic fractures. JAMA, 1964, 187:1001–1004

[11] Atwell EA, jackson DW. Stress fractures of the sacrum in runners. Two case reports. Am J Sports Med, 1991, 19(5):531–533

[12] Major NM, Helms CA. Sacral stress fractures in long-distance runners. AJR Am J Roentgenol, 2000, 174(3): 727–729

[13] Hatzl-Griesenhofer M, Pichler R, Huber H, et al. The insufficiency fracture of the sacrum. An often unrecognized cause of low back pain: results of bone scanning in a major hospital [in German]. Nucl Med (Stuttg), 2001,40(6):221–227

[14] Wat SYJ, Seshadri N, Markose G, et al. Clinical and scintigraphic evaluation of insufficiency fractures in the elderly. Nucl Med Commun, 2007, 28(3):179–185

[15] Schneider R, Yacovone J, Ghelman B. Unsuspected sacral fractures: detection by radionuclide bone scanning. AJR Am J Roentgenol, 1985,144(2):337–341

[16] Finiels H, Finiels pJ, Jacquot JM, et al. Fractures of the sacrum caused by bone insufficiency. Meta-analysis of 508 cases [in French]. Presse Med, 1997, 26(33): 1568–1573

[17] Leroux JL, Denat B, Thomas E, et al. Sacral insufficiency fractures presenting as acute low-back pain. Bio-mechanical aspects. Spine, 1993,18(16):2502–2506

[18] Peretz AM, Hipp JA, Heggeness MH. The internal bony architecture of the sacrum. Spine, 1998, 23(9):971–974

[19] Waites MD, Meats SC, Mathis JM, et al. The strength of the osteoporotic sacrum. Spine, 2007, 32(23):E652–E655

[20] Taillandier J, Langue F, Alemanni M, et al. Mortality and functional outcomes of pelvic insufficiency fractures in older patients. Joint Bone Spine, 2003, 70(4): 287–289

[21] Ries T. Detection of osteoporotic sacral fractures with radionuclides. Radiology, 1983, 146(3):783–785

[22] Balseiro J, Brower AC, Ziessman HA. Scintigraphic diagnosis of sacral fractures. AJR Am J Roentgenol, 1987, 148(1): 111–113

[23] Tsuchida T, Kosaka N, Sugimoto K, et al. Sacral insufficiency fracture detected by FDG-PET/CT: report of 2 cases. Ann Nucl Med, 2006, 20(6):445–448

[24] Fujii M, Abe K, Hayashi K, et al. Honda sign and variants in patients suspected of having a sacral insufficiency fracture. Olin Nucl Meal, 2005, 30(3):165–169

[25] Gacetta DJ, Yandow DR. Computed tomography of spontaneous osteoporotic sacral fractures, J Comput Assist Tomogr, 1984, 8(6): 1190–1191

[26] Brahme SK, Cervilla V, Vint V, et al. Magnetic resonance appearance of sacral insufficiency fiactures. Skeletal Radiol, 1990, 19(7):489–493

[27] Blomlie V, Lien HH, lversen T, et al. Radiation-induced insufficiency fractures of the sacrum: evaluation with MR imaging. Radiology, 1993, 188(1):241–244

[28] Grangier C, Garcia J, Howarth NR, et al. Role of MRl in the diagnosis of insufficiency fractures of the sacrum and acetabular roof. Skeletal Radiol, 1997, 26(9):517–524

[29] De Smet AA, Neff JR. Pubic and sacral insufficiency fractures: clinical course and radiologic findings. AJR Am J Roentgenol, 1985, 145(3):601–606

[30] Davies AM, Evans NS, Struthers GR. Parasymphyseal and associated insufficiency fractures of the pelvis and sacrum. Br J Radiol, 1988, 61(722):103–108

[31] Aretxabala I, Fraiz E, Pérez-Ruiz F, et al. Sacral insufficiency fractures. High association with pubic rami fractures. Clin Rheumatol, 2000, 19(5):399–401

[32] Peris P, Guafiabens N, Pons F, et al. Clinical evolution of sacral stress fractures: influence of additional pelvic fractures. Ann

Rheum Dis, 1993, 52(7):545–547

[33] Babayev M, Lachmann E, Nagler W. The controversy surrounding sacral insufficiency fractures: to ambulate or not to ambulate? Am J Phys Med Rehabil, 2000, 79(4):404–409

[34] Jensen ME, Evans AJ, Mathis JM, et al. Percutaneous polymethylmethacrylate vertebroplasty in the treatment of osteoporotic vertebral body compression fractures: technical aspects. AJNR Am J Neuroradiol, 1997, 18(10):1897–1904

[35] Deramond H, Depriester C, Galibert P, et al. Percutaneous vertebroplasty with polymethylmethacrylate. Technique, indications, and results. Radiol Clin North Am, 1998, 36(3): 533–546

[36] Cotten A, Boutry N, Cortet B, et al. Percutaneous vertebroplasty: state of the art. Radiographics, 1998, 18(2):311–320, discussion 320–323

[37] Mathis JM, Barr JD, Belkoff SM, et al. Percutaneous vertebroplasty: a developing standard of care for vertebral compression fractures. AJNR Am J Neuroradiol, 2001, 22(2):373–381

[38] Belkoff SM, Mathis JM, Jasper LE, et al. The biomechanics of vertebroplasty. The effect of cement volume on mechanical behavior. Spine, 2001, 26(14): 1537–1541

[39] Molloy S, Riley LH Ⅲ, Belkoff SM. Effect of cement volume and placement on mechanical-property restoration resulting from vertebroplasty. AJNR Am J Neuroradiol, 2005, 26(2):401–404

[40] Anderson DE, Cotton JR. Mechanical analysis of percutaneous sacroplasty using CT image based finite element models. Med Eng Phys, 2007, 29(3):316–325

[41] Whitlow CT, Yazdani SK, Reedy ML, et al. Investigating sacroplasty: technical considerations and finite element analysis of polymethylmethacrylate in-fusion into cadaveric sacrum. AJNR Am J Neuroradiol, 2007, 28(6):1036–1041

[42] Dehdashti AR, Martin JB, Jean B, et al. PMMA cementoplasty in symptomatic metastatic lesions of the S1 vertebral body. Cardiovasc Intervent Radiol, 2000, 23(3):235–237

[43] Marcy PY, Palussière J, Descamps B, et al. Percutaneous cementoplasty for pelvic bone metastasis. Support Care Cancer, 2000, 8(6):500–503

[44] Garant M. Sacroplasty: a new treatment for sacral insufficiency fracture. J Vasc Interv Radiol, 2002, 13(12): 1265–1267

[45] Pommersheim W, Huang-Hellinger F, Baker M, et al. Sacroplasty: a treatment for sacral insufficiency fractures. AJNR Am J Neuroradiol, 2003, 24(5): 1003–1007

[46] Brook AL, Mirsky DM, Bello JA. Computerized tomography guided sacroplasty: a practical treatment for sacral insufficiency fracture: case report. Spine, 2005, 30(15):E450–E454

[47] Butler CL, Given CA II, Michel SJ, et al. Percutaneous sacroplasty for the treatment of sacral insufficiency fractures. AJR Ami Roentgenol, 2005, 184(6):1956–1959

[48] Smith DK, Dix JE. Percutaneous sacroplasty: long-axis injection technique. AJR Am J Roentgenol, 2006, 186(5): 1252–1255

[49] Strub WM, Hoffmann M, Ernst RJ, et al. Sacroplasty by CT and fluoroscopic guidance: is the procedure right for your patient? AJNR Am J Neuroradiol, 2007, 28(1):38–41

[50] Whitlow CT, Mussat-Whitlow BJ, Mattern CWT, et al. Sacroplasty versus vertebroplasty: comparable clinical outcomes for the treatment of fracture-related pain. AJNR Am J Neuroradiol, 2007, 28(7): 1266–1270

[51] Frey ME, DePalma MJ, Cifu DX, et al. Efficacy and safety of percutaneous sacroplasty for painful osteoporotic sacral insufficiency fractures: a prospective, multicenter trial. Spine, 2007, 32(15): 1635–1640

[52] Layton KF, Thielen KR, Wald JT. Percutaneous sacroplasty using CT fluoroscopy. AJNR Am J Neuroradiol, 2006, 27(2): 356–358

其他血管内治疗应用

Additional Endovascular Applications

第 53 章　术中血管造影

Michelle J. Smith, Athos Patsalides, Y.Pierre Gobin, Philip Stieg, Howard A. Riina

术中血管造影的历史和适应证

　　动脉瘤夹闭手术的目的是彻底去除动脉瘤同时不牺牲载瘤动脉和穿支血管，如果达不到这样的目的可能导致动脉瘤残留或者脑梗死，作为诊断手段的术中血管造影（Intraoperative Angiography, IA）可以帮助医生达到此目的。在使用动脉瘤夹的过程中或之后，在手术室内进行造影，能够让术者立刻了解动脉瘤夹闭是否完全以及载瘤动脉和穿支血管的通畅情况。如果出现动脉瘤颈残留或者血管闭塞的情况，可以立即调整动脉瘤夹以获得最佳的形态。通常IA 应用在动脉瘤夹闭手术中，但是也可以用于颈动脉内膜剥脱术、动静脉畸形切除和血管搭桥手术中（图 53.1）。

　　1963 年 Allcock 和 Drake 首次发表了应用术后脑血管造影（PA）确认动脉瘤夹闭情况的结果，[4,5]70 例患者造影发现 13 例（18.6%）夹闭不全，其中 6 例结果很不理想，随后其进一步发表了 329 例患者的造影结果，43 例（13%）患者夹闭不全，其中 12 例再次发生蛛网膜下腔出血。[6]之后至少有 14 个有关动脉瘤夹闭的 PA 复查的研究，发现大约 3%~36% 的患者夹闭结果不理想，其中 Thornton 和 Le Roux 的研究是病例数量最大的，1569 例和 637 例患者 PA 分别发现 5% 和 7% 的动脉瘤残留率。[7,8]针对这些研究发现的动脉瘤夹闭的高残留率提出 IA 的需求。

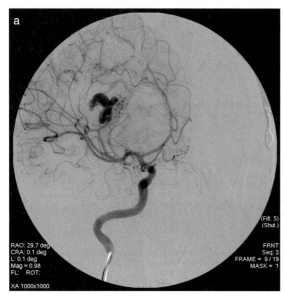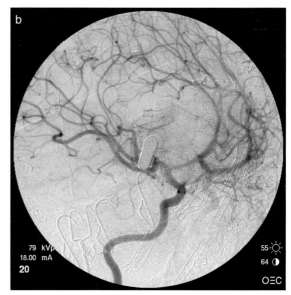

图 53.1　Spetzle-Martin3 级。右侧颞叶深部 AVM。（a）传统的术前造影和（b）术中切除后造影，提示 AVM 全部切除，正常血管充盈良好

第一个有关 IA 的应用研究是 Grossart 和 Turner 以及 Cummins 于 1974 年发表的。[9,10] Grossart 和 Turner 的 38 例动脉瘤夹闭，IA 提示 22% 的患者出现意外的血管闭塞，据此 5 例（13.1%）患者调整动脉瘤夹。[9]Cummins 等 22 例动脉瘤夹闭提示 9 例（40.9%）出现血管狭窄或夹闭不全。[10]尽管两个研究的病例数量有限，但是能够确认 IA 是能够帮助动脉瘤的成功夹闭的有用方法。

到目前为止，有关 IA 的最大前瞻性研究是来自霍普金斯大学的 Chiang 和来自 Emory 大学的 Tang。两所大学在研究前和研究中采用的策略是动脉瘤夹闭中全部行常规 IA。Tang 的病例是 1997 年至 2000 年 517 例连续夹闭的患者，其中 64 例（12.4%）IA 发现需要调整动脉瘤夹，动脉瘤夹闭不全和意外血管牺牲是主要原因，分别占到 47% 和 44%。单因素分析提示动脉瘤的大小和动脉瘤的位置（垂体上动脉和床突段）是瘤夹调整的相关因素。多因素的 Logistic 回归分析提示动脉瘤大小（>24mm 和 15~24mm）是瘤夹调整的预测因素，精准率为 95%，并发症发生率为 0.4%。

霍普金斯大学的 Chiang 的研究报告了 1996 年至 2000 年的 337 个动脉瘤夹闭的 303 次 IA，根据造影结果 37 个（11%）动脉瘤需要动脉瘤夹调整。特别的是，瘤夹调整原因为动脉瘤残留 22 个（6.5%），动脉闭塞为 10 个（3%）。动脉瘤的大小（>10mm 和 >25mm）是瘤夹调整的独立关联因素，而动脉瘤的位置则不是。此外 303 例接受 IA 的患者中，24 例接受的 PA，2 例（8.3%）为假阴性，1 例（4.2%）为假阳性。严重并发症发生率（包括梗死和死亡）为 0.3%。

两个研究都认为 IA 是评价动脉瘤夹闭是否完全的安全而有效的方法，此外他们声明对于经验丰富的团队，可以在手术夹闭时常规应用 IA，从而减少手术时间，令手术的治疗效果最大化，进而降低患者的风险，至少对于大或者巨大动脉瘤夹闭术来讲应该这样。

有些研究认为常规 IA 是没有必要的，且花费昂贵，而有些则提示常规 IA 较 PA 和选择性 IA 有更高的效价比。Katz 进行了一项回顾性研究，应用 PA 确定不理想的结果的发生率，包含 147 例连续夹闭患者，[4]他们通过对比 PA 和常规或选择性 IA 的可能效果，进行效价比分析，发现了 2 例（1.4%）的不理想瘤颈残留和 4 例（2.7%）血管牺牲，这些结果和动脉瘤的大小（>10mm）有关（P=0.000 1）。随后，技术计算对全部患者行 IA 和对复杂或者较大动脉瘤患者选择性 IA 的花费，由于不理想结果比例较低，选择性 IA 具有更高的效价比。但是他们的研究并没有计算因血管闭塞导致梗死所产生的住院、康复和残疾等花费，这些可能增加常规 IA 的效价比。

有关此话题最新的一个研究包含一个模型，涉及更大的样本量，包含围绕着造影发现的不理想后果的所有因素。Stein 用 Markov 效价模型比较质量调整生命年（QALY）以及 PA、常规 IA 和选择性 IA 的花费。他们进行一项 meta 分析确定不理想结果的发生率、后果和这些结果的花费，然后用 Monte Carlo 模式分析方法进行了 1000 次的模拟，产生了 95% 的可信区间用于测试模型中的变化。综合所有结果，常规 IA 具有更高的效价比。然而作者认为，对于不理想结果比例更低的大学医院，和常规 IA 相比，选择性 IA 应该收益更大。作者也认为一些新的技术例如吲哚青绿的静脉造影能够降低对所有的病例行 IA 的要求。

一个反对常规 IA 的论点认为其可能损害动脉瘤手术中的警惕性，这种警觉性让术者自己确认夹闭的效果。动脉瘤夹闭这门艺术的一个方面就是在夹闭前后详细观察周围的解剖结构，需要检查和对比夹闭前后的血管网结构以确认动脉瘤是否完全消失和穿支血管或分支血管是否闭塞。很多医生用术中微血管多普勒超声评估动脉瘤顶是否充盈和载瘤动脉及穿支血管是否通畅，有些医生进一步打开动脉瘤顶确认没有血流。但如医生依赖常规 IA 发现夹闭异常缺陷，就可能省略了这些步骤，有些发表的文献已经明确显示这种现象。尽管 IA 增加手术病例的风险、花费和时间，但前述的现象不是我们需要的。此外，一旦这个现象出现了，不理想结果发生率就会增加，这产生了自我验证的预言。[14]

目前，正式的 PA 和 CTA 是确认动脉瘤消失的标准操作，然而研究显示 IA 的好处以及可以忽略的并发症率（0.3%~0.4%），均支持 IA 应用的证据，将平衡的天平从 PA 拉向 IA。过去，高质量的图像只能在造影室内才能获得，今天新一代造影设备在手术室内就能够使用，能够轻易得到数字减影图像。一些新技术也支持 IA，例如吲哚青绿的使用，注入外周循环之后在近红外的波长的情况下可以发荧光。影像技术的提高和反复应用的安全性，让常规 IA 可能成为未来多数脑血管病中心的标准操作。

一个新的技术进步的产生，需要支持这个操作的所有技巧能够持续应用，尽管支持 IA 和正式脑血管造影的技巧类似，但是这些技巧的应用还是独特的和需要多维的进一步讨论。

设备和技术

成功 IA 的关键是做好准备，这里有一个全面的必备的材料和设备清单。

麻醉插管并应用可透射线的头架（OMI，Mayfield，Staffordshire，UK）摆好体位后，常规双侧腹股沟消毒铺单。[19]G 的防返穿刺针（Cook 医疗，Bloomington,IN）成功股动脉穿刺后，应用 J 导丝，导入 11cm 长的 5F 导管鞘（Cordis 公司，Bridgewater，NJ），并将鞘用肝素盐水以每秒 1 滴的速度持续滴注。滴注必须有麻醉师监控保证持续滴注，防止血栓形成。鞘用缝

术中造影的设备清单

鞘的置入（开颅前）
- 电动刮胡刀
- Chlorprep（消毒液）
- 无菌的铺单毛巾（4 个）
- 19G 的防返的针
- 5F 的导入鞘和扩张器，0.035 的 J 导丝和塑形器
- Tegaderm 敷贴或者缝合的持针器剪刀
- Loband
- 无菌的 Half-sheet
- 1L 生理盐水内含 5000U 肝素
- 能够调节的加压导管
- 加压包

造影
- 5F 造影导管（迂曲血管需要 Simmon 2）
- 控制导管的双向开关
- 125cm 的超滑 0.035 的带弯导丝
- 导丝塑形工具
- 4 个无菌碗（1 个造影剂、1 个可注射的无菌盐水、1 个废物、1 个大的放导丝）
- Omnipaque 造影剂
- 12mL 造影剂的注射器
- 6mL 盐水的注射器
- 4×4cm 吸收纱布海绵
- 数字减影的透视设备和技师
- 铅围挡

造影后
- 6F 的血管封堵器
- Tegaderm 敷贴
- 2×2cm 的无菌纱布
- 杆菌肽软膏

合固定或者 Ioban 粘贴（3M，St Paul）固定，并应用半大的单子覆盖腹股沟保持无菌。这个时候根据术者的选择，可以在分离和夹闭动脉

瘤前行基线的造影，另一个选择就是在夹闭后造影。造影的时候，将显微镜无菌条件下撤出术野，将透视用 C 臂无菌遮盖后，从下胸部逐渐移到术野上，主要为了看清导丝从鞘到降主动脉的走行。之后将以下物品交给造影的人拿到无菌区域内：一个装着盐水的大盆，内放 5F 单弯造影管（Torcon Vert）、Terumo 带角度的超滑导管（Terumo 医疗公司，Somerset, NJ）和 0.035 的导丝（Terumo）及塑形器；一个小盆，内装 100mLOmnipaque300mg/mL 的造影剂；一个小盆，内装可注入的盐水；一个装废物的小盆，4 个 12mL 的注射器用于推注造影剂和 4 个 6mL 用于注射盐水的注射器。

和常规脑血管造影相似，造影导管在导丝的导引下通过动脉鞘、动脉弓，到达动脉瘤供血的主要脑血管内。特别提出如果血管比较迂曲或者颈动脉牛角型起源，需要将 Torcon Vert 造影导管改成 Simmon 2 导管（Glidecath, Terumo 医疗公司）以便超选血管。将 C 型臂调整到头部前后位，确认透视机是在数字减影的模式下，由放射技师或者造影者开始透视。一旦取得蒙片和减影图像后，造影者可以通过造影导管注入 80% 浓度的造影溶液大约 10mL，

把 C 型臂调整到侧位后再次重复前述的过程。如果这两个位置不能确认动脉瘤夹闭情况和血管通畅情况，需要进行一系列的斜位造影（图53.2）。如果需要调整瘤夹，需要把无菌条件下把透视机移出术野，把显微镜移进术野。调整完毕后再重复上述的过程。一个成功的 IA，需要麻醉师、造影者和手术医生之间良好的沟通。IA 的常规效果可以提高手术的效率，这让助手和辅助人员对夹闭手术感觉更舒服。在造影或者手术结束后应用 6F 的 Angio-seal（VIP Platform 和 Saint Jude 医疗）封闭股动脉，术后穿刺侧肢体制动 2h，如果不用封堵器，可以在股动脉穿刺点上方按压 30min，之后穿侧肢体制动 5h，制动期间下肢的神经血管查体必须进行，也包括常规的术后神经功能检查。

风险和并发症

即使是最好的操作，任何有创治疗都会有潜在的风险，就 IA 和脑血管造影整体而言，风险包括无临床后果的事件、腹股沟局部血肿、致残性栓子引起的脑卒中和致死性的腹膜后血肿，其他的文献中提及的并发症包括造影剂引

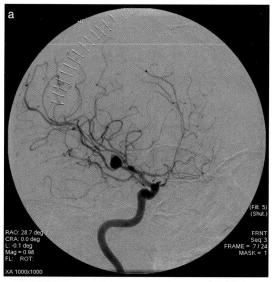 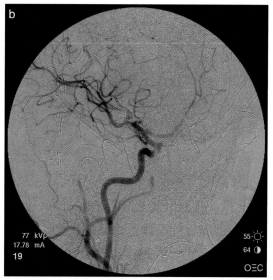

图 53.2　右侧大脑中动脉瘤，（a）术前传统血管造影和（b）夹闭之后术中造影斜位像，提示载瘤动脉和穿支血管通畅，没有动脉瘤残留

起的肾病和过敏反应、血管夹层损伤、血管刺破、血栓事件和假性动脉瘤形成，[4]总体的发生率在0~2.6%，[4,11,12,15]然而具有临床意义的风险发生率低的很多，大约0.3%~0.4%。[11,12]常规IA的中心宣称其并发症率低于选择性IA的中心，这可能是真的，但是常规应用IA还是把大量的患者暴露于这些潜在的风险之下，无论大的还是小的风险。

除了可能带给患者的负面影响之外，还有带给医务人员的风险，例如针刺和放射辐射。最近Lopez进行了一项研究，由于可移动式C型臂射线束不够集中，散射线更明显，因而假设IA中医务人员受到的辐射比选择性PA更多。正好相反，作者发现IA和选择性PA造影的医务人员受到的辐射没有明显的差别，这个结果可能因为研究测量不是绝对的剂量而是每分钟的平均剂量，而IA的时间0.86min即选择性PA是3.4min，此外这组患者常规应用防护屏遮挡透视机，防止了射线散射。[15]

总的来讲，IA是相对安全的方法，但是就围绕着常规IA还是选择性IA仍然存在争论，并发症仍是需要考虑的。未来的研究应该考虑到评估引起并发症的风险因素，以便将其最小化。

未来方向

除了不断改进传统IA设备，一些能够帮助完成血管神经手术的新技术已经出现，其中一项技术包含这样的观念，将能透过射线的药物注入循环内，然后通过暴露的血管采集图像。这项技术的现代版是1956年FDA批准的用于眼科的一种复合吲哚青绿（ICG），其能够在近红外（NIR）的波长显示荧光，可以静脉注入外周循环，其能够和血液内球蛋白结合，因此只能在血管内传送。与人体的组织不同，ICG在NIR波长光源照射下可以发荧光。因为NIR光源可以透过大约几毫米到几厘米的人体，血管内和结合球蛋白的ICG能够看到荧光，这样能用数字录像装置实时捕获。和IA相似，通过这样的方式可以确定动脉瘤残留状况和血管通畅的状态，能够帮助血管神经手术成功完成。

第一个有关可透射线药物在动脉瘤手术中应用的文章是1994年Wrobel发表的。6例患者静脉内注射荧光素钠，然后用光纤光源照射暴露的血管，并进行术中照相。虽然正确评价了血管的通畅状况，但是作者所展示的图像质量非常差，主要是由于术中抓获图像的时间较长。[16]一项相似但是更复杂的技术是ICG的静脉动脉造影，其被广泛应用在眼科中，用于视网膜的微循环的成像。另外，这项技术经过改进被用于手术室内大血管的成像，整形科和肛肠科应用ICG静脉动脉造影技术在进行肌肉瓣和肛肠吻合的手术中评价血管的通畅性。2003年来自德国Raabe及其同事首次报道了该技术用于颅内动脉瘤的手术。[1]动脉瘤术中静脉注射ICG，在NIR激光光源下应用数字记录装置记录暴露的Willis环的图像，避免了Wrobel早期研究的频谱沾染。作者给出的照片质量非常好，具有很高空间分辨率，能够清晰显示直径0.5mm以下的血管。时间分辨率和传统IA也可以有一比。在做出手术决定后立即可以应用其信息，同时可以储存以备回顾。

这项可行性研究中提及的最大限制是14例患者中3例NIR光源无法到达手术通道的底部，以致看不到任何血管。此外，考虑到NIR光可能无法穿透血肿，深部脑组织或者动脉瘤夹，仍然存在的假阴性的可能。从人体工程学角度讲，这项技术是比较烦琐的，因为需要把独立激光光源和数字的录像装置同时指向术野内，这会增加手术时间，引起术中污染而增加感染的风险。

针对这些限制，作者找到的对应方法是和CarlZeiss公司（Oberkochen，德国）合作，将NIR激光光源和数字录像装置和传统的显微镜合为一体，这样避免了复杂的多余设备的要求。应用这项新技术，该团队和 Barrow 神经研究院（Phoenix，AZ）联合进行一项随访研究，和传统的 IA 和 PA 相比，确定 ICG 静脉动脉造影的安全性和有效性。[17,18] 在研究了 114 例患者 187 次手术后，其结果显示就载瘤动脉、分支动脉和穿支动脉的通畅以及动脉瘤夹闭的完全性来讲，90% 的 ICG 静脉动脉造影结果和 IA 和 PA 相关联，所有的病例中 9% 的 ICG 造影结果提示需要进行治疗改变，此外没有发现的引起临床后果的隐患有 3%，包括 1 例血流动力学改变

的明显动脉狭窄和 2 例瘤颈残留。作者总结认为完整的 ICG 静脉动脉造影术技术上是简单的，其能够起到 IA 和 PA 在神经血管手术中的作用，或最终取代它们。尽管这些有限的有关 ICG 造影的研究的结果是肯定的，但是评价其精确性，临床可用性和效价比的进一步研究正在进行中。（图 53.3a~d）

总　结

总的来讲，由科技进步而生的新一代工具、

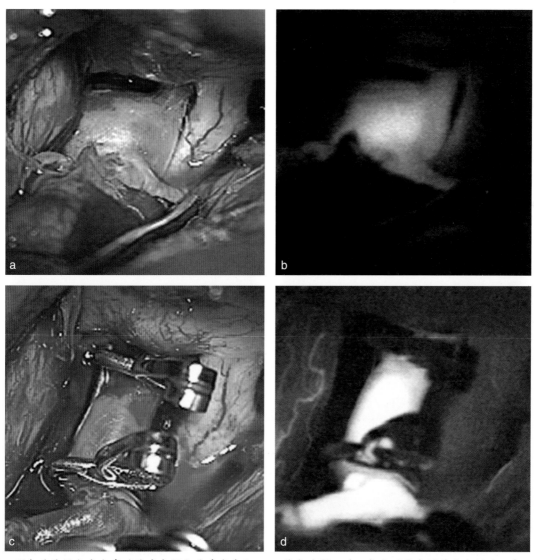

图 53.3　颈内动脉巨大床突旁动脉瘤夹闭和重建术中行 ICG 荧光造影。（a,c）分别是夹闭前和夹闭后，在 ICG 注射前应用显微镜采集的图片。（b,d）分别是夹闭前和夹闭后，ICG 注射后 30s 通过术中显微镜采集的图片，提示能够看到小穿支血管的能力（d）。然而手术用的动脉瘤夹让重建的血管显示不清

技术和设备对患者的治疗带来有益的改变。新的资源快速发展着，这直接影响着患者治疗标准的改变。任何新的技术进步的产生，需要确认可能带给患者所有风险和保证适当水平的安全性，平衡其可能的优点和缺点。IA 是一个非常重要的工具，能够帮助颅内血管手术的成功完成，其能够立即将操作结果的信息反馈给神经外科医生，从而容易在术中对治疗做出调整，通过避免正常血管的闭塞、动脉瘤夹闭不全和动静脉畸形的残留，从而达到降低死残率的效果。到底是常规应用还是选择性应用目前还在争论中，主要由于操作给手术额外增加的时间、风险和花费。目前 IA 仍然不是颅内血管手术的标准化操作，但是很多大学把 IA 和 ICG 静脉动脉造影结合使用作为一个有用的辅助手段。术中血管成像技术的未来可能依赖 ICG 静脉动脉造影，因为其无创性和没有放射损伤的特点，但是需要更进一步的研究去证实其精确性、可靠性和局限性。

新的证据逐渐增加，IA 倾向于取代 PA 成为治疗的标准化造作。

关键点

- IA 是脑血管疾病显微开刀治疗的重要的辅助方法。
- 基于其低的并发症发生率，有些中心用 IA 替代术后诊断性脑血管造影。
- 复杂动脉瘤的夹闭术中选择性应用 IA 的价值非常巨大。
- CT 血管造影和术中荧光造影将在评估动脉瘤夹闭术是扮演重要的角色。

并发症的预防

- 严格按照术中造影所需材料和设备的清单准备。

- 确认射线可透头架不会影响影像增强器需要达到的角度。
- 确保在造影室内应用的安全步骤和注意事项在手术室内继续适用。

并发症的处理

- 如果出现血栓和夹层事件，一定要慎重考虑应用溶栓或者抗凝，因为可能同时进行开颅手术。

参考文献

[1] Raabe A, Beck J, Gerlach R, et al. Near-infrared indocyanine green video angiography: a new method for intraoperative assessment of vascular flow. Neurosurgery, 2003, 52(1): 132–139, discussion 139

[2] Scott SM, Sethi GK, Bridgman AH. Perioperative stroke during carotid endarterectomy: the value of intraoperative angiography. J Cardiovasc Surg (Torino), 1982, 23(5):353–358

[3] Munshi I, Macdonald RL, Weir BK. Intraoperative angiography of brain arteriovenous malformations. Neurosurgery, 1999, 45(3):491–497, discussion 497–499

[4] Katz JM, Gologorsky Y, Tsiouris AJ, et al. Is routine intraoperative angiography in the surgical treatnlent of cerebral aneurysms justified? A consecutive series of 147 aneurysms. Neurosurgery, 2006, 58(4):719–727, discussion 719–727

[5] Allcock JM, Drake CG. Postoperative angiography in cases of ruptured intracranial aneurysm. J Neurosurg, 1963, 20: 752–759

[6] Drake CG, Allcock JM. Postoperative angiography and the "slipped" clip. J Neurosurg, 1973, 39(6):683–689

[7] Thornton J, Bashir Q, Aletich VA, et al. What percentage of surgically clipped intracra-nial aneurysms have residual necks? Neurosurgery, 2000, 46(6):1294–1298, discussion 1298–1300

[8] Le Roux PD, Elliott JP, Eskridge JM, et al. Risks and benefits of diagnostic angiography after aneurysm surgery: a retrospective analysis of 597 studies. Neurosurgery, 1998, 42(6): 1248–1254, discussion 1254–1255

[9] Grossart KW, Turner JW. Peroperative angiography in cerebral vascular surgery. Clin Radiol, 1974, 25(3):279–292

[10] Cummins BH, Griffith HB, Thomson JL. Per-operative cerebral angiography. Br J Radiol, 1974, 47(557):257–260

[11] Chiang VL, Gailloud P, Murphy KJ, et al. Routine intraoperative

angiography during aneurysm surgery. J Neurosurg, 2002, 96(6): 988–992

[12] Tang G, Cawley CM, Dion JE, et al. Intraoperative angiography during aneurysm surgery: a prospective evaluation of efficacy. J Neurosurg, 2002, 96(6):993–999

[13] Stein SC, Burnett MG, Zager EL, et al. Completion angiography for surgically treated cerebral aneurysms: an economic analysis. Neurosurgery, 2007, 61(6):1162–1167, discussion 1167–1169

[14] Heros RC. Intraoperative angiography. J Neurosurg, 2002, 96(6):979–980, discussion 980

[15] Lopez KA, Waziri AE, Granville R, et al. Clinical usefulness and safety of routine intraoperative angiography for patients and personnel. Neurosurgery, 2007, 61(4):724–729, discussion 729–730

[16] Wrobel CJMD, Meltzer HMD, Lamond RMD, et al. Intraoperative assessment of aneurysm clip placement by intravenous fiuorescein angiography. Neurosurgery, 1994, 35(5): 970–973, discussion 973

[17] Raabe A, Beck J, Seifert v. Technique and image quality of intraoperative indocyanine green angiography during aneurysm surgery using surgical microscope integrated near-in-flared video technology. Zentralbl Neurochir, 2005, 66(1): 1–6, discussion 7–8

[18] Raabe A, Nakaji P, Beck J, et al. Prospective evaluation of surgical microscope-integrated intraoperative near-infrared indocyanine green videoangiography during aneurysm surgery. J Neurosurg, 2005, 103(6):982–989

第 54 章　岩下窦采血

Scott A. Meyer, Chirag D. Gandhi, David M. Johnson, Aman B. Patel

Cushing 综合征（Cushing Syndrome，CS）表现的症状和体征是继发于持续的高皮质醇血症，患者的临床症状为高血压性皮肤斑点、向心性肥胖、骨质疏松、皮肤擦伤样改变、腹部皮肤条纹和满月脸，主诉可以是周身不适、疲乏或者情绪不稳定等。高皮质醇血症可能来自几个原因，而确定其原因是治疗的关键部分，而 Cushing 病（Cushing disease, CD）特指分泌促肾上腺激素（adrenocorticotropin, ACTH）的垂体腺瘤引起的高皮质醇血症，由垂体引起的高皮质醇增多症比例超过 CS 的 70%。[1,2] 通过标准的核磁共振（MRI）及垂体系列发现分泌肾上腺激素的垂体微腺瘤可能有一定难度，研究显示 40%~50% 的病例无法显示。[3] 因 CD 的 5 年死亡率为 50%，所以快速明确诊断并采取治疗是至关重要的。

鉴别是垂体性和异位的 ACTH 分泌需要结合生化试验和影像学技术。在基线条件和地塞米松抑制状态下，通过测量血液和尿液的皮质醇，血液的 ACTH 可以很清楚地分辨出疾病到底是垂体、肾上腺还是异位起源的。[5]

皮质醇增多症可以通过 24h 尿液中游离皮质醇和 17-OH 皮质类固醇升高来证实，午夜唾液中皮质醇水平也是皮质醇增多症的高敏感性和特异性指标，[6] 低剂量的地塞米松抑制试验无法将血清的皮质醇水平降到 10mg/mL 以下提示 CD，此外，如果血清内 ACTH 超过 5ng/mL，可以排除肾上腺腺瘤分泌的皮质醇。在确认了

ACTH 依赖性皮质醇增多症，通过大剂量的地塞米松抑制试验排除异位 ACTH 分泌，CD 中血浆皮质醇水平可以降到基线的 50% 以下，而异位分泌几乎没有改变。然而少数病例，即使全套的诊断方法都使用了，医生仍然无法确认皮质醇增多症的起源是垂体性的还是异位分泌的，[7] 这种情况下，岩下窦（IPS）采取血样成为一个有用诊断辅助手段。[8,9]

在促肾上腺皮质素释放素（corticotropin-releasing hormone, CRH）刺激情况下，双侧 IPS 取血作为诊断方法可以帮助判定肿瘤是否存在于垂体腺内以及在哪侧。CRH 在下丘脑的室旁核释放进入垂体的门脉系统，刺激垂体前叶释放 ACTH。没有 CRH 时，IPS 和外周血样内 ACTH 的浓度达到 2∶1 或者更大，提示 CD；[10] 应用 CRH 后，IPS 和外周血的 ACTH 浓度比例 3∶1 或者更大可以诊断 CD。[10] CD 患者的 ACTH 浓度在病变侧 IPS 更高一些，如果两侧 IPS 的浓度比例达到 1.4∶1 就提示肿瘤偏一侧。[9] 然而几个病例序列研究中，应用双侧 IPS 取血判定肿瘤侧别的实用性有差别。Bonelli 等发现判定侧别有 30% 的错误率，而其他研究显示非常高的敏感性。[11-14] 如果 MRI 无法得到结论性结果，出于确诊的目的应用 IPS 取血决定侧别是具有一定提示作用，但必须牢记，存在错误定位的可能性是比较大的。

早期的研究显示，IPS 取血具有极高敏感性和特异性的，能够 100% 的分辨出 CD 和异位

CS。[10] 这项技术也广泛地被认为是安全的操作，没有严重的并发症，其高敏感性和特异性让很多人支持常规应用 IPS 采血，如果影像学检查不能明确诊断。[10] 更近的研究显示了适中的但是可以接受的敏感性和大于 90% 的特异性。[11,14-17]IPS 取血可能出现假阴性的结果。由于 CD 的严重性和致命性的特性，如果临床症状高度怀疑，IPS 取血不能排除垂体源性的，可以考虑经蝶手术探查。[18,19]IPS 取血也存在很少的并发症，有的比较严重，产生不可逆的后果，所以要选择性应用 IPS 取血，要谨慎。[20-27]

在作者学院，有两个常用适应证采用 IPSS。一是临床具有明确的高皮质醇增多症，但是影像学检查和内分泌化验都没有明确的结论，查体能够看到 CD 的皮肤红斑，通常会采用 IPSS，但不是全部。通常在转诊前由患者的全科医生进行了全套的内分泌检查，包括 24h 尿游离皮质醇、血和唾液皮质醇、血浆 ACTH 和高剂量及低剂量的地塞米松抑制试验（dexamethasone-suppression test, DST），有时 CRH 刺激试验也需要进行。二是在首次手术探查没有发现分泌 ACTH 腺瘤，但是血浆 ACTH 持续增高，在考虑二次探查前需要进行 IPSS，这种情况主要是为了确认是否为垂体起源的，因为手术治疗 CD 失败的原因就是初次手术没有发现分泌 ACTH 的垂体腺瘤。[28]

操作概述

抗 凝

IPS、海绵窦、基底静脉丛或颈静脉内血栓形成是 IPSS 可能引起的严重并发症，所以操作过程中全身抗凝是非常重要的，在使用导管前静脉内一次注射 4000U 肝素。导管需要在体内放置最少 30min，一些有难度的病例需要放置几个小时，每过 1h 静脉内推注 1000U 肝素。

颈静脉插管

患者进入神经介入造影室，应用芬太尼给予轻度的静脉神经镇静，双侧腹股沟备皮，常规消毒铺单，19G 的防返穿刺针穿刺双侧股总静脉，Seldinger 技术在右侧股静脉内放置 5F 鞘，左侧 4F 鞘，双侧鞘持续滴注肝素化盐水，静脉内一次性给予 4000U 肝素，然后将 4F 导管送到颈静脉和 IPS 内。[10]4FTerumo 导管通畅前端有 2cm 长 20~30° 弯头，有时由于解剖不同需要不同形状或者不同角度的导管。每侧的导管分别放在同侧的 IPS 内，这样采血过程中能轻易看到哪根导管到了哪里，只要采血的导管和采血的侧别一致。

左侧无名静脉和上腔静脉汇合处相对较大，一旦导管在带亲水图层的导丝（Bentson）导引下指向相应的方向，很容易进入到锁骨下静脉。由于颈静脉在胸部入口有静脉瓣，有时导管进入颈静脉还是有一定难度的，在锁骨下静脉内强力推注造影剂可以显示很多汇入的静脉，通常显示的残根样影像，可以用于指导导管的方向。右侧颈静脉走行比较直，通常容易到位，右侧的静脉瓣和左侧相比也比较少。

岩下窦的插管

脑干周围的静脉解剖有很大变异，尤其是在岩静脉区，[29] 这个变异有时是导致导管到位困难最主要的原因，通常 IPS 进入颈内静脉的位置在乙状窦和静脉汇合的地方，最常见的点是乙状窦和静脉弧线顶端向前向内指向。进入 IPS 需要用超滑导丝轻柔的探查，一旦进入 IPS，需要进行静脉造影显示周围的静脉解剖，包括同侧的海绵窦、海绵间窦和对侧海绵窦（图 54.1），此外岩上窦、斜坡静脉丛和翼状静脉丛也是可以看见的。有些解剖变异一定要了解，有来自桥小脑角的小静脉通道偶尔汇入 IPS，此外也能看到小的桥静脉连接 IPS 和桥横静脉、桥延沟静脉或者颈静脉球附近的延髓侧静脉。[30]

带角度的 4F 的 Terumo 在 Bentson 导丝的引导下进入右侧 IPS 内，撤出导丝然后进行 IPS 造影，评估造影剂在同侧 IPS、海绵窦、通过海绵间窦到达对侧海绵窦和岩下窦充盈的情况。路图的引导下用同样的方式将一个导管放入左侧 IPS，并行静脉造影确认导管位置（图 54.2），两根导管位置对称放置，采样过程中间断透视确认导管位置没有改变。两个导管均持续肝素水滴注。

静脉采血

首先在双侧窦内和右侧股静脉鞘内采取基线血样，然后右侧股静脉鞘内按照 1μg/kg 标准最大 100μg 的剂量从右侧股静脉内注射 CRH

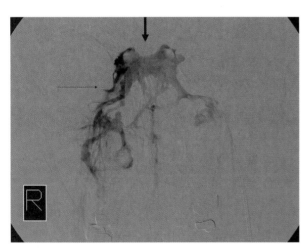

图 54.1 静脉造影显示导管在双侧岩下窦内，看到的 IPS 位于海绵窦（细黑箭）和海绵间窦（粗黑箭）的下方

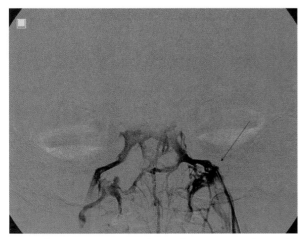

图 54.2 静脉造影显示导管头端在左侧岩下窦（细黑箭）和左侧海绵窦内

（Acthrel，Ferring 药物公司，Parsippany Troy Hills,NJ），注射后分别于 2、5、10 和 15min 在双侧窦内和右侧股静脉内采取血样。每个血样放到 5mL 的注射器内，采血的间隙用盐水冲洗导管和鞘，样本细致贴好标签，装在无菌试管内放到冰水内。

采取最后的样本后，撤出导管和鞘，人工按压止血。患者在恢复室内观察 1~2h，当天就可以回家。

缺 陷

已经显示，发育不良和丛状 IPS 的患者可能产生假阴性的结果。[30] 如前讨论的，脑干附近静脉有很大的变异，假阴性的结果也可能是血样稀释引起的，原因是 IPS 和许多不引流垂体的静脉有很多吻合，如基底静脉丛，岩上窦的血液返流，也可能是导管位置不对。[31] 此外，从垂体柄发出进入下丘脑的升门静脉窦也是假阴性的一个原因。可以在海绵窦内采血作为有限的假阴性病例的替代方法。[32] 如果在海绵窦的后部取血，海绵窦取血在确定垂体腺瘤侧别方面被认为比 IPSS 有更大的潜在价值，[32] 但是这个方法仍然在讨论中，IPSS 仍然是被更多选择的技术。[33]

有的时候，进入双侧 IPS 取血在技术上是不可行的，或者采样过程中导管发生移位，这种情况下我们建议颈静脉取血（jugular venous sampling, JVS），JVS 被支持作为常规操作的主要原因是技术难度低和可能更低的并发症发生率，其敏感性 83%，特异性 100%。[34] 根据笔者的经验和文献报道，认为 IPSS 在精确性方面还是优于 JVS，理论上的安全性差别并没有很清晰的特征性描述。在前述的那些情况下，可以选择 JVS 而放弃 IPSS，在小的中心由于技术原因无法保证 IPSS 顺利进行，JVS 可以作为很好的替代方法。由于笔者中心 JVS 病例数量有限，

ACTH 对 CRH 刺激反应经常较慢，导致 JVS 效果较 IPSS 差。

总体讲，IPSS 是安全可靠的方法，但是在应用其评估 CD 患者要考虑到其还是有并发症的，通常的并发症都是比较轻微的，如短暂的耳部不适、血管迷走反射或者腹股沟血肿，[27] 文献中报道一些严重的并发症，包括深部静脉血栓（deep venous thrombosis, DVT）、[25] 肺栓塞（PE）、[25] 蛛网膜下腔出血（SAH）和脑干损伤[20,24]。

然而最让人担忧的是可逆的和不可逆的脑干损伤。来自国家健康学院（NIH）最大的病例组，518 例接受 IPSS 患者有 1 例严重的并发症，发生率 0.2%。[35] 第 2 个 NIH 的病例序列时间上更近一些，2 例患者避免了脑干损伤，2 例患者持续存在脑干损伤。[24] 前 2 例患者在术中均感觉眩晕和不舒服，立即停止插入导管，查体均发现神经功能改变，包括言语不清、眩晕和感觉异常，4h 后症状消失，MRI 检查没有发现异常。后两个患者术中始终保持着术中描述的症状：言语困难、面部麻木和肢体感觉异常。其中一个患者舒张血压持续升高，最终发展成为对侧凝视无力和半身偏瘫。

笔者中心 44 例患者中 1 例在 IPS 取血后发展成有明确临床证据的脑桥延髓功能异常，该并发症出现在第 36 号患者身上，似乎和技术操作没有关系。术中可以看到造影充盈同侧的 IPS 和海绵窦，同时通过海绵间窦到达对侧的海绵窦和 IPS，同时能够看到明显静脉回流向尾端进入脑桥中脑前静脉丛，侧位造影显示造影逆向充盈中脑后静脉并向上引流进入 Galen 静脉和直窦（图 54.3）。手术顺利结束，术中患者没有出现高血压和主观神经功能异常，然后术后 1h 患者开始感觉视野跳动和自身不稳，并伴有恶心呕吐，查体发现右侧核间性眼肌麻痹、轻度右侧下运动神经源性面肌麻痹、左侧上肢不自主运动和左侧上臂末端感觉异常。急查 MRI 提

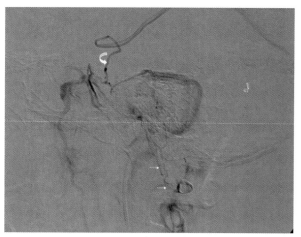

图 54.3　静脉造影晚期显示明显的静脉回流，尾端汇入脑桥中脑前静脉丛（白直箭），头端进入中脑后静脉，进而进入 Galen 静脉和直窦（白弯箭）

示脑干损伤（图 54.4）。具体原因仍然不清楚，怀疑一过性静脉高压或者血栓形成，静脉解剖变异是主要的因素。文献中也报道了其他几例可逆的和不可逆的脑干损伤。[22,23,27]

IPS 取血后静脉性 SAH 文献也有报道，可以引起脑干损伤。Boneli 报道 IPSS 后静脉性 SAH，并形成脑积水。[20]Miller 报道的病例中有 1 例出现明显功能缺陷，术后 CT 发现在脑桥和四脑室发现外渗造影剂混合血液。[24] 这两例病例都是因为静脉刺破引起 SAH 导致脑干损伤，作者都认为受影响静脉内高压是静脉注射造影剂引起的。

围绕着脑干的静脉系统高度变异，尤其是岩静脉区，[29] 来自小脑脑桥角的小静脉通道很少很是可以汇入 IPS。Miller 等提出，某些静脉变异可以让接近脑干的小桥静脉产生局部高压，这让一部分患者出于高风险状态。[24] 不幸的是，在进行 IPS 取血之前没有可靠的方法识别这样的患者。

并发症的预防

操作 IPSS 需要一定经验，但即使有经验的医生也可能发生并发症。有关风险和好处的讨

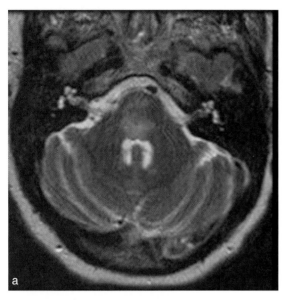

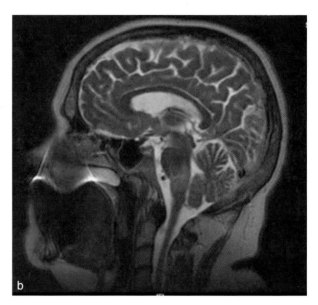

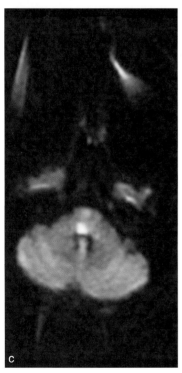

图 54.4　MRI 图像显示脑干后缘梗死。（a）轴位 T2 像。（b）矢状位 T2 像。（c）轴位弥散图像

论应该包括诊断的有用性和假阴性的可能性。考虑到 CD 的严重性，如果临床高度怀疑，即使 IPSS 阴性也可以考虑经蝶手术探查。患者必须认识到 IPSS 不是没有风险的，有时是否有用也难说，但不管经蝶手术探查计划与否。

患者需要术前静脉用肝素抗凝，之后每小时给予追加。在 IPS 内小心操作导管是非常关键的，避免小静脉的撕裂和 SAH。注射造影剂时要缓慢而稳定地推注，防止静脉高压。一定要密切注意任何患者主诉症状和神经功能的改变以及无法解释的高血压。根据美国国产卫生研究院（National Institutes of Health, NIH）和其他人的经验，任何神经功能检查异常包括头疼或者生命体征的改变，需要立即停止操作，此外发现高风险的静脉回流方式时，也应该考虑终止操作。

并发症处理

和术前状况相比，任何改变如眩晕、复视、恶心、言语不利和感觉异常，在出现的最早期，没有出现更严重的神经功能并发症之前，就应该停止手术，这是至关重要的。

手术停止后患者仍然持续存在神经功能障碍，需要急查 MRI 并带 DWI 序列，患者需在监护条件下严密观察神经功能变化，因为有可能临床症状恶化需要气管插管。阿司匹林和抗凝治疗对这种严重并发症的作用还不是十分明确，其应用决定于潜在的机理，但是目前没有足够的证据建议在形成神经功能障碍并发症后常规使用。

总　结

IPS 取血是一项能够帮助鉴别 CS 的病因是 CD 还是异位分泌的技术，也可以提供垂体腺瘤侧别的信息。对于首次经蝶手术前没有行 IPS 采血，手术后仍然持续存在高皮质醇血症的患者，IPS 对确定是否为垂体源性仍然有用。这个技术是普遍能够耐受的，但是非常罕见的严重并发症还是存在的。

箴　言

- 任何一侧股静脉鞘一定用于进入同侧颈内静脉和 IPS。
- 牢记进入 IPS 可以通过轻柔地在颈静脉和乙状窦弧水平向上向内试探而达到。
- 如果没有通道进入 IPS，可以考虑在颈静脉球取样，极端的情况下可以考虑在海绵窦内取样。
- 防止静脉和静脉窦损伤，一定要做到轻柔操作导管和轻柔注射造影剂。

并发症的处理

- 任何神经功能出现变化立即停止手术，包括言语不利、复视和恶心。
- 在怀疑出现并发症的时候，如血管破裂或者静脉闭塞，必须行 CT 和（或）MRI 检查确定是出血还是梗死。

关键点

- IPSS 适应证：患者具有 CD 的皮肤红斑，但影像学检查和内分泌化验都没有明确的结论；患者首次手术探查没有发现分泌 ACTH 腺瘤，但是血浆 ACTH 持续增高，在考虑二次探查之前。
- 没有 CRH 时 IPS 和外周血样内 ACTH 的浓度达到 2∶1 或者更大提示 CD，应用 CRH 刺激后，IPS 和外周血的 ACTH 浓度比例 3∶1 或者更大可以诊断 CD。
- 在收集标本之前，和手术团队回顾手术过程，做好细致的术前准备非常重要。

参考文献

[1] Aron DCFJ, Findling JW, Tyrrell JB. Cushing's disease. Endocrinol Metab Clin North Am, 1987,16(3):705–730

[2] Orth DN. Cushing's syndrome. N Engl J Med, 1995,332(12): 791–803

[3] Tabarin A, Laurent F, Catargi B, et al. Comparative evaluation of conventional and dynamic magnetic resonance imaging of the pituitary gland for the diagnosis of Cushing's disease. Clin Endocrinol (Oxf), 1998,49(3):293–300

[4] Hentschel SJMI, McCutcheon IE. Stereotactic radiosurgery for Cushing disease. Neurosurg Focus, 2004,16(4):E5

[5] Howlett TADP, Drury PL, Perry L, et al. Diagnosis and management of ACTH-dependent Cushing's syndrome: comparison of the features in ectopic and pituitary ACTH production. Clin Endocrinol (Oxf), 1986,24(6): 699–713

[6] Trilck MFJ, Flitsch J, Lfidecke DK, et al. Salivary cortisol measurement-a reliable method for the diagnosis of Cushing's

syndrome. Exp Clin Endocrinol Diabetes, 2005,113(4):225–230

[7] Newell-Price JTP, Trainer P, Besser M, et al. The diagnosis and differential diagnosis of Cushing's syndrome and pseudo-Cushing's states. Endocr Rev, 1998, 19(5):647–672

[8] Corrigan DFSM, Whaley RA, Czerwinski CL, et al. Selective venous sampling to differentiate ectopic ACTH secretion from pituitary Cushing's syndrome. N Engl J Med, 1977,296: 862

[9] Oldfield EHCG, Chrousos GP, Schulte HM, et al. Preoperative lateralization of ACTH-secreting pituitary microadenomas by bilateral and simultaneous inferior petmsal venous sinus sampling. N Engl J Med, 1985,312(2):100–103

[10] Oldfield EHDJ, Doppman JL, Nieman LK, et al. Petrosal sinus sampling with and without corticotropin-releasing hormone for the differential diagnosis of Cushing's syndrome. N Engl J Med, 1991,325(13):897–905

[11] Bonelli FS, Huston J Ill, Carpenter PC, et al. Adrenocorticotropic hormone-dependent Cushing's syndrome: sensitivity and specificity of inferior petrosal sinus sampling. AJNR Am J Neuroradiol, 2000,21 (4):690–696

[12] Booth GLRD, Redelmeier DA, Grosman H, et al. Improved diagnostic accuracy of inferior petrosal si-nus sampling over imaging for localizing pituitary pathology in patients with Cushing's disease. J Clin Endocrinol Metab, 1998,83(7):2291–2295

[13] Fujimura MHI, Ikeda H, Takahashi A, et al. Diagnostic value of super-selective bilateral cavernous sinus sampling with hypothalamic stimulating hormone loading in patients with ACTH-producing pituitary adenoma. Neurol Res, 2005, 27(1): 11–15

[14] Kaltsas GAGM, Giannulis MG, Newell-Price JD, et al. A critical analysis of the value of simultaneous inferior petrosal sinus sampling in Cushing's disease and the occult ectopic adrenocorticotropin syndrome. J Clin Endocrinol Metab, 1999, 84(2):487–492

[15] Boscaro MRA, Rampazzo A, Paoletta A, et al. Selective ve-nous sampling in the differential diagnosis of ACTH-dependent Cushing's syndrome. Neuroendocrinology, 1992,55(3): 264–268

[16] Colao AFA, Faggiano A, Pivonello R, et al. Study Group of the Italian Endocrinology Society on the Pathophysiology of the Hypothalamic-Pituitary-Adrenal Axis. Inferior petrosal sinus sampling in the differential diagnosis of Cushing's syndrome: results of an Italianmulticenter study. EurJ Endocrinol, 2001, 144(5):499–507

[17] Wiggam MIHA, Heaney AP, McIlrath EM, et al. Bilateral infe-rior petrosal sinus sampling in the differential diagnosis of adrenocorticotropin-dependent Cushing's syndrome: a com-parison with other diagnostic tests. J Clin Endocrinol Metab, 2000, 85(4): 1525–1532

[18] Doppman JLCR, Chang R, Oldfield EH, et al. The hypoplastic inferior petrosal sinus: a po-tential source of false-negative results in petrosal sampling for Cushing's disease. J Clin Endocrinol Metab, 1999,84(2):533–540

[19] López JBB, Barceló B, Lucas T, et al. Petrosal sinus sampling for diagnosis of Cushing's disease: evidence of false negative re-sults. Clin Endocrinol (Oxf), 1996,45(2): 147–156

[20] Bonelli FSHJ, HustonJ III, Meyer FB, et al. Venous subarachnoid hemorrhage after inferior petrosal sinus sampling for adrenocorticotropic hormone. AJNR Am J Neuroradiol, 1999, 20(2): 306–307

[21] Díez JJIP, lglesias P. Complications of inferior petrosal sinus sampling for the etiological diagnosis of Cushing's syndrome. J Endocrinol Invest, 2002, 25(2): 195–196

[22] Doppman JL. There is no simple answer to a rare complication of inferior petrosal sinus sampling. AJNR Am J Neuroradiol, 1999, 20(2): 191–192

[23] Lefournier VGB, Gatta B, Martinie M, et al. One transient neu-rological complication (sixth nerve palsy) in 166 consecutive inferior petrosal sinus samplings for the etiological diagnosis of Cushing's syndrome. J Clin Endocrinol Metab, 1999, 84(9): 3401–3402

[24] Miller DLDJ, Doppman JL, Peterman SB, et al. Neurologic complications of petrosal sinus sampling. Radiology, 1992, 185(1): 143–147

[25] Obuobie K, Davies JS, Ogunko A, et al. Venous thrombo-embolism following inferior petrosal sinus sampling ill Cush-ing's disease. J Endocrinol Invest, 2000,23(8):542–544

[26] Seyer HHJ, Honegger J, Schott W, et al. Raymond's syndrome following petrosal sinus sampling. Acta Neurochir (Wien), 1994, 131(1–2):157–159

[27] Sturrock NDJW, Jeffcoate wJ. A neurological complication of inferior petrosal sinus sampling during investigation for Cush-ing's disease: a case report. J Neurol Neurosurg Psychiatry, 1997, 62(5):527–528

[28] Post KD. Radiosurgery and Cushing's disease. J Neurosurg, 2000,93 (5): 907–909

[29] Huang YP, Wolf BS, Antin SP, et al. The veins of the pos-terior fossa-anterior or petrosal draining group. Am J Roentgenol Radium Ther Nucl Med, 1968,104(1):36–56

[30] Matsushima T, Rhoton AL Jr, de Oliveira E, et al. Microsur-gical anatomy of the veins of the posterior fossa. J Neurosurg, 1983,59(1):63–105

[31] Doppman JLKA, Krudy AG, Girton ME, et al. Basilar venous

plexus of the posterior fossa: a potential source of error in petrosal sinus sampling. Radiology, 1985, 155(2):375–378

[32] Teramoto AYY, Yoshida Y, Sanno N, et al. Cavernous sinus sampling in patients with adrenocorticotrophic hormone-dependent Cushing's syndrome with emphasis on inter-and intracavernous adrenocorticotrophic hormone gradients. J Neurosurg, 1998, 89(5): 762–768

[33] Doppman JLNL, Nieman LK, Chang R, et al. Selective venous sampling from the cavernous sinuses is not a more reliable technique than sampling frorn the inferior petrosal sinuses in Cushing's syndrome. J Clin Endocrinol Metab, 1995, 80(8): 2485–2489

[34] llias I, Chang R, Pacak K, et al. Jugular venous sampling: an alternative to petrosal sinus sampling for the diagnostic evaluation of adrenocorticotropic hormone-dependent Cushing's syndrome. J Clin Endocrinol Metab, 2004,89(8):3795–3800

[35] Brismar G, BrismarJ, Cronqvist S. Complications of orbital and skull base phlebography. Acta Radiol Diagn (Stockh), 1976, 17(3): 274–280

第 55 章　球囊闭塞试验

Koji Ebersole, Charles J. Prestigiacomo, Chirag D. Gandhi

当考虑牺牲主要动脉的时候，评估侧支血管循环是否充分是至关重要的。现代手术的开拓者首先将这个原则应用于临床应用。Rudolph Matas 被认为是血管外科手术之父，他遵循着 Halsted 逐步闭塞颈动脉的描述，开创了以手术的方式用铝合金夹快速不可逆地闭塞颈内动脉的技术。[1-4]Matas 发表了《在手术闭塞大血管前评价侧支循环的测试方法》，在文章中他阐述了基本原则，后期又进行了全面的描述，逐渐成为所说的"Matas 试验"。[2,5]Matas 之后，受血管外因素的限制，临床进步非常有限，直到俄罗斯神经外科医生 Fedor Serbinenko 完全认识到了 Matas 原则的价值，这用了整整 60 年时间。快速发展的介入造影技术和 Serbinenko 天才般的贡献带来现代版的 Matas 试验。1974 年 Serbinenko 发表了文章"球囊导管插管技术和大血管的闭塞"，描述了应用可撤回球囊可逆性的、血管内的方式闭塞动脉的技术，用于评估 Willis 来的侧支循环。[10]Serbinenko 方法的基础已经被广泛采纳，现代版的球囊闭塞试验（BTO）被认为是 Serbinenko 的基础技术的改进。

Linskey 发表的文献显示，没有经过筛选的对照组人群，急性闭塞颈内动脉后脑梗死的发生率为 26%，[11] 发生梗死的患者组死亡率达到 46%，[11] 正确应用 BTO 的前提下，永久闭塞或者牺牲动脉后梗死的发生率下降到 3%~5% 的水平。[11-15] 明显的风险下降巩固了 BTO 的作用，

在治疗需要牺牲大血管的患者时存在风险或不可预测性，除外非临床急诊不能拖延的，应该对所有这样的患者考虑应用 BTO。

手术概述

适应证

BTO 可以分辨出哪些患者能够以合理的安全性耐受大血管的牺牲，哪些患者需要保留血管或者进一步考虑搭桥手术。颈部和颅底部较大的肿瘤或者血管病变是常用的适应证，包括动脉瘤、海绵窦瘘和血管畸形，对于血管夹层、感染和外伤的适应证已经描述过了。设备的改进和有经验的医生的增加，已经扩大了 BTO 的适应证，包括了更多可选的临床状况。

- 颈部肿瘤和鼻咽部肿瘤 [16-23]
- 颅底肿瘤：斜坡、岩部、蝶骨脊、枕部和小脑幕 [12,22-27]
- 不能夹闭的动脉瘤 [12,27-34]
- 不可预测的长时间的临时闭塞（动脉瘤夹闭或者血管内治疗）[28,33,35-39]
- 动静脉畸形，动静脉瘘（海绵窦）[34,36,40-44]
- 假性动脉瘤 [21,27,45-47]
- 夹层 [43,48-53]
- 眼段动脉瘤治疗前 [54]
- 外伤 [20,36,41，45]
- 感染 [47]

技　术

　　有效的 BTO 可以有很多种完成方式。在笔者医院，这个操作是在全身麻醉下进行的（图 55.1a~e），能否耐受根据是否达到以下几个标准：血管造影的解剖耐受标准和血流动力学标准，持续的神经生理监测的标准。如患者最初能够达到耐受标准，可以用诱导性的低血压加强试验。通过优化图像的质量和监测数据的信噪比，这种方法能够最小化和操作时间、患者的焦虑和血管波动引起变数，最大化测试结果的可靠性。加强试验通过增加试验的敏感性，从而进一步增加阴性试验结果的可信性。

　　在手术进行之前，需要全面检查患者的身体状况，尤其是心脏血管的状态，确认能否耐受全身麻醉和低压加强试验。全身麻醉由麻醉师完成，同时和神经监测团队合作，以保证神经生理数据的可靠性达到最优化。静脉监测、动脉监测、血压监测、心电图（ECG）和脉搏血氧饱和度等监测设备均要采用，并记录下基线数据。放置 Foley 导管，脑电图（EEG）和体感诱发电位（SSEP）监测电极由神经生理监测人员放置，记录基线数据然后持续进行监测。评估双侧股动脉和足背动脉搏动并记录，应用标准的 Seldinger 技术分别在右侧和左侧股总动脉放置 6F 和 5F 动脉鞘，并连接肝素盐水持续滴注。

　　静脉应用 4000U 肝素，之后每小时追加 1000U，保持激活凝血时间是基线值的 2~3 倍。5F 的 Ferumo 单弯造影导管从左侧股动脉进入完成双侧颈内动脉、颈外动脉和椎基底动脉的脑血管造影。看造影影像的时候，一定特别注意颈动脉分叉部、颈内动脉和分支、Willis 环、侧支循环解剖、明显的颅内 - 颅外（EC-IC）血管吻合，和无论原发还是继发于病变的异常血管网。动脉硬化、血管痉挛、明显的血管迂曲、严重的血管病变和没有充足的侧支循环可能导致闭塞试验不安全，必须针对每一个病例采取进一步的干预措施。当诊断性造影结束之后，

把造影管放到需闭塞血管的对侧血管，肝素盐水持续滴注，以便闭塞过程中随时能够应用。

　　一个成功的检查，球囊放置的位置很关键。在笔者中心，通常将球囊放到颈内动脉高颈段和岩段近心端的竖直部分。闭塞点的血管直径在造影图像上应用标准的矫正技术测量，之后可以选择合适的球囊。对于大多数试验，笔者喜欢选择单腔的不可脱的 7×7mm Hyperform 球囊，其具有容易导向、高顺应性和径向血管壁压低的特点。使用之前应详细检查球囊导管以确保能够正常使用。

　　6F 的 Cordis Envoy（Cordis 神经血管公司，Miami 湖，FL）导引导管连接加压滴注，通过右侧股动脉进入需要闭塞的血管内。透视下，将球囊导管通过导引导管进入目标血管并到达预计的部位，然后透视下缓慢充盈球囊，直到球囊从球形变成轻度的长形。通过导引导管推注少量造影剂，如果球囊近端造影剂持续存在不流动，证明完全闭塞血管，然后用肝素盐水将造影冲走，降低内膜刺激及防止血栓形成。这时开始计时。

　　全程进行神经生理监测，任何显著的偏离基线数值，被认为是阳性测试结果。EEG 的振幅或频率显著下降或两侧出现不对称，SSEP 显示振幅下降或潜伏期和中心传导时间增加，这些均提示脑血流（CBF）下降，需要立即缩小球囊终止进一步的试验。

　　对于在最初的闭塞阶段监测没有改变的患者，需要通过对侧预置的造影管行对侧循环的造影，随后是椎基底循环造影，如果觉着 EC-IC 吻合比较好，对侧颈外动脉造影也需要进行，每个系列图像采集要进入静脉期。

　　笔者中心血管造影通过解剖耐受标准和血流动力学闭塞耐受标准判定。解剖标准要求看到适当的半球侧支血流，包括适当的交叉充盈血流，可以来自前交通和（或）后交通动脉、EC-IC 吻合血管和软膜血管的侧支循环。总的

625

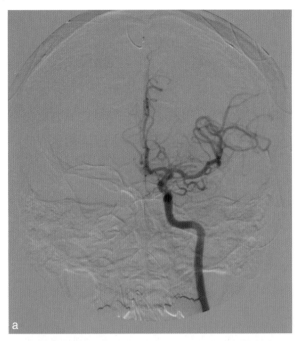

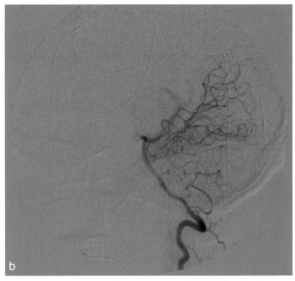

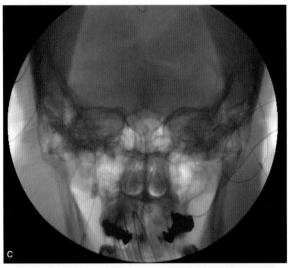

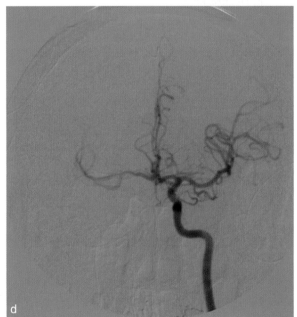

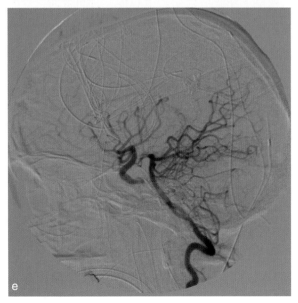

图 55.1 （a~e）47 岁的女性患者，右侧颈动脉体瘤逐渐长大并包绕颈内动脉，进行 BTO 以确认切除肿瘤时能否牺牲颈内动脉，或者是否需要切除肿瘤前行搭桥手术。（a）充盈球囊（右侧颈内动脉内）前左侧颈内动脉正位血管造影。（b）球囊充盈前左椎动脉侧位造影。（c）非减影像显示 7×7mm Hyperform 球囊（EV3 Neurovascular, Irvine CA）在右侧颈内动脉内充盈。（d）球囊充盈时左侧颈内动脉正位造影，提示来自左侧颈内的血流通过前交通充盈右侧。（e）球囊充盈时左侧椎动脉侧位造影，提示新的侧支循环充盈通过右侧后交通动脉瘤进入右侧颈内动脉的床突上段

来讲，就是在毛细血管期不能有任何的充盈缺损，尤其是在分水岭区。血流动力学标准要求闭塞和非闭塞循环的静脉期同步充盈显影，重点关注通过时间，侧支循环充盈闭塞侧皮层静脉的时间和非闭塞侧的时间相差不能超过 1s。如果达不到血管造影的标准就是阳性试验结果，缩小球囊终止进一步的试验。

如果最初的神经生理和造影标准都能够达到，球囊持续充盈闭塞动脉 15min，仍然能够耐受，行低压加强试验。由麻醉师缓慢地将血压降到基线血压的 2/3，继续闭塞动脉观察 15min，低压加强试验期间任何明显的神经生理监测质变的改变，被认为是阳性结果，需要终止试验。满足了最初的试验标准并通过低压加强试验才被认为是阴性结果，只有这样的患者才能耐受动脉闭塞手术，术后出现缺血风险的概率比较低。

无论是阴性还是阳性结果，试验结束后在透视下撤出球囊导管，并行目标血管最后的造影，确认是否有血栓形成或者其他并发症。导管和鞘撤出后，用 AngioSeal（Saint Jude 医疗，St. Paul，MN）封闭股动脉穿刺点。麻醉复苏，并在拔管前检查患者的神经功能，之后转入恢复室行术后处理，当夜在医院观察。

方法的变迁

完成 BTO 有很多种方法，目前没有证明哪种方法具有明显的统计学优势。[15,55]对某一特定的方法比较熟悉能够提高试验的效率，对数据结果能够更好地解读，相反的，如果对其他替代方法了解，能够让操作者根据某些临床场景的独特要求对试验做出修改。无论什么样的方法，一个好用的检查应该符合安全、效价比高和结果可靠的要求。

临床测试

通过神经功能评估，在清醒的患者身上进

行闭塞试验是安全的。[12-14,42]在这样的背景下，操作前先行基线的神经功能检查，应用小剂量的抗焦虑药物，在基线检查前起效，能够让患者感觉舒服些。由进行基线检查的同一个人在闭塞开始后每 5min 进行一次神经功能检查，任何和基线状况的不同发现被认为是阳性结果，需要撤出球囊终止试验。测试也和其他辅助形式和（或）低压加强测试联合应用。

这种方法的优点是避免了全身麻醉，可以直接评估临床的耐受性并将花费降到最低，缺点是由于患者紧张、不舒服、运动、血管和呼吸波动会产生参数改变，运动引起图像质量下降，以及可能的辅助测试对结果的干扰等。患者能够舒服地耐受测试是决定其成功与否的最主要因素，适当的抗焦虑治疗是关键，但一定要明白一点过度地抗焦虑会让神经功能评估变得复杂，而抗焦虑不够可以导致假阴性的结果，尤其意想不到的血压显著升高。[56,57]

低压加强试验

激发 BTO 患者的脑血流储备被认为能够增加测试的敏感性，将假阴性的可能性降到最低。诱导性低血压和静脉应用乙酰唑胺是报道中最常用的两种激发方法，[14,32,56-59]两种方法都是成功耐受了第一阶段的闭塞试验后才开始应用的。

经典的低压加强试验是在持续监测闭塞耐受标准的前提下，逐渐将血压降到基线值的 2/3，控制性降压最好由麻醉师完成，尽量应用短效药物，例如硝普钠 [2.5~7.5μg/（kg·min）] 或者拉贝洛尔（总量 5~20mg），[57]标准的低压持续 25~20min，然后血压自然恢复到基线状态，无法达到耐受标准的任何问题都提示阳性结果。低压加强试验只需要增加很小的花费就能轻易完成，缺点是增加闭塞时间和操作时间，理论上会增加心血管和脑梗死的风险。既能找到支持该技术的文献资料，也能找到反对该技术的。[14,17,32,56,60]

应用乙酰唑胺是另外一个激发脑血管储备的方法。乙酰唑胺能够透过血脑屏障抑制碳酸酐酶而降低组织 pH，笔者期望看到通过正常的自我调节机制达到血管代偿性扩张，从而增加 CBF。在进行 BTO 时，闭塞血管会引起同侧血管不同程度的扩张，应用乙酰唑胺激发血管储备功能时，血管扩张达到最大化或者接近最大化，不能再进一步增加 CBF，如果受损的灌注的总量足够大，就出现了无法耐受闭塞标准的结果。

进行加强试验的时候，耐受了最初的闭塞阶段后，静脉内以总量 1g 或者 20mg/kg 的标准应用乙酰唑胺，药物在 20min 达到最大效果，所以试验至少要超过这个时间段。在整个闭塞期间必须达到持续的耐受。如果脑血管储备功能不足，无法达到耐受标准，就是阳性 BTO 结果。乙酰唑胺加强试验的好处是费用低、简单、可广泛应用和其他辅助测试可以兼容。缺点是药效不能立即中和、延长闭塞时间和操作时间，理论上增加心血管和脑梗死风险。报道的小样本病例序列研究没有对试验结果或方案达成一致意见。[58,59,61-65]

神经生理监测

在永久性脑梗死发生之前，CBF 的下降可以引起的细胞内电位变化，这种变化能够应用神经生理监测的方法看到。有关内膜剥脱和动脉瘤夹闭的文献中描述了术中应用 EEG 和 SSEP，通常联合使用，而 BTO 应用二者是一种自然的延伸，尤其是在全身麻醉下进行的时候。[24,66-72] 在全身麻醉插管前就记录基线的数值，并在操作过程中全程记录。持续的监测最好由有经验的技师或者神经科医生完成，后者可能更好一些。因为存在颅内病变的情况下可能产生复杂的监测数据结果，任何明显的电位变化立即报告给操作者。和缺血一致的改变定义为阳性结果，需要立即泄掉球囊终止试验。

神经生理监测可以提供实时的、可靠的和可复制的结果，让选择全身麻醉的策略达到最佳效果。必需的设备最好是无创的和广泛应用的，适当增加手术的费用和时间。缺点是增加额外的人员，可疑的结果很难解读，有关用于 BTO 的报道经验有限，难以得到结论性结果。[71-75]

单电子发射电脑成像

单电子发射电脑成像（SPECT）可以和 BTO 结合使用，定量测量 CBF 的数值。[14,16,29,59,60,76-92] 动脉闭塞期间静脉应用放射示踪剂锝 99m 六甲基二基胺肟（^{99m}Tc-HMPO）或者锝 99m 半胱乙酯二聚体（^{99m}Tc-ECD），令其在球囊泄掉前充分循环，随后行 SPECT 扫描，得到闭塞期间有关 CBF 的信息。

应用 SPECT 定量测定 CBF 是期望能够增加试验结果的敏感性。实际上支持这项技术的经常展示一些 SPECT 异常而其他耐受标准没有异常的患者，[59,76,82,93] 更进一步的报道是加强试验时的 SPECT 数据，无论是低压性的还是应用乙酰唑胺。[14,56,59,63,83] 虽然有很多文章发表，但是目前并没有明确的统计学证据显示应用 SPECT 能够降低动脉闭塞后脑梗死的发生率，由于发表文献的病例样本数量太小因而得不出确定性的结论，也有小病例样本显示这个技术是无效的。[26,94] 很多方面还没有达成统一的认识，如方法的一致性、放射性核素的选择，放射性核素应用的时机，SPECT 进行的时机，是否需要和基线数值对比，以及临床意义的阈值。此外，对耐受其他标准而没有通过 SPECT 检查的亚组患者，如何处理也没有一致性意见。其他不利之处就是增加了花费，有放射性暴露。

氙 CT

BTO 时定量测量 CBF 也可以通过稳定的氙增强 CT（Xe-CT）获得。[11,13,22,61,95-100] 这个方法需要在动脉闭塞期间行 Xe-CT 扫描，在做检查前患者必须耐受了合适的 BTO，然后泄球囊并保持原位，将患者转去 CT 检查室，患者躺倒检查床上后，用非常精确体积的造影剂充盈球囊，可以用 CT 扫描图像确认球囊的形态和位置。动脉闭塞几分钟后行 Xe-CT 检查，之后可以对比闭塞时和基线时的数值。

如同 SPECT 研究一样，这个方法也会发现能够耐受其他试验标准而 Xe-CT 异常的亚组患者。[65,95,101] 虽然目前有关 BTO 的文献中，评估 Xe-CT 的最多，但是很多问题仍然没有个统一的认识，如方法应用的一致性、数据解读的一致性和该亚组患者的处理。[12,13] 如同 SPECT 文献，Xe-CT 试验并没有显示出比其他 BTO 方法更低的闭塞后梗死发生率。而缺点很多，如需要在转运过程中保持球囊原位、在没有直视的情况下充盈球囊、增加闭塞的时间、增加了费用和设备使用受限等。

经颅多普勒

在颈内动脉临时闭塞期间，血流速度的变化和 CBF 的改变相关，通过经颅多普勒（TCD）可以探查到血流的改变，[58,70,102-106] 大部分文献报道都是对比基线情况下和闭塞时大脑中动脉（MCA）血流速度变化，采用或者不采用波形或搏动参数分析的方法。

TCD 是能够广泛应用的方法，只增加最小的费用而能够轻易操作，且不增加额外的风险，还可以和其他辅助试验和加强测试同时进行。TCD 结果立即就可以得到，能够反映实时的变化。一个优点就是最近的文章中提到了 TCD 可以用于非常短时间的球囊闭塞测试，[105] 此外，在永久闭塞动脉后，TCD 仍然在医院内用作监护设备。但是 TCD 的应用还是受到很多限制，如数据很大程度依赖操作者的经验和水平，间接的测量 CBF，评价的主要是 MCA 的主干血管，文献报道的样本量较小，对耐受标准缺乏一致

性意见，和其他 BTO 方法相比没有统计学上的优势。

残端压力

闭塞点远端动脉血管的压力，通常叫作残端压力或者后面压力，是随着 CBF 的改变而变化的，直觉上，残端压随着 CBF 的下降而降低。在行 BTO 的时候，将压力转换器放到双腔球囊导管远心端的腔内，可以持续地实时地记录残端压力，[65,87,88,91,93,95,102,107] 但是目前特定的、可靠的、可复制的能够预测缺血的残端压参数和参数数值仍然没有统一，通常报道的方法包括残端压和正常动脉压的比率（典型的报道的临界值是 60%）和残端压的绝对值（典型报道的临界值是 50mmHg）。

支持残端压力测量成为可靠的球囊闭塞试验的标准主要因素，是可以想到的优点：几乎不增加费用和手术时间长度，无创性。然而残端压力测量的实用性仍然存在很大的争议，因为文献报道的小样本量且互相冲突的结果。目前的研究状态，残端压记录最被认可是在大量的 BTO 标准背景下能够简单、便宜获得额外数据的方法。

血管造影的标准

几个研究者报道了用血管造影标准确定是否耐受 BTO 的经验。[25,42,108,109] 闭塞侧和非闭塞侧循环一致的通过时间可以通过脑血管造影证实，主要通过观察造影剂同步通过不同的血管显影阶段，尤其是在静脉期能够看清楚。颈动脉造影时，主要看来自前交通动脉的侧支循环能否明显充盈半球皮层静脉；优势侧椎动脉造影时，在后部皮层和小脑的静脉期分析来自后交通动脉的侧支循环。为了能够得到最佳的图像，建议最好用自动的造影剂注射器。

目前仍没有精确定义闭塞耐受血管造影的特定标准。通常认为真正的静脉期同步显影出

现神经功能异常结果的概率比较低，但是如何认定接近同步目前尚不清楚。报道的可以接受的接近同步的标准是 0.5~2.0s。在患者采用全身麻醉时，报道的价值更高一些，而典型报道中清醒状态下价值更低一些。[42,100] 尽管有这种变化性，这项技术应用于任何存在的 BTO 方法中都是简单的和直接的。是否能够把这个技术用作一个单独的闭塞耐受标准仍然不清楚，但是能够看到单独应用其作为标准的文献报道，尤其对那些只能耐受造影完成这么短时间的患者。[42,109]

其他方法

有关其他影像方法的研究也有报道，包括 PET、核磁灌注成像、核磁血管造影、CT 灌注成像、动力学 CT 等。[63,64,110-115] 如同之前描述的方法，这些技术的应用存在概念上的合理性，就是通过显示不同灌注的区域，可能增加 BTO 试验的敏感性和特异性，但到目前为止，由于其样本太小而无法对其实用性给出结论性的陈述。

缺 陷

BTO 是安全的手术。目前最大的 500 例患者病例组的并发症率为 3.2%，[13] 且半数为无症状性的，是通过随访造影或者手术时发现的，包括夹层、栓子和假性动脉瘤，症状（1.6%）包括短暂性症状（1.2%）和永久性神经功能障碍（0.4%），没有死亡发生。这些发生率和 300 例病例序列报道的发生率相似，3.7% 的并发症率，2% 是无症状性的，1.7% 是症状性的。[12] 进行治疗后发生永久性神经功能障碍的概率是可以接受的（0.67%），没有死亡患者。相似的是其并发症也是包括夹层和血栓性的或者动脉硬化性栓子。总体上，操作较好的 BTO 的并发症率应该和脑血管造影接近。[14,15,30,109] 血栓性并

发症可以通过充分的肝素化、持续的滴注技术和尽可能远端的血管闭塞地点已降到最低。和导管操作相关的血管损伤最好通过细致轻柔的技术、对设备的熟悉和对即将描述的缺陷的熟悉而避免。

闭塞位置

选择合适闭塞位置对成功完成手术是一个关键因素。闭塞的位置受很多因素的影响，如永久闭塞血管的位置、血管病变的特点、血管的走行（弯 vs. 直）、管腔的特点（尺寸、规则 vs. 不规则）和侧支血管的解剖，选择恰当的位置能够将并发症的风险降到最低，并将试验结果的可靠性达到最大。了解多个可接受的闭塞位置，能够让操作者可以根据临床状况更改手术。

闭塞的位置能分成两大类：颅内的和颅外的，各有各的优缺点，实际中细微的差别对每一个都是特异的。颈内动脉颅外闭塞的位置通常选在分叉上高颈段段 C1~C2 的位置。[13,56] 笔者喜欢选比较直的血管，但有人认为血管自然弯曲的外形利于球囊位置的固定，球囊移位概率最小，[116] 在这个位置闭塞比较简单直接，但是对于颈部迂曲或者明显动脉硬化的血管需要考虑是否禁忌。如果球囊操作或者闭塞靠近高分叉部位的颈动脉球，可能会引发颈动脉窦反射，导致心率变缓和血压下降。最后，如果永久闭塞的位置在闭塞试验位置的远端，一定要仔细评估造影影像，确保在两点之间侧支循环的存在。[55,117] 测试的时候侧支循环是存在的，但是永久闭塞位置在测试位置远端可能损害的侧支循环，可能会导致灾难性的临床后果。[14,55,118] 侧支循环最好在测试闭塞位置的更远端。

颅内段颈内动脉闭塞有时特异性地适用于某些描述的场景，一些中心仍然常规使用着。[12,14,56,118] 岩段固定的部分是偏爱的位置，理论上能够让球囊更加的稳定，[14,56] 更远一些

接近眼动脉的位置可以选择。[54,56,118,119]

测试的位置和永久闭塞的位置越是接近，BTO 结果的可靠性越好，在永久闭塞位置进行测试也减少了其他部位血管内膜的损伤的概率。在尽量远的位置进行闭塞降低血栓性并发症的发生，因为球囊远端不流动血液达到最小化，但是远端球囊导管操作可能轻度增加血管损伤的风险，这非常少见，可能因颅内血管内充盈球囊而产生和部位相关的特异的暂时性的临床症状，包括海绵窦综合征和眼球缺血综合征，这代表着技术操作错误而不是阳性结果 BTO。[57,120-122] 这些缺点都可以通过经验积累和技术改进而克服，在病例数量大的中心仍然喜欢把闭塞的位置尽量靠近病变，从而令BTO结果达到最优化。

球囊选择

有很多种球囊可供选择，在很多方面存在差别，例如形态、顺应性、操作特点和径向压力。有关各个导管设计和术者经验的比较在文献中都可以找到，[13,14,123-125] 总的讲，对球囊的综合要求是具有高顺应性、低径向压力和易导向性。

绝大部分不可脱球囊导管可以分为两组，单腔导管和双腔导管。单腔导管具有易导向性和高适形性的特点，在行远端闭塞时或者细小迂曲的血管结构中强烈建议采用此类导管。[14,56] 双腔导管通常不太容易改变形状，有点硬，所以导向性差且增加血管损伤的风险，但是也有几个好处，额外的腔可以持续监测残端压，通过监测确认原始的和进行中的残端压力，作为BTO 耐受的一个参数，[65,87,88,91,93,95,102,107] 也可以通过额外的腔间断或持续冲洗盐水，理论上去除静止的血液而降低了血栓形成的可能。[46,116,121] 不管是哪种设计，术者对特定导管系统的熟悉和用起来舒适的重要性远超过导管设计的细微差别，而且在特定的临床背景下，掌握多个不同导管系统的使用特点让术者能够修改手术做法。

球囊充盈

正确的球囊充盈对手术成功完成很关键。球囊充盈不足可以引起球囊移位，内膜剪切，血管夹层，和（或）血管不全闭塞而导致假阴性结果；过渡充盈也可以引起组织病理的改变，如内膜损伤、栓子概率增加、血管痉挛、假性动脉瘤形成、夹层、隐性的病理性的血管结构脆弱和显性的血管破裂。[12-14,124,126,127]

充盈球囊的目的是以最小的球囊伸展而达到血管闭塞。为了达到这个目的，有很多方法可以应用，[13,14,56] 笔者的技术是缓慢、小心地充盈，直到球囊从圆形变成轻度长形，[12,14] 有专家认为这样已经属于过度充盈了，建议采用双腔导管，可以持续监测残端压，注射的体积为残端压的波幅下降到最低时的量。[13] 而其他人根据所用导管球囊体积和直径曲线，将球囊充盈到预先测量好的目标血管的直径。[56] 不管采用哪种方法，术者对设备的熟悉和对球囊有手感是成功的关键。一点需要明确，随着时间推移球囊具有逐渐变小的倾向，因此每间隔 5min 需要检查一次，以确保持续闭塞。

闭塞时间

经典的试验整个闭塞时间是 15~30min，[12-14,56,57] 最近报道应用血管造影标准和 TCD 标准的试验时间可以更短。[42,105,109] 延长闭塞时间理论上增加血管损伤和血栓形成的风险，延长手术时间意味着增加费用和搅乱患者的耐受；另外一面，较短的闭塞时间不能充分辨别所有可能存在缺血风险的患者，或者时间太短无法让自我调节机制充分起作用达到平衡状态而提高假阳性率。超短的闭塞时间是具有诱惑性的，但是需要大样本的病例证实。无论哪种方法，做得好的试验，其并发症率和预见价值应该是可以接受的。[15,55]

结　论

BTO 是一个强有力的神经血管造影技术，正确使用时，能够安全可靠地帮助处理一系列涉及头颈部血管结构的病变。

关键点

- 对于需要牺牲颈内动脉或者长时间暂时阻断颈内动脉的病例（如颅底肿瘤、复杂 ICA 动脉瘤、ICA 瘘或者外伤），BTO 是可能有用的术前辅助方法。

- 全身麻醉下 BTO 时，无论是基线时还是低压加强测试时，SSEP 和 EEG 是至关重要的，而清醒患者的 BTO 中，神经功能监测是必需的。

- 近同步的静脉期显影，同时神经生理监测没有异常改变预示充足的侧支循环，这些基线评价可以用低压加强和（或）SPECT 或 Xe-CT 补充。

箴言和并发症的预防

- 过度充盈球囊可以导致夹层和假性动脉瘤形成，可以通过术前测量目标血管直径和应用校准的预先设定好的直径量的注射器充盈而避免这种状况。确认一定不要在颈部和岩段结合部位充盈球囊，这是最容易损伤的部位。一旦出现夹层，立即造影确认损伤的情况，充分的全身肝素化。治疗可以采用延长抗凝时间，严重的病例需要行球囊成形或者支架成形。

- 如果不仔细选择闭塞的位置或者球囊不能持续充盈，就会产生假阴性的结果，测试的闭塞位置尽可能靠近计划永久闭塞的位置，这也能够最好的复制闭塞血管侧支循环的状况。理想的，中颈部的颈内动脉位置能够看到颈外侧支循环的存在。一旦球囊充盈需不断透视观察，确保球囊没有提前泄露。

参考文献

[1] Cordell AR. A lasting legacy: the life and work of Rudolph Matas. J Vasc Surg, 1985, 2(4):613–619

[2] Ellis T, Widmann WD, Hardy MA. Rudolph Matas: the father of vascular surgery. Curt Surg, 2005, 62(6):606–608

[3] Rutkow IM. William Halsted and Rudolph Matas: their unique alliance. Surgery, 1980, 87(5):524–538

[4] Halsted WS. Partial, progressive and complete occlusion of the aorta and other large arteries in the dog by means of the metal band. J Exp Med, 1909, 11(2):373–391

[5] Wang H, Lanzino G, Kraus RR, et al. Provocative test occlusion or the Matas test: who was Rudolph Matas? J Neurosurg, 2003, 98(4):926–928

[6] Mount LA. Results of treatment of intracranial aneurysms using the Selverstone clamp. J Neurosurg, 1959, 16: 611–618

[7] Nornes H. The role of the circle of Willis in graded occlusion of the internal carotid artery in man. Acta Neurochir (Wien), 1973, 28(3):165–177

[8] AI-Shatoury HA, Raja Al, Ausman JI. Timeline: pioneers in cerebral aneurysms. Surg Neurol, 2000, 54(6):465–470

[9] Norlen G, Olivecrona H. The treatment of aneurysms of the circle of Willis. J Neurosurg, 1953, 10(4):404–415

[10] Serbinenko FA. Balloon catheterization and occlusion of major cerebral vessels. J Neurosurg, 1974, 41 (2): 125–145

[11] Linskey ME, Jungreis CA, Yonas H, et al. Stroke risk after abrupt internal carotid artery sacrifice: accuracy of preoperative assessment with balloon test occlusion and stable xenon-enhanced CT. AJNR Am J Neuroradiol, 1994, 15(5): 829–843

[12] Tart RW, Jungreis CA, Horton JA, et al. Complications of preoperative balloon test occlusion of the internal carotid arteries: experience in 300 cases. Skull Base Surg, 1991, 1(4): 240–244

[13] Mathis JM, Barr JD, Jungreis CA, et al. Temporary balloon test occlusion of the internal carotid artery: experience in 500 cases. AJNR Am J Neuroradiol, 1995, 16(4):749–754

[14] Meyers PM, Thakur GA, Tomsick TA. Temporary endovascular balloon occlusion of the internal carotid artery with a nondetachable silicone balloon catheter: analysis of technique and cost. AJNR AmJ Neuroradiol, 1999,20(4):559–564

[15] American Society of Interventional and Therapeutic Neuro-radiology. Carotid artery balloon test occlusion. AJNR Am J Neuroradiol, 2001, 22(8, Suppl):S8–S9

[16] Adams GL, Madison M, Remley K, et al. Preoperative permanent balloon occlusion of internal carotid artery in patients with advanced head and neck squamous cell carcinoma. Laryngoscope, 1999, 109(3):460–466

[17] Dare AO, Gibbons KJ, Gillihan MD, et al. Hypotensive endovascular test occlusion of the carotid artery in head and neck cancer. Neurosurg Focus, 2003, 14(3):e5

[18] Freeman SB, Hamaker RC, Borrowdale RB, et al. Management of neck metastasis with carotid artery involvement. Laryngoscope, 2004, 114(1):20–24

[19] Zhang M, Garvis W, Linder T, et al. Update on the infra-temporal fossa approaches to nasopharyngeal angiofibroma. Laryngoscope, 1998, 108(11 Pt 1):1717–1723

[20] Johnson MH, Chiang VL, Ross DA. Interventional neuroradiology adjuncts and alternatives in patients with head and neck vascular lesions. Neurosurg Clin N Am, 2005, 16(3): 547–560, vii

[21] Chaloupka JC, Putman CM, Citardi MJ, et al. Endovascular therapy for the carotid blowout syndrome in head and neck surgical patients: diagnostic and managerial considerations. AJNR Am J Neuroradiol, 1996, 17(5):843–852

[22] de Vries EJ, Sekhar LN, Horton JA, et al. A new metbod to predict safe resection of the internal carotid artery. Laryngoscope, 1990, 100(1):85–88

[23] de Vries EJ, Sekhar LN, Janecka IP, et al. Elective resection of the internal carotid artery without reconstruction. Laryngoscope, 1988, 98(9):960–966

[24] Andrews JC, Valavanis A, Fisch U. Management of the internal carotid artery in surgery of the skull base. Laryngoscope, 1989, 99(12):1224–1229

[25] Sarma M, Piazza P, Ditrapani G, et al. Management of the internal carotid artery in tumors of the lateral skull base: preoperative permanent balloon occlusion without reconstruction. Otol Neurotol, 2004, 25(6):998–1005

[26] Segal DH, Sen C, Bederson JB, et al. Predictive value of balloon test occlusion of the internal carotid artery. Skull Base Surg, 1995, 5(2):97–107

[27] Sekhar LN, Schramm VL Jr, Jones NF, et al. Operative exposure and management of the petrous and upper cervical internal carotid artery. Neurosurgery, 1986, 19(6):967–982

[28] Hacein-Bey L, Connolly ES Jr, Mayer SA, et al. Complex intracranial aneurysms: combined operative and endovascular approaches. Neurosurgery, 1998, 43(6):1304–1312, discussion 1312–1313

[29] do Souto AA, Domingues FS, Espinosa G, et al. Complex paraclinoidal and giant cavernous aneurysms: importance of preoperative evaluation with temporary balloon occlusion test and SPECT. Arq Neuropsiquiatr, 2006, 64(3B):768–773

[30] O'Shaughnessy BA, Salehi SA, Mindea SA, et al. Selective cerebral revascularization as an adjunct in the treatment of giant anterior circulation aneurysms. Neurosurg Focus, 2003, 14(3):e4

[31] Depauw P, Defreyne L, Dewaele F, et al. Endovascular treatment of a giant petrous internal carotid artery aneurysm. Case report and review of the literature. Minim Invasive Neurosurg, 2003, 46(4):250–253

[32] Larson JJ, Tew JM Jr, Tomsick TA, et al. Treatment of aneurysms of the internal carotid artery by intravascular balloon occlusion: long-term follow-up of 58 patients. Neurosurgery, 1995, 36(1): 26–30, discussion 30

[33] Bailes JE, Deeb ZL, Wilson JA, et al. Intraoperative angiography and temporary balloon occlusion of the basilar artery as an adjunct to surgical clipping: technical note. Neurosurgery, 1992, 30(6): 949–953

[34] van der Schaaf IC, Brilstra EH, Buskens E, et al. Endovascular treatment of aneurysms in the cavernous sinus: a systematic review on balloon occlusion of the parent vessel and embolization with coils. Stroke, 2002, 33(1):313–318

[35] Mizoi K, Yoshimoto T, Takahashi A, et al. Direct clipping of basilar trunk aneurysms using temporary balloon occlusion. J Neurosurg, 1994, 80(2):230–236

[36] Barr JD. Temporary and permanent occlusion of cerebral arteries: indications and techniques. Neurosurg Clin N Am, 2000, 11(1): 27–38, vii-viii

[37] Ricci G, Ricci A, Gallucci M, et al. Combined endovascular and microsurgical approach in the treatment of giant paraclinoid and vertebrobasilar aneurysms. J Neurosurg Sci, 2005, 49(1): 1–6

[38] Shucart WA, Kwan ES, Heilman CB. Temporary balloon occlusion of a proximal vessel as an aid to clipping aneurysms of the basilar and paraclinoid internal carotid arteries: technical note. Neurosurgery, 1990, 27(1): 116–119

[39] Taylor CL, Selman WR, Kiefer SP, et al. Temporary vessel occlusion during intracranial aneurysm repair. Neurosurgery, 1996, 39(5):893–905, discussion 905–906

[40] Graves VB, Perl J II, Strother CM, et al. Endovascular occlusion of the carotid or vertebral artery with temporary proximal flow arrest and microcoils: clinical results. AJNR Am J Neuroradiol, 1997, 18(7): 1201–1206

[41] Yang H, Ling F, Wang D, et al. Balloon occlusion test and therapeutic occlusion on traumatic carotid cavernous fistulas. Chin J

Traumatol, 1999, 2(2): 118–121

[42] Abud DG, Spelle L, Piotin M, et al. Venous phase timing during balloon test occlusion as a criterion for permanent internal carotid artery sacrifice. AJNR Am J Neuroradiol, 2005, 26(10): 2602–2609

[43] Halbach W, Higashida RT, Dowd CF, et al. Endovascular treatment of vertebral artery dissections and pseudoaneurysms, J Neurosurg, 1993, 79(2): 183–191

[44] Halbach W, Higashida RT, Yang P, et al. Preoperative balloon occlusion ofarteriovenous malformations. Neurosurgery, 1988, 22(2):301–308

[45] Bavinzski G, Killer M, Knosp E, et al. False aneurysms of the intracavernous carotid arteryreport of 7 cases. Acta Neurochir (Wien), 1997, 139(1): 37–43

[46] Terramani TT, Workman MJ, Loberman Z, et al. Adjunctive endovascular techniques in the management of postoperative carotid artery pseudoaneurysms-useful armamentarium for vascular surgeons-three case reports. Vasc Endovascular Surg, 2003, 37(3):207–212

[47] Yasuda H, Kuroda S, Ushikoshi S, et al. Combined surgical and endovascular treatment of infected pseudoaneurysm after carotid endarterectomy. Case report. Neurol Med Chir (To-kyo), 2005, 45(1):37–40

[48] Redekop G, TerBrugge K, Willinsky R. Subarachnoid hemorrhage from vertebrobasilar dissecting aneurysm treated with staged bilateral vertebral artery occlusion: the importance of early follow-up angiography: technical case report. Neurosurgery, 1999, 45(5):1258–1262, discussion 1262–1263

[49] Carney AL, Anderson EM, Martinez DM. Advances in verte-bral artery surgery at the skull base. Tex Heart Inst J, 1986, 13(1):83–90

[50] Hamada J, Kai Y, Morioka M, et al. Multimodal treatment of ruptured dissecting aneurysms of the vertebral artery during the acute stage. J Neurosurg, 2003, 99(6):960–966

[51] Iihara K, Sakai N, Murao K, et al. Dissecting aneurysms of the vertebral artery: a management strategy. J Neurosurg, 2002, 97(2):259–267

[52] Nomura M, Kida S, Yamashita J, et al. Endovascular embolization of unruptured vertebral dissection using Guglielmi electrolytically detachable coils: case report. J Int Med Res, 1999, 27(2):101–105

[53] Tsukahara T, Wada H, Satake K, et al. Proximal balloon occlusion for dissecting vertebral aneurysms accompanied by subarachnoid hemorrhage. Neurosurgery, 1995, 36(5): 914–919, discussion 919–920

[54] Shaibani A, Khawar S, Bendok B, et al. Temporary balloon occlusion to test adequacy of collateral flow to the retina and tolerance for endovascular aneurysmal coiling. AJNR Am J Neuroradiol, 2004, 25(8): 1384–1386

[55] Allen JW, Alastra AJ, Nelson PK. Proximal intracranial internal carotid artery branches: prevalence and importance for balloon occlusion test. J Neurosurg, 2005, 102(1):45–52

[56] Parkinson RJ, Bendok BR, O'Shaughnessy BA, et al. Temporary and permanent occlusion of cervical and cerebral arteries. Neurosurg Clin N Am, 2005, 16(2):249–256, viii.

[57] Standard SC, Ahuja A, Guterman LR, et al. Balloon test occlusion of the internal carotid artery with hypotensive challenge. AJNR Am J Neuroradiol, 1995, 16(7): 1453–1458

[58] Schneweis S, Urbach H, Solymosi L, et al. Preoperative risk assessment for carotid occlusion by transcranial Doppler ultrasound. J Neurol Neurosurg Psychiatry, 1997, 62(5): 485–489

[59] Sugawara Y, Kikuchi T, Ueda T, et al. Usefulness of brain SPECT to evaluate brain tolerance and hemodynamic changes during temporary balloon occlusion test and after permanent carotid occlusion. J Nucl Med, 2002, 43(12): 1616–1623

[60] Dare AO, Chaloupka JC, Putman CM, et al. Failure of the hypotensive provocative test during temporary balloon test occlusion of the internal carotid artery to predict delayed hemodynamic ischemia after therapeutic carotid occlusion. Surg Neurol, 1998, 50(2):147–155, discussion 155–156

[61] Okudaira Y, Nakanishi H, Arai H, et al. Differences in acet-azolamide vasoreactivity in patients with acute and chronic occlusion of the internal carotid artery. J Clin Neurosci, 2003, 10(3): 316–319

[62] Soricelli A, Postiglione A, Cuocolo A, et al. Effect of adenosine on cerebral blood flow as evaluated by single-photon emission computed tomography in normal subjects and in patients with occlusive carotid disease. A comparison with acetazolamide. Stroke, 1995,26(9): 1572–1576

[63] Ma J, Mehrkens JH, Holtmannspoetter M, et al. Perfusion MRI before and after acetazolamide administration for assessment of cerebrovascular reserve capacity in patients with symptomatic internal carotid artery (ICA) occlusion: comparison with 99mTc-ECD SPECT. Neuroradiology, 2007, 49(4):317–326

[64] Jain R, Hoeffner EG, Deveikis JP, et al. Carotid perfusion CT with balloon occlusion and acetazolamide challenge test: feasibility. Radiology, 2004, 231 (3):906–913

[65] Steed DL, Webster MW, DeVries EJ, et al. Clinical observations on the effect of carotid artery occlusion on cerebral blood flow mapped by xenon computed tomography and its correlation with carotid artery back pressure. J Vasc Surg, 1990, 11 (1):38-43, discussion 43–44

[66] Hans SS, Jareunpoon O. Prospective evaluation of electroence-phalography, carotid artery stump pressure, and neurologic changes during 314 consecutive carotid endar-terectomies performed in awake patients. J Vasc Surg, 2007, 45(3): 511–515

[67] Liu AY, Lopez JR, Do HM, et al. Neurophysiological monitoring in the endovascular therapy of aneurysms. AJNR Am J Neuroradiol, 2003, 24(8): 1520–1527

[68] Schneider JR, Droste JS, Schindler N, et al. Carotid endarterectomy with routine electroencephalography and selective shunting: Influence of contralateral internal carotid artery occlusion and util-ity in prevention of perioperative strokes. J Vasc Surg, 2002, 35(6):1114–1122

[69] McCarthy wJ, Park AE, Koushanpour E, et al. Carotid endarterectomy. Lessons from intraoperative monitoring–a decade of experience. Ann Surg, 1996, 224(3): 297–305, discussion 305–307

[70] Moritz S, Kasprzak P, Arlt M, et al. Accuracy of cerebral monitoring in detecting cerebral ischemia during carotid endarterectomy: a comparison of transcranial Doppler sonography, near-infrared spectroscopy, stump pressure, and somatosensory evoked potentials. Anesthesiology, 2007, 107(4): 563–569

[71] Schellhammer F, Heindel W, Haupt WF, et al. Somatosensory evoked potentials: a simple neurophysiological monitoring technique in supra-aortal balloon test occlusions. Eur Radiol, 1998,8(9):1586–1589

[72] Hacke W, Zeumer H, Ringelstein EB. EEG controlled occlusion of the internal carotid artery during angiography. Neuroradio-logy, 1981, 22(1):19–22

[73] Cloughesy TF, Nuwer MR, Hoch D, et al. Monitoring carotid test occlusions with continuous EEG and clinical examination. J Clin Neurophysiol, 1993, 10(3):363–369

[74] Herkes GK, Morgan M, Grinnell V, et al. EEG monitoring du-ring angiographic balloon test carotid occlusion: experience in sixteen cases. Clin Exp Neurol, 1993, 30:98–103

[75] Morioka T, Matsushima T, Fujii K, et al. Balloon test occlusion of the internal carotid artery with monitoring of compressed spectral arrays (CSAs) of electroencephalogram. Acta Neurochir (Wien), 1989, 101(1–2): 29–34

[76] Mathews D, Walker BS, Purdy PD, et al. Brain blood flow SPECT in temporary balloon occlusion of carotid and intrace-rebral arteries. J Nucl Med, 1993, 34(8):1239–1243

[77] Monsein LH, Jeffery PJ, van Heerden BB, et al. Assessing ad-equacy of collateral circulation during balloon test occlusion of the internal carotid artery with 99mTc-HMPAO SPECT. AJNR Am J Neuroradiol, 1991, 12(6):1045–1051

[78] Moody EB, Dawson RC III, Sandier MP. 99mTc-HMPAO SPECT imaging in interventional neuroradiology: validation of balloon test occlusion. AJNR Am J Neuroradiol, 1991, 12(6): 1043–1044

[79] Palestro CJ. Temporary balloon occlusion, SPECT and carotid artery sacrifice. J Nucl Med, 1996, 37(3):419–420

[80] Palestro CJ, Sen C, Muzinic M, et al. Assessing collateral cerebral perfusion with technetium-99m-HMPAO SPECT during temporary internal carotid artery occlusion. J Nucl Med, 1993, 34(8):1235–1238

[81] Peterman SB, Taylor A Jr, Hoffman JC Jr. Improved detection of cerebral hypoperfusion with internal carotid balloon test occlusion and 99mTc-HMPAO cerebral perfusion SPECT ima-ging. AJNR AmJ Neuroradiol, 1991, 12(6):1035–1041

[82] Eckard DA, Purdy PD, Bonte FJ. Temporary balloon occlusion of the carotid artery combined with brain blood flow imaging as a test to predict tolerance prior to permanent carotid sacrifice. AJNR Am J Neuroradiol, 1992, 13(6):1565–1569

[83] Charbel FT, Zhao M, Amin-Hanjani S, et al. A patient-specific computer model to predict outcomes of the balloon occlusion test. J Neurosurg, 2004, 101(6): 977–988

[84] Askienazy S, Lebtahi R, Meder JF. SPECT HMPAO and balloon test occlusion: interest in predicting tolerance prior to permanent cerebral artery occlusion. J Nucl Med, 1993, 34(8):1243–1245

[85] Furuhata S, Kubo A, Kawase T, et al. A simple technique to measure regional cerebral blood flow during intravascular balloon clamping. Radioisotopes, 1988, 37(6): 336–338

[86] Hori M, Okubo T, Aoki S, et al. The magnetic resonance Matas test: Feasibility and comparison with the conventional intraarterial balloon test occlusion with SPECT perfusion imaging. J Magn Reson Imaging, 2005, 21 (6):709–714

[87] Kaminogo M, Ochi M, Onizuka M, et al. An additional monitoring of regional cerebral oxygen saturation to HMPAO SPECT study during balloon test occlusion. Stroke, 1999, 30(2): 407–413

[88] Kato K, Tomura N, Takahashi S, et al. Balloon occlusion test of the internal carotid artery: correlation with stump pressure and 99mTc-HMPAO SPECT. Acta Radiol, 2006, 47(10): 1073–1078

[89] Ryu YH, Chung TS, Lee JD, et al. HMPAO SPECT to assess neurologic deficits during balloon test occlusion. J Nucl Med, 1996, 37(4):551–554

[90] Simonson TM, Ryals TJ, Yuh WT, et al. MR imaging and HMPAO scintigraphy in conjunction with balloon test occlusion: value in predicting sequelae after permanent carotid occlusion. AJR Am J Roentgenol, 1992, 159(5):1063–1068

[91] Tomura N, Omachi K, Takahashi S, et al. Comparison of tech-netium Tc 99m hexamethylpropyleneamine oxime single-

photon emission tomograph with stump pressure during the balloon occlusion test of the internal carotid artery. AJNR Am J Neuroradiol, 2005, 26(8):1937–1942

[92] Yamamoto Y, Nishiyama Y, Toyama Y, et al. Preliminary results of Tc-99m ECD SPECT to evaluate cerebral collateral circulation during balloon test occlusion. Clin Nucl Med, 2002, 27(9):633–637

[93] Morishima H, Kurata A, Miyasaka Y, et al. Efficacy of the stump pressure ratio as a guide to the safety of permanent occlusion of the internal carotid artery. Neurol Res, 1998, 20(8): 732–736

[94] Lorberboym M, Pandit N, Machac J, et al. Brain perfusion imaging during preoperative temporary balloon occlusion of the internal carotid artery. J Nucl Med, 1996, 37(3):415–419

[95] Barker DW, Jungreis CA, Horton JA, et al. Balloon test occlusion of the internal carotid artery: change in stump pressure over 15 minutes and its correlation with xenon CT cerebral blood flow. AJNR Am J Neuroradiol, 1993, 14(3):587–590

[96] Bart JD, Lemley TJ, Mc Cann RM. Carotid artery balloon test occlusion: combined clinical evaluation and xenon-enhanced computed tomographic cerebral blood flow evaluation without patient transfer or balloon reinflation: technical note. Neurosurgery, 1998, 43(3):634–637, discussion 637–638

[97] Erba SM, Horton JA, Latchaw RE, et al. Balloon test occlusion of the internal carotid artery with stable xenon/CT cerebral blood flow imaging. AJNR Am J Neuroradiol, 1988, 9(3): 533–538

[98] Gupta DK, Young WL, Hashimoto T, et al. Characterization of the cerebral blood flow response to balloon deflation after temporary internal carotid artery test occlusion. J Neurosurg Anesthesiol, 2002, 14(2):123–129

[99] Kofke WA, Brauer P, Policare R, et al. Middle cerebral artery blood flow velocity and stable xenon-enhanced computed tomographic blood flow during balloon test occlusion of the internal carotid artery. Stroke, 1995, 26(9): 1603–1606

[100] Marshall RS, Lazar RM, Young WL, et al. Clinical utility of quantitative cerebral blood flow measurements during internal carotid artery test occlusions. Neurosurgery, 2002, 50(5):996–1004, discussion 1004–1005

[101] Witt JP, Yonas H, Jungreis C. Cerebral blood flow response pattern during balloon test occlusion of the internal carotid artery. AJNR Am J Neuroradiol, 1994, 15(5):847–856

[102] Bhattacharjee AK, Tamaki N, Wada T, et al. Transcranial Doppler findings during balloon test occlusion of the internal carotid artery. J Neuroimaging, 1999, 9(3): 155–159

[103] Eckert B, Thie A, Carvajal M, et al. Predicting hemodynamic ischemia by transcranial Doppler monitoring during therapeutic balloon occlusion of the internal carotid artery. AJNR Am J

Neuroradiol, 1998, 19(3):577–582

[104] Giller CA, Mathews D, Walker B, et al. Prediction of tolerance to carotid artery occlusion using transcranial Doppler ultrasound. J Neurosurg, 1994, 81 (1): 15–19

[105] Sorteberg A, Bakke SJ, Boysen M, et al. Angiographic balloon test occlusion and therapeutic sacrifice of major arteries to the brain. Neurosurgery, 2008, 63(4):651–661

[106] Takeuchi Y, Numata T, Konno A, et al. Evaluation of brain collateral circulation by the transcranial color Doppler-guided Matas' test. Ann Otol Rhinol Laryngol, 1993, 102(1 Pt 1): 35–41

[107] Kurata A, Miyasaka Y, Tanaka C, et al. Stump pressure as a guide to the safety of permanent occlusion of the internal carotid artery. Acta Neurochir (Wien), 1996, 138(5): 549–554

[108] van Rooij wJ, Sluzewski M, Metz NH, et al. Carotid balloon occlusion for large and giant aneurysms: evaluation of a new test occlusion protocol. Neurosurgery, 2000, 47(1): 116–121, discussion 122

[109] van Rooij wJ, Sluzewski M, Slob MJ, et al. Predictive value of angiographic testing for tolerance to therapeutic occlusion of the carotid artery. AJNR Am J Neuroradiol, 2005, 26(1): 175–178

[110] Michel E, Liu H, Remley KB, et al. Perfusion MR neuroimaging in patients undergoing balloon test occlusion of the internal carotid artery. AJNR Am J Neuroradiol, 2001, 22(8): 1590–1596

[111] Baron JO. Using PET to identify carotid occlusion patients at high risk of subsequent stroke: further insights. J Neurol Neurosurg Psychiatry, 2004, 75(12): 1659–1660

[112] Brunberg JA, Frey KA, Horton JA, et al. [150]H20 positron emission tomography determination of cerebral blood flow during balloon test occlusion of the internal carotid artery. AJNR Am J Neuroradiol, 1994, 15(4): 725–732

[113] Brunberg JA, Frey KA, Horton JA, et al. Crossed cerebellar diaschisis: occurrence and resolution demonstrated with PET during carotid temporary balloon occlusion. AJNR Am J Neuroradiol, 1992, 13(1): 58–61

[114] Chazono H, Okamoto Y, Matsuzaki Z, et al. Carotid artery resection: preoperative temporary occlusion is not always an accurate predictor of collateral blood flow. Acta Otolaryngol, 2005,125(2):196–200

[115] Terada T, Nishiguchi T, Hyotani G, et al. Assessment of risk of carotid occlusion with balloon Matas testing and dynamic computed tomography. Acta Neurochir (Wien), 1990, 103(3–4): 122–127

[116] Morris PP. Practical Neuroangiography. 2nd ed. Philadelphia,

PA: Lippincott Williams & Wilkins, 2007

[117] Tubbs RS, Hansasuta A, Loukas M, et al. Branches of the pe-trous and cavernous segments of the internal carotid artery. Clin Anat, 2007, 20(6):596–601

[118] Lesley WS, Bieneman BK, Dalsania HJ. Selective use of the paraophthalmic balloon test occlusion (BTO) to identify a false-negative subset of the cervical carotid BTO. Minim Invasive Neurosurg, 2006, 49(1):34–36

[119] Onizuka M, Kazekawa K, Tsutsumi M, et al. Hyperform re-modeling balloon for the balloon occlusion test of persistent primitive trigeminal artery aneurysmcase report. Neurol Med Chir (Tokyo), 2006,46(11):541–543

[120] Lopes DK, Mericle RA, Wakhloo AK, et al. Cavernous sinus syndrome during balloon test occlusion of the cervical internal carotid artery. Report of two cases. J Neurosurg, 1998, 89(4): 667–670

[121] Russell EJ, Goldberg K, Oskin J, et al. Ocular ischemic syndrome during carotid balloon occlusion testing. AJNR AmJ Neuroradiol, 1994, 15(2):258–262

[122] Hurst RW, Goldberg HI. Transient monocular blind-ness in carotid occlusion testing. AJNR Am J Neuroradiol, 1994, 15(2): 255–257

[123] Mathis JM, Barr JD, Jungreis CA, et al. Physical charac-teristics of balloon catheter systems used in temporary cerebral artery occlusion. AJNR Am J Neuroradiol, 1994, 15(10): 1831–1836

[124] Schueler BA, Rfifenacht DA. Risk factors leading to cerebral arterial rupture by intravascular balloon. AJNR Am J Neuro-radiol, 1993, 14(5):1085–1093

[125] Eskandari MK. Design and development of mechanical em-bolic protection devices. Expert Rev Med Devices, 2006, 3(3): 387–393

[126] Barner HB, Fischer VW, Beaudet L. Effects of dilation with a balloon catheter on the endothelium of the internal thoracic artery. J Thorac Cardiovasc Surg, 1992, 103(2):375–380

[127] MacDonald JD, Gyorke A, Jacobs JM, et al. Acute phase vascular endothelial injury: a comparison of temporary arterial occlusion using an endovascular occlusive balloon catheter versus a temporary aneurysm clip in a pig model. Neurosurgery, 1994, 34(5): 876–881, discussion 881

第 56 章　脑静脉血栓的诊断和治疗

Robert W. Hurst, John B. Weigele

　　脑 静 脉 血 栓（cerebral venous thrombois, CVT）是脑卒中不太常见的一个病因，可以发生在任何年龄，并显示很多非特异性临床症状。不同的影像表现和大量的风险因素等很多原因，令其诊断具有很大的挑战性。尽管传统的药物治疗能够让大部分 CVT 患者有很好的转归，但是血管内治疗仍然能够让一部分预后不佳的患者受益。本节简要回顾 CVT 的临床特点、病理生理和影像特点，并探讨药物治疗和血管内治疗的作用。

流行病学

　　尽管几乎没有可靠的数据，普遍认为 CVT 占到全部脑卒中的 1%，预计 100 万成年人每年有 3~4 例发病，儿童有 6.7 例发病，成年发

病最常见的是 30~40 岁，女性发病率高，达到 1.5~5∶1，[1] 而儿童中最大病例组是新生儿组。[2]

临床表现

　　CVT 有很多而且是非特异性的临床症状，最常见的是头痛、视盘水肿、局灶性神经功能障碍、癫痫和精神状况的改变（表 56.1）。绝大多数病例头疼是 CVT 发作的首发症状，通常是亚急性起病，之后数天或数周出现其他神经功能症状，10% 左右病例出现急性的严重"雷劈样"头痛，同时伴发恶心呕吐。30%~80% 的患者发现视盘水肿。30%~96% 出现局灶性神经功能障碍，实际上任何神经功能障碍都可能发生，包括运动和感觉缺失、失语和视野缺损。10%~63% 的患者出现局限性或全身癫痫发作，

表 56.1　脑静脉血栓的临床表现和体征

研究	N	头痛	视盘水肿	局灶功能障碍	癫痫	意识改变
Cantú 和 Barinagarrementeria, 1993[48] 产后病例	67	88%	40.2%	79.1%	59.7%	62%
Cantú 和 Barinagarrementeria, 1993[48] 非产后病例	46	69.5%	52.1%	76%	63%	58%
Daif 等, 1995[49]	40	82%	80%	27%	10%	10%
Bousser, 1998[4]	150	81%	51%	38%	42%	30%
De Bruijn 和 Stam, 1999[33]	59	95%	14.2%	96.6%	47%	15%
deVeber 等, 2001[2] 新生儿 ª	69	0%	0	29%	71%	36%
deVeber 等, 2001[2]，非新生儿 ª	91	59%	22%	53%	48%	49%
Breteau 等, 2002[34]	55	98.2%	nr	47%	50%	10%
Ferro 等和 ISCVT, 2004[9]	624	88.8%	28.3%	46%	39.3%	35.9%

N：例数；nr：没有报道；a：儿童系列

癫痫的发生率远超过动脉性梗死，妊娠引起的CVT 的病例癫痫发生率特别高。10%~60% 的患者出现不同程度的意识障碍，精神状态的改变可以是轻度混乱，也可以是昏迷，后者严重提示预后不良。

CVT 的症状可分为 4 个相对有特点的临床综合征。[3,4] 最常见的占到全部病例 40%，为颅内高压、视盘水肿和头痛，有时伴发耳鸣和（或）外展神经麻痹，[5] 这和颅内假性肿瘤的症状很相似，通常没有诊断出 CVT 就是因为混淆了这二者。最近有研究专门强调单独根据这些临床标准进行鉴别诊断的难度，[6] 这种混淆有潜在的危害性，因为二者的治疗差别非常大。

其次常见的一组症状包括头痛、局灶性神经功能障碍，癫痫伴或不伴 Todd 麻痹，这组症状患者更倾向快速的医疗处理和正确的诊断。

再次常见的是亚急性的脑病综合征，具有神经状态的改变，或者进展性意识水平下降，通常伴有头痛、恶心和长束征，此类症状占到15%~20%，经常预示后果严重，提示深部静脉系统受累。

最少见的是由于感染或者非感染性因素引起的海绵窦血栓形成，引起疼痛性的和进展性的眼动神经麻痹。通常是海绵窦内动眼神经和外展神经，其发生通常与发热相关，三叉神经第一支分布区疼痛，伴有眼球体征包括突眼、球周水肿和结膜水肿。[8,9]

症状和体征漫长的发展过程常常增加了诊断CVT 的难度，仅有很少一部分患者（25%~33%）24h 内就有明确的症状，25% 的患者首次进行评估的时候已经是发病后 2 周了。[10,11] 精神状态的混乱可以带来更及时的评估，但非特异性的症状例如头疼往往耽误诊断。[11]

尽管 CVT 非常罕见，但是其广泛的非特异性的各种临床特性和多变的时间进展过程，在很多临床场合要求考虑到 CVT 的诊断。这些包括年轻和中年患者最近出现的不寻常的头痛，

或脑卒中样症状但是缺少常见的血管高风险因素，或者高颅压患者、出血性梗死患者，或者不在一根动脉供血区域内的多发梗死。[12]

病理生理

脑静脉和（或）硬膜窦内血栓形成损害了脑的静脉引流，升高了静脉端压力，严重程度和很多变数相关，包括血栓形成的位置、程度、形成的速度以及侧支静脉通路的存在与否。升高的静脉压传导到脑实质，损害脑灌注，引起血管源性和（或）细胞毒性的水肿，导致静脉性梗死，脑实质出血，[13] 脑实质受损的程度和升高的静脉压相关。[14] 病理的改变包括扩张的静脉、水肿、缺血性神经元损伤。皮层下出血性梗死比较常见，主要由于升高的静脉压将红细胞清除出来，出血性梗死可以进展为广泛的脑实质血肿。静脉窦内血栓形成影响了蛛网膜颗粒对脑脊液的再吸收，导致颅内压的升高。

病因学

很多风险因素和 CVT 的发生相关，通常分属于三大类：女性激素效用、非激素的亲栓性（高凝性）因素和感染，[15,16] 多个风险因素并存使发展成 CVT 的可能性明显增加。然而即使经过详细评估，仍有 20%~30% 的患者无法找到前述这些风险因素。

来自北美和西欧的流行病学研究显示，围生期和产后期 CVT 的发生率远高于普通人群，大约每 10 万人发生 10~20 例。在这些国家围生期和产后的 CVT 患者占全部的 5%~20%，在其他国家还记录到更高的发生率，[17] 外源性应用女性激素也增加 CVT 发生的概率，50%~75% 的病例有口服避孕药和雌激素的历史。[18]

在近 1/3 的 CVT 成年患者身上发现非激素的亲栓性异常，包括基因决定的或获得性的凝

集系统、纤溶系统、内皮细胞和血小板的异常，这包括凝血因子（Leiden 因子 5）、凝血酶原多态性、蛋白 C 和蛋白 S 的缺陷、抗磷脂抗体和镰状细胞病，[19-21]33%~90% 的儿童患者发现了亲栓性异常。[22] 高凝状态和这些异常相关，脱水会加重高凝，这种倾向非常普遍，尤其在儿童身上。

由于抗生素的广泛使用，原来最主要的和感染相关的 CVT 已经下降，尽管如此，10% 的成人 CVT 患者伴有感染因素，特别是中耳炎和乳突炎。[23] 目前，大宗的成人 CVT 病例组中，仍有 5%~10% 的病例发现是因感染起病的，[9] 更高的发生率是在儿童身上。

CVT 外伤性的病因包括头部外伤，特别是对静脉窦或者颈静脉的直接损伤和医源性损伤，包括颈静脉和锁骨下静脉插管以及外科手术的原因。此外，也有一部分病例是肿瘤引起的，可以直接累及血管壁，也可通过系统的亲血栓机制引起。

CVT 的位置

大部分 CVT 病例是多个静脉和静脉窦同时受累。横窦是最容易受累及的，90% 的病例都能看到横窦受累；其次是上矢状窦容易受累及，60%~75% 的病例是上矢状窦受累，通常和横窦同时受累，13% 的患者单独上矢状窦受累；有的病例组 8%~15% 的患者直窦和深静脉系统受累及，通常是其他窦同时受累；单独累及皮层静脉、海绵窦或小脑静脉非常少见，每个部位发病达不到全部病例的 5%。[9,10,24]

神经影像

计算机断层扫描（CT）通常是怀疑 CVT 时做的第一个检查，无论是皮层静脉内或者静脉窦内的高密度血块都能发现，被称作绳状征。

在上矢状窦、横窦和直窦的时候看起来最明显（图 56.1）。此外多发的脑实质外周低密度，通常不在一根动脉供血区域内，通常代表着水肿或静脉性梗死，这些区域内高密度影意味着出血性梗死（图 56.1）。在增强 CT 上，能够看到"空三角征"，即静脉窦的三角形区域周围的壁是增强的而内部因血栓显示低密度，大约 25% 的病例会有此征象。[25] 高达 30% 的 CVT 患者 CT 是正常的。螺旋 CT 的发展可以行 CT 动脉造影和静脉造影，进一步拓展了 CT 对诊断 CVT 的效果。[26,27]

核磁共振成像（MRI）和核磁共振静脉成像（MRV）是目前诊断 CVT 的最敏感的方法。平扫 MRI 上最主要的表现是受累的静脉窦区看不到流空像，同时伴有静脉和窦内异常的信号强度。静脉窦内血块的信号强度随着时间而不同，CVT 患者最常发现的是亚急性血栓，表现为在 T1 和 T2 加权像都是高密度信号影（图 56.2a）。[27] 急性血栓可以是低密度信号，特别是 T2 像上，可能会和正常流空影相混淆。梯度回波图像上，血栓各个阶段的影像都是"花开征"（磁敏感效应）。高达 60% 的患者，MRI 能够发现脑实质异常，比 CT 敏感性高很多（图 56.2b~d）。T2 像上，信号增高的地区不仅累及皮层也包括其下的白质，往往不局限于同一供血动脉区，这是常见到的影像（图 56.2c），增强 T1 和（或）下降 T2 信号代表的出血在这个区域内也能看到，典型的是在皮层下（图 56.2b）、丘脑，特别是双侧丘脑信号异常预示着深静脉系统的受累（图 56.2a,d）。

大部分情况下，MRI/MRV 已经替代数字减影血管造影成为诊断 CVT 的最基本的影像方法。然而，和无创性影像方法相比，血管造影能够更多看清脑静脉的细节，当无创性方法得不出结论的时候造影是必须的，造影也能提供动力学的信息如循环时间，目前 MRI 还不能做到。此外，动脉造影通常和血管内溶栓同时进

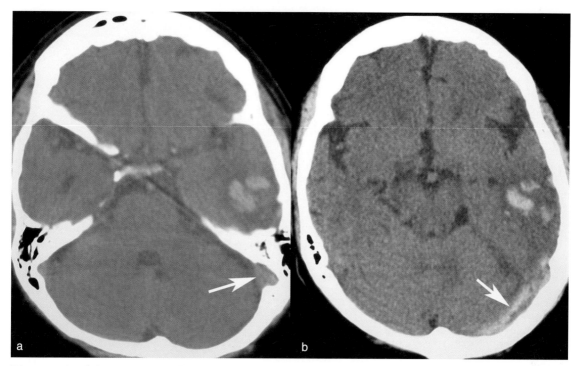

图 56.1 （a,b）轴位平扫 CT 图像，显示累及左侧颞叶出血性静脉梗死，提示左侧横窦内高密度血栓（箭头）

行，只有皮层静脉受累而窦正常时，造影也是必需的。

造影评估 CVT 需要更长时间的造影剂注射，能让静脉系统全部充盈，更清楚地看到静脉疾病。此外，为了能够完全看清楚静脉结构，采集图像时间最少要 30s，尤其面对那些能够延长颅内循环时间的疾病，包括 CVT。为了能够看清感兴趣的静脉结构，适当倾斜角度采集图像是必要的，例如为了看清楚上矢状窦的前半部分和后半部分，可以通过正位投射轻度转头达到目的，汤氏位能够非常清楚地看到上矢状窦后部和横窦。

静脉窦血栓的血管造影特征是受累的静脉结构不显影，明显的侧支静脉通路，异常的皮层静脉结构和延长的循环时间（图 56.3）。由于血栓的堵塞，大静脉窦无造影剂染色是最常见的造影表现，有的情况是大静脉窦部分显影伴窦内充盈缺损，代表着窦内血凝块，然而必须要仔细鉴别是血栓引起的充盈缺损还是蛛网膜颗粒引起的充盈缺损，二者都是很多独立的

圆的外形。但上矢状窦充盈不良也可以因为造影剂注射量不足，同时来自对侧半球的不显影的血液流入导致。怀疑深静脉 CVT 时，要特别注意识别深静脉。深静脉系统的组成部分，在正常造影时很容易识别，要特别关注大脑内静脉，在静脉期早早显影，整个静脉期持续充盈，和 Galen 及直窦相连。造影时无法看到深静脉，就是深静脉 CVT 的证据。

怀疑 CVT 的血管造影片，正常的静脉和硬膜窦解剖变异可能引起读片混乱，例如成人的上矢状窦前部可能发育不良或者不显影，此时额叶的静脉引流可能是由额叶升静脉引入上矢状窦中部，所以上矢状窦前部造影剂不充盈不能诊断闭塞。[28] 其他重要的静脉结构变异包括单侧横窦发育低下或者缺如，总体发生率8%~15%，横窦发育低下或者缺如通常累及窦的全长，看到横窦远心端或乙状窦的一部分没有显影，这就和血栓形成一致了，结合 MRI/MRA 能够帮助鉴别静脉窦发育不良和血栓形成。

静脉性侧支通路的特点是扩张的皮层静脉

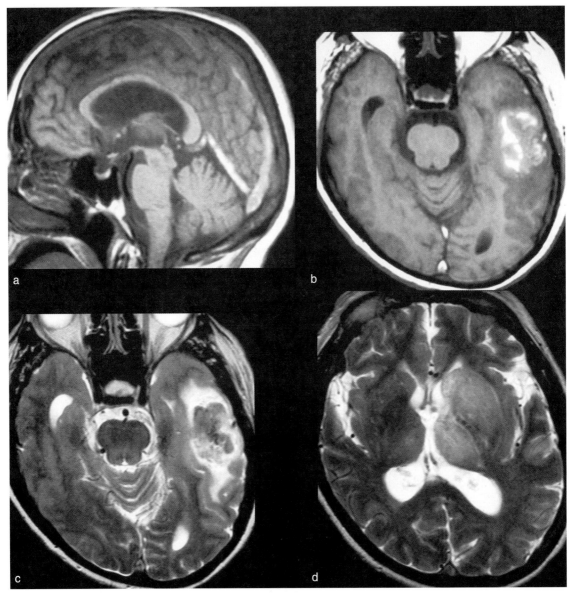

图 56.2 （a）矢状位和（b）轴位 T1 加权像显示上矢状窦和直窦内信号增高的血栓和累及左侧颞叶的出血性梗死。（c,d）轴位的 T2 加权像显示上矢状窦内低信号血栓，左侧颞叶出血性梗死以及双侧丘脑和左侧基底节区增高的 T2 信号

和逆向血流，给闭塞的硬膜窦段提供引流，例如上矢状窦后部附近的闭塞，可以看到侧支通路：侧裂静脉或顶叶静脉进入 Labbe 静脉，再进入横窦（图 56.3），侧支静脉偶尔是从表浅的静脉系统到深部静脉系统。

静脉瘀滞反应的是皮层静脉引流受损，此类患者常能够看到异常的、迂曲的、不规则的和饱满的脑实质静脉，这种模式被叫作伪静脉炎征或者螺旋模式，[29] 这也和硬膜动静脉瘘有关，该模式象征着静脉高压和受损的静脉流出

相关。[25] 这些发现通常在半球上最明显，特别是和闭塞的窦邻近的区域。

颅内循环时间（intracranial circulation time, ICT）是指造影剂在动脉系统最初显影到静脉系统彻底消失的时间，CVT 时其是异常的。延长的 ICT 提供诊断信息，也是预示后果，和存活的患者相比（平均 ICT13.3s），严重延长的 ICT（正常，<9s）更多发生在致命性的患者身上（平均 ICT 21.s）。[30]

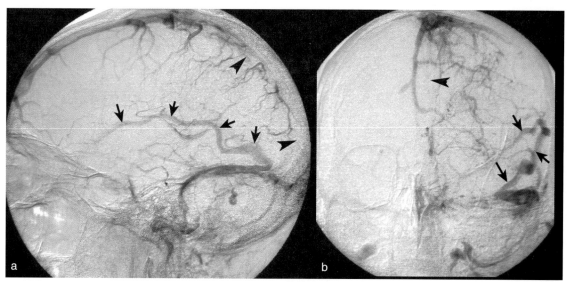

图 56.3 上矢状窦血栓的患者脑血管造影静脉期的（a）侧位和（b）正位，提示上矢状窦的后部（箭头）没有造影剂染色，大的静脉侧支通道引流进入 Labbe 静脉和左侧横窦（长箭头）

药物治疗和血管内治疗

　　尽管存在争议，抗凝仍是大多数医院治疗 CVT 的标准治疗。Stam 回顾性分析了几乎所有有关抗凝治疗对诊断明确 CVT 的安全性和效果的证据。[31]Stam 检索了 Cochrane 脑卒中组试验登记、Medline、EMBASE 和 Cochrane 对照研究登记，并联系作者确认是否有额外发表的和未发表的研究，目的是评价随机清晰的对照试验，试验是对比抗凝治疗和安慰剂，或者开放对照对治疗诊断明确的 CVT 的效果。作者发现只两个包含 79 例患者的小样本研究满足纳入标准。[32,33]这些试验死亡的总相对风险是 0.33（95% CI 1.08~1.21），死亡和残疾总体相对风险是 0.46（95% CI 0.16~1.31），没有新发症状性脑出血，抗凝组发生 1 例严重的消化道出血，对照组（安慰剂）诊断 2 例可能的肺栓塞，其中 1 例是致命性的。作者总结道，根据有限的可用证据，抗凝治疗对脑静脉窦血栓的治疗是安全的，能够让患者的死残率下降，但是尚未达到统计学意义。

　　尽管来自随机对照试验形式的证据有限，但很多病例序列报道的结果对抗凝治疗的安全性和改善后果的倾向性提供了很多支持的证据，[2,4,9,34]成为大部分 CVT 病例的标准治疗。急性期通常选择静脉内应用肝素，如果没有潜在的亲血栓状态，或者其他容易患病的因素，之后转为口服抗凝治疗，持续 3~6 个月。研究显示，抗凝治疗对具备影像证据的出血性梗死也具有好处。

　　然而，对于一个具体的 CVT 病例，后果还是很难预测，对于一些病例特别是受累广泛或深静脉受累的，系统化的抗凝有时达不到理想的效果。尽管用了抗凝，报道的 CVT 患者死亡率仍波动为 6%~10%，对于部分亚组患者，传统治疗效果不好，血管内治疗对改善后果具有明确的作用。

　　CVT 血管内治疗的适应证仍然存在争议，目前没有随机对照的试验结果明确其效果，[35]但很多专家建议，如果患者在抗凝的情况下病情加重，且排除其他原因如癫痫持续状态、伴发肺栓塞，或者严重的内环境恶化，可以考虑应用血管内治疗。

　　如果患者表现为严重的意识水平受损（昏

睡或昏迷），或者快速进展的严重的神经功能障碍，应该考虑采用血管内治疗，此类患者往往是广泛的 CVT，或者深静脉受累及，在形成不可逆的脑实质缺血损伤之前，积极应用介入的方法快速开通脑静脉系统，能够让患者受益。

脑静脉和硬膜窦血栓形成的国际研究包含了 89 个中心，收录了 624 例成年 CVT 患者。[9] 研究者发现约 13% 的患者属于一个临床能够识别的亚组，具有更高的临床预后较差的概率。[37] 能预测患者死残的相关临床状况：昏迷，脑出血和恶性表现。此外研究也发现男性、年龄超过 37 岁、精神状态异常、深静脉系统血栓形成和中枢神经系统感染是增加死残风险的因素。研究者总结：高风险的患者能够从更积极地介入治疗中获益。

此外，最新的欧洲神经学会联合会的指南，有关脑静脉和硬膜窦血栓的治疗，提示溶栓治疗有潜在的加速静脉流出道恢复的作用。笔者指出越来越多的非对照序列研究报道了局部溶栓治疗的正性效果，目前对于即使肝素治疗存在预后不良高风险的患者，局部溶栓是一个治疗选择。对于即使充分抗凝后仍然恶化的患者，在排除了其他恶化原因后，可以选择一部分病例行溶栓治疗，[1] 笔者也建议进行一项的随机对照研究，进一步研究血管内治疗 CVT 的效果和安全性。

第一个有关血管内治疗静脉窦血栓的报道发表于 1988 年，[38] 作者通过手术的方式接近上矢状窦，放入一根微导管，然后注射尿激酶。从那以后，随后报道的病例均采用经皮的方式到达颅内静脉系统。

血管内治疗从系统回顾所有影像检查开始，要掌握血栓累及的特定窦的信息，特别要确定深静脉系统是否受到影响。最近发展的 MRV 技术能够提供有关静脉窦发育不良的区域和颈静脉解剖和尺寸的信息，以发现更合适的介入治疗通路（图 56.4）。

静脉窦溶栓的治疗通常在全身麻醉下进行，文献报道的大部分病例，患者首先接受血管造影检查确定诊断，确认受累最严重的窦，确定解剖变异的特点，和确定最佳的进入静脉窦的通路。股静脉穿刺放入 6F 或 7F 的放置导管鞘，用 6F 或 7F 的导引导管选择进入颈内静脉，把导管头端放到静脉球内，逆行颈静脉造影初步确定同侧乙状窦和横窦血栓的程度，然后在微导丝导引下微导管通过乙状窦横窦，尽可能远地进入到血栓化的静脉窦内，微导管造影确认静脉窦的血栓程度和微导管头端的位置。

通过微导管注射溶栓药物，关于药物剂量和溶栓策略都有各种不同的建议，包括持续注射和脉搏喷淋技术，[39-44] 还有建议应用不同的血管内装置，包括球囊导管或者微网装置，机械性破解血栓，以加强窦的再通（图 56.5）。

最新的低流变的导管用于静脉窦的机械再通，[45,46] 这些装置也可以和溶栓药物联合应用，[47] 治疗的患者包括出血性静脉梗死。

有限的可用数据显示这些装置能够可以快速让窦再通，和单独应用溶栓药物相比，能够达到更彻底的血凝块清除（图 56.6）。

就如同抗凝治疗一样，血管内治疗 CVT 也缺乏随机试验的强有力的支持，然而多个病例序列研究支持血管内对一部分患者的效果和安全性，包括对静脉抗凝治疗反应不理想的和即使标准化治疗结果不佳的患者（表 56.2）。

这些研究显示，导管溶栓已经发展成为治疗很多 CVT 患者的重要工具，证据显示，导管溶栓治疗可以逆转早期脑水肿和肿胀，中断临床的和影像学的恶化，特别是哪些后果不佳的高风险患者。

总　结

CVT 极低的发生率，且非特异性症状和极度多变的临床症状，常常引起诊断延迟或者误

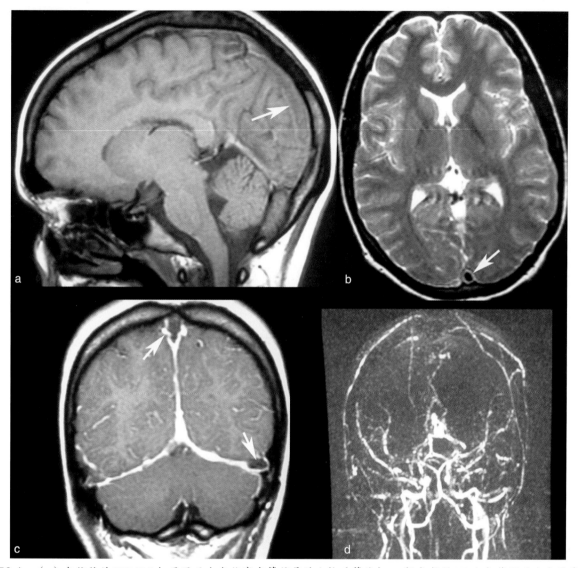

图 56.4 （a）矢状位的 T1MRI 扫面显示上矢状窦内等信号的血栓（箭头）。（b）轴位 T2 加权像显示上矢状窦内的血块是低密度的。（c）冠状位增强的 T1 加权像显示受累及的上矢状窦和左侧横窦的"空三角征"。（d）核磁血管成像显示没有静脉窦充盈

诊。近些年来，对其临床特征和风险因素的广泛识别，对该疾病的认识也逐渐清晰，此外神经影像的进步增加了早期诊断的概率。尽管存在这些进步，有些患者应用传统的治疗效果不佳，对这样的病例，越来越多地证实了血管内治疗的有效性，能够保证患者后果得到改善。然而需要更多的研究，以确定这些技术对治疗这种少见的脑卒中病因的效果。

并发症的预防

- 考虑到对静脉入路的相对不熟悉，仔细回顾静脉解剖和治疗策略非常重要。
- 通过动脉途径获得的动脉路图对静脉入路导管进入有很大帮助。
- 治疗应该集中在窦的再通上，因为进入静脉有可能引起静脉刺破。

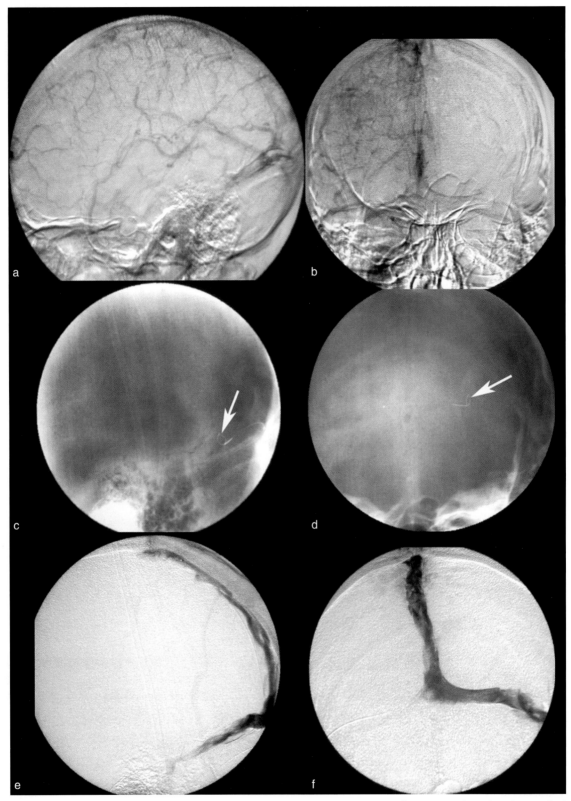

图 56.5 患者（和图 56.4 是同一患者）在肝素治疗过程中出现视力丧失后行血管内溶栓治疗。（a,b）脑血管造影静脉期的侧位和正位图像显示上矢状窦或横窦没有充盈。（c,d）非减影的侧位和正位图像显示在左侧横窦内有微小的网状结构。在上矢状窦和横窦内通过微导管局部注射重组组织蛋白原激活剂（rt-PA）。（e,f）溶栓后静脉造影侧位和正位图像显示上矢状窦再通，血流顺利流入左侧横窦

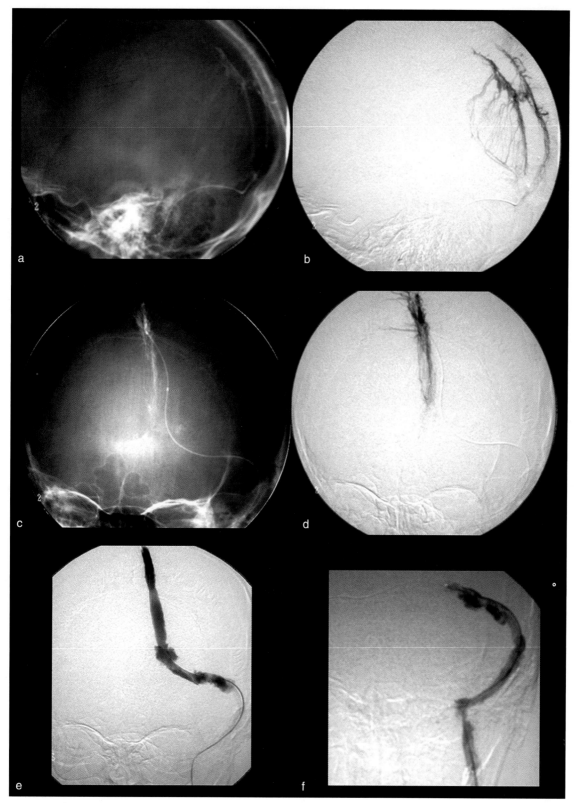

图56.6 微导管在上矢状窦内注射造影剂的（a,c）非减影像和（b,d）减影像的（a,b）侧位和（c,d）正位图像显示阻塞的血栓。（e,f）在上矢状窦、左侧横窦和乙状窦内应用流变导管后微导管造影（正位像），都已经开通恢复正向血流到达颈静脉

表 56.2 血管内治疗脑静脉血栓：病例序列

研究	例数	适应证	技术	技术结果	临床结果
Smith 等，1994[44]	7	静脉肝素治疗失败	微导管注入 UK	全部开通	全部改善
Horowitz 等，1995[43]	12	静脉肝素治疗失败	微导管注入 UK	11/12 开通	10/11 结果好 – 优秀
Kim 和 Suh, 1997[42]	9	静脉肝素治疗失败	微导管注入 rt-PA	全部开通	全部改善，1 例骨盆出血
Philips 等，1999[40]	6	静脉肝素治疗失败	微导管注入 UK，血块浸渍	全部开通	全部改善
Frey 等，1999[41]	12	静脉肝素治疗失败	微导管注入 rt-PA 和静脉肝素	6 例血流恢复，3 例部分恢复，3 例无	血流恢复的改善，2 例出血
Wasay 等，2001[39]	20	非随机和静脉肝素对照	微导管注入 UK，随后静脉肝素	全部开通	溶栓组较肝素组结果改善，但有 10% 出血
Soleau 等，2003[8]	31	回顾对比四种治疗方法	观察；抗凝；UK 或 rt-PA 溶栓（n=10）；机械性溶栓	化学溶栓，90% 开通	化学溶栓 60% 改善，30% 出血；机械 88% 改善，12% 死亡，25% 出血

rt-PA，重组组织纤溶酶原激活物；UK，尿激酶

并发症的处理

- 出现夹层和血管刺破的时候，中和抗凝并控制血压。
- 急查头颅 CT。
- 治疗应该集中在窦的再通上，因为进入静脉可以引起静脉刺破。

关键点

- CVT 是脑卒中少见的病因，大部分患者传统的药物治疗效果很好，对那些预后不良风险高的患者，采用血管内治疗是有益的。
- CVT 的症状和体征经常和脑性假瘤相混淆，主要为颅内高压、视盘水肿和头痛、有时伴有耳鸣和外展神经麻痹。
- 尽管血管内化学溶栓或者机械取栓应用受限，但对经过仔细筛选的患者可能是救命的。

参考文献

[1] Einhäupl K, Bousser MG, de Bruijn SF, et al. EFNS guideline on the treatment of cerebral venous and sinus thrombosis. Eur J Neurol, 2006,13(6):553–559

[2] deVeber G, Andrew M, Adams C, et al. Canadian Pediatric Ischemic Stroke Study Group. Cerebral sinovenous thrombosis in children. N Engl J Med, 2001, 345(6):417–423

[3] Villringer A, Einhäupl KM. Dural sinus and cerebral venous thrombosis. New Horiz, 1997,5(4):332–341

[4] Bousser MG. Cerebral venous thrombosis: diagnosis and management. J Neurol, 2000,247(4):252–258

[5] Biousse V, Ameri A, Bousser MG. Isolated intracranial hypertension as the only sign of cerebral venous thrombosis. Neurology, 1999,53(7):1537–1542

[6] Sylaja PN, Ahsan Moosa NV, Radhakrishnan K, et al. Differential diagnosis of patients with intracranial sinus venous thrombosis related isolated intra-cranial hypertension from those with idiopathic intracranial hypertension. J Neurol Sci, 2003, 215(1–2):9–12

[7] Khandelwal S, Miller CD. Distinguishing dural sinus thrombosis from benign intracranial hypertension. Emerg Med J, 2004,21(2):245–247

[8] Soleau SW, Schmidt R, Stevens S, et al. Extensive experience with dural sinus thrombosis. Neurosurgery, 2003,52(3):534–544, discussion 542–544

[9] Ferro JM, Canhão P, Stam J, et al. ISCVT Investigators. Prognosis of cerebral vein and dural sinus thrombosis: results of the International Study on Cerebral Vein and Dural Sinus Thrombosis (ISCVT). Stroke, 2004,35(3):664–670

[10] Ameri A, Bousser MG. Cerebral venous thrombosis. Neurol Clin, 1992,10(1):87–111

[11] Ferro JM, Lopes MG, Rosas MJ, et al. VENOPORT Investigators. Delay in hospital admission of patients with cerebral vein and dural sinus thrombosis. Cerebrovasc Dis, 2005,19(3): 152–156

[12] Stare J. Thrombosis of the cerebral veins and sinuses. N Engl J Med, 2005,352(17):1791–1798

[13] Mullins ME, Grant PE, Wang B, et al. Parenchymal abnormalities associated with cerebral venous sinus thrombosis: assessment with diffusion-weighted MR imaging. AJNR AmJ Neuroradiol, 2004,25(10):1666–1675

[14] Tsai FY, Wang AM, Matovich VB, et al. MR staging of acute dural sinus thrombosis: correlation with venous pressure measurements and implications for treatment and prognosis. AJNR Am J Neuroradiol, 1995,16(5):1021–1029

[15] Sébire G, Tabarki B, Saunders DE, et al. Cerebral venous sinus thrombosis in children: risk factors, presentation, diagnosis and outcome. Brain, 2005,128(Pt 3):477–489

[16] Stam J. Cerebral venous and sinus thrombosis: incidence and causes. Adv Neurol, 2003,92:225–232

[17] Mas JL, Lamy C. Stroke in pregnancy and the puerperium. J Neurol, 1998,245(6-7):305–313

[18] Buccino G, Scoditti U, Pini M, et al. Low-oestrogen oral contraceptives as a major risk factor for cerebral venous and sinus thrombosis: evidence from a clinical series. Ital J Neurol Sci, 1999,20(4): 231–235

[19] Leker RR, Steiner I. Anticardiolipin antibodies are frequently present in patients with idiopathic intracranial hypertension. Arch Neurol, 1998,55(6):817–820

[20] Kim JH, Choi CG, Choi SJ, et al. Primary antiphospholipid antibody syndrome: neuroradiologic findings in 11 patients. Korean J Radiol, 2000, 1 (1): 5–10

[21] Ciurea SO, Thulborn KR, Gowhari M. Dural venous sinus thrombosis in a patient with sickle cell disease: case report and literature review. Am J Hematol, 2006,81(4):290–293

[22] Barnes C, Deveber G. Prothrombotic abnormalities in childhood ischaemic stroke. Thromb Res, 2006, 118(1): 67–74

[23] Leskinen K, Jero J. Acute complications of otitis media in adults. Clin Otolaryngol, 2005,30(6):511–516

[24] Terazzi E, Mittino D, Rudà R, et al. Cerebral Venous Thrombosis Group. Cerebral venous thrombosis: a retrospective multicentre study of 48 patients. Neurol Sci, 2005,25(6): 311–315

[25] Lee SK, terBrugge KG. Cerebral venous thrombosis in adults: the role of imaging evaluation and management. Neuroimaging Clin N Am, 2003,13(1):139–152

[26] Rodallec MH, Krainik A, Feydy A, et al. Cerebral venous thrombosis and multidetector CT angiography: tips and tricks. Radiographics, 2006,26(Suppl 1):S5–S18, discussion S42–S43

[27] Leach JL, Fortuna RB, Jones BV, et al. Imaging of cerebral venous thrombosis: current techniques, spectrum of findings, and diagnostic pitfalls. Radiographics, 2006,26(Suppl 1):S19-S41, discussion S42–S43

[28] Yasargil M. Damur M. Thrombosis of the Cerebral Veins and Dural Sinuses. Great Neck, NY: CV Mosby, 1974(2)

[29] Willinsky R, Goyal M, terBrugge K, et al. Tortuous, engorged pial veins in intracranial dural arteriovenous fistulas: correlations with presentation, location, and MR findings in 122 patients. AJNR Am J Neuroradiol, 1999,20(6): 1031–1036

[30] Mehraein S, Schmidtke K, Villringer A, et al. Heparin treatment in cerebral sinus and venous thrombosis: patients at risk of fatal outcome. Cerebrovasc Dis, 2003,15(1–2): 17–21

[31] Stam J, Be Bruijn SF, DeVeber G. Anticoagulation for cerebral sinus thrombosis. Cochrane Database Syst Rev, 2002, (4): CD002005

[32] Einhäupl KM, Villringer A, Meister W, et al. Heparin treatment in sinus venous thrombosis. Lancet, 1991, 338(8767): 597–600

[33] de Bruijn SF, Stam J. Randomized, placebo-controlled trial of anticoagulant treatment with low-molecular-weight heparin for cerebral sinus thrombosis. Stroke, 1999,30(3):484–488

[34] Breteau G, Mounier-Vehier F, Godefroy O, et al. Cerebral venous thrombosis 3-year clinical outcome in 55 consecutive patients. J Neurol, 2003,250(1):29–35

[35] Ciccone A, Canhão P, Falcão F, et al. Thrombolysis for cerebral vein and dural sinus thrombosis. Cochrane Database Syst Rev, 2004,(1):CD003693

[36] Bousser MG. Cerebral venous thrombosis: nothing, heparin, or local thrombolysis? Stroke, 1999, 30(3):481–483

[37] Canhão P, Ferro JM, Lindgren AG, et al. ISCVT Investigators. Causes and predictors of death in cerebral venous thrombosis. Stroke, 2005, 36(8): 1720–1725

[38] Scott JA, Pascuzzi RM, Hall PV, et al. Treatment of dural sinus thrombosis with local urokinase infusion. Case report. J Neurosurg, 1988, 68(2):284–287

[39] Wasay M, Bakshi R, Kojan S, et al. Nonrandomized comparison of local urokinase thrombolysis versus systemic heparin anticoagulation for superior sagittal sinus thrombosis. Stroke, 2001, 32(10):2310–2317

[40] Philips MF, Bagley LJ, Sinson GP, et al. Endovascular thrombolysis for symptomatic cerebral venous thrombosis. J Neurosurg, 1999,90(1):65–71

[41] Frey JL, Muro GJ, McDougall CG, et al. Cerebral venous

thrombosis: combined intrathrombus rtPA and intravenous heparin. Stroke, 1999,30(3):489–494

[42] Kim SY, Suh JH. Direct endovascular thrombolytic therapy for dural sinus thrombosis: infusion of Alteplase. AJNR AmJ Neuroradiol, 1997,18(4):639–645

[43] Horowitz M, Purdy P, Unwin H, et al. Treatment of dural sinus thrombosis using selective catheterization and urokinase. Ann Neurol, 1995,38(1):58–67

[44] Smith TP, Higashida RT, Barnwell SL, et al. Treatment of dural sinus thrombosis by urokinase infusion. AJNR Am J Neuroradiol, 1994,15(5):801–807

[45] Baker MD, Opatowsky MJ, Wilson JA, et al. Rheolytic catheter and thrombolysis of dural venous sinus thrombosis: a case series. Neurosurgery, 2001, 48(3):487–493, discussion 493–494

[46] Agner C, Deshaies EM, Bernardini GL, et al. Coronary angiojet catheterization for the management of dural venous sinus thrombosis. Technical note. J Neurosurg, 2005, 103(2):368–371

[47] Curtin KR, Shaibani A, Resnick SA, et al. Rheo-lytic catheter thrombectomy, balloon angioplasty, and direct recombinant tissue plasminogen activator thrombolysis of dural sinus thrombosis with preexisting hemorrhagic infarctions. AJNR Am J Neuroradiol, 2004,25(10): 1807–1811

[48] Cantfi C, Barinagarrementeria F. Cerebral venous thrombosis associated with pregnancy and puerperium. Review of 67 cases. Stroke, 1993, 24(12): 1880–1884

[49] Daif A, Awada A, al-Rajeh S, et al. Cerebral venous thrombosis in adults. A study of 40 cases from Saudi Arabia. Stroke, 1995, 26(7): 1193–1195

第 57 章　大脑大静脉瘤样畸形的诊断和治疗

Robert W. Hurst, Gregory G. Heuer, Rebecca Ichord, Philip B. Storm

颅内的动静脉瘘，特别是先天的瘘是血管异常的重要组成部分，在儿童年龄组内所占的病例更高。[1,2] 本章重点阐述的可能是儿童年龄组最具特色的颅内动静脉瘘——大脑大静脉瘤样畸形（vein of galen aneurysmal malformation，VGAM）的诊断和治疗，目前血管内治疗是该病最好的治疗选择，事实上，神经介入技术第一个大的成功就是治疗年龄非常小的 VGAM 患者。

大脑大静脉瘤

非特异性的名字"大脑大静脉瘤"曾经用来描述不同组别的颅内血管病变，典型的表现在儿童患者群中。大脑大静脉瘤的解剖体征是通常的大脑大静脉的位置，出现扩张的中线血管结构，已经认识到这些扩大血管结构代表着动静脉瘘扩张或膨大的静脉引流，而不是动脉瘤。此外现代的认识显示这些不同类别的病变最重要的特点是不累及正常的大脑大静脉，而是胚胎性发育前体，是前脑的正中静脉。这种歧义的命名产生了很多相关误解和争议。

目前的命名法注意力集中在先天性的颅内血管畸形，更多发生在新生儿或者婴幼儿身上。就大脑大静脉瘤样畸形（VGAM）而言，是指胚胎期供应脉络丛的动脉和扩张的中线区静脉流出道的直接连通，VGAM 的动静脉直接沟通是在蛛网膜下腔和软膜的动静脉瘘、软膜的动静脉畸形以及硬膜动静脉瘘是有区别的。

VGAM 非常罕见，全部报道的不超过 500 例。虽然其通常在生命的第 1 年就表现出来，但是年龄分布比较广，这正是其临床特点和自然病史，特别是在新生儿期是灾难性的。

VGAM 的罕见性，多变的临床表现，经常发生在儿童身上以及其不精准的命名等阻碍了人们对该组疾病的解剖和病理生理的理解和分类，相应结果就是在 20 世纪的大部分时间里，对疾病的认知有限，治疗也不够充分。然而过去的 20 年，对这组血管畸形的分类、诊断和治疗的认知有了明显的进步。

VGAM 的历史

Blount 回顾了 VGAM 这个概念的发展历史，重点强调了三个区别明显的阶段，每一个阶段都标志着对该疾病认知和治疗发展的大进步。[3] 人们把开创性地病理性描述大脑大静脉动脉瘤归于 Steinheil 在 1895 年进行的，虽然对其实际描述的是否是 VGAM 或者软膜动静脉畸形的深静脉引流存在争议。[3-6] 20 世纪早期几篇报道提出了试图应用颈动脉结扎的办法治疗 VGAM，但直到 1949 年直接手术针对供血动脉的方法才首次报道。[7,8]

脑血管造影的进步使理解该病动静脉分流部分的血流动力学更加容易。1955 年 Silverman 解释了这些瘘引起新生儿常见的心力衰竭（简称心衰）症状的病理生理机制。[9] Gold 随后描述了 3

651

个随着年龄变化的临床表现，严重的心衰在新生儿比较典型，而婴幼儿常常表现为脑积水、发育迟缓和癫痫，较大儿童或者成人表现为头痛和颅内出血。[10]有关症状的病理生理和随后对脑发育影响的研究重点放在药物或者手术治疗上。[11,13]

1970 年代前，更广为接受的对该疾病的临床表现和病变性质的认知有个很大的进步，这要归功于 CT 的发明，也是归功于对微创手术治疗的兴趣和经验的积累。[3,14]

1982 年 Hoffman 有关多伦多儿童病医院的病例回顾，让大家更加深刻地认识了该病的自然病程和手术治疗的效果。[4,25]Hoffman 的结论重点在于强调任何年龄段未治疗患者的凄惨后果，89% 的未治疗新生儿死亡，而 69% 的稍大的未治患者死亡，所有幸存者都有神经功能障碍。对年龄大一点的患者，手术治疗能够积极地改善疾病的进程，56% 的患者能够正常生长。但对新生儿，即使手术治疗后仍有 73% 的死亡率，几乎所有幸存者都有神经功能障碍。

1987 年 Johnson 回顾了来自皇家亚历山大儿童医院的 13 例患者以及文献中 232 例患者的诊断和治疗。[5]新生儿患者后果最差，总体的死亡率达到 91.4%，所有细节都罗列出来了，而且手术治疗和保守治疗对新生儿来说结果都是一样的，1 到 12 个月的患者手术成功率更高一些，但是仍然具有 30% 的死亡率，一半的幸存者具有严重的并发症，1 岁以上患者手术死亡率 25.6%，严重并发症发生率 42.3%。Johnson 和 Hoffman 报道的结论充分说明了手术治疗的作用有限，尤其是对新生儿患者。[4,5]

手术受限的成功率，让人们将兴趣集中到发展中的神经介入诊疗技术上。[3]影像技术的进步和微导管及设备的发展，让介入技术能够安全地选择性地闭塞病变的动静脉瘘。通常瘘的位置比较深，往往阻碍了传统手术治疗，但是对于血管内方法闭塞瘘口形成不了明显的障碍，而且经皮入路可以采取分期治疗的办法。

早期有关动脉入路栓塞 VGAM 的报道包括 Berenstein 和 Lasjaunias 的文章，[16,17]经窦汇入路栓塞静脉流出道是 Mickle 和 Quisling 报道的。[18]和传统手术相比报道的结果有了显著的改善，例如 Lasjaunias 的病例 27% 达到全或近全的动静脉瘘闭塞，53% 的患者临床显著改善，并且只有非常低的死亡率（13%）和 0% 的技术并发症。[19]很短时间后 Ciricillo 对比了手术和介入治疗的结果，5 例开刀新生儿全部死亡，而通过神经介入技术治疗的 8 例患儿有 6 例存活。

这样具有历史意义的进步，可以应用神经放射介入方法精确地诊断 VGAM，与之前的治疗相比能够显著改善患者的预后。

分 类

从最早期的报道看，以大脑大静脉瘤命名的一组血管病变无论在解剖、自然病史和病变预后方面始终存在着争议、歧义和明显的混淆。Lasjaunias 于 1989 年发表了有关 36 例诊断为大脑大静脉瘤患者的研究，经过仔细的血管造影评估，发现这些病变可以分为 4 种不同的类型。[19]40% 的病变是脑实质 AVM 具有深部静脉引流，从而引起大脑大静脉扩张，3% 是硬脑膜动静脉瘘，7% 属于静脉曲张累及大脑大静脉。

最常见的是位置深在的动静脉瘘 –VGAM，这包括来自脉络丛动脉和穿支动脉供血的动静脉瘘，直接引流到中线的静脉结构，原来大脑大静脉的位置，VGAM 进一步分为壁型和脉络膜型。[19]

VGAM 的胚胎学和解剖

VGAM 最佳治疗方式的分类方法的关键点是阐明疾病的发展和解剖。Raybaud 分析了 23 例 VGAM 的脑血管造影图像，发现解剖和已知的胚胎证据之间存在关联。[21]

Raybaud 的分析显示，VGAM 代表着动静脉的直接沟通，是脉络丛和四叠体动脉网与胚胎期短暂存在的静脉结构 – 前脑正中静脉之间的沟通，这个结构正常情况下在 50mm 体长阶段前就应该退化了，和真正的大脑大静脉是有区别的。VGAM 位于蛛网膜下腔，没有回流进入正常的大脑大静脉，扩张的静脉囊向前延伸超过三脑室顶，这三点和前脑正中静脉的区域和位置非常一致。

Raybaud 把 VGAM 的供血动脉区分为原发供血动脉和继发供血动脉，[21] 原发供血动脉指那些直接参与畸形组成的动脉，继发供血动脉是由于血管偷流作用收纳的侧支循环动脉。

畸形的原发供血动脉包括正常供应脉络组织和四叠体板的动脉，通常起自脉络膜后动脉，双侧大脑前动脉是第二起源，这和胚胎期脉络膜动脉远后胼周分支的作用是一致的。继发供血动脉包括丘脑前穿和后穿动脉，有时来自脑膜动脉的血供也能看到。

所有的病例都存在动静脉短路，扩张的静脉囊和主要动脉分支同时显影，可以看到一个和多个位置的瘘口，相应地与壁型和脉络丛型的 VGAM 亚型对应。

扩张的圆形或香肠形静脉囊代表着持续扩大的前脑正中静脉，所有病例都能够看到，同时经常伴发硬膜窦发育异常，最常见的是正常的直窦缺如，扩张的前脑正中静脉回流是通过持续存在的镰窦。镰窦是胎儿发育过程中短暂存在的结构，因为瘘的高血流可以保留下来，这就阻止了其他窦的发育，如直窦。[21,22]

总的来讲，胚胎学和血管构筑学显示 VGAM 包含动静脉短路的部分，起自发展中的供应脉络丛的供血动脉，引流进入单一的扩张的中线静脉结构——持续存在的前脑正中静脉，该静脉不引流正常脑组织血流。所以 VGAM 是位于脑组织外蛛网膜下腔的病变。

基于瘘的数量和位置，可以 VGAM 进一步划分亚型：壁型和脉络丛型。[19] 脉络丛型 VGAM 的特点是多发的双侧脉络丛动脉供血支，流量极高，通常发生在新生儿患者，常伴有严重心衰（图 57.1）。壁型的 VGAM 为单个或很少的瘘口汇集到引流的静脉囊，更多发生在幼儿或者更大一点的儿童（图 57.2）。不同的血管结构和预后相关，和壁型相比，脉络丛型 VGAM 具有更高风险的并发症和发育延迟。

VGAM 和深部中线部位的 AVM 是有区别

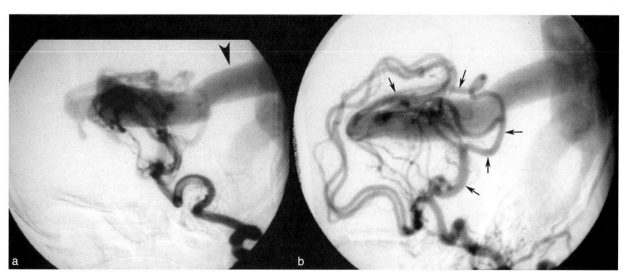

图 57.1 脉络丛型 VGAM。（a）椎动脉造影，多支扩张的脉络丛后动脉供应前脑正中静脉，提示静脉囊向前延伸到三脑室顶并引流进入镰窦（箭头）。（b）颈动脉造影的侧位像，扩大的脉络丛前动脉（长箭头）和双侧大脑前动脉供应扩张的前脑正中静脉

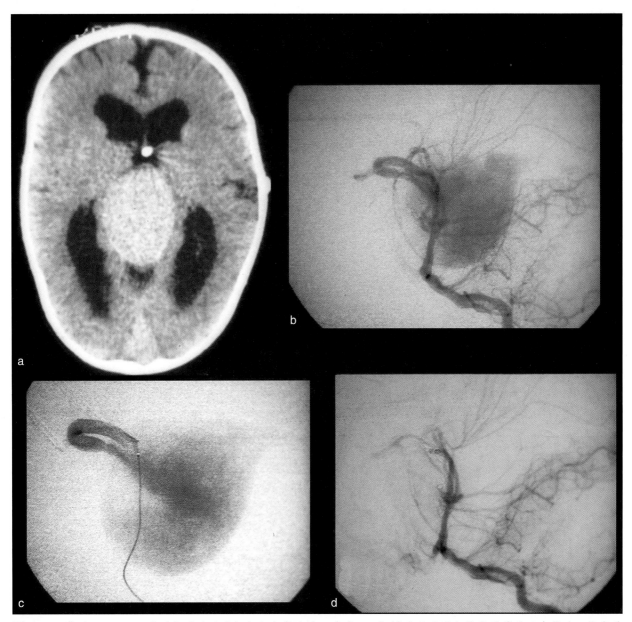

图 57.2 壁型 VGAM。7 个月大的男孩脑积水和发育迟缓。（a）CT 扫描现显示巨大扩张的前脑正中静脉，栓塞前已经进行分流。（b）左侧椎动脉造影侧位像显示单一瘘口的动静脉瘘。（c）跨越瘘口放置弹簧圈栓塞之前在供血动脉内应用微导管进行造影。（d）栓塞后左侧椎动脉造影显示没有瘘残留

的，后者畸形团的引流进入深静脉系统，引起真正的大脑大静脉和其分支扩张，这些病变命名为大脑大静脉瘤样扩张（vein of galen aneurysmal dilatation, VGAD），和 VGAM 相比，大脑大静脉不仅引流 AVM 的血流，同时也参与正常脑组织的引流。[19] 作为真正的 AVM 不是动静脉瘘，VGAD 在血管构筑、临床表现、自然病史和治疗方面均和 VGAM 具有差别。

VGAM 的病理生理

胎儿发育期，VGAM 动静脉短路部分的血流和低阻力的胎盘循环竞争血流，能够让通过瘘的流量达到最低。此外，在子宫内左心室和右心室二者的功能是平行的，左心室提供大部分颅内血流，包括 VGAM 偷流，而右心室供应躯体的其他部分和胎盘。这样的血流动力学分

配，能够在子宫内预防心衰的发展，但是当偷流的量特别大的时候，胎儿心衰还是会偶尔发生。[24,25]

出生后没有了胎盘，血流重新分配，80%的心脏血流进入低阻力的 VGAM 短路，增高的静脉回流代偿性引起心脏输出增加，提高心脏内压力和血液体积以保证系统灌注。过多的肺动脉血流引起肺部高压，右向左的分流保持着卵圆孔未闭，过多的心脏工作负荷和受损的心肌灌注可以引起进展性的心衰，最终导致多脏器功能衰竭。VGAM 是最常见的心脏外的引起新生儿心衰的原因。[26,27]

颅内动脉偷流和静脉高压可以引起氧化作用受损，血液淤滞和进展性脑组织破坏。[28,29]

VGAM 增高脑静脉压因而损害了脑脊液（gerebrospinal fluid, CSF）的流动，引起大头畸形和脑积水。扩张的静脉囊机械性压迫中脑导水管是这类患者脑积水的原因，保持导水管通畅是原则。因此在应用血管内方法治疗畸形之前，通常不考虑进行脑室腹腔分流，因为治疗可以减小静脉囊压力而逆转脑脊液动力学异常。尽管对于一些具有迟发临床表现的患者脑室腹腔分流是必须的，但 VGAM 患者的脑室腹腔分流术具有较高的并发症率。[6,30-32]

VGAM 和年龄相关的特异性临床特征，包括心衰、脑脊液流动障碍和脑实质损害，都是由于这病理生理的特征引起的。[10,11]

VGAM 的临床表现：新生儿

超过 80% 的 VGAM 新生儿患者表现为心衰，[4,15,33-36] 相伴的特征包括发绀、心动过速、呼吸急促和肝大。半数的患者具有头部杂音。症状从生命的第一天就开始发展，只是严重程度和速度不同而已。严重的肺动脉高压、心源性休克、动脉导管未闭伴有严重的右向左偷流和降主动脉舒张期血液逆流都是最严重的心衰

患者的特征性表现。[37] 极少数的患者伴发心脏畸形，对治疗的决策产生影响，必须将这类患者区别开来。

新生儿 VGAM 罕有颅内出血的报道，因此发现出血要快速进行全面的评估，应考虑其他诊断，特别是脑实质的 AVM 引流到深静脉系统（VGAD）。[16,39,40] 尽管如此，VGAM 也有颅内出血的报道，通常伴有硬膜窦狭窄或者堵塞等预示静脉压升高的病因。[41]

如果没有明显的脑组织损害，新生儿癫痫并不常见。然而就所有病例来讲，影像学评估必须要识别脑实质损害，因为其可能不再适合进行最终的治疗，大约 20% 的新生儿 VGAM 会发生这样的事件。[40,42]

VGAM 的临床表现：婴幼儿

婴幼儿 VGAM 最常见的特征性表现为头围增加和脑积水，经常伴有发育延迟或者发育的标志性体征缺失。和新生儿一样，也可以听到颅内杂音，其他的症状和体征包括头皮和面部静脉扩张、突眼和反复的鼻出血等反映静脉侧支通路形成的体征。[10,11,26,34,40,42,43]

和新生儿病例组相比，婴幼儿 VGAM 患者以心脏症状为首发表现的通常比较轻微或者没有，不过轻微的或者一过性的心衰通常对药物治疗反应较好，同时也在一定数量的患者身上发现心脏发育异常。[43]

尽管大头畸形和脑积水是婴幼儿 VGAM 患者最基本的临床特点，但其可以发生在任何年龄段的患者，如前所述，动静脉瘘的闭塞可以让脑积水消失，因而不需要进行脑室腹腔分流。[6,30-32,40]

VGAM 临床表现：年龄稍大儿童和成人

年龄稍大的儿童和成人 VGAM 患者通常表

现为头痛和（或）癫痫，病程常常数年，患者也可以表现为发育迟缓、局灶性神经功能障碍、突眼和鼻出血，[40,43] 在更年幼的患者中罕见的蛛网膜下腔和脑实质出血，这个年龄组更容易看到，可能的原因是血流从新分配进入软膜静脉。[44]

神经影像

超 声

VGAM 明显的解剖和血流特点在胎儿超声时就已经能够确认。[45] 在中线结构上位于三脑室上或者后的低回声占位，典型的表现是在中脑顶盖上方和引流的直窦或者镰窦相连续，应用多普勒超声技术可以确认该病变是动静脉瘘。[46]

VGAM 患者产前超声的一些发现对其预后判断具有一定意义，[47] 可能最明显的是心脏肥大、水肿和脑软化，这些提示非常严重的状况，已经不适合进行任何干预。严重的胎儿心衰的主要指征是心脏肥大、超过 5 根供血血管、颈内静脉或下腔静脉扩张、引流窦扩张和降主动脉逆流，这些提示患者出生后要尽早进行治疗，能给患者更好机会生存下来。相反的，产前超声检查只发现正常或轻微扩张的引流窦、正常的脑解剖、两根或更少的供血血管且没有高输出量的证据，提示需要监护和严格的药物治疗，可以暂缓干预性治疗。无论怎样，高度建议在一个由多学科团队组成的能够治疗 VGAM 的中心进行仔细的产前观察。[40]

新近出现了很多先进的技术，包括彩色多普勒成像、三维（3D）超声造影和 3D 彩色造影术（Color Power Angiography，CPA），其在产前和围生期都是非常有用的诊断工具。[25,48]

CT

CT 能够显示在小脑幕切迹地区等密度或者高密度的扩张引流静脉（图 57.3）。引流的静脉窦经常是扩张的、等密度的，增强后扫描显示不同程度增强的扩张静脉结构和多发的扩张供血动脉。

尽管和 MRI 相比敏感性低，但是为了详细评估脑实质是否存在脑软化、低密度、占位和其他损害的证据，CT 还必须要做。大约 15% 的年龄稍大的孩子会出现脑钙化，或者在静脉结构或者在脑组织发育不良的区域。[49] 脑组织钙化和不佳的神经功能状况和因 VGAM 引起的引流静脉内静脉压升高有关系。[50] 脑室的尺寸也和脑外液体具有确定关系。

核磁共振成像

MRI 目前对 VGAM 患者来讲是血管造影前影像评价的主流，[51] 畸形内高流量的血管结构在所有的序列上能够看到大的血管流空，特别是在 T2 加权像上，血流伪像通常能够看到，最明显的是在 T1 加权像上。

血管内血栓形成区域的信号随着血栓形成时间长短而有所变化，这种情况在年龄稍大的患者更经常地会遇到，特征性的地点是引流静脉，任何正常结构的占位效应都能够很容易看清。在发现新生儿脑组织不全脱髓鞘化的异常信号方面，T1 加权像是最有用的，MRI 能够提供最有用的信息，能够评估某个具体患者脑实质是否已经损害到已经不需要治疗的程度。MRI 检查也能够反映出 VGAM 脑积水的问题，具有潜在的指导、预测和监控各种治疗办法的效果的价值。[51]

在子宫内应用 MRI 评估 VGAM 的越来越多，和超声相比具有更多优势，能够对帮助治疗和判断预后提供额外更多的信息（图 57.4）。[52-55]

更新的 MRI 序列如弥散序列和灌注序列能够提供更多的信息，用于评价 VGAM 间接引起的对脑实质的影响，能够识别缺血、水肿和梗死的区域，现在需要更多的研究确认其在治疗中的作用。

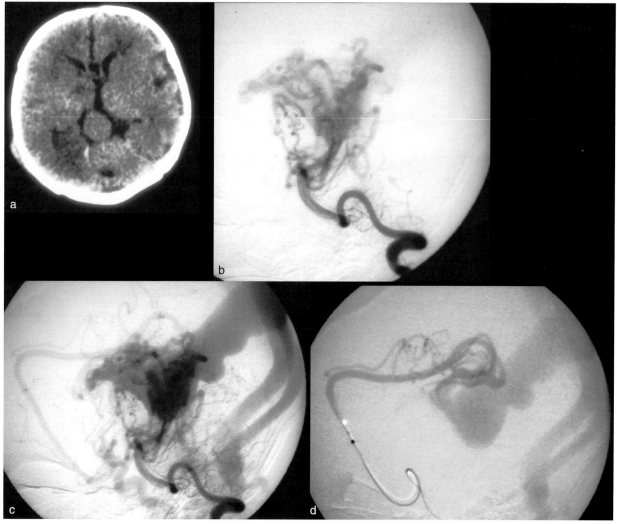

图57.3 （a）一个出生3d的心衰患儿，行轴位CT扫描显示等密度的静脉囊位于三脑室后部。（b）椎动脉造影侧位像早期显示前脑正中静脉的立即充盈。（c）持续采集图像进入晚期，造影剂快速再循环充盈颈内动脉，显示双侧大脑前动脉供应VGAM，提示廉窦。（d）微导管在扩张的大脑前动脉内造影显示直接的瘘

核磁共振血管造影

核磁共振血管造影（MRA）序列能够提供有用的信息，据此明确诊断和制定介入治疗的方案，飞时法MRA和相衬法MRA在明确供血动脉的数量、起源和走行以及明显的侧别方面非常有用，对比分段MRA影像和介入治疗过程中血管造影的图像，可以定位目标血管，减少诊断注射次数，明显降低造影剂负荷（图57.5），MRA提供的生理学信息可以定量通过瘘的血流量、确定流量和症状的关系、证明介入治疗的效果。[56]

血管造影的评估及治疗技术

正确的决策制定是有效的VGAM血管内治疗的第一个组成部分。因为总体的治疗目的是最大可能地保持正常的神经功能发育，积极的术前影像和医疗评估是必不可少的，包括肾功能、呼吸功能和肝功能。那些占到全部患者25%~30%的具有明显的脑软化的患者，或者严重多脏器衰竭的患者是不能从任何治疗中获益的。[6]重症监护室（ICU）治疗能够提高患者的生存率，降低并发症率，即使是高风险的新生儿VGAM患者。[57]有些病例，用药物治疗能充

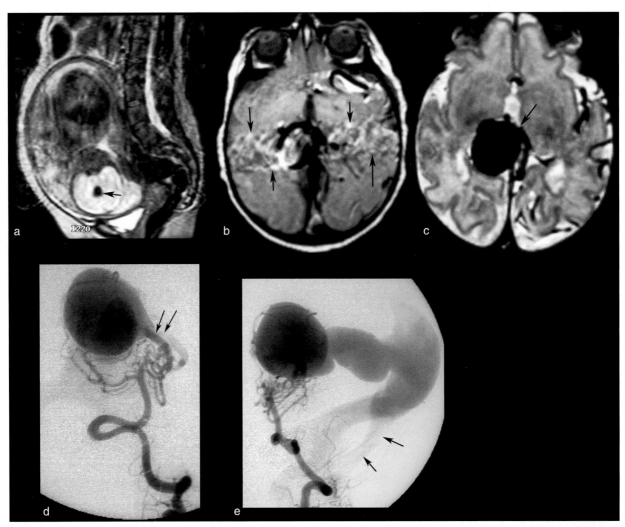

图 57.4　（a）胎儿 MRI 显示扩张的前脑正中静脉（箭头）。（b）心衰的新生儿轴位 T1 MRI 显示由于通过静脉囊的高流量产生的血流伪像（箭头）。（c）轴位的 T2 MRI 显示扩张的供血动脉位于近瘘口（箭头）位置的左侧。（d）左椎动脉造影的正位像显示供血动脉为双侧的，左侧（箭头）非常明显。（e）左椎动脉造影的侧位像，多支脉络丛动脉供应脉络丛型 VGAM，通过横窦和枕窦引流

分控制症状，这样可以延缓干预性治疗，直到患儿长大。对所有病例来讲，干预的时机就是在新生儿早期血管内手术增加的风险和动静脉瘘迟发闭塞带来的风险之间平衡。

手术即刻目的是应用介入的方式在安全的前提下尽可能多地闭塞动静脉偷流，在新生儿只要闭塞足够的动静脉偷流，就能够充分缓解心衰，然后让患儿转入二期分阶段治疗。[40]

对于更小的患儿，诊断性神经血管造影术大部分已经被无创性影像技术取代了，但是血管造影技术对血管内治疗还是至关重要的。由经验丰富的造影者用合适尺寸的造影管（通常

4F 用于新生儿和婴幼儿），时刻注意着血液丢失和造影剂的限制，能够把儿童组造影的风险降到最低。[58-60] 无论经股动脉或者较少用的经脐动脉，密切注意动脉的操作，知道其潜在的风险是必须的。[61] 术后严密细致的观察监护是把介入治疗 VGAM 后的动脉或者颅内并发症降到最低的基本要求。

左侧椎动脉通常发出大部分供应 VGAM 的脉络膜后动脉，常规要首先检查，椎动脉注射之后延迟采集图像经常能够采集前循环的图像，主要是由于动静脉瘘导致造影剂的快速再次循环，这样能最小剂量使用造影剂，或者降低颈

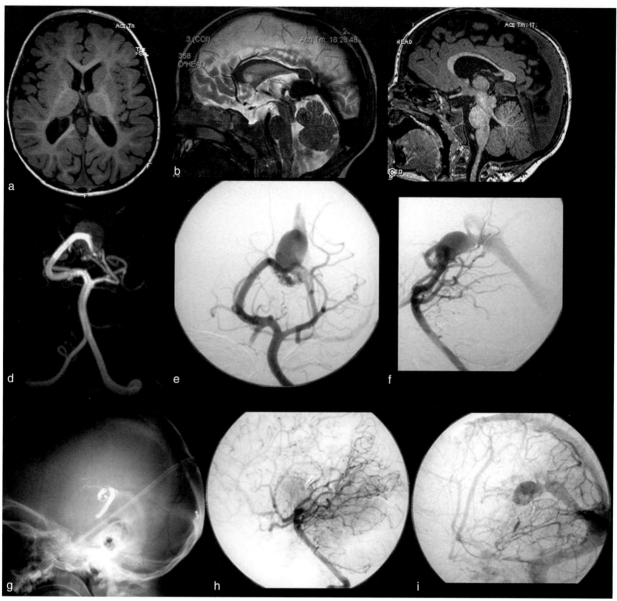

图57.5 10个月大男婴头围变大且没有标志性运动能力，壁型 VGAM。（a）轴位 T1 像显示位于三脑室后扩张的前脑正中静脉和脑积水。（b,c）矢状位的 T2 和 T1 像显示顶盖上方扩张的静脉囊，引流进入直窦。（d）冠状位飞时相 MRA 的节段图像。（e,f）左椎动脉造影正位和侧位像显示扩张的脉络丛后动脉，提示汇聚到一个共同的瘘的位置。（g）栓塞后侧位平片显示 NBCA（Trufill, nBCA, Cordis Miami Lake, FL）和弹簧圈跨过瘘口。栓塞后左椎动脉造影的（h）早期和（i）晚期图像，没有动静脉短路

动脉插管的需求。

　　相关的无创影像方法，特别是 MRA 能够查明颅外段可能影响操作入路的血管异常。[62] 如果在不损伤椎动脉的情况下能够做到，血管内治疗最佳的导引导管的位置是 C2~C3 水平。有些病例的颅外椎动脉比较迂曲，无法让导引导管放到远端，将 4F 的导引导管头部保持在椎动脉的起始部能够提供足够的稳定性，应用微导管和微导丝可以成功地通过颅外椎动脉。

　　4F 的导引导管内径比较小，因而需要在置入微导管之前，进行造影剂注射设置路图，任何用微导管做的路图除了最末端供血动脉的路图几乎都无法使用，因为瘘的高流量和微导管的小内径。患者的运动理所当然地会影响路图的质量，因此要用肌松类药物防止患者运动。

　　根据微导管通过血管到达瘘口的能力选择

合适的微导管，选择栓塞材料的理想状态是由血管构筑决定的，但是有时也受到所选微导管的限制。粗一点的微导管允许应用弹簧圈或者液体胶，但粗一点的微导管顺应性下降，可能无法到达瘘口的位置。细的血流导向的微导管在微导丝的导引下具备非常出色的能力，能到达大多数瘘口的位置，然而栓塞材料的选择通常只能限于液体。

动脉入路的栓塞材料包括 n-NBCA 和弹簧圈。和所有的动静脉瘘一样，栓塞的目的是堵塞动静脉结合的部位，供血动脉近端栓塞应该避免，因为侧支循环血液仍然能够到达瘘口。用 n-NBCA 从动脉入路栓塞可能是应用最广泛的闭塞 VGAM 瘘的方法，特别是新生儿以多支供血动脉为特点的脉络丛型 VGAM，然而 NBCA 的应用也是具有挑战性的，因为高血流量、相对短的血管走行和直接动脉静脉沟通。

目前关于新近引入的栓塞材料乙烯—乙烯醇共聚物在低龄儿童患者的使用几乎没有可用的数据，有机溶剂二甲基亚砜（DMSO）具有致氧去饱和的作用，在年龄较大的儿童和成人患者中不具有临床意义，但是对具有呼吸系统异常的非常小的患儿具有什么影响仍然没有研究结果。此外，需要考虑到较长的注射时间可能增加了放射剂量影响神经系统发育的风险。最后，能够注射这样栓塞材料的可选的微导管是受限的。

自 Mickle 描述了经窦汇入路之后，后来的研究者报道了成功通过股静脉入路栓塞 VGAM 的静脉组成部分，而不需要开颅手术。[18,35,64,65] 然而最近的报道证明了 VGAM 扩张的引流静脉和脑组织静脉引流之间的连接，包括大脑内静脉。这可能解释这项技术带来静脉梗死和出血的潜在风险，因此要必须仔细研究图像和应用其风险 – 效益比。[46,66] 有文献报道应用经窦汇栓塞 VGAM 后出现血液凝集异常，也可能是出血的原因。[67]

在 VGAM 的栓塞手术中，经常能够看到平均动脉压（Mean Arterial Pressure, MAP）的升高，[24] 尽管机制仍然不清楚，但是血压的升高不需要特殊处理，因为"正常"的血压参考范围在这时不适用，积极的抗高血压治疗是对脑灌注是有害的。

并发症的预防和治疗

新生儿和婴幼儿尽量避免并发症的发生，因为处理的方法往往有限，重点放在术前评估上非常重要，这一定包括全面的心脏评估，并行药物治疗达到最佳状态。此外，获得并仔细研究无创检查的影像，特别是 MRA，能够影响手术的时机和治疗的建议，能够找到到达病变最合适的入路。手术中间必须注意液体的使用，尤其是非常小的儿童。最后就是密切合作的团队是保证患者可能获得最佳结果的基本条件，包括神经介入医生、小儿神经外科医生、神经内科医生和神经重症医生。[40]

结　局

尽管血管内治疗该罕见疾病的经验有限，还是可以对治疗结果进行评估，因为未治的 VGAM 后果不佳，其他替代的治疗成功率较差，不同年龄段患者后果的巨大差别，如脏器衰竭的程度和之前存在的脑损伤等状况。

自然病史

或许有关药物难治性 VGAM 的极差自然病史最好的信息来自 Hoffmann 和 Johnson 的在栓塞治疗广泛被应用之前收集的病例，死亡率分别达到 89% 和 91%，[4,5] 年龄稍大点的未治疗患者结果稍好，未治疗的患者 69% 的死亡率。所有幸存者都具有神经功能障碍，可以基此测评治疗的结果。[4]

新生儿

几个病例序列研究报道了治疗新生儿期 VGAM 的结果。[6,23,34,35,57,68] 尽管一些经过仔细挑选的病例进行静脉栓塞，甚至也偶尔手术，但绝大多数报道的病例采用的是经股动脉入路用 NBCA 进行的动脉栓塞（表 57.1）。栓塞治疗仍然是最基本的治疗方式，然而虽然最初的手术治疗在这个年龄段没有效果，但仍然没有受到反驳。无论如何，所有的治疗方式需结合最好的新生儿监护设备，这样能给予患儿最好的结果。

总体来讲即使进行了治疗，新生儿期 VGAM 仍然面对一个相对严峻的预后，具有 15%~62% 的死亡率。尽管报道的经验有限，由于新生儿人群未治疗的症状性 VGAM 几乎一致

的死亡率，要求必须进行详细的评估并考虑积极的血管内治疗，预计 36%~60% 的治疗患者可能的正常结果，其他的幸存者具有轻到重的神经功能障碍。此外，在药物难治性心脏和其他脏器衰竭发生之前进行治疗的策略已经确定，数据显示这样能够显著增加患者的生存率并改善神经功能发育。

婴幼儿和儿童

和新生儿的治疗相似，动脉栓塞也是治疗婴幼儿和儿童 VGAM 患者倾向选择的血管内技术。幸运的是，这个年龄组报道的结局要远远好于新生儿组，死亡率无一例外地低于 10%（表 57.2）。尽管绝大部分这个年龄组的患者在血管内治疗后预计得到正常的结果，但由于可用的病例数量较少，仍然不能得出确定性的结论。

表 57.1 血管内治疗新生儿 Galen 静脉动脉瘤样畸形的结果

研究	例数	技术	正常	神经功能障碍	死亡
Lylyk 等 , 1993[35]	11	大部分动脉栓塞，静脉手术	45%	18%	35%
Mitchell 等 , 2001[68]	5	动脉 / 静脉栓塞和手术	60%	20%	20%
Jones 等 , 2002[34]	8	大部分动脉栓塞，静脉栓塞	25%	13%	62%
Frawley 等 , 2002[57]	9		57%	11%	33%
Fullerton 等 , 2003[23]	21	血管内	43%	42%	15%
Lasjaunias 等 , 2006[6]	23	动脉栓塞	36%	64%	52%[a]

a：总体死亡率，无论栓塞与否

表 57.2 血管内治疗婴幼儿和儿童儿 Galen 静脉动脉瘤样畸形的结果

研究	例数	年龄	技术	正常	功能障碍	死亡
Lylyk 等 , 1993[35]	13	婴幼儿	大部分动脉栓塞，静脉手术	62%	15%	8%
Jones 等 , 2002[34]	5	4 月 ~13 岁	大部分动脉栓塞，静脉栓塞	100%	0	0
Fullerton 等 , 2003[23]	6		血管内	83%		0
Gupta 等 , 2006[43]	13	3 月 ~21 岁	动脉栓塞	92%	8%	0
Lasjaunias 等 , 2006[6]	193	婴幼儿和儿童	动脉栓塞	72%	22%	6%[a]

a：总体死亡率，无论栓塞与否

结 论

对 VGAM 的特征认识的巨大进步给患者带来非常大的好处，这些在几年前还是不可能。目前，对 VGAM 解剖和病理生理的理解允许早期和精确的诊断进而能够进行有效的评估。无创的神经影像技术特别是超声和 MRA 能够提供精确和及时的信息，主要有关畸形以及其对脑组织和其他系统器官的影响。尽管存在差距，对 VGAM 病理生理的理解能够允许最大限度地药物治疗和帮助规划血管内治疗以达到最佳的神经功能的结果。

血管内治疗 VGAM 实际上是革命性的变化，其可以彻底改变严重病变的悲惨预后，然而其病残率和死亡率仍然和发病时年龄密切相关，最高的是在新生儿组。尽管新生儿患者仍然面临死亡和神经功能损害的高风险，应用目前有的设备及时地积极地栓塞治疗，同时在专家级的新生儿重症监护、神经功能和神经外科帮助下，可以让相当比例的患儿的神经功能得到正常发育。

关键点

- 治疗前详细评估患儿，从而帮助确定畸形的类型是非常重要的，可以因此调整治疗的目标。
- 无创的影像技术可以避免单纯为了诊断为如此复杂的患者行脑血管造影，细致的术前影像评估可以加速介入手术的进程和减少儿童过多的放射和造影剂负荷。
- 对新生儿治疗的目标包括闭塞足够的瘘口，从而让患儿不再出现充血性心衰，一旦充血性心衰得到控制，就可以允许患儿长大到能够很好地耐受手术的时候再接受根治性治疗。

并发症的预防

- 所有的病例，由多学科的团队对患儿进行术前评价是成功的关键。
- 术中造影剂和液体使用要全程密切地监控。
- 理解畸形发生的真正起因，这样治疗的目标能够将发生灾难性后果的可能性降到最低。
- 单独闭塞近端动脉是远远不能达到治愈患者的目的。

并发症的治疗

- 由于导管鞘和（或）导管和股动脉之间的不匹配导致肢体末端灌注差，可以动脉内应用一定剂量维拉帕米。
- 深部循环的正常引流静脉意外闭塞需要全身肝素化。

参考文献

[1] Lynch JK, Han CJ. Pediatric stroke: what do we know and what do we need to know? Semin Neurol, 2005, 25(4):410–423

[2] Suh DC, Alvarez H, Bhattacharya JJ, et al. Intracranial haemorrhage within the first two years of life. Acta Neurochir (Wien), 2001, 143(10):997–1004

[3] Blount JP, Oakes WJ, Tubbs RS, Humphreys RP. History of surgery for cerebrovascular disease in children. Part II. Vein of Galen malformations. Neurosurg Focus, 2006, 20(6):E10

[4] Hoffman HJ, Chuang S, Hendrick EB, et al. Aneurysms of the vein of Galen. Experience at The Hospital for Sick Children, Toronto. J Neurosurg, 1982, 57(3):316–322

[5] Johnston IH, Whittle IR, Besser M, et al. Vein of Galen malformation: diagnosis and management. Neurosurgery, 1987, 20(5):747–758

[6] Lasjaunias PL, Chng SM, Sachet M, et al. The management of vein of Galen aneurysmal maiformations. Neurosurgery, 2006, 59(5, Suppl 3):S184–S194, discussion S3–S13

[7] Boldrey E, Miller ER. Arteriovenous fistula (aneurysm) of the great cerebral vein (of Galen) and the circle of Willis; report on two patients treated by ligation. Arch Neurol Psychiatry, 1949, 62(6): 778–783

[8] Jaeger JR, Forbes RP, Dandy WE. Bilateral congenital cerebral arteriovenous communication aneurysm. Trans Am Neurol Assoc, 1937, 63:173–176

[9] Silverman BK, Breckx T, Craig J, et al. Congestive failure in the newborn caused by cerebral A-V fistula; a clinical and pathological report of two cases. AMA Am J Dis Child, 1955, 89(5): 539–543

[10] Gold A, Ransohoffj, Carter S. Vein of Galen malformation. Acta Neurol Scand Suppl, 1964,40(Suppl 11):1–31

[11] Amacher AL, Shillito J Jr. The syndromes and surgical treatment of aneurysms of the great vein of Galen. J Neurosurg, 1973, 39(1): 89–98

[12] Long DM, Seljeskog EL, Chou SN, et al. Giant arteriovenous malformations of infancy and childhood. J Neurosurg, 1974, 40(3):304–312

[13] Norman MG, Becket LE. Cerebral damage in neonates resulting from arteriovenous malformation of the vein of Galen. J Neurol Neurosurg Psychiatry, 1974, 37(3):252–258

[14] Yasargil MG, Antic J, Laciga R, et al. Arteriovenous malformations of vein of Galen: microsurgical treatment. Surg Neurol, 1976, (3):195–200

[15] Hoffman HJ, Epsteni F. Disorders of the Developing Nervous System: Diagnosis and Treatment. Boston, MA: Blackwell Scientific, 1986:795–816

[16] Berenstein A, Lasjaunias P. Surgical Neuroangiography. Berlin, Germany: Springer-Verlag,1992(4):267–317

[17] Lasjaunias P. Vein of Galen malformations. Neurosurgery, 1989, 25(4): 666–667

[18] Mickle JP, Quisling RG. The transtorcular embolization of vein of Galen aneurysms. J Neurosurg, 1986, 64(5):731–735

[19] Lasjaunias P, Rodesch G, Terbrugge K, et al. Vein of Galen aneurysmal malformations. Report of 36 cases managed between 1982 and 1988. Acta Neurochir (Wien), 1989, 99(1–2):26–37

[20] Ciricillo SF, Edwards MS, Schmidt KG, et al. Interventional neuroradiological management of vein of Galen malformations in the neonate. Neurosurgery, 1990, 27(1):22–27, discussion 27–28

[21] Raybaud CA, Strother CM, Hald JK. Aneurysms of the vein of Galen: embryonic considerations and anatomical features relating to the pathogenesis of the malformation. Neuroradiology, 1989, 31(2):109–128

[22] Strub WM, Leach JL, Tomsick TA. Persistent falcine sinus in an adult: demonstration by MR venography. AJNR Am J Neuroradiol, 2005, 26(4):750–751

[23] Fullerton HJ, Aminoff AR, Ferriero DM, et al. Neurodevelopmental outcome after endovascular treatment of vein of Galen malformations. Neurology, 2003, 61(10): 1386–1390

[24] Wong FY, Mitchell PJ, Tress BM, et al. Hemodynamic disturbances associated with endovascular embolization in newborn infants with vein of Galen malformation. J Perinatol, 2006, 26(5):273–278

[25] Gerards FA, Engels MA, Barkhof F, et al. Prenatal diagnosis of aneurysms of the vein of Galen (vena magna cerebri) with conventional sonography, three-dimensional sonography, and magnetic resonance imaging: report of 2 cases. J Ultrasound Med, 2003, 22(12): 1363–1368

[26] Gupta AK, Varma DR. Vein of Galen malformations: review. Neurol India, 2004, 52(1):43–53

[27] Park MK, Troxler RG. Pediatric Cardiology for Practitioners. 4th ed. St. Louis, MO: Mosby, 2002:Chapter 8

[28] Bhattacharya JJ, Thammaroj J. Vein of Galen malformations. J Neurol Neurosurg Psychiatry, 2003, 74(Suppl 1):i42–i44

[29] Terbrugge K. Hemodynamic disturbances associated with endovascular embolization. J Perinatol, 2006, 26(5):263

[30] Rao VR, Ravimandalam K, Gupta AK, et al. Angiographic analysis and results of endovascular therapy of aneurysm of vein of Galen. J Neuroradiol, 1994, 21(3):213–222

[31] Taylor W. Hydrovenous disorders in pediatric intracranial arteriovenous fistula. Neuroimaging Clin N Am, 2003, 13(1):41–53

[32] Zerah M, Garcia-Monaco R, Rodesch G, et al. Hydrodynamics in vein of Galen malformations. Childs Nerv Syst, 1992, 8(3): 111–117, discussion 117

[33] Borthne A, Carteret M, Baraton J, et al. Vein of Galen vascular malformations in infants: clinical, radiological and therapeutic aspects. Eur Radiol, 1997, 7(8):1252–1258

[34] Jones BV, Ball WS, Tomsick TA, et al. Vein of Galen aneurysmal malformation: diagnosis and treatment of 13 children with extended clinical follow-up. AJNR Am J Neuro-radiol, 2002, 23(10): 1717–1724

[35] Lylyk P, Viñuela F, Dion JE, et al. Therapeutic alternatives for vein of Galen vascular malformations. J Neurosurg, 1993, 78(3): 438–445

[36] Rodesch G, Hui F, Alvarez H, et al. Prognosis of antenatally diagnosed vein of Galen aneurysmal malforma-tions. Childs Nerv Syst, 1994, 10(2): 79–83

[37] Chevret L, Durand P, Alvarez H, et al. Severe cardiac failure in newborns with VGAM. Prognosis significance of hemodyna-mic parameters in neonates presenting with severe heart failure owing to vein of Galen arteriovenous malformation. Intensive Care Med, 2002, 28(8):1126–1130

[38] Hortobágyi T, Szüts A, Csenki M, et al. Vein of Galen malfor-mation combined with atrial septal defect in a neonate. Clin

Neuropathol, 2003, 22(4): 193–198

[39] Lasjaunias P, Hui E Zerah M, et al. Cerebral arteriovenous mai-formations in children. Management of 179 consecutive cases and review of the literature. Childs Nerv Syst, 1995, 11(2): 66–79, discussion 79

[40] Lasjaunias P, terBrugge K, Berenstein A. Surgical Neuroangiog-raphy. 2nd ed. Clinical and Interventional Aspects in Children. Berlin, Germany: Springer-Verlag, 2006(3):105–226

[41] Meyers PM, Halbach W, Phatouros CP, et al. Hemorrhagic complications in vein of Galen malformations. Ann Neurol, 2000, 47(6):748–755

[42] Lasjaunias P. Vascular Diseases in Neonates, Infants, and Chil-dren. Berlin, Germany: Springer, 1997:67–202

[43] Gupta AK, Rao VR, Varma DR, et al. Evaluation, management, and long-term follow up of vein of Galen malformations. J Neurosurg, 2006, 105(1):26–33

[44] Gailloud P, O'riordan DP, Burger I, et al. Confirmation of communication between deep venous drainage and the vein of Galen after treatment of a vein of Galen aneurysmal malfor-mation in an infant presenting with severe pulmonary hyper-tension. AJNR Am J Neuroradiol, 2006, 27(2):317–320

[45] Newlin NS, Seeger JF, Stuck KJ. Vein of Galen aneurysm-diagnosis by real-time ultrasound. J Can Assoc Radiol, 1981, 32(4): 224–226

[46] Epelman M, Daneman A, Blaser SI, et al. Differential diagnosis of intracranial cystic lesions at head US: correlation with CT and MR imaging. Radiographics, 2006, 26(1): 173–196

[47] Yuval Y, Lerner A, Lipitz S, et al. Prenatal diagnosis of vein of Galen aneurysmal malformation: report of two cases with proposal for prognostic indices. Prenat Diagn, 1997, 17(10):972–977

[48] Ruano R, Benachi A, Aubry MC, et al. Perinatal three-dimensional color power Doppler ultrasonograpby of vein of Galen aneurysms. J Ultrasound Med, 2003, 22(12): 1357–1362

[49] Chapman S, Hockley AD. Calcification of an aneurysm of the vein of Galen. Pediatr Radiol, 1989, 19(8):541–542

[50] Quisling RG, Mickle JP. Venous pressure measurements in vein of Galen aneurysms. AJNR Am J Neuroradiol, 1989, 10(2): 411–417

[51] Campi A, Rodesch G, Scotti G, et al. Aneurysmal malformation of the vein of Galen in three patients: clinical and radiological follow-up. Neuroradiology, 1998, 40(12): 816–821

[52] Messori A, Polonara G, Salvolini U. Prenatal diagnosis of a vein of Galen aneurysmal malformation with fetal MR imaging study. AJNR AmJ Neuroradiol, 2003, 24(9):1923–1925, author reply 1925

[53] Has R, Günay S, Ibrahimoglu L. Prenatal diagnosis of a vein of Galen aneurysm. Fetal Diagn Ther, 2003, 18(1):36–40

[54] Brunelle F. Brain vascular malformations in the fetus: diagnosis and prognosis. Childs Nerv Syst, 2003, 19(7-8):524–528

[55] Kurihara N, Tokieda K, Ikeda K, et al. Prenatal MR findings in a case of aneurysm of the vein of Galen. Pediatr Radiol, 2001, 31(3): 160–162

[56] Langer DJ, SongJK, Niimi Y, et al. Transarterial embolization of vein of Galen malformations: the use of magnetic resonance imaging noninvasivc optimal vcsscl analysis to quantify shunt reduction. Report of two cases. J Neurosurg, 2006, 104(1, Suppl): 41–45

[57] Frawley GP, Dargaville PA, Mitchell PJ, et al. Clinical course and medical management of neonates with severe cardiac failure related to vein of Galen malformation. Arch Dis Child Fetal Neonatal Ed, 2002, 87(2):F144–F149

[58] Baum S. Pediatric interventional radiology//Abram's Angiography: Interventional Radiology. 2nd ed. Philadelphia, PA: Lippincott, Williams, and Wilkins, 2006:1047–1067

[59] Burger IM, Murphy KJ, Jordan LC, et al. Safety of cerebral digital subtraction angiography in children: complication rate analysis in 241 consecutive diagnostic angiograms. Stroke, 2006, 37(10):2535–2539

[60] Nakano S, Agid R, Klurfan P, et al. Limitations and technical considerations of endovascular treatment in neonates with high-flow arteriovenous shunts presenting with congestive heart failure: report of two cases. Childs Nerv Syst, 2006, 22(1):13–17

[61] Berenstein A, Masters LT, Nelson PK, et al. Transumbilical catheterization of cerebral arteries. Neurosurgery, 1997, 41(4): 846–850

[62] Purkayastha S, Gupta AK, Varma R, et al. Proatlantal intersegmental arteries of external carotid artery origin associated with Galen's vein malformation. AJNR Am J Neuroradiol, 2005, 26(9): 2378–2383

[63] Pamuk AG, Saatci I, Cekirge HS, et al. A contribution to the controversy over dimethyl sulfoxide toxicity: anesthesia monitoring results in patients treated with Onyx embolization for intracranial aneurysms. Neuroradiology, 2005, 47(5): 380–386

[64] Casasco A, Lylyk P, Hodes JE, et al. Percutaneous transvenous catheterization and embolization of vein of Galen aneurysms. Neurosurgery, 1991, 28(2): 260–266

[65] Dowd CF, Halbach VV, Barnwell SL, et al. Transfemoral venous embolization of vein of Galen malformations. AJNR Am J Neuroradiol, 1990, 11(4): 643–648

[66] Levrier O, Gailloud PH, Souei M, et al. Normal galenic drainage of the deep cerebral venous system in two cases of vein of Galen

aneurysmal malformation. Childs Nerv Syst, 2004, 20(2):91–97, discussion 98–99

[67] Charafeddine L, Numaguchi Y, Sinkin RA. Disseminated coagulopathy associated with transtorcular embolization of vein of Galen aneurysm in a neonate. J Perinatol, 1999, 19(1):61–63

[68] Mitchell PJ, Rosenfeld JV, Dargaville P, et al. Endovascular management of vein of Galen aneurysmal malformations presenting in the neonatal period. AJNR Am J Neuroradiol, 2001, 22(7): 1403–1409

第58章 外伤的血管内治疗

Randy S. Bell, Ryan L.Roberts, Robert D. Ecker, Rocco Anthony Armonda

严重脑脊髓损伤治疗方法的发展产生了一些新的技术，成为传统治疗的重要辅助方法，最明显的莫过于在脑脊髓外伤背景下被神经血管专家采纳的并不断改进的方法。前些年，神经外科医生治疗外伤性动脉瘤或者外伤性硬膜动静脉瘘的唯一选择方法就是开放性手术结扎，这个方法常常导致大量血液丢失，以及由于血液丢失导致的关键脑区缺血而继发的神经功能障碍。很多新进展如编织的可视微导管、柔软的可控微丝、可脱弹簧圈、液体栓塞材料，以及由现代双C造影带来的图像质量的提高，让血管内神经外科医生对外伤性神经血管损伤的治疗变得安全、有针对性和持久性。本章回顾了神经血管专家在外伤治疗中的作用，并从历史的和现实的角度针对血管神经外伤的各种治疗方法提供一个综合性的概述。同样将目前治疗外伤性动脉瘤、外伤性硬脑膜动静脉瘘、动脉夹层和外伤性血管痉挛的各种方法进行讨论，因为这些外伤必须要求神经重症的参与，因而简单讨论合适的 NICU 的治疗以及神经介入治疗的时机。

患者最初的症状和状况

对严重神经系统损伤患者的救治从急诊室或者外伤部就已经开始了，由《闭合性和穿通性脑外伤指南》给出的具有证据支持的针对闭合性和穿通性脑外伤的治疗方法这里不进行细节性讨论，然而经过详细的文献回顾以及前述的指南，得到如下结论[1]：无论是平民的[2-6]还是军事性[7-9]穿通性脑外伤，需要行脑血管造影（证据级别Ⅲ）。和其他的血管病变相比，例如动脉瘤性蛛网膜下腔出血（aSAH）、动静脉畸形破裂和脑梗死，能够指导外伤引起的血管病变的治疗时机和方式的文献非常少。对所有的病例，基础的头颅 CT 扫描和 CT 血管造影帮助判断患者的风险。如果来自这些检查的数据无法得出确定性结论或者有阳性的发现，需要尽早行进一步数字减影造影（DSA）。[10]需要 DSA 的条件有所差别，主要取决于外伤的类型和发生外伤的人群，平民的头部穿通伤如果通过面部、额部或翼点进入，以及子弹碎骨片跨过已知的血管区域，都需要行造影检查。闭合性脑外伤引起明显的基底池蛛网膜下腔出血（SAH）也需要进行造影评估。最新的来自军队神经外科治疗爆炸伤和高速贯通伤的经验增加了 DSA 检查的适应证：①GCS 评分 <8 的爆炸伤；②任何类型的头部穿通伤。

外伤性颅内动脉瘤

病理生理、诊断和自然病史

外伤性颅内动脉瘤（traumatic intracranial aneurysm, TICA）由于动脉瘤壁的构成不同，在病理上和颅内囊性动脉瘤是不同的，因此又称为假性动脉瘤或者夹层，囊性动脉瘤的壁包含受损的血管壁或者没有中膜的血管壁，而真正的 TICA 就是单纯的血凝块，通常是在血管受外力直接损伤后形成。TICA 占颅内动脉瘤的比例不到 1%，和穿通性脑外伤的关系非常密切（在 PBI 中的发生率达到 20%）。[1,4,5,7,8,11] 文献报道中钝性脑外伤后 TICA 更多的病例发生在儿童。[12-14] 尽管创伤小的方法对诊断是有用的，但 DSA 仍然是诊断的金标准。血凝块形成的"泡"或者动脉瘤具有不稳定的特性，因此这种病变的自然病史最明显的特点是不可预测性，尽管对 TICA 破裂的概率和时机目前仍然没有一致的意见，但有一点是普遍接受的，就是大多数假性动脉瘤的破裂是必不可免的。早期破裂是可以预见的，但也有几例是外伤后很晚才形成动脉瘤并破裂的报道。[2,15-18] 据说某些特定的病例，至少有一篇文献报道，TICA 在没有任何治疗的情况下自己消失。[8]

历史上的方法

尽管文献中有很多合理的病例研究和回顾分析，TICA 仍然在诊断和治疗上存在着很大的两难选择。[2,4,5,7,8,11,12,14-56] 早期少量病例研究的贡献主要集中在 TICA 独一无二的和罕见的特性上 [1,7] 和对其自然病史的有限猜想上 [13,32,57-66]。1966 年之前，报道的这种动脉瘤不到 100 例，2006 年有关该疾病的文献明显增加，主要由于 20 世纪 80 年代两伊战争的爆发。尽管由于战争的原因对这些工作的评价是比较伤感的，但是 Amirjamshidi 对这个神秘的疾病进行了特征性的描述，这在之前是做不到的。[8] 该研究中 1150 例穿通伤的患者中共 31 例出现外伤性动脉瘤和动静脉瘘（2.6%）。根据 Arabi 推荐的标准，对一个特定的亚组共 470 例患者在伤后 2~35d（平均 16.2d）进行 DSA 检查，[1] 这组患者共发现 27 例假性动脉瘤和动静脉瘘。尽管是回顾性的研究，该研究的几点结果是明确的：①这些动脉瘤不一定会急性破裂；② DSA 对 TICA 的诊断是有帮助的；③ TICA 可以不用干预自己消失；④早期的 DSA 是不能排除 TICA 的。

为了达到诊断和治疗的标准化，2000 年 Journal of Trauma 完善有关穿通脑外伤的并发症血管性疾病处理的推荐。[10] 当时作者进行文献检索发现了 8 篇符合入选标准的文章，其中 5 篇是专门处理外伤性动脉瘤的。[1,3,7,8,11] 对于疾病诊断方法的建议非常有限，总结如下：经过翼点、额叶和面部同时伴发颅内血肿的穿通伤患者需要对其颅脑血管进行检查；此外入院时阴性的脑血管造影不能够完全排除创伤性动脉瘤的晚期形成的可能性，建议用 CTA（可以接受）或者 DSA（金标准）进行评价，那时 MRA 还无法验证。

目前的方法

如前面提及的，20 世纪 90 年代前开放性手术结扎是神经血管外科医生唯一可以选择的治疗 TICA 的方法，目前数篇报道建议单独采用血管内弹簧圈栓塞或者支架辅助栓塞的方法治疗该疾病。第一篇成功应用血管内栓塞 TICA 而保持血管通畅的报道是 1993 年 Halbach 发表的。[27] 自此之后，医生支持联合使用开放性手术和血管内栓塞的方式，重点强调病变个体化的形态特点，从而指导治疗。[4,27,28]

对于美国军队来说，伊拉克冲突是越南战争后引起的脑穿通伤是最高的。在过去的 5 年里，Bethesda 的 Walter Reed 军队医疗中心和美国国家海军医疗中心收治了超过 500 例的闭合性和高速穿通性脑外伤患者，根据前述的标准，187 例患者接受血管造影检查，在 49 例患者中发现 61 处血管损伤（占受检病例的 33%），是所有报道中外伤引起血管损伤发生率最高的。

把这个人群作为总体进行分析，发现平均空中转运时间（从战区到美国大陆）为 11d，第一次造影和治疗的时间为 16d，其中的 10 例患者在最开始的手术探查中进行了夹闭结扎，23

例患者的 25 个创伤性动脉瘤用弹簧圈或者支架辅助弹簧圈进行栓塞。支架辅助栓塞通常延期进行，因为应用阿司匹林和波立维可能导致颅内出血加重。在这组接受血管内治疗的患者中，50% 的患者当时保留了载瘤动脉。无论弹簧圈栓塞还是支架辅助栓塞都非常成功，仍然有 3 例患者动脉瘤复发，需要开颅手术结扎，包括 1 例颞前动脉动脉瘤弹簧圈栓塞后扩大，随后手术夹闭并保留载瘤动脉；1 例大脑中动脉末梢 TICA，虽然介入方法牺牲了载瘤动脉但是动脉瘤仍然显影；1 例胼周动脉的 TICA 动脉瘤闭塞了也保留了载瘤动脉，仍然需要手术。3 例患者的神经状况维持稳定或者没有改善。

进行亚组分析的重要的结论。第一，本组 6 例患者经历动脉瘤破裂，3 例死亡（50%），尽管 1 例患者是伤后 3 周发生的破裂，2 例 7d 内就发生了破裂，破裂常发生在造影证实动脉瘤增大明显的患者。这些病例早期治疗也是不可行的，或者因为动脉瘤太小无法放入弹簧圈，或者因为患者并发的其他系统损伤，状况不稳定无法耐受额外的开颅和探查手术。图 58.1 展示的是在前述日期时发病的一例典型患者，该病例是一名士兵被爆炸碎片损伤形成面部穿通伤，多个碎片穿过前颅底进入额颞顶深部白质内，图 58.1（a，b）显示的 TICA 起自左侧大脑前动脉 A1 段，伴有严重的颈内动脉床突上段、大脑前动脉和大脑中动脉的血管痉挛，患者的颅压很不稳定，导致伤后 14d 才治疗动脉瘤（图 58.1c，d）。在此期间，该患者发生严重的急性呼吸窘迫综合征，使用了震荡呼吸机，最终死于外伤。

需要重要提示的是处理这些疾病的方法也随着经验的积累不断改进。基于 Arabi 和 Amirjamshidi 的建议，在冲突早期神经外科军医只对高速穿通伤进行初步探查，在探查过程中进行修剪和夹闭清除任何发现的血管病变。快速的和大范围的半球去骨瓣减压并缝合硬膜，有限地探查和清创成为标准化治疗。[67] 这些都是在没有术前血管造影的情况下完成的，因为除了战区配备了高级医生的那段时间，DSA 是无法进行的。受伤士兵只有到了美国的军事治疗单位才能够接受 DSA 检查，一旦确诊 TICA，最初也不愿意立即进行二次手术，因为颅内高压和并发的其他系统损伤导致的全身状况不稳定，采用了姑息的治疗策略，血管内方法封堵 TICA，密切进行造影随访，必要时进行再次治疗。

外伤动静脉瘘

病理生理、诊断和自然病史

外在损伤的原因引起动脉和静脉之间的连接就产生了外伤性动静脉瘘，外伤后脑血管瘘的发生率很难确定，原因在于特定的受伤背景下较高的死亡率。因之产生的异常高血流引起静脉的迂曲和高压，典型的是颈内动脉海绵窦瘘（carotid cavernous fistula，CCF）引起的眼上静脉高压能够引起视力丧失。伴发皮层引流是神经外科急症，因为 SAH 可以导致 10.4% 的患者死亡。

尽管外伤性动静脉瘘可以发生在多个地点，[71] 脑内最常见的位置是在海绵窦内和四周。直接的 CCF（Barrow 分型 A 型）是由于颈内动脉壁撕裂高压力的血流进入低压的静脉系统，临床结果是多变的，通常表现为结膜水肿（眼上静脉引起的静脉扩张）、眼球突出和搏动性杂音。和其他血管病变一样，DSA 仍然是治疗和检查的金标准。[72,73] 诊断性脑血管造影能够看到静脉流出通道包括翼丛静脉、基底窦、岩上静脉、和通过眼上静脉进入小脑内的皮层静脉通路（图 58.2a）。皮层静脉的回流要求立即进行治疗，从而降低 SAH 发生率。

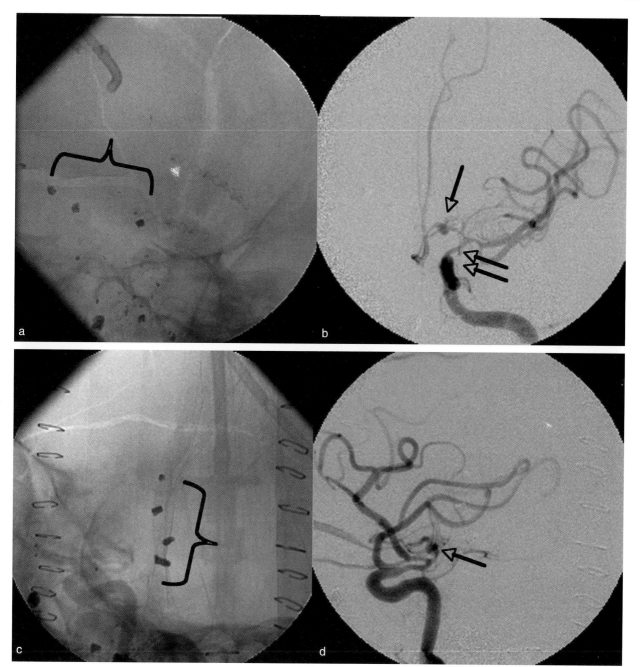

图 58.1 38 岁男性患者经历严重爆炸导致面部穿通伤和脑损伤。（a,c）患者最初 GCS 评分为 3T。（b,d）伤后 6d 行诊断性脑血管造影，发现左侧 A1 段创伤性颅内动脉瘤（单箭头）同时存在严重的伤后血管痉挛（双箭头），提示平片上的碎片（括号内）

历史上的治疗方法

和其他的脑血管疾病一样，历史上治疗 CCF 的固有的方法都是开放式手术结扎。接近海绵窦内颈内动脉的撕裂处需要翼点开颅，在颈部控制好颈内动脉的近心端，在床突上段控制好远心端，通过存在的解剖三角（滑车神经上三角、滑车神经下三角和帕金森三角）之一进入对血管进行修补（通常不可行）和（或）者结扎。这个方法不可避免的结果就是大量失血、颅神经损伤和死亡。近心端和远心端夹闭结扎并行或者不行搭桥手术，对一些极困难的

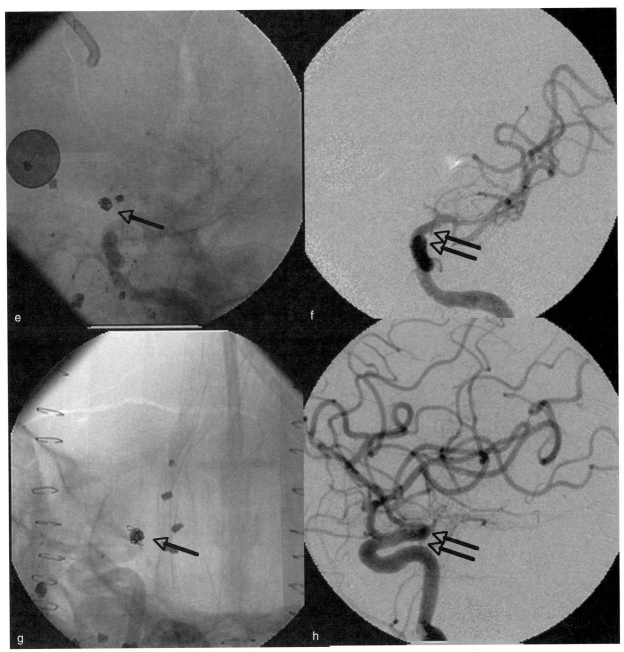

图58.1（续）　（e,g）患者最开始GCS评分为3T，注射尼卡地平（单箭头）。（f,h）随后进入动脉内并用弹簧圈栓塞（双箭头）。进行适当的球囊成形术，尽管没有展示，大脑前动脉系统远端由右侧A1供应

病例，始终是治疗的一个选择。

　　血管内治疗方法的发展使患者预后具有极其明显的改善，[70,74-76] 最早的血管内治疗方法包括应用可脱球囊进入海绵窦内，增加了保留颈内动脉并闭塞瘘口的概率。Batjer 的个案报道显示当血管内的方法不可行的时候，可以通过颞下经硬膜入路手动将球囊放入海绵窦内。[77] 由

于担心硅胶带来损害而进行管控，这个技术目前已经不再使用。

目前的方法

　　传统手术干预的方法可能带来严重并发症，在这样的背景下血管内治疗始终作为首选的方法（图 58.2a–d）。应用弹簧圈在或者不在支架

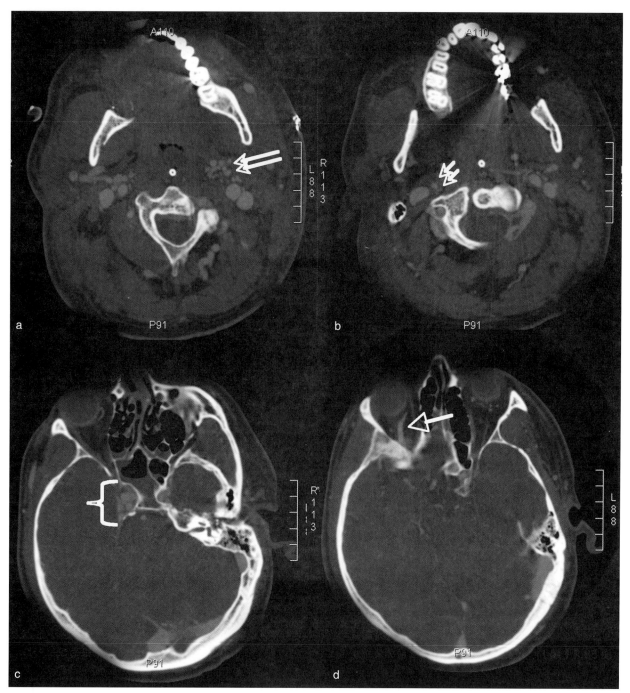

图 58.2 37 岁男性患者，经历爆炸后具有面部和颈部穿通伤，在伊拉克战地支援医院进行颈部探查和对严重的下颌骨骨折进行固定，到达美国大陆后，接受头颈部的 CTA 检查。（a）扩张的翼丛静脉（大双箭头）。（b）怀疑右侧颈动脉夹层（小双箭头）。（c）扩张的海绵窦（括号内）。（d）扩张的眼上静脉（箭头）

的辅助下结合应用液体栓塞剂，或者植入覆膜支架是首选的方法。[73,78–81] 尽管经股动脉或者股静脉的入路早就描述过，但仍然有一些因素妨碍这些入路接近海绵窦，包括迂曲的主动脉弓解剖，这样的病例应用眼睑切开或者经皮入路进入眼上静脉可以应用。[82,83]

外伤性颈动脉夹层和脑卒中

病理生理、病因学和自然病史

无论是颈动脉还是椎动脉的内膜撕裂就形成了颅颈夹层，可以导致前向血流进入内膜瓣下面，形成血凝块，发生栓子事件，导致正常

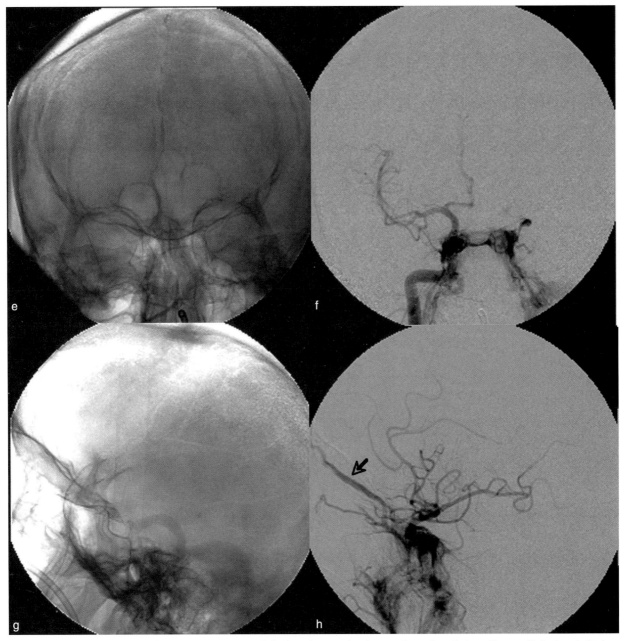

图58.2（续） 进行脑血管造影明确颈动脉海绵窦瘘的诊断。（e,f）正位像和（g,h）侧位像显示扩张的眼上静脉

动脉狭窄，严重时血管闭塞。有的情况是主动脉弓夹层的延伸，本章不描述这种情况。夹层的瓣有撕裂中膜和（或）外膜的潜在风险，引起急性或慢性的假性动脉瘤或血管破裂，更多见的是致命性的主动脉弓夹层延伸到弓上主干血管。尽管具有已知的结缔组织病如马方综合征或MFD的患者具有更高的概率发生夹层，但具有未命名的明确的轻微的结缔组织异常也增加夹层的易感性。根据来自明尼苏达州罗切斯特城人口进行的研究，颈部动脉夹层每年的发生率为3.5~5/100 000。[85]

讨论颅颈部血管夹层的病理生理学、病因学和自然病史是具有一定挑战性的，主要因为存在3个难题[1]：具有轻微症状的或者无症状的不需要医疗干预的颈动脉或椎动脉夹层患者的人数远远高于那些通过有创的或者无创的影像方法确诊的夹层患者。[7]之前很多作者把颅颈部夹层广义地分为两组：自发的和外伤性的，[84,86-95]

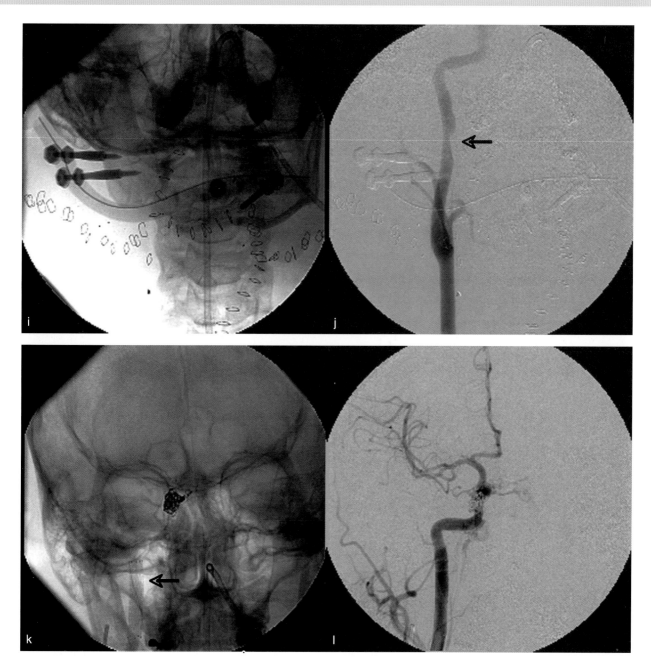

图 58.2（续） 将（i,j）夹层用（k,l）支架覆盖，以便更容易到达瘘的位置。经动脉用弹簧圈栓塞，首次治疗之后血流量明显下降，第二次治疗后彻底闭塞

这是一种错误的二分法，因为很多患者能够回忆起来在发病之前具有很轻微的外伤病史。此外，因为具有家族病史时出现颅颈部夹层的风险增加，具有患者特异性的因素预示着某些个体更容易因为偶尔的创伤而形成夹层。[84,96] 是否存在真正的自发性夹层仍然不确定。超过 80% 的患者可以自愈，1 个月后复发的风险为 1%。颅颈部血管夹层治疗的主流是肝素，之后应用华法林，尽管目前没有Ⅰ级或者Ⅱ级的证据支持抗凝。颅颈部夹层的通常的症状是脑卒中，栓子性的或者血流动力学性的或者同时存在，因此有时也考虑行抗血小板治疗。一直没有数量足够大的病例序列研究表明，患者表现为缺血症状，是否和头痛或者颅神经病变等其他症状一样，预示将来脑卒中的风险是一致的。

历史上的治疗方法

对没有反复出现缺血或者没有发展为脑卒中的患者，传统的治疗是肝素，随后应用华法林，超过 90% 的患者能够治愈。由于缺乏前瞻性对照研究结果支持这个方法，同时最近华法林和阿司匹林治疗症状性颅内血管狭窄（Warfarin-Asprin for Symptomatic Intracranial Stenosis, WASID）研究结果提醒华法林带给阿司匹林敏感患者的风险，可以考虑行单一或者两药联合行抗血小板治疗。[97] 对于正在经历缺血发作的患者，来自梅奥临床的手术病例序列研究显示患者具有 9% 的术后脑卒中风险，手术包括动脉结扎、搭桥和血管重建。[98,99] 除了手术重建颈动脉，搭桥和结扎都需要牺牲血管，而前者只有很小比例的具有局限性颈部夹层的患者才可能做到，腔内重建保持在自然管腔内具有前向血流。

目前的方法

血管内介入治疗的工具和技术以及灌注影像技术的巨大进步，可以将颅颈部夹层的患者根据脑卒中的风险进行分级，然后进行腔内重建，现在有很多成功的个案报道和腔内重建方法挽救的一系列患者。对于正在经历血液动力性缺血或者短暂性脑缺血发作的患者，用或不用乙酰唑胺的 CT 灌注成像，SPECT 结合乙酰唑胺，以及核磁共振灌注和弥散成像能够帮助评估脑组织出现永久梗死的风险。需要腔内重建的患者，可以用柔顺的编织微导管在可扭控微导丝的导引下进入真腔，然后根据夹层的位置和原来管径的大小，可以选用自膨的颈动脉、胆道支架和颅内支架以及球扩的冠脉支架。图 58.3 展示目前治疗夹层的各种方法。

外伤性血管痉挛

病理生理、发生和自然病史

外伤性颅内血管痉挛和动脉瘤性 SAH 引起的血管痉挛一样，都定义为颅内血管直径缩小，通常是由于血管内平滑肌收缩引起的，常常是对外在刺激的反应。和动脉瘤性 SAH 引起的血管痉挛不一样的是和创伤相关的血管痉挛的意义还存在很多不确定性。[100] 众所周知，近 70% 的严重 SAH 患者会出现血管痉挛，但是其中只有 30% 的患者具有临床意义，其临床意义表现为迟发性神经功能障碍，该障碍可以早期应用高压、高容和高稀释度的治疗方法或者血管内扩张的方法得到逆转。

相反，外伤性血管痉挛的真正发生率很大程度上是不确定的，严重的闭合伤或穿通伤（GCS<8）患者出现痉挛的概率估计为 40%~60%。[67,101] 诊断的标准和动脉瘤性 SAH 引起的痉挛类似，要求具有造影的证据显示血管狭窄或者经颅多普勒超声造影发现在增高的 Lindegard 比的背景下升高的血流速度。[101-103] 尽管体格检查在确定动脉瘤性 SAH 血管痉挛的临床意义很重要，但对外伤性的血管痉挛的临床意义实用性有限，因为严重的脑外伤为了保持颅内低压需要镇静。这部分人群中，对于镇静和机械通气的患者，通过神经查体及时（2h 以内）发现并确定轻微的神经功能改变是非常困难的，可以应用辅助的诊断方法，包括监测脑组织氧分压和（或）脑血流，或氙 CT。[67,104,105] 在知道血管痉挛的前提下，通过无创的监测方法、代谢图像技术或者体格检查发现生理下降，应该进行干预。

外伤后血管痉挛的发展已经证实和外伤性 SAH 的程度、脑外伤的严重程度（GCS<8）以及有关如研究所说的，中动脉直接损伤形成 TICA 具有相关性，[67,106-108] 几个研究也发现，迟发性缺血性神经功能障碍以及最终较差的神经功能状态和外伤性血管痉挛的存在具有相关性。[67,104-107,109-111]

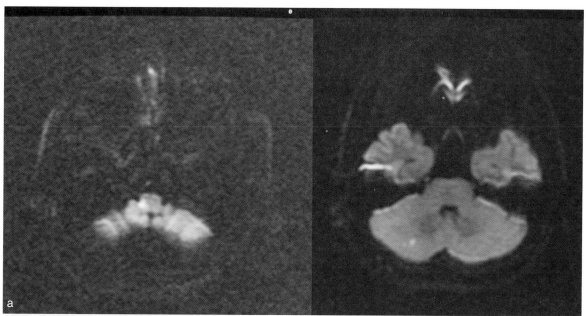

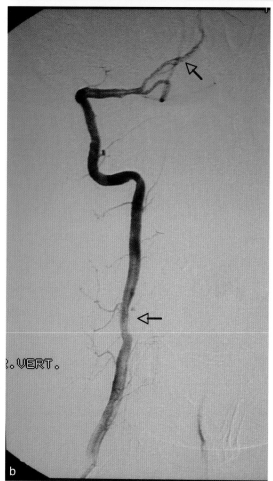

图58.3 36岁男性患者由外院转入，经历指压按摩后具有严重头痛，颈部疼痛，右侧面瘫和左侧半身麻木。查体发现意识清醒，思维敏捷，定位清楚。运动检查基本正常，但存在中枢性面瘫，声音嘶哑，右侧肢体辨距不良，左侧躯体对针刺感觉丧失。MRI图像显示（a）右侧延髓和点状小脑弥散异常病变。患者接受脑血管造影，发现（b）右侧椎动脉V3~4夹层（箭头）

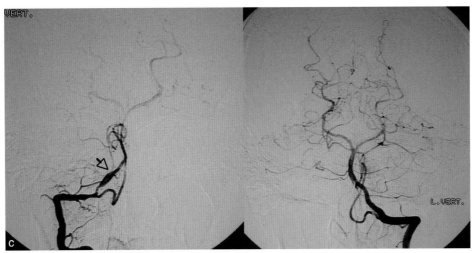

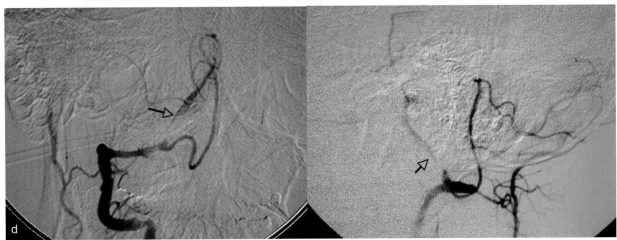

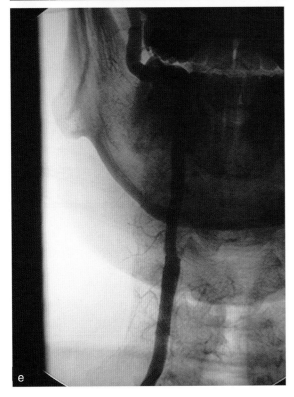

图 58.3（续）　（c）夹层的位置在主干动脉的近心端（箭头），患者应用肝素、阿司匹林和波立维治疗，计划 24h 后，或者症状进一步加重尽快复查造影。24h 后造影发现（d）颅内段椎动脉接近完全闭塞（箭头）。决定应用球扩心脏支架（Vision,Boston Scientific, Natick, MA）对右椎动脉狭窄部分进行支架成形术，而不处理对血流没有受影响的 V3 段，因为这个部分是运动的，存在压碎支架的非风险。支架成功释放而血流得到恢复。最后系列发现血流受限夹层延伸到 V2~V3 段，似乎从导引导管开始。（e）进入需要重建的真腔，应用两个叠加的 Magic Wallstent（Boston Scientific）重新恢复血流。72h 后患者辨距不良消失，出现进行性康复。6 个月后随访，除了左侧躯体感觉消失轻度改变外其他症状消失

历史上的治疗方法

尽管外伤性血管痉挛作为一种继发于严重闭合性脑外伤和穿通伤的现象被认识已经很多年，但是对其诊断和治疗给予的重视程度和其发生的普遍性来讲是远远不够的。20世纪80年代两个小的研究报道了在严重脑外伤（GCS<5）后合并脑血管痉挛至少12d应用尼莫地平能够提高总体临床状况，并改善该组人群远期结果。[112,113] 随后的Cochrane分析结果显示重型脑外伤应用尼莫地平的效果不确定，但是具有明显的外伤性蛛网膜下腔出血的亚组患者能够受益。[114]

尽管在这个问题上发表文章呈现明显的一边倒的倾向，但是Fukuda进行的一项小的回顾性研究不仅怀疑外伤性SAH和血管痉挛的相关性，同时也怀疑迟发性神经功能障碍和外伤性脑血管痉挛的相关性。[100] 这也导致了对这种疾病进行积极治疗的文献报道整体缺乏，直到最近状况才有所改变。

目前的治疗方法

2006年之前只有2篇发表的文章报道了

积极地应用血管内治疗的策略治疗外伤性脑血管痉挛，[115,116] 第3篇报道是2006年由资深专家发布的，确认了外伤性脑血管痉挛在某一军人群体中的非常普遍，和更差的最初的结果相关，能够通过TICA的存在和多脑叶受伤预测其存在，可以通过多普勒超声确诊和随访，可以通过以导管为基础的方法积极安全地治疗。[67] 介入的措施包括应用或者不用顺应性球囊成形之后在动脉内超范围应用尼卡地平（图58.4a~d）。所有的病例中，介入后多普勒检查的血流速度和介入前即刻检查结果相比具有统计学意义的显著下降。即便如此，并没有发现具有统计学意义的长期结果改善和积极治疗之间的相关性。

必须意识到，在严重脑外伤的血管痉挛情况下进行任何的治疗和评估模式都是极其耗费劳力的，包括积极的监测、检查和血管内治疗。医生要必须做到对重型的脑外伤要高度怀疑外伤性脑血管痉挛的存在，同时对于出现迟发性缺血性神经功能障碍的要进行积极地介入治疗。

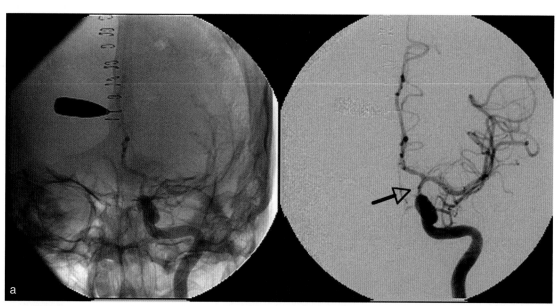

图58.4 24岁男性头部受到枪击，行右侧大骨瓣减压术，患者应用药物保持在昏迷状态，而颅内压稳定。置入了监测脑组织氧分压的装置，大约伤后7d左右氧分压降到了一个无法接受的水平，TCD检查发现大脑中动脉的血流速超过200cm/s，lindegaard比率>3。进行脑血管造影，发现（a,b）颈内动脉床突上段严重痉挛（箭头）

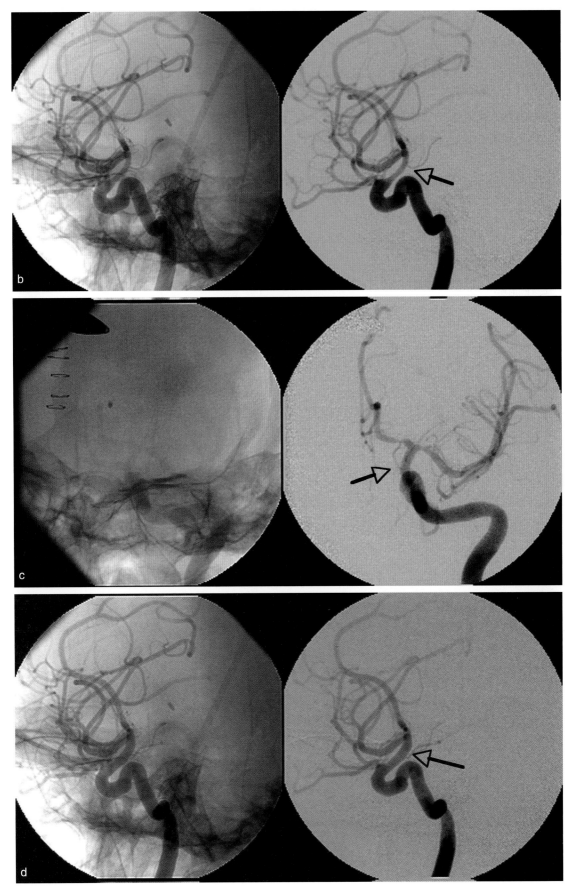

图 58.4（续）　（c,d）动脉内应用尼卡地平后采用合适的球囊进行成形术（箭头）。TCD 检查发现血流速度降到 150cm/s 以下，患者最终恢复并进行康复

结　论

对于外伤性颅颈部血管损伤的自然病史仍然存在很多不清楚的地方，然而最近的经验显示，在世界范围内无论是民事的还是军事的，具有头部穿通伤、爆炸伤、明显的脑池SAH同时GCS小于8分和多脑叶损伤的患者具有较高的风险出现夹层、动脉瘤和血管痉挛。对这些外伤性颅内损伤患者的治疗是从特定背景下高度怀疑血管损伤开始的，之后行无创性血管检查和DSA，此类患者经常具有多系统损伤，因此需要在能够同时治疗多发伤和神经损伤的中心处理，并且同时能够进行开颅手术和介入手术。

并发症的预防

- 我们要意识到一个事实，就是外伤中损伤的血管节段可能是脑血管造影无法明确显示的病变，这样在进行导管导丝的操作过程中一定要非常小心。神经介入医生在计划修补或者牺牲动脉应该考虑到损伤可能看不见。

并发症的处理

- 一旦术中TICA破裂出血要立即考虑闭塞载瘤动脉。

关键点

- Ⅲ级证据支持在脑外伤时进行血管造影。
- 当CT造影的结论不明确或者阳性时，需要考虑行诊断性脑血管造影以确定损伤的类型和损伤的严重程度。
- 当传统手术的方法无法应用或者患者的状态太不稳定无法耐受传统手术，需要考虑血管内治疗。

- 由于患者存在系统或者颅内多发损伤的可能，在外伤性夹层的介入治疗过程中慎重使用抗血小板药物和支架。
- 一旦患者状况稳定立即对患者TICA进行评估和治疗，否则严密的监控是必须的，从而评估可能的病变增长。
- 所有经过治疗的TICA都需要进行影像随访，因为这些病变短时间内能复发。
- 外伤性瘘应该采用血管内方法进行治疗，如弹簧圈栓塞或者其他辅助的血管内装置。

参考文献

[1] Aarabi B. Traumatic aneurysms of brain due to high velocity missile head wounds. Neurosurgery, 1988, 22(6 Pt 1): 1056–1063

[2] Hachemi M,Jourdan C, Di Rolo C, et al. Delayed rupture of traumatic aneurysm after civilian craniocerebral gunshot injury in children. Childs Nerv Syst, 2007, 23(3):283–287

[3] Haddad FS, Haddad GF, Taha J. Traumatic intracranial aneurysms caused by missiles: their presentation and management. Neurosurgery, 1991, 28(1):1–7

[4] Horowitz MB, Kopitnik TA, Landreneau F, et al. Multidisciplinary approach to traumatic intracranial aneurysms secondary to shotgun and handgun wounds. Surg Neurol, 1999, 51(1):31–41, discussion 41–42

[5] Jithoo R, Govender ST, Nathoo N. Penetrating nail gun injury of the head and chest with incidental pericallosal artery aneurysm. S Aft Med J, 2001, 91 (4):316–317

[6] Shih T-Y, Kuo Y-L. Development of intracranial complications following transoral stab wounds in children. Report of two cases. Pediatr Neurosurg, 2002, 37(1):35–37

[7] Aarabi B. Management of traumatic aneurysms caused by high-velocity missile head wounds. Neurosurg Clin N Am, 1995, 6(4):775–797

[8] Amirjamshidi A, Rahmat H, Abbassioun K. Traumatic aneurysms and arteriovenous fistulas of intracranial vessels associated with penetrating head injuries occurring during war: principles and pitfalls in diagnosis and management. A survey of 31 cases and review of the literature. J Neurosurg, 1996, 84(5):769–780

[9] Armonda RA, Bell RS, Vo AH, et al. Wartime traumatic cerebral vasospasm: recent review of combat casualties. Neurosurgery, 2006, 59(6):1215–1225, discussion 1225

[10] Aarabi B, Alden T, Chestnut R, et al. Vascular complications of penetrating brain injury. J Trauma, 2000, 51(2):26–28

[11] Jinkins JR, Dadsetan MR, Sener RN, et al. Value of acutephase angiography in the detection of vascular injuries caused by gunshot wounds to the head: analysis of 12 cases. AJR Am J Roentgenol, 1992, 159(2): 365–368

[12] Reiber ME, Burkey BB. Intracavernous carotid pseudoaneurysm after blunt trauma: case report and discussion. Head Neck, 1994, 16(3):253–258

[13] Smith DR, Kempe LG. Cerebral false aneurysm formation in closed head trauma; case report. J Neurosurg, 1970, 32(3):357–359

[14] Türeyen K. Traumatic intracranial aneurysm after blunt trauma. Br J Neurosurg, 2001, 15(5):429–431

[15] Alvarez JA, Bambakidis N, Takaoka Y. Delayed rupture of traumatic intracranial pseudoaneurysm in a child following gunshot wound to the head. J Craniomaxillofac Trauma, 1999, 5(4): 39–44

[16] Chedid MK, Vender JR, Harrison SJ, et al. Delayed appearance of a traumatic intracranial aneurysm. Case report and review of the literature. J Neurosurg, 2001, 94(4): 637–641

[17] Hossain M, Brown J, McLean AN, et al. Delayed presentation of post-traumatic aneurysm of the posterior inferior cerebellar artery in a patient with spinal cord injury. Spinal Cord, 2002, 40(6):307–309

[18] Voelker JL, Ortiz O. Delayed deterioration after head trauma due to traumatic aneurysm. W V Med J, 1997, 93(6):317–319

[19] Aoki N, Sakai T, Kaneko M. Traumatic aneurysm of the middle meningeal artery presenting as delayed onset of acute subdural hematoma. Surg Neurol, 1992, 37(1): 59–62

[20] Buckingham MJ, Crone KR, Ball WS, et al. Traumatic intracranial aneurysms in childhood: two cases and a review of the literature. Neurosurgery, 1988, 22(2): 398–408

[21] Casey AT, Moore AJ. A traumatic giant posterior cerebral artery aneurysm mimicking a tentorial edge meningioma. Br J Neurosurg, 1994, 8(1):97–99

[22] Cerillo A, Vizioli L, Meglio G, et al. Traumatic aneurysms of the carotid artery. Case report. J Neurosurg Sci, 1987, 31(4):173–175

[23] Feldges A, Nau HE, Reinhardt V. Two cases of sudden death by rupture of traumatic and bacterial aneurysms. Intensive Care Med, 1989, 15(6):400–402

[24] Gallari G, Chibbaro S, Perra G. Traumatic aneurysms of the pericallosal artery in children. Case report. J Neurosurg Sci, 1997, 41(2):189–193

[25] Guyot LL, Kazmierczak CD, Diaz FG. Vascular injury in neurotrauma. Neurol Res, 2001, 23(2–3):291–296

[26] Hahn YS, Welling B, Reichman OH, et al. Traumatic intracavernous aneurysm in children: massive epistaxis without ophthalmic signs. Childs Nerv Syst, 1990, 6(6):360–364

[27] Halbach VV, Higashida RT, Dowd CF, et al. Endovascular treatment of vertebral artery dissections and pseudoaneurysms. J Neurosurg, 1993, 79(2):183–191

[28] Hemphill JC Ⅲ, Gress DR, Halbach VV. Endovascular therapy of traumatic injuries of the intracranial cerebral arteries. Crit Care Clin, 1999, 15(4):811–829

[29] Holmes B, Harbaugh RE. Traumatic intracranial aneurysms: a contemporary review. J Trauma, 1993, 35(6):855–860

[30] Iob I, Scanarini M, Salar G, et al. Traumatic cerebral aneurysm in pediatric age. Case report. J Neurosurg Sci, 1983, 27(3):187–190

[31] Jakobsson KE, Carlsson C, Elfverson J, et al. Traumatic aneurysms of cerebral arteries. A study of five cases. Acta Neurochir (Wien), 1984, 71 (1–2):91–98

[32] Kneyber MCJ, Rinkel GJE, Ramos LMP, et al. Early posttraumatic subarachnoid hemorrhage due to dissecting aneurysms in three children. Neurology, 2005, 65(10): 1663–1665

[33] Komiyama M, Morikawa T, Nakajima H, et al. "Early" apoplexy due to traumatic intracranial aneurysm–case report. Neurol Med Chir (Tokyo), 2001, 41(5):264–270

[34] Komiyama M, Yasui T, Yagura H, et al. Traumatic carotid-cavernous sinus fistula associated with an intra-dural pseudoaneurysm: a case report. Surg Neurol, 1991, 36(2):126–132

[35] Kumar M, Kitchen ND. Infective and traumatic aneurysms. Neurosurg Clin N Am, 1998, 9(3):577–586

[36] Larson PS, Reisner A, Morassutti DJ, et al. Traumatic intracranial aneurysms. Neurosurg Focus, 2000, 8(1):e4

[37] Lath R, Vaniprasad A, Kat E, et al. Traumatic aneurysm of the callosomarginal artery. J Clin Neurosci, 2002, 9(4): 466–468

[38] Le H, Munshi I, Macdonald RL, et al. Traumatic aneurysm resulting from insertion of an intracranial pressure monitor. Case illustration. J Neurosurg, 2001, 95(4):720

[39] Lee C-Y, Yim M-B, Kim I-M, et al. Traumatic aneurysm of the supraclinoid internal carotid artery and an associated carotid-cavernous fistula: vascular reconstruction performed using intravascular implantation of stents and coils. Case report. J Neurosurg, 2004, 100(1): 115–119

[40] LeeJP, Wang AD. Epistaxis due to traumatic intracavernous aneurysm: case report. J Trauma, 1990, 30(5):619–622

[41] Levine NB, Tanaka T, Jones BV, et al. Minimally invasive management of a traumatic artery aneurysm resulting from shaken baby syndrome. [see comment] Pediatr Neurosurg, 2004, 40(3):128–131

[42] Lin TK. Delayed intracerebral hematoma caused by traumatic intracavernous aneurysm: case report. Neurosurgery, 1995, 36(2): 407–410

[43] Morard M, de Tribolet N. Traumatic aneurysm of the posterior inferior cerebellar artery: case report. Neurosurgery, 1991, 29(3): 438–441

[44] Murakami M, Kakita K, Hosokawa Y. Ruptured traumatic aneurysm after trivial injury mimicking acute spontaneous subdural hematoma-case report. Neurol Med Chit (Tokyo), 2003, 43(3): 130–133

[45] Nakstad P, Nornes H, Hauge HN. Traumatic aneurysms of the pericallosal arteries. Neuroradiology, 1986, 28(4):335–338

[46] Raju BS, Purohit AK, Murthy SR, et al. Traumatic distal anterior cerebral artery aneurysm in a child: a case report. Neurol India, 2001, 49(3):295–298

[47] Sahjpaul RL, Abdulhak MM, Drake CG, et al. Fatal traumatic vertebral artery aneurysm rupture. Case report. J Neurosurg, 1998, 89(5):822–824

[48] Schuster JM, Santiago P, Elliott JP, et al. Acute traumatic posteroinferior cerebellar artery aneurysms: report of three cases. Neurosurgery, 1999, 45(6): 1465–1467, discussion 1467–1468

[49] Senegor M. Traumatic pericallosal aneurysm in a patient with no major trauma. Case report. J Neurosurg, 1991, 75(3): 475–477

[50] Shallat RF, Taekman MS, Nagle RC. Delayed complications of craniocerebral trauma: case report. Neurosurgery, 1981, 8(5): 569–573

[51] Soria ED, Paroski MW, Schamann ME. Traumatic aneurysms of cerebral vessels: a case study and review of the literature. Angiology, 1988, 39(7 Pt 1):609–615

[52] Steinmetz H, Heiss E, Mironov A. Traumatic giant aneurysms of the intracranial carotid artery presenting long after head injury. Surg Neurol, 1988, 30(4):305–310

[53] Tan TC, Chan CM, Chiu HM. Traumatic intracranial aneurysm in infancy. Br J Neurosurg, 2001, 15(2):137–139

[54] Tsutsumi M, Kazekawa K, Tanaka A, et al. Traumatic middle meningeal artery pseudoaneurysm and subsequent fistula formation with the cavernous sinus: case report. Surg Neurol, 2002, 58(5):325–328

[55] Uzan M, Cantasdemir M, Seckin MS, et al. Traumatic intracranial carotid tree aneurysms. Neurosurgery, 1998, 43(6): 1314–1320, discussion 1320–1322

[56] Wang AN, Winfield JA, Güçer G. Traumatic internal carotid artery aneurysm with rupture into the sphenoid sinus. Surg Neurol, 1986, 25(1):77–81

[57] Bank WO, Nelson PB, Drayer BP, et al. Traumatic aneurysm of the basilar artery. AJR Am J Roentgenol, 1978, 130(5):975–977

[58] Burton C, Velasco F, Dorman J. Traumatic aneurysm of a peripheral cerebral artery. Review and case report. J Neurosurg, 1968, 28(5):468–474

[59] Cressman MR, Hayes GJ. Traumatic aneurysm of the anterior choroidal artery. Case report. J Neurosurg, 1966, 24(1): 102–104

[60] Danziger J, Bloch S, Podlas H. Trauma of the arterial supply to the brain visualised by angiography. S Aft Med J, 1976, 50(1): 11–14

[61] Fleischer AS, Patton JM, Tindall GT. Cerebral aneurysms of traumatic origin. Surg Neurol, 1975, 4(2):233–239

[62] Gittes RF, Kartchner MM. Post-traumatic temporal artery aneurysm: a recurrent surgical curiosity. Arch Surg, 1963, 87: 398–400

[63] Handa J, Handa H. Severe epistaxis caused by traumatic aneurysm of cavernous carotid artery. Surg Neurol, 1976, 5(4): 241–243

[64] Handa J, Kikuchi H, Iwayama K, et al. Traumatic aneurysm of the internal carotid artery. Acta Neurochir (Wien), 1967, 17(3): 161–177

[65] Ludwiczak RW, Fogel LM. Posttraumatic aneurysm of the cervical segment of the internal carotid artery. Neuroradiology, 1975, 10(3):179

[66] Shaw CM, Alvord EC Jr. Injury of the basilar artery associated with closed head trauma. J Neurol Neurosurg Psychiatry, 1972, 35(2):247–257

[67] Armonda RA, Bell RS, Vo AH, et al. Wartime traumatic cerebral vasospasm: recent review of combat casualties. Neurosurgery, 2006, 59(6): 1215–1225, discussion 1225

[68] d'Angelo VA, Monte V, Scialfa G, et al. Intrace-rebral venous hemorrhage in "high-risk" carotid-cavernous fistula. Surg Neurol, 1988, 30(5):387–390

[69] Dion J. Dural arteriovenous malformations: definition, classification, and diagnostic imaging//Awad I, Barrow D. Dural Arteriovenous Malformations. Park Ridge, IL: Ameri-can Association of Neurologic Surgeons, 1993:1–22

[70] Lewis Al, Tomsick TA, Tew JM Jr. Management of 100 consecutive direct carotid-cavernous fistulas: results of treatment with detachable balloons. Neurosurgery, 1995, 36(2):239–244, discussion 244–245

[71] Friedman A. Etiologic factors in intracranial dural arterio-venous malformations//Awad I, Barrow D. Dural Arteriovenous Malformations. Park Ridge, IL: American Association of Neurologic Surgeons, 1993:35–48

[72] Debrun GM. Angiographic workup of a carotid cavernous sinus fistula (CCF) or what information does the interventionalist need for treatment? Surg Neurol, 1995, 44(1):75–79

[73] Liang W, Xiaofeng Y, Weiguo L, et al. Bilateral traumatic carotid cavernous fistula: the manifestations, transvascular embolization

and prevention of the vascular complications after therapeutic embolization. J Craniofac Surg, 2007, 18(1): 74–77

[74] Ahn HS, White Rl Jr, Kumar AJ, et al. Carotid-cavernous fistula. Intravascular treatment with a self-sealing detachable balloon. Radiology, 1983, 149(2): 583–584

[75] Benati A, Maschio A, Perini S, et al. Treatment of posttraumatic carotid-cavernous fistula using a detachable balloon catheter. J Neurosurg, 1980, 53(6): 784–786

[76] Norman D, Newton TH, Edwards MS, et al. Carotid-cavernous fistula: closure with detachable silicone balloons. Radiology, 1983, 149(1): 149–157

[77] Batjer HH, Purdy PD, Neiman M, et al. Subtemporal transdural use of detachable balloons for traumatic carotid-cavernous fistulas. Neumsurgery, 1988, 22(2):290–296

[78] Irie K, Fujiwara T, Kuyama H, et al. Transvenous embolization of traumatic carotid cavernous fistula with mechanical detachable coils. Minim Invasive Neurosurg, 1996, 39(1):28–30

[79] Kim SH, Qureshi Al, Boulos AS, et al. Intracranial stent placement for the treatment of a carotid-cavernous fistula associated with intracranial angioplasty. Case report. J Neurosurg, 2003, 98(5):1116–1119

[80] Lv X-L, Li Y-X, Liu A-H, et al. A complex cavernous sinus dural arteriovenous fistula secondary to covered stent placement for a traumatic carotid artery-cavernous sinus fistula: case report. J Neurosurg, 2008, 108(3):588–590

[81] Men S, Oztürk H, Hekimoğlu B, et al. Traumatic carotid-cavernous fistula treated by combined transarterial and transvenous coil embolization and associated cavernous internal carotid artery dissection treated with stent placement. Case report. J Neurosurg, 2003, 99(3):584–586

[82] Iaccarino V, Spaziante R, Bonavolontà G, et al. Treatment of carotid-cavernous fistula by transvenous anterior (trans-orbital) approach. Case report and review of previous report. J Neurosurg Sci, 1993, 37(2): 103–112

[83] Teng MM, Lirng JF, Chang T, et al. Embolization of carotid cavernous fistula by means of direct puncture through the superior orbital fissure. Radiology, 1995, 194(3):705–711

[84] Takis C, Saver J. Cervicocephalic carotid and vertebral artery dissection: management//Batjer H. Cerebrovascular Disease. Philadelphia, PA: Lippincott-Raven, 1997:385–395

[85] Schievink WI, Mokri B, Whisnant JP. Internal carotid artery dissection in a community. Rochester, Minnesota, 1987–1992. Stroke, 1993, 24(11): 1678–1680

[86] Biousse V, D'Anglejan-Chatillon J, Massiou H, et al. Head pain in non-traumatic carotid artery dissection: a series of 65 patients. Cephalalgia, 1994, 14(1):33–36

[87] Busch T, Aleksic I, Sirbu H, et al. Complex traumatic dissection of right vertebral and bilateral carotid arteries: a case report and literature review. Cardiovasc Surg, 2000, 8(1):72–74

[88] Huber R, Kassubek J. Minor trauma may lead to traumatic internal carotid artery dissection. Neurocrit Care, 2005, 3(3): 254–256

[89] Hughes KM, Collier B, Greene KA, et al. Traumatic carotid artery dissection: a significant incidental finding. Am Surg, 2000, 66(11): 1023–1027

[90] Kluger BM, Hughes RL, Anderson CA, et al. Non-traumatic carotid dissection and stroke associated with antiphospholipid antibody syndrome: report of a case and review of the literature. Neurol India, 2008, 56(1):77–78

[91] Matsuura JH, Rosenthal D, Jerius H, et al. Traumatic carotid artery dissection and pseudoaneurysm treated with endovascular coils and stent. J Endovasc Surg, 1997, 4(4): 339–343

[92] Nordestgaard AG, White GH, Cobb S, et al. Blunt traumatic dissection of the internal carotid artery treated by balloon occlusion. Ann Vasc Surg, 1987, 1(5): 610–615

[93] Okada Y, Shima T, Nishida M, et al. Traumatic dissection of the common carotid artery after blunt injury to the neck. Surg Neurol, 1999, 51(5):513–519, discussion 519–520

[94] Opeskin K. Traumatic carotid artery dissection. Am J Forensic Med Pathol, 1997, 18(3):251–257

[95] Pozzati E, Giuliani G, Poppi M, et al. Blunt traumatic carotid dissection with delayed symptoms. Stroke, 1989, 20(3): 412–416

[96] Mokri B, Houser OW, Sandok BA, et al. Spontaneous dissections of the vertebral arteries. Neurology, 1988, 38(6):880–885

[97] Kasner SE, Lynn MJ, Chimowitz MI, et al. Warfarin Aspirin Symptomatic Intracranial Disease (WASID) TrialInvestigators. Warfarin vs aspirin for symptomatic intracranial stenosis: subgroup analyses from WASID. Neurology, 2006, 67(7): 1275–1278

[98] Schievink WI, Mokri B, O'Fallon WM. Recurrent spontaneous cervical-artery dissection. N Engl J Med, 1994, 330(6): 393–397

[99] Schievink WI, Piepgras DG, McCaffrey TV, et al. Surgical treatment of extracranial internal carotid artery dissecting aneurysms. Neurosurgery, 1994, 35(5):809-815, discussion 815–816

[100] Fukuda T, Hasue M, Ito H. Does traumatic subarachnoid hemorrhage caused by diffuse brain injury cause delayed ischemic brain damage? Comparison with subarachnoid hemorrhage caused by ruptured intracranial aneurysms. Neurosurgery, 1998, 43(5): 1040–1049

[101] Oertel M, Boscardin WJ, Obrist WD, et al. Posttraumatic vaso-spasm: the epidemiology, severity, and time course of an underestimated phenomenon: a prospective study performed in

299 patients. J Neurosurg, 2005, 103(5): 812–824

[102] Bakshi A, Mahapatra AK. Basilar artery vasospasm after severe head injury: a preliminary transcranial Doppler ultrasound study. Natl Med J India, 1998, 11(5):220–221

[103] Rózsa L, Gombi R, Szabó S, et al. Vasospasm after head injury studied by transcranial Doppler sonography. Radiol Diagn (Berl), 1989, 30(2):151–157

[104] Martin NA, Doberstein C, Zane C, et al. Posttraumatic cerebral arterial spasm: transcranial Doppler ultrasound, cerebral blood flow, and angiographic findings. J Neurosurg, 1992, 77(4):575–583

[105] Martin NA, Patwardhan RV, Alexander MJ, et al. Characterization of cerebral hemodynamic phases following severe head trauma: hypoperfusion, hyperemia, and vasospasm. J Neurosurg, 1997, 87(1):9–19

[106] Soustiel JF, Shik V, Feinsod M. Basilar vasospasm following spontaneous and traumatic subarachnoid haemorrhage: clinical implications. Acta Neurochir (Wien), 2002, 144(2): 137–144, discussion 144

[107] Taneda M, Kataoka K, Akai F, et al. Traumatic subarachnoid hemorrhage as a predictable indicator of delayed ischemic symptoms. J Neurosurg, 1996, 84(5):762–768

[108] Zubkov AY, Lewis AI, Raila FA, et al. Risk factors for the development of post-traumatic cerebral vasospasm. Surg Neurol, 2000, 53(2):126–130

[109] Lee JH, Martin NA, Alsina G, et al. Hemodynamically signifi-cant cerebral vasospasm and outcome after head injury: a prospective study. J Neurosurg, 1997, 87(2):221–233

[110] Martin NA, Doberstein C, Alexander M, et al. Posttraumatic cerebral arterial spasm. J Neurotrauma, 1995, 12(5): 897–901

[111] Zubkov AY, Pilkington AS, Bernanke DH, et al. Posttraumatic cerebral vasospasm: clinical and morphological presentations. J Neurotrauma, 1999, 16(9): 763–770

[112] Kostron H, Rumpl E, Stampfi G, et al. Treatment of cerebral vasospasm following severe head injury with the calcium influx blocker nimodipine. Neurochirurgia (Stuttg), 1985, 28(Suppl 1): 103–109

[113] Kostron H, Twerdy K, Stampfi G, et al. Treatment of the traumatic cerebral vasospasm with the calcium channel blocker nimodipine: a preliminary report. Neurol Res, 1984, 6(1-2):29–32

[114] Langham J, Goldfrad C, Teasdale G, et al. Calcium channel blockers for acute traumatic brain injury [update in Cochrane Database Syst Rev. 2003; (4): CD000565; PMID: 14583925]. Cochrane Database Syst Rev, 2000, (2): CD000565

[115] Cairns CJS, Finfer SR, Harrington TJ, et al. Papaverine an-gioplasty to treat cerebral vasospasm following traumatic subarachnoid haemorrhage. Anaesth Intensive Care, 2003, 31(1):87–91

[116] Vardiman AB, Kopitnik TA, Purdy PD, et al. Treatment of traumatic arterial vasospasm with intraarterial papaverine infusion. AJNR Am J Neuroradiol, 1995, 16(2): 319–321

第 59 章 直接颈动脉海绵窦的诊断和血管内治疗

Mary E. Jensen

微创技术和设备的进步给直接颈动脉海绵窦（CCF）的治疗带来革命性的变化，通过动脉入路、静脉入路和（或）直接穿刺的方法封闭血管裂缝，这样的血管内手术已经替代了开放式手术。本章将对该疾病的病因学、病理生理学和临床对该病的认识进行总体概述，并讨论放射影像学评估、治疗的适应证和血管治疗的方法，同时也涉及预期的结果、相关的风险和可能的并发症。

病因学

CCF 是获得性疾病，是由于颈内动脉和（或）颈外动脉与海绵窦之间的异常连接引起的，依据发病原因可以分为外伤性或自发性的，依据血流动力学可以分为高流量或者低流量的，依据血管造影可以分为直接瘘或间接瘘。1985 年 Barrow 及其同事把 CCF 描述为四种类型，A 型（直接瘘，高流量）和 B，C，D 型（间接瘘，由颈内动脉的海绵窦硬膜支、颈外动脉的硬膜支或二者都参与的硬脑膜瘘）。[1]A 型瘘的产生是颈内动脉海绵窦段的一个孔洞和海绵窦相通（图 59.1a,b），少见的病例不是颈内动脉本身，而是其海绵窦的分支（脑膜垂体干或者外侧主干）直接相通。间接瘘，或者说硬膜瘘变化较多，瘘口连接位于海绵窦壁内，通常有多支供血动脉，涉及颈内动脉和颈外动脉的分支。因为硬脑膜瘘在其他章节已经阐述，这里的讨论只限

于直接瘘的诊断和血管内治疗。

直接 CCF 的发生至少有 3/4 的病例和外伤有关，作用的机制包括颅内骨折产生的弹射物或者碎骨片直接刺穿颈内动脉，也可能是由于颈内动脉虹吸段受到冲击而拉伸或扭转产生的损伤，或者血管附近的骨性突起碰撞引起的损伤。[2]

尽管 CCF 最常见于严重脑外伤时，但瘘的发生有时见于轻微的颌面部损伤，[3,4]或者见于单纯的下颌部骨折。[5] 医源性的 CCF 主要是由于各种手术引起：经蝶手术、[6,7]正颌手术、[8]Fogerty 球囊取栓术或者成形术、三叉神经根切断术和球囊闭塞海绵窦段的动脉瘤。[9]

非创伤性的瘘通常是由于海绵窦区的动脉瘤破裂引起，占到直接 CCF 的 20% 左右，[10]自发性瘘的发生也和动脉硬化性疾病、细菌[11]或者霉菌[12]感染、中枢神经系统肿瘤[13]有关，或者是血管胶原病变如 Ehlers-Danlos，马方综合征、弹性假黄瘤或者神经纤维病的并发症[14]，罕见地直接瘘的发生源于变异的颈内动脉血管，如持续存在的原始三叉动脉、或发育变异的小脑动脉，同时出现外伤或者伴发动脉瘤破裂[15]。

解剖结构

为了在治疗前精确评估直接 CCF，清晰地了解局部解剖是必须的。海绵窦可以看作是鞍旁硬膜外四柱体的盒子，从眶上裂延伸到岩骨

684

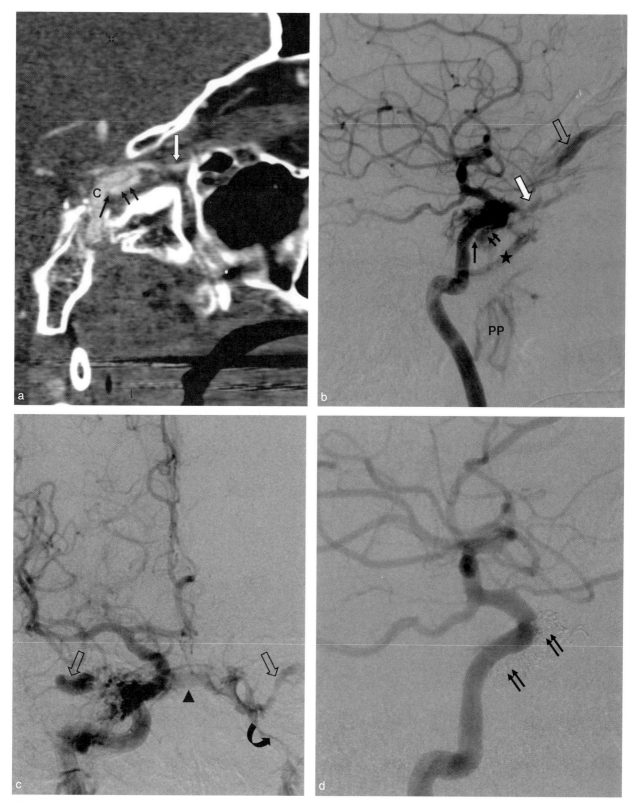

图 59.1 （a）右侧颈内动脉直接 CCF 矢状位 CTA，（b）侧位及（c）正位 DSA 显示外伤性裂缝（箭头），位于颈内动脉（c）和海绵窦（双箭头）之间，经过眶上裂和眼上静脉（空箭头）引流向眶部（白箭头），其他的海绵窦引流通路包括：蝶顶窦（五角星）、翼丛静脉（PP）；通过环窦跨过中线到对侧海绵窦，对侧海绵窦经眼上静脉和岩下窦（弯箭头）流出。经动脉入路应用电解可脱弹簧圈栓塞海绵窦（d）（双箭头），瘘被闭塞

顶端，[16]内侧壁是内侧眶骨膜的延续，而外侧壁是外侧眶骨膜的延续，内部通过第Ⅲ、第Ⅳ和第Ⅴ颅神经的第一支。[17]颈内动脉外周包绕着交感神经丛通过海绵窦内，在破裂孔上方通过骨性颈动脉管进入窦的后下方，向上走行进而转向前方，向内走行后转向上方从前床突下方离开海绵窦。窦本身包括多个有小梁的静脉通道，其收集多方的静脉回流，前方来自眼上静脉和眼下静脉，侧方来自蝶顶窦，上方来自侧裂静脉和髓静脉，血液向后方从岩上窦和岩下窦、下方翼丛静脉流出海绵窦。由于海绵窦和多支颅神经之间的紧密关系，CCF时颅神经功能异常非常普遍，外展神经在窦内颈内动脉的下外侧走行，动眼神经、滑车神经以及三叉神经的眼支和下颌支都在窦的侧壁内。

临床表现

CCF的临床表现取决于瘘的静脉引流方式和异常血流产生的压力。没有静脉瓣的眼上静脉和眼下静脉的逆向血流是最常见的静脉流出方式，导致受影响一侧的突眼、结膜充血和结膜水肿，对侧可以发生眶内淤滞，主要是通过环窦（海绵间窦）令对侧窦和眶静脉也成为流出的通道（图59.1c）。这个湍急的血流产生杂音，患者自己能够听到，也可以用听诊器在眼球上听到。由于三叉神经的眼支和下颌支受到的压力，患者能感觉到眶后头痛或者面部疼痛，其他的眼部症状是由于受压或者由于静脉高压产生眶内和眶周动脉灌注减少而引起的缺血，[18]比较普遍的表现复视是由于缺血，或者压迫性颅神经功能异常，或者眶内容物肿胀限制了眼球运动。眼睑下垂是由于支配提上睑肌的交感神经受到破坏，或者瞳孔散大是由于副交感神经受到累及，眼睑无法完全闭合的患者可以看到角膜溃疡。一些极端的病例，因为缺血性视神经病变、视网膜静脉淤滞或者继发性青光眼

引起视力丧失，需要急诊处理以保住视力。[20]

根据这些临床症状，需要鉴别的诊断是海绵窦血栓，累及海绵窦、眶尖或者眼上裂的综合征，或者球后血肿。发现杂音是预示着瘘的存在，缺如时鉴别诊断就比较困难。应用气式眼压计简单地检查眼球内的压力是一个有用的方法，眼球内压力搏动性的特点反应的是收缩期和舒张期的血压，二者之间的差别称作眼脉冲幅度（ocular pusile amplitude, OPA），受累眼球的OPA升高，尤其是超过对侧眼球OPA的比例时，提示瘘的诊断。[21]患者的病史、临床表现和实验室检查结果和放射影像学的评估能够帮助作出正确的诊断。

眼睛的后果并不是CCF唯一的严重影响，眼静脉狭窄形成和进展性血栓，或者大瘘口形成的超量动脉血流可以进入其他窦或者软膜血管。如果静脉回流局限于岩骨静脉的时候，患者仅仅感觉到和心脏搏动一致的杂音，而没有眶部的病理特征，皮层静脉（侧裂静脉）或者深部静脉（中脑静脉）受累及早期是没有症状的，直到出现局灶性神经功能障碍、癫痫、梗死或者颅内出血。[22]

表现出来的症状并不是都和扩张的回流静脉有关，可能和血流动力学变化或者受累血管的受损有关。有的瘘全部颈内动脉血流均进入海绵窦内，全偷流可以引起同侧半球缺血，表现为短暂性或者持久性的神经功能障碍。[23]海绵窦局部扩大突入蛛网膜下腔（海绵窦瘤），[20]或者在损伤的局部形成假性动脉瘤，可以导致蛛网膜下腔出血或脑实质出血，[2,24]也有报道假性动脉瘤突入蝶窦引起大量的，甚至致命性的鼻出血。[25]

并不是所有的瘘立刻就表现得很明显，有的在伤后的数天到数周，[26]或者由于严重的损伤无法发现。[27]直接瘘最常见的并发症是潜在的不可逆转的视力丧失或受损，影响了32%~45%的患者，[20,28]从Willis环慢性偷流血

液可以引起进展性神经功能障碍或脑卒中，软膜静脉受累可以引起脑组织水肿，[29]或者由于局部静脉性高压引起颅内压升高。[20]据报道由于动脉化的静脉、假性动脉瘤或海绵窦瘤的破裂引起危及生命的脑内或者颅外出血见于10%的患者。[20]脊髓病变是通过髓静脉或岩骨窦影响到脊髓前静脉的临床表现。[30]尽管慢性病例中死亡率是很低的，[16]但患者的生活质量受到这些后果的严重影响，所以医生要努力做到封闭瘘口。

影像评估

很多影像检查方法可以用于评估CCF，作为一个原则，普通平片的作用不大，除非严重的钝性脑外伤或者穿通伤时，碎骨片或子弹的碎片恰好在海绵窦的位置，作为血管损伤的间接证据。

眼眶损伤时症状容易和CCF的症状混淆。患者状态不稳定无法搬动时，床旁的搏动性多普勒超声检查同侧的颈内动脉证实是有用的，提示瘘的间接证据包括增高的血流体积，比正常舒张期血流比例高和受累眶部眼静脉的逆向血流，[31,32]如果海绵间窦的血流存在，也能发现对侧眼静脉的逆向血流，通过Willis环来的侧支血流也能观察到，表现为大脑前动脉的血流转向或者大脑后动脉的血流加速。[32]对于只向后部静脉系统引流的患者，可能有假阴性的结果。

大部分患者都是应用无创的横断面图作为第一个诊断的检查，除了发现瘘之外，这些检查也能发现其他和外伤病变相关的损伤，如骨折或脑实质损伤等，CT上的关键发现包括受累海绵窦侧壁突出而扩大，眶内静脉扩张，突眼和水肿的眶内容物（图59.2a）。当环窦成为流出道时或者极少见的双侧外伤性瘘时，对侧的海绵窦和眶部也会有同样的征象。扩张的皮层

静脉或者海绵窦瘤、局灶性或者弥漫性脑水肿和（或）颅内出血可能提示异常的皮层静脉引流。增强CT能更容易发现变形的海绵窦和扩张的引流静脉（图59.2b），同时也能够显示夹层瓣膜。最近，薄层CTA对定位瘘口的位置和治疗前计划的制定具有很大价值（图59.1a）。Chen认为用CTA的原始图像在识别瘘连接方面的价值可以和DSA媲美，某些非常小瘘口的病例，定位比DSA可能更容易，因为过多的血流反而看不清楚。

核磁共振（MRI）的发现可能和CT看到的类似（图59.2c），此外扩张的环窦在增强MRI上能够直接看到表现为鞍旁的流空影像，作为诊断CCF的辅助征象。[34]核磁共振动脉成像（MRA）上显示扩张的海绵窦和其扩张的引流静脉，结合一定的临床背景下能够给出正确的诊断，在MRA三维（3D）时间飞跃（TOF）原始图像上定位瘘口的位置是可行的，但是不如CTA和DSA敏感，特别是瘘口位于近心端的膝的时候。[33]常规的增强MRA在缩短的抓取时间内完成，较低的像素降低了空间分辨率，让瘘口定位变得困难，然而应用特别的MRI技术采用时间分辨序列能够获得动脉和静脉循环的时间分辨率，可以捕获瘘口的位置。[35]

硬脑膜动静脉瘘（DAVF）在MRI和CT上具有相似的表现，但是结合临床病史和症状的严重程度能够和直接CCF相鉴别。海绵窦血栓具有相似的眼部症状，但是增强的只是扩张窦的边缘地带，提示窦内部是血凝块。血管性扩张或者海绵窦内动脉瘤象CCF的海绵窦扩张，但是没有相应的静脉扩张和眶内肿胀，至于炎症性、感染性和肿瘤性等表现为海绵窦综合征的疾病很容易用增强和特殊序列和CCF区别开。

DSA仍然是诊断和治疗CCF的决定性的影像方法。血管造影评估能够阐明以下几个问题：①直视瘘口，特别关注是瘘口的位置、大小和数量（图59.1b）；②病变血管的损伤，如夹层（图

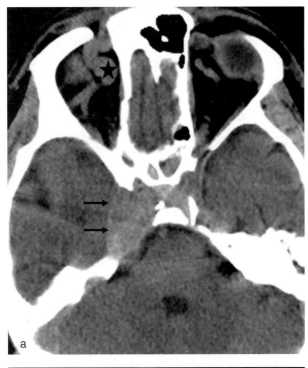

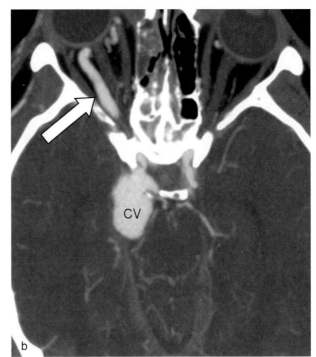

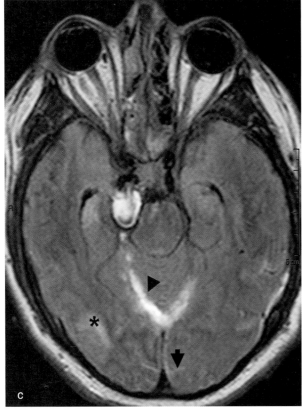

图 59.2 脑外伤女性患者，新出现复视，平扫轴位 CT（a）显示海绵窦外侧壁突出（箭头），眼上静脉扩张（星星）。最大强度注射（MIP）的轴位 CTA 显示（b）扩张的眼上静脉（白色箭头）和大海绵窦（CV）曲张明显增强，后者压迫脑干。轴位磁共振成像液体衰减反转恢复序列（FLAIR）发现（c）海绵窦扩张和脑实质的水肿（星号），伴有蛛网膜下腔出血（短箭头）和硬膜下出血（箭头）

59.3a）或者横断（图 59.4a）；③显现受累及的海绵窦和其静脉回流；④其他相关血管异常的存在（FMD，夹层，动脉瘤）；⑤发现可能的危险处境，如皮层静脉引流（图 59.3b），假性动

脉瘤或海绵窦瘤；⑥得到血流动力学的信息，如全偷流或逆向偷流的存在和 Willis 环的通畅（图 59.4）；⑦静脉流出通道血栓或狭窄的存在；⑧远端动脉网的评估。

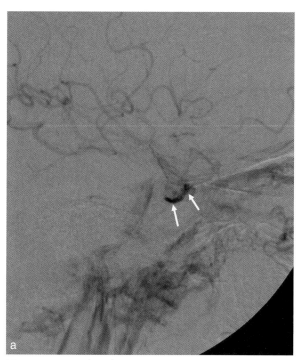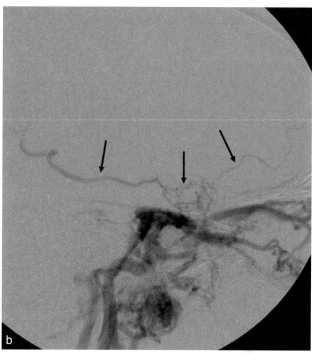

图 59.3 一例遭遇摩托车祸的男性患者（a）右侧颈内动脉和（b）左侧颈内动脉侧位造影图像。（a）右侧颈内动脉造影晚期图像显示造影剂在和 CCF 相关的动脉夹层的假腔内滞留（白箭头）。（b）CCF 通过软膜静脉引流，包括 Rosenthal 基底静脉和额叶皮层静脉，其他的静脉引流包括眼上静脉、眼下静脉、岩下窦和翼丛静脉

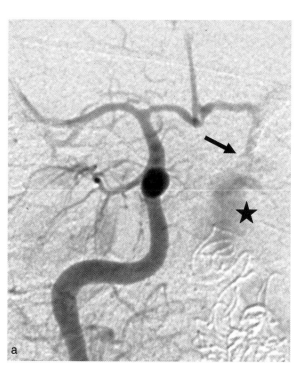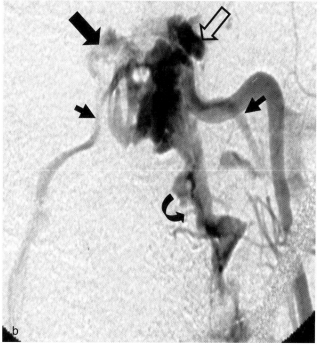

图 59.4 一例年轻男性患者嘴部受到枪击伤。（a）右侧颈内动脉和（b）左侧颈内动脉的正位造影像。（a）由于左侧颈内动脉海绵窦段外伤性夹层，存在从右侧循环向左侧海绵窦（五角星）的偷流（箭头）。（b）左侧颈内动脉造影显示全部偷流进入海绵窦（空箭头），流出道包括：对侧海绵窦（实箭头），双侧岩下窦（短箭头）。此外造影剂溢入嘴内（弯箭头）

一个大的病例序列研究显示，[37]尽管外伤性瘘口可能在任何位置，最常见的要么在海绵窦的水平段，要么在近心端膝的上升支。孔洞的尺寸变化很大，可以从别针孔大小到纵向撕裂或者环形撕裂。经常最多见的情况一个瘘口，但是也有双瘘口的报道，[38]偶尔的由于外伤比较严重出现双侧的瘘，但是这样的病变非常罕见，因为大部分患者在没有诊断之前就已经死于外伤了。

治　疗

治疗直接 CCF 的目标是完全闭塞瘘口而保持病变血管的通畅。有些病例两个目的不可能都达到，而保留视力或者避免严重的颅内出血远远比保持病变血管的通畅更加重要，因而有时海绵窦段颈动脉必须牺牲。通常两个目标都能达到，一个包括 206 例患者的研究显示，[40]88% 的瘘能够完全封闭和颈内动脉不受影响。

3% 的直接瘘会自然发生闭塞，[41]可能的机制包括低流量瘘的静脉淤滞，慢性高压导致窦内皮损伤，碘离子造影剂诱发的血栓形成，[42]或者病变血管自发的血栓形成。

有作者报道可以间断地压迫同侧颈动脉和颈静脉引起直接瘘的闭塞。[41]在一组患者中应用这样的技术 17% 的患者出现闭塞，[43]和硬膜瘘相比高流量的瘘更难用这样的技术闭塞，压迫可以引起从侧支循环逆向偷流，从而导致短暂性脑缺血发作，此外间断压迫颈静脉可以引起颅内静脉高压，导致扩张的皮层静脉再扩张的风险增加。

有几种治疗直接瘘的手术方法被描述过，[44,45]包括颈动脉结扎、海绵窦孤立、手术暴露瘘并夹闭和手术分离后在窦内放置致栓性的物质金属丝、缝线、肌肉[28]、IBCA[46]、吸收性明胶海绵、纤维素、棉花[45]或者球囊[47]。

Serbinnenko[48]和 Debrun[49]在可脱球囊方面的开创性工作彻底地改变了治疗的选择，从手术暴露转成血管内闭塞。[23,37,40,50]血管造影设备、微导管系统和栓塞材料的技术进步让瘘口闭塞而动脉通畅的概率非常高，在经验丰富的介入医生手中手术的并发症也非常低[20]。

治疗策略的制定是基于血管造影显示瘘的特点和患者的临床状况，突眼急剧加重、视力下降、神经功能障碍、颅内压增高或者出血的患者需要急诊治疗，必须完全闭塞瘘口，即使牺牲颈内动脉也是必要的。[20]

更复杂的病变需要联合多个方法、多个阶段和（或）一系列的工具。当具有破裂动脉瘤、外伤性假性动脉瘤、动脉部分或者完全横断、或则存在先天血管发育异常时，保留病变血管是不可能的，也是不需要的（图 59.5）。如果没有全偷流，在永久闭塞血管之前需要对受累血管进行闭塞试验确实是否耐受，如果患者无法耐受，闭塞前需要进行搭桥，或者传统手术闭塞瘘口而保留病变血管。

材料和方法

可以用的导管、导引导丝和栓塞材料有很多，本章只限于讨论主要用于治疗直接 CCF 的材料。

双 C 的 DSA 机具有高速可变化的图像采集速度，可以就近回顾动态的血管造影，手术中可以持续监测心电图、血压和血氧饱和度，除了永久闭塞血管前需要行神经功能测试，大部分手术在全身麻醉下进行，手术过程中全身肝素化，降低导管诱发血栓形成远端栓塞的风险，可以很容易应用鱼精蛋白中和。

典型的血管入路是通过股动脉，当然也可以选择腋下动脉、肱动脉或者直接颈动脉[51]进入，血管鞘的置入可以保护入路血管，同时可以轻易更换导引导管，也可以令患者感觉更舒

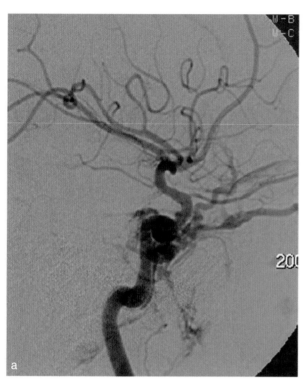
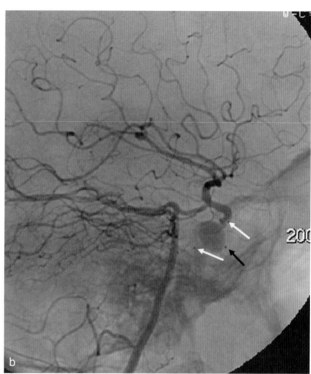

图 59.5 （a）左侧颈内动脉侧位像，显示外伤性 CCF 具有一个大的动脉裂口，无法闭合。经过球囊闭塞试验后，（b）在裂口的远心端和近心端（白箭头）闭塞病变的动脉（黑箭头），椎动脉造影显示造影剂逆向充盈到达远心端球囊顶端的颈动脉残端

服，应用长鞘直接放到颈动脉内，可以提供大的工作空间，同时放置多根微导管。

最初的血管造影评估应用标准的诊断造影管，治疗前更换更大的（5~8F）导引导管或者长鞘放到颈内动脉内。更大的管腔可以在一套系统内放置两根微导管，让有些技术更简单，例如用球囊导管暂时阻断血流，或作为保护者，或者作为安全球囊，[52] 同时仍然能够注射造影剂。微导管通过导引导管末端的旋转止血阀进入，二者之间的无效腔持续应用肝素盐水冲洗防止血栓形成，三通道阀的侧面阀门可以允许在不取出微导管的前提下经导引导管内注射造影剂进行造影或者采集路图。

直到最近，栓塞材料的选择就是微球囊，乳胶制造（图 59.5）或者硅胶制造的（图 59.6），[50,53] 两种球囊具有不同的充盈特点，具有不同的形状、尺寸和充盈体积可供选用。不幸的是在美国这两种材料都无法买到，这就必

须用更贵重的材料，有时是效果不好的材料，这些材料包括带有或者不带致栓纤维或者生物活性物质[57]的可推进[54]或可解脱的铂金微弹簧圈，[55,56]液体氰基丙烯酸盐黏合剂如 α-氰基丙烯酸正丁（n-BCA）（Trufill n-BCA, Codman 神经血管公司，New Brunswick, NJ）和乙烯-乙烯共聚物（Onyx, ev3 神经血管，Irvine,CA）。[58] 头端球囊微导管可以调整或者阻断进入瘘的血流，或者作为栓塞过程中的支撑物。血管内支架，无论是裸金属的或者覆膜支架，在瘘的治疗中扮演一定角色，尤其是大的撕裂口存在和病变血管需要保留的时候。

技术考虑

最初的血管造影评价应该包括双侧颈动脉和至少一根椎动脉，采用快速帧速率技术，检查要评估瘘的位置和大小，动脉的通畅性，血管偷

流，远端分支的充盈，海绵窦的显影和大小，静脉回流方式是否存在动脉瘤和（或）假性动脉瘤、动脉的损伤和发育异常和瘘口远端相关的血管异常。当高速血流或者全偷流无法看清楚瘘口的时候，可以压迫同侧颈内动脉而在对侧颈动脉或者椎动脉造影能够看清楚瘘口（图59.7）。

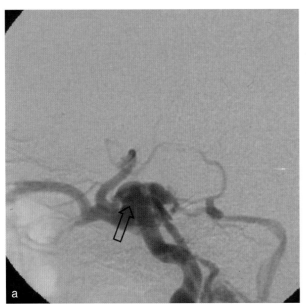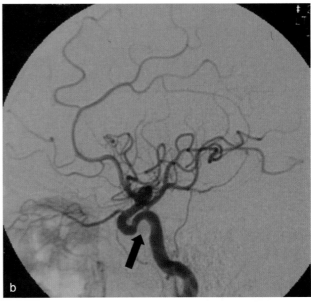

图 59.6　（a）瘘口位于海绵窦近心端膝的外伤性颈动脉海绵窦瘘，充盈海绵窦（空箭头）具有多个静脉流出道，包括软膜静脉。（b）只用一个球囊放置到海绵窦内恰好瘘口远端的位置彻底闭塞瘘口。球囊轻度过度充盈，这样四壁的张力将其保持在原位，提示 ICA 动脉水平段中均受压

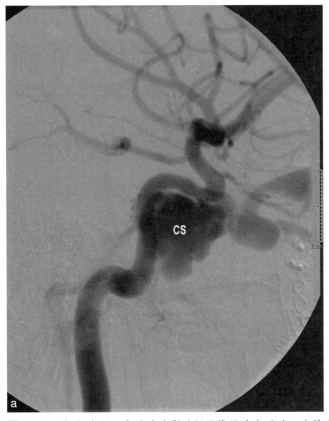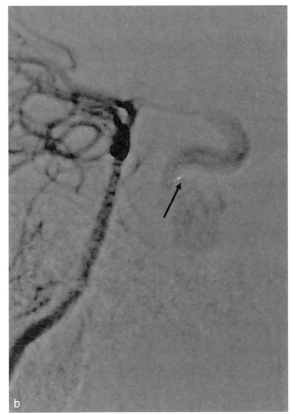

图 59.7　（a）左侧颈内动脉造影的侧位像很难发现进入海绵窦瘘口的位置。（b）压迫左侧颈内动脉性椎动脉造影，很容易发现瘘口位于近心端的膝部

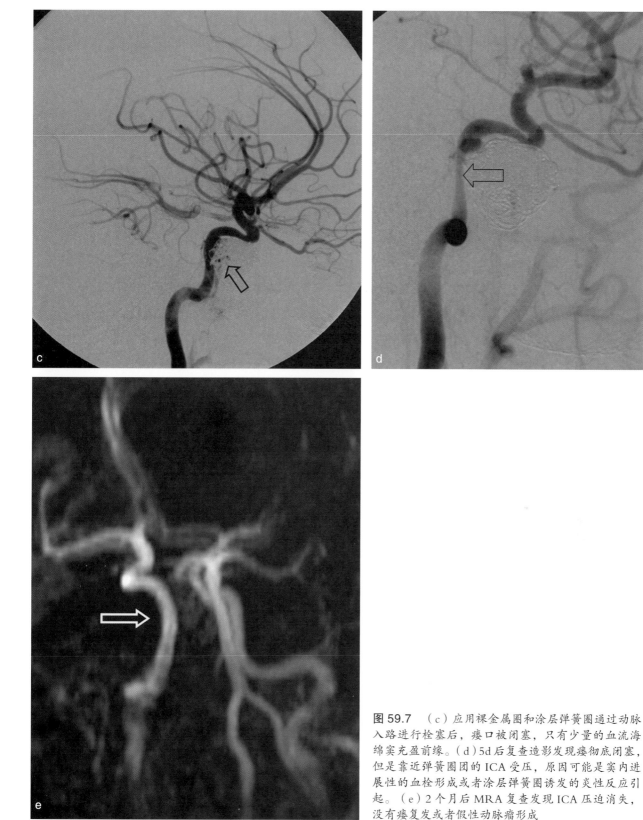

图 59.7　（c）应用裸金属圈和涂层弹簧圈通过动脉入路进行栓塞后，瘘口被闭塞，只有少量的血流海绵窦充盈前缘。（d）5d 后复查造影发现瘘彻底闭塞，但是靠近弹簧圈团的 ICA 受压，原因可能是窦内进展性的血栓形成或者涂层弹簧圈诱发的炎性反应引起。（e）2 个月后 MRA 复查发现 ICA 压迫消失，没有瘘复发或者假性动脉瘤形成

全偷流但神经功能完好的患者，通常认为Willis环能够给受影响的一侧半球提供充足的侧支代偿，永久性闭塞颈动脉应该是可以耐受的。[37]前向血流能够充盈瘘远端的分支血管，如果需要永久闭塞颈动脉，之前需要行暂时的球囊闭塞试验，评价侧支循环的存在和代偿能力。[61]

有很多球囊微导管可以用于激发试验。大的破口需要使用更大更长的球囊，应用微导丝将球囊带过破口是比较困难的，尤其是高流量的情况下，一旦球囊跨过瘘口就充盈球囊，可以将导管带进窦内。在颈部颈动脉内放置大孔径的球囊导引导管在近心端阻断血流可以帮助操作球囊微导管，同时可以注射造影剂能够看清瘘口。建议在任何临时的球囊系统充盈之前使用全身肝素化，防止在泄球囊之后出现栓塞的问题。

如果可能，建议在瘘口远端进行试验，因为在瘘口的近心端充盈球囊可以导致假阳性的结果，因为会产生逆向血液偷流。在瘘口的远心端充盈球囊引起血流再分配，颈动脉所有的血流都进入海绵窦内，会引起临床症状的快速加重。如果闭塞30min没有发现神经功能的改变，认为永久性闭塞引起脑卒中的风险是低的。

基于诊断性脑血管造影和闭塞试验的结果，确定治疗的时机，确认是否需要永久性闭塞颈动脉以及是否可行，以及哪个血管入路带来的风险最小并且能够成功的机会最大。

经动脉入路

从动脉端成功闭塞瘘口更主要的取决于动脉入路的走行、瘘的解剖和采用的栓塞材料。外伤的患者经常还存在着其他性质的血管损伤，例如夹层、狭窄或者颈内动脉闭塞，这让动脉入路接近瘘口很困难，有时根本不可能。高龄患者往往存在血管特别迂曲或者具有动脉硬化，限制了导引导管的尺寸和导管头端放置的位置。

可脱球囊

对于单一的局限性的瘘口伴有扩张的海绵窦，最早的最有效的方法就是通过动脉入路应用可脱微球囊（图59.6）。微球囊装在微导管头端并一起到达瘘口的位置，上升段或者近心端膝的瘘口比水平段的容易进入，可以用蒸汽塑形的方法改变微导管头端从而适应特定的解剖结构，或者在系统内应用塑形微导丝增加"可推送性"。[62,63]未充盈的球囊可以通过瘘口进入海绵窦内，在窦内充盈后从静脉侧堵塞瘘口。有时候球囊在瘘口近心端轻微充盈，利用血流的力量拉着球囊进入静脉端，另一个办法是在瘘口的远心端放置充盈的球囊导管（保护球囊）用作支撑物可以导引可脱球囊系统进入海绵窦内。持续充盈球囊直到瘘口彻底消失或者达到球囊最大的体积（图59.6b）。可以通过导引导管注射造影剂检查进展的状况，可以调整球囊的位置而保持球囊在瘘口的背后。清醒的患者充盈球囊的时候可能会有轻度的球后疼痛或者头痛，如果疼痛非常明显，即便少量充盈的时候也很疼痛，术者应该高度怀疑球囊的位置可能在动脉夹层内，[9]如果球囊无法进入瘘口，通过静脉入路尝试是需要的，[64,65]但是放置球囊是不可行的，因为静脉存在分隔和该系统的不可导向性。

一旦通过导引导管注射造影剂确认球囊位置良好而瘘口血流完全停止，可以持续轻柔牵拉微导管而解脱球囊。防止球囊突入病变动脉内，可以用保护球囊放置在动脉管腔内跨过瘘口，在撤出微导管的过程中提供稳定性。当充盈达到最大体积时瘘口仍然没有完全闭塞，可以尝试更大容积的球囊，或者不同类型的球囊，或者解脱球囊再放入第二枚球囊。

如果海绵窦是开放的或者内部分隔比较少，球囊解脱后可能会移动，如果移位到流出道能引起静脉血流方式的急剧变化，引起症状加重或者异常血流进入原来没有累及的通道。通常额外的球囊紧挤着原来的球囊能够闭塞瘘口，而堵塞异常血流，应用球囊进行二次治疗非常困难且效果不佳，通常会选择其他栓塞材料或者其他治疗方法。[14,40,66,67] 残留的血流可以应用弹簧圈栓塞的方法立即处理，或者等球囊部分泄露具有足够的空间后在进行第二次手术，全身应用 6- 氨基己酸可以增加残余瘘自行闭塞的机会。[68] 永久性闭塞颈动脉也是一种选择，取决于症状的严重程度或者造影发现是否属于危险性的瘘。

瘘闭塞后可能出现新的颅神经麻痹，主要由于海绵窦内血栓或者炎症，或者是球囊引起的压力升高，充盈着造影剂的球囊通常几个月时间就会泄完，最终进入纤维化囊内，这种过程是有自限性的，因为炎症反应会减弱，大部分患者的眼球运动会恢复，[69] 短期应用激素药物可以降低炎症，减轻头痛和眶后疼痛。

经动脉入路应用可脱球囊栓塞 CCF 是成功的经济的，在世界范围内被广泛应用，但并不是没有问题。在小瘘口或者夹层的血管内，球囊可能无法进入瘘口或者正常充盈；当骨刺或者外来物体碎片存在时，球囊充盈是会被刺破；[70] 球囊的占位效应会压迫海绵窦和（或）颅神经；在海绵窦内应用多个球囊会导致瘘残留或者突入颈内动脉；提前泄露或者移位引起瘘的再通或者形成假性动脉瘤。[62,63,71] 这样球囊动脉入路栓塞无法闭塞瘘口并保留颈内动脉可以高达 25%，[71] 治疗失败或者复发的概率为 10% 左右。[23,62,63,71] 患者因为眼球运动障碍或者颅内杂音的复发更多预示着瘘的复发或者张力性假性动脉瘤的形成，需要进行检查。Marque 提出在高分辨 MRI 和 3D TOF MRA 上这两种情况都可以很容易发现，无创的检查方法和随后的 DSA 有很高的吻合度，DSA 只在展示静脉引流方式上具有优越性。

微弹簧圈

应用铂金圈栓塞瘘是 Yang 等在 1988 年首先报道的。[73] 这种新型栓塞材料的好处是透视可见和新诞生的微导管相匹配，在瘘口非常小的时候球囊无法进入（图 59.7b），或者静脉端空间非常小球囊无法充盈时（图 59.1）会选择弹簧圈栓塞。通过应用带或者不带纤毛的可推送的弹簧圈获得了更多的经验，[14,54] 但是放置之后弹簧圈通过海绵窦进入肺静脉系统是一个麻烦的问题，[74] 应用电解脱弹簧圈可以在瘘口的地方形成复杂的弹簧圈结构，同时可以重新调整位置或者撤回来，更好地控制弹簧圈降低血管内治疗的风险。

无法应用球囊加速了应用弹簧圈闭塞瘘，但是其成功率不如球囊栓塞，根据其特性，弹簧圈不是强力地堵塞瘘口的血流，弹簧圈对海绵窦壁形成的张力是比较低的，这样能够从瘘口附近移开，在放置弹簧圈的时候将血流阻断可以让其移位的概率降到最低，让弹簧圈达到最大尺寸和海绵窦壁有更好的接触。[74]

扩大的海绵窦经常需要大量的弹簧圈才能充分填塞瘘口附近的囊袋，疏松填塞导致残余血流仍然在弹簧圈之间通过，致密填塞需要在瘘口附近形成复杂的球状弹簧圈"巢"，然后进一步在中间填塞小的弹簧圈，应用纤毛弹簧圈可以增加血栓形成，[75] 凝胶涂层弹簧圈（Hydrocoil,Microvention, Inc, Tusin CA）可以通过凝胶的膨胀增加海绵窦内弹簧圈团的致密度（图 59.7c）。[66] 海绵窦内的血栓形成可能造成新的颅神经麻痹，随着炎症的消除和血凝块的溶解逐渐消失，持续存在的症状可能是大的压迫性弹簧圈团造成的。

瘘管部位的致密填塞不太可能导致线圈球移位或压实，从而降低复发瘘管或假性动脉瘤形成的风险。对于致密填塞的要求由于线圈可能疝入载瘤动脉 [76] 或压迫邻近的颈动脉而降低（图 59.7d~e）。母动脉可以通过在动脉侧孔上方充气的气球尖端微导管来保护，同时通过放置在孔内的微导管进行缠绕。

备选的方法可以用球囊扩张的冠脉支架重建受损的血管，然后通过动脉入路或者静脉入路进行弹簧圈栓塞。[77]动脉入路首先要将微导管通过支架，在放置弹簧圈的过程中在支架内放置顺应性球囊以保证动脉的通畅，这个技术是具有挑战性的，需要非常出色的血管造影设备和熟练的术者。精确测量瘘口部位的颈内动脉是关键，这样才能选择合适大小的支架，支架释放之前的双抗治疗是必需的，治疗之后通常要继续服用数周，但是对于外伤患者有时很难做到。

早期的有关通过动脉入路成功闭塞瘘口的病例序列研究常常联合应用弹簧圈和其他栓塞材料。Halbach报道了5例只用弹簧圈栓塞的病例，3例瘘口彻底消失。Nesbit和Barnwell报道3例应用裸铂金圈和纤毛圈完全栓塞的病例。Gupta应用弹簧圈栓塞的12例患者完全闭塞率达到75%，尽管有这样的成功，15%~20%的患者闭塞病变血管是必须的。[54,76,78]

单独应用弹簧圈彻底闭塞瘘口更多是因为弹簧圈技术的进步，Luo发表了12例的序列研究结果，66%的患者即刻完全栓塞，34%的患者4d后残余血流完全消失，13个月随访瘘没有复发。作者认为这样的效果是因为病例的选择、弹簧圈球的准备定位和致密的填塞。

α－氰基丙烯酸正丁（n-BCA）

Kerber等是第一个团队采用了头端球囊微导管阻断血流再用氰基丙烯酸乙酯闭塞直接瘘的。今天更普遍的采用的氰基丙烯酸乙酯是n-BCA，其是一种液态组织黏合剂很容易通过相容性的微导管进行推注，具有良好的弥散性，是永久的栓塞剂。了解更多的是n-BCA在栓塞颅内动静脉畸形和硬脑膜动静脉瘘，但复杂的直接CCF有报道用n-BCA栓塞。[57,75,77,80]n-BCA和血液接触后发生聚合，和组织粘连，快速诱发血栓形成，其聚合的时间可以通过加入超液

化碘油（Guerbet LLC, Bloomington IN）或者冰醋酸进行调节。加入的显影剂是必需的，这样透视下能够看到n-BCA，大量的超液化碘油能够提供可视性，但是延长的聚合时间，因此加入钽粉既能保证可视性又能快速聚合。

n-BCA更普遍地作为辅助治疗的措施应用，当应用球囊[52]或弹簧圈[52,75,77,80]栓塞后瘘复发或者持续具有残留的时候，而再次应用同种材料已经不可能，且保留颈内动脉是至关重要的（图59.8），就要采用n-BCA栓塞。幸运的是弹簧圈和球囊可以作为n-BCA黏附的框架，保持胶接近瘘口的位置，防止其飘到远方，先用顺应性球囊如Hyperform或者Hyperglide（ev3 Neurovascular, Irvine CA）放置于颈内动脉内，充盈后阻断血流并防止胶逆流进入动脉血管内，然后通过事先放到窦内的微导管推注n-BCA（图59.8a），为了防止过早聚合在微导管内用5%的葡萄糖水冲洗。因为其粘连的特性，微导管和保护球囊可能被黏住。Luo[52]建议应用高浓度的n-BCA（60%n-BCA/40%碘油）以达到快速聚合，在DSA路图下应用1.5mL小注射器缓慢推注，当看到返流到达微导管头部附近时停止注射，快速拔除微导管，球囊继续充盈几秒钟令其充分聚合（图59.8b,c）。用聚合速度较慢的低浓度n-BCA是撤出微导管比较容易，但是如果泄球囊前聚合不充分，积聚的血流可以把栓塞材料冲走，通过海绵窦到达静脉流出道。

应用n-BCA一个重要的考虑就是可视性，如果显影不充分物质很难被发现，之前放置的栓塞材料、患者的运动和不合适的投射角度都增加注胶的复杂程度。为了看清楚胶流入静脉端或者怀疑进入颈内动脉裂口双C透视是必要的，让这些困难最小化的措施包括全身麻醉下开展技术操作，微导管的位置尽量远离之前的装置，手术前尽量找到最佳的投射角度，采用高分辨率的DSA路图以及确定栓塞材料显影良好。

Luo描述了18例应用球囊无法完全封闭瘘

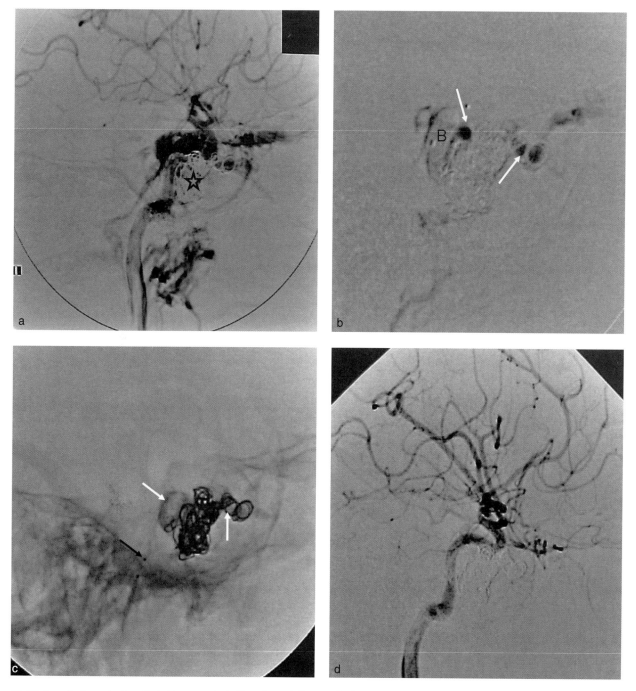

图 59.8 （a）一个瘘口较大的 CCF 无法单独应用弹簧圈闭塞（五角星）。（b）通过瘘口放置一根微导管，并在 ICA 内扩过瘘口充盈一个保护球囊，随后在弹簧圈团内注射 n-BCA（箭头）。（c）非减影图像显示泄掉的球囊（黑箭头）并撤出，整个海绵窦内和弹簧圈团内 n-BCA 的透视像（白箭头）。（d）最后造影显示瘘没有残留，颈内动脉也没有受到影响

口的病例，[52] 再次应用 n-BCA 栓塞 89% 的患者达到影像学治愈并保留颈内动脉，11% 具有残留血流的患者自然消失，27% 的患者出现无症状性小动脉瘤，但是一例具有巨大的海绵窦瘤患者在治疗后 2d 出现致命性的蛛网膜下腔出血，另一例患者由于瘘复发出现大量鼻出血而闭塞

了颈内动脉。17% 的患者出现了短暂的颅神经麻痹。

Troffkin 和 Given 描述了两例在瘘附近的颈内动脉存在夹层的复杂瘘的治疗。[80] 这两例患者微导管放到海绵窦的深部，没有用球囊封堵瘘口，相反地注胶时在眼动脉水平充盈不

可脱球囊增加窦内前向血流，而保护脑血管系统，当胶向颈动脉血管破裂口处流动的时候停止栓塞。

应用 n-BCA 的缺点比较少，但是却可能存在着严重的并发症。微导管或者球囊发生粘连，在撤管的过程中可以引起存在碎片或者栓塞材料移位进入颈内动脉内，也可以进入静脉系统引起肺静脉和脑静脉的并发症，进入颈动脉可以闭塞动脉或者引起远端栓塞。出于这些原因，这项技术应该限于闭塞瘘失败的病例，且由经验丰富的医生完成。

乙烯 – 乙烯共聚物（Onyx）

Onyx（ev3 Neurovascular, Irvine CA）是一种不黏性的乙烯 – 乙烯醇共聚物（Ethylene-Vinyl Alcoohol, EVOH）和用于显影的钽粉的混合物，可以溶解于二甲基亚砜。可用 Onyx 分为不同 EVOH 浓度，6%（Onyx 18）、8%（Onyx 34）、20%（Onyx500），随着浓度增加黏稠度增加。2005 年 Onyx 被批准用于脑动静脉畸形的术前栓塞，随后用于治疗硬脑膜动静脉瘘和脑动脉瘤。Onyx 具有黏着力，不粘微导管和保护球囊，其注射特点是均匀填满某一空间的物质，紧贴着血管壁，而不是在管腔外周形成长线状，可以在复杂的空间内深部弥散。和 n-BCA 相比，Oynx 诱发的炎症反应适中，注入的可控制性更好，一次注射可以送入更大的体积。尽管是机械性堵塞，但是 Onyx 不和血管壁粘连，血流持续围绕着栓塞团块存在是可能的。

第一次报道应用 Onyx 栓塞直接 CCF 是在 2005 年，Baccin 及其同事通过直接穿刺颈动脉的方法接近一处长期存在的宽颈的瘘，放了几个微弹簧圈在静脉囊内，然后在颈内动脉内放置保护球囊，充盈的时候在弹簧圈团内逐渐注入 Onyx500。对于 n-BCA，弹簧圈团作用是早期降低血流，Onyx 是作为框架阻止其移向静脉通道。

Onyx 首要的是用于硬膜瘘的治疗，有限的用于直接瘘治疗的病例，都是作为其他栓塞材料的辅助材料，主要是弹簧圈栓塞（图 59.9b）。所有的病例在注射 Onyx 时血流都要停止，主要是通过充盈颈内动脉内预先放置的球囊覆盖瘘口达到的（图 59.9b）。由于缓慢地慎重地注射 Onyx 推注的时间比较长，球囊需要间断泄掉以保障脑血供，泄掉球囊时行脑血管造影确认栓塞的进程和血流残留的程度。

最近，Zenteno 报道了只用 Onyx 栓塞的 5 例 CCF 的病例，[83]4 例经动脉入路，1 例通过岩下窦采用静脉入路。需要放置一根伴行的微导丝在颈内动脉远端以起到导航的作用。无论是通过动脉入路还是岩下窦微导管放置到海绵窦的腹侧部，定位到眼静脉的结合部，充盈高顺应性的不可脱球囊跨过瘘口以保护病变血管，同时阻断血流，可以通过微导管注射而造影剂不流动来确认阻断效果。每一次治疗首先用 DMSO 冲洗微导管，随后在路图持续监测下缓慢注射 Onyx，当 Onyx 填满眼静脉的近心端并到达微导管头端的时候，后退微导管到达海绵窦中部，再次开始注胶，根据需要移动微导管直到填塞整个空间，间断泄球囊通过导引导管造影评估栓塞的效果，完全栓塞后在球囊充盈时撤出微导管，防止把 Onyx 块带入血管腔内。

4 例患者即刻达到完全栓塞，1 例很少量的残余血流，1 个月后自发血栓形成，1 例出现并发症，为栓子性梗死；1 例由于球囊封闭不彻底 Onyx 逆流进入颈内动脉，必须释放支架。2 例患者在快速注胶过程中出现心率下降和血液降低，主要是因为三叉神经受到牵拉（三叉神经压力反射），注胶停止后缓解，未发生新的眼动神经麻痹，造影随访发现 1 例无症状性小的假性动脉瘤。

这种技术方法很吸引人，但是很重要的一点一定要清楚延长注胶时间会导致非常惊人的辐射暴露，后果不可预测。由于 Onyx 的密度，

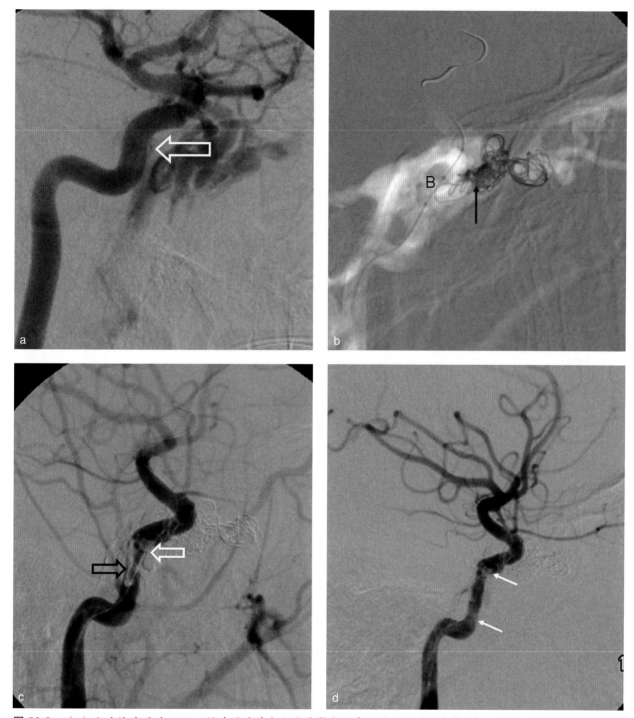

图 59.9 （a）血流快速通过 CCF，很难通过前向血流造影发现瘘口的位置（白空箭头）。（b）用微导管进入海绵窦内并放置数个涂层弹簧圈（箭头）作为 Onyx 的框架。跨过瘘口充盈顺应性球囊。（c）注入 Onyx 过程中，即使看到了瘘口已经闭塞（白空箭头），仍然发现胶从球囊的近心端返流进入颈内动脉（黑空箭头），进一步检查发现第二个更近心端的位于 ICA 出岩骨部位的瘘口。（d）用球扩的铬钴支架（箭头）固定 Onyx，没有产生临床后果

低流量的残留瘘或者假性动脉瘤形成很难看得清楚，图 59.9c 有关 Onyx 的应用的学习曲线也比较长，所以应该由常规应用其术者进行使用。最后，Onyx 非常昂贵，闭塞瘘口可能需要几小瓶，这让治疗花费的费用和使用弹簧圈一样。

网孔和覆膜支架

有报道在用弹簧圈[77,81] 或者球囊[84] 闭塞瘘口后，应用球囊扩张的网孔支架（冠脉）和自膨的神经血管支架重建血管壁。2002 年 Kocer 报 道 了 应 用 Jostent（Jomed International,

Helsingbord Sweden）冠脉覆膜支架治疗医源性CCF 的病例，[85] 该装置在两层减低厚度的支架之间夹着超薄的聚四氟乙烯（Polytetrafluoroethylene, PTFE），应用球囊扩张进行释放，这个支架在心脏血管和外周血管内广泛使用，而在神经血管系统内应用经验有限。此支架最基本的缺点是柔韧性和顺应性较差、严重血管痉挛和内漏的发生率高、潜在的血栓栓子并发症和支架内血栓。[85,86] 以防出现牺牲病变血管，在术前需要应用球囊闭塞试验检查病变血管闭塞的耐受性。

设计用于脑血管系统的新型覆膜支架已经有报道了，[87]Willis 支架（Microport Medical Co., Shanghai China）的设计和 Jostent 相似，可扩张的 PTFE 覆盖在球扩支架上，但是其是低棱线的具有更好柔顺性。一个 12 例患者的小样本研究中，Wang 报道 75% 的即刻完全治愈率，其余患者造影随访完全闭塞，没有即刻和远期的神经功能并发症，1 年随访无支架内再狭窄。

在美国没有批准能用于颅内的覆膜支架，所以都属于超范围使用，至于裸金属支架，在治疗前后必须采用抗血小板治疗，术中足量肝素化，一旦血栓形成术后也要肝素化。因此对于外伤或者颅内出血的患者，无论应用裸金属支架还是覆膜支架都是一个问题。

血流导向装置

最近几年可以看到血流导向支架的发展[Pipeline Embolizatioin Device,（PED），ev3 CA; Silk Balt Extrsion, Montmorenry, France]，用于血管腔内治疗宽颈动脉瘤。PED 是圆锥体支架装置，由编织的钴铬合金和白金链制成，用于重建血管壁，通过将血流从动脉瘤内转走而促进动脉瘤内血栓形成，PED 的低孔隙度和高孔密度能够保持邻近血管的通畅。[88]Nadarajah 描述应用三个高伸缩的装置治愈外伤性海绵窦瘘，没有并发症，[88] 微量的残留瘘在 1 个月后的造影上自行消失，颈内动脉彻底重建。

因为该装置是设计用来保持血流在血管内而不外流，显而易见的其能够将瘘的血流停止，而该装置能够紧贴血管壁，比球扩性或自膨性网孔支架具有更强阻塞效果，却又没有覆膜支架那么硬。这可能是血流转向装置治疗复杂瘘的已经认识到的作用机制，但是血流导向装置的应用是非常复杂的，安全释放需要非常丰富的经验。和其他血管装置一样，在治疗前后需要抗血小板防止血栓形成。此外 PED 非常贵，有时闭塞瘘需要的远不止一个装置，花费达到数万美金。一个可能的 PED 应用是对于具有扩大的或者症状性假性动脉瘤患者，因为明确的数据支持 PED 在海绵窦段的动脉瘤应用 PED。[89]

静脉入路

对于直接瘘，进入海绵窦内效率最高的路径是经动脉破瘘口，有时经动脉入路被证实不成功、不可能或者不推荐，经静脉进入是可行的。[14,41,55,64,82,90] 海绵窦可以通过很多通道导入导管，但是内部的分隔让操作更加复杂，分散的装置如弹簧圈需要放在瘘口连接部效果最好，Onyx 能从一个较远的位置推向瘘口处，但是增加了脑静脉栓塞的风险。最普遍的入路是通过岩下窦或者眼静脉，无论是血管内的方式（图59.10）[41,64] 还是手术暴露，[41,82] 海绵窦也可以通过岩上窦、翼丛静脉和对侧海绵窦进入。

通过静脉入路应用可脱球囊在技术上非常具有挑战性的，所有的球囊操作都是在未充盈的状态下直到其接近瘘口的位置，[91] 导丝留在微导管内保持支撑力，蒸汽熏蒸微导管头和微导丝塑弯能够增加该系统的可操作性。到位时快速充盈球囊，因为没有微导丝血流能够把球囊翻折向微导管导致无法充盈球囊。如果岩下窦比较宽大和直，且直接起自瘘口处，或者海绵窦内没有分隔，球囊可以作为栓塞的一个合

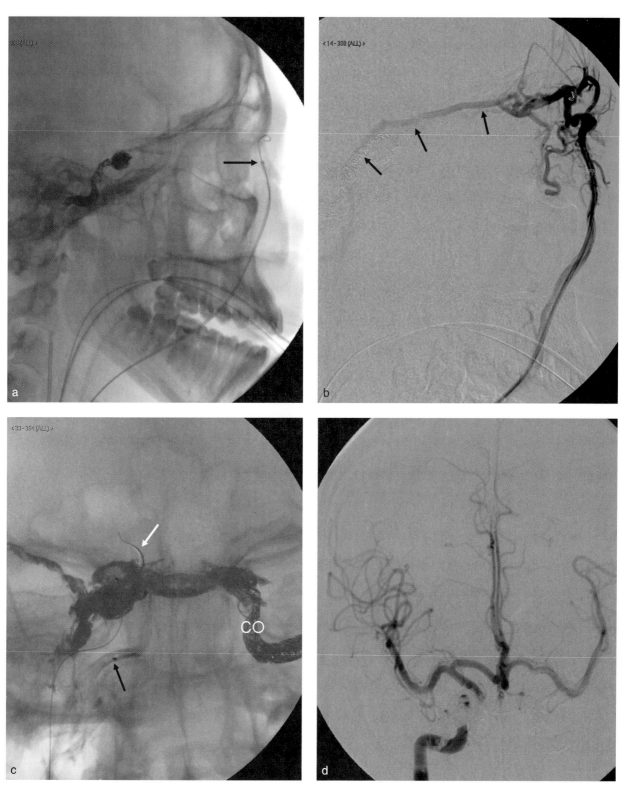

图 59.10　与图 59.2 为同一患者，具有双侧 CCF。左侧颈内动脉具有夹层，左侧 CCF 无法得到最佳治疗，只能用弹簧圈闭塞瘘口和病变动脉。应用微导管通过（a）面静脉和（b）眼上静脉进入右侧海绵窦内，到达接近瘘口的位置。从动脉段进入瘘口并放置数枚弹簧圈，然后撤出微导管，将顺应性球囊跨过瘘口并充盈。通过经静脉入路的微导管在弹簧圈团内注射 Onyx。（c）在正位图像上，只有球囊远心端的导丝（白箭头）和静脉端微导管近心端标记（黑箭头）可见。Onyx 充盈右侧的弹簧圈团并返流进入左侧海绵窦的弹簧圈团内。（d）最终造影右侧的瘘彻底消失，左侧半球得到很好的充盈

适选择。

微弹簧圈常常作为栓塞的材料，因为其可以很容易通过微导管且不会移位，治疗的策略和经动脉入路治疗一样：微导管置于瘘口的附近，形成一个超大尺寸的弹簧圈巢然后致密填塞，可以在动脉内放置保护球囊防止弹簧圈突入动脉内，同时也能将血流吹动弹簧圈团移位的概率降到最低。如果弹簧圈填塞完毕仍然存在残余血流，可以用 n-BCA 或者 Onyx 填满弹簧圈之间的缝隙。静脉入路用液体栓塞剂比较复杂，n-BCA 能够把微导管或球囊和弹簧圈团甚至海绵窦本身粘在一起，而 Onyx 把微导管埋在弹簧圈团内如一个牵拉的装置，在动脉端栓塞球囊就是一个支撑物，在拔管的过程中防止弹簧圈团移动，而在静脉端没有支撑物，撤导管的过程可以使弹簧圈团移位，海绵窦撕碎破裂。用 n-BCA 时，一旦明显返流到微导管的头端或者球囊的交界面，要快速拔除微导管；用 Onyx 时，开始注胶的位置在治疗区域最远心端的位置，随着胶注满空间并包围导管头即逐渐后退微导管（图 59.10c）。如果微导管头被粘住，最好原位留置微导管，逐渐内皮化。如果导管破碎了，液体栓塞剂可以从导管内排出，栓塞心脏和肺脏，或者自由漂流的微导管碎片成为血栓形成或者感染的根源。

直接穿刺

在造影室内通过静脉切开的方式直接穿刺眼上静脉能够将微导管送到海绵窦内。[82,91] 该静脉可以插入 4F 微穿刺扩张器并连接旋转止血阀（rotating hemostatic valve, RHV），穿刺部位的出血可以用荷包缝合的方法控制，在穿刺进入点的远心端和近心端分别结扎。导引导管可以通过 RHV 进入到扩张器的末端并保持在该位置，这样能够让术中远离射线源的位置操作。通过导引导管置入微导管，放到瘘口远心端的

位置。替代的是眼上静脉眶外的部分[92]或者面静脉[93]，可以在路图的导引下经皮穿刺进入。

眼上静脉相对容易刺破，特别是急性期的瘘，因为还没有足够时间让静脉壁变厚或者动脉化，因此在导管操作的时候一定要小心，过多的血进入球后空间，会引起眼部的并发症。只有在微导管的头端进入到海绵窦内才能开始栓塞，闭塞眼上静脉只能让血流重新分配进入其他静脉通道，并消灭一个可能进入海绵窦的通路。

如果眼上静脉闭塞且没有其他的静脉通路，可以通过眶上裂直接穿刺到达海绵窦。[94] 采用前后侧斜的体位，眶上裂和视神经管分离，可以识别其内下侧边缘，将一个微穿刺针或桡动脉导管沿着眶的下缘向着眶上裂进入，侧位的路图可以在进针的过程中看见海绵窦和颈内动脉。一旦看到动脉化的血流，就通过针注射造影剂确认位置，通过针置入导丝并交换放入连接 RHV 扩张器，如果使用桡动脉管，置入外鞘作为微导管的通道，将系统固定，如前所述 RHV 和（或）导引导管系统可以让术者的手远离射线。

眼眶穿刺的潜在风险包括眶内出血、视神经损伤、颈内动脉撕裂、眼球损伤以及感染。如果最初的静脉通路阻断，持续存在的瘘的压力传导到眼球，眼球内的压力会突然增高。[95] 采用经眶入路的时候，需要备有急诊眼科治疗的设备和措施。

手术治疗

如果没有任何血管内通路可以选，或者栓塞治疗导致静脉流出道受阻或者静脉流出道改变导致临床状况急剧恶化，开刀手术暴露海绵窦的必要的。在手术室内应用移动透视装置可以用球囊、[47]弹簧圈或者液态胶进行直接栓塞。因为成功地手术消除瘘取决于颈内动脉血流的

控制和窦的出血，应用球囊闭塞临时颈内动脉海绵窦段能够让手术分离变得容易一些，[96] 瘘是否消除可以通过术中血管造影证实。

并发症

血管内治疗直接 CCF 并不是没有风险的，诊断性脑血管造影的并发症发生率低于1%，包括脑卒中、视力丧失、血管损伤、造影剂反应、肾衰竭和死亡。静脉入路用弹簧圈栓塞风险是最低的，需要避免的严重并发症是硬膜内静脉通路的刺破。正常血流时，岩下窦的刺破不可能会引起严重的出血，然而由于静脉系统的内动脉压力，蛛网膜下腔出血的风险增加，[46] 刺破的地方可以用微弹簧圈堵住，但如果瘘没有彻底闭塞，岩下窦堵住之后，眼静脉的血流增加可能导致眼部症状急剧恶化或者血流进入皮层静脉系统。这种情况下，急诊手术暴露海绵窦直接穿刺栓塞是需要的。[46]

动脉入路潜在的并发症的风险较大，较大的导引导管头部可以引起血管痉挛、内膜损伤、夹层或者斑块脱落，尤其是动脉比较迂曲存在病变时，这种情况下可以把导引导管放在颈总动脉，从此位置操作微导管。

在栓塞过程中应用球囊临时封闭瘘口可以导致球囊上或者血管无效腔内形成血栓，需要间断泄掉球囊和足量的全身肝素化。

动脉入路球囊栓塞报道了几个并发症，最常见的并发症是动眼神经麻痹。Debrun 报道了54例患者的结果，20%的患者在应用球囊治疗外伤性瘘后经历了急性动眼神经麻痹；[37] 而 Tsai 的74例患者16%的出现一过性的动眼神经麻痹或者外展神经麻痹；[97] Lewis 的100例应用球囊闭塞瘘的患者中3%出现短暂性脑缺血发作，4%出现永久性神经功能障碍。其他的并发症包括假性动脉瘤形成、视力丧失和颅内出血。

瘘闭塞后海绵窦内残腔或者球囊早泄可以导致在瘘的部位形成假性动脉瘤。Debrun 记录了44%的假性动脉瘤率且没有并发症；[37] Tsai 报道了1例患者治疗后6年出现短暂性脑缺血发作，存在假性动脉瘤。[97] 大部分情况下这些假性囊袋比较小或者随着时间的流逝彻底消失，[9,37,97] 假性动脉瘤会增大是很罕见的情况，由于压迫邻近的神经会出现症状，[37] 再次栓塞或者永久闭塞颈内动脉可以缓解症状。

应用球囊存在几个技术问题。海绵内血栓形成瘢痕化后，球囊内充盈的稀释的造影剂经过几个月慢慢泄掉，过渡充盈、保护阀门有问题或者球囊材质老化可以看到球囊早泄，硅胶球囊内高渗性造影剂可以引起球囊肿胀而破裂，如果在海绵窦内没有彻底血栓形成之前球囊泄掉，瘘可能复发，需要再次治疗或者形成假性动脉瘤。

在操作的过程中，球囊提前解脱，或者解脱的球囊随着时间推移或者阀门有问题而泄掉，可以导致远端血管栓塞，需要切开动脉取出，或者手术暴露和穿刺而把球囊彻底泄掉。[99] 球囊在海绵窦内压迫颅神经或者颈内动脉，可以在导航系统的帮助下开刀手术泄掉球囊，或者通过卵圆孔穿刺经皮穿刺泄掉。[101]

球囊在海绵窦内从外面压迫颈内动脉，降低远端的血流，因为随着时间推移球囊慢慢泄掉，这种压迫是自限性的，随访造影是唯一的适应证。大一点的瘘口，球囊进入海绵窦解脱后部分突入颈内动脉，阻塞颈内动脉血流或者成为栓子的来源。当球囊骑跨瘘口的时候存在球囊移位闭塞颈内动脉的风险。部分患者在封闭瘘口后需要接受抗栓治疗，包括全身肝素化或者抗血小板治疗，特别是球囊暴露在颈内动脉内或者血管狭窄的患者。治疗的方法以及持续的时间取决于感知到的血管闭塞或者血栓形成的风险。

经动脉入路应用弹簧圈栓塞存在弹簧圈进入静脉通道的风险，阻塞后临床症状急剧恶化或者软膜血管成为新的流出道，输送弹簧圈可以引起导管移位进入病变血管，部分或者全部弹簧圈停在颈内动脉内。

使用组织胶[57]和Onyx时存在动脉返流（图59.9c,d）或者静脉闭塞的风险。使用这些栓塞剂是要选用相容性导管，应用Onyx是快速注射DMSO可以引起血管痉挛，导管可能困住，或者弹簧圈团或者血管黏在一起。在尝试释放支架的时候，可能的结果不能释放，或者释放不佳或损伤血管。只有经验丰富的医生才能应用这些材料。

并发症的发生不是限于和入路、输送系统或所用输送材料有关，也可能和手术的时机有关。对于长期存在的瘘，由于脑血管的自我调节功能受损，立刻闭塞瘘口后可能出现快速发展的脑水肿，慢性的高流量的瘘采用分期闭塞瘘口的方法可能会防止这种被称为"正常灌注压突破"现象的发生。[102]

结 论

本章简要概述了直接颈动脉海绵窦瘘的病理生理、放射影像学和血管内治疗的方法，希望血管内技术的进一步发展能够带来更高的治愈率和更少的并发症发生率。

总 结

- 直接或者Ⅰ型CCF是最常见的高流量瘘，来自外伤或者海绵窦段动脉瘤的破裂。
- 这些瘘可以通过动脉入路、静脉入路或者直接穿刺的方法进行治疗，入路的选择取决于患者个体的动脉和静脉解剖。
- CCF可以联合应用微弹簧圈和液体栓塞剂的方式成功治疗，就有较高的效率，新的血流导向性支架也可以用于治愈CCF，但有关长期治愈率目前数据有限。

并发症的预防

- 采用动脉入路的手术风险高于静脉入路，小心操作导管和放置是防止动脉夹层或者静脉窦损伤是关键。
- 在颈内动脉内放置保护球囊的方式能够将微弹簧圈进入动脉系统内的可能性降到最低。同样应用液体栓塞剂应该只有在颈内动脉放置的保护球囊的时候使用，防止出现栓塞事件。
- 复杂的、慢性的、直接的瘘可能存在明显的皮层静脉引流，如果静脉通路发生突然的改变可能导致急性脑水肿和正常灌注压突破，可以采用分期治疗的方式让静脉流出道达到平衡，这样更安全。

参考文献

[1] Barrow DL, Spector RH, Braun IF, et al. Classification and treatment of spontaneous carotid-cavernous sinus fistulas. J Neurosurg, 1985, 62:248–256

[2] Masana Y, Taneda M. Direct approach to a traumatic giant internal carotid artery aneurysm associated with a carotid-cavernous fistula. Case report. J Neurosurg, 1992, 76:524–527

[3] Keiser GJ, Zeidman A, Gold BD. Carotid cavernous fistula after minimal facial trauma. Report of a case. Oral Surg Oral Med Oral Pathol, 1991, 71:549–551

[4] Takenoshita Y, Hasuo K, Matsushima T, et al. Carotid-cavernous sinus fistula accompanying facial trauma. Report of a case with a review of the literature. J Craniomaxillofac Surg, 1990, 18(1): 41–45

[5] Walls RD, Helmy ES, Timmis DP. Carotid-cavernous sinus fistula accompanying an isolated mandibular fracture. J Oral Maxillofac Surg, 1989, 47(11):1215–1221

[6] Ahuja A, Guterman LR, Hopkins LN. Carotid cavernous fistula and false aneurysm of the cavernous carotid artery: complications of transsphenoidal surgery. Neurosurgery, 1992, 31(4):774–778

[7] Pigott TJD, Hollang IM, Punt JAG. Carotico-cavernous fistula after trans-sphenoidal hypophysectomy. Br J Neurosurg, 1989, 3:613–616

[8] Jones GM, Ross JW. Carotico-cavernous fistula presenting as a

late complication of facial trauma. Br J Oral Maxillofac Surg, 1989, 27(6):481–486

[9] Dion JE. Acquired cervicocranial arteriovenous fistulas. Neuroimaging Clin N Am, 1992, 2(2):319–336

[10] Vinuela F, Fox AJ, Debrun G, et al. Spontaneous carotid-cavernous fistulas: clinical, radiological, and therapeutic considerations. Experience with 20 cases. J Neurosurg, 1984, 60(5): 976–984

[11] Damasco PV, Chamon RC, Barbosa ATL, et al. Involvement of methicillin-susceptible Staphlococcus aureus related to sequence type 25 and harboring pvl genes in a case of carotid cavernous fistula after community-acquired sepsis. J Clin Microbiol, 2012, 50(1):196–198

[12] Saff G, Frau M, Murtaugh FR, et al. Mucormycosis associated with carotid cavernous fistula and cavernous carotid mycotic aneurysm. J Fla Med Assoc, 1989, 76(10):863–865

[13] Lawton CT, Deveikis J, Rumboldt A, et al. Carotid cavernous fistula in CNS choriocarcinoma. Pediatr Blood Cancer, 2008, 50(4):893–895

[14] Halbach VV, Higashida RT, Dowd CF, et al. Treatment of carotid-cavernous fistulas associated with Ehlers-Danlos syndrome. Neurosurgery, 1990, 26(6):1021–1027

[15] Debrun G, Davis KR, Nauta HJ, et al. Treatment of carotid cavernous fistulae or cavernous aneurysms associated with a persistent trigeminal artery: report of three cases. AJNR Am J Neuroradiol, 1988, 9(4):749–755

[16] Parkinson D. A surgical approach to the cavernous portion of the carotid artery. J Neurosurg, 1965, 23:474–483

[17] Newman SA. A prospective study of cavernous sinus surgery for meningiomas and resultant common ophthalmic complications (an American Ophthalmological Society thesis.) Trans Am Ophthalmol Soc, 2007, 105:392–447

[18] Brosnahan D, McFadzean RM, Teasdale E. Neuro-ophthalmic features of carotid cavernous fistulas and their treatment by endoarterial balloon embolisation. J Neurol Neurosurg Psychiatry, 1992, 55:553–556

[19] Sanders MD, Hoyt WF. Hypoxia ocular sequelae of carotid cavernous fistula: study of the causes of visual failure before and after neurosurgical treatment in a series of 25 cases. Br J Ophthalmol, 1969, 53:82–97

[20] Halbach VV, Hieshima GB, Higashida RT, et al. Carotid cavernous fistulae: indications for urgent treatment. AJR Am J Roentgenol, 1987, 149(3): 587–593

[21] Golnik KC, Miller NR. Diagnosis of cavernous sinus arteriovenous fistula by measurement of ocular pulse amplitude. Ophthalmology, 1992, 99(7): 1146–1152

[22] Bussiere M, Lownie SP, Pelz DM, et al. Direct carotid-cavernous fistula causing brainstem venous congestion. J Neuroophthalmol, 2009, 29:21–25

[23] Debrun GM, Lacour P, Fox AJ, et al. Traumatic carotid cavernous fistulas: etiology, clinical presentation, diagnosis, treatment, results. Semin Intervent Radiol, 1987, 4:242–248

[24] Komiyama M, Yasui T, Yagura H, et al. Traumatic carotid-cavernous sinus fistula associated with an intradural pseudoaneurysm: a case report. Surg Neurol, 1991, 36(2):126–132

[25] Huai RC, Yi CL, Ru LB, et al. Traumatic carotid cavernous fistula concomitant with pseudoaneurysm in the sphenoid sinus. Interv Neuroradiol, 2008, 14(1): 59–68

[26] Jones GM, Ross JW. Carotico-cavernous fistula presenting as a late complication of facial trauma. BrJ Oral Maxillofac Surg, 1989, 27(6):481–486

[27] Dubov WE, Bach JR. Delayed presentation of a carotid-cavernous sinus fistula in a patient with traumatic brain injury. Am J Phys Med Rehabil, 1991, 70(4):178–180

[28] Hamby WB. Carotid Cavernous Fistula. Springfield, IL: Charles C. Thomas, 1966

[29] Teng MM, Chang T, Pan DH, et al. Brainstem edema: an unusual complication of carotid cavernous fistula. AJNR Am J Neuroradiol, 1991, 12(1):139–142

[30] Narita Y, Watanabe Y, Hoshino T, et al. Myelopathy due to large veins draining recurrent spontaneous caroticocavernous fistula. Neuroradiology, 1992, 34(5):433–435

[31] Kotval PS, Weitzner I Jr, Tenner MS. Diagnosis of carotid-cavernous fistula by periorbital color Doppler imaging and pulsed Doppler volume flow analysis. J Ultrasound Med, 1990, 9: 101–106

[32] Gomez CR, Gomez SM, Yoon KW, et al. Evaluation and follow-up of carotid-cavernous fistulas by transcranial Doppler sonography: illustrative case. Neurosurgery, 1989, 24(5):749–753

[33] Chen CC, Chang PC, Shy CG, et al. CT angiography and MR angiography in the evaluation of carotid cavernous fistula prior to embolization: a comparison of techniques. AJNR Am J Neuroradiol, 2005, 26(9):2349-2356

[34] Elster AD, Chen MY, Richardson DN, et al. Dilated intercavernous sinuses: an MR sign of carotid-cavernous and carotid dural fistulas. AJNR Am J Neuroradiol, 1991, 12(4):641–645

[35] Vattoth S, Cherian J, Pandey T. Magnetic resonance angiographic demonstration of carotid-cavernous fistula using elliptical centric time resolved imaging of contrast kinetics (EC-TRICKS). Magn Reson Imaging, 2007, 25:1227–1231

[36] Rezak AA, Castillo M. Imaging lesions of the cavernous sinus.

AJNR Am J Neuroradiol, 2009, 30(3):444–452

[37] Debrun GM, Lacour P, Vinuela F, et al. Treatment of 54 traumatic carotid-cavernous fistulas. J Neurosurg, 1981, 55:678–692

[38] Kumar S, Phadke RV, Mazumdar B. Double traumatic caroticocavernous fistula and its treatment by detachable balloons. Neuroradiology, 1992, 34(6):532–533

[39] vd Vliet AM, Rwiza HT, Thijssen HO, et al. Bilateral direct carotid-cavernous fistulas of traumatic and spontaneous origin: two case reports. Neuroradiology, 1987, 29(6):565–569

[40] Higashida RT, Halbach W, Tsai FY, et al. Interventional neurovascular treatment of traumatic carotid and vertebral artery lesions: results in 234 cases. AJR Am J Roentgenol, 1989, 153(3): 577–582

[41] Goto K, Hieshima GB, Higashida RT, et al. Treatment of direct carotid cavernous sinus fistulae. Various therapeutic approaches and results in 148 cases. Acta Radiol Suppl, 1986, 369:576–579

[42] Castillo M, Silverstein M, Hoffman JC, et al. Spontaneous thrombosis of a direct carotid cavernous sinus fistula: confirmation by Gd-DTPA-enhanced MR. AJNR Am J Neuroradiol, 1989, 10(5, Suppl):S75–S76

[43] Higashida RT, Hieshima GB, Halbach VV, et al. Closure of carotid cavernous sinus fistulae by external compression of the carotid artery and jugular vein. Acta Radiol Suppl, 1986, 369: 580–583

[44] Sedzimir CB, Occleshaw JV. Treatment of carotid-cavernous fistula by muscle embolization and jaeger's maneuver. J Neurosurg, 1967, 22:309–314

[45] Mullan S. Treatment of carotid-cavernous fistulas by cavernous sinus occlusion. J Neurosurg, 1979, 50:131–144

[46] King WA, Hieshima GB, Martin NA. Venous rupture during transvenous approach to a carotid-cavernous fistula. Case report. J Neurosurg, 1989, 71(1):133–137

[47] Batjer HH, Purdy PD, Neiman M, et al. Subtemporal transdural use of detachable balloons for traumatic carotid-cavernous fistulas. Neurosurgery, 1988, 22(2):290–295

[48] Serbinenko FA. Balloon catheterization and occlusion of major cerebral vessels. J Neurosurg, 1974, 41:125–145

[49] Debrun GM, Lacour P, Caron JP, et al. Detachable balloon and calibrated-leak balloon techniques in the treatment of cerebral vascular lesions. J Neurosurg, 1978, 49:635–649

[50] Norman D, Newton TH, Edwards MS, et al. Carotid-cavernous fistula: closure with detachable silicone balloons. Radiology, 1983, 149(2):149–157

[51] Halbach VV, Higashida RT, Hieshima GB, et al. Direct puncture of the proximally occluded internal carotid artery for treatment of carotid cavernous fistulas. AJNR Am J Neuroradiol, 1989, 10(1): 151–154

[52] Luo C-B, Teng MMH, Chang F-C, et al. Transarterial balloon-assisted n-butyl-2-cyanoacrylate embolization of direct cavernous carotid fistulas. AJNR Am J Neuroradiol, 2006, 27: 1535–1540

[53] Hieshima GB, Grinnell VS, Mehringer CM. A detachable balloon for therapeutic transcatheter occlusions. Radiology, 1981, 138(1): 227–228

[54] Halbach VV, Higashida RT, Barnwell SL, et al. Transarterial platinum coil embolization of carotid-cavernous fistulas. AJNR Am J Neuroradiol, 1991, 12:429–433

[55] Guglielmi G, Vinuela F, Briganti F, et al. Carotid-cavernous fistula caused by a ruptured intracavernous aneurysm: endovascular treatment by electrothrombosis with detachable coils. Neurosurgery, 1992, 31(3):591–596

[56] Guglielmi G, Vinuela F, Duckwiler G, et al. High-flow, small-hole arteriovenous fistulas: treatment with electrodetachable coils. AJNR Am J Neuroradiol, 1995, 16:325–328

[57] Kerber CW, Bank WO, Cromwell LD. Cyanoacrylate occlusion of a carotid-cavernous fistula with preservation of carotid flow. Neurosurgery, 1979, 4(3):210–215

[58] Baccin CE, Campos CMS, Abicalaf R, et al. Traumatic carotid-cavernous fistula: endovascular treatment with Onyx and coils. Interv Neuroradiol, 2005, 11(4):363–367

[59] Weber W, Henkes H, Berg-Dammer E, et al. Cure of a direct carotid cavernous fistula by endovascular stent deployment. Cerebrovasc Dis, 2001, 12(3):272–275

[60] Kocer N, Kizikilic O, Albayram S, et al. Treatment of iatrogenic internal carotid artery laceration and carotid cavernous fistula with endovascular stent-graft placement. AJNR Am J Neuroradiol, 2002, 23(3):442–446

[61] McIvor NP, Willinsky RA, TerBrugge KG, et al. Validity of test occlusion studies prior to internal carotid artery sacrifice. Head Neck, 1994, 16(1): 11–16

[62] Gupta AK, Purkayastha S, Krishnamoorthy T, et al. Endovascular treatment of direct carotid cavernous fistulae: a pictorial review. Neuroradiology, 2006, 48:831–839

[63] Wang W, Li YD, Li MH, et al. Endovascular treatment of post-traumatic direct carotid-cavernous fistulas: a single-center experience. J Clin Neurosci, 2011, 18(1):24–28

[64] Halbach W, Higashida RT, Hieshima GB, et al. Transvenous embolization of direct carotid cavernous fistulas. AJNR Am J Neuroradiol, 1988, 9:741–747

[65] Hanneken AM, Miller NR, Debrun GM, et al. Treatment of carotid-cavernous sinus fistulas using a detachable balloon catheter through the superior ophthalmic vein. Arch Ophthalmol, 1989, 107(1):87–92

[66] Marden FA, Roy SS, Malisch TW. A novel approach to direct carotid cavernous fistula repair: HydroCoil-assisted revision after balloon reconstruction. Surg Neurol, 2005,64:140–143

[67] Wang C, Xie X, You C, et al. Placement of covered stents for the treatment of direct carotid cavernous fistulas. AJNR Am J Neuroradiol, 2009, 30:1342–1346

[68] Kallmes DF, Marx WF, Jensen ME, et al. Adjuvant use of epsilon-aminocaproic acid (Amicar) in the endovascular treatment of cranial arteriovenous fistulae. Neuroradiology, 2000, 42(4): 302–308

[69] Barry RC, Wilkinson M, Ahmed RM, et al. Interventional treatment of carotid cavernous fistula. J Clin Neurosci, 2011, 18: 1072–1079

[70] Horton JA, Jungreis CA, Stratemeier PH. Sharp vascular calcifications and acute balloon rupture during embolization. AJNR Am J Neuroradiol, 1991, 12(6): 1070–1073

[71] Lewis AI, Tomsick TA, Tew JM Jr. Management of 100 consecutive direct carotid-cavernous fistulas: results of treatment with detachable balloons. Neurosurgery, 1995, 36:239–245

[72] Marques MCP, Caldas JGM, Nalli DR, et al. Follow-up of endovascular treatment of direct carotid-cavernous fistulas. Neuroradiology, 2010, 52:1127–1133

[73] Yang PJ, Halbach VV, Higashida RT, et al. Platinum wire: a new transvascular embolic agent. AJNR Am J Neuroradiol, 1991, 12(3):429–433

[74] Nesbit GM, Barnwell SL. The use ofelectrolytically detachable coils in treating high-flow arteriovenous fistula. AJNR Am J Neuroradiol, 1998, 19(8):1565–1569

[75] Evans AJ, Jensen ME, Mathis JM, et al. The Guglielmi detachable coil in the treatment of arteriovenous fistulae. Interv Neuroradiol, 1996, 2(3):201–207

[76] Bavinzski G, Killer M, Gruber A, et al. Treatment of post-traumatic carotico-cavernous fistulae using electrolytically detachable coils: technical aspects and preliminary experience. Neuroradiology, 1997,39(2):81–85

[77] Moron FE, Klucznik RP, Mawad ME, et al. Endovascular treatment of high-flow carotid cavernous fistulas by stentassisted coil placement. AJNR Am J Neuroradiol, 2005,26(6): 1399–1404

[78] Jansen O, Dorfier A, Forsting M, et al. Endovascular therapy of arteriovenous fistulae with electrolytically detachable coils. Neuroradiology, 1999, 41(12):951–957

[79] Luo C-B, Teng MM-U, Lin C-J, et al. Transarterial embolization of traumatic carotid-cavernous fistulae by Guglielmi detachable coils. A seven-year experience. Interv Neuroradiol, 2008, 14(2, Suppl 2):5–8

[80] Troffkin NA, Given CA II. Combined transarterial N-butyl cyanoacrylate and coil embolization of direct carotid-cavernous fistulas. Report of two cases. J Neurosurg, 2007, 106:903–906

[81] Zaidat OO, Lazzaro MA, Niu T, et al. Multimodal endovascular therapy of traumatic and spontaneous carotid cavernous fistula using coils, n-BCA, Onyx and stent graft. J Neurointerv Surg, 2011, 3(3):255–262

[82] Gonzalez LF, Chalouhi N, Tjoumakaris S, et al. Treatment of carotid-cavernous fistulas using intraarterial balloon assistance: case series and technical note. Neurosurg Focus, 2012, 32(5):E14

[83] Zenteno M, Santos-FrancoJ, Rodriguez-Parra V, et al. Management of direct carotid-cavernous sinus fistulas with the use of ethylene-vinyl alcohol (Onyx) only: preliminary results. J Neurosurg, 2010, 112:595–602

[84] Weber W, Henkes H, Berg-Dammer E, et al. Cure of a direct carotid cavernous fistula by endovascular stent deployment. Cerebrovasc Dis, 2001, 12:272–275

[85] Kocer N, Kizilkilic O, Albayram S, et al. Treatment ofiatrogenic internal carotid artery laceration and carotid cavernous fistula with endovascular stent-graft placement. AJNR Am J Neuroradiol, 2002, 23:442–446

[86] Wang C, Xie X, You C, et al. Placement of covered stents for the treatment of direct carotid cavernous fistulas. AJNR Am J Neuroradiol, 2009, 30:1342–1346

[87] Wang YL, Ma J, Li YD, et al. Application of the Willis covered stent for the management of posttraumatic and carotid-cavernous fistulas: an initial clinical study. Neurol India, 2012, 60(2):180–184

[88] Nadarajah M, Power M, Barry B, Wenderoth J. Treatment of a traumatic carotid-cavernous fistula by the sole use of a flow diverting stent. Journal of Neurointeventional Surgery, 2012, 4(3): e1

[89] Nelson PK, Lylyk P, Szikora I, et al. The Pipeline Embolization Device for the intracranial treatment of aneurysms trial. AJNR Am J Neuroradiol, 2011, 32(1):34–40

[90] Berenstein A, Manelfe C. Transjugular approach to carotid cavernous fistulas. Mt Sinai J Med, 1981, 48(3):255–258

[91] Miller NR, Monsein LH, Debrun GM, et al. Treatment of carotid-cavernous sinus fistulas using a superior ophthalmic vein approach. J Neurosurg, 1995, 83:838–842

[92] Kurata A, Suzuki S, Iwamoto K, et al. Direct-puncture approach to the extraconal portion of the superior ophthalmic vein for carotid cavernous fistulae. Neuroradiology, 2009, 51:755–759

[93] Naito I, Magarisawa S, Wada H. Facial vein approach by direct puncture at the base of the mandible for dural carotid-cavernous fistula. An alternative to the superior ophthalmic vein approach: a case report. Interv Neuroradiol, 2002, 8(1): 67–70

[94] Layton KF, Evans AJ, Tong FC, et al. Transorbital puncture for the treatment of cavernous sinus dural arteriovenous fistulas. AJNR Am J Neuroradiol, 2007, 28:1415–1417

[95] Workman MJ, Dion JE, Tong FC, et al. Treatment of trapped CCF by direct puncture of the cavernous sinus by intraocular trans-SOF approach. Case report and anatomical basis. Interv Neuroradiol, 2002, 8(3):299–304

[96] LeRoux PD, Elliott JP, Eskridge JM, et al. Intraoperative angiography and temporary balloon occlusion facilitating surgical obliteration of a traumatic carotid cavernous fistula: a case report. Surg Neurol, 1990, 34(4):260–265

[97] Tsai FY, Hieshima GB, Mehringer CM, et al. Delayed effects in the treatment of carotid-cavernous fistulas. AJNR Am J Neuroradiol, 1983, 4:357–361

[98] Lewis AI, Tomsick TA, Tew JM Jr, et al. Long-term results in direct carotid-cavernous fistulas after treatment with detachable balloons. J Neurosurg, 1996, 84(3):400–404

[99] Chen WY, Chao SC, Chen WH, et al. Minimally invasive keyhole approach for removal of a migratory balloon complicated by endovascular embolization of a carotid-cavernous fistula. Minim Invasive Neurosurg, 2006, 49:305–308

[100] Jung JY, Kim SH, Kim DK, et al. Navigation-assisted trans-sphenoidal deflation of a detachable balloon in the cavernous sinus after embolization of a direct carotid-cavernous fistula. Acta Neurochir (Wien), 2007, 149(2):207–212

[101] Jacobs JM, Parker GD, Apfelbaum RI. Deflation of detachable balloons in the cavernous sinus by percutaneous puncture. AJNR Am J Neuroradiol, 1993, 14(1):175–177

[102] Halbach VV, Higashida RT, Hieshima GB. Normal perfusion pressure breakthrough occurring during treatment of carotid and vertebral fistulas. AJNR Am J Neuroradiol, 1987, 8:751–756